Herders Gesundheitslexikon

Herders Gesundheitslexikon

Medizin von A bis Z

Mit über 1000 Abbildungen
und einem tabellarischen Anhang

Herder Freiburg · Basel · Wien

Originalausgabe und Bildgestaltung:

FOCUS INTERNATIONAL BOOK PRODUCTION STOCKHOLM

Redaktionsleitung: Lennart Oldenburg

Fachliche Beratung: Torsten Fredriksson

Redaktion: Kaj Martelius, Lennart Frick, Jan Östman, Yngve Magnusson, Sten Samuelsson, Harriet Fellenius-Lindhe

Graphische Gestaltung: Bertil Samuelsson

Bildgestaltung: Studio Frank (Urban Frank, Berndt Ehn, Reidar Hammarsten, Erik Stövling), Bengt Högström, Bertil Söderstam, Björn Ring

Deutsche Ausgabe:

Chefredaktion: Udo Becker

Schriftleitung: Dietrich Oeter

Redaktion: Rolf Sauermost

Übersetzung: Barbara Henninges, Herbert Maier, Johanna Oeter, Dietmar Rinker

Sonderausgabe aus dem Werk
DER MENSCH (Band 3 der Reihe WISSEN IM ÜBERBLICK)

Dritte Auflage

Einbandfoto: Lennart Nilsson

© FOCUS INTERNATIONAL BOOK PRODUKTION STOCKHOLM
Alle Rechte vorbehalten. Printed in Germany
© der deutschen Ausgabe: Verlag Herder Freiburg im Breisgau 1973
Herstellung: Freiburger Graphische Betriebe 1979
ISBN 3-451-16181-8

VORWORT

Nach der Erklärung der Weltgesundheitsorganisation ist „Gesundheit der Zustand des vollständigen körperlichen, geistigen und sozialen Wohlbefindens und nicht nur des Freiseins von Krankheit und Gebrechen". Aus dieser Erklärung folgt zwanglos, daß es, so merkwürdig es klingen mag, einen naturwissenschaftlichen Begriff der „Gesundheit" *nicht* gibt und auch nicht geben kann.

Die Fortschritte der Medizin, besonders in der Bekämpfung der Infektionskrankheiten, aber auch der veränderte Altersaufbau der Bevölkerung — es gibt heute viel mehr alte Menschen als früher wegen der erhöhten Lebenserwartung jedes einzelnen von uns — haben das Erscheinungsbild der Krankheiten völlig verändert. Anstelle der großen Krankheiten erleiden die Menschen heute überwiegend Funktionsstörungen aus dem vegetativen Formenkreis, aber auch chronisch-schleichende Alters- und Belastungskrankheiten, Krankheiten also, die meist *keinen* Befund im Sinne herkömmlicher medizinischer Vorstellungen erkennen lassen. Damit hängt wohl auch zusammen, daß das Gesundheitsbuch unserer Väter und Großväter heute weitgehend seinen Dienst versagt: man „kuriert" nicht mehr so lange als möglich selbst seine Krankheiten nach Anweisungen des „Doktorbuches", sondern man geht eben zum Arzt, zumal man ja auch in einer Krankenversicherung ist und Anspruch auf ärztliche Hilfe hat.

Den Typus des alten Hausarztes, der die Familie in allen Notlagen betreute, gibt es nur noch vereinzelt, auf dem Lande etwa. Der praktische Arzt aber ist in den letzten Jahrzehnten in ein Spannungsfeld geraten: auf der einen Seite nötigt ihn der Fortschritt der medizinischen Wissenschaft zu einer intensiveren Beschäftigung mit den Kranken, auf der anderen Seite zwingt oft das bestehende Krankenversicherungssystem die „Verarbeitung" einer großen Klientel, also vieler Patienten.

Nun steht aber unzweifelhaft das *ärztliche Gespräch* im Vertrauensverhältnis Arzt – Patient noch immer im Mittelpunkt der ärztlichen Tätigkeit und ist daher Voraussetzung des Heilvorgangs. Die Behandlungsmöglichkeiten der Krankheiten sind zwar erheblich verbessert worden, aber dennoch ist der Arzt — mehr denn je — auf die *Mitarbeit* des Patienten angewiesen. Mitarbeiten kann aber ein Patient nur, wenn er weiß, *auf was* es ankommt. Eine Hilfe für diese vertrauensvolle Mitarbeit soll dieses Buch geben, indem es klare und fundierte Informationen gibt über Funktionsweisen und Zusammenhänge der Organe und des Körpers, in gesunden und kranken Tagen.

Diese Mitarbeit des Patienten ist auch noch aus einem anderen Grund wichtig: wohl jede Krankheit steht nicht allein für sich da, sondern muß unter der Einheit von Leib und Seele gesehen werden. Man denke nur an das Beispiel des Magengeschwürs: die alten Ärzte, die nichts vom oft seelischen Hintergrund dieser Krankheit wußten, behandelten *nur* das Geschwür in der Magenschleimhaut. Heute fragt man dagegen: welcher unbefriedigte Ehrgeiz, welche unterdrückte Wut oder Enttäuschung sind die „wahre" Ursache, durch welche Umstände in der „Konstitution" des Kranken kommt es zur Krankheit. Die Konfliktsituationen des Menschen spielen also bei vielen Krankheiten eine Rolle. Es ist das Verdienst der psychosomatischen Medizin, daraufhingewiesen zu haben, daß der Mensch nicht einmal *allein* als Leib und ein andermal *allein* als Seele krank wird, sondern der Mensch als Ganzheit, als Leib *und* Seele, wird krank; oder, und das zeigt unsere eingangs erwähnte Gesundheitsdefinition der Weltgesundheitsorganisation, gesund ist ein Mensch nur bei gleichzeitigem körperlich-leiblichem und geistig-seelischem Wohlbefinden. Dieses Gut der Gesundheit zu erhalten oder wiederherzustellen, soll dieses Buch mithelfen.

INHALT

Vorwort 5
Von der Magie zur Medizin 13
Die Medizin von A–Z 37
Tabellarischer Anhang 417
Register 435

DIE MEDIZIN VON A—Z
Eine systematische Gliederung der Stichwortartikel

Allgemeine Medizin

Alterskrankheiten	46
Alterspsychosen	46
Anorexia	53
Arzneimittel	59
Elektrotrauma	119
Entwicklungsstörungen	128
Entzündung	128
Erbrechen	132
Erfrierung	133
Erkältungskrankheiten	133
Erstickung	133
Eunuchoidismus	134
Fettsucht	136
Fieber	137
Funktionsausfälle	139
Geburtenkontrolle	149
Gehör	149
Geruch und Geschmack	153
Homosexualität	187
Hormone	188
Infektion	197
Injektion	205
Kalorie	210
Krankengymnastik	228
Krankheitsverlauf	228
Luftfahrtmedizin	240
Mangelkrankheiten	249
Masturbation	250
Mißbildungen	254
Nahrungsstoffe	260
Neurosen	273
Raummedizin	324
Riesenwuchs	332
Schwitzen	349
Sehen	350
Sprache	360
Strahlenschäden	365
Streß	370
Tabakmißbrauch	372
Todesursachen	377
Todeszeichen	378
Tropenkrankheiten	380
Verbände	386
Verbrennung	386
Verdauung	388
Vererbung	395
Vergiftung	399
Verkehrsmedizin	401
Vitamine	403
Wunden	408
Zelle	412
Zwergwuchs	414
Zwillinge	415

Diagnose und Therapie

Anästhesie	48
Arzneimittel	59
Audiometrie	74
Autopsie	79
Blutkörperchensenkungsgeschwindigkeit	90
Bluttransfusion	90
Blutuntersuchungen	92
Desinfektion	104
Diagnosestellung	111
Diät	113
Elektroenzephalogramm	117
Elektrokardiogramm	118
Elektromyogramm	119
Fiebertherapie	138
Geruch und Geschmack	153
Herz-Lungen-Maschine	184
Impfungen	194
Injektion	205
Inkubator	206
Insemination	206
Kieferorthopädie	214
Klistier	217
Korsettbehandlung	226
Krankengymnastik	228
Krankheitsverlauf	228
Künstliche Atmung	233
Künstliche Niere	235
Kürettage	236
Lumbalpunktion	241
Magensonde	247
Narkoanalyse	263
Operation	282
Organtransplantation	289
Physiotherapie	300
Physisches Training	301
Plastische Chirurgie	308
Psychiatrische Untersuchung	316
Psychoanalyse	318
Psychotherapie	321
Puls	322
Reflex	328
Röntgendiagnostik	332
Schocktherapie	344
Strahlentherapie	367
Stuhluntersuchungen	371
Urinuntersuchungen	385

Hygiene

Botulismus	94
Desinfektion	104
Epidemische Krankheiten	129
Immunität	192
Impfungen	194
Infektion	197
Infektionserreger	197
Infektionskrankheiten	204
Krankengymnastik	228
Lebensmittelvergiftung	236
Müttersterblichkeit	259
Parasiten	295
Physiotherapie	300
Physisches Training	301
Reihenuntersuchung	329
Säuglingssterblichkeit	340
Todesursachen	377
Todeszeichen	378

Infektionskrankheiten

Anthrax	53
Bauchfellentzündung	79
Bornholmer Krankheit	93
Bronchitis	95
Brucellosen	96
Brustfellentzündung	97
Chagaskrankheit	99
Cholera	99
Dengue-Fieber	103
Diphtherie	114
Endokarditis	123
Enteritis	127
Enzephalitis	129
Epidemische Krankheiten	129
Erkältungskrankheiten	133
Erysipel	134
Fleckfieber	138
Fluor	138
Frambösie	139
Furunkel	140
Gelbfieber	152
Gelbsucht	152
Geschlechtskrankheiten	155
Grippe	164
Gürtelrose	165
Harnröhrenentzündung	168
Hepatitis	173
Herpes	173
Impetigo	193
Infektion	197
Infektionserreger	197
Infektionskrankheiten	204
Keuchhusten	214
Kindbettfieber	215
Kinderlähmung, zerebrale	215
Konjunktivitis	223
Leishmaniose	238
Lepra	238
Lungenentzündung	242
Malaria	247
Masern	250
Meningitis	250
Mumps	256
Osteomyelitis	291
Papageienkrankheit	294
Pappatacifieber	294
Parasiten	295
Paratyphus	298

Pest	299
Pfeiffersches Drüsenfieber	300
Pilzerkrankungen	306
Pocken	310
Poliomyelitis	311
Rattenbißkrankheit	324
Ringelröteln	332
Röteln	338
Rückfallfieber	338
Ruhr	339
Scharlach	340
Schlafkrankheit	342
Stomatitis	365
Tetanus	374
Tollwut	378
Toxoplasmose	380
Trachom	380
Tropenkrankheiten	380
Tuberkulose	381
Tularämie	383
Typhus	384
Windpocken	405
Wolhynisches Fieber	408

Physiologie, Stoffwechsel

Alkalireserve	40
Alkohol	40
Alkoholtests	42
Eisenmangel	116
Endokrine Drüsen	123
Fermente	135
Geruch und Geschmack	153
Hormone	188
Hunger	190
Kalorie	210
Nahrungsstoffe	260
Schlaf	341
Stoffwechsel	364
Verdauung	388
Vitamine	403

Tumorerkrankungen

Angiom	53
Augentumoren	78
Brustkrebs	98
Gebärmutterkrebs	144
Hauttumoren	172
Hirntumor	186
Krebs	228
Leukämie	239
Lungenkrebs	243
Magenkrebs	247
Nerventumor	271
Ovarialtumoren	293
Prostata-Erkrankungen	313
Riesenwuchs	332
Tumor	384

Vergiftungen

Alkoholismus	41
Arsenvergiftung	58
Arzneimittelvergiftung	68
Blausäurevergiftung	84
Bleivergiftung	84
Blutvergiftung	93
Botulismus	94
Harnvergiftung	168
Insektenstich	206
Kohlenoxidvergiftung	223
Lebensmittelvergiftung	236
Methylalkoholvergiftung	253
Nikotinvergiftung	276
Phosphorvergiftung	300
Pilzvergiftung	307
Quecksilbervergiftung	322
Rauschgiftsucht	326
Schlangenbiß	342
Vergiftung	399

Anatomie

Abdomen	38
Aneurysma	52
Aorta	54
Aortenstenose	54
Arm	56
Atmungsorgane	68
Auge	74
Autopsie	79
Bauchspeicheldrüse	80
Becken	81
Bein	81
Brust	96
Brustkorb	98
Darmfistel	102
Drüsen	114
Embryonalentwicklung	119
Endokrine Drüsen	123
Epithel	132
Fettgewebe	135
Fistel	138
Fontanellen	138
Fuß	140
Gaumen	144
Gebiß	147
Gelenke	152
Geschlechtsorgane	161
Hals	166
Hand	166
Harnorgane	167
Haut	168
Herz	174
Knorpel	222
Kopf	223
Leber	236
Meniskus	251
Milz	254

Muskel	256
Nasenhöhle	263
Nervensystem	264
Nieren	275
Ohr	278
Prostata	312
Rachen und Speiseröhre	322
Schleimbeutel	342
Schleimhaut	343
Sehnen	353
Sinus	356
Skelett	358
Speicheldrüsen	360
Tonsillen	379
Wirbelsäule	405
Zunge	414
Zyste	415

Augenheilkunde

Auge	74
Augentumoren	78
Augenverletzungen	79
Brille	95
Farbenblindheit	134
Gerstenkorn	153
Glaukom	164
Hornhaut-Erkrankungen	189
Iritis	208
Katarakt	213
Konjunktivitis	223
Netzhautablösung	272
Photophobie	300
Schielen	340
Sehen	350
Sehnervenzündung	354
Trachom	380

Chirurgie

Amputation	47
Anästhesie	48
Aorta	54
Appendicitis	56
Darmverschluß	102
Eingeweidebruch	114
Gallensteine	142
Herz	174
Herzfehler	180
Herzkrankheiten	183
Herz-Lungen-Maschine	184
Kaiserschnitt	210
Knochenbruch	217
Korsettbehandlung	226
Krampfadern	227
Krebs	228
Kropf	233
Künstliche Niere	235
Leukotomie	239
Magen- und Zwölffingerdarmgeschwür	245
Magenkrebs	247
Meniskus	251
Nierensteine	275
Operation	282
Organtransplantation	289
Plastische Chirurgie	308
Tonsillen	379
Verrenkungen und Verstauchungen	403

Frauenheilkunde

Ablatio placentae	38
Abort	38
Blasenmole	84
Extrauteringravidität	134
fliegende Hitze	138
Fluor	138
Frigidität	139
Gebärmutterkrebs	144
Gebärmuttervorfall	147
Inkubator	206
Insemination	206
Kaiserschnitt	210
Kastration	213
Kindbettfieber	215
Klimakterium	217
Kürettage	236
Menstruation	252
Müttersterblichkeit	259
Ovarialtumoren	293
Placenta praevia	307
Salpingitis	339
Schwangerschaft und Geburt	346
Schwangerschaftstoxikosen	346
Sterilität	363
Vaginitis	385
Zwillinge	415

Gerichtliche Medizin

Abort	38
Alkoholismus	41
Alkoholtests	42
Autopsie	79
Psychiatrische Untersuchung	316
Todesursachen	377
Todeszeichen	378
Vaterschaftsnachweis	385
Verkehrsmedizin	401

Hals-Nasen-Ohren-Heilkunde

Audiometrie	74
Bronchitis	95
Erkältungskrankheiten	133

Gehör	149
Hals	166
Halsfistel	166
Heuschnupfen	184
Husten	190
Kropf	233
Mundgeruch	256
Nasenbluten	263
Ohrenschmalz	282
Otitis	292
Otosklerose	293
Schluckauf	343
Sinus	356
Stomatitis	365
Tonsillen	379
Tonsillitis	379

Haut- und Geschlechtskrankheiten, Geschlechtsorgane

Akne, Akne vulgaris	39
Akne rosacea	40
Alopecie	45
Angiom	53
Arzneimittelexanthem	68
Bartflechte	79
Dekubitus	103
Ekzem	116
Epithel	132
Erysipel	134
Eunuchoidismus	134
Fluor	138
Frambösie	139
Frigidität	139
Geschlechtskrankheiten	155
Geschlechtsorgane	161
Gürtelrose	165
Haarentfernung	165
Harnorgane	167
Harnröhrenentzündung	168
Haut	168
Hautkrankheiten	172
Hauttumoren	172
Hermaphroditismus	173
Herpes	173
Hühnerauge	190
Impetigo	193
Impotenz	195
Insemination	206
Juckreiz	209
Kastration	213
Krätze	226
Kryptorchismus	233
Muttermal	259
Nesselsucht	271
Orchitis	289
Phimose	300

Pigmentstörungen	305
Pilzerkrankungen	306
Prostata	312
Prostata-Erkrankungen	313
Psoriasis	313
Sarkoidose	339
Schorf	344
Schuppenbildung	345
Seborrhöe	350
Sommersprossen	358
Sonnenbrand	360
Sterilität	363
Warzen	405
Zystitis	415

Innere Medizin

Addisonsche Krankheit	39
Agranulozytose	39
Allergie	43
Alterskrankheiten	46
Anämie	47
Angina pectoris	52
Angioneurotisches Ödem	53
Apoplexie	54
Appendicitis	56
Arteriosklerose	58
Arthritis	59
Artholith	59
Asthma	68
Bauchfellentzündung	79
Blut	84
Blutdruck	88
Blutgruppen	89
Blutkörperchensenkungsgeschwindigkeit	90
Blutung	91
Blutuntersuchungen	92
Blutvergiftung	93
Brechreiz	94
Bronchiektasie	95
Bronchitis	95
Brucellosen	96
Brustfellentzündung	97
Buergersche Krankheit	98
Chagaskrankheit	99
Cholera	99
Cholezystitis	100
Chorea	100
Cushing-Syndrom	101
Darmentzündung	101
Dengue-Fieber	103
Diabetes insipidus	105
Diabetes mellitus	105
Diarrhöe	112
Diphtherie	114
Elektrokardiogramm	118
Elektromyogramm	119
Endokarditis	123
Enteritis	127
Enuresis	129

Enzephalitis	129	Obstipation	277
Epilepsie	131	Ödem	277
Erkältungskrankheiten	133	Orchitis	289
Fettsucht	136	Osteomyelitis	291
Fleckfieber	138	Pankreatitis	293
Frambösie	139	Papageienkrankheit	294
Funktionsausfälle	139	Pappatacifieber	294
Gallensteine	142	Paraplegie	295
Gangrän	142	Paratyphus	298
Gastritis	144	Parkinsonsche Krankheit	298
Gefäßkrampf	149	Pellagra	299
Gelbfieber	152	Perikarditis	299
Gelbsucht	152	Pest	299
Gicht	163	Pfeiffersches Drüsenfieber	300
Grippe	164	Pilzerkrankungen	306
Gürtelrose	165	Pneumokoniose	310
Hämophilie	166	Pocken	310
Harnvergiftung	168	Poliomyelitis	311
Hepatitis	173	Puls	322
Herpes	173	Rachitis	323
Herz-Arrhythmie	179	Radialislähmung	323
Herzfehler	180	Rattenbißkrankheit	324
Herzinfarkt	182	Rektale Erkrankungen	329
Herzkrankheiten	183	Rheumatische Erkrankungen	330
Herzneurose	184	Rückenleiden	338
Heuschnupfen	184	Rückfallfieber	338
Husten	190	Ruhr	339
Hyperämie	191	Sarkoidose	339
Hypothyreoidismus	192	Scharlach	340
Inkontinenz	206	Schilddrüsenerkrankungen	340
Ischias	209	Schlafkrankheit	342
Juckreiz	209	Schock	343
Kardiosklerose	211	Schweißdrüsenabszeß	349
Kinetosen	216	Sehnenerkrankungen	353
Kolik	223	Skorbut	358
Kopfschmerz	224	Sprue	362
Krampfadern	227	Streß	370
Krankheitsverlauf	228	Tabakmißbrauch	372
Kropf	233	Taucherkrankheit	372
Krupp	233	Tennisellenbogen	373
Lebererkrankungen	237	Tetanus	374
Leberzirrhose	237	Thrombus	374
Leishmaniose	238	Thyreotoxikose	375
Lepra	238	Todesursachen	377
Leukämie	239	Todeszeichen	378
Lumbago	241	Tollwut	378
Lungenembolie	242	Toxoplasmose	380
Lungenentzündung	242	Tropenkrankheiten	380
Lymphe	243	Tuberkulose	381
Magen- und Zwölffingerdarmgeschwür	245	Tularämie	383
Magensonde	247	Tumor	384
Malaria	247	Typhus	384
Mastitis	250	Urin	384
Migräne	253	Verdauungsstörungen	395
Mundgeruch	256	Verrenkungen und Verstauchungen	403
Myasthenie	260	Wolhynisches Fieber	408
Nephritis	264	Wunden	408
Neurasthenie	272	Wurmkrankheiten	408
Neuritis	273	Zwergwuchs	414
Nierenbeckenentzündung	275	Zystenniere	415
Nierensteine	275	Zystitis	415

Kinderheilkunde

Diphtherie	114
Entwicklungsstörungen	128
Enuresis	129
Hasenscharte	168
Hüftgelenkluxation	189
Hydrocephalus	190
Impetigo	193
Impfungen	194
Infektionskrankheiten	204
Inkontinenz	206
Inkubator	206
Keuchhusten	214
Kinderlähmung, zerebrale	215
Krupp	233
Kryptorchismus	233
Linkshändigkeit	240
Masern	250
Meningitis	250
Mißbildungen	254
Mongolismus	255
Mumps	256
Phenylketonurie	300
Phimose	300
Poliomyelitis	311
Rachitis	323
Ringelröteln	332
Röteln	338
Säuglingssterblichkeit	340
Scharlach	340
Schielen	340
Windpocken	405
Zwergwuchs	414

Neurologie und Psychiatrie

Alterspsychosen	46
Bewußtlosigkeit	83
Botulismus	94
Brechreiz	94
Chorea	100
Delirium	103
Delirium tremens	103
Demenz	103
Depression	104
Elektroenzephalogramm	117
Enzephalitis	129
Epilepsie	131
Farbenblindheit	134
Fliegende Hitze	138
Frigidität	139
Hemmung	172
Herzneurose	184
Hirnblutung	185
Hirnschädigungen, traumatische	186
Hirntumor	186
Homosexualität	187
Hydrocephalus	190
Hypnose	191
Hysterie	192
Impotenz	195
Inkontinenz	206
Intelligenz	207
Juckreiz	209
Kinderlähmung, zerebrale	215
Kinetosen	216
Kopfschmerz	224
Krämpfe	226
Legasthenie	238
Leukotomie	239
Linkshändigkeit	240
Lumbalpunktion	241
Manisch-depressive Psychose	249
Masturbation	250
Meningitis	250
Migräne	253
Multiple Sklerose	255
Narkoanalyse	263
Nervensystem	264
Nerventumor	271
Neurasthenie	272
Neuritis	273
Neurosen	273
Paralyse	294
Paranoia	295
Paraplegie	295
Parkinsonsche Krankheit	298
Photophobie	300
Psychiatrische Untersuchung	316
Psychische Erkrankungen	316
Psychoanalyse	318
Psychopathie	320
Psychosomatik	321
Psychotherapie	321
Radialislähmung	323
Rauschgiftsucht	326
Reflex	328
Schizophrenie	341
Schlaf	341
Schock	343
Schocktherapie	344
Schreibkrampf	345
Schwachsinn	345
Schwindel	349
Sehen	350
Sensibilität	354
Sinnestäuschungen	356
Sprache	360
Sprachstörungen	362
Sterilität	363
Streß	370

Zahnheilkunde

Gebiß	147
Karies	211
Kieferorthopädie	214
Parodontopathien	298
Zahnersatz	411

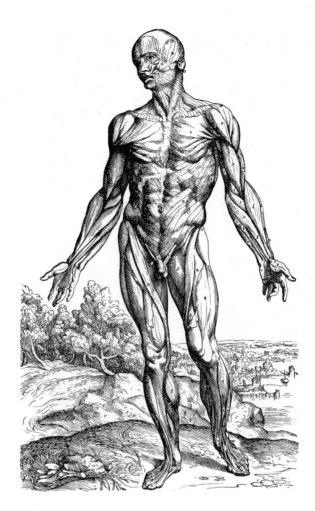

VON DER MAGIE ZUR MEDIZIN

Wir stellen uns oft die jahrtausendealte Geschichte der Medizin als eine übersichtliche und folgerichtige Entwicklung vor, die von den magischen Riten der Vorzeit bis zur heutigen technisch immer vollendeteren und spezialisierteren Wissenschaft führte. Als Glieder in dieser langen Kette sehen wir die großen Entdecker und Pioniere: Anatomen bei der Enthüllung der Geheimnisse des menschlichen Körpers, Pharmazeuten und Ärzte bei der Entdeckung wirksamer Heilmittel und Chirurgen bei der Entwicklung neuer Operationstechniken. Eine solche Betrachtung der Geschichte der Medizin als eine ununterbrochene Folge von Fortschritten führt uns zu der Vorstellung, daß Magie und Aberglaube allmählich durch rationale, auf empirischen Forschungen und Erfahrungen beruhende Methoden ersetzt wurden.

Der wirkliche Ablauf der einzelnen Phasen ist natürlich weit komplizierter; und wir finden Phantasie und Wirklichkeit, Aberglauben und Wissen eng miteinander verwoben. Magische Vorstellungen leben heute noch bei primitiven Völkern fort. Die Krankheit wird als ein fremdes Wesen betrachtet, das durch zeremonielle Riten aus dem Körper ausgetrieben werden muß, oft unterstützt durch einen starken Glauben. Die Furcht vor Krankheit und Tod konnte schon zu allen Zeiten Kräfte mobilisieren, die außerhalb des Bereiches rationalen Denkens liegen. Die Ehrfurcht des primitiven Stammes vor dem Medizinmann mit seinen Symbolen und Beschwörungsformeln und der Glaube an die heilende Kraft eines Amuletts, an die Zauberkräuter der Volksmedizin, an die astrologische Lehre von der Einwirkung der Planeten- und Sternkonstellationen auf den Menschen, an die Fähigkeiten gekrönter Häupter oder kirchlicher Würdenträger, durch Handauflegen die Krankheit zu vertreiben — alle diese Phänomene haben jederzeit, wenn auch in unterschiedlicher Form, die Beziehungen zwischen Arzt und Patient geprägt. Sogar in unserem eigenen, scheinbar so rationalen Zeitalter sind sie nicht ohne Bedeutung. Denn die Autorität des Arztes und das Vertrauen des Patienten in seine Kenntnisse und Fähigkeiten können nicht durch noch so hoch entwickelte Behandlungsmethoden und technische Hilfsmittel ersetzt werden.

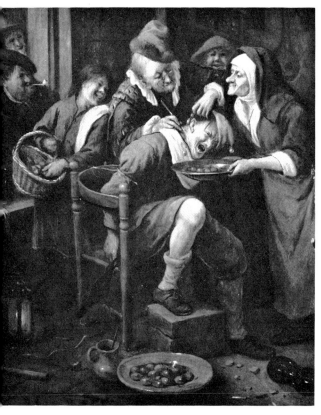

Leichtgläubige Patienten ließen sich von Kurpfuschern »operieren«, da sie an deren Fähigkeiten glaubten, Steine aus dem Schädel entfernen zu können, die Kopfschmerzen und Schwindelgefühle hervorrufen sollten.
Das Bild zeigt einen Ausschnitt aus dem Gemälde des Holländers Jan Steen (um 1600). Rotterdam, Boymans'-van Beuningen Museum.

Trepanierte Schädel aus der Steinzeit. Die Neubildung der Knochensubstanz rings um die geöffnete Stelle zeigt, daß der Patient den Eingriff überlebt hat.

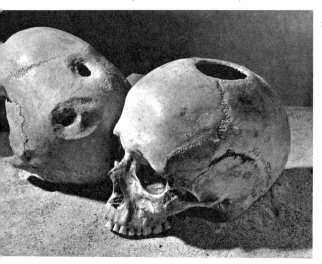

Es ist jedoch nicht nur die fortwirkende Macht des Aberglaubens, die einen stetigen wissenschaftlichen Fortschritt erschwert. Die Medizin ist vielmehr stets auch ein Kind ihrer eigenen Zeit und eng mit der sozialen Entwicklung als Ganzem verbunden. Neues Wissen ging häufig in Naturkatastrophen und Kriegen verloren, und manche medizinische Entdeckung, die wir heute als selbstverständlich betrachten, hat sich erst nach vielen Jahren des Widerstandes durchsetzen können. Hindernisse für die Verbreitung neuer Entdeckungen waren sowohl die konservative Wissenschaft selbst, die Lehren der Kirchen oder auch ganz einfach die begrenzten Möglichkeiten der Ausbreitung neuen Wissens. Viele neue Ideen gerieten in Vergessenheit, die dann durch spätere Generationen wiederentdeckt wurden. Eine Anzahl bedeutender wissenschaftlicher Entdeckungen hat ihren Ursprung in den Erfahrungen der Volksmedizin, während andere, hauptsächlich in den letzten 300 Jahren, erst durch die Errungenschaften in anderen Naturwissenschaften, wie der Physik, der Biologie und Chemie, ermöglicht wurden.

Ein gebräuchliches Mittel der alten Volksmedizin gegen die englische Krankheit bestand z. B. darin, das erkrankte Kind durch ein Loch in einem Baumstamm oder durch eine von Zweigen gebildete Öffnung zu heben. Hierdurch wurde der böse Geist auf den Baum übertragen und blieb dort im Kreis eingefangen. Ein Mittel gegen Zahnschmerzen war die Bearbeitung des kranken Zahnes mit einem Holznagel, bis Blut austrat. Dann wurde der blutige Nagel in einen Baumstumpf geschlagen. Durch Verzehren eines Bärenherzens oder der Hoden eines Stieres konnte man an der Kraft dieser Tiere teilhaben. Viele solche magischen Vorstellungen beherrschten die primitive Medizin. Mit bitteren und schlecht schmeckenden Tränken glaubte man die Dämonen, die sich im Körper des Kranken befanden, austreiben zu können. Doch schon in prähistorischer Zeit wurden neben diesen dämonistischen Vorstellungen auch einfache, auf praktischer Erfahrung beruhende Behandlungsmethoden angewandt. Fremdkörper, die nicht zu tief in den Körper eingedrungen waren, wurden entfernt, Wunden wurden mit Verbänden abgedeckt, verstauchte oder gebrochene Gliedmaßen wurden geschient.

Den ungewöhnlichsten Beweis prähistorischer Medizin stellen die zahlreichen primitiven Schädel mit Trepanationslöchern dar, die aus Funden sowohl in Nord- und Südamerika wie auch in Europa und Nordafrika herrühren. Bei der *Trepanation* handelt es sich um die Entfernung einer runden Knochenscheibe aus dem Schädel. Diese Operation wurde mit spitzen Feuersteinen ausgeführt; ein französischer Chirurg kam nach Experimenten an Leichen zu der Schätzung, daß diese Art von Operation in etwas mehr als einer halben Stunde durchgeführt werden konnte. Obgleich die Öffnungen groß waren — und eine ziemliche Anzahl der gefundenen Schädel besitzt sogar mehrere dieser Öff-

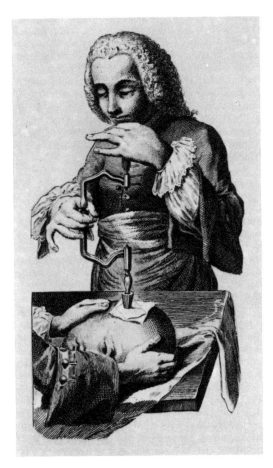
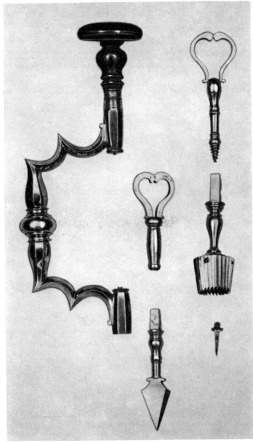

nungen —, haben doch allem Anschein nach viele Patienten diesen Eingriff überlebt. Trepanationen als Maßnahme zur Heilung von Kopfschmerzen, Epilepsie und Schädelverletzungen werden heute noch von einigen Eingeborenenstämmen in der Südsee praktiziert. Es wird vermutet, daß diese Operationen in der Steinzeit dem gleichen Zweck dienten, obgleich auch abergläubische Vorstellungen, nämlich die Besessenheit des Kranken von bösen Geistern, die ausgetrieben werden mußten, gewiß eine Rolle dabei gespielt haben dürften. Die Trepanation war in früheren Zeiten der wohl komplizierteste aller chirurgischen Eingriffe und war bei den meisten Völkern bekannt. Die dazu verwandten Operationsmethoden als auch die Instrumente blieben über die Jahrtausende hinweg nahezu die gleichen. Auch der Zweck dieses Eingriffes blieb derselbe, nämlich Flüssigkeiten abzuleiten und eingedrückte Teile des Schädels zu heben oder zu entfernen. Diese in den hippokratischen Schriften erwähnten und bei den Ausgrabungen in Pompeji gefundenen Instrumente haben sich — mit geringen Änderungen — bis auf den heutigen Tag in der Chirurgie erhalten. Vom 16. bis zur Mitte des 19. Jahrhunderts enthielt eines der vier Fächer

Die Trepanation bei Krankheiten im Bereich der Schädelhöhle gehörte zu den frühesten chirurgischen Eingriffen; spezielle Instrumente für diese Eingriffe kannten schon die griechischen Chirurgen. Die »Bohrwinde« mit ihren verschiedenen Bohrern und Zubehör (Abb. rechts) stammt aus der Mitte des 17. Jahrhunderts und gehörte Olof von Akrel, dem »Vater der schwedischen Chirurgie«. Abb. links zeigt den operativen Eingriff aus derselben Zeit.

eines chirurgischen Instrumentenschrankes einen Satz Trepanationsinstrumente; die übrigen Instrumente fanden bei Amputationen, in der Geburtshilfe und bei der Steinentfernung Verwendung. Der Instrumentensatz setzte sich aus einem Halter mit unterschiedlich großen Trepanationsaufsätzen, spitzen dreieckigen Bohrern (siehe Abbildung) und einer Vielzahl von Spezialinstrumenten zusammen. Einige dieser Bohrertypen (*Trepane*) werden heute noch in der modernen Hirnchirurgie verwandt.

Über die Jahrhunderte hinweg wurden die seltsamsten Heilmittel tierischer, pflanzlicher oder mineralischer Herkunft verschrieben. Volksmedizin und medizinische Wissenschaft haben beide zur Kenntnis der Wirkung der Heilmittel beigetragen, so daß sich der Arzneimittelschatz ständig erweiterte. Noch im 18. Jahrhundert verzeichnete ein offizielles Arzneibuch das Allheilmittel *Theriak*, das

114 PHYTOGN.

PLANTAE SCORPIONVM CANDAS FLORE, VAGINVLIS,
& semine effigiantes. Cap. XXI.

V A M P L V R I M A E sunt plantæ, quæ floribus, vaginulis, seminibus, & radicibus animalium caudas imitantur, vt illorum virtutum compotes fe esse ostendant, vel virulentis eorum ictibus aduersari. Ex multis aliquas recensebimus, & primo à scorpionibus.

TRIVM plantarum icones huic capiti communes præfiximus, quæ non particulares, sed solius scorpionis caudas vendicarent imagines, primo heliotropij summis florum spicarum retortis apicibus, secundo sylvestris cumini alterius corniculatis vaginulis, tertio scorpioidis siliquulis eas imitantibus, in calce scorpionem ipsum affinximus, vt arctam similitudinem intuearis.

Scorpioides herbula est, caudæ scorpionis effigie, profert siquidem quædam siliquosa cornicula, scorpionis caudæ instar inflexa, & sic apud omnes scorpioides nomen obtinuit: illita scorpionum ictibus præsentaneo est auxilio, ex Dioscoride. Telephium candem radicem habere videmus, quæ scorpionis caudam æmulantur, & ad eius morsus valere

Die Ähnlichkeit zwischen einem Skorpion und den Früchten und Blüten dieser Pflanzen führte zu der Vorstellung, daß durch die Pflanze der Stich eines Skorpions geheilt werden könnte. Die alten Botanikbücher sind voll von solchen magischen Vorstellungen.
Das Bild stammt aus einem Botanikbuch vom Ende des 16. Jahrhunderts.

u. a. auch das Fleisch der Vipern enthielt. Pulverisierte Mumienteile, Gallensteine von Rotwild und Ziegen und abgeschabte Hornteile vom Einhorn, die in Wirklichkeit vom Narwal stammten, gehörten lange zu den begehrtesten und kostbarsten Heilmitteln.

Mit dem Niedergang der Inneren Medizin in der ersten Hälfte des 19. Jahrhunderts, als die Wirkungslosigkeit dieser Mittel immer offenkundiger wurde, schwand auch das Vertrauen in diese zahlreichen und komplizierten Arzneizubereitungen. Ein berühmter amerikanischer Arzt verstieg sich damals sogar zu dem drastischen Vorschlag, daß man alle Arzneimittel der Welt ins Meer schütten solle — zum Nutzen der Menschheit, aber gewiß auch zum Schaden und zur Ausrottung der Fische. Die einzigen Heilmittel, die in jenen Jahren ihr gutes Ansehen behielten, waren das Quecksilber gegen Syphilis, das Chinin zur Behandlung der Malaria, Jod zur Behandlung des Kropfes und Digitalis (Fingerhutpflanze) bei Herzkrankheiten. Von diesen alten, auch heute noch im Gebrauch befindlichen Heilmitteln geht die Anwendung des Quecksilbers auf Paracelsus zurück, während das Chinin Anfang des 17. Jahrhunderts aus Peru kam und die Digitalis-Wirkung gegen Ende des 18. Jahrhunderts durch den englischen Arzt William Withering aus dem Arzneischatz der Volksmedizin wiederentdeckt wurde. Erst nach der Jahrhundertwende haben Fortschritte auf dem Gebiet der Bakteriologie, in der Erforschung der allergischen und innersekretorischen Erkrankungen sowie der Mangelkrankheiten die Ärzte mit neuen und wirksamen Medikamenten ausgerüstet.

Der Aderlaß, die vier Kardinalsäfte und die Harnschau

Eine sehr verbreitete Behandlungsmethode für nahezu jede Krankheit war der *Aderlaß*, der auch der Krankheitsvorbeugung diente. Der Glaube in die heilsame Wirkung des Aderlassens beherrschte die Medizin von den ältesten Zeiten bis zur Mitte des 19. Jahrhunderts und ist heute noch in der Volksmedizin und bei primitiven Völkern zu finden. Vom 16. Jahrhundert an, als die Buchdruckerkunst weite Ausbreitung erfuhr, erfreuten sich Aderlaßkalender mit den günstigsten Tagen für den Aderlaß großer Beliebtheit. Diese Kalender enthielten zahlreiche Einzelheiten über Zeitpunkt und Ort für diesen Eingriff, Jahreszeit, Stellung der Planeten, Wetterbedingungen sowie Alter und Geschlecht des Patienten. Die ebenso alte wie beharrlich fortdauernde Lehre vom Aderlaß wurde zuerst in der griechischen Medizin auf der Grundlage der anatomischen und physiologischen Auffassungen über die Rolle der *vier Kardinalsäfte des Körpers* ausgebaut und in den hippokratischen Schriften um 400 v. Chr. aufgezeichnet. Von den vier verschiedenen Flüssigkeiten, die bei der Blutabnahme sichtbar wurden — dem hellroten Blutbestandteil (dem Blut im eigentlichen Sinn), dem dunkleren Koagulum, dem klaren, gelben Blutserum und dem weißen, klebrigen Fibrin —, war es vor allem das letztere, welches bei einem erkrankten Menschen am auffälligsten in Erscheinung trat, so daß die Griechen es für die Krankheitsursache hielten. Sie nannten es *Schleim (phlegma)* und glaubten, daß es seine Entstehung im Gehirn, dem kältesten Organ des Körpers, hätte. Das *Blut* im eigentlichen Sinn *(sanguis)*, so glaubte man, entstünde in der Leber, das *dunkle Blut* oder die *schwarze Galle (melancholia)* hingegen in der Milz, während das Blutserum oder die *gelbe Galle (cholera)* in der Gallenblase gebildet würde.

So wie das Weltall aus den vier Elementen — Luft, Erde, Feuer und Wasser — aufgebaut sei, setze sich auch der menschliche Körper aus genau vier Körpersäften zusammen. Diese wurden zu ihrer Zeit mit den vier Jahreszeiten, den vier Temperamenten (Phlegmatiker, Sanguiniker, Melancholiker und Choleriker), den vier Lebensaltern, den vier Winden, den vier Triaden des Tierkreises und den

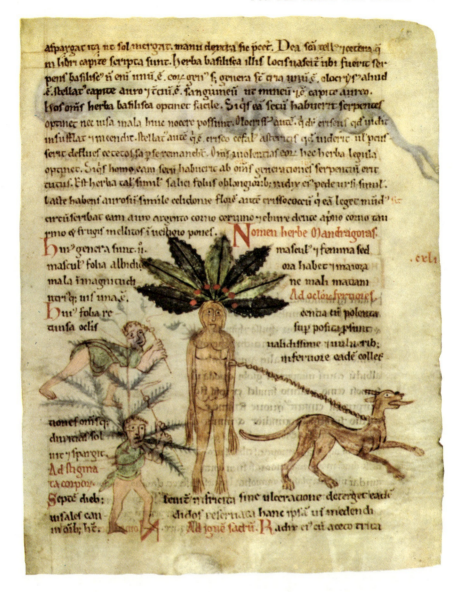

Die Alraune (Mandragora) mit oft menschenähnlich gestalteten Wurzeln war vielgepriesener Bestandteil mittelalterlicher Kräuterarzneien. Man glaubte, daß sie auf Galgenhügeln aus dem Samen der Gehängten wachse. Da sie angeblich die Kraft zu töten besaß, band man vorsichtshalber einen Hund an die Pflanze, um sie auf diese Weise aus der Erde zu ziehen. — Illustration aus einer Handschrift aus dem 12. Jahrhundert. London, Britisches Museum.

vier Grundqualitäten (trocken, feucht, kalt, warm) in Zusammenhang gebracht. Ein ausgewogenes Gleichgewicht zwischen den vier Körpersäften sollte charakteristisch für einen gesunden Körper sein; eine Verschiebung des Gleichgewichtes bedeutete dagegen Krankheit. Wenn sich der Anteil des kalten Schleims erhöhte und sich nicht wieder auf natürlichem Wege durch Schwitzen, Erkältung oder einen Abszeß senkte, so bestand die Notwendigkeit, durch Öffnen einer Vene, Ansetzen von Blutegeln oder Schröpfen, durch Abführmittel und Klistiere oder oft auch durch absichtlich herbeigeführte Eiterbildung eine Abflußmöglichkeit zu schaffen. Andernfalls, so glaubte man, würde der kalte Schleim den Inhalt der Blutgefäße zum Verhärten bringen und somit unvermeidlich den Tod zur Folge haben. Die Lehre von den Kardinalsäften und ihre Verbindung mit den verschiedenen Krankheitszuständen *(Humoralpathologie)* herrschte bis ins 17. Jahrhundert hinein.

Diese Lehre der griechischen Medizin wurde von den Arabern übernommen und weiterentwickelt; später wurde sie dann von der scholastischen Medizin des Mittelalters ohne Änderung übernommen.

18 Von der Magie zur Medizin

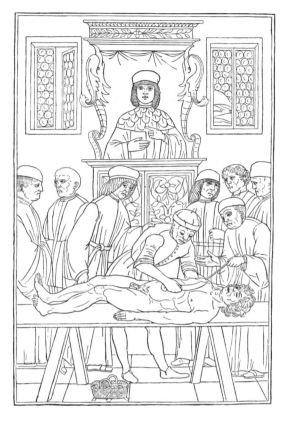

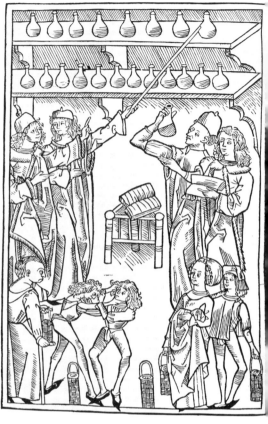

Anatomische Vorlesung (Abb. oben). Holzschnitt aus dem Jahre 1493.

Die Harnschau (oben rechts) florierte besonders im späten Mittelalter. Farbe, Konzentration und andere Eigenschaften des Harns wurden als Zeichen verschiedener Krankheiten gewertet. — Aus einer »Gesundheitslehre« Ende des 15. Jahrhunderts.

Aderlaßtafeln (Abb. unten) waren seit dem Ende des 15. Jahrhunderts weit verbreitet. Sie gaben Auskunft über die günstigsten Tage für den Aderlaß und an welchem Körperteil der Eingriff, der von der Jahreszeit und der Konstellation der Gestirne abhängig war, vorgenommen werden sollte.

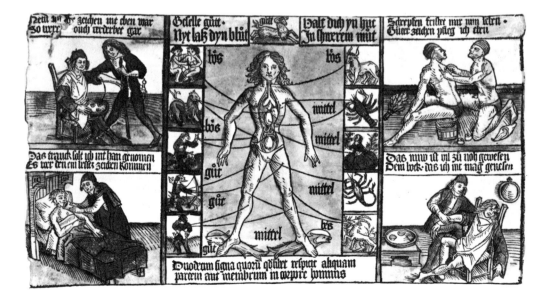

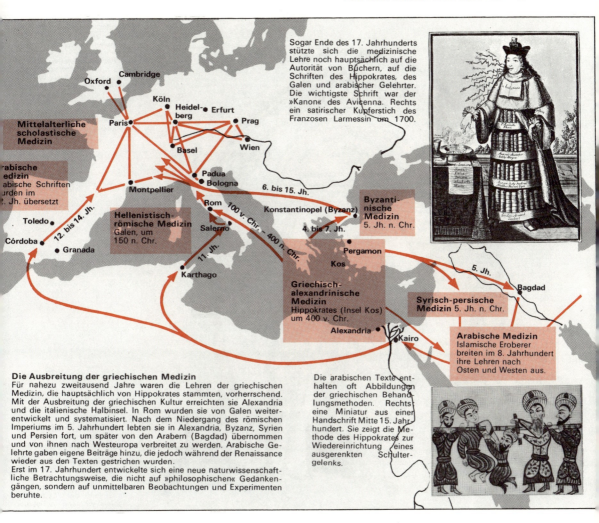

Die Ausbreitung der griechischen Medizin
Für nahezu zweitausend Jahre waren die Lehren der griechischen Medizin, die hauptsächlich von Hippokrates stammten, vorherrschend. Mit der Ausbreitung der griechischen Kultur erreichten sie Alexandria und die italienische Halbinsel. In Rom wurden sie von Galen weiterentwickelt und systematisiert. Nach dem Niedergang des römischen Imperiums im 5. Jahrhundert lebten sie in Alexandria, Byzanz, Syrien und Persien fort, um später von den Arabern (Bagdad) übernommen und von ihnen nach Westeuropa verbreitet zu werden. Arabische Gelehrte gaben eigene Beiträge hinzu, die jedoch während der Renaissance wieder aus den Texten gestrichen wurden.
Erst im 17. Jahrhundert entwickelte sich eine neue naturwissenschaftliche Betrachtungsweise, die nicht auf »philosophischen« Gedankengängen, sondern auf unmittelbaren Beobachtungen und Experimenten beruhte.

Sogar Ende des 17. Jahrhunderts stützte sich die medizinische Lehre noch hauptsächlich auf die Autorität von Büchern, auf die Schriften des Hippokrates, des Galen und arabischer Gelehrter. Die wichtigste Schrift war der »Kanon« des Avicenna. Rechts ein satirischer Kupferstich des Franzosen Larmesin um 1700.

Die arabischen Texte enthalten oft Abbildungen der griechischen Behandlungsmethoden. Rechts eine Miniatur aus einer Handschrift Mitte 15. Jahrhundert. Sie zeigt die Methode des Hippokrates zur Wiedereinrichtung eines ausgerenkten Schultergelenks.

Nicht einmal die Entdeckung des Blutkreislaufes und der Kapillargefäße konnte die Macht der alten Lehre brechen. Im Gegenteil, das Aderlassen fand zunächst immer noch häufiger Anwendung, und die phantastische Anzahl der jährlich in französischen Hospitälern angesetzten Blutegel (33 Millionen im Jahre 1827) ist Zeugnis für die Langlebigkeit der hippokratischen Lehre.

Mit dem Aderlaß war auch die *Harnschau* als wichtigste diagnostische Methode verbunden. *Avicenna*, der berühmteste arabische Arzt, lehrte um das Jahr 1000, daß der Zustand der Körpersäfte aus dem Harn nach Menge, Farbe, Geruch, Schaumbildung, Dichte, Durchsichtigkeit, Sediment und Schichtung bestimmt werden könne. An diesen Eigenschaften glaubte er auch den Sitz der Krankheit ablesen zu können. Die Harnschau war eine bequeme Methode, denn sie erlaubte, daß der Kranke seinen Arzt nicht in Person aufsuchen mußte, sondern diesem nur eine Harnprobe zu schicken brauchte. Der Arzt mit dem Uringlas in der Hand war ein Symbol der Epoche, in welcher die Humoralpathologie die westliche Welt beherrschte — ein Symbol, das erst in der Mitte des 19. Jahrhunderts durch den Arzt mit dem Stethoskop ersetzt wurde.

Mit Hand und Auge

Die Situation im späten Mittelalter, die in gewissem Grade bis in die Neuzeit hinein bestehenblieb, war folgende: Professoren der Medizin hielten von ihrem Katheder aus Vorlesungen über den Bau des menschlichen Körpers. Sie lehnten sich dabei eng an die Lehren des römischen Arztes *Galen* aus dem 2. Jahrhundert n. Chr. an, die von dem Italiener *Mondino*, einem der Begründer der wissenschaftlichen Anatomie, in seiner *Anatomia corporis humani* (Anfang des 14. Jahrhunderts), dem Standardwerk für die nächsten 200 Jahre, mit verwertet wurden. Der Professor selbst nahm keine Leichenöffnungen vor; diese wurden vielmehr durch einen

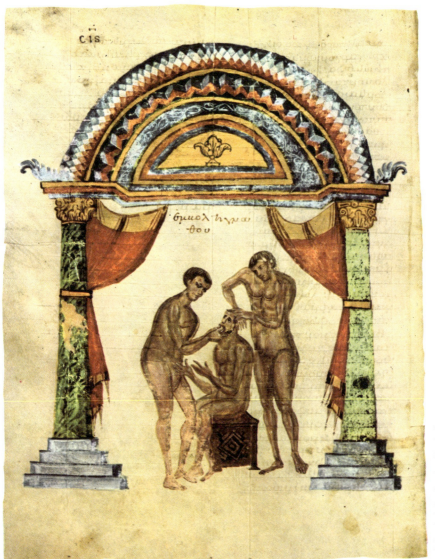

Dieses Bild aus dem 9. Jahrhundert diente als Erläuterung zu der Schrift über Knochenbrüche und Verrenkungen des griechischen Arztes Hippokrates. Es zeigt die von Hippokrates empfohlene Methode zur Wiedereinrichtung des Unterkiefers. Dieser alte griechische Handgriff war im Mittelalter in Vergessenheit geraten und ist Ende des 19. Jahrhunderts wiederentdeckt worden.

Drei Phasen eines Operationsverlaufs (Abb. unten) aus der Mitte des 16. Jahrhunderts. Der Kranke nimmt zuerst ein Bad, während der Chirurg seine Instrumente ordnet. Das zweite Bild zeigt das Ende der Operation, das dritte zeigt die Pflegemaßnahmen während der Rekonvaleszenz. Aus einer 1559 von dem deutschen Chirurgen *Caspar Stromayr* aus Linz gemalten Bilderserie, in der dieser eine Darstellung seiner Arbeit als Spezialist für Bruchoperationen gab.

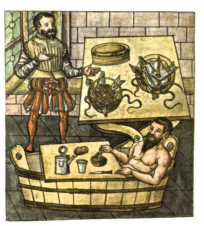
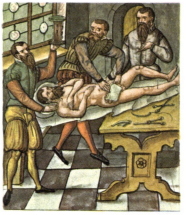
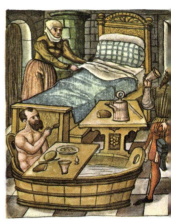

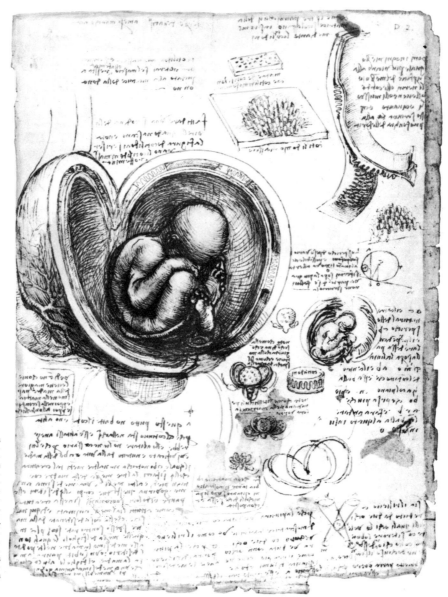

Leonardo da Vincis anatomische Zeichnungen, die ursprünglich zu einem anatomischen Lehrbuch zusammengestellt werden sollten, zeigen den Beginn realistischer, unvoreingenommener und detaillierter Abbildung des Inneren des menschlichen Körpers. Diese Darstellung des Fetus in der Gebärmutter stammt aus der Zeit um 1500.

Barbierchirurgen *(Dissector)* vorgenommen, die einzige anwesende Person, die keinen akademischen Talar tragen durfte. Während der Professor von seinem Katheder aus lehrte, wurde die Demonstration an der Leiche durch einen Assistenten mit Zeigestock vorgenommen. Auf diese Weise spielten sich die Vorlesungen an den medizinischen Fakultäten in Oxford, Paris, Montpellier, Padua, Bologna, Wien, Prag und Leipzig ab. Die alten Lehren wurden unverändert an neue Generationen weitergegeben, denn Zweck dieser Sektionen waren nicht neue Entdeckungen an den sezierten Körperteilen, sondern lediglich die Bestätigung der unbestreitbaren Wahrheit des gesprochenen Wortes. Wenn die anatomische Wirklichkeit mit der Lehre nicht übereinstimmte, wurde sie als anomaler Zustand abgetan. Selbst noch viele humanistische Ärzte der Renaissance ließen sich nur ungern anders als durch Bücher überzeugen. Die Bibliothek war für sie der geheiligte Ort, ungestört vom Tumult der Umwelt und dem Jammer der Kranken.

Das Jahr 1543 brachte durch *Andreas Vesal* die Renaissance in der Anatomie. Seine Worte: „Hand und Augen mögen entscheiden, ihnen allein kann man vertrauen", wurden zum Kampfruf gegen die vorherrschende scholastische Lehre und ihre arabische Tradition. Eine Generation zuvor hatten Künstler der Renaissance die anatomischen Einzelheiten des menschlichen Körpers mit realistischem, offenem Blick studiert. *Michelangelo* hatte zu dieser Zeit im Kloster von Santo Spirito als vorbereitende Studien für ein Altarbild Leichenöffnungen vor-

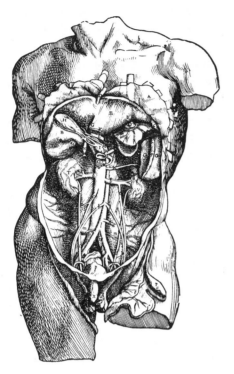
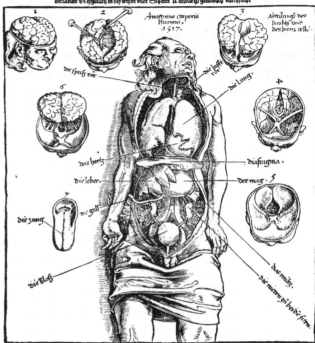

genommen. Auch *Raffael* betrieb eingehende anatomische Studien. *Leonardo da Vinci* und *Marc Antonio della Torre*, Professor der Anatomie an der Universität von Pavia, beabsichtigten, gemeinsam ein großes und ausführliches Werk über die Anatomie des Menschen zu verfassen. Della Torre starb jedoch, ehe dieses Werk vollendet werden konnte. Insgesamt führte Leonardo dreißig Sektionen an männlichen und weiblichen Leichen aller Altersstufen durch, und viele seiner anatomischen Zeichnungen sind erhalten geblieben. Leonardo war auch der erste, der unter anderem das Skelett von allen Seiten, den Bau der verschiedenen Wirbel, die Funktionen der Muskeln, das Herz und das Gefäßsystem (obgleich ohne den vollständigen Kreislauf), die Schädelhöhle und den Fetus in der Gebärmutter bildlich darstellte. Leonardos anatomische Zeichnungen spielten jedoch für die anatomische Wissenschaft keine Rolle. Sie wurden zusammen mit den übrigen Werken seines künstlerischen Schaffens aufbewahrt und kurz nach seinem Tode Bestandteil der Britischen Königlichen Sammlung, wo sie allein wegen ihres künstlerischen Wertes studiert wurden.

Der niederländische Arzt Andreas Vesal ist daher derjenige, der als der große Reformer der Anatomie zu gelten hat. Die aus Wesel im Klevischen stammende Familie Vesals hatte in drei Generationen namhafte Ärzte hervorgebracht, der Vater war Hofapotheker in Brüssel. Vesal war erst 25 Jahre alt, als er im Jahre 1540 an der hochangesehenen Universi-

Nur wenige Jahrzehnte trennen diese beiden Illustrationen. Die rechte stellt die Schädelhöhle, Brust- und Bauchorgane dar und stammt aus dem Lehrbuch des Holländers Lorenz Fries von 1517. Die linke Abbildung ist dem 1543 erschienenen revolutionären Anatomieatlas des Belgiers Andreas Vesal entnommen. Die Darstellung rechts zeigt noch die Abhängigkeit von antiken Auffassungen, z. B. die fünffach gelappte Leber. Vesal hingegen lehrte, daß allein durch Gebrauch von Auge und Hand der wirkliche Sachverhalt geklärt werden könne.

tät von Bologna in Gegenwart eines entgeisterten Auditoriums gelehrter Professoren der scholastischen Schule und wißbegieriger Studenten aus allen Teilen Europas seine Vorlesung über die Teile des menschlichen Körpers hielt, wobei er seine Argumente durch Hinweise auf ein präpariertes Skelett unterstützte, mit Kreide an einer Tafel zeichnete und mit eigener Hand auf dem Sektionstisch die verschiedenen Organe sezierte. Diese ausführliche Darstellung nahm mehrere Tage in Anspruch, in deren Verlauf Vesal viele Angriffe auf die herrschende Lehrmeinung des Galen unternahm. Er erklärte zum Beispiel: „Galen hat niemals eine Gebärmutter gesehen; auch hat er selbst niemals einen menschlichen Körper seziert. Affen, Hunde und andere Tiere stellten das Material für seine Lehre dar." Drei Jahre später, im Jahre 1543, beendete Vesal sein großes Werk über den Bau des menschlichen Körpers. Durch dieses Werk und seine Illustrationen konnte er ein größeres Publikum erreichen, als sich jemals um einen Sektionstisch im Anatomiesaal versammeln konnte. Nie zuvor war eine solche illustrierte Darstellung erschienen, und Vesals auf

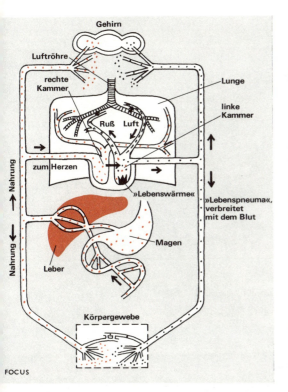

Holzschnitte übertragene Zeichnungen wurden für viele nachfolgende Generationen zum Standard für anatomische Abbildungen.

Vesals Lehren zufolge bildeten die anatomischen Sektionen einen obligatorischen Teil des medizinischen Unterrichts. Über tausend Jahre hatte hier eine Lücke bestanden. Die hellenistische Medizin in Alexandria hatte den Stand der anatomischen Sektionen auf eine gewisse Höhe gebracht, nachdem die Abneigung der frühen griechischen Medizin, menschliche Leichen zu öffnen, überwunden und die Vivisektion an zum Tode verurteilten Gefangenen eingeführt worden war. Der Kirchenvater Augustinus verbot jedoch um 400 n. Chr. alle Sektionen an menschlichen Leichen, so daß man sich danach auf Tiersektionen beschränken mußte. Bei der medizinischen Unterrichtung mußte man sich lebender Modelle bedienen, denen man die Umrisse der verschiedenen Organe von außen aufmalte.

In den Universitätsstädten Europas wurden seit dem Ende des 16. Jahrhunderts neue Anatomiesäle, große Rundtheater mit ansteigenden Sitzreihen, gebaut, in denen öffentlich Sektionen an hingerichteten Verbrechern abgehalten wurden. Diese Demonstrationen dienten auch als dramatisches „Moralitätentheater" über die Vergänglichkeit des Lebens und die Gleichheit aller Menschen im Tode; sie zogen stets ein großes Publikum an.

Galens Theorie von den Bewegungen des Blutes im Körper
Vom Ende des 2. Jahrhunderts v. Chr. bis ins 17. Jahrhundert lebte man in der Vorstellung, daß neues Blut beständig in der Leber aus den im Magen und Darm verarbeiteten Nahrungsstoffen hergestellt würde und daß das Blut ganz einfach von dem Körpergewebe aufgebraucht würde. Daß das Blut in Wirklichkeit im Körper zirkuliert, von den kleinen Arterien »unverwertet« in die kleinen Venen übertritt und endlich durch die Hohlvenen ins Herz zurückströmt, wurde 1628 von dem Engländer *William Harvey* nach zwölfjährigen Experimenten entdeckt. Im Jahre 1661 machte der italienische Anatom und Physiologe *Marcello Malpighi* die Entdeckung, daß feinste Blutgefäße (die Kapillaren) die Arterien mit den Venen verbinden und damit einen geschlossenen Kreislauf bilden.

Die Abb. links oben zeigt ein Schema zu Galens Theorie von den Bewegungen des Blutes im Körper. Ein Teil in der Leber gebildeten Blutes fließt in die rechte Herzkammer. Von dort fließt ein Teil in die Lunge, während der »beste und ätherischste« Teil durch unsichtbare Poren der Herzscheidewand in die linke Herzkammer gelangt. An dieser Stelle tritt die eingeatmete Luft hinzu; diese Mischung wird durch die »Lebenswärme« erwärmt und bildet das »Lebenspneuma«, welches dann mit dem Blut durch die Arterien verteilt wird. Gleichzeitig werden die »rußigen« Verbrennungsstoffe in die Lunge transportiert und verlassen den Körper durch die Ausatmungsluft.

Vom heutigen Standpunkt aus gesehen, war Galens Lehre vom Blut somit keine rein anatomisch-physiologische Lehre, sondern wegen seiner Theorie vom »Lebenspneuma« — auch eine weitgehend philosophisch orientierte Lehre.

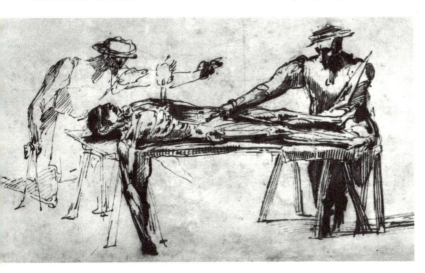

Eine dramatische Szene aus dem 16. Jahrhundert, als tiefverwurzelte Vorurteile gegen die Sektion von menschlichen Leichen wißbegierige Künstler und Ärzte zwangen, ihre Forschungen im geheimen auszuführen. Zeichnung von Polidoro da Caravaggio, Oxford, Ashmolean Museum.

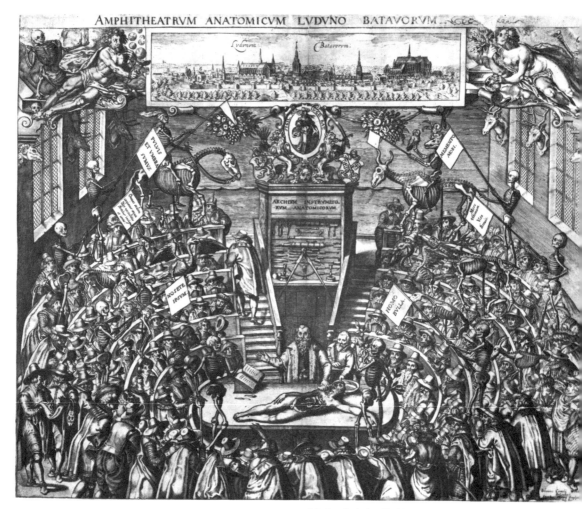

Die Fortschritte der Chirurgie

Ambroise Paré, der große Chirurg des 16. Jahrhunderts, stieg vom einfachen Badergehilfen zum königlichen Leibchirurgen und ehrenvollen Mitglied des Chirurgen-Kollegiums in Paris auf. Die medizinischen Fakultäten der scholastischen Universitäten lehrten keine praktische Chirurgie. Diese galt als gewöhnliches Handwerk und als viel zu einfach, um von ausgebildeten Ärzten ausgeübt zu werden. Hierin hatte die Medizin mit den alten Traditionen gebrochen, denn Ägypter, Griechen, Römer, Araber und die berühmte Schule von Salerno hatten in ihren Schriften die Chirurgie stets sehr ausführlich behandelt. Paré hatte große Schwierigkeiten, seine an Universitäten ausgebildeten Kollegen von seinen erfolgreichen Behandlungsmethoden zu überzeugen. Auf dem Schlachtfeld folgte er nicht der empfohlenen Behandlungsmethode, Schußwunden auszubrennen oder sie-

Seit dem Ende des 16. Jahrhunderts wurden in den Universitätsstädten Europas anatomische »Theater« als Stätten jährlicher öffentlicher Leichensektionen errichtet. Auf dieser Illustration von Johannes Woudanus (oben) gibt Doktor Pieter Pauw eine solche öffentliche Demonstration in der holländischen Stadt Leiden.

Kriegschirurgen waren schon früh erfolgreich in der sinnvollen Konstruktion von Ersatzgliedmaßen; ein Pionier auf diesem Gebiet war der Franzose Ambroise Paré. Die unten dargestellte künstliche Hand mit einem Spezialmechanismus, der den Griff der Finger steuert, stammt aus dem 17. Jahrhundert.

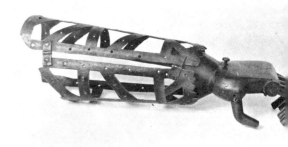

dendes Öl in den Schußkanal zu gießen, sondern verwandte statt dessen einfache Verbände und rettete damit vielen Menschen das Leben. Bei Amputationen führte er zur Blutstillung die Unterbindung der großen Gefäße ein. In der Geburtshilfe brachte er bei schwierigen Geburtslagen die in Vergessenheit geratene Wendung auf den Fuß mit nachfolgender Extraktion wieder in Gebrauch. In seinen Büchern empfahl er den Chirurgen Reinlichkeit und die Säuberung des Operationsfeldes. Als hervorragender Feldchirurg ersetzte er verlorene Gliedmaßen durch künstliche und beschrieb Prothesen für Augen und Zähne. Auch wandte er sich gegen einige der phantasievollen Arzneiingredienzien, wie beispielsweise die Mumienpräparate und das pulverisierte Horn vom Einhorn.

Die großen Entdeckungen in der Anatomie wie auch die neuen Operationsmethoden und Instrumente in der Chirurgie wurden besonders mit Hilfe von Abbildungen verbreitet. Die Atlanten der Anatomie und die reichillustrierten chirurgischen Handbücher, die den Operationsablauf in Bilderserien schilderten, erforderten eine gewisse Zeichenbegabung der Anatomen und Chirurgen und überdies einen Stab geschickter Zeichner und Kupferstecher. Vesal beauftragte einen berühmten Künstler, Jan Stefan von Kalkar, einen Schüler Tizians, für ihn zu arbeiten. Im 18. Jahrhundert schließlich beschäftigte die französische Akademie für Chirurgie zu Paris festangestellte Kupferstecher. Auf deren Bildern können wir intensiv und oftmals ganz kraß die Realität der Sektionstische und Operationssäle dieser Zeit miterleben. Der dazwischenliegende Zeitraum der Jahrhunderte schwindet, und wir werden unvermeidlich mit in die Todesängste des Kranken in einem Zeitalter ohne Narkose und ohne Kenntnis der tödlichen Infektionsgefahren durch Bakterien hineingezogen. Bei jeder größeren Operation war zudem das Leben des Kranken durch Verbluten gefährdet; wir können nur den Mut des Arztes als auch des Kranken bei Eingriffen, wie beispielsweise Amputationen, Kaiserschnitt, Blinddarm-, Stein- oder Bruchoperationen, bewundern.

Blutungen wurden zu jener Zeit mit dem Brenneisen zum Stehen gebracht. Schon der Papyrus Edwin Smith aus der Zeit um 1500 v. Chr. — der älteste uns bekannte Leitfaden der Chirurgie — empfahl die Anwendung heißer Instrumente, wobei, wenn auch unbeabsichtigt, eine gewisse Sterilisierung erreicht wurde. Neben dem Herausziehen

Am Sterbebett König Heinrichs II. von Frankreich hielten sich die führenden Ärzte des Zeitalters, der Hofchirurg Ambroise Paré und der Anatom Andreas Vesal, auf. Der König hatte während eines Turniers eine Kopfverletzung durch einen Lanzenstich erlitten. Die gemeinsamen Bemühungen der beiden großen Ärzte zur Rettung des Königs waren jedoch vergebens.

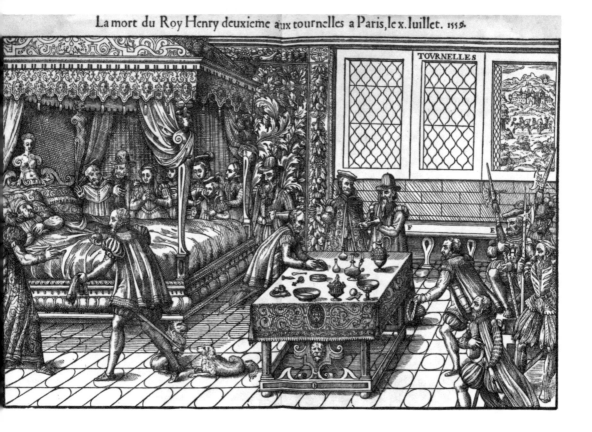

und Unterbinden abgetrennter Gefäße, zum ersten Male um 100 n. Chr. beschrieben, wurde die Kauterisation als Methode der Blutstillung noch bis ins 19. Jahrhundert hinein angewandt. In den chirurgischen Lehrbüchern wurde die sorgfältige Einübung der Handgriffe zur Beschleunigung der Operation empfohlen, wobei die Gefahren der Blutung und die Wichtigkeit der Verkürzung des Schmerzes unterstrichen wurde. Besonders berühmt wegen seiner Geschicklichkeit als Chirurg war der Engländer *William Cheselden* in der ersten Hälfte des 18. Jahrhunderts, der eine Blasensteinoperation in einer Minute durchführen konnte. Ähnlich schnell operierte Napoleons Generalfeldchirurg Baron *Dominique Jean Larrey*, der Erfinder der „Fliegenden Ambulanzen"; er führte während der Schlacht von Borodino 200 Amputationen innerhalb von 24 Stunden durch.

Seit der Renaissance vollzog sich besonders im 18. Jahrhundert in England und Frankreich ein ständiger Fortschritt auf dem Gebiete der Chirurgie. Die Einführung der Narkose und Antisepsis in der Mitte des 19. Jahrhunderts stellte einen weiteren Fortschritt dar. Neue Operationsmethoden erforderten neue chirurgische Instrumente. Ein solcher Wandel konnte von kleinen Veränderungen eines gebräuchlichen Instrumentes bis zur Erfindung eines völlig neuen Instrumentes reichen, wie beispielsweise das im 18. Jahrhundert von dem französischen Chirurgen *Jean Louis Petit* erfundene Schraubentourniquet zur Blutstillung bei Amputationen. Die zahlreichen Methoden der Blasensteinoperationen — Blasensteine waren damals häufiger als heute — haben zur Konstruktion vieler sinnreicher, bis in die Gegenwart gebräuchlicher Instrumente geführt. Erfolgreiche Eingriffe dieser Art konnten einem Chirurgen schnell zur Berühmtheit verhelfen, und selbst die zahlreichen, mit ihren Wunderkuren das Volk verblüffenden Quacksalber hatten einen Kreis von leichtgläubigen Klienten. Ebenso unkritisch strömten die Menschen zu den umherreisenden Bruchschneidern und Starstechern.

Der von den Starstechern ausgeführte Eingriff, der schon im alten Ägypten bekannt war und dort auch von ausgebildeten Ärzten durchgeführt wurde, bestand in der Dislokation der Linse des Auges, welche rückwärts in den Glaskörper gestoßen wurde. Erst um 1700 erkannte man, daß der graue Star eine Trübung der Linse war. Vorher hatte man geglaubt, daß eine trübe Flüssigkeit, der „kalte Schleim" — einer der vier Körpersäfte —, sich zwischen Iris und Linse, von der man annahm, daß sie weiter hinten im Glaskörper liege, verfestigt habe. Diese falsche Annahme konnte entstehen, weil die Linse bei der Austrocknung des Auges nach dem Tode zurücksinkt: eine Tatsache, die nicht einmal Vesal mit seiner äußerst großen Genauigkeit aufgefallen war. Beim Starstechen stach der Chirurg mit einer Nadel durch die Membran zwischen Iris und Linse und verschob auf diese Weise die Linse, die dann nicht länger den Lichteinfall auf die Netzhaut hinderte. Während durch diese Methode die Sehkraft wiederhergestellt wurde, hatte sie anderseits oft Komplikationen zur Folge. Häufig führte sie zu einem sekundären Glaukom (grüner Star nach Augenverletzungen). Dieses schmerzhafte Leiden machte in vielen Fällen die Entfernung des kranken Auges erforderlich. *Jacques Daviel*, „Okulist" des französischen Königs, wurde in der Mitte des 18. Jahrhunderts durch seine Methode berühmt, statt der bisherigen Dislokation die Extraktion der Augenlinse durchzuführen. Hierzu machte er einen seitlichen Einschnitt in die Hornhaut und durchtrennte die vordere Linsenkapsel mit einer durch die Pupille eingeführten Nadel. Die trübe Linse konnte dann unter gleichzeitigem leichtem Druck auf den Augapfel extrahiert werden. Diese Methode wird heute noch angewandt.

Es dauerte lange Zeit, bevor es den Ärzten erlaubt war, Geburtshilfe zu betreiben, die zunächst auch weiterhin das Privileg der Hebammen blieb. Erst um 1700 wurde die Geburtshilfe auf Betreiben des französischen Chirurgen *François Mauriceau* als besonderes Fach in die medizinische Ausbildung

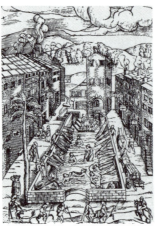

Die Abkehr von den Lehrmeinungen des Galen und Avicenna war hauptsächlich das Werk dreier Männer: des Anatomen Vesal (1514–64), des Chirurgen Paré (1510–90) und des Arztes Paracelsus (1493–1541). Paracelsus (Abb. links) besaß eine starke Neigung zur Mystik und Magie, doch seine Einführung von mineralischen und chemischen Heilmitteln war ein neuer Schritt auf dem Wege zur Inneren Medizin.

Die Illustration rechts zeigt eine im 16. Jahrhundert gebräuchliche Gesundheitskur — Bad mit stark mineralhaltigem Wasser. Der Kupferstich von 1553 zeigt die Badeanlagen der Schwefelquellen von Plombières in den Vogesen (südlich von Épinal).

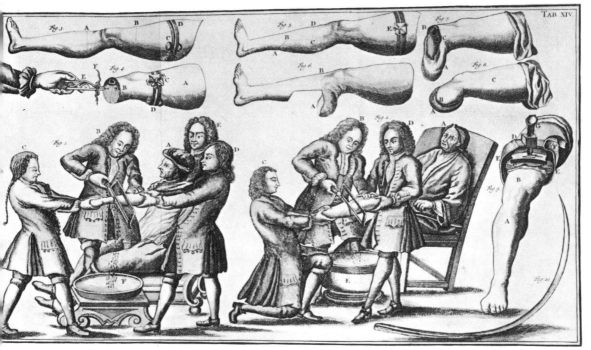

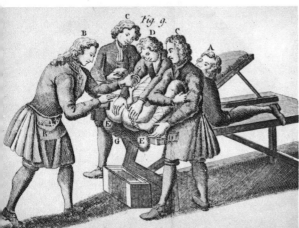

Diese Szenen aus einem chirurgischen Lehrbuch des Lorenz Heister aus dem Jahre 1718 zeigen die drei gebräuchlichsten chirurgischen Eingriffe im 18. Jahrhundert: die Amputation, den Steinschnitt (Entfernung von Blasensteinen) und den Starstich. Die Darstellung der Amputationen auf dem oberen Bild zeigt den Gebrauch der Arterienklemme und des Schraubentourniquets sowie eine Methodik für die Unterschenkelresektion, wobei ein Teil der Wade zur Abdeckung des Stumpfes belassen wurde. Zur Blasensteinoperation (links) wurden mehrere Verfahren entwickelt.

Bis zur Mitte des 18. Jahrhunderts wurde zur Behandlung des grauen Stars die getrübte Linse einfach in den Glaskörper gestoßen. Vornehmlich führten umherziehende Starstecher ohne eigentliche Ausbildung diese Operation durch. Obwohl nur diese eine Operationsmethode geübt wurde, war die Auswahl an verschiedenen Starnadeln groß (unten links). Schließlich wurde im 18. Jahrhundert durch den französischen Chirurgen Jacques Daviel eine neuere Methode der Staroperation eingeführt (unten rechts).

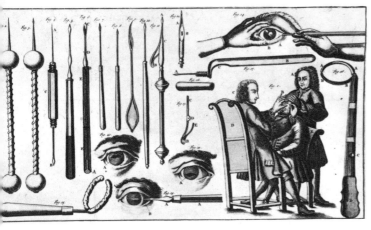

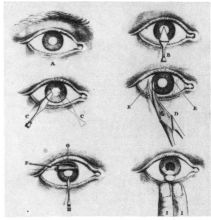

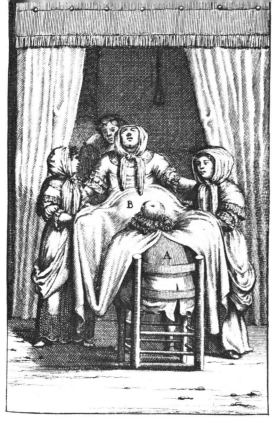

aufgenommen. Auch die Entbindung mit der Geburtszange wurde im allgemeinen nicht vor Beginn des 18. Jahrhunderts praktiziert. In England war sie für über hundert Jahre das lukrative Geheimnis der Chirurgenfamilie *Chamberlen*. Nachdem jedoch im Jahre 1723 der niederländische Chirurg *Johannes Palfyn* selbst auch eine Geburtszange entwickelte, erfuhr diese segensreiche Methode schnelle Verbreitung.

Sieg über Schmerz und Infektion

Die Entdeckungen der Narkose und der Antisepsis ermöglichten während der zweiten Hälfte des 19. Jahrhunderts große Fortschritte der Chirurgie. Es lagen jedoch 20 verhängnisvolle Jahre zwischen den beiden Entdeckungen: Narkosemittel kamen um das Jahr 1850 in Gebrauch, die Antisepsis wurde jedoch erst um 1870 eingeführt. Die große Hilfe, die die Narkose sowohl dem Patienten als auch dem Arzt brachte, führte zu einem Anstieg der chirurgischen Operationen. Gleichzeitig stieg jedoch die Mortalität an Wundinfektionen katastrophal an, bei Amputationen zum Beispiel um 50 Prozent. Die Entdeckung der Narkosemittel war mehr oder weniger ein Zufall. Vier Amerikaner, ein Arzt, ein Medizinstudent und zwei Zahnärzte, hatten um das Jahr 1840 bei verschiedenen Anlässen die Wirkungen von Lachgas und Äther erprobt. Die Schmerzunempfindlichkeit, über die sie alle berichteten, spornte sie zu weiteren Versuchen an, die erfolgreiche Ergebnisse zeigten. Von den drei Betäubungsmitteln — Distickstoffoxid (Lachgas), Äther und Chloroform, das einige Jahre später in England eingeführt wurde — war es der Äther, der am meisten verwendet wurde, während Chloroform hauptsächlich in der Geburtshilfe Anwendung fand.

Der Sieg über die Wundinfektion gelang dem englischen Chirurgen *Joseph Lister*. Ihm fiel auf, daß offene Knochenbrüche immer infiziert wurden, während geschlossene schnell heilten. Angeregt durch die epochemachende Lehre des französischen Chemikers *Louis Pasteur* über das Vorhandensein von Bakterien in der Luft, führte Lister eine Methode zur Reinigung der Luft im Operationssaal ein, die im Versprühen von Karbolsäure bestand. Gleichzeitig desinfizierte er die Wunden, das Operationsfeld, Instrumente und Verbandmaterial mit dieser Flüssigkeit. Im Jahre 1867 veröffentlichte er die Ergebnisse seiner antiseptischen Methode, die zu einer plötzlichen Senkung der Mortalität an seiner

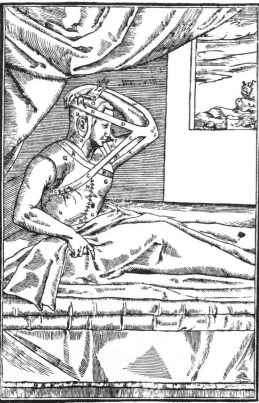

Die Geburtshilfe war bis zum 17. Jahrhundert ausschließlich der Hebamme vorbehalten. Danach wurde es üblich, bei schwierigen Entbindungen einen Chirurgen hinzuzuziehen (links oben). Der Anstand gebot, daß der Arzt unter der schicklichen Dunkelheit eines Lakens arbeitete.

Im 16. Jahrhundert wurde durch den italienischen Arzt Gaspare Tagliacozzi eine antike Operationstechnik der Hauttransplantation zur Wiederherstellung von Gesichtsdefekten wiederentdeckt (links unten). Ähnliche Verfahren wurden dann im 19. Jahrhundert erneut wiederaufgenommen.

Die Entwicklung der Diagnostik

Albrecht Dürer schickte einmal seinem Arzt eine Zeichnung, die ihn selbst in ganzer Körpergröße darstellte und auf welcher er auf die Stelle in der Magengegend zeigte, an der er Schmerzen verspürte. Ob sein Arzt daraus eine zutreffende Diagnose hatte stellen können, ist nicht bekannt. Im alten China galt es als Gebot des Anstandes, daß eine Frau ihre Beschwerden dem Arzt an einer kleinen nackten Figur aufzeigte. Noch vor 150 Jahren mußte der Arzt sich bei seiner Diagnosestellung auf das Fühlen des Pulses und die Untersuchung von Harn, Schleim, Stuhl und Blut beschränken. Doch schon bei den hippokratischen Schriften erwähnten die Verwendungsmöglichkeit des Schalles bei der Krankheitsdiagnose. Dieser Gedanke wurde in der Mitte des 18. Jahrhunderts von dem Österreicher *Joseph Leopold Auenbrugger* erneut aufgegriffen in seiner Beschreibung der verschiedenen Geräusche beim Beklopfen *(Perkussion)* des Brustkorbes eines gesunden oder eines lungenkranken Menschen. Die unterschiedlichen Geräusche, die Herz und Lungen selbst im Gesundheits- oder Krankheitszustand abgaben, wurden von dem Franzosen *René Théophile Laënnec*, der im Jahre 1819 das Stethoskop als gebräuchlichstes diagnostisches Instrument einführte, analysiert und systematisiert.

Die Körperhöhlen blieben lange Zeit einer direkten Untersuchung unzugänglich, trotz der Anwendung der vielen verschiedenen *Spekula* (Instrumente zur Erweiterung der Körperhöhlen), wie z. B. jene, die man noch bei den Ausgrabungen in Pompeji fand, große Scheidenspekula und kleinere für Nase und Rektum. Die Entwicklung der *Endoskopie* (Betrachtung des Körperinneren mittels optischer Instrumente) im modernen Sinne wurde durch den deutschen Arzt *Philipp Bozzini* eingeleitet, der zu Beginn des 19. Jahrhunderts einen Konkavspiegel an einer beleuchteten Röhre konstruierte, mit deren Hilfe man Rachen und Harnröhre untersuchen konnte. Der Kehlkopfspiegel wurde von dem spanischen Gesangslehrer *Manuel Garcia* konstruiert, der seine Erfindung im Jahre 1855 veröffentlichte. 1850 schließlich war der deutsche Physiologe *Hermann von Helmholtz* der erste, der mit seinem genial durchdachten Augenspiegel die Netzhaut des Auges mit ihren Blutgefäßen am lebenden Menschen sah. Dieser Augenspiegel war eine der revolutionären Erfindungen in der Augenheilkunde und wurde zu einem unschätzbaren Instrument für die Diagnose verschiedener innerer Krankheiten, die von Veränderungen am Augenhintergrund begleitet sind. 1877 erfand der deutsche Urologe *Max Nitze* das Zystoskop, das eine direkte Beobachtung der Blase erlaubte.

Was unser Mitgefühl für die Kranken früherer Zeiten am meisten erweckt, ist das Fehlen von Betäubungsmitteln. Erste Versuche zur Schmerzlinderung waren die Anwendung berauschender Getränke oder das Einatmen von Rauch verschiedener Kräuter, wie es auf dieser Miniatur aus dem 13. Jahrhundert dargestellt ist.

Klinik in Glasgow geführt hatte. Lister besaß dabei bereits einen Vorgänger, den ungarischen Arzt *Ignaz Philipp Semmelweis*, der seit 1847 an der Entbindungsklinik in Wien erfolgreich das Kindbettfieber bekämpfte, indem er das Händewaschen mit einer Chlorkalklösung vorschrieb und damit Kontaktinfektionen durch die Hände der untersuchenden Ärzte auf die Patientinnen verhinderte. Semmelweis' Einsatz war jedoch bald in Vergessenheit geraten, und Lister entwickelte seine Methode unabhängig von ihm. In den folgenden Jahrzehnten nach Listers bedeutender Entdeckung durchdrang der starke Karbolgeruch alle Krankenhäuser. Erst um die Jahrhundertwende wurde die Antisepsis durch die Asepsis, d. h. die Keimfreiheit durch Sterilisierung der Instrumente, des Verbandmaterials, der Hände des Operationspersonals und das Tragen steriler Gummihandschuhe, ersetzt.

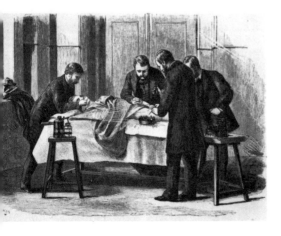

Ein Holzstich aus dem Jahre 1882, dem Beginn der Antisepsis, als der Engländer Joseph Lister den Karbolspray im Operationssaal einführte.

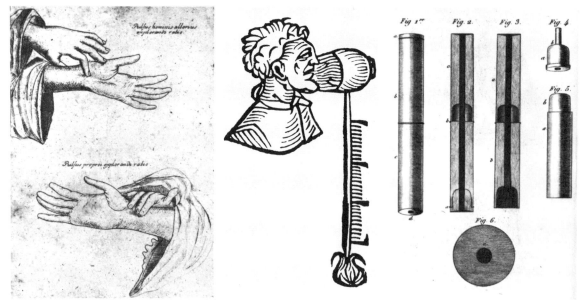

Die systematische Messung der Körpertemperatur wurde zum ersten Male um das Jahr 1870 von dem deutschen Kliniker *Karl August Wunderlich* eingeführt. Er erkannte die Bedeutung der Körpertemperatur für Diagnose, Prognose und Therapie von Erkrankungen. Diese Erkenntnis von der Bedeutung der Körpertemperatur führte jedoch gleichzeitig zu übertriebener Anwendung fiebersenkender Mittel, wie der Salizylsäure, des Chinins und der Kaltwasserbehandlung. Um 1870 wurde erstmals auch eine Magensonde zur Untersuchung des Mageninhalts angewandt, so daß Ärzte und Wissenschaftler Schlüsse aus der Funktion des Magens ziehen konnten. Die Messung des Blutdrucks zur

Das Pulsfühlen (links) wurde in der alten chinesischen und klassischen Medizin bereits als diagnostisches Mittel angewandt. In der Mitte des 17. Jahrhunderts wurde diese Methode durch die Messung der Körpertemperatur ergänzt, und die ersten Thermometer kamen zu dieser Zeit in Gebrauch. Eine Diagnose, die auf dem Verlauf der Fieberkurve beruhte, wurde jedoch nicht vor dem 19. Jahrhundert entwickelt. In dieser Zeit erfand auch der Franzose René Théophile Laënnec das Stethoskop. Die Abbildung rechts zeigt sein einfach konstruiertes, aber sehr wirksames Instrument.

Prüfung der Funktion des Gefäßsystems wurde um 1860 durch den Deutschen *C. F. Ludwig* eingeführt, während die Methode zur Zählung der roten Blutkörperchen bereits 1852 durch den deutschen Physiologen *Karl Vierordt* entwickelt worden war. Die Lumbalpunktion zur Untersuchung der Rückenmarksflüssigkeit und zur Messung des Liquordrucks wurde 1891 durch den deutschen Arzt *Heinrich Quincke* eingeführt. Die mikroskopische Untersuchung von Proben von Körperflüssigkeiten und Körperausscheidungen auf Krankheitserreger, die Röntgendiagnostik und die elektrographischen Untersuchungsmethoden (z. B. das Elektrokardiogramm) stammen aus jüngerer Zeit.

Mit der Entwicklung der Narkosetechnik, der Asepsis und der Verbesserung der Diagnostik konnten immer schwierigere Operationen mit Erfolg durchgeführt werden. Eine bedeutende Rolle kam hier der Bluttransfusion zu. Bereits vor der Entdeckung des Blutkreislaufes im Jahre 1628 durch den englischen Arzt *William Harvey* war der Gedanke aufgetaucht, alte Menschen zu verjüngen, indem man ihnen das Blut junger Menschen übertrug. Nach Harveys Entdeckung erhielten solche Gedankengänge zunehmendes Interesse. Auch die Injektion von Medikamenten in die Blutbahn wurde damals entwickelt. Die ersten wissenschaftlichen Untersuchungen auf diesem Gebiet wurden von dem englischen Architekten *Christopher Wren*

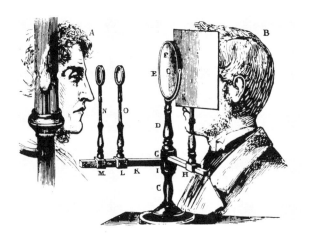

Der Augenspiegel machte es um 1850 möglich, Teile des Auges, die vorher unzugänglich waren, zu untersuchen.

unternommen und führten im Jahre 1667 zu praktischen Transfusionsversuchen, bei denen durch *Jean Baptiste Denis*, Leibarzt des französischen Königs, das Blut eines Lammes auf einen Menschen übertragen wurde. Dieser und viele spätere Versuche gingen jedoch tödlich aus und mußten, wie wir heute wissen, tödlich ausgehen. Erst im 19. Jahrhundert suchten die Forscher eine Antwort auf die komplizierten Fragen, ob das Blut zuerst defibriniert werden und der Spender tierischer oder menschlicher Herkunft sein solle. Die Grundlagen für die moderne Transfusionsmethode wurden zuerst im Jahre 1901 durch den österreichischen Forscher *Karl Landsteiner* mit seiner Entdeckung und Klassifizierung der menschlichen Blutgruppen geschaffen.

Die Grundlagen für die moderne Bauchchirurgie wurden schon zwischen 1880 und 1890 durch den deutschen Chirurgen *Theodor Billroth* gelegt. Die Technik der Blinddarmoperation dagegen wurde um 1880 vorwiegend in den Vereinigten Staaten entwickelt. Die überragende Rolle in der Thoraxchirurgie spielte *Ernst Ferdinand Sauerbruch* und in der Hirnchirurgie der Amerikaner *Harvey Cushing*, dessen große Leistungen in die Zeit zwischen 1920 und 1930 fielen.

„Helmholtz hat uns eine neue Welt eröffnet" war ein Ausspruch *Albrecht von Graefes*, der mit Hilfe des neuerfundenen Augenspiegels um 1860 die Augenheilkunde von einem zweifelhaften Handwerk von Scharlatanen in eine moderne Wissenschaft umwandeln konnte. Er verbesserte die Staroperation und erfand eine wirksame Methode zur Behandlung des Glaukoms durch Anlegen eines künstlichen Abflusses der unter erhöhtem Druck stehenden Augenflüssigkeit in die vordere Augenkammer. Im Jahre 1864 bestimmte der Holländer *Franz Cornelius Donders* den Brechungsindex des Auges. Ein dritter Pionier auf dem Gebiete der Augenheilkunde war der Schwede *Allvar Gullstrand*, der in der Jahrhundertwende die Gesetze, nach denen das Licht im Auge gebrochen wird, untersuchte. Mit der Erfindung des Kehlkopfspiegels um 1850 durch den österreichischen Physiologen *Johann Nepomuk Czermak* wurde die Technik der Untersuchung des Kehlkopfes entwickelt. Die Bronchoskopie, die instrumentelle Untersuchung der Luftröhrenäste (Bronchien), wurde um 1880 von dem Deutschen *Gustav Kilian* entwickelt. Vor der Jahrhundertwende bestand die einzige Behandlungsmöglichkeit bösartiger Tumoren in ihrer operativen Entfernung. Durch die Erfahrungen der ersten Röntgenologen mit Hautveränderungen bei Bestrahlungen wurde dabei die Strahlenwirkung entdeckt. So konnte sich hieraus das weit differenzierte Gebiet der Strahlentherapie entwickeln. Die Wirkungen der Ultraviolettstrahlen im Sonnenlicht wurden in den achtziger Jahren durch den Pionier der Lichttherapie, den Dänen *Niels Finsen*, zur Behandlung der Hauttuberkulose nutzbar gemacht.

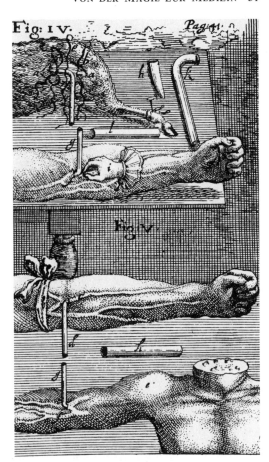

Erste Versuche zur Blutübertragung fanden vorübergehend um die Mitte des 17. Jahrhunderts statt. Die Lehre vom Blutkreislauf war allgemein anerkannt, aber man hatte noch keine Kenntnis von den verschiedenen Blutgruppen, so daß die Mehrzahl der Bluttransfusionen einen tödlichen Ausgang nahm. Dieses Bild aus dem Jahre 1667 zeigt eine der ersten Blutübertragungen, nämlich oben von einem tierischen Spender (einem Lamm) und darunter von einem menschlichen Spender.

Fortschritte in der Inneren Medizin

Im Gegensatz zu dem Aufschwung auf den verschiedenen Teilgebieten der Chirurgie seit der Mitte des 18. Jahrhunderts hatten die Physiologie und die Innere Medizin nur geringe Fortschritte zu verzeichnen. Die Unfruchtbarkeit der medizinischen Theorie gab in dieser Zeit falschen Lehren Raum, die dem romantischen Geist der Zeit entsprangen. Hierzu gehörte vor allem der Mesmerismus, eine von dem österreichischen Arzt *Franz Anton Mesmer* um 1770 entwickelte Lehre über die heilenden Kräfte des Tiermagnetismus, die in Wirklichkeit Effekte von Suggestion und Hypnose waren. In den ersten Jahrzehnten des 19. Jahrhunderts entwickelte der Deutsche *Samuel Friedrich Christian Hahnemann* eine Arzneimitteltherapie, bei welcher außerordentlich verdünnte Medikamente gegeben wurden, von denen man annahm, daß ihre heilende

Wirkung trotz der Verdünnung voll erhalten bliebe. Unter der Bezeichnung *Homöopathie* gewann diese Lehre große Popularität; sie besitzt noch immer viele Anhänger, obgleich sie außerhalb der Schulmedizin steht. In ihrer ersten Zeit hat sie viele Kranke gerettet, die im anderen Falle der damals so intensiv praktizierten Aderlaßtherapie zum Opfer gefallen wären. Im 19. Jahrhundert entstanden auch die verschiedenen Naturheilmethoden, wie z. B. die Wasserkuren *(Hydrotherapie)*.

Die Entwicklung der Pathologischen Anatomie in der Mitte des 18. Jahrhunderts und besonders *Giovanni Battista Morgagnis* Lehre von der Lokalisierung der Krankheiten in spezifischen Organen führten den genialen französischen Anatomen *Xavier Bichat* um das Jahr 1800 zur Formulierung der modernen Gewebelehre. Sie besagte, daß pathologische Zustände und Veränderungen spezifisch für bestimmte Gewebearten seien, ungeachtet der Organe, in denen diese Veränderungen gefunden würden. Entscheidend für die weitere Entwicklung der Pathologischen Anatomie war um 1830 die Entdeckung der Zelle in pflanzlichen Geweben. Nach einigen Jahren wurde der Begriff der Zelle auch auf tierische Gewebe übertragen; die allgemeine biologische Bedeutung der Zelle wurde erstmals von dem tschechischen Histologen *Johannes Evangelista Purkinje* in der Mitte des 19. Jahrhunderts erkannt und beschrieben. Danach veröffentlichte der deutsche Pathologe *Rudolf Virchow* im Jahre 1858 sein bedeutendes Werk über die pathologischen Zellveränderungen; zehn Jahre später erschien sein epochemachendes Werk über die Tumorkrankheiten. Die Theorie der Zelle wurde 1878 von dem deutschen Pathologen *Julius Cohnheim* und 1884 von dem russischen Zoologen und Bakteriologen *Ilja Mechnikow* dargelegt. Sie zeigte u. a. die Bedeutung der weißen Blutkörperchen bei Entzündungsvorgängen.

Der Fortschritt auf den Gebieten der Physiologie und der Pathologie seit dem 19. Jahrhundert prägte das Wort: „Im Laboratorium entscheidet sich die Zukunft des Menschen." In diesem Licht können wir nicht nur das bedeutende Werk der beiden großen Franzosen *Claude Bernard* und *Louis Pasteur* betrachten, sondern ebenso viele späteren Erfolge in der Inneren Medizin. Die Entwicklung der modernen Inneren Medizin beruht auf den Entdeckungen in vier mehr oder weniger fest umrissenen Krankheitsgruppen: den Infektionskrankheiten, den Allergien, den innersekretorischen Störungen und den Mangelkrankheiten.

Heftige Epidemien wurden früher der Konstellation der Gestirne oder Klimaveränderungen zugeschrieben. Doch schon im Jahre 1546 war *Girolamo Fracastoro* sehr nahe an die Wahrheit herangekommen, als er von kleinen und für das Auge unsichtbaren Partikeln sprach, die die Samen der Krankheit seien. Es gelang jedoch erst dem Holländer *Antony van Leeuwenhoek* mit einem von ihm selbst um 1670 gebauten Mikroskop, Mikroorganismen in abgestandenem Wasser und im Zahnbelag zu entdecken. Ein Jahrhundert später wurden diese Mikroorganismen durch den Dänen *Otto Frederick Müller* systematisiert; und nach einem weiteren Jahrhundert folgte die Entdeckung des französischen Chemikers *Louis Pasteur* über die Bedeutung der Bakterien beim Gärungsprozeß sowie die Züchtung und Färbung von Bakterienkulturen durch *Robert Koch* und seine Entdeckung des *Tuberkel-* und *Cholerabazillus*. Gegen Ende des 18. Jahrhunderts wurde von *Edward Jenner* mit der Impfung gegen Pocken ein neues Prinzip der Krankheitsbekämpfung eingeleitet, das um 1870 von Pasteur mit einer Reihe von Impfmethoden u. a. gegen die Tollwut ausgebaut wurde. Die Wirkung der Bakterientoxine und der gegen diese vom Körper gebildeten Antitoxine war die Grundlage für *Emil von Behrings* Serumtherapie und seinen Sieg über die Diphtherie im Jahre 1890. Die Serumtherapie wurde durch den französischen Tierarzt *Edmond Étienne Nocard* im Kampf gegen den Wundstarrkrampf weiterentwickelt.

Die moderne Arzneimitteltherapie beruht auf der Entwicklung der synthetisch-organischen Chemie in Zusammenarbeit mit der Pharmakologie. Bedeutende Ergebnisse wurden bereits 1910 erzielt, als der deutsche Chemiker *Paul Ehrlich* die Wirkung des Salvarsans auf den Syphiliserreger fand. Die Entdeckung, daß Mikroorganismen, wie z. B. Pilze, selbst auf Infektionserreger tödlich wirken, führte zur Entwicklung der Antibiotika, deren bekanntestes das Penicillin wurde. Die Jahrhundertwende brachte den Beginn der Virusforschung, als der deutsche Hygieniker *Friedrich Löffler* feststellte, daß die Maul- und Klauenseuche von einem Virus verursacht wird. Kurz darauf entdeckte der Amerikaner *Walter Reed* das Gelbfiebervirus. Die moderne Virusforschung führte zur Entwicklung zweier Impfstoffe zur Verhütung der *Poliomyelitis*. 1955 fand der Amerikaner *Jonas Salk* einen injizierbaren Impfstoff; der 1960 von dem Amerikaner *Albert Sabin* entwickelte Impfstoff wird demgegenüber oral eingenommen. Beide Impfstoffe wurden in weitem Umfang zur Immunisierung großer Bevölkerungsgruppen angewandt. In vielen Ländern ist dadurch die Poliomyelitis nahezu ausgestorben.

Umfassende experimentelle Forschungen wurden im Kampf gegen Influenza und die Allergien betrieben. Zur Eliminierung oder Abschwächung der Antigen-Antikörper-Reaktion werden wiederholte Injektionen geringer Dosen allergener Substanzen *(Desensibilisierung)* vorgenommen; diese Methodik wurde bereits von dem Franzosen *Fernand Widal* entdeckt. Schon in den hippokratischen Schriften finden wir Beschreibungen allergischer Zustände als Überempfindlichkeitsreaktionen auf Käsegenuß. 1873 konnte der Engländer *C. H. Blackley* das Heufieber diagnostizieren, an dem er selbst litt. Die Probleme des Asthmas und bestimmter Berufskrankheiten mit „Überempfindlichkeit" als Ursache gehören ebenfalls in das Gebiet der Allergien.

Die Erforschung der Funktion der endokrinen Drüsen (Hormondrüsen) wurde in der Hauptsache im letzten Jahrhundert vorangetrieben, wenn auch der anatomische Bau der Hypophyse und der Nebenniere bereits im 16. Jahrhundert erforscht worden war. In der Mitte des 19. Jahrhunderts gelang schließlich durch den deutschen Physiologen *Arnold Adolph Berthold* der Nachweis, daß die Funktion der Drüsen unabhängig von ihrer Lage im Körper ist. Hierzu pflanzte er männliche Keimdrüsen unter die Haut kastrierter junger Hähne, wodurch diese ihren männlichen Charakter wiedererhielten. Im Jahre 1855 wurde von dem Engländer *Thomas Addison* die durch eine Zerstörung der Nebennieren hervorgerufene Krankheit (Addisonsche Krankheit) entdeckt. Sie führte zur weiteren Erforschung von Störungen und Ausfallerscheinungen im innersekretorischen System. Die Entstehung des Myxödems (Unterfunktion der Schilddrüse) wurde durch den englischen Chirurgen *Victor Horsley* aufgeklärt, während die Thyreotoxikose (Überfunktion der Schilddrüse) um 1830 von dem deutschen Arzt *Karl Basedow* beschrieben und ihre Ursachen um 1880 von *Paul Julius Möbius* aufgedeckt wurden. Im Jahre 1869 erfolgte durch den deutschen Pathologen *Paul Langerhans* die Beschreibung der „Inseln" des Pankreas, deren Hormon den Zuckerhaushalt des Körpers reguliert und ein Entstehen des Diabetes verhindert. Dieses Hormon, das Insulin, wurde schließlich im Jahre 1922 durch die beiden kanadischen Ärzte *Frederick Banting* und *Charles Best* gefunden. Aufgrund dieser Entdeckung konnte eine Hormonsubstitutionstherapie bei Diabetes entwickelt werden.

Auf dem Gebiete der Mangelkrankheiten haben neue Erkenntnisse zur Behandlung mit Vitaminen geführt. Im Jahre 1897 fand *Christiaan Eijkman*, ein holländischer Kolonialarzt in Batavia, durch Zufall, daß die damals in Ostasien häufige Beri-Beri-Erkrankung durch die einseitige Ernährung mit geschältem Reis hervorgerufen wurde. In der Schale des Reiskorns wurde das lebenswichtige Vitamin B_1, welches man später in die B-Gruppe der Vitamine einordnete, gefunden. Zwei weitere Mangelkrankheiten, die mittlerweile erfolgreich durch die Vitaminbehandlung bekämpft wurden, sind der Skorbut und die Rachitis.

Im letzten Jahrhundert wurden auch große Fortschritte auf dem Gebiet der Erforschung und Behandlung der Nerven- und Geisteskrankheiten erzielt. Erste wesentliche Ansätze wurden hauptsächlich durch französische Forscher geleistet. Den Anfang machte in der Mitte des 19. Jahrhunderts der Neurologe *Guillaume Duchenne* mit der Einführung der elektrischen Induktionsströme in die Diagnostik und Therapie der Nervenkrankheiten. Überragende Bedeutung für die Erforschung der Nervenkrankheiten hatte der Neurologe *Jean-Martin Charcot;* er beschrieb die Systemerkrankungen des Rückenmarks, u. a. die multiple Sklerose, erkannte eine Reihe von klinischen Phänomenen, die man bisher als selbständige Krankheiten angesehen hatte, als Symptome bestimmter Nervenkrankheiten und konnte verschiedene Gehirnfunktionen in bestimmten Zentren des Gehirns lokalisieren. Vor allem erklärte er durch intensive Forschungen das Wesen der Hysterie. Einer seiner Schüler um 1880 war *Sigmund Freud*, der Begründer der Psychoanalyse.

Die erschreckend barbarische Behandlung der Geisteskranken hatte eine gewisse Besserung erfahren, nachdem im Jahre 1792 der französische Arzt *Philippe Pinel* ihre Befreiung von den Ketten erwirken konnte. Doch Gewalt und Zwangsmethoden wurden noch weiterhin viele Jahre in der „Irrenpflege" angewandt. 1845 wurde erstmals von dem deutschen Psychiater *Wilhelm Griesinger* mit der systematischen Bearbeitung und Ordnung der Geisteskrankheiten begonnen. Eine Unterscheidung von Schizophrenie und manisch-depressiven Psychosen blieb jedoch erst einer späteren Zeit vorbehalten.

Wie in anderen Teilgebieten der medizinischen Wissenschaft hat auch die moderne Forschung in der Behandlung der Geisteskrankheiten viele neue Methoden hervorgebracht und alle Zweige der Medizin durchdrungen. Gleichzeitig jedoch haben soziale und technologische Strukturveränderungen, die unsere Lebensbedingungen von Grund auf umgewandelt haben, Neurosen hervorgebracht, die wiederum die dringende Forderung nach intensiverer Erforschung der Geistesstörungen notwendig machen.

Dieser Hintergrund der allgemeinen sozialen und wissenschaftlich-technischen Entwicklung ist für die Weiterentwicklung sämtlicher Bereiche der medizinischen Forschung bestimmend geworden; heute werden neue Erkenntnisse aus den verschiedensten anderen Forschungsgebieten auch für die Fortschritte der Medizin nutzbar gemacht. Erst unter den wirklich einmaligen Bedingungen, unter welchen der Forschungsprozeß heute stattfindet, ist die Medizin in eine Phase ununterbrochenen zügigen Fortschritts eingetreten.

Wichtige Daten in der Geschichte der Medizin

ANTIKE

Sumerer, Babylonier und Assyrer. Codex Hammurabi, um 1800 v. Chr., u. a. Gesetze über das Ärztewesen und Ärztehonorar. Keilschrifttexte aus der Bibliothek des Assurbanipal in Ninive, 7. Jahrhundert v. Chr., enthalten u. a. anatomische und physiologische Informationen, Prognosen, Krankheitssymptome, Arzneimittel und Therapie.

Ägypten. Papyrus Edwin Smith (Chirurgie) und Papyrus Ebers (Innere Medizin und Arzneimittel) entstammen beide dem 16. Jahrhundert v. Chr.

China. Zwei legendäre Kaiser des 3. Jahrtausends v. Chr., *Shen Nung* (pharmakologisches Werk »Pen Ts'ao«) und *Hwang Ti* (Buch der Inneren Medizin »Nei-king«). Drei Ärzte unter der Han-Dynastie, um 200 v. Chr. bis etwa 200 n. Chr., *T'sang Kung* (klinische Krankheitsbeschreibungen, Pulsdiagnostik), *Chang Ch'i*, der »Hippokrates Chinas« (Innere Krankheiten), *Hua T'o* (Chirurgie, Aderlaß und Akupunktur, d. h. Einstich mit langen Nadeln in das Körpergewebe für medizinische Zwecke).

Indien. Weda, Sammlung altindischer Texte 11.–6. Jahrhundert v. Chr., Zaubermedizin. Die Lehren Brahmas, etwa 500 v. Chr. bis 500 n. Chr., erwähnen *Charaka* und *Susruta*, zwei Verfasser eines Buches über innere Krankheiten (u. a. Humoralpathologie) sowie eines über Chirurgie, beide wahrscheinlich aus dem 2. Jahrhundert n. Chr. *Vagbhata*, 700 n. Chr., schrieb ein umfassendes medizinisches Lehrbuch. Ferner ist die indische Medizin wegen ihrer strengen Hygienevorschriften und ihrer Methoden der Plastischen Chirurgie berühmt.

Griechenland. Priester- und Tempelmedizin um 800–300 v. Chr. *Hippokrates* und die Schriften der hippokratischen Sammlung etwa 400–300 v. Chr., auf eigener Erfahrung aufgebautes Wissen, klinische Diagnose, Krankheitsbeschreibungen, Prognose usw., hochentwickelte Humoralpathologie. Alexandrinische Medizin, von etwa 300 v. Chr. bis etwa 400 n. Chr., erste Sektionen menschlicher Körper (*Herophilos* und *Erasistratos*: Gefäß- und Nervensystem um 280 v. Chr.; *Rufus von Ephesus*, anatomische Nomenklatur, 2. Jahrhundert n. Chr.).

Rom. *Galen*, 2. Jahrhundert n. Chr., systematisierte die griechische Medizin in annähernd 500 Schriften; seine Lehren dominierten nahezu 1200 Jahre in der Medizin.

MITTELALTER

Byzanz. Fortführung der griechisch-römischen Medizin. Große Krankenpflegeeinrichtungen in Caesarea um 370 sowie während des 12. Jahrhunderts ausgedehnte Pflegeanstalten im Pantokrator-Kloster in Konstantinopel. *Paulos von Aigina*, Anfang 7. Jahrhundert, bedeutender Chirurg und Geburtshelfer.

Arabische Medizin. *Rhazes*, Chefarzt am Krankenhaus des Kalifen in Bagdad während des 9. Jahrhunderts, verfaßte 150 medizinische Schriften. *Avicenna* systematisierte um das Jahr 1000 die Medizin, sein »Kanon der Medizin« wurde noch im 16. Jahrhundert an vielen medizinischen Schulen des Abendlandes als Lehrbuch verwandt. *Abul Kasim*, gestorben 1013, wirkte in Córdoba und verfaßte ein Handbuch der Medizin.

Die Schule von Salerno. Etwa 11.–14. Jahrhundert; Schriften über Hygiene und Diätetik.

Medizinische Schulen. Scholastische Medizin. 1286 in Cremona die erste Leichensektion im Mittelalter, 1304 in Montpellier Vorlesungen mit anatomischen Lehrtafeln durch *Henri de Mondeville*. 1316 *Mondino* aus Bologna verfaßt sein Lehrbuch der Anatomie. 1363 *Guy de Chauliac* aus Montpellier schrieb die Chirurgia Magna, ein chirurgisches Lehrbuch.

NEUZEIT

Um 1500 *Leonardo da Vinci*, anatomische Zeichnungen.
1520 *Paracelsus*, Arzt und größter Reformer der Inneren Medizin seiner Zeit. Epochemachende Schriften über Krankheiten und Behandlungsmethoden.
1543 *Andreas Vesal*, Lehrbuch der Anatomie »De Corporis Humani Fabrica«.
1543 *Giov. Battista da Monte*, klinischer Unterricht in Padua.
1545 *Ambroise Paré*, Schrift über Schußverletzungen; 1550 über die Wendung bei abnormer Geburtslage; 1564 und 1572 Lehrbücher über Chirurgie; 1582 Arzneimittellehre, verurteilt darin »Wunderarzneien«.
1546 *Girolamo Fracastoro*, Theorie der Infektionskrankheiten.
1553 *Michael Servetus*, Beschreibung des Lungenkreislaufs.
1575 *G. F. d'Aquapendente*, Beschreibung der Venenklappen.
1583 *G. Bartisch*, Augenoperationslehre.
1597 *G. Tagliacozzi*, Methoden der plastischen Chirurgie.
1628 *William Harvey*, Schrift über den Blutkreislauf.
1650 *O. Rudbeck* und *T. Bartholin*, Beschreibung des lymphatischen Systems.
1658 *J. Swammerdam*, Beschreibung der Blutkörperchen.
1661 *M. Malpighi*, beschrieb die Blutkapillaren.
1665 *J. Elsholz*, erste intravenöse Injektion eines Arzneimittels.
1667 *J. Denis*, erste Bluttransfusion vom Tier auf den Menschen.
1683 *A. van Leeuwenhoek*, Abbildung und Beschreibung der Bakterien.
1700 *B. Ramazzini*, Beschreibung von Berufserkrankungen.
1718 *L. Heister*, berühmtes chirurgisches Lehrbuch.
1723 *J. Palfyn*, veröffentlicht erste Beschreibung der Geburtszange.
1746 *J. Daviel*, Staroperation durch Extraktion der Augenlinse.
1752 *A. von Haller*, Schrift über die Irritabilität und Sensibilität, 1757–66 Handbuch der Physiologie.
1755 *C. Cruzio*, Beschreibung der Hautkrankheit Sklerodermie.
1761 *G. B. Morgagni*, verfaßte ein pathologisch-anatomisches Werk.
1761 *J. L. Auenbrugger*, Perkussionsdiagnostik.
1794 *J. Dalton*, Beschreibung der Farbenblindheit.
1796 *E. Jenner*, erste Pockenschutzimpfung.
1800 *H. Davy*, Entdeckung der narkotisierenden Wirkung des Lachgases.
1800 *T. Young*, Beschreibung des Astigmatismus.
1801 *X. Bichat*, Gewebelehre.
1806 *F. Sertürner*, die Isolierung des Morphins aus Opium.
1808 *R. Willan*, erstes Lehrbuch der Dermatologie mit Farbillustrationen.
1810 *S. F. C. Hahnemann*, Schrift über Homöopathie.
1819 *T. Laënnec*, Konstruktion des Stethoskops.
1827 *K. E. von Baer*, grundlegende Arbeiten auf dem Gebiet der Embryologie.
1831 *E. Soubeiran*, Entdeckung des Chloroforms.
1833 *J. Müller*, berühmtes Handbuch der Physiologie.
1839 *T. Schwann*, Arbeiten über die Zelle.
1839 *F. Magendie*, Entdeckung der toxischen Wirkung von Eiweißkörpern.
1842 *C. W. Long*, erste Äthernarkose.
1847 *J. Y. Simpson*, erste Chloroformnarkose.
1850 *H. von Helmholtz*, Konstruktion des Augenspiegels.
1850 *L. Traube*, klinische Anwendung des Thermometers.
1852 *A. Mathijsen*, Gipsverband zur Frakturbehandlung.
1855 *T. Addison*, Beschreibung der nach ihm benannten Nebennierenerkrankung.
1855 *C. Bernard*, prägt den Begriff »innere Sekretion« für die Abgabe von Zucker aus der Leber ins Blut.
1858 *R. Virchow*, grundlegende Arbeiten auf dem Gebiet der Zellularpathologie.
1861 *I. P. Semmelweis*, Veröffentlichung von bereits 1847 gemachten Beobachtungen über die Infektionsursache des Kindbettfiebers.
1861 *P. Broca*, Beschreibung des Sprachzentrums im Gehirn.
1865 *J. Lister*, Einführung von Desinfektionsmitteln in die Chirurgie.

VON DER MAGIE ZUR MEDIZIN   35

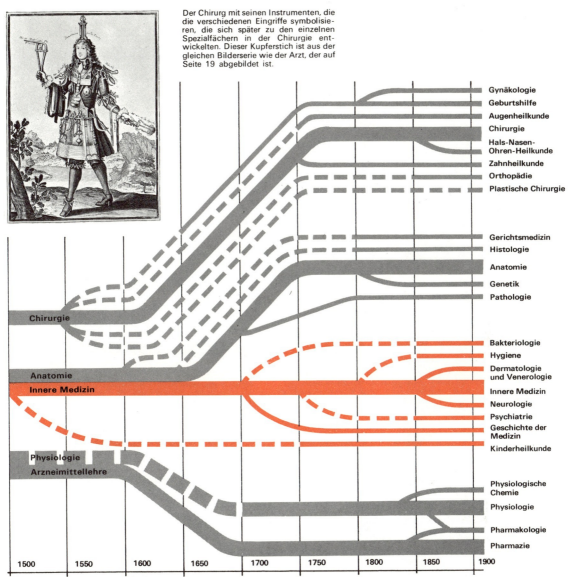

Der Chirurg mit seinen Instrumenten, die die verschiedenen Eingriffe symbolisieren, die sich später zu den einzelnen Spezialfächern in der Chirurgie entwickelten. Dieser Kupferstich ist aus der gleichen Bilderserie wie der Arzt, der auf Seite 19 abgebildet ist.

Zweige der medizinischen Wissenschaft
Die vielen Spezialfächer der modernen Medizin entstammen alle fünf Hauptfächern. Der Zeitpunkt ihrer Aufgliederung in individuelle Fächer wird oben aufgezeigt durch Übergang von der gestrichelten zur durchgezogenen Linie. Die Innere Medizin ist rot eingezeichnet, um ihre traditionelle zentrale Stellung in der Universitätsausbildung zu zeigen — im Gegensatz beispielsweise zur Chirurgie, die bis zum 18. Jahrhundert lediglich als ein Handwerk angesehen wurde.

1872 *P. C. Oré*, intravenöse Anästhesie mit Chloralhydrat.
1874 *H. Kolbe*, Synthetische Salizylsäure als fiebersenkendes Mittel.
1876 *R. Koch*, Entdeckung des Milzbrandbazillus, 1882 des Tuberkulosebazillus und 1883 des Cholerabazillus.
1877 *M. Nitze*, Bau des Zystoskops.
1880 *I. V. Sandström*, Beschreibung der Nebenschilddrüsen.
1881 *T. Billroth*, erste Krebsoperation des Magens.
1882 *B. von Langenbeck*, erste operative Entfernung der Gallenblase.
1884 *R. J. Godlee*, erste chirurgische Entfernung eines Hirntumors.
1884 *C. S. F. Credé*, Einträufeln von Silbernitratlösung in die Augen gonorrhoisch infizierter Neugeborener.
1885 *L. Pasteur*, Impfstoff gegen die Tollwut.
1886 *R. H. Fitz*, Diagnose und Operation der Appendicitis.
1887 *V. Horsley*, Operation von Rückenmarkstumoren.
1890 *W. S. Halsted*, Einführung der Gummihandschuhe in die Chirurgie.
1891 *H. Quincke*, Lumbalpunktion.
1892 *C. Forlanini*, Pneumothorax zur Behandlung der Tbc.
1895 *W. Röntgen*, Entdeckung der nach ihm benannten Röntgenstrahlen (von ihm selbst X-Strahlen genannt).
1896 *N. R. Finsen*, Einführung der Lichttherapie.
1897 *R. Ross*, Entdeckung der Malariaübertragung durch Moskitos.
1897 *C. Eijkman*, Erforschung der Beri-Beri.
1898 *C. Killian*, Einführung der Bronchoskopie.
1899 *A. Bier*, Lumbalanästhesie.
1900 *W. Hunter*, Einführung der Operationsmaske.

Die Nobelpreisträger der Physiologie oder Medizin

1901 E. A. von Behring, Serumtherapie der Diphtherie.
1902 R. Ross, wies die Malariaverbreitung durch die Anophelesmücke nach und beschrieb Methoden zur Bekämpfung dieser Krankheit.
1903 N. R. Finsen, Behandlung des Lupus (einer Form der Hauttuberkulose) mit konzentrierten Lichtstrahlen.
1904 I. P. Pawlow, Physiologie der Verdauung.
1905 R. Koch, Erforschung der Tuberkulose.
1906 C. Golgi und S. Ramón y Cajal, Bau des Nervensystems.
1907 C. L. A. Laveran, Bedeutung der Protozoen als Krankheitserreger.
1908 P. Ehrlich und I. Metschnikoff, Arbeiten über Immunität.
1909 E. T. Kocher, Erforschung der Schilddrüse.
1910 A. Kossel, Bedeutung der Rolle der Proteine für die Chemie der Zelle.
1911 A. Gullstrand, Arbeiten über die Dioptrik des Auges.
1912 A. Carrel, Arbeiten über die Gefäßnaht und Organtransplantation.
1913 C. R. Richet, Arbeiten über Anaphylaxie (bestimmte Formen der Überempfindlichkeit).
1914 R. Bárány, Physiologie und Pathologie des Vestibular-Apparates.
1919 J. Bordet, Entdeckungen auf dem Gebiet der Immunität.
1920 S. A. S. Krogh, Entdeckung des kapillarmotorischen Regulationsmechanismus.
1922 A. V. Hill und O. Meyerhof, Muskelphysiologie.
1923 F. G. Banting und J. J. R. Macleod, Entdeckung des Insulins.
1924 W. Einthoven, Entwicklung der Elektrokardiographie.
1926 J. A. G. Fibiger, Entdeckung des Spiroptera-Karzinoms (experimentell erzeugtes Karzinom bei Ratten).
1927 J. Wagner-Jauregg, Entdeckung der Malaria-Einimpfung als Behandlungsmethode bei der progressiven Paralyse (einer syphilitischen Nervenerkrankung).
1928 C. J. H. Nicolle, Arbeiten über den Flecktyphus.
1929 C. Eijkman u. F. G. Hopkins, Entdeckung des Vitamins B_1 und der Wachstumsvitamine.
1930 K. Landsteiner, Entdeckung der Blutgruppen des Menschen.
1931 O. H. Warburg, Entdeckung des Atmungsferments.
1932 C. S. Sherrington und E. D. Adrian, Funktion der Nervenzelle.
1933 T. H. Morgan, Entdeckung der Chromosomen als Träger der Vererbung.
1934 G. H. Whipple, G. R. Minot und W. P. Murphy, Entdeckung der Leberbehandlung gegen Anämien.
1935 H. Spemann, Entdeckungen in Zusammenhang mit der Embryonalentwicklung.
1936 H. H. Dale und O. Loewi, Untersuchungen zur chemischen Übertragung von Nervenimpulsen.
1937 A. Szent-Györgyi von Nagyrapolt, Arbeiten über biologische Verbrennungsprozesse.
1938 C. J. Heymans, Bedeutung des Carotissinus- und Aortenmechanismus für die Steuerung der Atmung.
1939 G. Domagk, Entdeckung des antibakteriellen Effekts von Prontosil (ein Sulfonamid).
1943 H. C. P. Dam und E. A. Doisy, Entdeckung des Vitamins K.
1944 J. Erlanger und H. S. Gasser, Arbeiten über die hochdifferenzierten Funktionen der einzelnen Nervenfaser.
1945 A. Fleming, E. B. Chain und H. W. Florey, Entdeckung des Penicillins.
1946 H. J. Muller, Mutationen durch Röntgenstrahlen.
1947 C. F. Cori, G. T. Cori, Entdeckung des Verlaufs des katalytischen Glykogenstoffwechsels.
B. A. Houssay, Bedeutung der Funktion des Hypophysenvorderlappen-Hormons für den Zuckerstoffwechsel.
1948 P. H. Müller, Giftwirkung von DDT auf Arthropoden.
1949 W. R. Hess, funktionelle Bedeutung des Zwischenhirns für die Koordination der Tätigkeit innerer Organe.
A. E. Moniz, Entdeckung des therapeutischen Wertes der präfrontalen Leukotomie (Durchtrennung der Verbindung zum vorderen Teil des Stirnhirns) bei schweren Psychosen.
1950 E. C. Kendall, T. Reichstein und P. S. Hench, Struktur und Wirkung der Hormone der Nebennierenrinde.
1951 M. Theiler, Erforschung des Gelbfiebers.
1952 S. A. Waksman, Entdeckung des Streptomycins.
1953 H. A. Krebs, Entdeckung des Zitronensäurezyklus.
F. A. Lipmann, Entdeckung des Coenzyms A.
1954 J. F. Enders, T. H. Weller und F. C. Robbins, entdeckten, daß Poliomyelitis-Viren in verschiedenen Gewebekulturen gezüchtet werden können.
1955 A. H. T. Theorell, Natur und Wirkungsweise der Oxydationsfermente.
1956 A. F. Cournand und D. W. Richards, krankhafte Veränderungen des Kreislaufapparates.
W. Forssmann, Herzkatheterisierung.
1957 D. Bovet, Entdeckung synthetischer Verbindungen, die die Effekte gewisser im Körper gebildeter und besonders auf Blutgefäße und Skelettmuskulatur wirkender Substanzen blockieren.
1958 G. W. Beadle und E. L. Tatum, die Wirkungsweise von Genketten beim Aufbau von Eiweißsubstanzen.
J. Lederberg, Entdeckungen bezüglich der genetischen Rekombination und der Organisation der Erbmasse bei Bakterien.
1959 S. Ochoa und A. Kornberg, Entdeckung des Mechanismus in der biologischen Synthese der Ribonukleinsäuren und der Desoxyribonukleinsäuren.
1960 F. M. Burnet und P. B. Medawar, Entdeckung der erworbenen immunologischen Toleranz.
1961 G. Békésy, Entdeckung der mechanischen Vorgänge bei der Reizung im Innenohr.
1962 F. H. C. Crick, J. D. Watson und M. H. F. Wilkins, Entdeckung des molekularen Aufbaus der Nukleinsäuren und ihre Bedeutung für die Informationsübertragung im lebenden Organismus.
1963 J. C. Eccles, A. L. Hodgkin und A. F. Huxley, Entdeckungen auf dem Gebiet der Ionenmechanismen bei der Reizung und Hemmung der Nervenzellmembranen.
1964 K. Bloch und F. Lynen, Arbeiten über Fettsäurezyklus und Biosynthese der Fettsäuren.
1965 F. Jacob, A. Lwoff und J. Monod, Erforschung der Regelvorgänge in den Zellen.
1966 C. B. Huggins, Entdeckung der hemmenden Wirkung weiblicher Sexualhormone auf den Prostatakrebs.
F. P. Rous, Entdeckung und Züchtung von Viren, die bei Hühnern bösartige Geschwülste hervorrufen können.
1967 R. Granit, H. K. Hartline, G. Wald, Forschungsarbeiten zur Aufklärung der physiologischen und biochemischen Prozesse beim Sehvorgang.
1968 R. W. Holley, M. W. Nirenberg und H. G. Khorana, Deutung des genetischen Kodes und dessen Funktion bei der Proteinbiosynthese.
1969 M. Delbrück, A. D. Hershey und S. E. Luria, Untersuchungen über die Vermehrungsmechanismen der Viren und ihre Genetik.
1970 B. Katz, J. Axelrod und N. S. von Euler-Chelpin, Aufklärung der Vorgänge bei der Erregungsübertragung an den Synapsen.
1971 E. W. Sutherland, Arbeiten zur Hormonforschung, Entdeckung des zyklischen Adenosinphosphats (zyklisches AMP).
1972 G. M. Edelman und R. R. Porter, Entdeckungen im Bereich des chem. Aufbaus der Immunkörper.

(Die Jahreszahl bezieht sich auf die Preisverleihung, nicht jedoch auf den Zeitpunkt der Entdeckung oder Forschungsarbeit, für die der Preis gewährt wurde.)

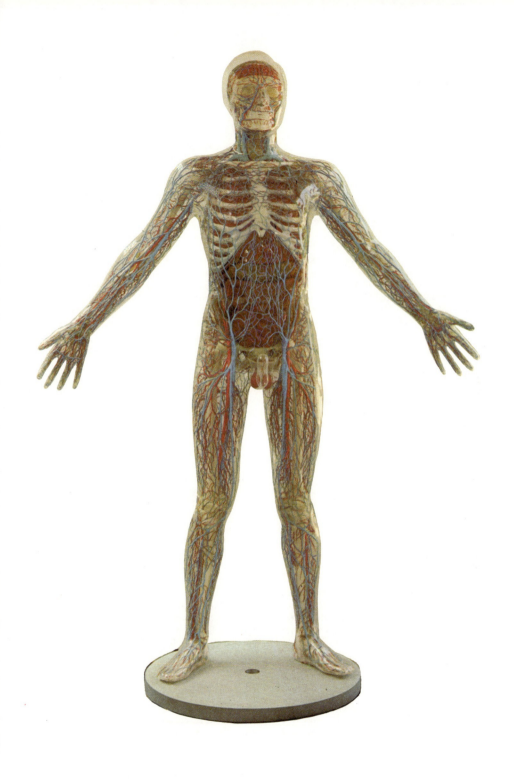

DIE MEDIZIN VON A–Z

Abdomen, *Bauch, Unterleib,* Teil des Rumpfes, der nach oben vom Zwerchfell und nach unten vom Becken begrenzt wird. Die *Bauchhöhle* umschließt Magen, Darm, Leber, Milz und andere Organe. Sie ist wie der Darm mit einer serösen Hautschicht, dem *Bauchfell,* überzogen. Der Raum zwischen den Organen ist ausgefüllt mit kleinen Mengen einer klaren, gelblichen Flüssigkeit, der *Peritonealflüssigkeit.* Die Muskeln der Bauchwand sind an den verschiedenen Körperbewegungen beteiligt. Sie können auch dazu dienen, den Druck in der Bauchhöhle zu erhöhen. Der Bauchinhalt wird durch Anspannen der Bauchmuskeln beim Atemanhalten komprimiert, wobei das Zwerchfell eine Ausdehnung des Darms nach oben verhindert. Diese Bauchmuskeltätigkeit ist zum Beispiel notwendig bei Wasserlassen und Stuhlgang. Sie hat auch eine wichtige Funktion bei der Geburt (Wehen). Der Bauch wird in neun Regionen aufgeteilt: die Oberbauchgegend mit rechtsseitigem Hypochondrium, Epigastrium und linksseitigem Hypochondrium; die mittlere Bauchgegend mit rechtslateraler, umbilicaler und linkslateraler Region; und die Unterbauchgegend mit der Region über der rechten bzw. linken Leistengegend und der Schambeinregion.

Ablatio placentae, frühzeitige Ausstoßung der Nachgeburt, ist eine seltene Schwangerschaftskomplikation. Die Plazenta löst sich normalerweise sofort nach der Geburt während der Nachgeburtswehen, manchmal löst sie sich jedoch bereits, bevor die Austreibung der Frucht begonnen hat, oder während der ersten Geburtsphase. Es tritt eine Blutung zwischen Plazenta und Gebärmutterwand auf; das Blut gelangt jedoch selten bis in die Vagina. Bei starker vorzeitiger Loslösung treten heftige Bauchschmerzen auf, und häufig ist ein Kaiserschnitt notwendig, um Mutter und Kind zu retten. Vorzeitige Plazentaausstoßung wird am häufigsten bei ↗ Schwangerschaftstoxikosen beobachtet.

Abort, *Abortus,* medizinische Bezeichnung für eine *Fehlgeburt,* bei welcher die ausgestoßene Frucht noch keine Lebenszeichen von sich gibt und noch keine 35 cm lang ist (in der Regel vor der 22. Schwangerschaftswoche). Es gibt ungewollte *(spontane)* und künstlich herbeigeführte *(artifizielle)* Fehlgeburten. Bei einem spontanen Frühabort treten Blutungen und häufig Rückenschmerzen auf. Die Frucht wird mit dem Blut ausgestoßen, manchmal ohne daß die Frau es bemerkt. In anderen Fällen muß die Gebärmutter zur Entfernung der restlichen Plazenta mit einer Kürette ausgekratzt werden. Ein spontaner Spätabort ist dem normalen Geburtsvorgang sehr ähnlich mit Wehenschmerzen und Fruchtwasserabgang. In außergewöhnlichen Fällen tritt der Abort mehrere Wochen nach dem Tod des Embryos ein. Dieser sogenannten *verhaltene Abort* ist nicht gefährlich für die Mutter, eine Operation ist selten angezeigt. Man nimmt an, daß 10 bis 20 % aller Schwangerschaften durch Spontanabort beendet werden. Frühe Spontanaborte sind am häufigsten, wobei die Frauen oft gar nicht wissen, daß sie schwanger waren. In den meisten Fällen ist die Frucht mißgebildet und zu einer normalen Entwicklung nicht fähig, in einem hohen Prozentsatz lassen sich Abweichungen vom normalen Chromosomensatz feststellen. Weitere Ursachen sind Krankheiten der Mutter — wie hormonelle Störungen, Infektionen oder Gebärmutterkrankheiten —, die verhindern können, daß sich das Ei, wie es normal wäre, in der Gebärmutterwand einnistet. Auch Unfälle oder Schockzustände können Fehlgeburten auslösen, seltener Überanstrengung oder schwere körperliche Arbeit.

Bei *habituellem Spontanabort* (schon mehr als 3 spontane Fehlgeburten ohne erkennbare Ursache) ist eine gründliche Untersuchung der Frau erforderlich. In vielen Fällen kann die Schwangerschaft bei entsprechend sorgfältiger medizinischer Überwachung und Therapie bis zum Ende erhalten werden. Alle schwangeren Frauen, bei denen plötzlich Blutungen auftreten, sollten sofort zum Arzt gehen. Die Blutung kann Anzeichen für einen drohenden Abort sein, der durch ärztliche Behandlung verhütet werden kann.

Künstlich eingeleiteter Abort, medizinisch angezeigter Abort, Schwangerschaftsunterbrechung, ist medizinisch gerechtfertigt *(medizinische Indikation),* wenn damit die Gesundheit oder das Leben der Mutter gerettet werden kann — in einigen Ländern, z. B. der BRD, in Österreich und in der Schweiz, der einzige gesetzlich anerkannte Grund für einen artifiziellen Abort. Diese legale Schwangerschaftsunterbrechung wird in Kliniken in Form eines chirurgischen Eingriffs (meist als Ausschabung der Gebärmutterschleimhaut mit dem Ei und den Eihäuten) vorgenommen; sie setzt die Zustimmung eines Gutachterausschusses, der Schwangeren, oft auch der Klinikverwaltung voraus. Die Berechtigung der *ethischen Indikation* (nach Schwängerung durch Sittlichkeitsverbrecher), der *eugenischen Indikation* (Gefahr erblich belasteten Nachwuchses), der *kindlichen Indikation* (Schädigung der Frucht durch Krankheit der Mutter oder Medikamente) und der *sozialen Indikation* (zur Verhütung wirtschaftlicher Not) ist in vielen Ländern umstritten;

diese Indikationen sind infolgedessen in manchen Ländern erlaubt, in anderen verboten.

Krimineller Abort, Abtreibung — eine bislang häufige und medizinisch nicht vertretbare Form der Geburtenregelung —, liegt dann vor, wenn eine schwangere Frau vorsätzlich die Leibesfrucht tötet oder zuläßt, daß sie getötet wird. Die Person, die den Eingriff durchführt, kann zu einer Gefängnisstrafe verurteilt werden, und auch Personen, die den Kontakt zwischen der Frau und dem abtreibenden Arzt herstellen, machen sich strafbar.

Schon der Versuch, einen Abort einzuleiten, ist strafbar. Wenn eine Frau dies eigenhändig versucht, setzt sie sich großer Gefahr aus, sei es unmittelbar durch Verletzung der Gebärmutter bzw. nahegelegener Organe oder durch Infektion. Es gibt bisher auch noch kein Medikament zur Einleitung eines Aborts, das nicht zugleich lebensgefährlich wäre. Außerdem kann die Frucht geschädigt werden, ohne daß es zum Abort kommt, so daß u. U. ein mißgebildetes Kind geboren wird.

Die Diskussion um die *Liberalisierung* des Abtreibungsparagraphen (§ 218 in der BRD, § 144 in Österreich, § 120 in der Schweiz) ist in den letzten Jahren stark angefacht worden und führte z. T. zu neuen Entwürfen innerhalb der Strafrechtsreform; in der BRD wird besonders die sog. *Fristenlösung* diskutiert, nach der die Abtreibung innerhalb der ersten 3 Monate einer Schwangerschaft straffrei bleiben soll. ↗ Geburtenregelung.

Addisonsche Krankheit, eine seltene Erkrankung, die auf ungenügender Leistungsfähigkeit der Nebennierenrinde beruht; für gewöhnlich tritt sie nach Zerstörung der Nebennieren — z. B. durch Tuberkulose — auf. Typische Anzeichen sind zunehmende Schwäche, Gewichtsabnahme und niedriger Blutdruck. Ein weiteres Symptom ist eine bräunliche Hautpigmentierung, daher die Bezeichnung *Bronzehautkrankheit*. Die Nebennierenrinde sondert normalerweise Hormone ab, die notwendig sind zur Aufrechterhaltung der körperlichen Abwehrkräfte. Die Krankheit kann deshalb, wenn sie nach Operationen oder während akuter Infektionen auftritt, zum Tod führen. Früher verlief die Addisonsche Krankheit oft tödlich, heute kann sie jedoch erfolgreich mit synthetischen *Kortikoiden* behandelt werden.
Vergleiche auch: Endokrine Drüsen, Streß.

Agranulozytose, *Granulozytopenie, Neutropenie,* bezeichnet den Mangel an *Granulozyten*, einer Form der weißen Blutkörperchen. Das Blut enthält normalerweise 6000 bis 8000 weiße Blutkörperchen pro Kubikmillimeter, bei der Agranulozytose jedoch können es weniger als 1000 sein. Dieser Mangelzustand ist auf eine verminderte Granulozytenbildung im Knochenmark zurückzuführen, gewöhnlich bedingt durch Überempfindlichkeit gegenüber Medikamenten wie Sulfonamiden und Präparaten aus der Pyramidongruppe sowie bestimmten Quecksilber- und Wismutpräparaten. Die Symptome — hohes Fieber, Erschöpfung, Vergrößerung der Lymphknoten, geschwürige Nekrosen im Rachen und an anderen Schleimhautpartien sowie im Magen-Darm-Trakt und an der Haut — werden durch Infektionen ausgelöst, für die die Patienten aufgrund des Mangels an weißen Blutkörperchen besonders anfällig sind. Die Krankheit, die früher meistens letal war, kann heute mit Antibiotika, Bluttransfusionen und Stoffen, die die Bildung von Granulozyten im Knochenmark anregen, bekämpft werden.

Akne, *Akne vulgaris,* tritt hauptsächlich während der Pubertät sowohl bei Jungen als auch bei Mädchen auf. Es kommt zur Bildung von Pusteln und Knötchen, vor allem im Gesicht, aber auch auf Rücken und Brust. In der Pubertät vermehren die Talgdrüsen ihre Sekretion, vermutlich aufgrund hormoneller Veränderungen in Verbindung mit dem sexuellen Reifungsprozeß; das abgesonderte Sekret kann in den Drüsenausführungsgängen in der Nähe eines Haarfollikels steckenbleiben und so einen *Mitesser* oder *Komedo* bilden. Wenn die durch Mitesser verstopften Haarfollikel sich entzünden, erscheinen an der Hautoberfläche Papeln, die langsam ausheilen und manchmal Narben hinterlassen. Durch Ausdrücken werden die Narben häufig größer. Die Krankheit verursacht gewöhnlich keine besonderen Beschwerden; in den meisten Fällen verschwinden Mitesser nach der Pubertät. Oft ist jedoch ärztliche Behandlung notwendig. Verschiedene Maßnahmen empfehlen sich: am wichtigsten ist die sorgfältige Reinigung der Haut. Seife und Wasser vermindern das Infektionsrisiko und helfen überschüssiges Fett zu entfernen. Manchmal erweist sich die Anwendung einer Mischung aus Alkohol und Salizylsäure zur Auflösung der getrockneten Pfropfen in den Haarfollikeln als wirksam. Auch Schwefelpräparate haben eine günstige Wirkung auf die Talgdrüsen. Bei der Behandlung mit der sogenannten *Schneemaske* wird die Haut mit Schnee — einer Mischung aus Schwefelblumen und Kohlensäure — so stark abgekühlt, daß die Hornhautschicht abgeschält werden kann. Auch Vitamine (insbesondere Vitamin A und B) helfen. Der Wert einer örtlichen Anwendung von Hormonen ist ungewiß.

Da Sonnenbestrahlung der Haut gewöhnlich guttut, sind Akneprobleme im Sommer seltener. In vielen Fällen ist es ratsam, auf Fett und stark gewürzte Speisen, auf Schokolade, Nüsse und Käse zu verzichten. Akne tritt oft in Verbindung mit Schuppen auf; die Kopfhaut ist in diesen Fällen häufig fettig (↗ Seborrhöe). Man versucht deshalb bei der Behandlung, die beiden sehr verwandten Zustände gleichzeitig anzugehen.
Vergleiche auch: Haut.

Akne rosacea. *Rosacea* ist eine chronische Hauterkrankung, die in erster Linie in mittleren Altersklassen vorkommt und besonders Nasen- und Wangenregion befällt. Die Haut nimmt bläulichviolette Färbung an, die Blutgefäße erweitern sich und werden als kleine rote Flecken sichtbar. Gleichzeitig bilden sich oft kleine Hautunebenheiten. In schweren Fällen kommt es zu entstellenden, knolligen Hautwucherungen auf der Nase („Knollennase", *Rhinophym*). Schwerwiegender ist es, wenn die Krankheit die Augen befällt. Obwohl man weiß, daß Alkohol und scharfe Gewürze Rosacea verschlimmern können, ist die Ursache des Leidens noch unbekannt. Es erfordert eine Dauerbehandlung, vor allem mit schwefelhaltigen Salben, mit denen im allgemeinen gute Ergebnisse erzielt werden können. Die erweiterten Blutgefäße können mit dem elektrischen Messer verätzt werden, die Hautverdickungen werden chirurgisch behandelt.

Alkalireserve ist eine Sammelbezeichnung für alle alkalischen Stoffe, die im Blut in Form von Hydroxiden und Karbonaten gebunden sind. Sie können Säuren binden durch Abgabe von Kohlendioxid, das der Körper über die Atmungsluft ausscheidet. Auf diese Weise wird der Säuregehalt des Blutes konstant erhalten. Der Säuregrad wird durch den sogenannten pH-Wert ausgedrückt, der normalerweise bei 7,3–7,4 liegt — ein Wert, der eine leicht alkalische Reaktion des Blutes anzeigt. Bei bestimmten pathologischen Zuständen, wie z. B. bei Diabetes in Zusammenhang mit einer schweren Infektion, ist der Säuregehalt des Blutes erhöht, und der pH-Wert zeigt eine Verschiebung zur sauren Seite hin. Es kann dadurch zu einer echten *Acidose* (starke Verringerung der Alkalireserve) mit anschließendem Koma kommen. Zu den im Blut angehäuften sauren Valenzen gehören häufig Ketonkörper wie Azetessigsäure, Azeton und β-Oxybuttersäure.

Auch ein Basenüberschuß kann vorkommen. In diesem Fall ist der pH-Wert erhöht. Dieser als *Alkalose* bezeichnete Zustand tritt hauptsächlich nach abnormem Säureverlust auf, z. B. durch wiederholtes Erbrechen (Magensäureverlust). Auch forcierte Atmung (Hyperventilation), die nicht auf physischer Anstrengung beruht, kann zu einer Vermehrung der Alkalireserve führen, da der Körper dabei viel Kohlendioxid über die Atemwege verliert. Das geschieht z. B. bei bestimmten Formen von hysterischen Anfällen. Schwere Alkalose kann Krämpfe auslösen. Ziel der Behandlung bei Alkalose und Acidose ist die Normalisierung des pH-Wertes.

Alkohol, *Äthylalkohol*, *Weingeist*, C_2H_5OH, ist die eigentliche Wirksubstanz in den „geistigen" Getränken. Dieser Alkohol ist jedoch nur ein Teil einer großen Gruppe organischer Substanzen, die in der Chemie unter der Sammelbezeichnung *Alkohole* bekannt sind; andere Formen sind z. B. Methylalkohol (Holzgeist) und Amylalkohol, ein Bestandteil von Fuselölen. Äthylalkohol ist eine durchsichtige, farblose, bewegliche, flüchtige Flüssigkeit, die sich leicht mit Wasser, Äther und Chloroform vermischt. In der Medizin wird er zur Anregung der Herztätigkeit (innerlich), zur Desinfektion und als Adstringens (örtlich) verwendet. Er findet auch Verwendung bei der Konservierung anatomischer und biologischer Präparate. Der medizinische Alkohol enthält mindestens 92,3 Gewichtsprozent oder 94,9 Volumenprozent reinen Alkohol bei 15,56° C.

Ein Teil des genossenen Alkohols gelangt vom Magen direkt ins Blut, während der größere Teil erst den Dünndarm passiert, bevor er ins Blut resorbiert wird. Auf dem Blutweg gelangt der Alkohol in die Gewebe. Alkohol wird ausgeschieden im Harn, Schweiß, Speichel und über die Atemwege. Auf leeren Magen eingenommen, ergeben Spirituosen die Spitze der Alkoholkonzentration im Blut nach einer Stunde; bei einem Mann mit einem Körpergewicht von 70 kg beträgt der Blutalkohol nach Genuß von 70 g Alkohol (z. B. 10 Glas Bier oder 8 Whisky) etwa 1 *Promille*. Wird der Alkohol mit Nahrungsmitteln eingenommen, tritt die höchste Alkoholkonzentration erst später ein.

Die Alkoholausscheidung beginnt bereits mit dem Moment der Einnahme. Eine kleine Menge, 2–8%, wird im Harn, im Schweiß und über die Lungen ausgeschieden. Der Hauptanteil wird zur Leber transportiert, wo er zunächst zu Azetaldehyd und dann zu Essigsäure verbrannt wird. Letztere wird ihrerseits vom Organismus weiter umgesetzt zu Kohlendioxid und Wasser. Auf diesem Energie freisetzenden Stoffwechselvorgang beruht der hohe Kaloriengehalt des Alkohols. Alkohol wird in gleichbleibender Geschwindigkeit aus dem Organismus ausgeschieden, gleichgültig, ob die betreffende Person hoher oder tiefer Temperatur ausgesetzt ist, eine anstrengende Tätigkeit ausübt oder ruht. Die Alkoholmenge, die stündlich vom Körper eliminiert wird, unterliegt individuellen Schwankungen, beim Mann geht der Ausscheidungsprozeß etwas schneller vor sich als bei der Frau. Der Stoffwechsel geht jedoch rascher vor sich bei starkem Alkoholkonsum, besonders nach Genuß von Bier. Die Zeit, die der Körper zur Alkoholausscheidung benötigt, hängt von der eingenommenen Menge und vom Körpergewicht des einzelnen ab. Eine Person mit 70 kg Körpergewicht scheidet durchschnittlich in $5^1/_2$ Stunden 100 Gramm und in 13 Stunden 300 Gramm Flüssigkeit aus.

Geringe Alkoholmengen wirken im allgemeinen anregend, stimmen fröhlich und aufgeschlossen. Stärkerer Alkoholgenuß führt jedoch zu übertriebener Mitteilsamkeit, lautstarkem Verhalten und beeinträchtigt das Urteilsvermögen. Die normalerweise hemmende Wirkung des Großhirns wird teilweise aufgehoben, das Verhalten nimmt primitivere

Formen an. Vermehrtes Trinken bewirkt gesteigerte, manchmal geräuschvolle Fröhlichkeit, Selbstüberschätzung, sprunghaften Stimmungswechsel zwischen Niedergeschlagenheit und Heiterkeit, Aggressivität und Neigung zu sinnlosem Lachen. Unter zunehmendem Alkoholeinfluß wird der Gang immer unsicherer, die Bewegungen werden immer schwerfälliger, bis schließlich Bewußtlosigkeit eintritt. Die Verhaltensweisen sind natürlich sehr unterschiedlich und in hohem Maße von der Persönlichkeitsstruktur des Trinkers abhängig.

Alkohol ist, medizinisch gesehen, ein Gift. Schon ein schwacher Alkoholrausch kann als Vergiftung bezeichnet werden. In der Praxis wird der Begriff *Alkoholvergiftung* jedoch ausschließlich für schwere Rauschzustände verwendet (Behandlungsformen: ↗ Alkoholismus). Selbst eine zeitlich begrenzte Alkoholvergiftung kann zu dauernden organischen Veränderungen führen. Eine Alkoholkonzentration von 4–5 Promille kann zum Tod führen, indem lebenswichtige Teile des zentralen Nervensystems gelähmt werden und Atmung und Herztätigkeit aussetzen. Unter bestimmten Umständen hat chronischer Alkoholkonsum abnorme geistige Reaktionen, einen sogenannten pathologischen Rausch, zur Folge.

Symptome, die immer mit übertriebenem Alkoholgenuß verbunden sind, sind geschwächte geistige Potenz, Vergeßlichkeit, abgestumpftes Wahrnehmungsvermögen, Verlust des Zeitgefühls und mangelnde Selbstkritik, unsichere und schwerfällige Muskeltätigkeit, vermindertes Sehvermögen besonders im Dunkeln, beeinträchtigtes Reaktionsvermögen und leichte Ermüdbarkeit nach Anstrengungen. Diese Funktionsstörungen bewirken die Fahruntüchtigkeit unter Alkoholeinfluß stehender Personen. Alkoholzufuhr beeinträchtigt die Vermittlung von Nervenimpulsen und verhindert so das normale Funktionieren des Nervensystems.

Viele Menschen sind der irrigen Auffassung, Alkohol sei wärmend, und verwenden ihn als Kälteschutz. In Wirklichkeit erweitern sich aber nur die Blutgefäße in der Haut, die Haut wird besser durchblutet und erwärmt sich dadurch. Obwohl die Körpertemperatur unter Kälteeinwirkung sinkt, ist die Haut aufgrund der Alkoholzufuhr also wärmer als normal, und da das Wärmegefühl durch Rezeptoren in der Haut hervorgerufen wird, entsteht der Eindruck von Wärme.

Alkoholismus oder *Äthylalkoholvergiftung* bezeichnet im strengeren Sinn die krankhaften Veränderungen im Organismus als Folge eines über längere Zeit fortgesetzten übermäßigen Alkoholgenusses, *Trunksucht* ist dagegen ein sozialer Begriff von wesentlich umfassenderer Bedeutung.

Eine Person, die über einen langen Zeitraum regelmäßig bestimmte Alkoholmengen trinkt, muß mit den für *Alkoholiker* typischen körperlichen Schäden rechnen. Die Symptome entwickeln sich normaler-

Alkohol

Alkoholverbrauch

Bierausstoß
in den Ländern der BRD 1967 in Hektolitern

Schleswig-Holstein	704
Hamburg	2262
Niedersachsen	4070
Bremen	1751
Nordrhein-Westfalen	20862
Hessen	5807
Rheinland-Pfalz	4460
Saarland	1672
Baden-Württemberg	10842
Bayern	22397
Berlin (West)	2434
BRD total	77261
Bierverbrauch in der BRD	76283

Bierverbrauch in der BRD (bzw. vor 1945 im Deutschen Reich) in Litern je Einwohner und Jahr		Trinkbranntwein-Verbrauch in der BRD (bzw. vor 1945 im Deutschen Reich) in Litern reiner Weingeist je Einwohner und Jahr	
1902	110,0	1913	2,8
1913	102,1	1929	1,38
1929	90,0	1935	0,96
1935	59,0	1938	1,38
1938	69,9	1950	1,13
1950	38,1	1951	1,07
1951	48,0	1953	1,10
1953	58,6	1955	1,3
1955	68,8	1956	1,51
1956	75,5	1957	1,68
1957	83,8	1959	1,79
1958	86,4	1960	1,93
1959	93,7	1962	2,40
1960	95,8	1963	2,56
1962	108,2	1964	2,42
1963	113,7	1965	2,75
1964	122,5	1966	2,39
1965	122,3	1967	2,27
1966	126,0		
1967	127,4		

Schaumweinverbrauch in der BRD (bzw. vor 1945 im Deutschen Reich) in Millionen 0,7-l-Flaschen		Weinverbrauch in der BRD (bzw. vor 1945 im Deutschen Reich) in Litern je Einwohner und Jahr	
1913	9,6	1913	5
1927	11,6	1938	6
*1932	4,4	1951	8
1938	17,0	1954	11
1951	7,0	1956	9
1952	11,0	1958	14
1953	17,6	1960	18
1954/55	22,0	1962	13,7
1956/57	37,3	1963	14,2
1958/59	51,8	1964	16
1960	71,1	1965	18,1
1962	90,4	1966	17,3
1964	125,0	1967	17,7
1965	152,4		
1966	127,0		
1967	142,0		

weise langsam und bilden sich anfänglich nach einer Abstinenzperiode wieder zurück. Typisch für das Anfangsstadium des Alkoholismus ist zunehmende geistige und physische Abhängigkeit von alkoholhaltigen Getränken; ein erstes Alarmzeichen ist der *Nachdurst*, d. h. das erneute Verlangen nach alkoholischen Getränken am Morgen nach einem sog. „feuchten" Abend. Allmählich meldet sich der Alkoholdurst in immer kürzeren Abständen, schon kleine Alkoholmengen erwecken das Verlangen nach mehr, und schließlich verliert der Betroffene die Kontrolle über seinen Alkoholkonsum. Weitere Alarmsignale sind Erinnerungslücken *(Alkoholamnesie)* und abnehmende geistige Leistung *(Dementia alcoholica)*.

Über die Ursachen des Alkoholismus gibt es zahlreiche Theorien. Eine Annahme lautet, daß Alkoholismus durch eine angeborene Krankheit, wahrscheinlich im Zusammenhang mit Stoffwechselstörungen, bedingt sein kann. Jedermann kann aber heute leicht zum Alkoholiker werden, wenn er sich in Anpassung an Trinksitten seiner Umwelt häufigen Alkoholgenuß angewöhnt. Man kann jedoch beobachten, daß Personen, die sich nur mühsam den Erfordernissen ihrer gesellschaftlichen Umgebung anpassen oder die den normalen Belastungen des Lebens nicht gewachsen sind, dazu neigen, sich vor der Wirklichkeit in den Alkohol zu flüchten. Bei den meisten Alkoholikern läßt sich eine emotionale Labilität schon vor ihrer Hinwendung zum Alkohol nachweisen.

Verschiedene Organschäden können durch Alkoholismus — wobei neben der reinen Alkoholvergiftung auch an eine Giftwirkung von Begleitstoffen der alkoholischen Getränke gedacht werden muß — verursacht werden: *Leberzirrhose*, Erkrankung der *Bauchspeicheldrüse* und des *Magen-Darm-Trakts*, *Muskelschwund* oder Lähmungen, nervöse und psychische Störungen mit unterschiedlichem Schweregrad, wie z. B. *Angstneurose*, *Schlaflosigkeit* und *Gedächtnisschwund*. Auch *Delirium tremens* und *Eifersucht* können Folgeerscheinungen des Alkoholismus sein.

Alkoholiker können beim praktischen Arzt, in allgemeinen und psychiatrischen Krankenhäusern oder auch in nichtstationären Spezialabteilungen behandelt werden. Man unterscheidet kurzfristige Behandlung bei *akutem Alkoholismus* und langfristige Behandlung bei *chronischem Alkoholismus*. Ziel der kurzfristigen Behandlung ist rasche und schmerzlose Ausnüchterung und die Untersuchung auf etwaige medizinische oder psychiatrische Komplikationen. Es geht bei der Behandlung um einen Ausgleich des Flüssigkeits- und Salzmangels, eine Verbesserung des Ernährungszustands (hauptsächlich durch Zufuhr der Vitamine B und C) und beschleunigte Entwöhnung, manchmal mit Hilfe neuerer Beruhigungspräparate. Bei schwerem akutem oder chronischem Alkoholismus ist Klinikaufenthalt unter Umständen ratsam. Zur langfristigen Therapie gehören sowohl medikamentöse als auch psychotherapeutische Behandlung. Der Patient muß zu der Erkenntnis gebracht werden, daß er Alkoholiker ist und daß jegliches alkoholhaltige Getränk, das er anrührt, ihn zu hemmungslosem Trinken verleiten wird. Er muß die Gefahr sehen, die betrunkenes Verhalten für die Erhaltung oder Entstehung sinnvoller gesellschaftlicher Bindungen bedeutet. Das sind heikle Aufgaben, die oft eine doppelte, psychotherapeutische und medikamentöse Behandlung erforderlich machen.

Neuere Beruhigungsmittel wie Chlordiazepinoxidhydrochlorid können dem Patienten helfen, Spannungs- und Angstgefühle zu überwinden, die er zuvor durch Alkoholgenuß zu vergessen suchte. Sie können auch dazu beitragen, daß er sich selbst objektiver sieht und aktiver an der psychotherapeutischen Behandlung teilnimmt. Bei Patienten, denen Antabus verabreicht wurde, löst bereits die Zufuhr geringster Alkoholmengen derart unangenehme Symptome aus (u. a. Übelkeit und Erbrechen), daß ihnen die Lust auf Alkohol vergeht.

Alkoholismus ist schon immer, seit Entdeckung der alkoholischen Getränke durch fast alle Völker, ein weltweites Problem gewesen. In den Vereinigten Staaten gibt es rund $5^{1}/_{2}$ Millionen Alkoholiker, über ein Sechstel davon Frauen; 25% weisen das für Alkoholismus typische Krankheitsbild auf; nur etwa 7% sind Stammgäste in entsprechenden Kneipen, die meisten leben zu Hause, sitzen in Büros, arbeiten in Fabriken, haben Familien und häufig große Fähigkeiten. Durch Alkoholismus wird unermeßlich viel Glück, Liebe, Würde und Selbstrespekt verspielt; die Krankheit kostet in den USA jährlich mindestens $1^{1}/_{2}$ Milliarden Dollar. In der Schweiz sind heute 90 000 Alkoholiker registriert, während ihre Zahl in der Bundesrepublik Deutschland auf 400 000–600 000 geschätzt wird; davon sind etwa 10% Frauen und 8% Jugendliche.

Alkoholtests sind Methoden zum Nachweis von genossenem Alkohol im Körper. Bei der Alkoholbestimmung nach Widmark *(Widmark-Bestimmung)* wird der *Blutalkoholgehalt* durch eine chemische Analyse bestimmt, ähnlich wie bei der spezifischeren sog. *ADH-Methode* mittels des Fermentes Alkoholdehydrogenase. Alkohol verteilt sich ziemlich gleichmäßig im Körper, so daß der Test eine einigermaßen verläßliche Aussage über den Vergiftungsprozeß ermöglicht. Der Alkoholgehalt im Blut wird angegeben in *Promille*, das sind also

Blutalkoholspiegel	
Promille (°/oo)	Kennzeichnung
0 – 0,5	nicht betrunken
0,8	oberer Grenzwert im Verkehrsrecht der BRD
0,5–1,5	gestörte Konzentration
1,5–2,0	betrunken
2,0–2,5	teilweise schwere Vergiftung
3,0–5,0	Koma, Todesgefahr
5,0	Letaldosis

Gramm Alkohol pro Liter Blut. In manchen Ländern wird bei Personen, die der Trunkenheit am Steuer verdächtig sind, auch eine Urinuntersuchung durchgeführt, da Alkohol nach Genuß zunächst ins Blut resorbiert und dann sofort über die Nieren im Harn ausgeschieden wird. Mit Hilfe solcher Analysen läßt sich auch annähernd feststellen, wann der Alkohol getrunken wurde, ein Faktor, der bei einer Gerichtsverhandlung sehr wichtig sein kann.

Alkohol kann ebenfalls in der Ausatmungsluft nachgewiesen werden. Die verdächtige Person wird aufgefordert, in einen Ballon zu blasen, der dann an einer mit gelben Kristallen angefüllten Ampulle angebracht wird. Wenn die Respirationsluft Alkohol enthält, findet eine chemische Reaktion statt: die Kristalle färben sich grün. Diese Testmethode liefert kein reproduzierbares Ergebnis, zeigt aber an, ob die Testperson Alkohol zu sich genommen hat oder nicht.
Vergleiche auch: Alkohol.

Allergie ist die *Überempfindlichkeitsreaktion* des Organismus gegenüber jeder Form körperfremder Substanzen, den sog. *Allergenen* oder *Antigenen*. Sie kann sich durch ↗ Asthma, ↗ Ekzeme, ↗ Heuschnupfen, ↗ Nesselsucht (Urtikaria) oder andere allergische Erscheinungsformen oder Krankheiten äußern. Die Allergene führen nach Resorption in den Organismus bei allergischen Personen zur Bildung von *Antikörpern* im Blut; diese Antikörper bewirken die allergische Reaktionsweise auf das Allergen. Kommt die betreffende Person nochmals mit dem Allergen in Berührung, dann wird eine Reaktion ausgelöst, bei der *Histamin* und Histaminabkömmlinge freigesetzt werden. Diese Stoffe sind harmlos, solange sie in den Geweben gebunden sind, wenn sie aber an Blut und Lymphe abgegeben werden, verursachen sie allergische Reaktionen mit unterschiedlichen Reaktionsbildern, je nachdem welches Organ betroffen wird. Ist die Nase betroffen, kommt es zu Heuschnupfen; sind es die Bronchien, kommt es zu Asthma und auf der Haut zu Ekzemen oder Urtikaria.

Allergien sind bis zu einem gewissen Grad erblich; aber nicht das allergische Krankheitsbild ist erblich, sondern die Neigung zu Überempfindlichkeitsreaktionen, zur *Sensibilisierung*. Kinder asthmatischer Eltern werden nicht notwendigerweise z. B. zu Asthmatikern, können aber Ekzeme oder Heuschnupfen bekommen. Da die Vererbungsgesetze sehr komplex sind, können Kinder allergischer Eltern auch völlig allergiefrei sein. Viele andere Formen der Allergien, z. B. das Kontaktekzem, sind nicht erbbedingt. Es ist ungeklärt, warum diese Personen überempfindlich reagieren und andere nicht.

Die Substanz, die die Allergie verursacht, kann eingeatmet werden in Form von Blütenstaub, Schimmelpilzsporen, Staub und Tierhaaren; sie kann mit Nahrungsmitteln, wie Milch, Eier, Schokolade, Mehl, Fisch, Schellfisch, Nüssen, Orangen oder Erdbeeren, aufgenommen werden. Eingeatmete Allergene verursachen Asthma oder Heuschnupfen, während *Nahrungsmittelallergene* verschiedene Ekzemarten, Urtikaria, Magen- und Darmstörungen und — in manchen Fällen — Kopfschmerzen auslösen. Im allgemeinen werden diese Krankheiten durch Allergene mit Eiweißcharakter verursacht.

Sobald die allergische Person mit dem spezifischen Allergen in Kontakt kommt, wird die Krankheit mit allen charakteristischen Symptomen manifest. Die Symptome treten gewöhnlich periodisch auf. Wer gegenüber Pollen von Haselnußsträuchern, Birken oder Ahorn überempfindlich reagiert, bekommt Heuschnupfen während der Frühlingsmonate, wenn diese Bäume blühen.

Auch Medikamente können als Allergene wirken, in erster Linie sind es Aspirin, Sulfonamide, bromhaltige Präparate, Barbitursäureabkömmlinge, Chinin und Pyramidon. Bereits minimale Dosen können schwere asthmatische Zustände oder Urtikaria verursachen. *Arzneimittelallergene* können auch die Blutzellenbildung stören (↗ Agranulozytose). Eine weitere große Gruppe von Allergenen sind relativ einfach aufgebaute Substanzen. Sie können bei wiederholtem Kontakt mit der Haut allergische Reaktionen in Form von Kontaktdermatitis oder Ekzemen herbeiführen. Zu dieser Gruppe gehören Metalle wie Nickel und Chrom, manche Polymerisate, Formalin, bestimmte Farbstoffe und Kosmetika und auch die Säfte bestimmter Pflanzen, beispielsweise von giftigem Efeu oder Chrysanthemen. Diese Stoffe verbinden sich mit den körpereigenen Proteinen, es kommt zu einer Reaktion und zur Ausbildung einer Allergie.

Antigen-Antikörper-Reaktionen verursachen zahlreiche andere allergische Krankheiten, die nicht erbbedingt sind. Bei der Serumkrankheit z. B. wird die Überempfindlichkeit durch ein fremdes Protein bewirkt, das dem Patienten in Form eines Serums zur Behandlung einer Krankheit injiziert wird. Akuter Rheumatismus und bestimmte Nierenentzündungen werden als allergische Reaktionen gegenüber Bakterien gedeutet; auch bei der Bildung von Tuberkeln bei der Tuberkulose spielen in gewissem Maße allergische Faktoren eine Rolle.

Die Krankengeschichte liefert oft Hinweise auf das spezifische Allergen, das die Überempfindlichkeitsreaktion des Patienten hervorruft. Der Arzt kann möglicherweise herausfinden, welche Pollenart für die Symptome verantwortlich ist, wenn er die Blütezeit bestimmter Pflanzen und den Beginn der Krankheit miteinander in Verbindung bringt. Es gibt verschiedene Methoden, das auslösende Allergen zu bestimmen, die sog. *Allergentestung*. Bei der *Intrakutantestung* werden eine oder mehrere Allergenarten, wie z. B. Pollenextrakt, in verdünnter Form in die Haut injiziert. Nach 20 bis 30 Minuten wird die Reaktion geprüft und mit Quaddelbildung und Rötung bei gleichzeitig vorgenommener Histamininjektion verglichen. Das Resultat einer solchen

ALLERGIE

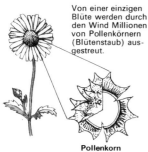

Von einer einzigen Blüte werden durch den Wind Millionen von Pollenkörnern (Blütenstaub) ausgestreut.

Pollenkorn

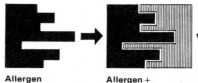

Allergen **Allergen + Antikörper**

Histamin

Die Ursache allergischer Symptome ist eine Reaktion zwischen körperfremden Substanzen, einem *Allergen* oder *Antigen* (z. B. Blütenstaub), und *Antikörpern*, die vom Organismus gegen diese Substanz gebildet werden. Es kommt nur dann zu einer Reaktion, wenn Allergen und Antikörper zusammenpassen wie Schlüssel und Schloß (s. Darstellung oben).

Intrakutantestung (unten und rechts)

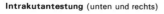
Histamin

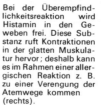

schwach positive Reaktion

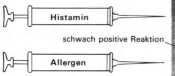
Allergen

stark positive Reaktion

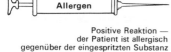
Allergen

Positive Reaktion — der Patient ist allergisch gegenüber der eingespritzten Substanz

Bei der Überempfindlichkeitsreaktion wird Histamin in den Geweben frei. Diese Substanz ruft Kontraktionen in der glatten Muskulatur hervor; deshalb kann es im Rahmen einer allergischen Reaktion z. B. zu einer Verengung der Atemwege kommen (rechts).

Der auslösende Faktor einer Allergie wird bestimmt, indem man vergleicht, wie die Haut einerseits auf Histamininjektion, anderseits auf Einspritzung verdächtigter Allergene in gelöster Form reagiert (links).

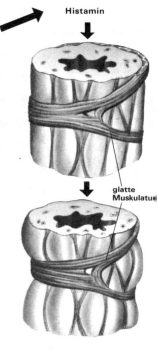

glatte Muskulatur

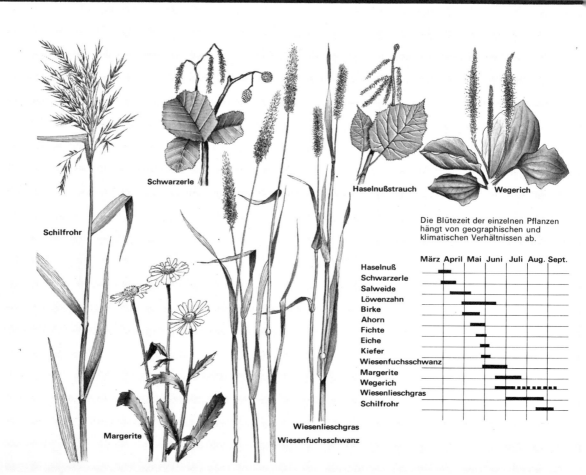

Die Blütezeit der einzelnen Pflanzen hängt von geographischen und klimatischen Verhältnissen ab.

Probe ist jedoch nicht sehr zuverlässig, besonders bei Nahrungsmittelallergien, und wird deshalb oft durch einen zusätzlichen *Expositionsversuch* ergänzt. Bei dieser Allergieprobe wird dem Patienten das verdächtigte Allergen dosiert zugeführt, um zu testen, ob es tatsächlich Urheber der allergischen Reaktion ist. Es gibt noch verschiedene andere Testmethoden zur Ermittlung des Agens bei Nahrungsmittel- und Arzneimittelallergien. Da bestimmte Formen dieser Allergien die Anzahl der Blutplättchen senken, wird dem Patienten das verdächtigte Allergen verabreicht, dann werden die Blutplättchen erneut gezählt; anhand dieser Zahl wird festgestellt, ob der Patient gegenüber der fraglichen Substanz sensibilisiert ist. Bei Kontaktekzemen wird die sogenannte *Läppchenprobe* mit Hilfe eines besonderen Testpflasters durchgeführt (↗ Ekzem).

Die primäre Aufgabe bei der Behandlung allergischer Krankheiten ist die Ermittlung und — wenn möglich — die Ausschaltung des Allergens. Bei Kindern mit Ekzemen in Kniekehlen und Armbeugen muß das allergisierende Nahrungsmittel aus dem Speiseplan entfernt werden; Menschen mit überempfindlicher Reaktion gegenüber Hunden müssen Hunden aus dem Weg gehen; Menschen mit Überempfindlichkeit gegenüber Staub müssen nach Möglichkeit staubfreies Milieu suchen usw. In manchen Fällen ist es möglich, die Überempfindlichkeit eines Patienten durch *Desensibilisierung* zu heilen; eine Behandlungsform, bei der zunächst geringe und dann planmäßig gesteigerte Dosen des Allergens in die Haut injiziert werden. Die Allergeninjektion kann in Abständen von wenigen Stunden wiederholt werden — eine Methode die allerdings Klinikaufenthalt voraussetzt. Es können auch ein bis zwei Injektionen pro Woche gegeben werden, bis die höchste für den Patienten ohne allergische Reaktion tolerierbare Dosis erreicht ist; anschließend gibt man über einen längeren Zeitraum eine Erhaltungsdosis, gewöhnlich einmal pro Monat. Mit dieser Behandlung können bei Überempfindlichkeit gegenüber Pollen, Staub sowie bestimmten Pilzsporen gute Ergebnisse erzielt werden, weniger jedoch bei Nahrungsmittelallergien. Bei vielen Formen der Allergie — beim Kontaktekzem z. B. — ist es unmöglich, den Patienten zu desensibilisieren.

Moderne Medikamente vom Kortisontyp haben die Behandlung allergischer Krankheiten revolutioniert. Sie heilen nicht die Krankheit selbst, können jedoch das Auftreten der Symptome verhindern oder sie zumindest rasch einschränken, was in schweren, akuten Fällen das Leben der Patienten retten kann. Bei der Therapie mit diesen Medikamenten ist jedoch die Gefahr schwerer Nebenwirkungen gegeben, deshalb dürfen sie nur unter strenger ärztlicher Aufsicht und gewöhnlich nur über eine kurze Zeit verwendet werden. Antihistaminpräparate haben sich besonders gegen Heuschnupfen und Urtikaria als sehr wirksam erwiesen; bei der Behandlung von Asthma und Ekzemen haben sie sich weniger bewährt. Man nimmt an, daß zwischen 5 und 10 % der Weltbevölkerung unter so schweren allergischen Symptomen leiden, daß sie ärztlicher Behandlung bedürfen.

Vergleiche auch: Arzneimittelexanthem, Asthma, Ekzem, Heuschnupfen, Nesselsucht.

Alopecie, *Alopecia, Calvities, Haarschwund* oder *Glatze.* Neben Erkrankungen der Kopfhaut kann eine Vielzahl von Faktoren abnormen Haarausfall verursachen. Manchmal jedoch ist keine feststellbare Krankheit im Spiel. Erbliche Veranlagung kann häufig nachgewiesen werden; in manchen Familien sind sämtliche Männer kahl, ohne an einer regelrechten Kopfhauterkrankung zu leiden. Unter den zahlreichen Erscheinungsformen der Alopecie unterscheidet man insbesondere zwei Typen: die *Alopecia diffusa*, ein die ganze Kopfhaut betreffender, flächenförmiger Haarausfall, und die *Alopecia areata*, ein scharf umschriebener, fleckförmiger Haarschwund. Es wird vermutet, daß die Alopecia diffusa in manchen Fällen hormonell bedingt ist. Mädchen und Jungen weisen vor der Pubertät den gleichen Haarwuchs auf; nach der Pubertät wird der Haarwuchs bei Jungen spärlicher und geht an den Schläfen zurück, während Haaransatz und Haarfülle bei Mädchen unverändert bleiben. Sehr häufig kommt Haarschwund bei Frauen nach dem ↗ Klimakterium vor; möglicherweise ist die verminderte Absonderung weiblicher Sexualhormone dafür verantwortlich. Erbanlagen spielen jedoch eine größere Rolle als hormonelle Faktoren. Bisher hat sich bei Alopecie keine Therapie als wirksam erwiesen.

Die häufigste Ursache abnormen Haarschwunds ist wahrscheinlich Seborrhöe, eine Funktionsstörung der Talgdrüsen der Kopfhaut. Manchmal kommt es im Anschluß an allgemeine Krankheiten zu Haarausfall; schwere Infektionskrankheiten können starken Haarschwund und sogar völlige Kahlheit zur Folge haben. Gewöhnlich wächst das Haar ohne besondere Behandlung wieder nach. Ein vorübergehender Haarschwund ohne erkennbare Ursache kann bei Männern und Frauen sämtlicher Altersklassen auftreten.

Die Ursache der Alopecia areata ist unbekannt, ihre Behandlung ist deshalb wenig aussichtsreich. Oft wächst das Haar an den kahlen Stellen nach, sie können aber auch kahl bleiben.

Nur in seltenen Fällen wird der Haarausfall günstig beeinflußt durch Vitaminzufuhr, Hormontherapie, gefäßerweiternde und andere Medikamente oder Bürstenbehandlung und Massagen. Vor einigen Jahren wurde der Versuch unternommen, Haarschwund operativ zu behandeln (dabei wurde die *Galea aponeurotica,* die Sehnenhaube des Schädels, durch einen kleinen Einschnitt in der Braue durchtrennt; auf diese Weise sollte der Blutkreislauf im Haarwurzelbereich angeregt werden), die erwartete Wirkung blieb jedoch aus.

Vergleiche auch: Hormone, Seborrhöe.

Alterskrankheiten. Mit höherem Alter kann eine Anzahl verschiedener Krankheiten und Funktionsminderungen in den einzelnen Organen auftreten; diese Krankheiten werden von der *Gerontologie* erforscht, während die *Geriatrie* die Lehre von der Behandlung der Alterskrankheiten ist. Der physiologische *Altersprozeß* führt beispielsweise zu Änderungen im Zellstoffwechsel. Hieraus ergeben sich wiederum *degenerative Veränderungen*. Die betroffenen Organe werden dann leichter von verschiedenen Krankheiten befallen. (Die im folgenden aufgezählten Krankheiten werden ausführlicher unter ihrem jeweiligen Stichwort abgehandelt.)

Degenerative Altersveränderungen der Lunge und chronische Veränderungen der Luftröhre, die ihre Ursache in wiederholten Infektionen haben, schaffen zusammen mit einer größeren Starre des Brustkorbs eine höhere Anfälligkeit alter Menschen für Bronchialkatarrh, Lungenentzündung und Tuberkulose. Herz- und Kreislauferkrankungen stehen an erster Stelle und stellen auch die *häufigste Todesursache* in diesem Alter dar. Arteriosklerotische Veränderungen, besonders der Gehirn- und Beinarterien sowie der Koronararterien, führen zu einer erhöhten Thrombosegefahr mit Lähmungen, Gangrän oder Herzinfarkt als Folge. Degenerative Veränderungen in bestimmten zentralen Teilen des Gehirns können zur Parkinsonschen Krankheit führen, einem Leiden, das durch Zittern, typische steife und verlangsamte Bewegungen gekennzeichnet ist. Die senile Demenz und die arteriosklerotische Demenz verursachen Gedächtnisverlust, Gefühlsabstumpfung, Willensschwächung und Triebenthemmung (↗ Alterspsychosen).

Bei den Verdauungsorganen können ebenfalls häufig Krankheitserscheinungen, so z. B. Gastritis oder Darmstörungen, auftreten. Die Gastritis wird oft durch Salzsäuremangel als Folge der Dysfunktion der Magenschleimhautdrüsen hervorgerufen. Ein weiteres häufiges Leiden bei alten Menschen ist die Obstipation, die durch eine Erschlaffung der glatten Muskulatur im Verdauungskanal hervorgerufen wird. Diabetes ist ein anderes häufiges Leiden, das im Alter in leichterer Form als Altersdiabetes auftreten kann, was zumeist wegen seiner Komplikationen in Form von hartnäckigen Abszessen, Gangrän usw. recht beschwerlich sein kann.

Ungefähr ein Drittel aller Männer weist Symptome einer Prostatahypertrophie auf mit Schwierigkeiten beim Wasserlassen und mit einer Infektionsbereitschaft der Prostata und Harnblase. Ein weiteres sehr häufiges Leiden ist die *Arthrosis deformans*, bei der ein altersmäßig bedingter Verschleiß im Gelenkknorpel sowie Formveränderung der Knochen im Vordergrund stehen. Es ist nicht nur ein schmerzhaftes Leiden, sondern führt auch zu reduzierter Beweglichkeit der Gelenke, besonders im Rücken, in der Schulter, im Knie- und Hüftgelenk. Bisher wurde angenommen, daß diese Veränderungen zum Teil ihre Ursache in einem fortschreitenden Verschleiß hätten, zum anderen Teil jedoch durch zusätzliche Faktoren, wie frühere Verletzungen, Gelenkentzündungen und Übergewicht, bedingt sein. Neue Forschungsergebnisse lassen vermuten, daß diese Krankheit zu den *Autoaggressionskrankheiten* gehört, wobei der im Körper entstehende Antikörper zur Zerstörung der Gelenkknorpel führt.

Bei alten Menschen ist auch das Risiko, Knochenbrüche zu erleiden, wesentlich größer als bei jüngeren Menschen, denn das Skelett wird im Laufe des Lebens immer spröder. Auch eine herabgesetzte Durchblutung der Haut im Alter bedeutet bei Hauterkrankungen eine schlechtere Heilungstendenz. Sehr häufig ist ein Hautjucken, das u. a. durch Diabetes, Nieren- oder Blutkrankheiten, Allergien, psychische Störungen oder vernachlässigte Körperhygiene hervorgerufen werden kann. Als Folge verminderter körperlicher Aktivität und weniger Arbeit sowie unveränderter Essensgewohnheiten haben viele ältere Menschen ein erhebliches Übergewicht. Hierdurch wiederum erhöhen sich Krankheitsrisiken wie u. a. Arteriosklerose, Diabetes, Arthrosis deformans.

Den normalen Alterungsprozeß kann man nicht verhindern, doch eine gesunde Lebensführung mit genügend körperlicher Bewegung, mäßiger Nahrungsaufnahme und guter Hygiene kann dazu beitragen, daß viele dieser Alterskrankheiten nicht auftreten.

Alterspsychosen. Beim älteren Menschen treten häufig Störungen des psychischen Gleichgewichts auf; diese beruhen zum Teil auf verschiedenen Belastungen, wie Einsamkeit, Armut, körperlichen Schwächen oder Erkrankungen (↗ Alterskrankheiten), und ebenso auf einem allmählichen Abbau der Leistungsfähigkeit des Gehirns. Meist macht sich dieser Leistungsabfall in einem Nachlassen des Gedächtnisses bemerkbar (besonders hinsichtlich Vorgängen in der unmittelbaren Vergangenheit), in Konzentrationsschwäche, Wandel des Gefühlslebens, verbunden mit erhöhter Reizbarkeit, und oftmals auch in Angstgefühlen. Der hieraus resultierende Verlust des psychischen Gleichgewichts kann sich in einer Anzahl verschiedenster Krankheitsformen äußern. *Depressive* Zustände sind nicht selten, auch *manische* Phasen treten auf. Häufig entwickelt sich ein krankhaft gesteigertes Mißtrauen, das manchmal in *paranoide* Reaktionen übergehen kann. Starke Belastungen, deren häufigste Ursachen in Infektionskrankheiten (z. B. der Harnwege oder Lungenentzündung) liegen können, bringen manchmal einen Zustand der geistigen Verwirrtheit hervor. Die Behandlungsmöglichkeiten hierbei sind jedoch zufriedenstellend.

Wenn diese vorgenannten Störungen im Alter häufiger und ausgesprochen deutlich hervortreten, werden sie als *Altersdemenz* bezeichnet. Ihre wichtigsten Formen sind die *senile Demenz*, die mit einer fortschreitenden Degenerierung der Hirnsubstanz verbunden ist, und die *arteriosklerotische Demenz*, bei der eine rasch fortschreitende Verkalkung der Blutgefäße des Gehirns (↗ Arteriosklerose) einsetzt. Diese beiden Formen der Demenz können etwa vom 60. Lebensjahr an auftreten. Ihre Symptome sind Gedächtnis- und Merkfähigkeitsverlust, Konzentrationsschwäche, weitschweifiges Denken, kritiklose Beeinflußbarkeit, Eigensinn, Mißtrauen, Geiz und erhöhte Reizbarkeit. Der Verlust der Gedächtnis- und Merkfähigkeit kann schließlich so ausgeprägt sein, daß der Kranke bei fehlender Fähigkeit, sich in seiner Umwelt zu orientieren, sich verlaufen und nicht mehr zur Wohnung zurückfinden kann. Auch kann es gefährlich sein, diese Personen in einem eigenen Haushalt im Umgang mit Feuer, Gas und Wasser auf sich allein gestellt zu belassen. Die Kranken neigen ebenfalls dazu, ihre persönlichen Dinge zu verlegen oder zu verlieren. Das Nichtwiederfinden wird dann von ihnen aufgrund des krankhaften Mißtrauens als Diebstahl bezeichnet. Im Endstadium dieser Krankheit ist der Kranke nicht mehr in der Lage, seine eigenen Körperfunktionen zu beherrschen.

Die senile Demenz tritt häufiger bei Frauen auf; der Grund hierfür dürfte in der durchschnittlich höheren Lebenserwartung liegen. Die arteriosklerotische Demenz macht sich bereits früher bemerkbar und findet sich häufiger bei Männern. Gemischte Formen der Demenz sind nicht selten. Die arteriosklerotische Demenz entwickelt sich in mehreren Schüben, während die senile Demenz kontinuierlich, jedoch beim einzelnen mit unterschiedlicher Schnelligkeit, fortschreitet. Beide Formen der Altersdemenz scheinen weitgehend von erblichen Faktoren bestimmt zu sein. Medizinische Behandlung kann jedoch den Krankheitsverlauf günstig beeinflussen. Vorübergehende Krankenhauspflege wird häufiger erforderlich sein.

Amputation ist die operative Abtrennung eines endständigen Körperteils oder eines Abschnitts davon. Der Eingriff, der früher bei Verletzungen, insbesondere der Füße oder Unterschenkel, sehr gebräuchlich war, wird heute nur noch bei Lebensgefahr vorgenommen oder wenn das betroffene Glied so schwer verletzt ist, daß es nicht gerettet werden kann, oder seine Funktion ernsthaft eingeschränkt ist. Bei Kriegsverletzungen muß häufig amputiert werden, ebenso bei Verletzungen, die von Verkehrsunfällen herrühren, oder malignen ↗ Tumoren. Bei der Amputation von Gliedmaßen muß der Chirurg den Stumpf für ein Ersatzglied *(Prothese)* vorbereiten; das ist entscheidend für die Leistungsfähigkeit der Prothese. Das Restglied muß so lang sein, daß die Prothese noch angefügt werden kann. Der Stumpf muß ausreichend mit Muskelgewebe bedeckt sein, die Haut darf nicht zu stark gestrafft werden, und die Narbe muß so lokalisiert sein, daß sie sich nicht an der Prothese scheuern kann. In manchen Fällen ist Amputation an oder in einem Gelenk, die sogenannte *Exartikulation*, unumgänglich, besonders bei bösartigen Tumoren. Problematisch ist in solchen Fällen die Auswahl einer geeigneten Prothese als Ersatz für das zerstörte Gelenk.

Bei der Amputation müssen Nerven, Blutgefäße und auch Knochen durchtrennt werden. Die abgetrennten Nervenenden bilden manchmal ein *Amputationsneurom*, eine schmerzende, knotenförmige Verflechtung von Nervenfasern, die unter Umständen durch einen weiteren operativen Eingriff entfernt werden muß. Eine häufige Begleiterscheinung der Amputation ist der *Phantomschmerz*, d. h. ein vorgetäuschtes Schmerzgefühl in der Gegend des abgetrennten Körperteils, das noch als vorhanden erlebt wird (Phantomglied). Oft heilt die Operationswunde schlecht ab, besonders wenn die Gefäßversorgung beeinträchtigt ist, z. B. wenn eine durch fortgeschrittene ↗ Arteriosklerose oder Diabetes bedingte ↗ Gangrän die Amputation erforderlich macht.

Während des Zweiten Weltkrieges wurden wesentliche Fortschritte auf dem Gebiet der Prothesentechnik erzielt und so die beschwerlichen Lebensbedingungen vieler Amputierter verbessert. Künstliche Gliedmaßen sind leistungsfähiger geworden. Man kann komplizierte Bewegungen damit ausführen, und ihre Verwendung ist gegenüber früher mit weniger Risiko verbunden. In manchen Fällen werden die Muskelstümpfe eines amputierten Arms mit hebelartigen Vorrichtungen in der Prothese verbunden, eine Technik, die dem Patienten Fingerbewegungen ermöglicht und die man als *kineplastische Amputation* bezeichnet. Handprothesen sind häufig so konstruiert, daß verschiedene Werkzeuge daran befestigt werden können.

Anämie oder als Krankheitsbild *Blutarmut*, bezeichnet die Verminderung der Zahl der roten Blutkörperchen und des Hämoglobingehalts im Blut. Müdigkeit und Blässe sind charakteristische Merkmale dieses weitverbreiteten Leidens, welches selbständig (als *primäre Anämie*) oder als Begleiterscheinung anderer Krankheiten (sog. *sekundäre Anämie*) auftreten kann, wie z. B. bei rheumatischem Fieber, Nierenerkrankungen und aufzehrenden Krankheiten wie Krebs.

Die verschiedenen Formen der Anämie lassen sich einteilen nach dem Hämoglobingehalt des Blutes bzw. des einzelnen roten Blutkörperchens (man spricht dabei vom *Färbeindex* oder neuerdings Hb_E, womit der mittlere Hb-Gehalt [Hämoglobingehalt] des einzelnen Erythrozyten gemeint ist). Eine Behandlung ist angezeigt bei einem Hb-Wert unter 70% oder 75% (es wäre allerdings richtiger, den Hämoglobingehalt in Gramm pro Kubikzentimeter Blut anzugeben). In 100 cm^3 Blut eines erwachsenen Mannes sind 16 g Hb (Mittelwert). Ein Hb-Wert unter 50% (8 g%) zeigt eine schwere Blutarmut an.

Wenn der Färbeindex (Verhältnis der Hämoglobinmenge zur Erythrozytenzahl bei gesundem Blut mit 1 bezeichnet) niedrig ist (< 1), spricht man von *hypochromer Anämie*. Die *Eisenmangelanämie* gehört zu dieser Kategorie (↗ Eisenmangel). Bei *hyperchromen Anämien* ist der Färbeindex hoch (> 1,0). Bei den *normochromen Anämien* sind sowohl Hämoglobingehalt als auch Anzahl der roten Blutkörperchen gleich stark verringert (Färbeindex = 1). Der Färbeindex kann damit als Anhaltspunkt bei der Klassifizierung der Anämieformen dienen. Aber auch Größe und Form der roten Blutkörperchen, z. B. bei der *makro-* bzw. *mikrozytären Anämie*, spielen eine Rolle.

Die verminderte Erythrozytenzahl bei der *Blutungsanämie* (Anämie infolge hämorrhagischer Diathese) ist auf massiven Blutverlust bei äußerlichen Verletzungen oder innerlichen Blutungen, wie z. B. bei Magen- oder Darmgeschwüren, zurückzuführen. Bei dieser Anämieform wird kausal behandelt; häufig erweist sich eine Bluttransfusion als notwendig. Von *hämolytischer Anämie* spricht man dann, wenn die Erythrozytenproduktion im Körper nicht Schritt halten kann mit dem vorzeitigen Zerfall der roten Blutkörperchen, z. B. bei ↗ Malaria und bestimmten bakteriellen Infektionen. Hämolytische Anämie kann auch Zeichen einer Vergiftung mit Chemikalien sein. Manchmal liegt der hämolytischen Anämie eine angeborene Krankheit zugrunde; typisch ist in diesen Fällen eine Vergrößerung der ↗ Milz. Nach Entfernung der Milz tritt oft eine Besserung des Krankheitsbildes ein. Eine bestimmte Form der vererblichen hämolytischen Anämie, die fast ausschließlich bei der schwarzen Rasse vorkommt, ist die sog. *Sichelzellenanämie*, so benannt wegen der abnormen Form der roten Blutkörperchen. Bei hämolytischen Anämien wird das Hämoglobin oft aus den zerfallenden Blutkörperchen ins Blut freigesetzt, dadurch kommt es zur ↗ Gelbsucht.

Bei Krankheiten wie ↗ Krebs, bei ↗ Vergiftungen oder auch ohne feststellbare Ursache werden manchmal abnorm wenig rote Blutkörperchen im Knochenmark gebildet. Bei schweren Formen dieser sog. (normochromen) *aplastischen Anämien* muß immer wieder Blut transfundiert werden.

Bei der *perniziösen Anämie* oder *Perniziosa* ist die Anzahl der normalen roten Blutkörperchen extrem niedrig. Typisch für diese meist hyperchrome Anämieform ist außerdem eine herabgesetzte Magensaftabsonderung. Die Folge davon ist eine verminderte Resorption des zur Blutbildung notwendigen Vitamins B_{12} im Magen-Darm-Trakt. Bei der perniziösen Anämie spielen Erbfaktoren sicher eine gewisse Rolle; sie tritt hauptsächlich im mittleren und höheren Lebensalter auf. Die Krankheit beginnt schleichend; nur langsam entwickeln sich bestimmte charakteristische Symptome. Oft ist die Zunge glatt, viele Patienten verspüren ein Kribbeln in den Beinen, manchmal sind Gehbewegungen und Gleichgewicht beeinträchtigt. Im Zentrum der Diagnose steht wie bei anderen Anämien die Blutanalyse, die manchmal durch eine Knochenmarksanalyse ergänzt werden muß. Die Perniziosa gehörte zu den tödlichen Krankheiten, bis man 1920 entdeckte, daß sie durch Verabreichung roher Leber beherrscht werden konnte. Als wirksame Substanz wurde das in der Leber reichlich vorhandene Vitamin B_{12} entdeckt, das heute als reines Vitamin B_{12} injiziert wird. Wenn nötig, gibt man Bluttransfusionen. Die intramuskuläre Injektion einer neueren Eisen-Dextran-Mischung wird mit Erfolg zur Normalisierung des Hämoglobinwertes angewendet. Die Behandlung ist heute in jedem Fall mit einem Heilerfolg verbunden.
Vergleiche auch: Blut, Eisenmangel.

Anästhesie ist die Bezeichnung sowohl für natürliche Unempfindlichkeit als auch für künstliche Ausschaltung der Sensibilität *(Betäubung, Anästhesie im engeren Sinne)*. Bei der künstlich herbeigeführten Anästhesie unterscheidet man die *örtliche Betäubung* (Lokalanästhesie) und die zentrale Schmerzausschaltung durch *Narkose*.

Bei der *Lokalanästhesie* wird die Sensibilität eines begrenzten Körperbereiches vollständig ausgeschaltet. Gleichzeitig können die motorischen Funktionen (Muskelbewegungen) beeinflußt werden. Im allgemeinen werden dazu besondere *Lokalanästhetika* verwendet. Das älteste Mittel dieser Art ist das Kokain, an dessen Stelle heute synthetische Verbindungen, wie Prokain (Novokain) und Xylokain (Lidokain), getreten sind. Bei der Lokalanästhesie sind drei verschiedene Formen zu unterscheiden: die Oberflächen-, die Infiltrations- und die Leitungsanästhesie. Bei der *Oberflächenanästhesie* von Schleimhäuten diffundiert das mit Hilfe von *Sprays* auf die Oberfläche aufgebrachte Pharmacon zu den sensiblen Rezeptoren und feinen Ästen der sensiblen Nerven (Anwendung beispielsweise bei Furunkelinzision, Splitterentfernung usw.). Die auf diesem Prinzip beruhende ältere Form der Vereisung mit Kohlensäureschnee ist heute nicht mehr gebräuchlich. Bei der *Infiltrationsanästhesie* werden die Gewebe im Operationsgebiet mit einer Anästhesielösung durchtränkt oder umspritzt; bei dieser Methode werden also auch die in tieferen Schichten liegenden Nervenendigungen betäubt. Bei der *Leitungsanästhesie* erfolgt eine Injektion von Lokalanästhetika dicht neben einen das Operationsgebiet versorgenden Nervenstamm; dadurch wird eine zeitweilige Ausschaltung der Nervenleitfähigkeit erreicht. Eine der Formen der Leitungsanästhesie ist die sog. *Plexusanästhesie*, d. h. Injektion des Betäubungsmittels im Bereich von Nervengeflechten; eine weitere Form ist die *Spinalanästhesie*, dabei wird ein Anästhetikum in den Rückenmarkskanal eingespritzt, während dessen Wirkungsdauer alle an und unterhalb der Injektionsstelle vom Rückenmarkskanal ausgehenden Spinalnerven außer Aktion gesetzt werden. Die gebräuchlichste Form ist die tiefe Spinalanästhesie oder *Lumbalanästhesie*.

ANÄSTHESIE I

Erst mit der Entdeckung schmerzfreier Operationstechniken begann die Chirurgie wirkliche Fortschritte zu machen. Zuvor war es notwendig gewesen, die Patienten gewaltsam festzuhalten, sie betrunken zu machen usw. Die erste Äthernarkose wurde 1846 in Boston, USA, durchgeführt (rechts außen).

Die *Narkose* (Allgemeinbetäubung) führt einen schlafähnlichen Zustand mit teilweise noch vorhandener Schmerzempfindung, kurzfristiger oder länger anhaltender *Analgesie* (Ausschaltung der Schmerzempfindung) herbei. Bei der *Lokalanästhesie* (örtliche Betäubung) wird lediglich die Sensibilität eines umschriebenen Körperbereiches ausgeschaltet.

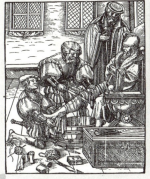
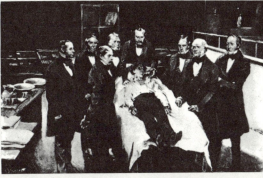

Die *Tropfnarkose*, bei der einfach Äther oder Chloroform tropfenweise auf eine Gazemaske gegeben werden, durch die der Patient das nunmehr dampfförmige Narkotikum einatmet, ist heute nicht mehr sehr gebräuchlich.

Wesentlich ist bei sämtlichen Formen der Anästhesie die Freihaltung der Atemwege. Links einige Hilfsmittel, die zu diesem Zweck entwickelt wurden: der *Kehlkopftubus* (a) drückt den Zungengrund in die gewünschte Position; der *Endotrachealtubus* (b) wird in die Luftröhre eingeführt; mit dem *Laryngoskop* (c) kann der Arzt die Luftröhre besichtigen, um dann den Endotrachealtubus richtig zu legen (2. Darstellung von oben). Wenn man den Ballon am unteren Ende der Röhre aufbläst, kann sie nicht mehr verrutschen. Mit Hilfe des unten abgebildeten Katheters kann die Atmung in einem Lungenflügel ausgeschaltet werden, beispielsweise bei einer Herzoperation.

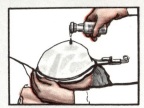
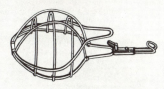

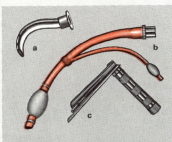
Laryngoskopie

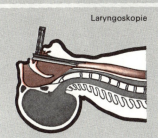
eingeführter Trachealtubus

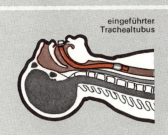

Moderne Anästhesiemethoden. Bei der heute sehr häufig verwendeten *Kombinationsnarkose* wird zunächst eine *Basisnarkose* mit einem intravenös anwendbaren Narkotikum herbeigeführt. Dann wird über einen Narkoseapparat ein Gemisch aus einem Inhalationsnarkotikum, beispielsweise Lachgas, und Sauerstoff gegeben. Verschiedentlich wird gleichzeitig ein Mittel zur Erschlaffung der Muskulatur zugeführt. Ventile im Narkosegerät regulieren die Zufuhr von Narkosemittel und Sauerstoff; ein Filter absorbiert das ausgeatmete Kohlendioxid.

Der Atembeutel füllt sich, wenn der Patient ausatmet, und leert sich, wenn er einatmet. Durch rhythmische Kompression des Beutels kann künstliche Beatmung erreicht werden.

Bei bestimmten chirurgischen Eingriffen wird zusätzlich zur Narkose die sog. *Hypothermie* angewendet: Der Körper des Patienten wird künstlich unterkühlt, dadurch wird der Stoffwechsel und dementsprechend auch der Sauerstoffbedarf des Organismus reduziert, und der Chirurg kann kurzfristig die Blutzirkulation zu lebenswichtigen Organen unterbrechen.

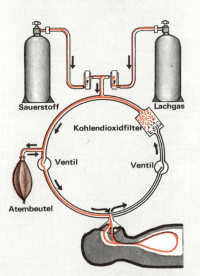

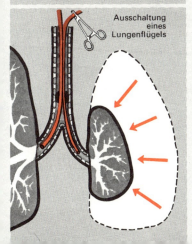
Ausschaltung eines Lungenflügels

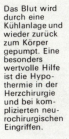

Das Blut wird durch eine Kühlanlage und wieder zurück zum Körper gepumpt. Eine besonders wertvolle Hilfe ist die Hypothermie in der Herzchirurgie und bei komplizierten neurochirurgischen Eingriffen.

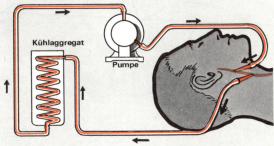

ANÄSTHESIE II

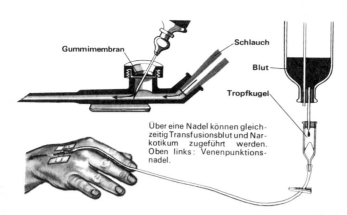

Über eine Nadel können gleichzeitig Transfusionsblut und Narkotikum zugeführt werden. Oben links: Venenpunktionsnadel.

Bei jedem größeren chirurgischen Eingriff ist ein Anästhesist anwesend, der neben der Narkose auch für Überwachung von Herzfunktion, Blutdruck, Blutvolumen usw. verantwortlich ist.

Bei der *intravenösen Narkose* wird die Initialdosis oft direkt in eine Vene injiziert und die Nadel in der Injektionsstelle belassen (links). Die nachfolgenden Dosen des Narkosemittels und eines eventuell erforderlichen Muskelrelaxans werden durch eine an der Oberseite der Nadel angebrachte Gummimembran injiziert. Das freie Ende der Nadel kann über einen Schlauch mit einer Flasche (Blutkonserve oder Infusionslösung) verbunden werden. Die Flüssigkeitszufuhr wird durch Zwischenschaltung einer *Tropfkugel* und durch eine Klemme am Verbindungsschlauch reguliert.

Bei **Lokalanästhesie** kann man entweder das Gewebe im Operationsgebiet selbst mit dem Anästhetikum durchtränken *(Infiltrationsanästhesie)* oder aber durch Injektion des Betäubungsmittels in oder an den das Operationsgebiet versorgenden Nervenstrang eine *Leitungsanästhesie* legen. Ein Beispiel für die letztgenannte Form der Lokalanästhesie ist die Betäubung des halben Unterkiefers durch den Zahnarzt (rechts). Die Spritze wird in der Nähe des letzten Backenzahns appliziert, d. h. derjenigen Stelle, an der der Nerv den Unterkiefer verläßt.

Das erste Lokalanästhetikum, das *Kokain*, wurde später durch das *Prokain* abgelöst; heute verwendet man meistens *Xylokain (Lidokain)*, das sich durch seine rasche Wirkung und wenige Nebenerscheinungen auszeichnet.

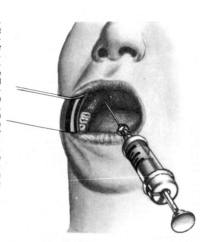 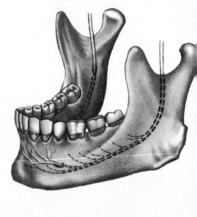

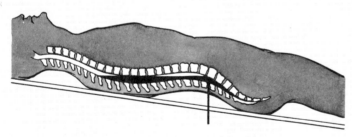

Spinalanästhesie, d. h. Leitungsanästhesie der Spinalnerven, kommt bei Operationen im Bereich des Beckens oder der Beine zur Anwendung. Die Injektionsnadel wird in den Rückenmarkskanal eingeführt; die Anästhesiehöhe wird anhand des spezifischen Gewichts des Betäubungsmittels und der Neigung des Operationstisches eingestellt (links).

Unten: einige Methoden der Lokalanästhesie.

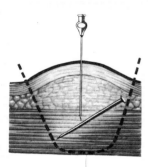 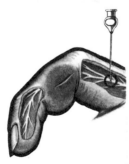 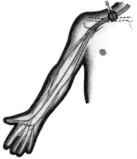 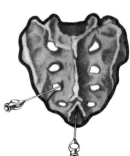

Ein Nagel soll entfernt werden. Das Anästhetikum wird in das umgebende Gewebe eingespritzt.

Chirurgischer Eingriff an einem Finger. Die Leitfähigkeit des den Wundbezirk versorgenden Nervs wird ausgeschaltet.

Durch Injektion des Betäubungsmittels an der Kreuzungsstelle von Nervenstamm und Schlüsselbein wird der ganze Arm betäubt.

Durch Leitungsanästhesie der Nervenwurzeln im Bereich des Kreuzbeins (Sakralanästhesie) kann der Beckenraum betäubt werden.

Die Leitungsanästhesie von Spinalnerven wird in erster Linie bei Operationen im Bereich des Beckens und der unteren Extremitäten verwendet. Die zentrale Schmerzausschaltung mit reversibler, partieller Lähmung der Ganglienzellen des Zentralnervensystems wird als *Narkose* oder *Allgemeinbetäubung* bezeichnet. Methodisch unterscheidet man u. a. *Inhalationsnarkose* (Einatmung gas- oder dampfförmiger Narkotika), *intravenöse Narkose* (Injektion flüssiger Narkosemittel in ein Blutgefäß) und *rektale Narkose* (Anwendung flüssiger Narkosemittel in Form eines rektalen Einlaufs).

Die ersten Narkosemittel waren *Äther* und *Lachgas*, deren Verwendung auch heute noch üblich ist. Es folgten andere Narkotika, wie Chloroform, Chloräthyl, Zyklopropan, Trichloran, Divinyläther und Halothan. Es handelt sich dabei entweder um gasförmige Stoffe oder außerordentlich flüchtige Flüssigkeiten. Bei der Inhalationsnarkose gelangen die Inhalationsnarkotika über die Lungenalveolen in den Blutstrom und erreichen auf diesem Weg das Gehirn, wo sie das Bewußtsein ganz oder teilweise ausschalten. Die älteste Form der Inhalationsnarkose ist die sog. *Tropfnarkose*: Nase und Mund des Patienten werden mit einer *Narkosemaske* (Drahtgestell, über das eine mehrfache Gazelage gespannt ist) bedeckt; das Narkotikum (meist Divinyläther oder Äther) wird tropfenweise auf diese Maske gegeben und verdampft dort. Heute wird diese Methode mehr und mehr durch die *Apparatnarkose* abgelöst, d. h., die Zufuhr des Narkotikums erfolgt durch einen Narkoseapparat (🅱 Künstliche Atmung), über den der Patient gleichzeitig mit mindestens 25 % Sauerstoff versorgt wird.

Bei der intravenösen Narkose werden andere Narkotika verwendet — meist Präparate, die den Barbituraten verwandt sind, jedoch wesentlich rascher wirken und sich leichter kontrollieren lassen. Da die betäubende Wirkung bei dieser Methode schneller einsetzt (und auch wieder nachläßt) als bei der Inhalationsnarkose, spricht man hier auch von *Kurznarkose*. In vielen Fällen werden intravenös applizierbare und gasförmige Narkotika gleichzeitig verwendet *(Kombinationsnarkose)*: Man beginnt mit der Kurznarkose und gibt erst danach das Inhalationsnarkotikum, um das mit der reinen Inhalationsnarkose verbundene Erstickungsgefühl zu vermeiden und übergangslos das Stadium 4 der III. Narkosestufe *(Stadium chirurgicum)* zu erreichen, d. h. das tiefste für den Menschen tolerierbare Betäubungsstadium.

Der Patient muß für jede Form der Anästhesie in bestimmter Weise vorbereitet werden; er muß beispielsweise am Morgen des Operationstages nüchtern bleiben, dadurch wird die Aspiration, d. h. Einatmung, von Mageninhalt im Falle des häufigen Erbrechens verhindert. Etwa eine Stunde vor Operationsbeginn wird dem Patienten eine Mischung aus beruhigenden, antisekretorisch wirksamen und reflexhemmenden Substanzen injiziert.

Mit der Durchführung und Überwachung der Anästhesie sind Fachleute mit besonderer Vorbildung, die sog. *Anästhesisten* und die *Narkoseschwestern*, betraut. Der Anästhesist ist anwesend bei der Planung der Operation, er gibt dem Patienten auf einer speziellen Visite am Tag vor der Operation die nötigen Informationen und entscheidet über die jeweils angemessene Form der Betäubung. Der Patient wird im Operationstrakt von dem Anästhesiepersonal in Empfang genommen; die Narkose wird in einem besonderen Vorbereitungsraum vor dem eigentlichen Operationssaal eingeleitet. Während der Operation kontrollieren der Anästhesist bzw. die Narkoseschwester laufend Atmung, Kreislauf, Herzfunktion und Narkosetiefe des Patienten. In ihren Händen liegen auch neben der obligaten Infusion etwaige Bluttransfusionen bei besonders starkem Blutverlust während der Operation. Bei größeren Operationen erhalten die Patienten in der Regel über den Weg der Infusion entweder physiologische Kochsalz- oder Glukoselösungen (Kreislaufstütze).

Die moderne *Anästhesiologie* nimmt gelegentlich auch bestimmte Muskelrelaxantien (beispielsweise Curare) zu Hilfe. In Verbindung mit diesen Präparaten schafft bereits eine relativ leichte Narkose optimale Operationsbedingungen — ein Umstand, der bei manchen Operationen (insbesondere in der Thoraxchirurgie) besonders günstig ist. Meistens wird die Gabe solcher Muskelerschlaffungsmittel mit der sog. *Intubationsnarkose* kombiniert, einer Form der Inhalationsnarkose, bei der zur Freihaltung der Atemwege ein Gummi- oder Plastikschlauch in die Luftröhre oder in einen Hauptbronchus eingeführt wird. Künstliche Beatmung ist bei dieser Narkoseform obligatorisch als Ersatz für die ausgeschaltete Atemmuskulatur.

Zur Verringerung des Blutverlustes bei gewöhnlich sehr blutreichen Operationen dient die mit *kontrollierter Hypotension* (künstlicher Blutdrucksenkung) kombinierte Narkose: während der Dauer der Narkose wird durch Injektion eines bestimmten Medikaments in ein Blutgefäß der Blutdruck niedrig gehalten.

Bei bestimmten chirurgischen Eingriffen, bei denen die Blutzufuhr zum Gehirn oder anderen lebenswichtigen Organen kurzfristig unterbrochen werden muß, wird durch Narkose in Verbindung mit der *Hypothermie*, d. h. einer kontrollierten, künstlichen physikalischen Unterkühlung des Körpers (Abkühlung auf 28° bis 30° C), der Stoffwechsel und damit der Sauerstoffbedarf der Gewebe im Operationsgebiet reduziert. Wenn die Körpertemperatur mit Hilfe bestimmter Chemikalien gesenkt wird, spricht man auch vom *künstlichen Winterschlaf*. In den meisten Fällen wird der Patient jedoch in narkotisiertem Zustand und bei ständiger Kontrolle der Herz- und Kreislauffunktion in Eiswasser oder in eine Kühlkammer gelegt, in welcher er der Einwirkung gekühlter Luft ausgesetzt ist. Eine dritte, weniger gebräuchliche Methode besteht darin, das Blut des Patienten durch eine extrakorporale Kühlanlage zu leiten.

In der Herzchirurgie wird gelegentlich auch die *tiefe Hypothermie* angewendet, d. h., die Körpertemperatur des Patienten wird unter 28° C gesenkt. Vorbedingung ist die gleichzeitige Verwendung einer *Herz-Lungen-Maschine,* die zeitweilig — während des Ausfalls der normalen Herz-Lungen-Funktion — sowohl die Förderleistung des Herzens als auch die Sauerstoffversorgung des Blutes aufrechterhält.

Vergleiche auch: Herz-Lungen-Maschine, Injektion, Operation, Sensibilität.

Aneurysma, abnorme Ausweitung einer Arterienwand (auch des Herzens) als Folge einer angeborenen Gefäßwandschwäche, bestimmter Krankheiten oder Verletzungen. Solche Aneurysmen können beispielsweise in Form erbsengroßer Ausweitungen an bestimmten Gehirnarterien vorkommen. Bei einer Ruptur der erweiterten Gefäßwand kommt es zu einer meist tödlich verlaufenden Blutung. Solche Rupturen treten hauptsächlich bei jüngeren Menschen — manchmal ohne vorherige warnende Symptome — auf. Zu den Krankheiten, die Aneurysmen verursachen können, gehören vor allem ↗ Arteriosklerose und Syphilis. Bei fortgeschrittener Syphilis besteht die Gefahr, daß sich ein *Aortenaneurysma* entwickelt. Die Behandlung muß in erster Linie kausal sein.

Wenn eine Arterie und eine nahegelegene Vene zusammen, beispielsweise von einem Geschoß, durchschlagen werden, vereinen sich die beiden Gefäße unter Umständen, und es entsteht ein *arteriovenöses Aneurysma.* Dieses Aneurysma kann chirurgisch behandelt werden.

Vergleiche auch: Hirnblutung.

Angina pectoris bezeichnet plötzlich auftretende, krampfartige Schmerzanfälle in der Herzregion, verbunden mit Atemnot und Todesangst. Die Hauptursache ist eine Sklerose der Herzkranzgefäße. Die für die *Koronarsklerose* verantwortliche Verkalkung der Herzkranzgefäße ist ein häufiger pathologischer Prozeß, der nicht selten bereits in der Jugend einsetzt. Aus noch unbekannten Gründen werden die Herzkranzgefäße beim Mann häufiger in dieser Weise verändert als die der Frau. Es wird angenommen, daß Übergewicht und auch Erbanlagen das Auftreten der Angina pectoris begünstigen.

Aufgrund der Gefäßverkalkung wird das Blutangebot an den Herzmuskel und damit auch die Sauerstoffzufuhr gedrosselt; ein Angina-pectoris-Anfall deutet also auf akuten Sauerstoffmangel im Myokard hin. Die Krankheit, die selten vor dem 40. Lebensjahr manifest wird, kann durch eine Vielzahl von Faktoren ausgelöst werden. Physische Anstrengung oder seelische Erregung können ein sklerosegeschädigtes Herz so stark belasten, daß es zu einer sog. *Belastungsangina* kommt. Übermäßiger Nikotingenuß, üppige Speisen, heftige Kälte können mitverantwortlich sein beim Auftreten eines pektanginösen Anfalls. Mäßiger Alkoholkonsum scheint dagegen keinen schädigenden Einfluß auszuüben, die Zufuhr kleiner Alkoholmengen kann sogar bei Schmerzanfällen in der Herzregion lindernd wirken. Streß, Angst, geistige Überbeanspruchung können auslösende Faktoren sein; Angina pectoris ist also im wesentlichen eine Streßkrankheit (↗ Streß).

Obwohl Angina pectoris häufig in Form von Anfällen auftritt, kann sie sich auch als dumpfer Dauerschmerz oder Druckgefühl in der Brust bemerkbar machen. Die Patienten klagen gewöhnlich über Schmerzen in der Herzgegend, die oft auch über die Schulter in den linken Arm, manchmal bis in die Fingerspitzen, gelegentlich auch in die linke Nackenseite und in den Bauch ausstrahlen können.

Die Krankheit ist in den meisten Fällen erkennbar an typischen Veränderungen im ↗ Elektrokardiogramm, am deutlichsten bei körperlicher Belastung. Wiederholte Anfälle von Angina pectoris sollten als Warnung dienen; sie können bedeuten, daß der Patient ein ruhigeres Leben führen, Streß meiden und, wenn nötig, Gewicht abnehmen muß. Behandelt wird mit gefäßerweiternden Mitteln zur Erhöhung der Sauerstoffzufuhr. Die Theorie von der Erweiterung der Koronargefäße ist nach neueren Untersuchungen unwahrscheinlich. Die koronarwirksamen Medikamente setzen in erster Linie den Sauerstoffbedarf des Herzmuskels herab. Die größte Bedeutung kommt hierbei den nitrithaltigen Präparaten zu; einige von ihnen haben eine langanhaltende Wirkung und werden zur Prophylaxe verwendet, während andere Nitro-Präparate mit ihrer kurzanhaltenden, aber rasch einsetzenden Wirkungsweise plötzliche Anfälle lindern helfen. Schmerzmittel sind bei der Therapie der Angina pectoris ungeeignet.

Bei der Koronarsklerose wird der Blutfluß häufig zusätzlich durch die Entwicklung von Thromben an der Gefäßwand behindert. Deshalb gibt man herzkranken Patienten häufig Medikamente zur Verzögerung der Gerinnung.

In besonders schweren Fällen von Angina pectoris wird auch versucht, die Durchblutung des Herzens durch chirurgischen Eingriff zu verbessern. Es gibt zum Beispiel die Möglichkeit, das Perikard mit bestimmten Substanzen (beispielsweise Asbest) in Kontakt zu bringen, um durch den erzeugten Fremdkörperreiz das Wachstum von Kapillaren zu stimulieren; oder es können Arterien des Herzmuskels mit kleineren Arterien der Umgebung verbunden werden. Bei örtlich begrenzter Verengung von Koronararterien kann man in ganz speziellen Fällen versuchen, durch direkten chirurgischen Eingriff eine Erweiterung herbeizuführen.

Vergleiche auch: Arteriosklerose, Herzinfarkt.

Angiom, eine *Gefäßgeschwulst,* die, je nachdem ob sie im Blut- oder Lymphgefäßsystem auftritt, als *Hämangiom* oder *Lymphangiom* bezeichnet wird. Beide Formen sind praktisch immer gutartig. Es handelt sich meistens um angeborene Mißbildungen. Das Hämangiom wird häufiger beobachtet als das Lymphangiom.

Es sind verschiedene, sehr unterschiedliche Formen des Hämangioms bekannt. Im allgemeinen ist es auf der Haut ausgebildet, häufig an seiner roten oder violetten Färbung erkennbar; in manchen Fällen entwickelt es sich jedoch auch in Organen wie ↗ Leber und Gehirn. Von den Hauthämangiomen ist der *Naevus vasculosus* am weitesten verbreitet. Diese Gefäßgeschwulst aus erweiterten Kapillaren ist gewöhnlich als leicht erhabenes, schwammartiges Gebilde sichtbar. Sie kann in sehr unterschiedlicher Größenordnung überall an der Körperoberfläche auftreten. Der Naevus vasculosus entsteht nach der Geburt und wächst im Gegensatz zu den meisten Hämangiomformen während der ersten sechs Lebensmonate proportional zum übrigen Körperwachstum und bildet sich dann gewöhnlich wieder zurück. Ein weiterer Typ des Hautangioms ist das *Angioma cavernosum* oder *Kavernom,* das sich aus größeren Blutgefäßen entwickelt. Auch hierbei handelt es sich um eine erhabene Geschwulst, die sich jedoch nicht von allein zurückbildet. Bestrahlung und plastische Chirurgie können hier helfen.

Eine dritte Gruppe von Hauthämangiomen ist als *Naevus flammeus* oder *Feuermal* bekannt. Diese Angiomform ist ebenso häufig wie der Naevus vasculosus. Der Naevus flammeus stellt sich als häufig dunkelviolett gefärbter Fleck dar, der nicht über das Niveau der Haut herausragt und meistens kurz nach der Geburt wieder verschwindet. Wenn ↗ Tumoren dieses Typs jedoch weiter bestehenbleiben, gehören sie häufig zu der Form, die eine ganze Gesichtshälfte überzieht. Diese Geschwülste, die man auch als *Geburtsflecken* bezeichnet, breiten sich zwar nicht aus, sind aber auch schwer zu beseitigen. Verschiedene Methoden, wie *Isotopenbestrahlung, plastische Chirurgie* und Vereisung mit Kohlensäureschnee, wurden bis heute versucht, oft erweist sich jedoch die Kosmetik als das einzige Hilfsmittel. Es gibt noch andere Formen von Hauthämangiomen, z. B. eine häufig bei älteren Menschen anzutreffende Art, die relativ einfach zu behandeln ist.

Das *Lymphangiom* ist auf der Haut oder im Bereich der Schleimhäute lokalisiert; man unterscheidet meistens einen oberflächlich angelegten und einen tiefer in das umgebende Gewebe hineinreichenden Typ. Die letztgenannte Art der Lymphgefäßwucherung kann z. B. eine Verdickung der Zunge oder der Lippen verursachen und als leichte Hautunebenheit in Erscheinung treten. Das oberflächlich angelegte Lymphangiom sieht aus wie ein kleines Hautbläschen. In den meisten Fällen ist eine Behandlung hier nicht notwendig.

Angioneurotisches Ödem, eine allergische Erkrankung ähnlich einem Hautausschlag, wird manchmal durch Überempfindlichkeit gegenüber bestimmten Medikamenten, wie Sulfonamiden, hervorgerufen und stellt sich als Flüssigkeitsansammlung in Haut oder Schleimhäuten *(Quinckesches Ödem)* dar. Im Gesicht kann es zu so starken Schwellungen, insbesondere der Augenlider, kommen, daß die Augen nicht mehr geschlossen werden können. Bei der schwersten Form, dem *Oedema laryngis* oder *Glottisödem,* schwellen die Schleimhäute des Kehlkopfes an, und die Atmung wird erschwert. Bei der Behandlung empfiehlt sich die Zufuhr von Adrenalin, aber auch die langsamer wirkenden Antihistamin- oder Kortisonpräparate können verwendet werden. In ernsten Fällen ist Sauerstoffversorgung notwendig. Bei akuter Erstickungsgefahr ist ein Luftröhrenschnitt unumgänglich. *Vergleiche auch:* Ödem.

Anorexia bedeutet mangelnde Eßlust oder Appetitlosigkeit, im weiteren Sinne auch *Magersucht,* ein Zustand, der häufig als Begleiterscheinung einer Vielfalt von Krankheiten — nicht notwendigerweise Krankheiten der Verdauungsorgane — auftritt. Fieberzustände zum Beispiel führen oft zu Appetitmangel. Appetit ist ein angenehmes Gefühl, bei dem psychische Faktoren eine dominierende Rolle spielen. Aus diesem Grund kann eine Anorexie auch Ausdruck von Geistesstörungen sein.

Eine besonders schwere Form der Magersucht ist unter der Bezeichnung *Anorexia nervosa* bekannt; kennzeichnend ist bewußte Verweigerung der Nahrungsaufnahme. Diese relativ seltene und hauptsächlich bei jungen Frauen *(Pubertätsmagersucht)* zu beobachtende Erkrankung führt zu extremer Abmagerung und ernsthafter Beeinträchtigung des Allgemeinzustandes. Vielfach muß die Nahrung der Patientin künstlich über eine Magensonde oder in Form intravenöser Infusionen zugeführt werden. Häufig handelt es sich um Patienten, die als Kinder schlechte Esser waren und deren Eltern unermüdlich versuchten, sie zum Essen zu zwingen.

Anthrax ist die medizinische Bezeichnung für *Milzbrand.* Die spezielle Form des *Lungen-Milzbrandes (Anthrax-Pneumonie)* wurde durch ihre Verbreitung unter Wolle- oder Lumpensortierern als *Hadernkrankheit* bekannt. Es handelt sich um eine schwere Infektionskrankheit, die hauptsächlich bei Rindern, Pferden, Schafen und Schweinen vorkommt und auf den Menschen übertragbar ist. Der Erreger ist der *Milzbrandbazillus* oder *Bacillus anthracis,* der nach unmittelbarem Kontakt mit infizierten Tieren oder Gegenständen leicht in Hautwunden eindringt. Die Infektion kann auch durch Insektenstich und wahrscheinlich auch über die Atemluft übertragen werden. Nach einer In-

Aorta

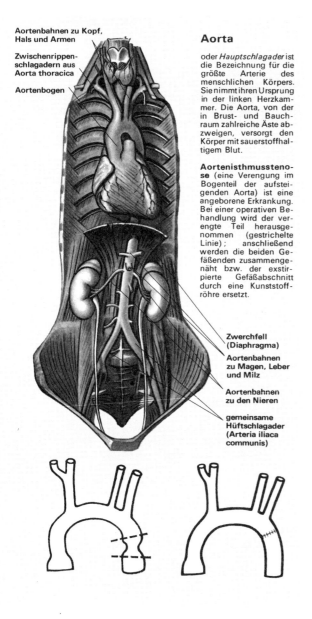

Aortenbahnen zu Kopf, Hals und Armen
Zwischenrippenschlagadern aus Aorta thoracica
Aortenbogen
Zwerchfell (Diaphragma)
Aortenbahnen zu Magen, Leber und Milz
Aortenbahnen zu den Nieren
gemeinsame Hüftschlagader (Arteria iliaca communis)

oder *Hauptschlagader* ist die Bezeichnung für die größte Arterie des menschlichen Körpers. Sie nimmt ihren Ursprung in der linken Herzkammer. Die Aorta, von der in Brust- und Bauchraum zahlreiche Äste abzweigen, versorgt den Körper mit sauerstoffhaltigem Blut.

Aortenisthmusstenose (eine Verengung im Bogenteil der aufsteigenden Aorta) ist eine angeborene Erkrankung. Bei einer operativen Behandlung wird der verengte Teil herausgenommen (gestrichelte Linie); anschließend werden die beiden Gefäßenden zusammengenäht bzw. der exstirpierte Gefäßabschnitt durch eine Kunststoffröhre ersetzt.

Aorta, *Hauptschlagader,* größtes Blutgefäß des Körpers. Die Aorta entspringt in der linken Herzkammer, setzt sich in einer Aufwärtsbewegung im sog. *Aortenbogen* fort und verläuft dann durch den Brustkorbraum, vor der Wirbelsäule und hinter dem Herzen, in der Nachbarschaft der Speiseröhre abwärts. Der Aortenabschnitt im Thorax wird als *pars thoracalis aortae* oder *Brustkorbaorta* bezeichnet. Der Abschnitt mit der Bezeichnung *Abdominalaorta* führt durch das Zwerchfell in den Bauchraum. Unmittelbar oberhalb des Kreuzbeins teilt sich die Aorta auf in die beiden großen *Iliakalgefäße* oder *arteriae iliacae communes.* Auf dem Weg durch den Körper zweigen immer wieder Arterien in die verschiedenen Körperteile ab. Drei dieser Abzweigungen führen vom Aortenbogen zum Kopf und in die Arme; von der Brustkorbaorta aus verlaufen die *Interkostalarterien* parallel zu den Rippen in den Rippenzwischenräumen; Abzweigungen im Bauchraum versorgen die inneren Organe, wie Magen, Leber und Nieren. Die Wand der Aorta ist elastisch; bei jedem Herzschlag dehnt sie sich, um sich anschließend wieder zusammenzuziehen; auf diese Weise unterstützt sie das Herz beim Weiterpumpen des Blutes.
Vergleiche auch: Herz (Blutkreislauf); B Atmungsorgane I, Herz II–IV.

Aortenstenose, Verengung der Aorta, eine angeborene Mißbildung des Aortenbogens, meist unmittelbar unterhalb des Abgangs der Kopf- und Armschlagadern. Diese Einengung behindert den Blutstrom. Nach einer gewissen Zeit entwickelt sich ein *Kollateralkreislauf* über Arterien des Schultergürtels, der die untere Körperhälfte versorgt. Ein weiteres Symptom der Aortenstenose ist ein abnorm hoher Blutdruck in den Armen und im Kopf sowie eine auffällige Bereitschaft zu vorzeitiger *Arteriosklerose* und *Arterienruptur* im Kopfbereich. In manchen Fällen kommt es auch zur Ruptur der Aorta. Die Verengung der Aorta stellt eine ungewöhnliche Belastung für das Herz dar und beeinträchtigt seine Funktion entsprechend. Ohne chirurgischen Eingriff ist die Prognose sehr ernst; eine rechtzeitig durchgeführte, erfolgreiche Operation kann dagegen durchaus zu vollkommener Heilung führen. Die Operation sollte im allgemeinen in jungen Jahren, am besten in der Kindheit, vorgenommen werden.
Vergleiche auch: Aorta; B Aorta.

kubationszeit von 2 bis 4 Tagen bildet sich ein Furunkel, der sich rot färbt. Auf dem Furunkel entwickelt sich eine Blase, die später platzt. Im Zentrum des Furunkels bildet sich ein dunkler Fleck aus absterbendem Gewebe, daher die Bezeichnung *Anthrax,* was gleichbedeutend ist mit „Kohle". Die regionären Lymphdrüsen schwellen schmerzhaft an. Die ↗ Milz ist stark vergrößert. Besonders schwerwiegend ist die Krankheit, wenn Lungen und Darm betroffen sind. Die Behandlung mit Antibiotika und Immunseren hat die Heilungschancen dieser einst sehr ernsten Krankheit beträchtlich erhöht.

Apoplexie, *Apoplexia* oder *Schlaganfall,* im allgemeinen die Bezeichnung einer starken Blutung in einem Organ; im engeren Sinne gebräuchliche Bezeichnungen für plötzliche Bewußtlosigkeit oder Tod, meist als Folge einer Gehirnblutung, die ihrerseits Folge hohen Blutdrucks ist. *Apoplektiker* sind Menschen mit besonderer Bereitschaft zu Schlaganfällen.

APPENDICITIS

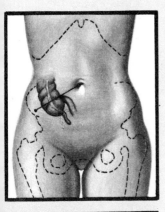

Der unterhalb der Mündungsstelle des Dünndarms gelegene Abschnitt des Dickdarms wird als Coecum (Blinddarm) bezeichnet. Die *Appendix* oder richtiger *Appendix vermiformis* (Wurmfortsatz) bildet ein Anhängsel des Blinddarms.

Die Appendixwand besteht zum großen Teil aus sich leicht entzündendem lymphatischem Gewebe. Die in großer Menge im Darm enthaltenen Bakterien können eine Entzündung des Wurmfortsatzes *(Appendicitis)* hervorrufen. Eine Heilung ist nur durch Operation, die *Appendektomie,* möglich.

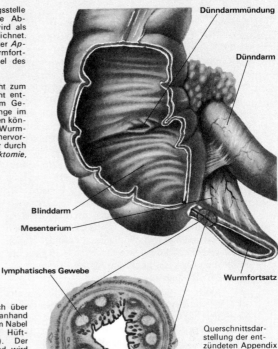

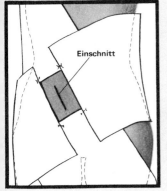

Operation

Der Chirurg orientiert sich über die Lage der Appendix anhand einer Verbindungslinie vom Nabel zur Vorderkante des Hüftknochens (links oben). Der Schnitt in die Bauchwand wird im rechten Winkel zu dieser Linie gelegt (links). Das Operationsfeld (im Bild dunkel dargestellt) wird mit sterilen Tüchern abgedeckt.

Querschnittsdarstellung der entzündeten Appendix (links).

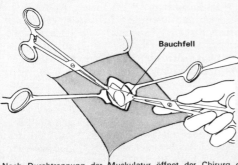

1

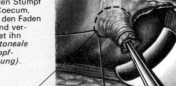

Der Chirurg legt oft danach eine sog. *Tabakbeutelnaht* an, stülpt den verbleibenden Stumpf ins Coecum, zieht den Faden an und verknotet ihn *(peritoneale Stumpfdeckung).*

Nach Durchtrennung der Muskulatur öffnet der Chirurg das Bauchfell (Peritoneum), zieht die Schnittkanten auseinander und bestimmt die Lage der Appendix (1). Das Mesenterium wird beiseite geschoben, die Appendix freigelegt und herausgeschnitten oder kauterisiert (2).

3

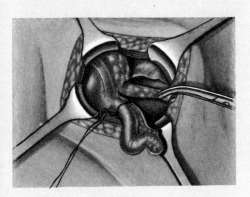

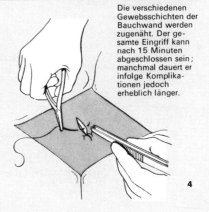

Die verschiedenen Gewebsschichten der Bauchwand werden zugenäht. Der gesamte Eingriff kann nach 15 Minuten abgeschlossen sein; manchmal dauert er infolge Komplikationen jedoch erheblich länger.

2

4

Appendicitis, *Appendizitis,* die Entzündung des sogenannten *Wurmfortsatzes (Appendix vermiformis);* dieser liegt in der rechten unteren Bauchregion und bildet einen Fortsatz des *Coecum (Blinddarms),* des sackförmigen untersten Abschnitts des *Dickdarms* oder *Colons,* unterhalb der Mündungsstelle des *Dünndarms.* Bei manchen Tieren ist der Blinddarm stark entwickelt, beim Menschen hat er sich jedoch auf eine Länge von ca. 5 bis 7,5 cm und einen Durchmesser von etwa 6 cm zurückgebildet. Der Wurmfortsatz oder Appendix vermiformis, gewöhnlich einfach *Appendix* genannt, hat eine sehr unterschiedliche Länge (Durchschnitt 8 cm) und ist etwas dicker als ein gewöhnlicher Bleistift. Er nimmt seinen Ursprung an der linken Rückseite des Coecum, liegt meistens in der rechten Leistengegend und zeigt abwärts ins Becken. Lage und Größe variieren jedoch; manchmal befindet er sich hinter dem Dickdarm. Soweit bekannt ist, kommt weder dem Coecum noch der Appendix eine funktionelle Bedeutung zu.

Die akute Form der Wurmfortsatzentzündung oder Appendicitis ist in der Regel eine Folgeerscheinung einer bakteriellen Darminfektion mit anschließender Appendixeiterung. Die Ursache plötzlich auftretender Appendixentzündung ist nicht ganz geklärt; Obstkerne und andere Fremdkörper haben vermutlich wenig mit der Erkrankung zu tun. Eine Entzündung in der engen Appendix kann auf die Appendixwand übergreifen. Wenn es zu einer Ruptur der Wand kommt, wird Eiter in die Bauchhöhle entleert; es besteht die Gefahr einer ↗ *Bauchfellentzündung (Peritonitis).* Die *Appendixperforation* ist eine äußerst ernste Komplikation, die sofortigen chirurgischen Eingriff erforderlich macht.

Die Appendicitis ist außerordentlich häufig, besonders zwischen dem 10. und 30. Lebensjahr. Das Krankheitsbild kann von Fall zu Fall unterschiedlich sein; Schmerzen in der rechten Unterbauchgegend, leichtes Fieber, Übelkeit, Erbrechen und Durchfall gehören zu den typischen Zeichen der Erkrankung. Wenn der Patient aus der Liegestellung das rechte Bein zum Bauch hin anwinkelt, nehmen die Schmerzen gewöhnlich zu, ähnlich wie bei Husten, Niesen oder tiefem Einatmen. Die Schmerzen treten nicht nur begrenzt in der rechten Bauchhälfte auf, sondern können weithin, manchmal bis in die Gallenblase und in die linke Bauchseite, ausstrahlen.

Die Appendicitis wird leicht mit anderen pathologischen Zuständen verwechselt, z. B. mit ↗ Gallensteinen, ↗ Nierensteinen, ↗ Nierenbeckenentzündung bei Erwachsenen und Eierstockentzündungen bei Frauen. Kinder mit Halsentzündungen können über ähnliche Schmerzen wie bei der Appendixentzündung klagen.

Bei akuter Appendicitis sollte so rasch wie möglich operiert werden, damit Komplikationen wie Perforation vermieden werden. Operationstechnisch ist der Eingriff relativ einfach, nur ist es manchmal schwierig, die Appendix aufzufinden. Der Chirurg muß zunächst einen der typischen Appendicitis-Schmerzpunkte aufsuchen; einer der bekanntesten ist der *McBurneysche Punkt,* ein Punkt, der bei akuter Appendicitis besonders druckempfindlich ist und zwischen dem zweiten und dem dritten Drittel auf einer Verbindungslinie vom Nabel zur Vorderkante des Hüftknochens liegt. Der Schnitt in die Bauchwand wird parallel zur Leiste gelegt, die Appendix wird entfernt und der verbleibende Stumpf ins Coecum eingenäht. Im Regelfall bekommt der Patient eine Vollnarkose, die Operation kann jedoch auch nur in Lumbalanästhesie durchgeführt werden. Gelegentlich wird die Appendix rein prophylaktisch entfernt, besonders vor langen Reisen oder im Rahmen von Bauchoperationen, die aus anderen Gründen notwendig geworden waren. Die Quote postoperativer Komplikationen ist niedrig. Es gibt auch eine chronische, leichtere Form der Appendicitis mit so unspezifischen Symptomen, daß nur selten eine Operation für notwendig gehalten wird (▣ Verdauung II).

Arm. Die anatomische Konstruktion des Armskeletts gewährleistet größte Bewegungsfreiheit bei gleichzeitiger Stabilität. Der Arm setzt sich aus *Oberarm, Unterarm* und *Hand* zusammen und ist über den Schultergürtel mit dem Rumpf verbunden. Die Schulter ist das Bindeglied zwischen Hals und Arm; ihr Hauptbestandteil ist das *Schulterblatt,* eine dreieckige Knochenplatte, die einen beweglichen Bogen über der rückwärtigen Thoraxoberfläche bildet und durch das *Schlüsselbein (Clavicula)* mit dem *Brustbein (Sternum)* verbunden ist. Ein Knochenvorsprung auf dem Schulterblatt ist der Ansatzpunkt der kräftigen Arm- und Rückenmuskeln. Der wichtigste von ihnen ist der *Musculus deltoideus (Deltamuskel),* der eine Vielzahl von Bewegungen des Schultergelenks steuert und absichert. Das *Schultergelenk* besteht aus einer *ovalen Pfanne* am Schulterblatt und dem kugelförmigen Kopf des *Humerus* oder *Oberarmknochens.* Unterhalb des Schultergelenks befindet sich die *Achselhöhle* oder *Axilla,* durch die Blutgefäße, Nerven und Lymphgefäße in den Arm und aus dem Arm zum Rumpf hin führen. Zur Axilla gehören auch Lymphdrüsen und besondere Schweißdrüsen.

Die Armknochen unterteilt man in Oberarmknochen oder Humerus und die beiden Unterarmknochen *Elle* und *Speiche* oder *Ulna* und *Radius.* Der Humerus ist ein kräftiger, langer Knochen, der mit den Knochen des Unterarms durch das Ellenbogengelenk verbunden ist: von der Elle greift ein vorspringender Fortsatz in eine Grube auf der Rückseite des Oberarmknochens, die Speiche wiederum ist durch ein Zapfengelenk mit der Elle und gleichzeitig durch ein Kugelgelenk mit dem Oberarmknochen gekoppelt. Dieser Doppelgelenkmechanismus der Speiche befähigt den Unterarm zu Halbkreisbewegungen um die Elle als Längsachse (Auswärts- und Einwärtsdrehung).

ARM

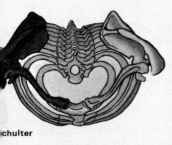

Lage der Schulter im Verhältnis zu Rippen und Wirbelsäule (oben).

Armmuskulatur

Die für die Bewegungen des Oberarms zuständigen Muskeln nehmen ihren Ursprung an Schulterblatt und Schlüsselbein; der Unterarm wird durch Muskeln des Oberarms (Bizeps und Trizeps) bewegt; die Handbewegungen wiederum kommen durch die Unterarmmuskeln zustande.

Schulter (Schlüsselbein + Schulterblatt) und Arm (rechts)

bilden zusammen einen außerordentlich flexiblen Bewegungsapparat. Das Schulterblatt beschreibt einen Bogen über dem Brustkorb. Das Gelenk zwischen Oberarm und Schulterblatt, das Schultergelenk, ist eines der beweglichsten Körpergelenke.

Das Schlüsselbein verbindet Schulterblatt und Brustbein.

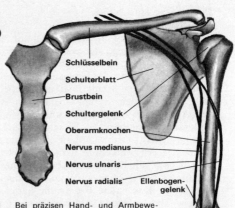

Bei präzisen Hand- und Armbewegungen sind mehrere Muskeln beteiligt; der Unterarm allein enthält 20 Muskeln, deren Bewegungen von einem komplizierten Nervengeflecht gesteuert werden.

Rechts sind die Nervenstränge des Arms abgebildet: der *Nervus radialis (Speichennerv)* führt über das Ellenbogengelenk zum Daumen der Hand; der *Nervus ulnaris (Ellennerv)* verläuft hinter dem Ellenbogengelenk; der *Nervus medianus (Mittelarmnerv)* passiert den Unterarm zwischen Elle und Speiche. Der Speichennerv kann an seinem Kreuzungspunkt mit dem Oberarmknochen leicht verletzt werden; zu Verletzungen des Ellennervs kommt es häufig in der Ellenbogengegend (am *Musikantenknochen*).

Unten: Ausgestreckt bildet der Arm des Mannes eine gerade Linie (a); der Arm der Frau kann etwas weiter rückwärts gebogen (überstreckt) werden (b).

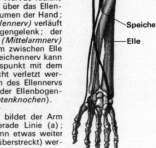

Der Unterarm wird mit Hilfe des Trizeps gestreckt.

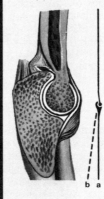

Der Unterarm wird mit Hilfe des Bizeps gebeugt.

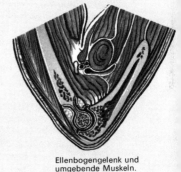

Ellenbogengelenk und umgebende Muskeln.

Bei einer Hebung des Arms hebt sich das Schulterblatt nur teilweise. Das Schultergelenk ist der Hauptsitz dieser Bewegung.

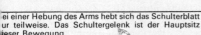

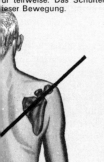
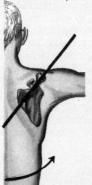
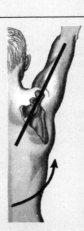

Bei einer Umdrehung der Hand bewegen sich beide Unterarmknochen. Die *Speiche* (schwarz) ist durch ein Kugelgelenk mit dem Oberarmknochen verbunden und gleichzeitig gelenkig mit der *Elle* gekoppelt. Sie kann dadurch eine rotierende Bewegung um die Elle ausführen.

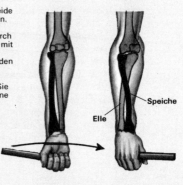

Der Oberarm wird im wesentlichen mit Hilfe des Deltamuskels bewegt, der wie ein Kappe fächerförmig über dem Schultergelenk liegt. Dieser Muskel nimmt seinen Ursprung an zwei Stellen des Schultergürtels, am Schulterblatt und am Schlüsselbein; von dort zieht er zum Oberarm und setzt an der Außenseite des Oberarmknochens an. Die Unterarmbewegungen werden von Oberarmmuskeln gesteuert. Der wichtigste Beugemuskel ist der *Bizeps*, der zweiköpfige Armmuskel, der durch zwei Sehnen mit dem Schulterblatt verbunden ist und eine kräftige Muskelwölbung vor dem Oberarm bildet. Das untere Bizepsende haftet an der Speiche. Der Unterarm wird vorwiegend mit Hilfe eines Muskels auf der Rückseite des Oberarms gestreckt, der drei Ansatzpunkte hat und deshalb als *Trizeps* oder dreiköpfiger Muskel bezeichnet wird. Die Handbewegungen werden von mehreren Muskeln des Unterarms bewirkt. Die Armbeuge ist der Ursprungspunkt der meisten Handmuskeln.

Die Blutversorgung des Arms erfolgt durch eine Arterie, die unter dem Schlüsselbein durch die Achselhöhle verläuft und an der Innenseite des Oberarms abwärts führt. Unmittelbar unterhalb der Ellenbeuge teilt sich diese Arterie in zwei Äste auf, von denen der eine am Unterarm entlang, nahe an der Hautoberfläche, zum Daumen führt. Diese Arterie fühlt man bei der Pulstastung.

Das ausgedehnte Nervengeflecht des Arms entspringt im Halsteil des Rückenmarks. Die Hauptnervenstränge bilden seitlich am Nacken den sogenannten *Plexus brachialis* (das Armgeflecht). Im Arm erfolgt eine Dreiteilung in *Nervus radialis (Speichennerv)*, *Nervus medianus (Mittelarmnerv)* und *Nervus ulnaris (Ellennerv)*. Diese drei Nervenstämme innervieren verschiedene Muskelgruppen; außerdem münden sensible Nerven der Haut in ihnen.
Vergleiche auch: Hand.

Arsenvergiftung ist eine Erkrankung, die vorwiegend durch die Einnahme von *Arsenik (Arsentrioxid, As_2O_3)*, auch *Arsenblüte* genannt, hervorgerufen wird. Bei der Mehrheit der akuten Fälle handelt es sich um Mord- bzw. Selbstmordversuche, jedoch gibt es auch chronische Arsenvergiftungen als gewerbliche Schädigungen. Eine Dosis von etwa 100 mg wirkt tödlich. Aufgrund der starken Reizwirkung des Arsens gehören Erbrechen, Bauchschmerzen und Durchfälle zu den typischen Symptomen einer akuten Arsenvergiftung. Bei chronischer Vergiftung treten Lähmungen und andere Störungen des Nervensystems auf; auch Kopfschmerzen, Schwindelgefühl und Abgespanntheit gehören zu diesem speziellen Krankheitsbild.

Arsenik ist das häufigste Vergiftungsmittel; in manchen Gegenden (z. B. in der Steiermark) ist *Arsenikessen* zur Steigerung des Wohlbefindens und der Potenz gewohnheitsmäßig.
Vergleiche auch: Vergiftungen.

Arteriosklerose, auch *Atherosklerose*, bezeichnet eine Verhärtung der Arterien. Bei der Arteriosklerose kommt es zunächst zu Ablagerungen von Fetten und später von Calciumsalzen in der Arterienwand *(Arterienverkalkung)*. Bei Menschen, die eine Bereitschaft zu diesen Krankheiten aufweisen, werden oft besonders hohe Konzentrationen von Fettsubstanzen, in erster Linie *Cholesterin*, gefunden. Die Arteriosklerose ist eine sehr häufige Erkrankung und kann beinahe als ein normaler Alterungsprozeß betrachtet werden. Bei manchen Personen treten die ersten Anzeichen bereits im Alter von 30 Jahren auf. Die Ursache der Cholesterinablagerung ist noch Gegenstand eingehender Forschungen, bei denen die Zusammenhänge zwischen der Krankheit und der Ernährungsweise im Vordergrund stehen. Zweifellos spielen bestimmte Ernährungsfaktoren eine Rolle; man ist allgemein der Auffassung, daß zu kalorienreiche Ernährung, insbesondere zu reichlicher Genuß von tierischen Fetten und Kohlenhydraten, sowie mangelnde Körperbewegung das Auftreten der Arteriosklerose begünstigen. Der Cholesterinbildung kann man durch Zufuhr von ungesättigten Fettsäuren in der Nahrung entgegenwirken; wichtig ist hierbei die Linolsäure, die in Maisöl und anderen Pflanzenölen (d. h. auch in Pflanzenmargarine) enthalten ist. Die Annahme, daß die Ernährungsweise bei der Entstehung der Arteriosklerose ein sehr wichtiger Faktor ist, scheint sich durch die Beobachtung zu bestätigen, daß die Krankheit in Ländern mit hohem Lebensstandard wesentlich häufiger ist als in anderen Ländern. Man nimmt auch an, daß bestimmte Krankheiten, vor allem *Diabetes*, der ebenfalls oft durch Überernährung ausgelöst wird, arteriosklerotische Veränderungen in den Blutgefäßen fördern. Auch eine erbliche Disposition hält man in manchen Fällen für wahrscheinlich. Die verschiedenen Ablagerungen führen zu Versteifung und Elastizitätsverlust der Arterienwand. Der Blutstrom wird behindert durch Veränderungen der Gefäßinnenschicht, dadurch kommt es leicht zur Bildung von Blutgerinnseln. Die Prägung des Krankheitsbildes hängt davon ab, welche Gefäße im einzelnen betroffen sind. Sklerose der Herzkranzgefäße *(Koronarsklerose)* ist äußerst häufig; zu ihren Folgeerscheinungen gehören u. a. ↗ Angina pectoris und ↗ Herzinfarkt. Sklerotische Veränderungen der Gehirngefäße *(Zerebralsklerose)* sind im hohen Alter fast obligatorisch; sie beeinträchtigen die geistige Leistungsfähigkeit; zu den typischen Symptomen gehören Gedächtnisschwäche, Reizbarkeit und Antriebsarmut.

Bei der Arteriosklerose im Beinbereich steht die dadurch bedingte Störung der Blutversorgung im Vordergrund. Typisch für diese Form der Arteriosklerose sind Schmerzen, beispielsweise beim Gehen, Kältegefühl in den Zehen und Füßen sowie eine Bereitschaft zur Gangränbildung bei Kälteeinwirkung. Es gibt keine wirksame Therapie gegen die Arteriosklerose. Die sklerotischen Ablagerungen können nicht entfernt werden; aber gefäßerweiternde Mittel können viel zur Besserung und Vorbeugung beitragen.

Eine der wesentlichsten Vorbeugungsmaßnahmen ist eine maßvolle Ernährung. In der Arzneimittelforschung ist man um die Entwicklung von Medikamenten bemüht, die den Fettgehalt des Blutes verringern können.

Vergleiche auch: Alterspsychosen, Angina pectoris, Blutuntersuchungen, Diabetes mellitus, Fettsucht, Gangrän, Herzinfarkt, Kardiosklerose.

Arthritis, Sammelbezeichnung für verschiedene *entzündliche* Gelenkleiden. Es kann sich um eine unmittelbare Infektion des Gelenks handeln, z. B. wenn infolge einer Gelenkkapselverletzung Bakterien in die Gelenkhöhle eindringen; auch ↗ Osteomyelitis *(Knochenmarkentzündung)* kann Ursache einer Arthritis sein. Eine weitere Form der Gelenkentzündung ist die sog. *Arthritis tuberculosa,* bei der die Funktion des betroffenen Gelenks besonders stark beeinträchtigt ist; sie tritt bevorzugt im Hüftgelenk auf. Eine Arthritis kann sich im Rahmen einer *Gonorrhöe* entwickeln; diese *Arthritis gonorrhoica* ist meist auf ein Gelenk begrenzt.

Bei der Behandlung einer Arthritis im Rahmen einer Infektion ist die Bekämpfung des Infektionskeims, vorwiegend mit Antibiotika, vorrangig. Während der Behandlungsdauer sollte das Gelenk so wenig wie möglich bewegt werden, zumindest so lange, bis die Entzündung abgeklungen ist.

Gelenkerkrankungen können außer Infektionen auch noch andere Ursachen haben; zur besseren Unterscheidung spricht man deswegen heute von *Arthrosen.* Ein Beispiel für nicht-infektbedingte Arthritis ist die *Arthrosis deformans,* in erster Linie ein degeneratives Gelenkleiden.

Vergleiche auch: Gelenke, Rheumatische Erkrankungen, Skelett, Tuberkulose.

Arthrolith, verknorpelter oder verkalkter, frei beweglicher Körper in einer Gelenkhöhle *(Gelenkmaus),* meist im Kniegelenk. Ein Arthrolith oder *Gelenkkörper* besteht häufig aus einem kleinen Stück Knochen oder ↗ Knorpel, das sich infolge Gewalteinwirkung losgelöst hat. Auch Gelenkleiden können die Bildung von Arthrolithen begünstigen. Das Vorhandensein von Gelenkkörpern äußert sich meistens durch Bewegungshemmung, Schmerzen und Gelenkergußbildung. Die Diagnose wird in erster Linie röntgenologisch gestellt; die Entfernung von Arthrolithen erfolgt chirurgisch.

Arzneimittel. Dem Arzt stehen heute in der Bundesrepublik Deutschland etwa 25 000 verschiedene Arzneimittel und Arzneimittelkombinationen zur Verfügung. Ständig werden neue und wirksamere Präparate entwickelt, während ältere wieder vom Markt verschwinden. Man rechnet bei einem Arzneimittel mit einer durchschnittlichen Laufdauer auf dem Arzneimittelmarkt von rund 5 Jahren.

Die rapiden Fortschritte sind das Ergebnis systematischer Forschung, die von den pharmakologischen Instituten der Universitäten und den Forschungsabteilungen der pharmazeutischen Industrie in Zusammenarbeit mit den medizinischen Universitätskliniken und anderen Hochleistungskrankenhäusern durchgeführt wird.

Arzneimittel wurden ursprünglich in der Hauptsache aus Kräutern *(Heilkräutern)* hergestellt, oft in der Form von Abkochungen bestimmter Pflanzenteile. Auch heute noch sind *Heilpflanzen* eine sehr wichtige Arzneimittelgrundlage, doch geht die Tendenz in zunehmendem Maße zur synthetischen Arzneimittelherstellung aus einfachen organischen und anorganischen Grundsubstanzen. Sogar Antibiotika, die eigentlich Stoffwechselprodukte und Schutzstoffe von Mikroorganismen wie Schimmelpilzen sind und zunächst nur aus diesen isoliert wurden, werden heute zum Teil schon synthetisch hergestellt. Die umfassende Arzneimittelproduktion der pharmazeutischen Industrie hat zur Folge, daß der Arzt die Zusammensetzung der Arzneimittel heute nicht mehr selbst verschreibt, sondern praktisch nur noch industriell hergestellte und verpackte Arzneimittel *(Spezialitäten)* verschreibt. Die *Apotheken* sind darum heute mehr gutorganisierte, sehr sorgfältig geleitete Verteilerzentren mit einer umfangreichen Lagerhaltung unter staatlicher Aufsicht, statt wie ehedem noch Arzneimittelhersteller in Miniatur zu sein.

ARZNEIMITTEL UND REZEPT. Ein neues Arzneimittel nimmt oft seinen Ausgangspunkt von einem alten, mit bekannten Wirkungen und Wirkungsmechanismen. Die chemische Struktur wird systematisch variiert, und die Anzahl der gewonnenen Produkte wird schließlich zu Laboruntersuchungen an isolierten Organen und Versuchstieren ausgewählt. Die Eigenschaften dieser potentiellen Arzneimittel werden aufgezeichnet, um festzustellen, welche von ihnen einer eingehenderen Untersuchung wert sind. Diese werden dann auf ihren pharmakologischen Wirkungsmechanismus sowie auf mögliche Giftwirkungen bei Einzeldosis oder bei längerem Gebrauch geprüft. Erst wenn die Ergebnisse von den Vorteilen und die Ungefährlichkeit des Arzneimittels einen überzeugenden Beweis liefern und seine Unschädlichkeit erweisen, wird es klinisch erprobt. Dies erfolgt meist zuerst an einer kleineren Patientenzahl. Wenn die Ergebnisse auch hierbei günstig sind, wird das Präparat allgemein durch Werbung in den ärztlichen Fachzeitschriften und durch fachkundige Ärztebesucher der Herstellerfirma bei den Ärzten zur Behandlung eingeführt. Die Entwicklung eines neuen Arzneimittels nimmt oft mehrere Jahre in Anspruch. Von der Industrie werden dabei große Geldsummen in die Forschung und Entwicklung eines einzigen

Arzneimittels investiert. Daher ist ein solches neues Arzneimittel zu Beginn natürlich sehr teuer. Die geprüften Produkte werden vom Hersteller an den Arzneimittelgroßhandel gesandt, der für einen Vorrat von allen Arzneimitteln auf Lager hält. Für die einzelne Apotheke wäre die Vorratshaltung sämtlicher auf dem Markt befindlicher Arzneimittel zu kostspielig und auch nicht nötig. Es wird deshalb eine größere Anzahl selten benötigter Medikamente nur beim Arzneimittelgroßhandel auf Lager gehalten, von wo sie bei Bedarf schnellstens an die Apotheke ausgeliefert werden können.

Als *Rezept* bezeichnet man die Mitteilung des Arztes an die Apotheke, ein bestimmtes Arzneimittel herzustellen oder abzugeben und mit der Anweisung des Arztes für den Gebrauch und dem Namen des Patienten zu versehen.

Verschiedene Arten von Arzneimitteln

ANTIBIOTIKA UND CHEMOTHERAPEUTIKA ZUR INFEKTIONSBEKÄMPFUNG. *Antibiotika* sind Substanzen, die in der Lage sind, lebende Mikroorganismen am Wachsen zu hindern *(bakteriostatische Wirkung)* oder zu zerstören *(bakterizide Wirkung)*. Antibiotika werden in erster Linie durch lebende Mikroorganismen gebildet, einige dieser natürlich vorkommenden Antibiotika können inzwischen jedoch synthetisch hergestellt werden. Seit der Entdeckung des Penicillins durch *Sir Alexander Fleming* im Jahre 1928 ist hierdurch eine große Anzahl von neuen Antibiotika hinzugekommen, und in jedem Jahr werden neue Antibiotika in Mikroorganismen entdeckt oder synthetisch entwickelt. Die verschiedenen Arten unterscheiden sich in ihrer bakteriostatischen oder bakteriziden Wirkung auf unterschiedliche pathogene Keime, ebenso in ihren Nebenwirkungen und ihrer Toxizität (Giftigkeit).

Penicillin ist eine in verschiedenen Formen vorkommende organische Säure mit antibiotischer Wirkung. Es wird von dem Schimmelpilz *Penicillium notatum* und verschiedenen anderen Schimmelpilzen gebildet, kann heute jedoch auch synthetisch hergestellt werden. Es ist besonders wirksam gegen *grampositive* Erreger (bei einer bestimmten Färbemethode, der *Gramfärbung*, in kräftigem Blau sichtbar werdende Keime), vorwiegend Infektionen, die durch Kokken verursacht werden, wie Lungenentzündung, Mittelohrentzündung, Sinusitis, Wundinfektion, Blutvergiftung und Gonorrhöe, ebenso aber auch bei Syphilis, Milzbrand und anderen Infektionen. Die Wirkung beruht offensichtlich darauf, daß Penicillin ähnliche chemische Gruppen besitzt wie die *N-Acetylmuraminsäure*, die ein wichtiger Bestandteil der Bakterienzellwände ist; durch den Einbau von Penicillin in die Mucopeptide der Zellwände kommt es zu Synthesestörungen. Als Therapeutika werden Penicillinsalze in Verbindung mit organischen Basen, wie z. B. Prokain oder Dibenzyläthylendiamin, als *Depotpenicilline* hergestellt; diese werden nur langsam durch die Nieren ausgeschieden, wodurch das Penicillin eine längere Zeit im Körper wirksam bleibt. Einige Formen des Penicillins mit schnell einsetzender, aber kurz dauernder Wirkung müssen zweimal pro Tag injiziert werden, einige Depotpenicilline mit langdauernder Wirkung dagegen nur etwa alle zwei Wochen. Bei einigen Formen genügt schon eine einmalige Injektion zur Krankheitsbehandlung. Synthetisches Penicillin wurde in den vergangenen Jahren in erhöhtem Maße verwandt. Penicillin ist weitgehend frei von Nebenwirkungen, außer vereinzelten allergischen Reaktionen, besonders der Haut; sehr selten werden schwere allergische Reaktionen beobachtet, die einen anaphylaktischen Schock zur Folge haben.

Streptomycin und *Dihydrostreptomycin* werden aus Pilzen der Gattung *Streptomyces* gewonnen. Das Präparat ist bei den meisten Infektionen durch *grampositive* und bei einigen Infektionen durch *gramnegative* Bakterien wirksam. In der Hauptsache wird es gegen Tuberkelbakterien angewandt. Längere Behandlung mit diesen beiden Antibiotika kann Schädigungen des Hör- und Gleichgewichtsorgans zur Folge haben. Bei Anwendung von Dihydrostreptomycin können Gehörschädigungen auftreten; Gleichgewichtsstörungen sind gewöhnlich mit Streptomycinbehandlung verbunden. Die Anwendung beider Antibiotika muß daher unter strenger ärztlicher Kontrolle geschehen.

Die *Tetracyclingruppe* umfaßt vier chemisch nahe verwandte Antibiotika, das *Tetracyclin, Chlortetracyclin (Aureomycin), Oxytetracyclin (Terramycin)* und *Dimethylchlortetracyclin*. Auch sie werden aus Pilzen der Streptomyces-Gattung gewonnen. Die Eigenschaften der vier Tetracycline sind in bezug auf bakteriologische Wirkung und Nebenwirkungen ähnlich. Sie besitzen ein breites Wirkungsspektrum und hemmen nahezu alle grampositiven und -negativen Bakterien, mehrere infektiöse Viren, zahlreiche Rickettsien und einige Spirochäten. Bei langdauernder Anwendung von Tetracyclinen kann die normale Darmflora vitaminproduzierender Bakterien zerstört werden. Daher ist gleichzeitige Verabreichung von B-Vitaminen erforderlich. Eine zusätzliche Darminfektion durch Staphylokokken kann gewöhnlich als Komplikation auftreten. Eine Verfärbung der Zähne kann bei denjenigen Kindern entstehen, deren Mütter in der Schwangerschaft Tetracycline erhalten haben.

Chloramphenicol wurde ursprünglich aus Pilzen der Gattung Streptomyces *(Streptomyces venezuela)* und später als erstes Antibiotikum synthetisch hergestellt. Es hat dasselbe Wirkungsspektrum wie die Tetracycline, ist jedoch anfänglich besser verträglich. Bei Anwendung über längere Zeit kann es zu Schädigungen der Blutbildung kommen. Daher wird das Präparat gewöhnlich nur dort angewandt, wo es anderen Antibiotika weit überlegen ist — in der Hauptsache bei den Infektionskrankheiten Typhus und Paratyphus.

ARZNEIMITTEL I

Biochemische Arzneimittel

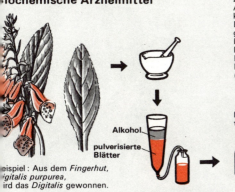

Beispiel: Aus dem *Fingerhut*, *Digitalis purpurea*, wird das *Digitalis* gewonnen.

Digitalis ist ein häufig angewandtes Arzneimittel zur Behandlung vieler Herzkrankheiten. Das Präparat wird aus den Blättern des Fingerhuts gewonnen, die getrocknet und pulverisiert werden. Zur Lösung der wirksamen Stoffe wird dem Pulver Alkohol zugesetzt. Nach weiterer Reinigung wird der Digitalisextrakt zur Herstellung von Tabletten verwandt (links).

Abb. rechts zeigt zwei Elektrokardiogramme (elektrische Aufzeichnung der Herztätigkeit). Nach Digitalisbehandlung bei Vorhofflimmern (A) Rückkehr zu normalem Herzrhythmus (B).

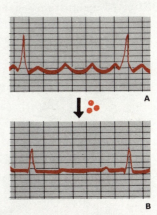

Organisch-chemische Arzneimittel

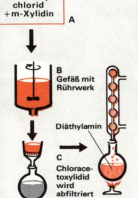
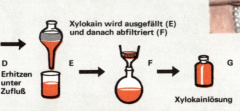

Beispiel: *Xylokain (Lidokain)*, ein häufig angewandtes Lokalanästhetikum, wird synthetisch hergestellt. Chloracetylchlorid und m-Xylidin (A) verbinden sich in einer Lösung zu Chloracetoxylidid (B), das filtriert (C) und mit Diäthylamin erhitzt wird (D). Die hierbei gebildete Xylokainbase löst sich in Säure und Wasser, wird mit Alkali (E) ausgefällt und abfiltriert (F). Das Endprodukt Xylokain (G) dient z. B. in Form einer Lösung zur Injektion.

Xylokain wirkt schnell und findet hauptsächlich bei Operationen Anwendung. Hier Betäubung der Nerven des Unterkiefers vor einer Zahnbehandlung.

Mikrobiologische Arzneimittel

Antibiotika werden von bestimmten Mikroorganismen, z. B. Schimmelpilzen und Bakterien, produziert. Eine Pilzkultur (A) wird in einem Gärtank (B) zur Vermehrung angesetzt und dann abgetrennt (C). Aus der verbleibenden Lösung werden die aktiven Substanzen (D) gewonnen, die dann ausgefällt (E) und durch Filtration getrennt werden (F).

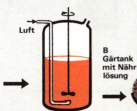
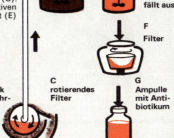
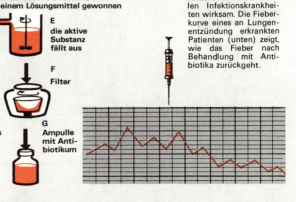

Antibiotika sind bei vielen Infektionskrankheiten wirksam. Die Fieberkurve eines an Lungenentzündung erkrankten Patienten (unten) zeigt, wie das Fieber nach Behandlung mit Antibiotika zurückgeht.

Ein Magengeschwür wird geheilt. Zu den Krankheiten, die durch Arzneimittelbehandlung geheilt werden können, gehört auch das Magengeschwür, das durch übermäßige Salzsäureproduktion begünstigt wird. Folglich wird dem Patienten ein Mittel (Anticholinergicum) verabreicht, das die Bildung von Salzsäure hemmt, sowie säureneutralisierende Mittel.

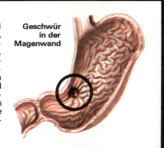
Geschwür in der Magenwand

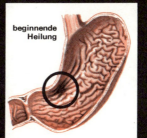
beginnende Heilung

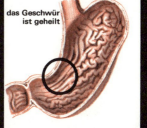
das Geschwür ist geheilt

ARZNEIMITTEL II
Giftige Arzneimittelpflanzen

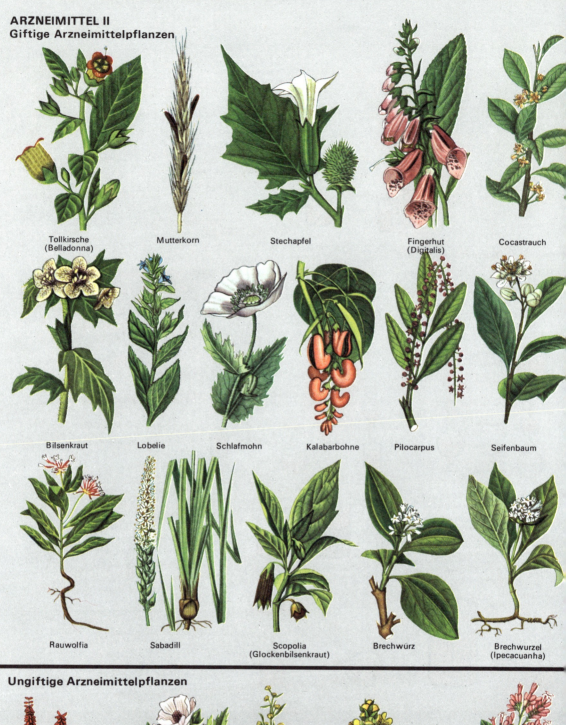

Tollkirsche (Belladonna) — Mutterkorn — Stechapfel — Fingerhut (Digitalis) — Cocastrauch

Bilsenkraut — Lobelie — Schlafmohn — Kalabarbohne — Pilocarpus — Seifenbaum

Rauwolfia — Sabadill — Scopolia (Glockenbilsenkraut) — Brechwürz — Brechwurzel (Ipecacuanha)

Ungiftige Arzneimittelpflanzen

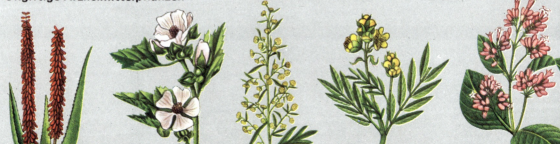

Aloe — Eibisch — Wermut — Sennesblätter — Chinabaum

ARZNEIMITTEL III
Ungiftige Arzneimittelpflanzen

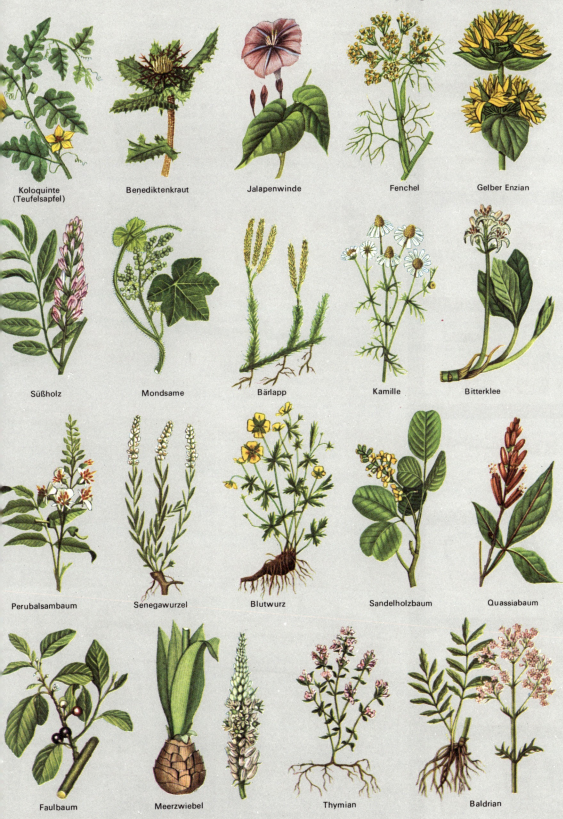

ARZNEIMITTEL IV

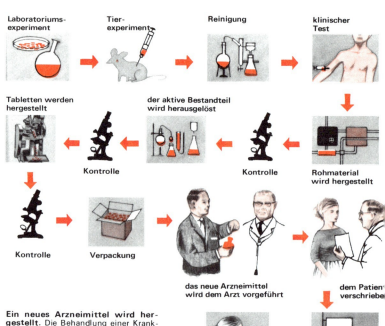

Ein neues Arzneimittel wird hergestellt. Die Behandlung einer Krankheit hängt in hohem Maße von den Arzneimitteln ab. Eine umfassende Auswahl steht für verschiedenste Zwecke zur Verfügung, und laufend kommen neue Arzneimittel hinzu. Ihre Herstellung, ein teurer und zeitraubender Prozeß, ist oben in den wichtigsten Etappen schematisch dargestellt. Ein neues Präparat ist im Labor hergestellt worden. Nach Reinigung und Erprobung im Tierversuch wird die Wirkung an einer Anzahl Patienten erprobt. Wenn die Ergebnisse positiv sind, wird das Präparat unter fortlaufender Kontrolle industriell hergestellt und auf den Markt gebracht.

Die Arzneimittelherstellung erfordert strenge hygienische Maßnahmen. Das Personal in bestimmten Abteilungen arbeitet in sterilen Räumen und trägt einen Mundschutz (rechts). Die Maschine unten rechts überzieht die Tabletten mit einer Hülle. Produktion: $1/4$ Million Tabletten pro Tag.

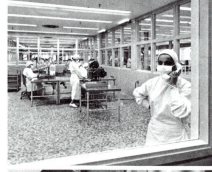

Arzneimittelformen. Die Bilderserie links zeigt die häufigsten Zubereitungsformen für Arzneimittel. *Pillen* wurden ursprünglich von Hand hergestellt, heute werden sie und ebenso auch *Tabletten* und *Dragées* maschinell produziert. *Kapseln* enthalten das Arzneimittel in öliger Lösung, *Steckkapseln* in Pulverform. Bei verschiedenen *Depottabletten* ist das Arzneimittel in einer schwerlöslichen Substanz eingebettet, die es erst nach und nach im Darm freigibt. *Mixturen* und *Sirup* sind flüssig und oftmals geschmacksverbessert. Eine Emulsion enthält zwei sich nicht miteinander mischende Bestandteile, die durch einen Emulgator zusammengehalten werden. Arzneimittel können auch in Form von *Injektionslösungen*, *Suppositorien*, *Tropfen*, *Salben* und *Sprays* angewandt werden. Letztere befördern das Arzneimittel mit der Atemluft in die Lungen oder werden zur Lokalbehandlung der Haut und Schleimhaut angewandt.

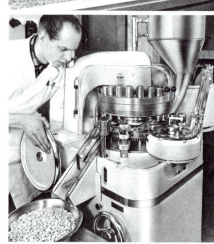

Als *Chemotherapeutika* werden synthetische Präparate mit bakteriostatischer oder bakterizider Wirkung bezeichnet. Die im Labor hergestellten Antibiotika können daher auch in diese Gruppe eingeschlossen werden. Das erste Chemotherapeutikum war das *Salvarsan*, das im Jahre 1910 von *Paul Ehrlich* hergestellt wurde und später hauptsächlich bei der Behandlung der Syphilis Anwendung fand.

Die *Sulfonamide* umfassen eine Anzahl chemisch verwandter Substanzen. Seit der deutsche Forscher *Gerhard Domagk* im Jahre 1932 entdeckte, daß ein Bestandteil des Farbstoffs *Prontosil*, das *Paraaminobenzolsulfonamid*, den Stoffwechsel der Bakterien hemmt, wurden Tausende ähnlicher Verbindungen synthetisch hergestellt und auf ihre Wirkungen untersucht. Viele Krankheiten können heute erfolgreich mit Sulfonamiden bekämpft werden, besonders Kokkeninfektionen (Streptokokken, Staphylokokken, Pneumokokken, Gonokokken). Infektionen der Harnwege, die z. B. durch Kolibakterien hervorgerufen wurden, sowie viele Darminfektionen werden ebenfalls meistens erfolgreich mit Sulfonamiden behandelt. Noch immer werden in jedem Jahr neue Sulfonamide herausgebracht, einige der neuesten scheinen vielen Antibiotika wegen ihrer besseren Verträglichkeit überlegen zu sein. Weitere Chemotherapeutika von großer Bedeutung sind die *Paraaminosalizylsäure (PAS)* und das *Isonikotinsäurehydrazid (INH)*, die beide zur Behandlung der Tuberkulose angewandt werden, oft in Verbindung mit Streptomycin.

Die Einführung der Antibiotika und Chemotherapeutika führte zu überwältigenden Erfolgen im Kampf gegen die Infektionskrankheiten. Später zeigten gewisse Bakterienstämme allerdings eine erhöhte *Resistenz* gegen verschiedene Präparate. Die Entwicklung einer solchen Resistenz stellt ein ernstes medizinisches Problem dar und ist daher auch einer der Gründe, warum der Arzt die Antibiotika bei manchen leichten Infektionskrankheiten nur zurückhaltend verwendet.

ARZNEIMITTEL, DIE DAS AUTONOME NERVENSYSTEM BEEINFLUSSEN. Nervenimpulse im *autonomen Nervensystem* sind für die unwillkürliche Steuerung innerer Funktionen verantwortlich, wie z. B. die Tätigkeit der Drüsen, die Verdauung, Atmung und Blutzirkulation. Das autonome Nervensystem läßt sich unterteilen in das *sympathische* und das *parasympathische System;* beide haben im allgemeinen *antagonistische* Funktionen. Die Erregungsübertragung von Nervenzelle zu Nervenzelle ist dabei an chemische Übertragungsstoffe gebunden. Überträgerstoff des *Sympathikus* ist ein besonderes Hormon, das *Noradrenalin*, das an den Nervenendigungen frei wird. Beim *Parasympathikus* ist der Überträgerstoff das *Acetylcholin*. Normalerweise herrscht ein Gleichgewicht zwischen beiden Nervensystemen. Doch bei verschiedenen Erkrankungen ist dieses Gleichgewicht gestört und muß oft durch Arzneimittel wiederhergestellt werden. Präparate zur Stimulierung des sympathischen Nervensystems oder solche, die Eigenschaften ähnlich dem Noradrenalin besitzen, werden *sympathikomimetisch* genannt. Präparate mit der entgegengesetzten Wirkung heißen *sympathikolytisch*. Analog hierzu gibt es *parasympathikomimetische* und *parasympathikolytische* Präparate.

Zu der Gruppe der *Sympathikomimetika* gehört z. B. *Ephedrin*, welches wie Noradrenalin blutdrucksteigernd wirkt. Diese Substanzen werden bei schwerem Schockzustand gegeben, um den Störungen im Blutkreislauf entgegenzuwirken. Ebenso wie Noradrenalin wird das sehr ähnlich wirkende *Adrenalin* im Körper gebildet, das ebenfalls in Form von Arzneimitteln zugeführt werden kann. Alle diese Präparate wirken unter anderem krampflösend auf die glatte Muskulatur der Bronchien und stellen somit ein ausgezeichnetes Mittel zur Behandlung von Asthma dar.

Zur Gruppe der *Sympathikolytika* gehören die *Mutterkornalkaloide (Ergotaminverbindungen)*, die einen guten Effekt bei der Behandlung der Migräne zeigen, denn sie üben eine Gegenwirkung auf die anormal erweiterten Blutgefäße des Gehirns aus.

Parasympathikomimetika zeichnen sich durch ähnliche Wirkung wie das Acetylcholin aus. *Pilocarpin* und *Physostigmin* werden z. B. bei der Behandlung gewisser Augenkrankheiten angewandt. Physostigmin findet ebenso wie *Carbacholin* zur Stimulierung der Darmperistaltik nach Operationen Verwendung. *Kampfgase* vom Typ der Nervengase haben parasympathikomimetische Eigenschaften, ebenso bestimmte phosphorhaltige Insektizide, die zu tödlichen Vergiftungen führen können.

Parasympathikolytika umfassen u. a. *Atropin* und andere *Belladonnapräparate*. Sie wirken hemmend auf die Sekretion verschiedener Drüsen und können daher z. B. bei Magengeschwürkrankheiten mit erhöhter Salzsäureproduktion eine gute Wirkung haben. Außerdem haben sie einen *spasmolytischen Effekt*, d. h., sie können Krämpfe oder Spasmen, die in Zusammenhang mit dem Magengeschwür auftreten, beseitigen. Von den Arzneimitteln, die das autonome Nervensystem beeinflussen, sind nur einige charakteristische Beispiele gegeben worden, um die verschiedenen Arten zu zeigen. Außer ihnen wurden sehr viele andere Präparate mit ähnlichen pharmakologischen Wirkungen synthetisch hergestellt.

SCHLAFMITTEL (HYPNOTIKA), NARKOTIKA UND SEDATIVA, eine große Gruppe von chemisch sehr verschiedenartigen Substanzen, welche die Aktivität des *Zentralnervensystems* unterschiedlich stark dämpfen, im Prinzip aber alle je nach der Stärke ihrer Dosierung zum vollen Bewußtseinsverlust führen *(Narkotika)*, nur das Einschlafen erleichtern *(Hypnotika)* bzw. in noch schwächerer Dosierung als *Beruhigungsmittel (Sedativa)* wirken. Als Sedativa gehören diese Mittel auch zur Gruppe der *Psychopharmaka*.

Die *Barbiturate* sind eine große Gruppe chemisch verwandter Substanzen, welche die Nervenzentren in der Hirnrinde beeinflussen können. Pharmakologisch unterscheiden sie sich darin, daß ihre Wirkung unterschiedlich schnell einsetzt und unterschiedlich lange andauert. Viele von ihnen haben eine schnell einsetzende, jedoch kurze Wirkung, wenn sie direkt in die Blutbahn injiziert werden, weshalb sie zur Behandlung von schweren Krampfzuständen, als Einleitung zur Narkose sowie in der *Narkoanalyse* (eine Form psychiatrischer Untersuchung) Verwendung finden. Ältere Arzneimittel, wie z. B. bestimmte *Bromverbindungen* und *Baldrian*, gehören zu den milderen Schlafmitteln und werden besonders als Sedativa benutzt. Neuere Präparate mit ähnlicher Wirkung sind u. a. *Glutethimid* und *Methyprylon*. Längerer Gebrauch von Schlafmitteln, besonders von Barbituraten, kann zu chronischen Vergiftungserscheinungen, wie z. B. verwaschene Sprache, Taubheit, Gedächtnisschwund und Benommenheit, führen.

Psychopharmaka sind in erster Linie Arzneimittel mit der Eigenschaft, Ängste und Spannungen zu beseitigen. Es wird angenommen, daß sie Nervenzentren im Stammhirn beeinflussen. Die Psychiater haben heute Zugang zu einer Anzahl verschiedener Präparate, von denen die wichtigsten Gruppen im Anschluß behandelt werden.

Rauwolfiaalkaloide, von denen über 40 Substanzen bekannt sind, werden aus der indischen Pflanze *Rauwolfia serpentina* hergestellt. In diese Gruppe von Alkaloiden, die hauptsächlich das Zentralnervensystem beeinflussen, gehört u. a. auch *Reserpin*. Seine Wirkung soll darauf beruhen, daß es Sympathikuserregungen in bestimmten Hirnzentren zu unterdrücken in der Lage ist. Seine sedierende und hypnotische Wirkung macht es für die Behandlung bestimmter Formen der Schizophrenie (katatonische und paranoide Formen) brauchbar, ebenso für die manische Phase manisch-depressiver Zustände. In schwächerer Dosierung wird es zur Bluthochdruckbehandlung verwandt.

Phenothiazinverbindungen sind Substanzen mit hauptsächlich zentral dämpfender Wirkung, über deren Mechanismen jedoch die Meinungen noch auseinandergehen. Das am meisten bekannte *Chlorpromazin* besitzt zusätzlich zu seiner zentralen Wirkung auch noch einen sympathikolytischen Effekt; es wirkt fiebersenkend und ist ein ausgezeichnetes Mittel gegen Erbrechen. In der Psychiatrie wird es zur Behandlung einiger Formen der Schizophrenie und manisch-depressiver Zustände verwandt. Andere Phenothiazinverbindungen besitzen im Prinzip ähnliche Wirkungen wie Chlorpromazin, allerdings mit bestimmten qualitativen Unterschieden.

Promazinderivate sind Substanzen mit muskelrelaxierenden, antikonvulsiven und sedativen Wirkungen. Zu ihnen gehört das *Meprobamat*, ein Propandiolderivat, das in der Hauptsache bei leichteren Angst- und Spannungszuständen verordnet wird.

Psychostimulantien. Zu dieser Gruppe gehören drei der ältesten von Menschen angewandten Wirkstoffe: Coffein, Theophyllin und Theobromin. *Coffein* kommt in einer Reihe von Pflanzen vor, die seit langer Zeit als Genußmittel gebraucht werden, der Kaffeebohne, dem Teestrauch, der Colanuß und dem Matetee. Der Teestrauch enthält außerdem *Theophyllin* und *Theobromin*, letzteres ist auch in der Kakaobohne enthalten. Coffein, das heute auch großtechnisch synthetisiert wird, findet in der Pharmakologie vorwiegend als Bestandteil von Arzneimittelkombinationen Verwendung, um die unerwünschte zentral dämpfende Nebenwirkung mancher Arzneimittel aufzuheben.

Weitere Stoffe in dieser Gruppe sind die *Amphetamine* oder *Weckamine*, die für einige Stunden die Müdigkeit aufheben und eine gehobene Stimmung bewirken; sie können bei mehrmaliger Anwendung hintereinander zu totaler Erschöpfung führen. Da bei ihrem häufigeren Gebrauch die Gefahr der Arzneimittelgewöhnung oder Sucht mit dem Drang zur Dosissteigerung besteht, werden sie in der Medizin nur mit Zurückhaltung angewandt. Dies gilt auch für die Verwendung einiger chemisch geringfügig abgewandelter Stoffe als *Appetitzügler*. *Methylphenidat* hat ähnliche Wirkungen wie das Amphetamin, aber geringere Nebenwirkungen; es wird zur Behandlung neurotisch-depressiver Zustände angewandt.

Thymoleptika sind eine andere Gruppe von Medikamenten, die eine besonders günstige Wirkung auf die seelische Grundstimmung und den inneren Antrieb haben, so daß sie bei der Behandlung von Depressionen Anwendung finden. Das *Imipramin* wirkt besonders günstig bei ängstlich Depressiven, bei denen es zu einer Hebung der Stimmung und einer Antriebssteigerung führt. Ähnliche Wirkungen haben auch einige Substanzen, die das Ferment Monoaminooxydase hemmen. Diese *Monoaminooxydasehemmer (MAO-Hemmer)* setzen in bestimmten Nervenzentren des Gehirns an, in denen als Überträger von Nervenimpulsen die beiden Substanzen Serotonin und Noradrenalin vorkommen. Diese beiden Monoamine werden normalerweise durch das Ferment Monoaminooxydase gespalten. Durch Anwendung von MAO-Hemmern, die der Aktivität des Ferments entgegenwirken, kann die zentrale Stimulierung durch Serotonin und Noradrenalin noch erhöht werden. Der zuerst entdeckte MAO-Hemmer war *Iproniacid*, das ursprünglich bei der Tuberkulosebehandlung Anwendung fand. Während der letzten Jahre sind verschiedene andere Präparate von der gleichen Art hergestellt worden. Die Monoaminooxydasehemmer werden hauptsächlich zur Behandlung von Depressionen angewandt.

BLUTDRUCKSENKENDE MITTEL. In den letzten Jahren sind eine Reihe von Arzneimitteln hergestellt worden, die den Blutdruck senken. Die Rauwolfiaalkaloide wirken hauptsächlich über höhere autonome Hirnzentren und werden ebenso wie die *Phthalazine* in leichten oder mittleren Fällen von hohem Blutdruck angewandt. Die Phthalazine beeinflussen den Hypothalamus, die Medulla oblongata und die glatte Muskulatur der Blutgefäße. Die Blutgefäße werden hierdurch erweitert, so daß das Blut leichter hindurchfließen kann, und der Blutdruck fällt infolgedessen. Am wirksamsten sind jedoch die *Ganglienblocker*, welche Nervenimpulse innerhalb des autonomen Nervensystems blockieren können. In dieser Gruppe sind es die *Guanethidinverbindungen*, die nur die sympathischen Teile des autonomen Nervensystems angreifen. Sie haben große Bedeutung bei der Behandlung schwerster Fälle von Bluthochdruck erlangt. Andere Ganglienblocker greifen die parasympathischen Teile des autonomen Systems an. Hierbei treten verschiedene Nebenwirkungen wie Beeinträchtigung des Sehens auf, die ihrer Anwendung Grenzen setzen. Gemeinsam gilt für diese nervenblockierenden Präparate, daß ihre Wirkung am größten ist, wenn der Patient aufrecht steht. Die Wirkung ist manchmal so groß, daß der Blutdruck unter den normalen Wert sinkt, so daß der Patient ein Schwindelgefühl hat. Um diesen Effekt zu vermeiden, kann das Mittel mit bestimmten anderen Präparaten kombiniert werden, wie z. B. *Chlorothiacid*, das durch seine Wirkung auf das Flüssigkeitsgleichgewicht des Körpers leicht blutdrucksenkend wirkt. Bei leichten Formen von hohem Blutdruck werden lediglich Sedativa oder Mittel zur Regulierung des Flüssigkeitsgleichgewichts vom gleichen Typ wie die Diuretika angewandt.

SCHMERZSTILLENDE MITTEL — ANALGETIKA — geben Schmerzlinderung, ohne Bewußtlosigkeit zu verursachen. Die *Opiumalkaloide* werden aus dem Schlafmohn extrahiert und unterscheiden sich in ihren Wirkungen. *Morphin* hat den stärksten Effekt und wird zur Ausschaltung von schwersten Schmerzzuständen verwandt. Das leichtere *Codein* mildert geringere Schmerzen und ist auch Bestandteil von Hustenmitteln und Kopfschmerztabletten. Diese Arzneimittel können zur Sucht führen, und die stärksten von ihnen sollten nur sehr selten verordnet werden. Weniger starke Beschwerden, wie Kopf- und Zahnschmerzen, können oft mit *Salizylsäureverbindungen*, die nicht zur Gewöhnung führen, behandelt werden. Neben ihrer schmerzstillenden Wirkung sind diese Verbindungen auch fiebersenkend *(antipyretisch)*. *Azetylsalizylsäure* zusammen mit *Phenazon* und *Phenazetin* sind die Bestandteile der häufigsten Kopfschmerzmittel. Diese drei Substanzen wirken sowohl analgetisch als auch antipyretisch. Einige *Lokalanästhetika* können ebenfalls schmerzlindernd wirken, indem sie die Impulse in den sensiblen Nerven blockieren. *Kokain* war das zuerst bekannte Arzneimittel dieser Art; es wird heute durch *Xylokain* und andere pharmazeutische Präparate ersetzt, deren Wirkung von kürzerer Dauer ist.

HARNTREIBENDE MITTEL — DIURETIKA — steigern in den Nieren die Ausscheidung von Wasser und bestimmten anderen Substanzen, hauptsächlich Natrium, Kalium, Chlor und Ammoniak. Die älteren, meistbekannten Mittel waren Theophyllinpräparate, Azetazolamid und bestimmte Quecksilberverbindungen. Heute haben Benzothiadiazinverbindungen große Bedeutung für die Behandlung von ↗ Ödemen in Verbindung mit Herz-, Leber- und Nierenerkrankungen erlangt. Daneben haben auch die Quecksilberdiuretika noch Bedeutung.

HERZMITTEL (HERZGLYKOSIDE) müssen angewandt werden, wenn die Herztätigkeit gestört ist *(Herzinsuffizienz)*, ebenfalls bei bestimmten Herzrhythmusstörungen. Das bekannteste Herzglykosid ist *Digitalis*, welches aus der *Fingerhutpflanze (Digitalis purpurea)* hergestellt wird. Es gibt ebenso bereits mehrere halbsynthetische Digitalispräparate, die in der Wirkungsweise und -dauer unterschiedlich sind. Der pharmakologische Effekt, der für alle Digitalispräparate gleich ist, besteht darin, die Kontraktionsfähigkeit des Herzmuskels zu verbessern und die Überleitungszeit der Erregungsausbreitung im Herzmuskel zu verlängern.

ANTIHISTAMINE sind Substanzen, welche die Eigenschaft besitzen, der Wirkung des Histamins entgegenzuwirken. *Histamin* ist ein Stoff, der im Körpergewebe vorkommt und bei allergischen Zuständen, wie z. B. Nesselsucht und Heufieber, in anormal großen Mengen freigesetzt wird. Antihistamine sind außerdem bei der Behandlung der Reisekrankheit wirksam. In bestimmten Fällen werden sie auch wegen ihres sedativen Effekts angewandt.

KORTISONPRÄPARATE sind synthetisch hergestellte Nebennierenrindenhormone, die besonders bei rheumatischen und allergischen Erkrankungen zur Anwendung kommen. Sie sind wegen ihrer starken Gegenwirkung auf Entzündungen besonders wertvolle Heilmittel. Die Kortisonbehandlung wird im Prinzip auf zwei verschiedene Weisen durchgeführt. Man kann entweder die körpereigene Produktion an Nebennierenrindenhormon durch Gabe von *ACTH (Hypophysenvorderlappenhormon)* stimulieren, oder man führt dem Patienten synthetisch hergestelltes Hormon zu. Kortison und Hydrokortison waren die zuerst hergestellten Präparate, die heute durch eine Anzahl weiterer hochwirksamer synthetischer Nebennierenrindenhormone ergänzt werden. Eine Behandlung mit Kortison kann die jeweilige Krankheit nicht heilen, sondern nur ihre Symptome dämpfen. Die Hormone müssen daher oft über eine lange Zeitdauer gegeben werden. Auch können die Krankheitssymptome nach Beendigung der Behandlung wieder auftreten. Nebenwirkungen bei der Hormontherapie sind häufig, so daß die Präparate nur angewendet werden, wenn keine andere Behandlungsweise Erfolg zeigt.

Kortison kann auch lokal angewandt werden, z. B. in Form von Augentropfen (wie z. B. bei Allergien), Salben (bei Ekzemen) und Injektionen direkt in die Gelenkhöhle (bei chronischer Arthritis). In diesen Fällen ist die Gefahr von Nebenwirkungen nur sehr gering.
Vergleiche auch: Hormone, Vitamine.

Arzneimittelexanthem, auch *Dermatitis toxica* oder *Arzneimitteldermatitis* genannt, zusammenfassende Bezeichnung verschiedener Arten von Hautausschlägen, die durch innerliche und äußerliche Anwendung bestimmter Medikamente bei entsprechend überempfindlicher Disposition des Patienten auftreten können. Zu den Stoffen, die derartige allergische Reaktionen hervorrufen können, gehören beispielsweise Salizylsäure-, Brom-, Chinin- und Penicillinpräparate, Sulfonamide, barbitursäurehaltige Narkotika und viele der gebräuchlichsten *Laxantia* (Abführmittel). Es gibt eine Vielfalt von Erscheinungsbildern; häufig kommt es zu Verwechslungen mit anderen Hautkrankheiten. Auch *Urtikaria (Nesselsucht)* kann gelegentlich durch bestimmte Arzneimittel hervorgerufen werden. Sobald das betreffende Medikament abgesetzt wird, bildet sich die Hautentzündung meist sehr rasch zurück; die Auffindung der für das Exanthem verantwortlichen Substanz kann sich jedoch als sehr zeitraubend erweisen.
Vergleiche auch: Allergie.

Arzneimittelvergiftung, ein Zustand, der im Prinzip durch *Überdosierung* eines jeden Arzneimittels hervorgerufen werden kann. Bei geringer Überdosis kann die Vergiftung relativ leichte Erscheinungen haben, wie z. B. bei der Digitalisüberdosierung, deren erste Symptome — Appetitmangel, Erbrechen sowie Störungen beim Farbensehen — als Warnzeichen gelten sollen. Vergiftung durch Schlaf- oder Beruhigungsmittel ist eine ebenso schwere wie häufige Form der Arzneimittelvergiftung. Lebensgefahr und damit die Notwendigkeit aktiver Hilfsmaßnahmen besteht allerdings nur in dem Fall, wenn sehr hohe Dosen eingenommen worden sind. Ziel der ärztlichen Maßnahmen ist dann die Erhaltung bzw. Wiederherstellung von Atmung und Kreislauf. Blutdrucksteigernde Medikamente werden in den Blutkreislauf injiziert, auch ein Tubus zur Beatmung in die Luftröhre eingeführt. In schweren Fällen kann ein Luftröhrenschnitt (Tracheotomie) erforderlich werden.

Alle Arzneimittel sollten stets an einem sicheren, Kindern nicht zugänglichen Platz aufbewahrt werden. Bei Kindern können sich Vergiftungen besonders schwer auswirken, selbst bei geringen Mengen relativ harmloser Medikamente, wie Eisenpräparate oder verschiedene Arten von Kopfschmerztabletten.
Vergleiche auch: Arzneimittel.

Asthma, anfallsweise auftretende schwere Atemnot. Man unterscheidet das *Bronchialasthma,* bei dem durch Schleimhautschwellung und Sekretbildung in großen und kleinen Bronchien sowie durch Krampf der kleinen Bronchien besonders die Ausatmung erschwert ist, und das *Herz-* oder *Kardialasthma,* bei dem die Atemnot durch Überlastung der linken Herzkammer und Sauerstoffmangel (z. B. bei Hochdruck) bedingt ist. Bronchialasthma oder *Asthma bronchiale* beruht meist auf einer allergischen Reaktion (↗ Allergie) gegen eingeatmete staubförmige Eiweißsubstanzen, z. B. Pollen, Bettfedern oder Tierhaare. Als Ursache der Allergie kommen auch Nahrungsmittel, wie beispielsweise Erdbeeren, Pilze, Muscheln und Fische, in Betracht, seltener chemische Substanzen und Arzneimittel (z. B. Aspirin und Penicillin).

Es sind auch verschiedene berufsbedingte Asthmaformen bekannt, wie das *Lederberufsasthma* der Schuhmacher und Lederarbeiter, das *Imkerasthma,* das *Mehlberufsasthma* der Bäcker und Müller usw. In andern Fällen sind eine vorausgehende Keuchhustenerkrankung oder Lungenentzündung Wegbereiter der Krankheit. Man vermutet, daß die Erkrankung häufig durch psychische Faktoren mitbedingt ist, da den ersten Anfällen oft ein akuter psychischer Streß oder eine Periode des psychischen Stresses vorausgeht. Bei der bereits manifest gewordenen Krankheit können dann seelische Belastungen wie Sorge und Ärger die Anfälle auslösen. Ein länger bestehendes Bronchialasthma führt allmählich zu chronischer Bronchitis, Überdehnung des Lungengewebes (Lungenemphysem) und Überlastung des rechten Herzens.

Atmungsorgane. Die Atmungsvorgänge im menschlichen Organismus sollen den Körperzellen den zur Verbrennung der Nahrungsstoffe notwendigen Sauerstoff zuführen und das dabei entstehende Kohlendioxid aus dem Körper entfernen. Auch beim Sprechen spielt die Atmung eine wesentliche Rolle. Der *Atmungsapparat* besteht aus dem *Respirationstrakt (Nase* mit *Nebenräumen, Kehlkopf, Luftröhre* und *Bronchialbaum),* dem *Alveolarsystem* der Lunge, dem *Lungen-* und *Rippenfell,* dem knöchernen *Thorax,* der *Atemmuskulatur,* dem *nervösen Steuersystem* sowie den zentralen Schaltstellen (*Atemzentrum*).

In den *oberen Atemwegen,* insbesondere im *Nasenraum,* wird die eingeatmete Luft vorbereitet und sozusagen „geprüft", um eine Reizung oder Schädigung der *Bronchien* zu vermeiden: Die Nasenschleimhaut erwärmt durch das in ihr liegende Venennetz die vorbeistreifende Einatmungsluft und hält Fremdkörper fest. Der Schleim dient der Befeuchtung des respiratorischen *Epithels* und der Atemluft. Durch die Windungen der drei *Nasenmuscheln (Conchae nasales)* wird die Gesamtoberfläche der Nasenhöhlenschleimhaut erheblich vergrößert.

ATMUNGSORGANE I

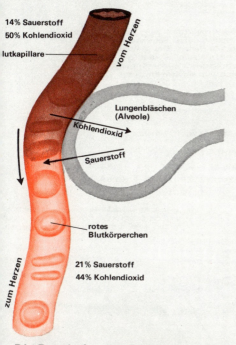

14% Sauerstoff
50% Kohlendioxid
Lutkapillare
vom Herzen
Lungenbläschen (Alveole)
Kohlendioxid
Sauerstoff
rotes Blutkörperchen
zum Herzen
21% Sauerstoff
44% Kohlendioxid

Gasaustausch

Durch die Wände der Lungenalveolen, der kleinsten funktionellen Einheiten der Lungen (Durchmesser etwa 0,2 mm), nimmt das Blut Sauerstoff auf. Das Blut fließt in außerordentlich kleinen, dünnwandigen Gefäßen *(Kapillaren)* an diesen Lungenbläschen vorbei (vgl. Bildseite III).
Das vom rechten Herzteil kommende Blut ist dunkelrot gefärbt, sauerstoffarm und stark kohlendioxidhaltig. Kohlendioxid ist ein Produkt der Verbrennungsvorgänge im Körper, das über die Ausatmungsluft via Alveolarmembran ausgeschieden werden muß. Das hellrot gefärbte, stark sauerstoffhaltige (arterialisierte) Blut fließt von der Lunge zurück zum linken Herzteil. Von dort aus wird es über die Hauptschlagader des Körpers *(Aorta)* in die Arterien gepumpt.
Rechts: ungefähre Zusammensetzung von ein- und ausgeatmeter Luft.

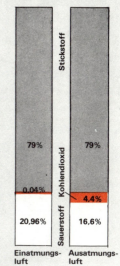

Stickstoff 79% / 79%
Kohlendioxid 0,04% / 4,4%
Sauerstoff 20,96% / 16,6%
Einatmungsluft / Ausatmungsluft

Die Regulation der Atmung (rechts)

Neben einer begrenzten willensmäßigen Beeinflussung vollzieht sich die Steuerung der Atmung im wesentlichen unbewußt. Ein bestimmter, als *Atemzentrum* bezeichneter Bereich im verlängerten Rückenmark ist spezialisiert auf die Kontrolle der Atemvorgänge. Seine Antriebe erhält dieses Zentrum aus der Peripherie, teils durch Nerven, teils durch chemische Stoffe im Blut. Wenn beispielsweise der Anteil des Kohlendioxids im Blut zu hoch wird, reagiert das Atemzentrum durch Intensivierung der Atembewegungen. Diejenigen Rezeptoren des Atemzentrums, die besonders auf Herabsetzung des Sauerstoffdrucks im Blut ansprechen, befinden sich im sog. *Karotissinus*.

Ein- und Ausatmung:

Beim Einatmen werden durch Dehnung der Lungen bestimmte Nerven gereizt, die automatisch entsprechende Impulse an das Atemzentrum senden (1); daraufhin wird der Inspirationsvorgang abgebrochen, und Zwischenrippenmuskulatur (2) und Zwerchfell erhalten vom Atemzentrum den Befehl, den Ausatmungsvorgang einzuleiten.

Das »Luftfilter« der Luftröhre (unten)

Die Luftröhre ist wie der gesamte Respirationstrakt von einem Flimmerepithel überzogen, dessen Härchen ununterbrochen rhythmische Aufwärtsbewegungen ausführen und dadurch eindringende Fremdkörper auffangen und zum Kehlkopf befördern.

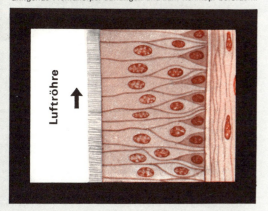

Luftröhre

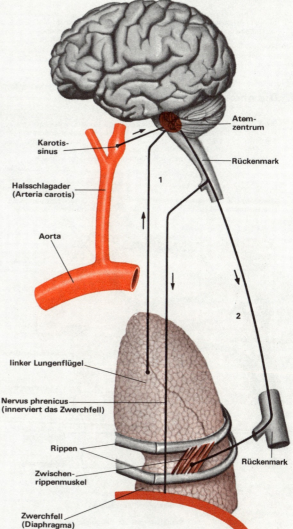

Atemzentrum
Karotissinus
Rückenmark
Halsschlagader (Arteria carotis)
Aorta
linker Lungenflügel
Nervus phrenicus (innerviert das Zwerchfell)
Rippen
Zwischenrippenmuskel
Rückenmark
Zwerchfell (Diaphragma)

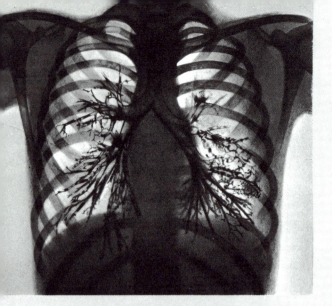

ATMUNGSORGANE II–III

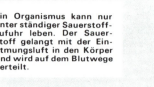

Ein Organismus kann nur unter ständiger Sauerstoffzufuhr leben. Der Sauerstoff gelangt mit der Einatmungsluft in den Körper und wird auf dem Blutwege verteilt.

Der Atmungsapparat besteht aus

**Respirationstrakt
Lungenalveolen
Atemmuskeln und Thorax
Atemzentrum**

Im *oberen* Respirationstrakt — Nasen-Rachen-Raum, Kehlkopf und Luftröhre — wird die Luft »vorbehandelt«, bevor sie in den *unteren* Respirationstrakt, nämlich das Bronchialsystem, gelangt.

Das Röntgenbild oben zeigt die Bronchien, die aufgrund ihrer zahlreichen, baumartigen Verzweigungen auch als *Bronchialbaum* bezeichnet werden. Die Endverzweigungen münden direkt in den Lungenbläschen, die zu Millionen traubenförmig an den Bronchienausläufern hängen und den Hauptbestandteil der Lungen bilden.

Die oberen Atemwege (unten)

Die Nase ist die »Klimaanlage« des Atmungssystems: Die Nasenschleimhaut dient der Befeuchtung, das in ihr liegende Venennetz der Erwärmung der Atemluft. Die Nasenhöhlen fungieren wie die Luftröhre als Luftfilter: feinste Härchen erzeugen einen Flimmerstrom, in dem Fremdkörper aufgefangen und entfernt werden.

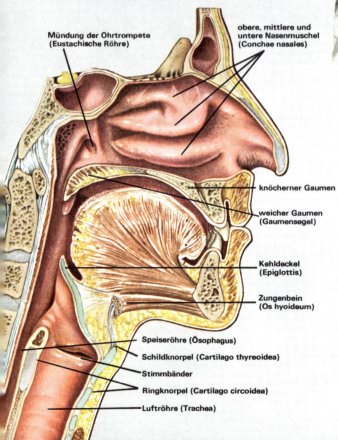

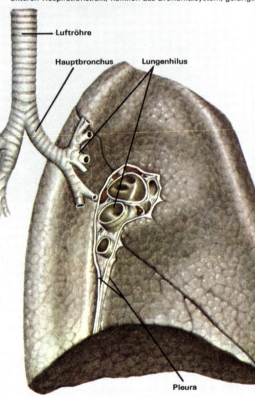

Luftröhre, Bronchialast und Lungenflügel

In Höhe des Herzens gabelt sich die Luftröhre in die beiden Hauptbronchen, von denen der rechte zum rechten, der linke zum linken Lungenflügel führt. Am sog. *Lungenhilus*, der Ein- und Austrittspforte jedes Lungenflügels, führt der einzelne Bronchus, zusammen mit Blutgefäßen und Nerven, zum jeweiligen Lungenflügel.
Innerhalb des Lungenflügels gabelt sich der Hauptbronchus seinerseits in die immer kleiner werdenden Äste und Ästchen des Bronchialbaumes. Der rechte Lungenflügel hat drei, der linke zwei *Lungenlappen*. Zu jedem Lungenlappen gehört ein starker Lappenbronchus. An der rechten Unterseite des linken Lungenflügels befindet sich eine Einbuchtung für das Herz (nächste Seite oben). Jeder Lungenflügel ist von einer doppelwandigen Haut, der *Pleura* (Innenwand: *Lungenfell*, Außenwand: *Rippenfell*) umgeben.

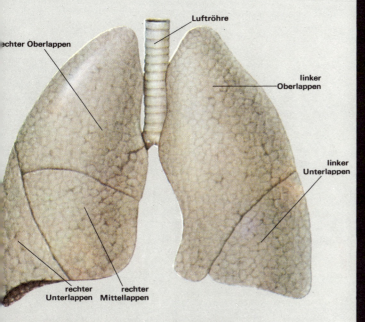

Vorderansicht der beiden Lungenflügel

Bildfolge rechts: **1** Die Außenwand der Luftröhre besteht aus halbkreisförmigen Knorpelspangen (a), die von Bindegewebe (b) umgeben sind. Die inneren Wände setzen sich aus einer Muskel- (c) und einer Schleimhautschicht (d) zusammen. **2** Längsschnitt durch einen Abschnitt der Luftröhrenschleimhaut mit Epithelzellen (a), Flimmerhärchen (b) und Schleimdrüsen (c), deren Sekret die Schleimhaut feucht hält. Die obere Schleimdrüse hat sich soeben entleert. **3** Die Lungenbläschen (Alveolen) (a) hängen traubenförmig an den Endverzweigungen der Bronchien (Alveolargänge) (b). **4** Querschnitt durch ein Lungenbläschen (a). Das Blut der spinnwebsdünnen Kapillaren (b) in den Alveolarwänden nimmt durch diese Wände Sauerstoff auf und gibt auf dem gleichen Wege Kohlendioxid ab.

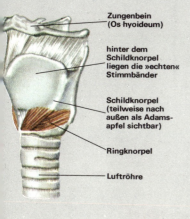

Der Kehlkopf (*Larynx*) (links) ist von einem mit Schleimhaut ausgekleideten Knorpelskelett umgeben. Zwei paarig angelegte Falten in der Kehlkopfschleimhaut bilden die »echten« Stimmlippen (Stimmbänder) und die »falschen« Stimmlippen. Nur die wahren Stimmbänder können in rhythmische Schwingungen versetzt werden und erzeugen dabei die »Stimme«.

Unten: Längsschnitt durch einen Luftröhrenabschnitt mit dem Kehlkopf, von hinten gesehen. Die schematische Darstellung links außen zeigt das unterschiedliche Profil der Vorderfront in verschiedenen Abschnitten.

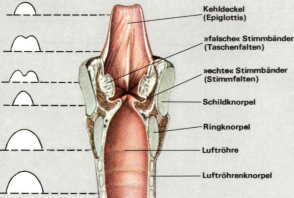

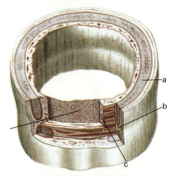

1 Luftröhrenquerschnitt

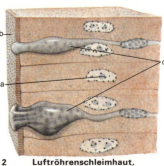

2 Luftröhrenschleimhaut, Längsschnitt

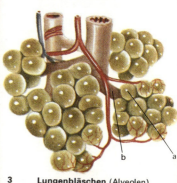

3 Lungenbläschen (Alveolen)

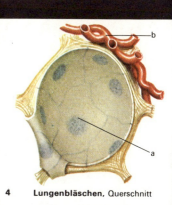

4 Lungenbläschen, Querschnitt

ATMUNGSORGANE IV

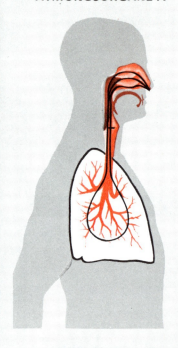

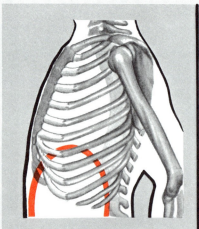

Die Rippen senken sich, das Zwerchfell erschlafft und nimmt seine kuppelförmige Ausgangslage an: das Fassungsvermögen des Brustkorbs nimmt ab.

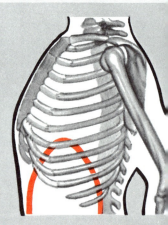

Die Rippen heben sich, das Zwerchfell zieht sich zusammen, dadurch erhalten die Lungen mehr Raum, und das Fassungsvermögen des Brustraums nimmt zu.

Durch Ausdehnung des Brustkorbs wird die *Einatmungsluft* in die Lungen gesogen (oben rechts). Wenn sich der Brustkorb in seine Ausgangslage zurückzieht, wird die Ausatmungsluft nach außen gepreßt (oben links).

Die Einatmung erfordert als aktiver Vorgang eine größere Muskelleistung als die vorwiegend passiv ablaufende Ausatmung. Der größte Teil der Atemarbeit wird vom *Zwerchfell (Diaphragma)*, einer starken Muskelplatte zwischen Brust- und Bauchhöhle, geleistet. Aber auch die Zwischenrippenmuskulatur ist an den Atembewegungen beteiligt; bei Ein- und Ausatmung sind jeweils verschiedene Interkostalmuskeln im Spiel (rechts).

Ausatmung

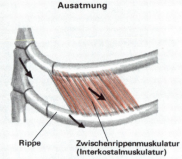

Rippe — Zwischenrippenmuskulatur (Interkostalmuskulatur)

Einatmung

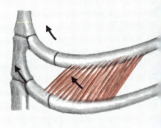

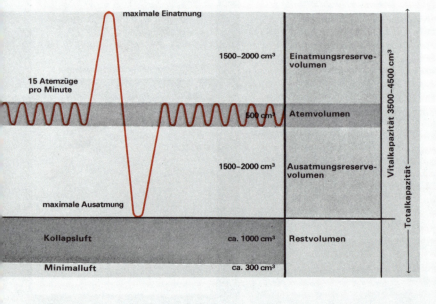

In Ruhelage erfolgen pro Minute etwa 15 Atemzüge; bei jeder Einatmung werden rund 500 cm³ Luft aufgenommen.

Darüber hinaus können bei maximaler Einatmung noch zusätzliche 1500 bis 2000 cm³ *(Einatmungsreservevolumen)* eingesogen werden, eine entsprechende Luftmenge kann bei maximaler Ausatmung zusätzlich zur normalen Ausatmungsluft ausgeatmet werden *(Ausatmungsreservevolumen)*. Die Summe von Normalvolumen plus Ein- und Ausatmungsreservevolumen ergibt das *maximale Atemzugsvolumen (Vitalkapazität)* (Durchschnittswert: 3500 bis 4500 cm³).

Aufgrund des negativen Drucks in der Pleurahöhle verbleiben immer ca. 1300 cm³ Luft *(Restvolumen)* in der Lunge. Diese Restluft kann nur beim Lungenkollaps (wenn Luft in die Pleurahöhle eindringt und der Druck steigt) entweichen; selbst unter diesen Umständen verbleiben noch etwa 300 cm³ Luft *(Minimalluft)* in den Lungen. Die Gesamtmenge der in die Lungen aufnehmbaren Luft nennt man *Totalkapazität*.

Von der Nasenhöhle gelangt die eingeatmete Luft abwärts durch den *Rachenraum (Pharynx)* in den *Kehlkopfbereich (Larynx)*, in dem sich die *Stimmbänder* befinden. Bei normaler Atmung sind die Stimmbänder schlaff, beim Sprechen spannen sie sich je nach Artikulation mehr oder weniger an. Nach dem Kehlkopf passiert die Luft die unteren Atemwege, d. h. die *Luftröhre (Trachea)*, ein etwa 11 cm langes Rohr, und deren direkte Fortsetzung, die *Bronchien*, die das Luftzuleitungssystem der Lunge darstellen.

Auch die Schleimhaut der Luftröhre und der Bronchien hat eine reinigende Funktion; sie ist von feinsten Flimmerhärchen und zahlreichen schleimbildenden Zellen überzogen. Die Bewegung der Flimmerhärchen ist dem Strom der eingeatmeten Luft entgegengesetzt, wodurch Fremdkörper sowie der bei Reizung vermehrt abgesonderte Schleim aufwärts in Richtung Mundraum befördert werden; dieser Reinigungsvorgang wird durch Husten unterstützt *(Expektoration)*.

Beim Übertreten in die beiden Lungenflügel verzweigen sich die beiden Hauptbronchien baumartig in immer kleinere Ästchen (bis zu 25 aufeinanderfolgende Verästelungen), in sog. *Stamm-, Lappen-, Läppchenbronchien* usw. Die größeren Bronchien sind von halbmondförmigen Knorpelspangen umgeben, wodurch sie ständig offengehalten werden. Die Knorpelspangen werden an der Rückseite durch glatte Muskulatur zusammengehalten; bei Zusammenziehungen dieser Muskeln, beispielsweise bei Erkrankungen wie *Asthma bronchiale*, tritt eine Erschwerung der Atmung ein. Auf den Ausläufern der Bronchienäste (den sog. *Endbronchien*) sitzen traubenförmig die *Lungenalveolen (Lungenbläschen)*, durch deren Wände der Gasaustausch stattfindet: d. h., durch sie wird Sauerstoff aus der eingeatmeten Luft ins Blut abgegeben und andererseits *Kohlendioxid* aus dem Blut zurückdiffundiert und über die Ausatmungsluft ausgeschieden. Das Vehikel für den Sauerstofftransport im Blut ist im wesentlichen das *Hämoglobin* der roten Blutkörperchen, während Kohlendioxid zum Teil im Blutplasma frei gelöst ist. Der Stickstoff und die Feuchtigkeit, welche in der Einatmungsluft enthalten sind, werden nicht in das Blut aufgenommen. Die Alveolenwände enthalten ein Kapillarnetz aus den feinsten Endverzweigungen der *Arteria pulmonalis*, welche sauerstoffarmes, jedoch mit Kohlendioxid angereichertes Blut von der rechten Herzkammer zum Kapillarnetz der Alveolen transportieren. Das mit Sauerstoff aufgeladene (arterialisierte) Blut, aus dem der größte Teil des Kohlendioxids abgeatmet wurde, wird durch vier Lungenvenen zum linken Vorhof des Herzens zurückbefördert.

Die *Lunge* besteht also zum großen Teil aus Lungenbläschen, den sog. *Alveolen*. Man schätzt, daß beide Lungenflügel zusammen etwa 300–450 Millionen Alveolen enthalten und eine „atmende Gesamtoberfläche" von ca. 100 m^2 haben. Jeder Lungenflügel ist unterteilt in eine bestimmte Anzahl Segmente, die durch bindegewebige Scheidewände *(Septen)* voneinander getrennt sind und von denen jedes einzelne ein eigenes Blutgefäß- und Bronchialsystem besitzt. Das ist ein entscheidender Faktor in der Lungenchirurgie, da bei einer eventuellen Lungenschädigung, beispielsweise im Rahmen einer Tuberkulose, gefahrlos ein oder mehrere Segmente entfernt werden können; der Eingriff hat, abgesehen von einer gewissen Beeinträchtigung der Lungenkapazität, keine negativen Folgen für den Patienten. 3 bis 5 Segmente bilden zusammen jeweils einen *Lungenlappen*. Die rechte Lunge setzt sich aus drei, die linke aus zwei solcher Lappen zusammen.

Die beiden Lungenflügel füllen zusammen den größten Teil des Brustkorbes aus, wobei die beiden *Lungenspitzen* bis in die Oberschlüsselbeingrube hineinreichen. Die Grundflächen beider Lungen sitzen beidseitig der Zwerchfellkuppe auf und reichen vorn bis etwa in Höhe der Spitze des unteren Brustbeins und am Rücken noch wesentlich tiefer nach unten.

Jeder Lungenflügel ist von *Brustfell (Pleura)* umgeben; es besteht aus zwei Blättern, der *Pleura parietalis (Rippenfell)* und der *Pleura pulmonalis (Lungenfell)*, die durch einen dünnen Spalt *(Pleurahöhle)* voneinander getrennt sind. Die luftleere Pleurahöhle enthält einen Flüssigkeitsfilm, der beide Pleurablätter zusammenhält und gegeneinander verschieblich macht. Die Flüssigkeitsmenge kann bei entzündlichen Erkrankungen der Pleura (↗ *Brustfellentzündung*) abnorm vermehrt sein. Das innere Pleurablatt bildet um jeden Lungenflügel einen geschlossenen Sack, in dem sich die Lungenlappen reibungsfrei bewegen können. Da im Pleuraspalt ein leichter Unterdruck herrscht, können die Lungenflügel bei der Ausatmung nicht kollabieren: durch die von der Pleurahöhle ausgehende Sogwirkung werden sie in einem künstlichen Dehnungszustand gehalten.

Das *Ein-* und *Ausatmen* wird ermöglicht durch rhythmisches Erweitern und Zusammenziehen des Brustraumes. Die Lungen machen diese Brustkorbexkursionen passiv mit. Die Atembewegungen werden unterstützt vom *Zwerchfell*, einer Muskelplatte, die an die Grundflächen der Lungenflügel grenzt. Die zwischen den Rippen befindlichen Muskeln *(Interkostalmuskulatur)* bilden die eigentliche *Atemmuskulatur;* bei besonders tiefen Atemzügen oder krankhafter Atembehinderung sind auch die sog. *auxiliären Atemmuskeln* mitbeteiligt; darunter versteht man die am Brustkorb ansetzenden Muskelzüge des Hals- und Schulterbereichs. Man unterscheidet zwei Atemtypen, die im allgemeinen Hand in Hand arbeiten: den *kostalen Atemtyp (Rippenatmung)* und den *abdominalen Atemtyp (Zwerchfellatmung)*. Die Rippenatmung ist äußerlich erkennbar an der Dehnung des Brustkorbs beim Einatmen; bei der Zwerchfellatmung kommt es zu einer sichtbaren Weitung der Bauchdecken.

Normalerweise wird durch die Nase ein- und ausgeatmet; bei Behinderung des Luftstroms durch krankhafte Veränderungen, wie Nasenscheidewandverbiegung (Septumdeviation) oder abnorme Polypenbildung (besonders häufig bei Kindern), wird die Mundatmung zu Hilfe genommen, die im Schlaf vielfach von Schnarchgeräuschen begleitet wird.

Die Atmung geschieht zwar bis zu einem gewissen Grad willkürlich; im wesentlichen ist sie jedoch einem unbewußten Regulationsmechanismus unterworfen. Das eigentliche Kontrollsystem der Atmungsfunktion, das *Atemzentrum*, befindet sich im verlängerten Rückenmark *(Medulla oblongata)*. Es koordiniert die von der Peripherie kommenden Impulse und leitet sie über die entsprechenden motorischen Nerven zur Atemmuskulatur. Der zum Zwerchfell führende *Nervus phrenicus* verläßt das Rückenmark bereits im Halsbereich, während die zur Zwischenrippenmuskulatur führenden Nerven bis zu den Abzweigungsstellen in Richtung auf die einzelnen Rippenpaare durch den Rückenmarkskanal führen. Im sog. *Karotissinus*, einer Ausbuchtung der *Arteria carotis*, befinden sich Nerven, die besonders auf Herabsetzung des Sauerstoffdruckes im Blut ansprechen und bei einem Kohlendioxidüberschuß vermehrte Atembewegungen bewirken. Schließlich wirken Dehnungsrezeptoren in der Lunge auf das Atemzentrum ein und bestimmen das Ausmaß der mechanischen Atembewegungen.

Die Einatmungsluft besteht zu etwa 20,96% aus Sauerstoff und zu 0,04% aus Kohlendioxid; in der Ausatmungsluft ist das Verhältnis verschoben: 16,6% Sauerstoff und 4,4% Kohlendioxid. Da der in der Einatmungsluft enthaltene Stickstoff im Blut nicht gelöst wird, liegt sein Anteil an Ein- und Ausatmungsluft konstant bei 79%.

Bei ruhiger Einatmung werden rund 500 cm^3 Luft eingeatmet *(Atemvolumen)*; darüber hinaus können bei forcierter Einatmung (körperliche Anstrengung usw.) noch etwa 2000 cm^3 zusätzlich in die Lungen gesaugt werden *(Einatmungsreservevolumen)*. Die Gesamtmenge der Luft, die nach maximaler Ausatmung (also zusätzlich zur trotzdem noch verbleibenden Restluft) durch maximale Einatmung aufgenommen werden kann, bezeichnet man als *Vitalkapazität*; Sänger, Redner oder Athleten (Ruderer) benötigen beispielsweise eine große Vitalkapazität. Der Begriff *Totalkapazität* bezeichnet die Gesamtmenge der in die Lungen aufnehmbaren Luft (Restluft und Einatmungsluft).

Vergleiche auch: Blut.

Audiometrie, die Messung des gesunden und kranken menschlichen ↗ *Gehörs* in der medizinischen Elektroakustik mittels eines *Audiometers*. Die elektrisch erzeugten reinen (sinusförmigen) *Audiometertöne* steigen vom tiefsten normalerweise noch wahrnehmbaren Schallbereich über das Schallspektrum des menschlichen Ohres hinweg bis zu einer Frequenz von 11 500 Hertz an, im niederen Frequenzbereich gewöhnlich in ganzen, im höheren Frequenzbereich in halben Oktavsprüngen. Bei der *Schwellen-Audiometrie* werden die geringsten eben noch wahrnehmbaren Schallintensitäten in verschiedenen Frequenzbereichen gemessen; diese Werte werden als *Hörschwellen* bezeichnet. Eine andere Prüfung betrifft das Hörvermögen bei gleichzeitiger Anwendung eines Rauschtones. Die erhaltenen Werte werden in einem *Audiogramm* registriert.

Die Prüfung erstreckt sich auf die Luftleitung und die Knochenleitung. Die Prüfung der *Luftleitung* wird mit Kopfhörern vorgenommen, deren Gummiabdichtung die Ohrmuschel umschließt. Die *Knochenleitung* wird mit einem Knochenleitungshörer geprüft, der hinter dem Ohr auf dem Warzenfortsatz aufgesetzt wird. Eine Verminderung des Luftleitvermögens bei normaler Knochenleitung weist auf Störungen der Schalleitung im äußeren Gehörgang oder im *Mittelohr* hin (Trommelfell, Paukenhöhle mit der Kette der Gehörknöchelchen). Bei Erkrankungen des *Innenohrs* ist das Gehör auch bei der Knochenleitung beeinträchtigt.

Die jüngste Entwicklung einer *Säuglings-Audiometrie* ermöglicht es, an den eintretenden oder ausbleibenden Blickreaktionen auf Schallreize alle Grade von Schwerhörigkeit schon im Säuglingsalter festzustellen; durch entsprechende Steigerung der Schallintensitäten läßt sich das Restgehör selbst bei schwersthörigen Kindern bestimmen, so daß auch den meisten offenbar gehörlosen Säuglingen ein Hörgerät angemessener Leistung zugemessen und eine normale geistige Entwicklung ermöglicht werden kann.

Auge, *Oculus, Sehorgan*, ist das Organ, das die einfallenden Lichtstrahlen bricht und sammelt, sie zu einem Bild vereinigt und umgekehrt (kopfstehend) auf die Netzhaut projiziert. In der Netzhaut werden die Lichtreize in Nervenimpulse umgeformt und anschließend im Gehirn zu Wahrnehmungen verarbeitet. Das Gesehene wird gewohnheitsmäßig in aufrechter räumlicher Anordnung wahrgenommen.

Das menschliche Auge besteht aus dem eigentlichen optischen Apparat *(Augapfel)* und verschiedenen Schutz- und Hilfseinrichtungen *(Augenlider, Tränenorgane, Augenmuskeln)*. Es ist in die *Augenhöhle (Orbita)* des Schädels eingebettet und wird von umgebendem Fettgewebe und von den Augenlidern geschützt. Die Augenlider bestehen aus *Ober-* und *Unterlid*, d. h. paarigen Weichteilfalten des Gesichtes, die den Augapfel von vorne bedecken und schützen. Die Außenfläche wird von einer Hautschicht, die Innenfläche von einer Schleimhautschicht, der *Augenbindehaut (Konjunktiva)*, gebildet, welche auch die Vorderfläche des Augapfels bekleidet. Die Grundlage jedes Lides bildet die aus straffem Bindegewebe bestehende Lidplatte, in die die sog. *Meibom-Drüsen* eingelagert sind; diese Drüsen münden an der Innenkante des Lidrandes und haben die Aufgabe, die Lider einzufetten. An ihren Rändern tragen die Augenlider nach außen gebogene *Zilien*, die *Augenwimpern*. Der Lidschluß

AUGE I

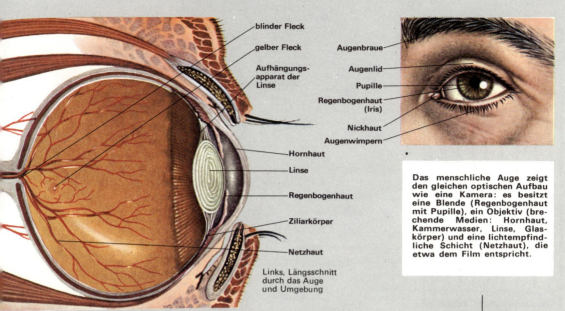

- blinder Fleck
- gelber Fleck
- Aufhängungsapparat der Linse
- Augenbraue
- Augenlid
- Pupille
- Regenbogenhaut (Iris)
- Nickhaut
- Augenwimpern
- Hornhaut
- Linse
- Regenbogenhaut
- Ziliarkörper
- Netzhaut

Links, Längsschnitt durch das Auge und Umgebung

Das menschliche Auge zeigt den gleichen optischen Aufbau wie eine Kamera: es besitzt eine Blende (Regenbogenhaut mit Pupille), ein Objektiv (brechende Medien: Hornhaut, Kammerwasser, Linse, Glaskörper) und eine lichtempfindliche Schicht (Netzhaut), die etwa dem Film entspricht.

Lichtreize, die auf die Netzhaut auftreffen, werden in nervöse Erregungen umgewandelt und hirnwärts an das *Sehzentrum* weitergeleitet. Dort werden die empfangenen Reize unter Mitwirkung anderer Systeme des Gehirns (Gedächtnis usw.) zu bewußten optischen Wahrnehmungen verarbeitet.

Das **stereoskopische (räumliche) Sehen** basiert auf der Tatsache, daß die Netzhaut das Gesehene seitenverkehrt registriert und die etwas verschiedenen Sinneseindrücke beider Augen im Sehzentrum bei gleichzeitiger Bildumkehrung zu einem vollständigen Raumbild verschmolzen werden.

Die Sehbahn (schematische Darstellung links unten). Die äußeren Ausschnitte der beiden Gesichtsfelder (des rechten und linken Auges) werden jeweils auf der inneren Netzhauthälfte, die inneren Ausschnitte auf der äußeren Netzhauthälfte registriert. Die Fasern der beiden inneren Netzhauthälften ziehen nach Kreuzung im *Chiasma opticum (Sehnervenkreuzung)* jeweils zur gegenüberliegenden Seite des Sehzentrums; die Fasern der beiden äußeren Netzhauthälften kreuzen sich dagegen nicht, d. h., die von der linken äußeren Netzhauthälfte kommenden Fasern ziehen zum linken Bereich des Sehzentrums, die von der rechten, äußeren Netzhauthälfte zum rechten. Auf ihrem Weg zum Sehzentrum werden die Nervenfasern nach einem bestimmten Schema geordnet.

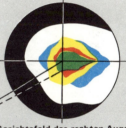

Gesichtsfeld des rechten Auges

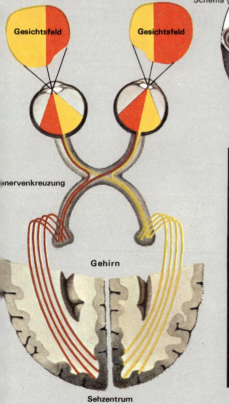

- Gesichtsfeld
- Gesichtsfeld
- nervenkreuzung
- Gehirn
- Sehzentrum

Das Gesichtsfeld ist asymmetrisch. Das schwarze Feld in der Abbildung oben verdeutlicht, wie es von Augenbraue, Nase und Wange eingeschränkt wird. Farben werden am schärfsten im Zentrum des Gesichtsfeldes wahrgenommen; das Bild zeigt die Verteilung der optimalen Wahrnehmung der einzelnen Primärfarben. Blau wird also in einem wesentlich größeren Bereich des Gesichtsfeldes gesehen als Grün.

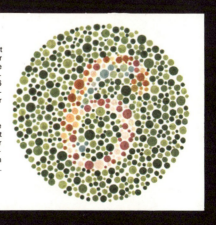

Das *Farbensehen* wird mit *Farbtafeln*, ähnlich der hier abgebildeten, getestet. Eine Person mit normalem *Farbensinn* kann die Zahl 6 sehen, während der Rotgrünblinde diese Ziffer nicht erkennen kann.

Die *Farbenblindheit*, die vererbbar ist, wird bedingt durch die Unfähigkeit der Netzhautzapfen, auf Lichtstrahlen einer bestimmten Wellenlänge zu reagieren.

AUGE II

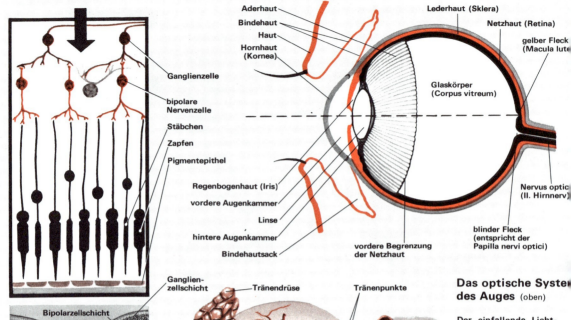

Das optische System des Auges (oben)

Der einfallende Lichtstrahl (gestrichelte Linie) wird von der Hornhaut gebrochen, passiert das Kammerwasser der vorderen Augenkammer und die verstellbare Öffnung der Regenbogenhaut, d. h. der Pupille, wird von der Linse erneut gebrochen und fällt, nachdem er den Weg durch den durchsichtigen Glaskörper zurückgelegt hat, auf die Netzhaut. Mit Hilfe der lichtempfindlichen Sinneszellen der Retina wird ein Bild aus den Lichtstrahlen aufgebaut. Der Punkt der stärksten Empfindlichkeit und damit der größten Sehschärfe ist der sog. »gelbe Fleck« (Macula lutea).

Die **Netzhaut** (schematische Längsschnittdarstellung ganz oben) ist 0,4 mm dick. Das in Pfeilrichtung einfallende Licht wird vom Pigmentepithel zurückgeworfen und fällt auf dem Rückweg auf die lichtempfindlichen *Stäbchen* und *Zapfen*. Die entstehende Erregung wird weitergegeben an die bipolaren Nervenzellen und von dort an die Ganglienzellen der Netzhaut, deren Fasern sich im Nervus opticus vereinen.

Darunter: Längsschnitt durch den gelben Fleck (Macula lutea), unter dem Mikroskop betrachtet.

Der **Tränenapparat** (rechts) hält die Augenoberfläche ständig feucht. Das ist besonders für die Funktionstüchtigkeit der Hornhaut wichtig. Die Tränenflüssigkeit, die in einer besonderen Drüse gebildet wird, fließt über ein System von Tränenkanälchen zum Augapfel und breitet sich über dessen Vorderfläche aus. Dann sammelt sie sich im inneren Augenwinkel und fließt durch die Tränenpunkte über ein weiteres Kanalsystem via Nasenhöhle zum Rachenraum ab.

Die **Augenmuskeln**, welche die Bewegungen des Augapfels steuern, haben Ähnlichkeit mit Zügeln (unten rechts).

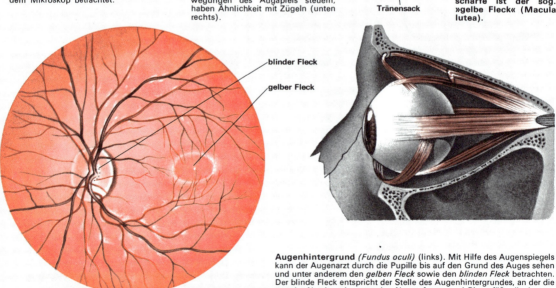

Augenhintergrund *(Fundus oculi)* (links). Mit Hilfe des Augenspiegels kann der Augenarzt durch die Pupille bis auf den Grund des Auges sehen und unter anderem den *gelben Fleck* sowie den *blinden Fleck* betrachten. Der blinde Fleck entspricht der Stelle des Augenhintergrundes, an der die aus der Netzhaut kommenden Nervenfasern und Blutgefäße die Augenhäute durchbrechen.

erfolgt durch einen bogenförmigen Ringmuskel im Ober- und Unterlid. Der *Tränenapparat* hält durch Absonderung von Tränenflüssigkeit Hornhaut und Bindehaut feucht. Die Tränenflüssigkeit wird durch die *Tränendrüse* in einer Nische des Augenhöhlendaches gebildet; sie breitet sich, unterstützt durch den Lidschlag, über den ganzen lidumschlossenen Raum aus und sammelt sich nasenwärts im sog. *Tränensee*. Die Lider verschieben die Tränenflüssigkeit zu den im inneren Augenwinkel gelegenen *Tränenpapillen* (warzenartige Erhebungen am Lidrand), auf denen sich die *Tränenpunkte*, d. h. die Mündungsöffnungen der *Tränenkanälchen*, befinden. Über diese Kanälchen wird die Flüssigkeit abgesaugt und gelangt über den *Tränensack* in den Nasenraum und schließlich in den Rachen.

Das kleine hellrote Häutchen im inneren Augenwinkel ist ein Überrest der *Nickhaut*, einem dritten Augenlid, das bei bestimmten Tierarten vorkommt: die Eule z. B. hängt die Nickhaut während des Tages wie einen Vorhang vor ihr Auge.

Die Ausführung der Augenbewegungen erfolgt durch sechs quergestreifte *Augenmuskeln*, die an der *Sklera (Lederhaut)*, der äußeren Hülle des Auges, ansetzen. Man unterscheidet vier gerade und zwei schräge Muskeln; jeder dieser Muskeln hat eine besondere Funktion: die vier geraden Muskeln führen die Auf- und Abwärts- sowie die seitlichen Bewegungen des Auges aus, während die beiden schrägen für die Drehbewegung verantwortlich sind. Alle Augenmuskeln werden von Hirnnerven innerviert, welche die Koordination der Augenbewegungen gewährleisten — eine wesentliche Voraussetzung für eine gute Sehleistung.

Der *Augapfel (Bulbus oculi)* besteht aus drei Häuten: der äußeren *(Tunica fibrosa bulbi)*, mittleren *(Tunica vasculosa bulbi)* und inneren *(Tunica interna oculi)* Augenhaut. Das Innere des Augapfels vom durchsichtigen, gallertigen Glaskörper *(Corpus vitreum)* ausgefüllt. Die äußere Augenhülle setzt sich zusammen aus Sklera und Kornea: Die *Sklera (Lederhaut)*, das „Weiße im Auge", umgibt den Augapfel wie eine Kapsel und geht nach vorn über in die dünne, durchsichtige *Kornea (Hornhaut)*, welche die auf die Augenoberfläche auftreffenden Lichtstrahlen bricht. Sie wird teilweise von der Augenbindehaut bedeckt; Krankheiten der einen Membran greifen oftmals auf die andere über. Mit der Lederhaut ist die Bindehaut nur lose verbunden, so daß sie die Bewegungen des Auges in keiner Weise beeinträchtigt.

Aderhaut, Ziliarkörper und Regenbogenhaut bilden zusammen die *mittlere Augenhaut*. Die *Aderhaut (Choroidea)* spielt aufgrund ihres Gefäßreichtums eine wesentliche Rolle für die Ernährung des ganzen Auges. Der *Ziliarkörper* (auch *Strahlenkörper* genannt) bildet eine Verdickung an der Vorderseite der Aderhaut und dient als Ausgangspunkt für den Aufhängeapparat der Linse. Grundlage des Ziliarkörpers ist der Ziliarmuskel, der für den Vorgang der *Akkommodation* (Nah- und Fernsehen) sehr wesentlich ist. Nach vorn geht die Aderhaut über in die *Iris (Regenbogenhaut)*, die als Blende vor die Linse geschaltet ist. Ihre Farbe ist erbbedingt und bei jedem Menschen anders. In der Mitte der Iris befindet sich in Form einer Aussparung das als *Pupille* bezeichnete Sehloch. Die Pupillenweite (die „Blendenöffnung") und damit die einfallende Lichtmenge wird reflektorisch von der Iris gesteuert: Bei intensivem Lichteinfall und beim Betrachten von Gegenständen in Augennähe verkleinert sich die Pupille, beim Sehen in die Ferne wird sie größer. Die von zwei verschiedenen Pupillenmuskeln ausgelösten Änderungen der Pupillenweite unterstützen den Vorgang der Scharfeinstellung und sind dem Blendenmechanismus des Photoapparates vergleichbar. Der Raum zwischen Irisvorderfläche und Hornhaut wird als *vordere Augenkammer*, derjenige (kleinere) zwischen Irishinterfläche, Glaskörper und Linse als *hintere Augenkammer* bezeichnet; beide sind mit sog. *Kammerwasser* angefüllt, welches u. a. bei der Brechung des Lichtes eine gewisse Rolle spielt.

Die *innere Augenhaut*, die *Netzhaut* oder *Retina*, erfüllt eine ähnliche Funktion wie Film oder Photoplatte beim Photographieren. Sie besitzt lichtempfindliche Rezeptoren — etwa 6 Millionen *Zapfen* und über 100 Millionen *Stäbchen*. Die Zapfen ermöglichen das Farbensehen und sprechen nur auf größere Helligkeitswerte an. Die Stäbchen sind vor allem für Helligkeitsunterschiede im Schwarzweiß-Bereich empfindlich und treten hauptsächlich beim Dämmerungssehen in Aktion. Die beste Auflösung und Farbunterscheidung besteht im Bereich der größten Zapfendichte in der sog. *Sehgrube*, einer kleinen Mulde inmitten des sog. *gelben Flecks (Macula lutea)*. Bei der Scharfeinstellung des Abbildes bewegt sich daher das Auge so, daß die optische Achse auf diese Stelle des schärfsten Sehens eingestellt wird. Während das Farbensehen von der Sehgrube aus peripheriewärts immer schlechter wird, verbessert sich das Dunkelsehen; deshalb werden Lichtpunkte nachts so anfixiert, daß sie auf das empfindlichere stäbchenreiche Gebiet der Netzhaut projiziert werden. Zapfen und Stäbchen stehen mit Nervenzellen in Verbindung, welche die von den Rezeptoren der Netzhaut eintreffenden Impulse an andere Nervenzellen, sog. *Ganglienzellen*, weitergeben. Die Fortsätze der Ganglienzellen aus der Netzhaut werden schließlich in einem geschlossenen Strang, dem sog. *Nervus opticus*, gesammelt. An der Stelle, an der dieser Sehnerv die Augenhäute durchbricht, befindet sich der sog. *blinde Fleck* unseres Auges. Hier fehlen Pigmentschicht und Sinneszellen. Lichtstrahlen können an dieser Stelle keine nervöse Erregung hervorrufen. Auch die entsprechende Stelle im Gesichtsfeld wird als blinder Fleck bezeichnet. Allerdings entsteht im Gesamtgesichtsfeld keine Lücke, weil die blinden Flecke der beiden Augen einander nicht überschneiden.

Von der Durchtrittsstelle durch die Augenhäute (der sog. *Papille*), an der auch die Blutgefäße das

Auge verlassen, ziehen die Nervenfasern der beiden jeweils etwa 3 mm dicken Sehnerven zur *Sehnervenkreuzung (Chiasma opticum)* im unteren Hirnbereich. Hier findet eine Halbkreuzung der Nervenfasern statt: einige der Nervenfasern vom rechten Auge gelangen in die linke Hirnhälfte und umgekehrt. Die aus beiden Netzhauthälften eintreffenden Erregungen erreichen nach Passieren einer Umschaltstelle im Hirn (dem sog. *Kniehöcker*) über die beiden Sehbahnen schließlich das *Sehzentrum* im *Okzipitallappen*. Hier erfolgt erst die eigentliche visuelle Wahrnehmung, d. h., das Gehirn „liest" und interpretiert die empfangenen Lichtreize. Bei krankhaften Veränderungen im Sehzentrum, beispielsweise bei einer Blutung im entsprechenden Hirnbereich, tritt partielle Blindheit ein, selbst wenn das Auge an sich vollkommen intakt ist.

Seheindrücke entstehen auf die folgende Weise: einfallende Lichtstrahlen werden von der Hornhaut gebrochen, passieren die vordere Augenkammer und die Pupille und treffen auf der Linse auf. Hornhaut, Kammerwasser *(Humor aquosus)* und Glaskörper zeichnen sich alle durch eine gewisse Brechfähigkeit aus; die zentrale Rolle bei der scharfen Abbildung des betrachteten Gegenstandes auf der Netzhaut spielt jedoch die Linse. Die Linse eines Photoapparates hat eine bestimmte Brechkraft; mit Hilfe gewisser Vorrichtungen wird der Abstand zwischen Linse und Film jeweils so eingestellt, daß das Bild möglichst scharf wird. Ein anderer Mechanismus liegt der Tätigkeit des Auges beim Menschen und bei allen Wirbeltieren zugrunde. Anspannen und Erschlaffen des Ziliarmuskels bewirken eine entsprechende Anspannung oder aber Entspannung der Fasern, die den Aufhängeapparat der Linse bilden. Auf diese Weise wird die Linsenkrümmung vermindert oder erhöht und ihre Brechkraft entsprechend verändert. Dieser Mechanismus ermöglicht wie die Gummilinse in der Phototechnik eine rasche Akkomodation, d. h. mühelosen Wechsel zwischen Nah- und Ferneinstellung. *Kurzsichtigkeit (Myopie)* oder *Weitsichtigkeit (Hyperopie)* liegen dann vor, wenn die Abbildung des betrachteten Objektes vor bzw. hinter der Netzhaut liegt. Die auf der Netzhaut auftreffenden Lichtstrahlen treten zunächst durch das äußere *Pigmentepithel;* ihre Transformation in Nervenimpulse erfolgt in der Neuroepithelschicht der Netzhaut (Zapfen und Stäbchen). Zur Umwandlung der Lichtenergie in elektrische Signale verwendet das Auge *Sehpigmente*, deren Farbstoffmoleküle durch die Lichtabsorption chemisch reversibel verändert werden, wodurch Sekundärprozesse ausgelöst werden, die zur Bildung der Nervenimpulse führen. Die Stäbchen besitzen nur ein Sehpigment, das *Rhodopsin (Sehpurpur)*, die Zapfen neben anderen das *Jodopsin*.

Das Farbensehen wird im allgemeinen erklärt durch das Vorhandensein von drei oder mehr Elementen in der Retina, die jeweils auf eine Primärfarbe (Rot, Grün und Violett) reagieren; die Unterscheidung der übrigen Spektralfarben wird durch eine Mischung dieser Primärfarben ermöglicht (↗ Farbenblindheit). Es gibt jedoch noch eine Reihe anderer Theorien über den Mechanismus des Farbensehens.

Beim stereoskopischen, d. h. „raumrichtigen" Sehen werden die etwas verschiedenen Sinneseindrücke beider Augen zu einem gemeinsamen Bild verschmolzen. Mitbestimmend bei der räumlichen Wahrnehmung sind jedoch außerdem noch Denkvorgänge und Erfahrungstatsachen sowie Unterschiede der Lichtintensitäten, die auf beide Augen treffen.

Vergleiche auch: Brille, Sehen.

Augentumoren sind vergleichsweise selten. Das *Retinoblastom* oder *Glioma retinae* (gehört zur Gruppe der Gliome, d. h. der Geschwülste im Bereich des Stützgewebes des Nervensystems) ist eine hauptsächlich in frühem Kindesalter auftretende bösartige Geschwulst der Netzhaut (Retina); oftmals werden beide Augen von der Krankheit befallen. In vielen Fällen liegt der Tumorbildung eine ererbte Disposition zugrunde. Ein Kind mit einem angeborenen Retinoblastom kann, da ihm die Vergleichsmöglichkeit fehlt, die Sehbehinderung nicht mitteilen, deshalb wird die Krankheit vielfach erst erkannt, wenn die Pupille sich durch das hinter ihr liegende Tumorgewebe weiß verfärbt. Früher gab es außer der *Enukleation* (chirurgische Entfernung des kranken Auges) keine Behandlungsmöglichkeit. Neuerdings wird die Möglichkeit einer Augentransplantation diskutiert. Bei beidseitigem Retinoblastom wird häufig das stärker befallene Auge entfernt und das andere Auge mit Bestrahlung — möglichst in Verbindung mit anderen therapeutischen Maßnahmen — behandelt.

Beim Erwachsenen sind Augentumoren meist in der sog. *Uvea* (Sammelbezeichnung für Aderhaut, Ziliarkörper und Iris) lokalisiert. Am häufigsten kommt das *Augenmelanosarkom* vor, eine außerordentlich bösartige Geschwulstart, die ihren Ausgang in Pigmentzellen nimmt. Die Krankheit äußert sich zunächst in einer schattenförmigen Einengung des Gesichtsfelds. Wenn der Tumor unbehandelt bleibt, tritt meist Verlust des Sehvermögens ein. Meist kommt eine Behandlung bei Erkennen des Tumors jedoch zu spät, da es sich bei dem sehr rasch metastasierenden Melanosarkom wahrscheinlich um die bösartigste aller Tumorarten handelt. Besonders häufig wird die Leber von Tochtergeschwülsten befallen. Da die Krankheit lebensbedrohlich ist, besteht die einzige erfolgversprechende Therapie zur Zeit in einer möglichst frühzeitigen Enukleation des erkrankten Auges.

In seltenen Fällen wird eine Dunkelfärbung und Vergrößerung von *Naevi* im Weißen des Auges (vorher als kleine gelblich- bis braungefärbte Flecken sichtbar) beobachtet. Diese Entwicklung kann u. U. auf einen bösartigen Tumor hinweisen.

Vergleiche auch: Krebs.

Augenverletzungen, Schäden, die durch Einwirkung äußerer Faktoren an dem trotz seiner geschützten Lage stark gefährdeten Auge eintreten. Besonders häufig kommt es durch das Eindringen kleiner Fremdkörper (z. B. Staubpartikel) zu Verletzungen der Horn- oder der Bindehaut, namentlich in bestimmten Berufen (bei Glaspolierern, Metallschleifern, Steinmetzen). Gefährlich ist vor allem das Eindringen heißer Fremdkörper, da sie sich in die Augenoberfläche einbrennen. Die oftmals unangenehmen Erscheinungen (Schmerzen, Tränenfluß) werden allerdings durch Reiben und ähnliche Selbsthilfemaßnahmen kaum behoben — eher verschlimmert. Das vernünftigste ist in jedem Fall ein sofortiger Arztbesuch, da besonders Hornhautverletzungen schwere Komplikationen nach sich ziehen können.

Stumpfe Verletzungen (Faustschlag oder Schneeball z. B.) können Rupturen oder Blutungen im Glaskörper des Auges oder eine Loslösung der Retinaschicht vom Augenhintergrund zur Folge haben. Nicht immer ist das Sehvermögen gleich nach der Verletzung beeinträchtigt, deshalb kann das Ausmaß des angerichteten Schadens nur von einem Augenarzt festgestellt werden.

Beim Bearbeiten von Eisen oder Stahl können kleine Partikel mit großer Wucht in das Auge eindringen. Wenn eine solche Verletzung vernachlässigt und der Fremdkörper nicht entfernt wird, kann das betreffende Auge unter Umständen erblinden. Mit Hilfe besonderer Elektromagneten lassen sich solche Fremdkörper oftmals entfernen.

Perforierende Verletzungen (durch spitze Objekte, wie z. B. Tannennadeln) können schwere Entzündungen hervorrufen und möglicherweise den Verlust des betreffenden Auges bewirken. Infektionen im Anschluß an perforierende Verletzungen greifen gelegentlich auch auf das zweite Auge über und haben unter Umständen totale Erblindung *(Ophthalmia sympathica)* zur Folge.

Verletzungen durch ätzende Substanzen können durch Narbenbildung zu Hornhauttrübung mit anschließendem Verlust des Sehvermögens führen. In solchen Fällen sollte das verletzte Auge unmittelbar nach dem Unfall mit Wasser gespült werden. Augenverletzungen am Arbeitsplatz lassen sich durch entsprechende Schutzmaßnahmen vermeiden. Um auch Kinder vor Augenverletzungen zu schützen, sollte man auf gefährliche Spielsachen verzichten.

Autopsie, *Obduktion, Sektion, innere Leichenschau,* Leichenöffnung zur Feststellung der Todesursache. Zu einer Autopsie gehören auch die Untersuchung der Körperhülle auf etwaige äußere Veränderungen und die Öffnung der Körperhöhlen zur Untersuchung der Eingeweide. Eine Autopsie ist bei ungeklärter Todesursache erforderlich; sie kann aus medizinischen Gründen in den meisten Fällen nicht ohne die Einwilligung der Verwandten erfolgen. Gerichtsmedizinische Autopsien sind Bestandteil der polizeilichen Ermittlungen bei Todesfällen, in denen Verdacht auf ein Verbrechen besteht, und zur Klärung von versorgungsrechtlichen und gesundheitspolizeilichen Forderungen. Diese Autopsien müssen (in der BRD) von einem Richter angeordnet sein und in dessen Beisein von zwei Ärzten (davon ein Gerichtsarzt) durchgeführt werden.

B

Bartflechte, *Bartfinne, Folliculitis barbae, Sycosis,* eine sehr hartnäckige, chronische Erkrankung in der Bartregion des Mannes, bedingt durch eine bakterielle, eitrige Entzündung der Haarfollikel; rasierte wie bärtige Männer können gleichermaßen davon betroffen werden. Die Bereitschaft bestimmter Personen zur Entwicklung der Folliculitis barbae ist schwer erklärbar. Eine wirksame Therapie gibt es nicht; nach zeitweiliger Heilung kehren die Symptome häufig wieder. Lokale Anwendung antibiotikahaltiger Salben erweist sich oft als nützlich. Auch Pilzerkrankungen der Bartwurzeln werden gelegentlich beobachtet, sind jedoch heute im Vergleich zur bakteriell bedingten Bartflechte selten.

Bauchfellentzündung, *Peritonitis,* die Entzündung der Bauchhöhle und der sie auskleidenden Schleimhaut *(Peritoneum),* kann die gesamte Bauchhöhle oder auch nur einen kleinen Abschnitt in Mitleidenschaft ziehen. Die Bauchfellentzündung wird gewöhnlich durch eine Infektion eines der Organe des Bauchraumes verursacht, die sich dann auf die Bauchhöhle ausdehnt. Die Bauchfellentzündung ist eine besonders häufige Komplikation, wenn ein infiziertes Bauchorgan durchbricht, z. B. der Wurmfortsatz, die Gallenblase oder ein Magengeschwür. Andere Ursachen sind Darmverschlingungen sowie Infektionen von Organen im Beckenraum, z. B. der Eierstöcke. Die Bauchfellentzündung ist eine schwere Erkrankung mit akuten Symptomen, wie Bauchschmerzen, Fieber, Schüttelfrost, Erbrechen und erheblicher Verschlechterung des Allgemeinzustandes. Die Entzündung reizt die in diesem Bereich betroffenen Muskeln, so daß sie sich kontrahieren und der Bauch hart und gespannt wird. Dieser Befund erfordert eine sofortige Operation mit Entfernung des Infektionsherdes und Ableitung des Eiters aus der entzündeten Gegend. Bei diesem Zustand sind Antibiotika oft lebensrettend.
Vergleiche auch: Appendicitis, Cholezystitis, Magen- und Zwölffingerdarmgeschwür.

Becken

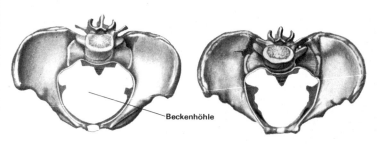

Während der *Geburt* muß der Kopf des Kindes durch die Beckenhöhle hindurchgehen. Die normale Weite des Eingangs ist 11 cm (A); damit der Kopf den Ausgang überhaupt passieren kann (B), wird das Steißbein nach hinten gebogen.

Das Becken einer Frau ist flacher, breiter und geräumiger als das eines Mannes; diese Maßverhältnisse sind wichtig für Schwangerschaft und Geburt.

Der *Beckengürtel* verbindet die Wirbelsäule mit den Beinen; er wird vom Kreuzbein und von den Beckenknochen gebildet. Das *Kreuzbein*, welches ein Teil der Wirbelsäule ist, paßt sich zwischen den beiden *Beckenknochen* ein. Jeder Beckenknochen besteht aus drei Teilen; dem Darmbein, dem Schambein und dem Sitzbein. Vorne werden die Beckenknochen durch einen Knorpel, die *Symphyse* (Schambeinfuge), verbunden.

Die Abbildung oben zeigt das Becken einer Frau. Ein Teil der äußeren Umrisse des männlichen Beckens ist durch die gestrichelten Linien angedeutet.

Bauchspeicheldrüse, *Pankreas*, eine grau-rote Drüse von etwa Handgröße, die an der hinteren Wand der Bauchhöhle liegt. Sie scheidet täglich 0,5–1 l *Bauchspeichel* durch ihren Ausführungsgang in den Zwölffingerdarm ab. Dieser alkalische Bauchspeichel enthält die vier Verdauungsfermente *Amylase, Trypsin, Chymotrypsin* und *Lipase*. Amylase spaltet die Kohlenhydrate, Trypsin und Chymotrypsin die Eiweißstoffe und Lipase die Fette auf. Der Fluß des Bauchspeichels wird durch das Hormon *Sekretin* gesteuert, welches unter dem Einfluß des Eingeweideinhalts in der Wand des Zwölffingerdarms gebildet wird. Ein anderes Hormon, das pankreotrope Hormon des Hypophysenvorderlappens, regt die Produktion von ↗ Fermenten an. Die Bauchspeicheldrüse selbst bildet ebenfalls zwei Hormone, sie ist also sowohl ein *exokrines* Organ, das Fermente in den Darm absondert, als auch ein *endokrines* Organ, das Hormone in die Blutbahn abgibt. Die beiden Hormone, *Insulin* und das antagonistisch wirkende *Glukagon*, werden in zwei verschiedenen Gruppen von Zellen, den β-Zellen (B-Zellen) bzw. α- oder Silberzellen, innerhalb der *Langerhansschen Inseln* hergestellt, die über das Drüsengewebe verstreut verteilt sind. Die menschliche Bauchspeicheldrüse weist über 1 Million Inseln auf. Insulin ist wichtig für den Blutzuckerverbrauch innerhalb der Körperzellen, es setzt den Zuckergehalt des Blutes herab. Eine verminderte Insulinausschüttung verursacht die *Zuckerkrankheit*. Glukagon hingegen beschleunigt die Freisetzung von Zucker aus der Leber, wenn sich zuwenig Zucker im Blut befindet. Ist die Sekretion von Bauchspeichel vermindert oder eingestellt, treten Verdauungsstörungen ein, die zunächst vor allem durch hellfarbige Fettstühle in Erscheinung treten.

Eine Entzündung der Drüse bedeutet eine schwerwiegende Erkrankung, die unter Umständen einen operativen Eingriff erforderlich macht (↗ Pankreatitis). Manchmal kommt es in der Drüse zu einer Steinbildung. In anderen Fällen bilden sich ↗ Tumoren, zu denen auch bösartige Wucherungen und eine Art von hormonbildendem (insulinbildendem) Tumor, das *Insulom*, gehören.

Vergleiche auch: Diabetes mellitus, Endokrine Drüsen, Fermente, Hormone, Magen- und Zwölffingerdarmgeschwür, Verdauung; B Verdauung III.

Becken, *Pelvis,* der untere Teil des Rumpfes, bezeichnet meist nur den Teil des Knochengerüstes, der von den beiden Hüftbeinen und dem Kreuzbein gebildet wird. Das Becken verbindet das Rückgrat mit den unteren Gliedmaßen. Das *Kreuzbein* als unterer Teil des Rückgrates ist zwischen den beiden Hüftbeinen befestigt, an deren Außenseite die Oberschenkelknochen gelenkig verbunden sind. Jedes Hüftbein besteht aus drei Teilen, die miteinander verschmolzen sind, dem *Darmbein,* dem *Schambein* und dem *Sitzbein.* An der Vorderseite sind die Hüftbeine durch eine Knorpelscheibe, die *Symphyse,* verbunden. Das große, abgeplattete Darmbein bildet den oberen Teil des *großen Beckens,* das *kleine Becken* ist der Knochenring, der durch das Kreuz- und Schambein gebildet wird. Das Hüftbein ist mit dem Oberschenkelknochen durch eine Gelenkhöhle verbunden. Ein kräftiger Vorsprung des Sitzbeines bildet den sogenannten *Sitzbeinhöcker,* der den Körper beim Sitzen stützt.

Das Knochengerüst des Beckens ist bei der Frau geräumiger als beim Mann, und durch seine etwas andere Konstruktion kann das Kind bei der Geburt das Becken relativ leicht verlassen; der Abstand zwischen den Sitzbeinen ist größer, und im letzten Stadium der Wehen wird die Symphyse durch ein besonderes Hormon verändert, so daß sie sich leicht dehnen läßt. Wenn das Kind geboren wird, werden die Steißbeinwirbel nach hinten weggedrückt, dadurch wird der Beckenausgang um rund 2 cm erweitert, so daß er einen Gesamtdurchmesser von 11 cm hat, der fast immer groß genug ist, den normalen Kopf eines Neugeborenen durchzulassen. Eine Vorstellung über die Größe des Durchlasses kann man durch die Beckenmaße erhalten, welche mit Hilfe eines besonderen Instruments *(Beckenzirkel)* gemessen werden. Die regelmäßige Form des Beckengerüstes macht es möglich, die Weite des Beckenausganges von bestimmten äußeren Abmessungen, den *Beckenmaßen,* her abzuschätzen. Mitunter findet sich ein schmales Becken, dies ist gewöhnlich eine Folge der Rachitis, die heute jedoch ziemlich selten geworden ist. Ein enges Becken erschwert oder verhindert den Durchgang eines Kindes durch den Beckenausgang.

Das Becken umschließt die *Beckenhöhle,* die eine unmittelbare Fortsetzung der Bauchhöhle darstellt und die zusätzlich zu den Eingeweiden die Harnblase und Teile der Fortpflanzungsorgane enthält. Das Leistenband, an dem die Bauchmuskeln befestigt sind, verläuft auf beiden Seiten vom Darmbeinkamm bis zur Schambeinfuge. Unterhalb des Leistenbandes verlaufen die zum Bein führenden Blutgefäße und Nerven, beim Mann auch die vom Hoden kommenden Samenstränge. Nach unten hin wird das Becken durch die Muskeln des *Beckenbodens* mit dem After und den äußeren Geschlechtsteilen abgeschlossen. Nach außen hin ist das Hüftbein von den Gesäßmuskeln bedeckt, die am Oberschenkelknochen ansetzen. *Vergleiche auch:* Skelett; ▣ Anästhesie II.

Bein. Das Bein besteht aus dem *Oberschenkel,* dem *Unterschenkel* und dem ↗ *Fuß.* Sein Skelett besteht mit Ausnahme des Fußes aus drei Knochen: dem *Oberschenkelknochen* oder *Femur,* dem längsten und dicksten Knochen des Körpers, dem *Schienbein* oder der *Tibia* und dem *Wadenbein,* der *Fibula.*

Das Bein ist mit dem Rumpf am *Hüftgelenk,* einem typischen Kugel-Pfannen-Gelenk, verbunden. Der obere Teil oder Hals des Oberschenkelknochens *(Oberschenkelhals)* hat einen kugelförmigen Kopf, der sich in der Pfanne im Hüftgelenk dreht. Das Hüftgelenk wird durch Bänder und eine große Gelenkkapsel aus Bindegewebe verstärkt. Die aufrechte Haltung des Menschen setzt den Schenkelhals und das Hüftgelenk einer starken Belastung aus. Tatsächlich ist der *Schenkelhalsbruch* gerade bei älteren Leuten nichts Seltenes (↗ Knochenbruch); der Kopf des Oberschenkelknochens rutscht leicht aus der Gelenkpfanne, besonders wenn diese ungewöhnlich flach ist. Dies ist bei der angeborenen ↗ Hüftgelenkluxation der Fall.

Das *Knie* besteht aus dem *Kniegelenk,* einem kombinierten Scharnier-Sattel-Gelenk, und der Kniescheibe, die ein Knochen für sich ist. Das Kniegelenk wird von den großen Gelenkfortsätzen des Oberschenkelknochens gebildet, deren runde Oberflächen über die horizontale Gelenkfläche des Schienbeins gleiten. Zwischen den Gelenkfortsätzen und der Oberfläche des Schienbeins befinden sich zwei halbmondförmige Knorpelscheiben, die *Menisken,* die gleitende Bewegungen erleichtern und als Stoßdämpfer dienen. Die Menisken sind an ihrem äußeren Rand mit der das Gelenk umhüllenden Gelenkkapsel verbunden. Das Gelenk wird ferner durch mehrere Bänder, an den Seiten durch die *kollateralen Bänder* und im Gelenk selbst durch die *Kreuzbänder,* gefestigt.

In der Nachbarschaft der Gelenkkapsel gibt es mehrere Schleimbeutel, von denen einige in direkter Verbindung mit dem Gelenk stehen. Die *Kniescheibe* oder *Patella* befindet sich vor dem Gelenk und wird von der Sehne eines Oberschenkelmuskels (des *Musculus quadriceps femoris*) überzogen. Wenn man das Bein streckt, unterstützt die Kniescheibe die Gleitbewegung der Sehne über das Gelenk.

Das *Kniegelenk* ist eines der empfindlichsten Gelenke des Körpers und wird leicht beschädigt. Ein Schlag auf das Knie hat nicht selten eine vermehrte Ansammlung von Flüssigkeit im Gelenk zur Folge, was man als *Kniegelenkserguß* oder *Wasserknie* bezeichnet. Hauptkennzeichen sind Schwellung und Weichheit. Eine Ansammlung von Flüssigkeit ist oft eine Begleiterscheinung der Beschädigung von Menisken und Bändern (↗ Meniskus). Knieverletzungen verschiedener Art können gewöhnlich durch Bandagen oder einen chirurgischen Eingriff behoben werden.

An ihrem unteren Ende bilden Schien- und Wadenbein eine Nut, die den Körper des Sprungbeins des Fußes im *Knöchelgelenk* oder oberen *Sprung-*

BEIN

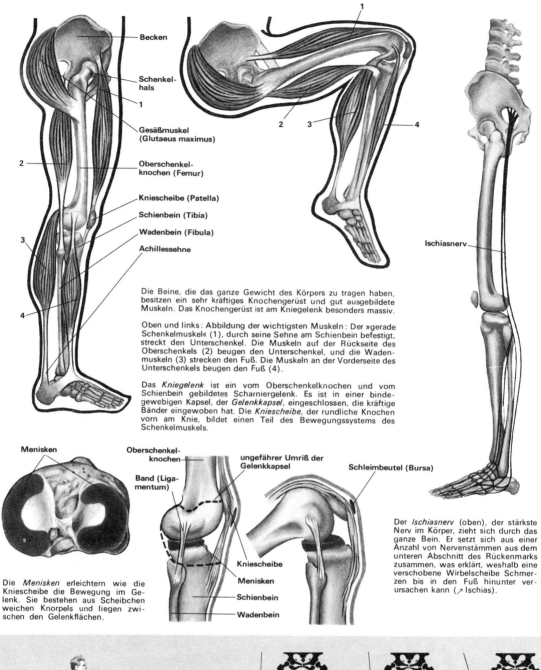

Die Beine, die das ganze Gewicht des Körpers zu tragen haben, besitzen ein sehr kräftiges Knochengerüst und gut ausgebildete Muskeln. Das Knochengerüst ist am Kniegelenk besonders massiv.

Oben und links: Abbildung der wichtigsten Muskeln: Der »gerade Schenkelmuskel« (1), durch seine Sehne am Schienbein befestigt, streckt den Unterschenkel. Die Muskeln auf der Rückseite des Oberschenkels (2) beugen den Unterschenkel, und die Wadenmuskeln (3) strecken den Fuß. Die Muskeln an der Vorderseite des Unterschenkels beugen den Fuß (4).

Das *Kniegelenk* ist ein vom Oberschenkelknochen und vom Schienbein gebildetes Scharniergelenk. Es ist in einer bindegewebigen Kapsel, der *Gelenkkapsel*, eingeschlossen, die kräftige Bänder eingewoben hat. Die *Kniescheibe*, der rundliche Knochen vorn am Knie, bildet einen Teil des Bewegungssystems des Schenkelmuskels.

Die *Menisken* erleichtern wie die Kniescheibe die Bewegung im Gelenk. Sie bestehen aus Scheibchen weichen Knorpels und liegen zwischen den Gelenkflächen.

Der *Ischiasnerv* (oben), der stärkste Nerv im Körper, zieht sich durch das ganze Bein. Er setzt sich aus einer Anzahl von Nervenstämmen aus dem unteren Abschnitt des Rückenmarks zusammen, was erklärt, weshalb eine verschobene Wirbelscheibe Schmerzen bis in den Fuß hinunter verursachen kann (↗ Ischias).

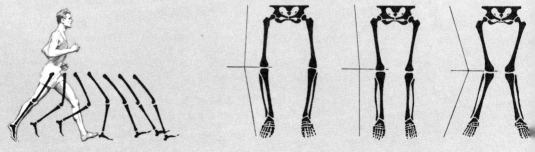

gelenk einfaßt. Dieses Scharniergelenk befindet sich ebenfalls in exponierter Lage und wird oft, beispielsweise beim Skilaufen, verrenkt oder gebrochen.

Die Beinmuskulatur ist gut entwickelt. Die *Gesäßmuskeln*, die an der Rückseite des Sitzbeins befestigt sind, steuern in der Hauptsache die Bewegungen des Hüftgelenks, während die Oberschenkelmuskeln das Bein im Kniegelenk bewegen. Der wichtigste Muskel an der Vorderseite des Oberschenkels ist der *Quadriceps femoris*, der den Unterschenkel streckt. Die Muskeln an der Rückseite des Oberschenkels, wie der *Musculus biceps femoris* und der *Musculus semitendinosus*, beugen den Unterschenkel.

Die Muskeln des Unterschenkels bestehen hauptsächlich aus dem *Wadenmuskel* und den vorderen *Schienbeinmuskeln*, die entsprechend den Fuß strecken bzw. beugen. Der Wadenmuskel liegt auf der Rückseite des Unterschenkels und ist an seinem unteren Ende durch die stärkste Sehne des Körpers, die *Achillessehne*, am Fersenbein des Fußes befestigt. Die Verletzung dieser Sehne ist besonders bei Sportlern nicht selten. Rechts und links der Befestigung der Achillessehne befinden sich mehrere Schleimbeutel, die sich entzünden können, wie z. B. nach Gewaltmärschen.

Die Blutversorgung des Beines gewährleistet hauptsächlich eine große Arterie, die *Oberschenkelschlagader* oder *Arteria femoralis*, die unter dem Leistenband hindurchführt und sich dann in zwei Äste verzweigt. Der Hauptast erreicht den Unterschenkel von der Kniekehle her und verläuft bis zum Fuß hinunter, wo man ihn auf der Innenseite des Knöchels fühlen kann. Der andere Ast verteilt sich gleichmäßiger über das ganze Bein. Das Blut strömt über ein System von Venen zurück, von denen einige ziemlich tief, andere direkt unter der Haut liegen. Die oberflächlichen Venen schwellen manchmal an und beschreiben unter der Haut ein geschlängeltes und verzweigtes Muster (↗ *Krampfadern*).

In manchen Fällen kommt es in den oberflächlichen Venen zu einem entzündlichen Prozeß, als *Thrombophlebitis* bekannt, während sich in den tiefen Venen richtige Blutgerinnsel bilden. Die Lymphgefäße des Beines sammeln sich in der Leistenbeuge, wo zahlreiche Lymphknoten verhindern, daß sich irgendeine Entzündung im Bein auf den übrigen Körper ausbreitet. Die Tätigkeit dieser Lymphknoten bei einer Entzündung im Bein oder im Fuß führt gewöhnlich zu einer Schwellung in der Leistengegend. Der Hauptbeinnerv, der fingerdicke *Ischiasnerv*, nimmt Äste von verschiedenen Nerven des Rückenmarks auf und entspringt aus der Lendengegend. Der Ischiasnerv ist der größte im Körper und teilt sich auf der Rückseite des Oberschenkels in zwei Äste auf. Diese enthalten sowohl motorische Nerven, die zu den Muskeln führen, als auch sensible Nerven der Sinneswahrnehmungen aus dem ganzen Glied.

Es gibt verschiedene Arten von Mißbildungen des Beines. *X-Beine* und *O-Beine* sind Mißbildungen, die oft der Rachitis zuzuschreiben waren und heute recht selten geworden sind. Die schwächeren Formen dieser beiden Mißbildungen sind nicht pathologisch.

Vergleiche auch: Becken, Fuß, Gelenke, Ischias, Meniskus, Schleimbeutel, Skelett; B Gelenke.

Bewußtlosigkeit, *Bewußtseinsverlust*, Störung des Bewußtseins, bei dem die betroffene Person durch äußere Reize nicht wieder aufgeweckt werden kann. Die tiefe Bewußtlosigkeit nennt man *Koma*, während eine ziemlich oberflächliche Benommenheit, aus der man eine Wiederbelebung mit Hilfe starker Anregungsmittel bewirken kann, als *Stupor* bezeichnet wird. Bei schnellem und vorübergehendem Verlust des Bewußtseins spricht man von *Ohnmacht* oder *Synkope*. Große, magere Menschen mit niedrigem Blutdruck neigen zu Ohnmachtsanfällen, wenn sie zu lange stehen, ohne die Beine zu bewegen. Diese Erscheinung, die vom Gleichgewichtssinn ausgeht, ergibt sich daraus, daß die Beinmuskeln außerstande sind, das Blut in normalem Maße zum Herzen zurückzutreiben, was eine unzureichende Blutversorgung in der oberen Körperhälfte zur Folge hat. Das Gehirn erhält nicht genügend Blut, und der Patient verliert das Bewußtsein. Falls der Betroffene zu Boden fällt, stellt sich der normale Kreislauf wieder ein, und das Bewußtsein kehrt zurück.

Die Bewußtlosigkeit tritt oft als Folge äußerer Gewalteinwirkung auf das Gehirn oder in Verbindung mit Vergiftungen und einer Anzahl von Krankheiten, wie Epilepsie und Stoffwechselstörungen, auf. Bei der Zuckerkrankheit kommt es zu schweren Formen des Bewußtlosigkeit, verursacht durch einen Mangel an Insulin — *diabetisches Koma* — oder durch einen Überschuß dieses Stoffes — *Insulinkoma*. Diese Erscheinung kann gewöhnlich recht schnell beseitigt werden. Andere Formen tiefer Bewußtlosigkeit widerstehen mehr oder weniger jeder Behandlung, darunter die durch Leber- oder Nierenstörungen verursachten. Im letzten Fall ist das Koma einer Harnvergiftung zuzuschreiben. Schwere Gehirnschäden führen manchmal zu äußerst langer und tiefer Bewußtlosigkeit, so, wenn sie durch eine Unterbrechung der Blutversorgung der Gehirnabschnitten, die Schlaf und Wachsein regeln, oder durch eine Funktionsstörung der zu diesem Bereich gehörigen Nervenzellen infolge einer Wirkung von Giftstoffen oder durch mechanische Einwirkungen, wie äußere Gewalt, hervorgerufen wird.

Die Bewußtlosigkeit ist also ein mehr oder weniger ernst zu nehmendes Symptom verschiedener innerer Störungen. Es ist wichtig, unangebrachte therapeutische Maßnahmen zu vermeiden, deshalb sollte man sofort einen Arzt rufen. Die Verfassung des Patienten kann dadurch, daß man ihn, etwa nach einem Unfall, bewegt, verschlechtert werden. Es ist auch gefährlich, ihm irgendwelche Flüssigkeiten einflößen zu wollen, da sie in die Luftröhre gelangen können.

Blasenmole, *Traubenmole, Mola hydatidosa,* eigenartige, hydropische Entartung der *Plazenta,* die häufig zum frühzeitigen Tod der (selten lebensfähigen) Frucht führt. Bei der Blasenmole ist die Plazenta ganz oder teilweise ersetzt durch eine weintraubenförmige Masse halbdurchsichtiger Hohlräume, die mit Flüssigkeit angefüllt sind. Meist kommt es in einem frühen Stadium der Schwangerschaft zu Gebärmutterblutungen und zu einer raschen Vergrößerung der Gebärmutter. Die mißgebildete Frucht wird häufig um den 4. Monat der Gravidität ausgestoßen. Diese Form der Plazentaentartung ist selten und im allgemeinen für die Mutter ungefährlich. In wenigen Fällen entwickelt sich auf dem Boden der Blasenmole ein sog. *Chorionepitheliom* (hemmungslose Wucherung der chorialen Zellen der Zottenhaut der Plazenta).

Blausäurevergiftung, *Cyanvergiftung, Zyanvergiftung,* meist bedingt durch Einatmen von Blausäuredämpfen oder durch Einnahme zyanhaltiger Substanzen in Form wasserlöslicher Zyanide (Blausäure oder auch Zyanwasserstoffsäure genannt) oder in Form von Kaliumzyanid (Zyankalium, einem Salz der Blausäure). Blausäuresalz ist ein sehr rasch wirkendes, starkes Gift. Es blockiert die intrazellulären Atmungsfermente, welche die Gewebeatmung regulieren (Atmungskette), dadurch kommt es zu einer *inneren Erstickung (Gewebsanoxie).* Wenn große Mengen von Blausäuredämpfen eingeatmet werden, tritt nach konvulsiven Muskelkrämpfen und einer Phase der Bewußtlosigkeit sehr rasch der Tod ein. Bei Aufnahme von zyanhaltigen Speisen und Getränken entfaltet das Gift seine Wirkung nicht ganz so schnell. Zu den Vergiftungssymptomen gehören Schwindel, Herzklopfen, Atemnot, Konvulsionen und Bewußtlosigkeit. Personen, die in Räumen gefunden werden, deren Atmosphäre durch Blausäuredämpfe angereichert ist, müssen unverzüglich an die frische Luft gebracht werden. Durch rechtzeitige Gabe bestimmter Medikamente (Nitrite, Thiosulfat) kann die Ausscheidung des Giftes beschleunigt werden.
Vergleiche auch: Vergiftungen.

Bleivergiftung oder *Bleikrankheit (Saturnismus)* entsteht bei über längerer Zeit andauernder Einnahme von bleihaltigen Verbindungen oder durch das Einatmen von Luft, die Spuren von Blei enthält. Diese *chronische Bleivergiftung* ist im Zusammenhang mit den Fortschritten der Arbeitshygiene ziemlich selten geworden. Zu den wenig charakteristischen Symptomen gehören Gewichtsverluste, Mattigkeit, Blässe und Blutarmut. Die *akute Bleivergiftung* (fast nur als Vergiftung mit *Bleitetraäthyl*) kann von heftigen Schmerzen im Bauch — der *Bleikolik* — begleitet sein; manchmal kommt es zu Lähmungen, vor allem der Arme. Es können sich auch Kopfschmerzen und Krämpfe einstellen. Die Behandlung ist darauf abgestellt, die Geschwindigkeit, mit der das Blei vom Körper ausgeschieden wird, zu steigern. Man setzt Stoffe ein, die mit dem Blei zu leichter löslichen und daher besser ausscheidbaren Verbindungen reagieren.
Vergleiche auch: Vergiftungen.

Blut, *Sanguis* (im Lateinischen), *Haima* (im Griechischen), rote Körperflüssigkeit, die in einem Kreislaufsystem Herz und Gefäße durchfließt. Das Blut hat eine Vielzahl von Aufgaben: es versorgt die Zellen des Organismus mit Sauerstoff, Nahrungsstoffen, Hormonen und Vitaminen und entfernt aus dem Gewebe Kohlendioxid und die übrigen Stoffwechselprodukte, welche dann über Lunge und Nieren ausgeschieden werden. Das Blut ist ferner ein wichtiger Faktor im Abwehrkampf des Organismus gegen Bakterien und Viren. Es kann aufgrund seiner Gerinnungsfähigkeit Wunden schließen, außerdem fungiert es als einer der Wärmeregulatoren des Körpers. Die Blutmenge eines Erwachsenen beträgt normalerweise 4–5 Liter.

Das Blut besteht aus einer gelblichen Flüssigkeit, dem *Blutplasma,* und zellulären Bestandteilen, den *Blutkörperchen.* Das Blutplasma enthält etwa 90 % Wasser, 7–8 % Protein und 1 % Salze und viele andere lebenswichtige Stoffe, wie verschiedene Zuckerarten, Fette, Vitamine, Hormone und Fermente. Die Proteine, die vornehmlich in der Leber gebildet werden, setzen sich zusammen aus *Albuminen, Globulinen* und dem *Fibrinogen.* Sie hindern das Blut daran, aus den Gefäßen in das umgebende Gewebe überzutreten. Die Globuline, insbesondere die *Gammaglobulinfraktion,* enthält verschiedene Antikörper, die den Körper gegen Infektionen schützen. Fibrinogen ist ein wichtiger Faktor bei der Blutgerinnung; wenn Fibrinogen durch die Bildung von Blutklumpen dem Blut entzogen wird, bleibt eine dünne Flüssigkeit, das sog. *Blutserum,* zurück. Die Zusammensetzung des Blutplasmas ist außerordentlich konstant und stellt ein wichtiges Element dar bei der Aufrechterhaltung der verschiedenen Körperfunktionen. Schon die geringfügigste Störung dieser Zusammensetzung kann zu Krankheitserscheinungen führen. Bei vielen Krankheiten stellt man eine sekundäre Veränderung in der Blutzusammensetzung fest. Aus diesem Grund werden bei der Diagnostik einer Erkrankung häufig auch mehrere verschiedene Blutuntersuchungen durchgeführt.

Der Anteil der Blutkörperchen am Gesamtblutvolumen, der sogenannte *Hämatokritwert,* liegt zwischen 40–50 %. Es gibt drei Arten von Blutkörperchen: rote und weiße Blutkörperchen sowie

BLUT I

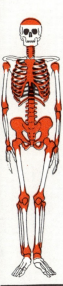

Zusammensetzung des Blutes

Das Blut besteht zu etwa 55% aus einer gelblichen Flüssigkeit, dem *Blutplasma*. Das Plasma enthält verschiedene Stoffe; u. a. transportiert es die aus den Speisen gewonnenen Nährstoffe zu den Körperzellen. Im Plasma schwimmend, finden sich drei Arten von *Blutkörperchen*.

Die *roten Blutkörperchen (Erythrozyten)* enthalten einen roten Farbstoff, das *Hämoglobin*, welches dem Blut seine Farbe gibt und Sauerstoff von den Lungen zu den Geweben transportiert (↗ Atmungsorgane). Die *weißen Blutkörperchen (Leukozyten)* haben in erster Linie eine Abwehrfunktion gegenüber Bakterien und Fremdkörpern. Die *Blutplättchen (Thrombozyten)* enthalten unter anderem das Ferment, das die Blutgerinnung bewirkt.

Die meisten roten Blutkörperchen werden im roten Knochenmark gebildet (links). Rechts: Knochenmarkszellen unter dem Mikroskop. Im Bild werden die verschiedenen Arten von Blutkörperchen im Anfangsstadium ihrer Entwicklung gezeigt.

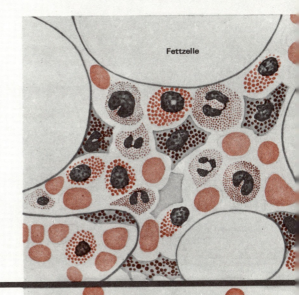

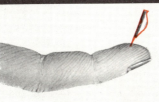

Differentialblutbild — diagnostische Blutuntersuchung. Viele Krankheiten sind mit Blutveränderungen verbunden (z. B. pathologische Veränderungen von Anzahl und Aussehen der Blutzellen).

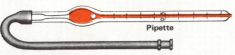
Pipette

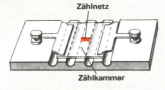
Zählnetz
Zählkammer

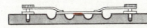

Wenn für Untersuchungszwecke nur kleine Mengen Blut erforderlich sind, wird die Fingerkuppe mit einer sterilen Nadel angestochen und anschließend etwas Blut mit einer Glaspipette abgesaugt. Dann wird das Blut mit besonderen Lösungen für die Untersuchung verdünnt.

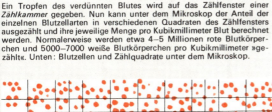

Ein Tropfen des verdünnten Blutes wird auf das Zählfenster einer *Zählkammer* gegeben. Nun kann unter dem Mikroskop der Anteil der einzelnen Blutzellarten in verschiedenen Quadraten des Zählfensters ausgezählt und ihre jeweilige Menge pro Kubikmillimeter Blut berechnet werden. Normalerweise werden etwa 4–5 Millionen rote Blutkörperchen und 5000–7000 weiße Blutkörperchen pro Kubikmillimeter »gezählt«. Unten: Blutzellen und Zählquadrate unter dem Mikroskop.

Abb. oben: Blutausstrich mit roten Blutkörperchen (A), Blutplättchen (B) und verschiedenen Formen weißer Blutkörperchen: *eosinophile* (C), *basophile* (D) und *neutrophile Granulozyten* (E), *Lymphozyten* (F) und *Monozyten* (G). Aneinandergelegt würden die roten Blutkörperchen eines einzigen Menschen eine Strecke ergeben, die dem vierfachen Erdumfang entspräche (unten). Jedes rote Blutkörperchen mißt etwa 0,007 mm im Durchmesser.

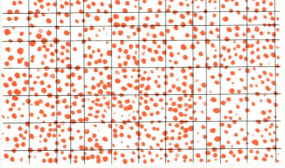

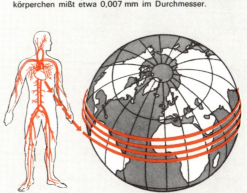

BLUT II

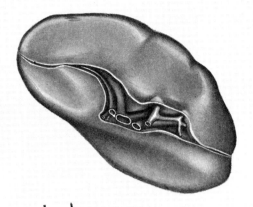
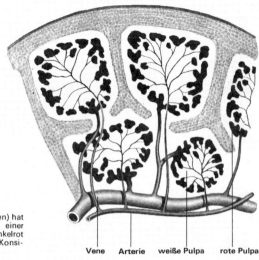

Die Milz (links oben) hat etwa die Größe einer Hand. Sie ist dunkelrot und von weicher Konsistenz.

Vene   Arterie   weiße Pulpa   rote Pulpa

Die **Milz,** die im Bauchraum links oben unmittelbar unter dem Zwerchfell liegt, ist eine wichtige Schaltstelle im Blutkreislauf. In der weißen *Pulpa* der Milz (Querschnittsdarstellung rechts oben) werden bestimmte weiße Blutkörperchen in erster Linie *Lymphozyten*) gebildet. In der roten Pulpa werden rote Blutkörperchen nach viermonatiger Lebensdauer, wenn sie ihren Dienst erfüllt haben, abgebaut. Die Milz fungiert auch als Blutreservoir. Sie ist jedoch kein lebenswichtiges Organ und kann deshalb bei Erkrankung oder Verletzung ohne Gefahr für den Organismus operativ entfernt werden.

Blutdruckmessung

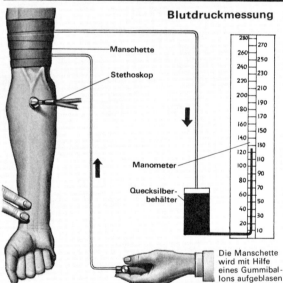

Die Manschette wird mit Hilfe eines Gummiballons aufgeblasen

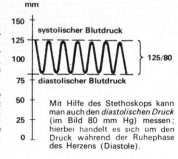

Um den Oberarm wird eine aufblasbare Manschette gelegt und so lange aufgepumpt, bis der Manschettendruck den Blutdruck übersteigt und kein Puls mehr tastbar ist. Danach wird langsam so viel Luft aus der Manschette herausgelassen, bis bei einem bestimmten Druck der Puls gerade tastbar wird; am Manometer erscheint jetzt der *systolische Blutdruck* (im Bild beträgt er 125 mm Quecksilbersäule). Der Puls kann mit dem Stethoskop in der Ellenbeuge abgehört oder am Handgelenk getastet werden.

Mit Hilfe des Stethoskops kann man auch den *diastolischen Druck* (im Bild 80 mm Hg) messen; hierbei handelt es sich um den Druck während der Ruhephase des Herzens (Diastole).

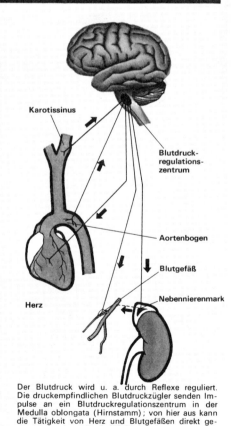

Der Blutdruck wird u. a. durch Reflexe reguliert. Die druckempfindlichen Blutdruckzügler senden Impulse an ein Blutdruckregulationszentrum in der Medulla oblongata (Hirnstamm); von hier aus kann die Tätigkeit von Herz und Blutgefäßen direkt gesteuert werden (die Gefäßtätigkeit kann u. a. auch indirekt über Hormone des Nebennierenmarks gesteuert werden).

Blutplättchen. Die *roten Blutkörperchen* oder *Erythrozyten* werden im Knochenmark in Form runder Scheiben von etwa 0,007 mm Durchmesser gebildet. Die ausgereiften Erythrozyten haben keine Zellkerne und enthalten den roten Blutfarbstoff, das *Hämoglobin* (Hb). Hämoglobin ist eisenhaltig; es gibt dem Blut seine rote Farbe und befähigt die roten Blutkörperchen, Sauerstoff zu transportieren; bei der Sauerstoffaufnahme färbt sich das dunkelrote Hämoglobin hellrot. Hämoglobin fungiert in den roten Blutkörperchen als Vehikel, das in den Lungen Sauerstoff aufnimmt, diesen in die Gewebe transportiert und dort an die sauerstoffbedürftigen Zellen abgibt. Dafür nimmt es dann aus den Zellen Kohlendioxid auf, um es auf dem venösen Blutwege über das Herz zu den Lungen zu transportieren. Bei der Sauerstoffaufnahme in den Lungen wird Hämoglobin umgewandelt zu *Oxyhämoglobin*. Dieser Gasaustausch wird ermöglicht durch das Gefälle der Sauerstoffspannung zwischen Lungenalveolen und Blut einerseits und Blut und Gewebe anderseits. Der Gasaustausch wird zudem durch die große Anzahl roter Blutkörperchen gefördert. Die Gesamtoberfläche der Erythrozyten beträgt beim Erwachsenen, bei durchschnittlich 4–5 Millionen pro mm^3 Blut, etwa 3000 m^2.

Der normale Hämoglobingehalt des Blutes beträgt etwa 15 g je 100 ml Blut, oft angegeben als 15 g %. Der Hämoglobinwert dient als Gradmesser bei ↗ *Anämien*. Werte über 75 % werden nicht als pathologisch angesehen. Hämoglobin verbindet sich leicht mit Kohlenmonoxid zu *Kohlenoxidhämoglobin*; in dieser Form ist es nicht in der Lage, Sauerstoff aufzunehmen; deshalb ist Kohlenmonoxid ein äußerst gefährliches Gift. Die roten Blutkörperchen haben eine Lebensdauer von etwa 120 Tagen. Sie werden in der Milz abgebaut. Dabei entstehen u. a. *Hämatin*, *Hämin* und *Hämosiderin* bzw. Eisen, das wiederum teilweise als Baustoff bei der Bildung neuen Hämoglobins und neuer roter Blutkörperchen im Knochenmark verwendet wird. Die Abbauprodukte spielen auch bei der Bildung des Gallenfarbstoffes eine Rolle (↗ Leber). Etwaige Blutverluste können durch rasche Neubildung roter Blutkörperchen ausgeglichen werden. Bei sehr starkem Blutverlust treten im Blutbild als Zeichen überstürzter Blutneubildung sogar jugendliche, unreife Blutkörperchen auf. Diese sogenannten *Retikulozyten* enthalten Zellkernreste, wie man sie normalerweise nur in den roten Blutkörperchen im Frühstadium ihrer Entwicklung im Knochenmark findet.

Die *weißen Blutkörperchen* oder *Leukozyten* sind farblos, etwas größer als die roten Blutzellen und vielgestaltiger. Sie besitzen Zellkerne und sind beweglich. Normalerweise zählt man 5000–7000 Leukozyten pro mm^3 Blut. Es werden drei Gruppen von Leukozyten unterschieden: *Granulozyten*, *Lymphozyten* und *Monozyten*. Die Granulozyten, die zahlenmäßig überwiegen, entstehen im Knochenmark. Ihre Bezeichnung ist auf die mikroskopisch sichtbaren, feinen Granula in ihrem Protoplasma zurückzuführen. Je nach der spezifischen Affinität dieser Granula zu bestimmten Farbstoffen unterscheidet man *neutrophile*, *basophile* und *eosinophile* Granulozyten. Lymphozyten und Monozyten werden in den Lymphknoten und in der Milz gebildet. Die weißen Blutzellen haben die Fähigkeit, pathogene Bakterien und Fremdkörper aufzunehmen und dadurch unschädlich zu machen; dieser Vorgang gehört zu den wichtigsten Abwehrmechanismen des Organismus. Bei den meisten infektiösen Erkrankungen kommt es zu einer *Leukozytose*, d. h. einer starken Vermehrung der Leukozyten. Für bestimmte Infekte ist eine Zunahme der Monozyten, für bestimmte allergische Reaktionen ein Ansteigen der eosinophilen Leukozyten typisch. Andere Krankheiten wiederum sind gekennzeichnet durch eine *Leukopenie*, eine krankhafte Verminderung der weißen Blutkörperchen, die verantwortlich ist für eine verminderte Abwehrkraft des Körpers gegenüber Infektionen (↗ Agranulozytose).

Die *Blutplättchen* oder *Thrombozyten* sind weniger zahlreich als die roten Blutkörperchen. Man rechnet normalerweise mit 150 000–300 000 Thrombozyten pro mm^3 Blut. Es gibt eine ganze Reihe von Zählmethoden, die alle voneinander abweichende Resultate ergeben. Die Thrombozyten werden allgemein als Zerfallsprodukte der Knochenmarkriesenzellen, der sog. *Megakaryozyten*, angesehen. Die Blutplättchen enthalten *Thrombokinase*, ein Ferment, das bei der Blutgerinnung eine wichtige Rolle spielt. *Blutplättchenmangel* oder *Thrombopenie* kann deshalb eine der Ursachen von Blutungsneigung sein.

Die *Blutgerinnung* ist ein äußerst komplizierter Vorgang, der hier nur in groben Zügen erläutert werden kann. Das Blut gerinnt normalerweise nicht, solange es sich in den Blutgefäßen befindet. Sobald es aber aus den Gefäßen austritt — bei Blutentnahme oder infolge einer Verletzung —, kommt es meistens nach 3–5 Minuten zur Bildung eines Gerinnsels oder *Koagulums*. Dieser Vorgang wird u. a. durch das Ferment Thrombokinase ausgelöst, welches von den Blutplättchen und wahrscheinlich auch in den Gefäßwänden gebildet wird. Die im Blut vorhandenen Calcium-Ionen aktivieren beim Gerinnungsvorgang zusammen mit der Thrombokinase das sog. *Prothrombin*, eine ebenfalls für die Blutgerinnung wichtige Substanz, welche unter Einwirkung von Vitamin K in der Leber gebildet wird und normalerweise inaktiv bleibt. Im Verlauf eines Gerinnungsprozesses jedoch wird das Prothrombin umgewandelt in das aktive Ferment *Thrombin*, welches seinerseits die Umwandlung des im Blutplasma enthaltenen *Fibrinogens* in *Fibrin* bewirkt. Das Fibrin bildet ein Netz aus dünnen Fäden, in dem sich die Blutkörperchen fangen; dadurch entsteht eine geleeartige Masse, der sogenannte *Blutkuchen*, ein rotes Blutgerinnsel, welches alle Blutbestandteile mit Ausnahme des Blutserums enthält. Ein gerinnungshemmender Faktor ist u. a. das Polysaccharid *Heparin*, das in den Mastzellen des Bindegewebes gebildet wird. Heparin ist ein *Antithrombin* und wird deshalb zur Prophylaxe und Therapie von Thrombosen und Embolien verwendet. Dikumarolabkömmlinge haben eine ähnliche therapeutische Bedeutung, sie verhindern die Bildung von Prothrombin in der Leber.

Normalerweise werden die Blutzellen im roten Knochenmark gebildet. Bei bestimmten Anämieformen des Erwachsenen wird das gelbe Knochenmark in den großen Röhrenknochen der Extremitäten in rotes, blutzellenbildendes Knochenmark umgewandelt. Der Reifungsprozeß der Blutkörperchen folgt ganz bestimmten Gesetzen, deshalb sind mikroskopische Untersuchungen von Knochenmarksproben zur Diagnose zahlreicher Blutkrankheiten notwendig. Zur Knochenmarksuntersuchung ist eine *Knochenmarkpunktion* erforderlich: meist wird sie in Form einer *Sternalpunktion* (B Diagnosestellung III) durchgeführt. Dabei wird eine Spezialnadel in die Markhöhle des Brustbeins *(Sternum)* eingeführt und eine Probe des halbflüssigen Knochenmarksgewebes mittels einer Spritze abgesaugt. Der Eingriff erfolgt in Lokalanästhesie. Anschließend werden Markausstriche auf Objektträgern angefertigt und mit Farbstoff gefärbt. Bei der anschließenden mikroskopischen Untersuchung kann festgestellt werden, ob die Blutbildung normal oder atypisch vor sich geht.
Vergleiche auch: Herz; B Herz I.

Blutdruck, der in den Blutgefäßen herrschende Druck; er kommt zustande einerseits durch die Tätigkeit des Herzens, welches das Blut in die Arterien hinauspumpt, anderseits durch den Widerstand des gesamten Gefäßsystems, des sogenannten *Gefäßbetts*. Dieser Widerstand hängt insbesondere von den feineren Blutgefäßen ab, deren Querschnitt durch die glatte Muskulatur in den Gefäßwänden bestimmt wird. Auf dem *Aortenbogen*, dicht über dem Herzen, und in einer Verzweigung der Arteria carotis, im sog. *Karotissinus*, befinden sich Nervenendigungen, die auf Blutdruckveränderungen reagieren, die sog. *Pressorezeptoren* oder *Blutdruckzügler*. Von diesen Pressorezeptoren gehen Impulse zu einem *Vasomotorenzentrum (Blutdruckregulationszentrum)* in der *Medulla oblongata*. Dieses Zentrum wiederum kann über vegetative Nerven die Tätigkeit von Herz, Blutgefäßen und Nebennierenmark regulieren. So kann beispielsweise das Herz veranlaßt werden, schneller zu schlagen. Wenn die Gefäßwände den Befehl erhalten, sich zusammenzuziehen, wird der Widerstand des Gefäßsystems erhöht: der Blutdruck steigt an. Das Nebennierenmark kann veranlaßt werden, Adrenalin und Noradrenalin in das Blut abzusondern. Diese Stoffe wirken in der gleichen Weise auf Herz und Blutgefäße wie direkte Nervenimpulse. Dieses empfindliche Reglersystem arbeitet rhythmisch und sorgt so für einen konstanten mittleren Blutdruckwert. Der Blutdruck ist in der ↗Aorta am höchsten und nimmt mit zunehmender Entfernung vom Herzen ab. In den Kapillaren ist er außerordentlich niedrig. In den Venen herrscht manchmal ein Unterdruck.

Der höchste Blutdruck ist der *systolische Blutdruck*. Er wird durch die Kontraktion des Herzens *(Systole)* bewirkt. In der sogenannten *diastolischen Phase*, zwischen den Kontraktionen des Herzens, sinkt der Blutdruck zum *diastolischen Blutdruck* ab. Bei der Blutdruckmessung wird eine aufpumpbare, mit einem Manometer verbundene Manschette um den Oberarm gelegt (B Blut II). Sie wird so stark aufgepumpt, daß der von ihr auf den Oberarm ausgeübte Druck etwas über dem Blutdruck des Untersuchten liegt. Dann wird die Luft langsam wieder aus der Manschette abgelassen und am Manometer der Druckwert abgelesen, bei dem der Puls am Handgelenk über der Arteria radialis eben wieder ertastet bzw. mit Hilfe eines Stethoskops über der Arterie in der Ellenbeuge abgehört werden kann. Der Druck, bei dem der Puls erstmals wieder getastet werden kann, ist der systolische Druck; der diastolische Druck herrscht in dem Augenblick, in dem die über der Ellenbeuge auskultierbaren Gefäßgeräusche gerade verschwinden.

Der systolische Druck liegt bei einem ruhenden Erwachsenen normalerweise um 125 mm Quecksilbersäule (mm Hg), der diastolische Druck bei etwa 80 mm Hg. Diese Druckverhältnisse werden wiedergegeben in der Formel RR = 125/80 (RR: Riva-Rocci, Erfinder des gebräuchlichen Blutdruckmeßapparates). Beim Kind ist der Blutdruck gewöhnlich etwas niedriger und bei gesunden älteren Menschen oft leicht erhöht. Die Blutdruckwerte schwanken im Laufe eines Tages erheblich. Bei geistiger und körperlicher Anstrengung steigen sie z. B. an. Geringfügige Schwankungen des Blutdrucks sind also nicht besorgniserregend.

Pathologisch erhöht ist der Blutdruck — man spricht hierbei von *Hypertonie* — wenn der systolische Wert über 150 mm Hg liegt. In seltenen Fällen kann dieser Wert sogar über 300 mm Hg betragen. Der diastolische Blutdruckwert ist jedoch in diagnostischer Hinsicht aussagekräftiger. Er sollte 100 mm Hg nicht überschreiten. Die Hypertonie ist eine sehr häufige Krankheit mit einer Vielzahl von Symptomen und oftmals ungeklärter Ursache. Krankheiten an anderen Organen, wie Herz- oder Nierenerkrankungen, Tumoren der Hypophyse oder der Nebennieren, können für eine Hypertonie verantwortlich sein; häufig deutet ein krankhaft erhöhter Blutdruck auch auf eine Schwangerschaftstoxikose hin.

Bei der häufigsten Form der Hypertonie, der sogenannten *essentiellen Hypertonie*, liegt keine erkennbare Ursache vor. Erbbedingten Faktoren schreibt man eine gewisse Rolle zu. Adipositas (Fettsucht) scheint die Bereitschaft zu Hypertonie zu erhöhen.

Geringgradige Hypertonie ist nicht immer ohne weiteres diagnostizierbar. Weitverbreitete Symptome sind Kopfschmerzen, Ohrensausen, Schwindelgefühl, Herzklopfen und Druckgefühle in der Brust. Diese Erscheinungen können jedoch genausogut auf eine Vielzahl anderer Krankheiten schließen lassen. Langandauernde Hypertonie stellt eine Mehrbelastung für Herz und Kreislauf dar. Das Herz muß den Blutkreislauf unter erhöhtem Druck aufrechterhalten. Dabei kann es zu einer Vergrößerung des Herzens und später zu allmählich erkennbaren Anzeichen einer Herzinsuffizienz kommen (↗ Herzfehler). Hypertonie begünstigt auch die Entwicklung von ↗ Arteriosklerose und führt mit der Zeit zu zunehmender Sehverschlechterung. Krankhaft erhöhter Blutdruck kann auch Gefäßrupturen, vor allem im Gehirn, mit anschließender Blutung verursachen (↗ Hirnblutung).

Da bei Hypertonie in den meisten Fällen keine unmittelbare Ursache gefunden werden kann, steht bei der Therapie die rein symptomatische Blutdrucksenkung im Vordergrund. Der Patient selbst kann jedoch viel zu einer Besserung beitragen: übergewichtige Personen sollten sich um eine Reduzierung ihres Körpergewichts bemühen, und vor allem sollten Hypertoniker Streßsituationen meiden. Das Einhalten eines langsameren Arbeitsrhythmus, regelmäßiger Lebensgewohnheiten, eines Nachmittagsschlafs sind wichtige Selbsthilfemaßnahmen. Übertriebene Besorgnis des Patienten angesichts einer Hypertonie wirkt sich nur ungünstig aus und ist häufig ungerechtfertigt, da die Krankheit bei richtiger Behandlung im allgemeinen nicht schädlich ist. Zudem gibt es eine Anzahl von Medikamenten, die den Blutdruck direkt oder indirekt senken. Bestimmte Präparate wirken entspannend auf die Blutgefäße, andere verhindern, daß die über das vegetative Nervensystem vermittelten blutdruckerhöhenden Impulse das Gefäßsystem erreichen, während eine dritte Gruppe von Medikamenten direkt auf das zentrale Nervensystem im Sinne einer Dämpfung wirkt, d. h., blutdruckerhöhende Impulse können gar nicht erst entstehen. In bestimmten Fällen ist medikamentöse Behandlung allein unzureichend; es kann ein chirurgischer Eingriff angezeigt sein, bei dem bestimmte sympathische Nervenfasern durchtrennt werden, wodurch die Übermittlung blutdruckerhöhender Reize verhindert wird.

Von niedrigem Blutdruck oder *Hypotonie* spricht man, wenn der systolische Blutdruck ständig unter 110 mm Hg liegt. Diese Krankheit ist bei asthenischen jungen Menschen nicht selten und hat für gewöhnlich keine unangenehmen Auswirkungen, abgesehen von einer gewissen Bereitschaft zu Kollapszuständen. Hypotonie kann auch Anzeichen für eine Vielzahl von Krankheiten sein; häufig tritt sie bei Schockzuständen auf.

Vergleiche auch: Blut, Herz; Ⓑ Blut II.

Blutgruppen. Das Blut des Menschen läßt sich aufgrund vererbbarer Eigenschaften bestimmter Proteine im Blut in verschiedene Gruppen einteilen. Es gibt mehrere Einteilungsmöglichkeiten; in der Praxis werden die Blutgruppen nach zwei agglutinablen (verklumpbaren) Substanzen, den Blutkörperchenmerkmalen A und B, eingeteilt in eine Gruppe A, eine Gruppe B, eine weitere Gruppe AB, deren rote Blutkörperchen beide agglutinablen Substanzen enthalten, und eine vierte Gruppe 0, mit Erythrozyten ohne agglutinable Proteine. Den agglutinablen Substanzen in den roten Blutkörperchen entsprechen *agglutinierende Antikörper* im Blutserum, die sogenannten *Agglutinine* Anti-A und Anti-B. Anhand dieser Agglutinine unterscheidet man verschiedene Serumgruppen. Menschen mit der Blutgruppe A besitzen den Serumfaktor Anti-B, Menschen mit der Blutgruppe B den Serumfaktor Anti-A und Menschen mit der Blutgruppe 0 den Anti-A- und den Anti-B-Faktor. Bei der Blutgruppe AB ist keiner der beiden Serumfaktoren vorhanden. Wenn Blut verschiedener Blutgruppen gemischt wird, treffen die verschiedenen, miteinander unverträglichen agglutinablen Substanzen und Agglutinine aufeinander, und es erfolgt eine Zusammenballung der Erythrozyten *(Agglutination).* Im Körper kommt es dabei zur *Serumkrankheit* mit schwerem Schockzustand. Die Zugehörigkeit zu einer der vier genannten Blutgruppen wird nach der Agglutinierbarkeit mit anderen Blutgruppen bestimmt. Die klassischen Blutgruppen des AB0-Systems wurden 1905 von dem Österreicher *Karl Landsteiner* entdeckt. Seine Entdeckung war revolutionierend für die Bluttransfusion; auch in der Gerichtsmedizin spielt dieses Blutgruppensystem, z. B. bei Vaterschaftsbestimmungen, eine Rolle.

Blut der Gruppe 0 kann im allgemeinen auf jeden Menschen übertragen werden. Bei den übrigen Blutgruppen müssen Empfänger und Spender derselben Blutgruppe angehören. Die Verträglichkeit des Spender- und des Empfängerblutes wird durch die *Kreuzprobe* festgestellt: eine Blutkörperchenaufschwemmung des Spenderblutes wird mit Blutplasma des Empfängers gemischt. Wenn die Blutkörperchen sich nicht zusammenballen, gehören Spender und Empfänger derselben Blutgruppe oder zumindest so ähnlichen Blutgruppen an, daß eine Transfusion keine wesentlichen Komplikationen zur Folge haben kann. Die Blutgruppen A und 0 überwiegen bei den meisten Völkern der Erde, die Blutgruppen B und AB sind relativ selten.

Ein weiteres System zur Feststellung der Blutindividualität ist das *Rhesussystem,* das auf einem erbbedingten Blutfaktor basiert, der zuerst beim Rhesusaffen festgestellt wurde. Diesen sogenannten *Rh-Faktor* besitzen 85 % aller weißen Menschen, die man deshalb als *Rh-positiv* (auch geschrieben einfach als Rh bzw. Rh+) bezeichnet. Menschen, bei denen dieser spezielle Blutfaktor nicht vorhanden ist, bezeichnet man als *Rh-negativ* (auch geschrieben als rh bzw. Rh —). Wenn einem Rh-negativen Menschen Blut von einem Rh-positiven Spender übertragen wird, können sich im Blut des Empfängers Antikörper bilden. Bei einer zweiten Transfusion mit Rh-positivem Blut kann es dann zu einer schweren allergischen Reaktion kommen. In der Praxis bedeutet dies, daß eine Frau mit Rh-negativem Blut, deren Mann Rh-positiv ist, in der Schwangerschaft durch das Rh-positive Blut des Ungeborenen sensibilisiert werden kann, d. h., in ihrem Körper bilden sich Antikörper, die die roten Blutkörperchen des Fetus angreifen und zerstören. Dieser Vorgang kann bewirken, daß der Fetus im Uterus abstirbt oder bei der Geburt an schweren Anämien oder Gelbsucht erkrankt (sog. *Neugeborenen-Erythroblastose*). Die Gefahr einer solchen Reaktion ist beim ersten Kind einer solchen Ehe gering, nimmt aber mit jeder erneuten Schwangerschaft zu. Die Möglichkeit einer Schädigung des kindlichen Organismus läßt sich jedoch durch eine *Austauschtransfusion* sofort nach der Geburt verringern.

Andere Blutgruppensysteme wie das MN-System und das P/p-System sind im Hinblick auf Bluttransfusionen unerheblich. Anderseits dienen sie bei Vaterschaftsbestimmungen als Beweismittel und spielen bei der Humangenetik eine Rolle.
Vergleiche auch: Blut, Blutuntersuchungen, Vaterschaftsnachweis.

Blutkörperchensenkungsgeschwindigkeit, die BSG oder BKSG, ein Laboratoriumstest, bei dem die Geschwindigkeit gemessen wird, mit der die roten Blutkörperchen in ungerinnbar gemachtem Blut zu Boden sinken. Die *Senkungsgeschwindigkeit (Blutsenkung)* verändert sich bei pathologischen Befunden und ist deshalb ein wichtiger allgemeiner Hinweis auf eine Krankheit.

Die roten Blutkörperchen machen 40–50 % des Blutvolumens aus. Sie sinken nach unten, weil ihr spezifisches Gewicht größer ist als das des Plasmas und weil sie dazu neigen, zu verklumpen. Die Blutkörperchen sind flach und sammeln sich deshalb in langen Ketten („Geldrollen"). Diese Aggregation ist eine normale Erscheinung, die durch den Einfluß von zwei im Plasma vorhandenen Eiweißen, nämlich *Serumglobulin* und *Fibrinogen*, verursacht wird. Aus diesem Grund senken sich die roten Blutkörperchen immer — sogar in gesundem Blut. Bei vielen Krankheiten kommt es zu einer Zunahme des einen oder häufiger beider Eiweiße des Blutes. Dies beschleunigt den Aggregationsvorgang, und je länger die Ketten sind, desto schneller sinken sie. Zur Messung der BSG wird mit einer kleinen Spritze eine Blutprobe aus der Armbeuge entnommen und in einem engen Glasröhrchen bis zu einer Höhe von 200 mm aufgefüllt stehengelassen. Eine kleine Menge Natriumcitratlösung, die sich bereits bei Entnahme der Blutprobe in der Spritze befindet, verhindert die Blutgerinnung. Die roten Blutkörperchen sinken langsam nach unten und hinterlassen eine Säule gelblich-weißen Plasmas. Nach einer Stunde wird die Höhe der Plasmasäule in Millimetern abgelesen. Dies liefert ein Standardmaß für die Senkungsgeschwindigkeit des Blutes. Der prozentuale Fehler ist allerdings verhältnismäßig hoch. Geringere Abweichungen von einer Untersuchung zur anderen sind ohne Bedeutung. Die obere Grenze für einen gesunden Mann liegt normalerweise bei 7–10 mm, bei Frauen etwas höher. Werte von mehr als 20 mm werden als entschieden krankhaft angesehen. Während der Schwangerschaft nimmt die Senkungsgeschwindigkeit jedoch zu, bis sie am Ende bei ungefähr 45 mm liegt. In Ausnahmefällen wird eine *Mikro-BSG* gemessen. Hierzu ist die erforderliche Blutmenge so gering, daß man sie durch einen Nadelstich in den Finger erhalten kann. Die dabei erhaltenen Werte sind weniger zuverlässig als die mit der üblichen Methode erhaltenen. Eine hohe Senkungsgeschwindigkeit enthüllt oft einen pathologischen Befund bei einem äußerlich gesunden Patienten, und eine gründliche Untersuchung fördert meist die Krankheit selbst ans Licht. Die meisten Infektionskrankheiten, wobei der Keuchhusten und die Kinderlähmung einige der wenigen Ausnahmen sind, verursachen eine erhebliche Zunahme der Senkungsgeschwindigkeit. Bei Krankheiten wie der Lungentuberkulose und verschiedenen Arten von Herzentzündungen ist die Zunahme der BSG eines der wichtigsten Symptome. Blutgerinnsel in den Herzkranzgefäßen verursachen eine auffällige Zunahme, und bei Gelenkerkrankungen liefern die Werte eine wertvolle Information über die Verfassung des Patienten. Das rheumatische Fieber, bestimmte Krebsformen und Allgemeinerkrankungen werden von extrem hohen Werten begleitet. Eine Zunahme der BSG kann deshalb eine Hilfe bei der Diagnostik sein, ist aber keineswegs ein spezifischer Beweis. In vielen Fällen läßt sich weder eine Erklärung für einen hohen BSG-Wert finden, noch ist ein solcher immer Anzeichen einer Erkrankung. ↗ B Diagnosestellung IV.
Vergleiche auch: Blut, Blutuntersuchungen.

Bluttransfusion, *Blutübertragung* von einer Person auf eine andere zum Ausgleich eines massiven Blutverlustes oder einer fehlerhaften Blutzusammensetzung. Das Spenderblut wird meist in besonderen *Blutspendezentralen* abgenommen; dort wird es in Flaschen in speziellen Kühlschränken *(Blutbank)* als *Konservenblut* aufbewahrt. Damit das entnommene Blut nicht gerinnt, wird es in bestimmten Lösungen (meist Natriumcitrat) aufgefangen. Seit es Blutspendezentralen gibt, ist die komplizierte Direktübertragung von der Armvene des Spenders durch eine Spritze in die Armvene des Empfängers mehr und mehr in den Hintergrund getreten. Als Spender kommen vorzugsweise jüngere Menschen in Frage. Normalerweise kann ein Spender etwa

3- bis 10mal pro Jahr je 250–500 cm³ Blut abgeben. Dafür erhält er eine gewisse finanzielle Entschädigung. Eine Blutspende, der immer eine sorgfältige Untersuchung des Spenderblutes vorangeht, ist risikolos; nach etwa zwei Wochen hat der Organismus den Blutverlust wieder ausgeglichen.

Vor der eigentlichen Bluttransfusion werden die Blutgruppen von Spender und Empfänger nach dem AB0- und dem Rh-System bestimmt (↗ Blutgruppen), damit außer Zweifel steht, daß es sich um gruppengleiches Blut handelt. Zum Nachweis der Verträglichkeit wird außerdem in jedem Fall eine serologische *Kreuzprobe* durchgeführt, bei der Serum vom Empfänger mit roten Blutkörperchen vom Spender gemischt wird, um zu prüfen, ob die Blutkörperchen sich zusammenballen oder nicht. Diese Vorsorgemaßnahmen verringern die Gefahr einer Transfusionsreaktion beim Empfänger, die in schweren Fällen zu Schockzuständen führen könnte.

Bei der indirekten Transfusion wird das Blut dem Patienten meist langsam in Form einer *Dauertropfinfusion* übertragen, ein Prozeß, der eine halbe bis zwei Stunden in Anspruch nehmen kann. Dabei fließt das Spenderblut über einen Schlauch von der Blutkonserve in eine Vene des Empfängers ein. Bei abnorm starkem Blutverlust, wie z. B. bei schweren Operationen, ist manchmal eine raschere Übertragungsmethode angezeigt; in kritischen Situationen wird das Blut deshalb gelegentlich unter Druck transfundiert. Wenn kein gruppengleiches Blut verfügbar ist, kann es erforderlich sein, anderes Blut, gewöhnlich solches von der Gruppe 0, zu übertragen. Bei Transfusionen mit Blut der Gruppe 0 treten am seltensten Transfusionsreaktionen auf. Aus diesem Grund bezeichnet man Menschen dieser Blutgruppe auch als *Universalspender*.
Vergleiche auch: B Anästhesie II.

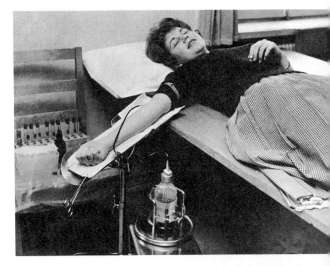

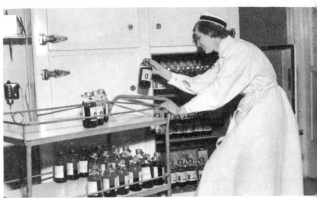

Blutung, *Hämorrhagie,* Austritt von Blut aus einem Blutgefäß, meist infolge einer Verletzung eines Gefäßes. Eine starke, spritzende, hellrote Blutung deutet auf die Verletzung einer Arterie hin, während eine Blutung mit gleichmäßigem Austritt *(äußere Blutung)* dunkelroten Blutes auf die Verletzung einer Vene hinweist. Bei Verletzung von Kapillaren tritt eine sogenannte Sickerblutung ein, die jedoch rasch zum Stehen kommt, weil das Blut hier besonders schnell gerinnt. Zu Blutungen in eine Körperhöhle oder ins Gewebe *(innere Blutung)* kommt es im Rahmen verschiedener Erkrankungen, u. a. bei Magengeschwüren und Lungenkrankheiten. Hoher Blutdruck kann zu Gefäßruptur und damit zu einer inneren Blutung führen; besonders

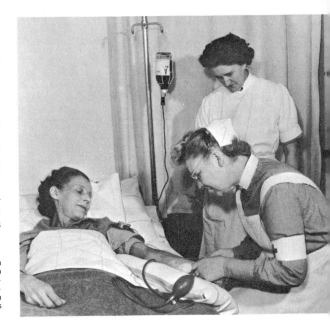

Bluttransfusion. Eine Bluttransfusion ist oft notwendig zum Ausgleich eines massiven Blutverlustes. Der Spender kann 300 bis 800 cm³ Blut auf einmal abgeben (oben). Das Spenderblut wird flaschenweise in besonderen Kühlschränken aufbewahrt (Mitte). Bei einer Blutübertragung wird es langsam von der Konserve über einen Schlauch in eine Vene des Empfängers transfundiert (rechts).

häufig geschieht dies im Gehirn, in diesem Fall spricht man von einer *interzerebralen Blutung*. Wenn ein Blutgefäß unter der Haut platzt, ohne daß die Haut dabei beschädigt wird, kann es zur Bildung einer *Blutgeschwulst (Hämatom)* kommen. Ein als *Purpura* bezeichnetes Krankheitsbild entsteht, wenn die Permeabilität (Durchlässigkeit) unverletzter Gefäßwände abnorm erhöht ist; meist bilden sich in diesem Fall charakteristische blaue Hautflecken. Purpura kann auf unzureichende Blutgerinnungsfähigkeit, leichte Verletzbarkeit der Kapillaren oder Thrombozytenmangel im Blut zurückzuführen sein. In manchen Fällen kann auch eine allergische Reaktion diese Form der Blutung hervorrufen.

Die Behandlung bei Blutungen hängt von Art und Ausmaß der Verletzung ab. Äußerliche Blutungen lassen sich meist mit Hilfe verschiedener Verbände stillen. Starke arterielle Blutungen können gestillt werden, indem man die verletzte Arterie an einem bestimmten *Druckpunkt*, z. B. an einer Stelle, an der die Arterie in der Nähe eines Knochens verläuft, zudrückt. Die Intensität des Blutstroms läßt auch nach, wenn die verletzte Körperpartie hochgelagert wird. Zuweilen werden bei Blutungen *Hämostyptika* oder *Hämostatika* (blutstillende Mittel) verwendet. Bei starken Blutungen wird eine spezielle Arterienklemme benutzt; die Arterie kann aber auch mittels eines Fadens abgebunden werden. Bei schweren inneren oder äußeren Blutungen kann der Blutverlust so stark sein, daß eine lebensbedrohliche Situation entsteht. Allgemeine Schwäche, Blässe und Abfall des Blutdrucks sind typische Anzeichen einer schweren Blutung. Um das Leben des Patienten zu retten, ist sofortige ärztliche Hilfe notwendig, gegebenenfalls muß Blut transfundiert werden. *Vergleiche auch:* Bluttransfusion, Hirnblutung, Magen- und Zwölffingerdarmgeschwür, Menstruation; B Operation II.

Blutuntersuchungen. Viele Krankheiten sind mit typischen Veränderungen in der Zusammensetzung des Blutes verbunden; deshalb werden eine Anzahl verschiedener Blutuntersuchungen als diagnostische Hilfsmittel verwendet. Größere Blutmengen werden durch Venenpunktion in der Ellenbeuge gewonnen. Bei der Venenpunktion wird zunächst zur Erleichterung der Blutentnahme der Oberarm oberhalb der Punktionsstelle mit Hilfe einer Gummimanschette komprimiert. Dann wird eine Nadel in die gestaute Vene eingeführt und die notwendige Blutmenge, gewöhnlich etwa 10 cm^3, entnommen. Bei vielen Blutuntersuchungen ist jedoch nur ein oder zwei Tropfen Kapillarblut erforderlich (bei der *Mikrobestimmung*). Dazu wird die Fingerbeere oder das Ohrläppchen mit einer sterilen Nadel angestochen und der sich bildende Bluttropfen anschließend mit einer Pipette abgesaugt. Für bestimmte Blutuntersuchungen benötigt man arterielles Blut, z. B. bei der Bestimmung des Sauerstoffgehaltes des Blutes (diese Untersuchung ist beispielsweise wesentlich bei der Diagnostik angeborener Herzfehler). Zu diesem Zweck wird eine oberflächliche Arterie, etwa in der Leistengegend, punktiert.

Es gibt im wesentlichen drei Formen der Blutanalyse: die *mikroskopische, chemische* und *serologische*. Mit Hilfe des Mikroskops wird die Anzahl der Blutkörperchen bestimmt und ihr Aussehen analysiert. Eine Auszählung der roten Blutkörperchen, die im Normalfall 4–5 Millionen pro mm^3 Blut ergibt, wird z. B. bei Anämieverdacht durchgeführt (↗ Anämie). Zu beachten ist auch die Tatsache, daß bei bestimmten Anämieformen mikroskopische Veränderungen im Erscheinungsbild der Erythrozyten feststellbar sind.

Im Blut gesunder Menschen findet man pro mm^3 Blut etwa 5000–7000 weiße Blutkörperchen oder Leukozyten. Bei ↗ Infektionskrankheiten und ↗ Leukämie ist die Leukozytenzahl erhöht, während sie bei ↗ Agranulozytose und anderen Krankheiten anormal niedrig ist. Aber auch bei normaler Gesamtleukozytenzahl kann unter Umständen in den verschiedenen Untergruppen eine relative Vermehrung bzw. Verminderung festgestellt werden. Die Auszählung der verschiedenen Leukozytenuntergruppen erfolgt im sog. *Differentialblutbild*. Bei allergischen Krankheiten z. B. liegt eine abnorm hohe Zahl an eosinophilen Granulozyten vor. Im Differentialblutbild sind auch Veränderungen an der Form der weißen Blutkörperchen erkennbar — ein wesentliches diagnostisches Merkmal u. a. bei der Leukämie, einer Krankheit, bei welcher unreife Leukozyten im peripheren Blut vorhanden sein können.

Eine Blutplättchenauszählung ist erforderlich im Rahmen einer Untersuchung auf abnorme Blutungsbereitschaft bzw. bei der Feststellung von Veränderungen in der Gerinnungsfähigkeit des Blutes. Die Blutgerinnungsfähigkeit wird im einzelnen geprüft durch die Berechnung der Gerinnungszeit einer kleineren Blutmenge.

Eine weitere Blutuntersuchungsmethode ist die Bestimmung der *Blutsenkungsgeschwindigkeit* (BSG), d. h. der Geschwindigkeit, mit der die Erythrozyten im Reagenzglas zu Boden sinken. Beschleunigung oder Verzögerung der Senkung können als Hinweis auf bestimmte pathologische Prozesse dienen.

Die Zusammensetzung des Blutplasmas und die Registrierung des *Hämoglobingehaltes* der roten Blutkörperchen wird chemisch ermittelt; bei Anämien ist er zum Beispiel anormal niedrig.

Gleichzeitig mit einer Blutplasmauntersuchung kann der Gesamteiweißgehalt des Serums errechnet werden. Da die *Bluteiweiße* in erster Linie in der Leber gebildet werden, kann eine Erkrankung dieses Organs, wie z. B. die Leberzirrhose, zu einer Verminderung bestimmter Bluteiweiße führen. Die verschiedenen Bluteiweißarten lassen sich quantitativ mit Hilfe der sog. *Elektrophorese* bestimmen, eine Untersuchungsmethode, die bei der Diagnostik der verschiedensten Krankheiten verwendet wird. Manche Eiweiße haben die Funktion von Fermenten. Ihre Fähigkeit, einfachere Substanzen zu spalten oder zu binden — die sog. enzymatische Aktivität der Eiweiße —, kann mit Hilfe spezieller Untersuchungsmethoden bestimmt werden. Erhöhter Gehalt des Blutes an sauren Phosphatasen dient z. B. als Hinweis auf das mögliche Vorliegen eines Prostatakarzinoms.

Neben den Eiweißen enthält das Blutplasma eine Anzahl von Salzen und einfachen organischen Substanzen (Stoffwechselzwischenprodukte und Schlackenstoffe). Das *Ionengleichgewicht* im Plasma ist z. B. gestört bei Erkrankungen, die mit einem Ödem einhergehen, ebenso nach längerer Behandlung mit Kortikoiden (u. a. bei rheumatischen und allergischen Krankheiten). Die Untersuchung eines Stoffwechselzwischenproduktes ist z. B. die Blutzuckeruntersuchung zum Ausschluß eines Diabetes. Abnorme Anhäufung von Schlackenstoffen im Plasma deuten auf die Möglichkeit einer Funktionseinschränkung der Nieren hin. Die Feststellung anormaler Mengen bestimmter Hormone im Blut kann als Hinweis auf eine Erkrankung der jeweils zuständigen endokrinen Drüsen dienen. Chemische Blutuntersuchungen sind auch bei Vergiftungen, z. B. bei Intoxikation durch Narkotika, üblich.

Serologische Blutuntersuchungen dienen in erster Linie der Feststellung bestimmter *Antikörper* im Blut. Die aus Eiweißen zusammengesetzten Antikörper schützen den Körper vor Infektion, indem sie Infektionskeime unschädlich machen. Bestimmte Antikörper bewirken eine Agglutination von Bakterien. Serologische Blutuntersuchungen können als diagnostisches Hilfsmittel bei fast jeder Infektionskrankheit verwendet werden. Auch Blutgruppenuntersuchungen gehören zu den serologischen Blutuntersuchungen.
Vergleiche auch: Anämie, Blut, Blutgruppen, Blutkörperchensenkungsgeschwindigkeit, Stuhluntersuchungen, Urinuntersuchungen, Vaterschaftsnachweis; 🄱 Blut I.

Blutvergiftung, *Sepsis* oder *Septikämie,* tritt auf, wenn Bakterien eines lokalen Infektionsherdes über die Lymphgefäße ins Blut gelangen. Verschiedene Bakterienarten können eine Sepsis hervorrufen, im allgemeinen sind jedoch eiterbildende Bakterien (Streptokokken und Staphylokokken) verantwortlich. Diese breiten sich von Wunden, Abszessen oder Racheninfektionen in den Organismus aus. Blutvergiftung kann man als die Endphase einer solchen bakteriellen Ausstreuung in den Organismus betrachten. Eine Sepsis verläuft im einzelnen wie folgt: Vom Infektionsherd aus breiten sich die Erreger über die Lymphgefäße aus; dabei kommt es zu einer *Lymphangitis* (Entzündung der Lymphgefäße); die infizierten Lymphbahnen werden häufig als rote Linien auf der Haut sichtbar. Diese roten Linien bedeuten nicht notwendigerweise, daß eine Blutvergiftung vorliegt, sind aber ein Anzeichen dafür, daß die Entzündung sich ausbreitet und in Richtung Blutgefäßsystem und Herz weiterentwickelt. Die Bakterien werden von weißen Blutkörperchen angegriffen; die Lymphknoten schwellen an und werden zunehmend druckempfindlich. Dieser Vorgang wird als *Lymphadenitis* bezeichnet. Normalerweise werden die Infektionskeime an einer der Abwehrschranken des Organismus aufgehalten. Bei schweren Infektionen können sie jedoch auch diese Barrieren überwinden und ins Blut an denjenigen Stellen übertreten, an denen die Lymphgefäße in das venöse Blutsystem einmünden. In dieser Phase spricht man von Blutvergiftung.

Die Bakterien haben eine stark toxische Wirkung und verursachen, wenn sie ins Blut gelangen, meist Schüttelfrost und starken Fieberanstieg. Manchmal sind die Bakterien so virulent, daß sie mehrere Gewebezonen im Körper schädigen und bakterielle oder septische Metastasen bilden. Bei Herzkranken (mit z. B. rheumatischer Karditis) können die Herzklappen von den Erregern befallen werden *(Endocarditis lenta).* Von diesen Metastasen aus werden wiederum Bakterienwellen ins Blut ausgeschüttet, die erneute Krankheitsschübe verursachen.

Die meist einfach zu stellende Diagnose einer Sepsis kann durch den Nachweis von Bakterien im Blut bestätigt werden. Es werden Blutproben entnommen, mit deren Hilfe Blutkulturen gezüchtet werden, die eine Bestimmung des jeweiligen Bakterientyps ermöglichen. Daraufhin kann das geeignete Antibiotikum für die Behandlung ausgewählt werden *(Antibiogramm).*
Vergleiche auch: Infektion.

Bornholmer Krankheit, *Sylvest-Syndrom,* eine akute, entzündliche Erkrankung, welche durch ein Coxsackie-Virus hervorgerufen wird. Sie wurde zum erstenmal während einer großen Epidemie auf der dänischen Insel Bornholm im Jahre 1930 von *E. Sylvest* ausführlich beschrieben. Die typischste Verlaufsform ist die sog. *Myalgia acuta epidemica.* Die Krankheit wird wahrscheinlich durch Tröpfcheninfektion oder durch direkten Kontakt übertragen. Die Inkubationszeit beträgt meist nicht mehr als 3–4 Tage. Zu den charakteristischen Anzeichen gehören mäßiges Ansteigen der Temperatur, unter Umständen Schüttelfrost, Kopfschmerzen und Schmerzen in Brust, Magen- und Beckenregion. Die Schmerzen treten beim Atmen auf und sind besonders akut beim Husten. Sie scheinen von den Brustmuskeln auszugehen, werden möglicherweise jedoch von einer Entzündung des Rippenfells verursacht. Die Krankheit ist relativ harmlos und nach wenigen Tagen überstanden. Komplikationen sind selten. Gelegentlich kommt es jedoch im Anschluß an die Bornholmer Krankheit zu einer Meningitis. Die Therapie ist rein symptomatisch; man gibt schmerzlindernde Medikamente und Hustenmittel. Bettruhe ist angezeigt, solange die Temperatur erhöht ist; wenn möglich sollte sie auch noch während einiger darauffolgender Tage eingehalten werden.

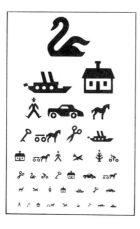

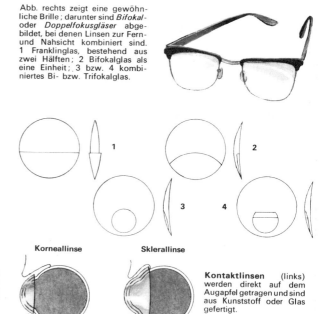

Abb. rechts zeigt eine gewöhnliche Brille; darunter sind *Bifokal*- oder *Doppelfokusgläser* abgebildet, bei denen Linsen zur Fern- und Nahsicht kombiniert sind. 1 Franklinglas, bestehend aus zwei Hälften; 2 Bifokalglas als eine Einheit; 3 bzw. 4 kombiniertes Bi- bzw. Trifokalglas.

Korneallinse   Skleralinse

Kontaktlinsen (links) werden direkt auf dem Augapfel getragen und sind aus Kunststoff oder Glas gefertigt.

Brille

Zur Bestimmung der Sehschärfe eines Patienten, der eine Brille tragen muß, verwendet man *Sehschärfetafeln*, die aus einer bestimmten Entfernung betrachtet werden. Abb oben rechts zeigt eine Tafel für Kleinkinder. Die Größe der Figuren und Buchstaben ist genau berechnet, um die Sehschärfe möglichst exakt bestimmen zu können.

Botulismus, eine akute bakterielle Lebensmittelvergiftung, bedingt durch den *Bacillus botulinus*, mit der Bezeichnung *Clostridium botulinum*. Es handelt sich dabei um einen Anaerobier, der sich nur in sauerstofffreiem oder -armem Milieu vermehrt und deshalb z. B. in ungenügend sterilisierten und verschlossenen Konserven (verdorbene Fleisch-, Fisch- und Gemüsekonserven) vorkommt. Die *Allantiasis (Wurstvergiftung)* ist die Variante des Botulismus, die durch Verzehr von infizierten Wurstwaren ausgelöst wird. Die Botulismusbakterien bilden ein Gift, das weitaus gefährlicher ist als jedes andere bekannte Toxin (bereits der Bruchteil eines Milligramms kann tödlich wirken). Die giftigen Toxine sind allerdings nicht hitzebeständig.

Die Bakterien kommen in großer Anzahl in der Natur vor, können sich aber nur unter bestimmten Bedingungen vermehren. Aus diesem Grund ist die von ihnen hervorgerufene Vergiftung vergleichsweise selten. Die ersten Anzeichen der Krankheit treten etwa 24 Stunden nach Aufnahme der infizierten Nahrungsmittel auf. Das Botulismustoxin führt zu Lähmungserscheinungen, die häufig zunächst die Augenmuskulatur befallen und Sehstörungen bewirken. Dann breiten sich die Lähmungen auf andere Muskeln, beispielsweise die Atemmuskulatur, aus. Weitere charakteristische Symptome des Botulismus sind Erbrechen und Bauchschmerzen.

Es handelt sich um eine schwere Form der Vergiftung, die häufig tödlich verläuft, in erster Linie aufgrund der Atemlähmung. Heute können jedoch viele Botulismusopfer mit Hilfe moderner Beatmungsgeräte gerettet werden. Eine andere, wirksame Behandlungsmethode gibt es noch nicht; *Botulismusserum* zur passiven Immunisierung ist therapeutisch von untergeordneter Bedeutung. Antibiotika helfen in diesem Fall nicht, da es sich bei Botulismus nicht um eine Infektion, sondern um eine Vergiftung handelt. Bei Menschen, die die Krankheit überleben, treten meist keine Dauerschäden auf.
Vergleiche auch: Vergiftungen.

Brechreiz, *Nausea*, ein häufiges, jedoch uncharakteristisches Symptom für viele Krankheiten und Beschwerden. Besonders Magenerkrankungen können einen Brechreiz hervorrufen. Die morgendliche Übelkeit, eine in den ersten Monaten der Schwangerschaft häufig auftretende Störung, ist als weitere Form der Nausea zu nennen. Auch Störungen des Gleichgewichtsorgans, wie bei verschiedenen Formen der *Reisekrankheit*, können ebenfalls Brechreiz verursachen. Obgleich wenig über die Ursachen bekannt ist, kann man heute die Beschwerden durch Gabe von Antihistaminen erheblich verringern.
Vergleiche auch: Erbrechen.

Brille. Sehfehler, die als Folge eines Defekts der brechenden Medien des Auges auftreten, können durch verschiedene Arten von Linsen behoben werden. Diese Linsen werden entweder in einen Rahmen gepaßt — *Brille* — oder direkt dem Auge aufgelegt — *Kontaktlinsen*.

Bei den optischen Tests, die der Verordnung einer Brille zugrunde liegen, verwendet man Tafeln mit Zahlen oder Buchstaben, deren Identifikation der Bestimmung der Sehschärfe dienen. Jede dieser *Leseprobetafeln* besteht aus Buchstaben, die in Bruchteile der normalen Sehschärfe abgestuft sind. Bei den meisten Tafeln sollte man in der Lage sein, die Grundlinie in einem Abstand von etwa 6 m zu lesen. Mit Linsen verschiedener Brechkraft wird festgestellt, welche von diesen die größte Sehschärfe vermittelt. Für Kinder werden oft Bilder anstelle von Buchstaben benutzt. Wenn sich bei der Untersuchung Schwierigkeiten in der Zusammenarbeit zwischen Patient und Arzt ergeben, wird eine sog. *Retinoskopie* (Netzhautspiegelung) mit einer speziellen Apparatur durchgeführt.

Kurzsichtigkeit (Myopie) wird durch eine *Konkavlinse*, *Weitsichtigkeit (Hyperopie)* durch eine *Konvexlinse* korrigiert. Der *Astigmatismus*, ein weiterer Brechungsdefekt, wird durch eine *zylindrische Linse* behoben, welche die Ablenkung der gebrochenen Strahlen kompensiert. Daneben gibt es auch Brillen mit zwei oder drei Linsen verschiedener Stärke; diese *bifokalen* oder *trifokalen Linsen* können sowohl für das Fernsehen als auch das Nahsehen benutzt werden. Eine Art dieser kombinierten Linsen zeichnet sich durch eine gleitende Veränderung der Brechkraft aus, die Brechung verändert sich ohne eine sichtbare Linie zwischen den Teilen der Linse. Nach einer Staroperation — Entfernung der getrübten Augenlinse — kann der Patient mit einer starken Konvexlinse *(Starlinse)* den Verlust an Brechkraft ausgleichen. In manchen Fällen von Schielen, wenn ein Auge vom Fixationspunkt abweicht, können die korrespondierenden Punkte durch *prismatische Linsen* auf der Netzhaut zur Deckung gebracht und so ein einziges Bild produziert werden.

Bei Patienten mit einer Lähmung der Augenmuskeln kann das Doppelsehen durch eine *trübe Linse* über dem erkrankten Auge vermieden werden. Patienten mit einer Ptosis (Lähmung der Muskeln, die das Augenlid anheben) können *Ptosisbrillen* tragen, die an der Innenseite ihres Rahmens eine Vorrichtung haben, welche das obere Augenlid offenhält. *Teleskopische* und *mikroskopische Brillen* helfen Patienten mit sehr schwachem Sehvermögen.

Es gibt zwei Arten von *Kontaktlinsen*. Die kleineren *Korneallinsen* bedecken nur die Hornhaut, die früher benutzten größeren *Sklerallinsen* (im alten Sprachgebrauch: *Haftschalen*) dagegen den ganzen sichtbaren weißen Bereich des Auges. Die Korneallinsen werden durch die Saugkraft zwischen der Linse und der dünnen Lage von Tränenflüssigkeit befestigt. Sie werden anstelle der üblichen Brillen verwandt — insbesondere in Berufen, bei denen eine Brille stören würde, z. B. von Schauspielern. Sklerallinsen werden durch das Augenlid festgehalten und besonders von Patienten mit Hornhauterkrankungen benutzt. *Sonnenbrillen* und viele Arten von *Schutzbrillen* besitzen optisch geeignet gefärbte Gläser, die hauptsächlich dazu dienen, ultraviolette und infrarote Strahlen abzufangen; sie werden deshalb im hellen Sonnenlicht, besonders am Meer und im Gebirge, getragen, sie können aber auch gegen mechanische und chemische Schädigungen schützen.
Vergleiche auch: Auge, Schielen, Sehen.

Bronchiektasie, eine krankhafte Erweiterung der Bronchiallumina; es kann sich um eine angeborene Mißbildung handeln, meistens tritt sie jedoch als Folgezustand anderer Erkrankungen der Lunge auf, besonders als Folge der chronischen Bronchitis. Die Patienten haben meist sehr charakteristische Beschwerden: Husten, Auswurf (besonders stark am Morgen) und periodische Fieberattacken mit rezidivierender Lungenentzündung. Wenn die Erkrankung auf eine bestimmte Lungenzone beschränkt ist, kann der betreffende Lungenlappen chirurgisch entfernt werden; eine so radikale Maßnahme ist jedoch selten erforderlich. Bronchiektasien werden meistens mit intermittierender Antibiotika-Stoßtherapie behandelt.

Bronchitis, *Bronchialkatarrh,* eine Entzündung der Bronchialschleimhäute. Es gibt eine akute und eine chronische Verlaufsform. *Akute Bronchitis* ist im allgemeinen die Folgeerscheinung eines Infektes der oberen Luftwege, der sich auf Luftröhre und Bronchien ausgedehnt hat. Die Krankheit kann durch eine Vielzahl von Erregern — sowohl Bakterien als auch Viren — ausgelöst werden. Unabhängig davon sind die Symptome jedoch immer die gleichen: hauptsächlich Husten und Brustschmerzen. Die Schleimhaut der Bronchien schwillt an und sondert ein Sekret ab, das, gemischt mit Leukozyten, zunächst in Form eines dünnflüssigen und später zähschleimigen Auswurfs sichtbar wird. Manchmal stellt sich ein mäßiger Temperaturanstieg ein. Hohes Fieber deutet auf eine Beteiligung der feineren Bronchien *(Bronchiolitis)* hin, die bei Kindern häufiger auftritt als bei Erwachsenen. Das Krankheitsbild ist meist ernst. Akute Bronchitis greift oftmals auch die Schleimhaut des Kehlkopfraumes an, was die Ausbildung einer *Laryngitis* zur Folge haben kann. Diese Krankheit ist mit Heiserkeit verbunden und kann manchmal zu einer so starken Schwellung der Kehlkopfschleimhaut führen, daß die Patienten unter Atemnot leiden (↗ Krupp).

Die Diagnose der akuten Bronchitis stützt sich auf charakteristische auskultatorisch hörbare Sekundärgeräusche (Rasselgeräusche) über der Lungenregion. Das akute Stadium dauert meist nicht länger als einige Tage an. Der Husten kann sich jedoch über mehrere Wochen hinziehen. Wenn die Entzündung auf das Lungengewebe übergreift, kann es im Anschluß an eine Bronchitis zu einer Lungenentzündung kommen. Da ein Bronchialkatarrh manchmal auch als Komplikation bei Lungentuberkulose, Lungenkrebs oder Asthma auftritt, sollten Patienten mit Bronchitis immer gründlich untersucht werden. Die Behandlung richtet sich nach dem Schweregrad der Krankheit. In leichten Fällen sind Bettruhe und warme Getränke ausreichend, während sich in schwereren Fällen die Gabe von Sulfonamiden oder Antibiotika als notwendig erweisen kann.

Bei einem Andauern der Entzündung kann es zur Ausbildung einer *chronischen Bronchitis* kommen. In der überwiegenden Zahl der Fälle ist die Ursache bei dieser Sonderform der Bronchitis jedoch starkes Rauchen oder Einatmen anderer Reizstoffe. Die Luftverschmutzung in Industriegebieten kann, insbesondere in Ländern, in denen ein feuchtes Klima hinzukommt, die chronische Bronchitis zur Volkskrankheit werden lassen. Auch chronische Herzerkrankungen und verschiedene krankhafte Prozesse in den Luftwegen können die chronische Form der Bronchitis begünstigen. In den genannten Fällen ist chronischer Husten ein besonders typisches Zeichen. Die Schleimhaut entfernt normalerweise mittels eines Flimmerepithels Staub und Fremdkörper aus den Luftwegen; wenn diese Funktion der Schleimhaut beeinträchtigt ist, kommt es vermehrt zu Infektionen. Die Entstehung einer chronischen Bronchitis führt über die Entwicklung einer Lungenblähung *(Lungenemphysem)* zu einem Elastizitätsverlust des Lungengewebes, der manchmal so stark ist, daß die Atemfunktion ernsthaft eingeschränkt werden kann.

Es ist meist sehr schwierig, eine chronische Bronchitis vollkommen zu heilen. Vor der Durchführung jeglicher Therapie sollte zunächst die auslösende Ursache geklärt werden, erst dann ist eine kausale Behandlung möglich. Häufig erweist sich ein Klimawechsel als sehr nützlich. Außerdem sind konsequente atemgymnastische Übungen sehr ratsam. Es muß Sorge getragen werden, Sekundärinfektionen zu vermeiden, deshalb werden oft Antibiotika als vorbeugende Maßnahme über einen längeren Zeitraum gegeben.

Vergleiche auch: Atmungsorgane, Krupp, Lungenentzündung.

Brucellosen, *Bruzellosen,* Bezeichnung für ca. 80 eng miteinander verwandte, durch Bakterien der Gattung *Brucella* verursachte Infektionskrankheiten, hauptsächlich der Wirbeltiere. Die Infektionserreger verursachen plötzliches Verwerfen *(Abortus Bang)* bei Rindern, Ziegen und Schweinen. Die Bakterien können auch auf menschliche Lebewesen *(Bangsche Krankheit, Maltafieber)* übertragen werden, gewöhnlich durch die Milch, wogegen man sich aber durch eine vorsorgliche Behandlung der Tiere und durch Pasteurisieren und allgemeine Milchhygiene absichert. Die Inkubationszeit ist verhältnismäßig lang, im allg. zwischen 14 und 20 Tagen. Die Krankheit tritt gewöhnlich in Form von 1 bis 2 Wochen anhaltenden Fieberanfällen auf und kann sich über 3 bis 4 Monate hinziehen, wenn sie nicht behandelt wird. Man kann sie erfolgreich mit Antibiotika behandeln.

Brust, der obere Teil des Rumpfes zwischen Hals und Bauch, im engeren Sinn das weibliche paarige Organ, die *Brustdrüsen (Mammae).* Die Brust des Mannes bleibt während der ganzen Lebensdauer unterentwickelt. Bei der Frau beginnt die Reifung der Brust während der Pubertät, wird in der Schwangerschaft fortgesetzt und erreicht ihren Höhepunkt nach der Geburt. In diesem Stadium setzt die Milchabsonderung für das Kind ein. Die Entwicklung der Brust ist in vielerlei Hinsicht bemerkenswert. Im Fetalstadium (Embryo ab 3. Monat) bilden sich an der Vorderseite des Körpers zwei längliche, strangförmig von der Schulter bis zur Leistengegend verlaufende Verdickungen, die *Milchleisten*. Normalerweise wird dann auf jeder dieser Milchleisten nur eine Drüse ausgebildet, obwohl beim Erwachsenen (beim Mann und bei der Frau) gelegentlich zusätzliche Brustdrüsenrudimente vorkommen können. Dieses als *Polymastie* bzw. *Polythelie* bezeichnete atavistische Phänomen wird nicht selten beobachtet. Die Brust des Ungeborenen entwickelt sich rasch durch den Einfluß bestimmter Hormone im Blut der Mutter; ein Neugeborenes kann bereits eine milchähnliche Flüssigkeit aus den Brustdrüsen sezernieren, die *Hexenmilch* heißt. Nach der Geburt, wenn der hormonelle Einfluß der Mutter aufhört, bilden sich die fetalen Brustdrüsen rasch wieder zurück. Ihre Form ist dann bis zur Pubertät bei Jungen und Mädchen gleich.

Die Vergrößerung der Brust während der Pubertät ist in erster Linie auf das in dieser Lebensphase vermehrt gebildete weibliche Sexualhormon Östrogen zurückzuführen. In diesem Stadium kommt es zu einer charakteristischen Fettansammlung in der Umgegend der Drüsenlappen, außerdem vergrößern sich die Drüsenkanäle. Das ebenfalls vermehrt in den Ovarien (Eierstöcken) produzierte Sexualhormon Progesteron stimuliert wiederum das Drüsenzellwachstum.

Die Brust der vollentwickelten Frau enthält etwa 20 Drüsenlappen, die fächerförmig um die Brustwarze angeordnet sind. Von jedem Lappen geht ein Drüsenausführungsgang ab, der sich kurz vor der Mündung in der Brustwarze weitet. Die *Brustwarze* oder *Mamilla* enthält glatte Muskulatur, die bei Reizeinwirkung von außen zu einer Anschwellung und Versteifung der Brustwarze führt; dadurch wird das Stillen wesentlich erleichtert. Die Brustwarze ist von einer braungefärbten Hautzone, dem *Warzenhof,* umgeben; in diesem Hof münden

Schweiß- und Talgdrüsen. Die Brust ist reichlich mit Blutgefäßen, Lymphgängen und Nerven versorgt. Der größte Teil des Lymphstroms führt zu den Lymphknoten in der Achselhöhle; da sich über diese Abflußbahn beim Brustkrebs leicht Tumorzellen ausbreiten können, müssen die Lymphknoten in der Achselhöhle häufig bei entsprechenden Operationen mitentfernt werden. Ein Teil der Lymphe führt auch zu den Lymphknoten im Thoraxraum; diese können jedoch bei der Exstirpation des *Brustkrebses* nicht mitherausgenommen werden.

Die Größe der Brust ist starken individuellen Schwankungen unterworfen; normalerweise reicht sie von der zweiten bis zur sechsten Rippe. Abnorme Vergrößerung der Brust *(Mammahypertrophie)* kommt relativ häufig vor; sie ist zwar nicht gefährlich, kann aber durch plastische Chirurgie *(Mammaplastik)* korrigiert werden; dabei werden die umfangreichen Fettansammlungen in der Gegend der Drüsenlappen entfernt.

Die Brust verändert sich erheblich während der Schwangerschaft. In dieser Zeit entwickeln sich Drüsenzellen und Drüsengänge sehr stark. Bei Beendigung der Schwangerschaft und in den Tagen unmittelbar nach der Geburt sondern die Brustdrüsenzellen normalerweise *Kolostrum* ab. Die Produktion der eigentlichen Muttermilch *(Laktation)* beginnt kurz nach der Geburt (man sagt: die „reife" Milch „schießt ein") unter Einwirkung eines besonderen Hypophysenhormons, des *Laktationshormons*. Die reife Brustmilch ist im Gegensatz zum Kolostrum stark fetthaltig. Die völlige Entleerung der Brust bei jedem Stillen bildet für die Brustdrüsen einen Anreiz zu erneuter Produktion. Nach Beendigung der Laktationszeit bilden sich die Brustdrüsen auf den vorherigen Umfang zurück.
Vergleiche auch: Endokrine Drüsen, Hormone.

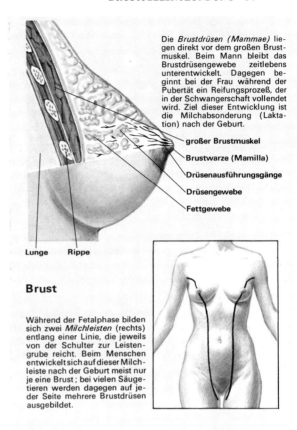

Die *Brustdrüsen (Mammae)* liegen direkt vor dem großen Brustmuskel. Beim Mann bleibt das Brustdrüsengewebe zeitlebens unterentwickelt. Dagegen beginnt bei der Frau während der Pubertät ein Reifungsprozeß, der in der Schwangerschaft vollendet wird. Ziel dieser Entwicklung ist die Milchabsonderung (Laktation) nach der Geburt.

großer Brustmuskel
Brustwarze (Mamilla)
Drüsenausführungsgänge
Drüsengewebe
Fettgewebe

Lunge Rippe

Brust

Während der Fetalphase bilden sich zwei *Milchleisten* (rechts) entlang einer Linie, die jeweils von der Schulter zur Leistengrube reicht. Beim Menschen entwickelt sich auf dieser Milchleiste nach der Geburt meist nur je eine Brust; bei vielen Säugetieren werden dagegen auf jeder Seite mehrere Brustdrüsen ausgebildet.

Brustfellentzündung, Pleuritis, die Entzündung des Brustfells *(Pleura)*, kommt fast nie als *primäre Pleuritis* vor, sondern ist mit anderen Lungenkrankheiten vergesellschaftet. Man unterscheidet die *trockene (sicca)* und die *feuchte (exsudative* oder *humide) Pleuritis*. Bei der letzteren findet sich eine klare Flüssigkeit im Pleuraspalt. Wenn diese Flüssigkeit durch eitererregende Bakterien getrübt ist, spricht man von einem *Pleuraempyem*. Die Brustfellentzündung ist eine häufige Komplikation der Lungenentzündung und der Lungentuberkulose. In solchen Fällen richtet sich die Therapie gegen diese ursächlichen Krankheiten. Nur sehr selten erscheint eine primäre Pleuritis, d.h., die Krankheit tritt allein und unabhängig von der Gesellschaft anderer Brusthöhlenerkrankungen auf; man findet sie häufiger bei jungen Menschen. Die mehr oder weniger undeutlichen Krankheitszeichen sind Müdigkeit, Schmerzen in der Brust, vor allem beim Einatmen, Husten und manchmal auch Fieber. Die Krankheit ist in den meisten Fällen hartnäckig und oft das Zeichen für eine latente Tuberkulose. Deshalb sollte der

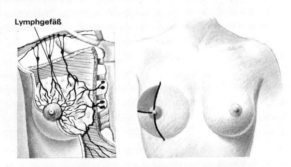

Von der Brustdrüse aus führen zahlreiche Lymphgefäße zu den Lymphknoten von Axilla und Thorax (oben links). Deshalb können sich im Falle von Brustkrebs Tumorzellen aus der Brust über die Lymphbahnen auf andere Körperzonen ausbreiten. Der Brustkrebs beginnt meist im oberen äußeren Quadranten der Brust, seltener im unteren äußeren Quadranten (oben rechts).

Patient auch noch nach dem Rückgang einer primären Pleuritis für einige Zeit in ärztlicher Beobachtung bleiben.
Vergleiche auch: Atmungsorgane, Lungenentzündung, Tuberkulose.

Brustkorb. Der *Brustkorb, Thorax,* umschließt die Brusthöhle und die in ihr liegenden Organe. Das Skelett des Brustkorbs besteht aus den *Brustwirbeln,* den *Rippen* und dem *Brustbein.* Es gibt 12 Brustwirbel, an jedem ist ein Paar Rippen befestigt. Gelegentlich gibt es auch ein zusätzliches Rippenpaar, die *Halsrippen* am untersten Halswirbel. Jede Rippe *(Costa)* ist an zwei Stellen mit dem dazugehörigen Brustwirbel, dem Wirbelkörper und dem Querfortsatz verbunden und dreht sich beim Atmen um eine horizontale Achse. Frontal sind die Rippen durch einen Knorpel mit dem Brustbein verhaftet, das unterste Rippenpaar ist jedoch frei. Das *Brustbein (Sternum)* ist ein flacher, rechteckiger Knochen, der nach unten in einer knorpligen Spitze ausläuft. Die zwei Schlüsselbeine sind mit dem oberen Teil des Brustbeins gelenkig verbunden. Die Rippenzwischenräume, die *Interkostalräume,* werden von Muskeln und Bindegewebe ausgefüllt. Die Zwischenrippenmuskeln unterstützen die Hals- und Brustmuskeln bei den Atembewegungen der Rippen. Der Brustkorb hat annähernd Kegelform, wobei sein unterer Rand von den Rippenbögen gebildet wird, die man unter der Haut fühlen kann. Das Zwerchfell trennt die Brusthöhle vom Bauch. Die Brusthöhle enthält die Lungen und das Herz mit seinen großen Gefäßen. Auch die Speiseröhre verläuft durch sie.
Vergleiche auch: Atmungsorgane, Skelett; B Muskel I, Wirbelsäule I.

Brustkrebs, *Mammakarzinom,* die häufigste Krebsbildung bei der Frau. Das erste Anzeichen ist meistens ein einzelner, derber Knoten in einer Brust, häufig im oberen äußeren Quadranten. Eine solche Knotenbildung kann gutartig sein, eine eindeutige Diagnose des jeweiligen Tumortyps ist jedoch nur aufgrund einer gründlichen Untersuchung möglich. Krebsbildung in der Brust verursacht häufig eine Einziehung der Brusthaut oder der Brustwarze und kann verantwortlich sein für Veränderungen der Brustform oder der Haut (z. B. *Orangenhaut*) der Brustwarze oder ihrer Umgebung. Schmerzen gehören dagegen zu den späten und seltenen Symptomen beim Brustkrebs; bei der Feststellung des geringsten Anzeichens einer Veränderung muß der Arzt befragt werden. Von Brustkrebs werden besonders häufig Frauen zwischen der 45. und 60. Lebensjahr befallen. Am stärksten gefährdet sind Frauen, die keine Kinder geboren haben. Überdurchschnittlich häufig erkranken auch Frauen, die zwar geboren, aber nicht gestillt bzw. schon frühzeitig abgestillt haben. Dagegen erkranken Frauen, die Kinder geboren und auch gestillt haben, nicht nur insgesamt wesentlich seltener, sondern im Durchschnitt auch erst etwa ein Jahrzehnt später mit einem etwas gehäuften Auftreten um das 55. bis 60. Lebensjahr. Die hormonelle Umstimmung während Schwangerschaft und Stillzeit hat demnach offensichtlich gegenüber dem Brustkrebs eine vorbeugende Wirkung. Bei jüngeren Frauen wird ein schnelleres Wachstum des Karzinoms beobachtet. Bei Männern tritt Brustkrebs sehr selten auf.

Eine eventuelle Ausbreitung des Mammakarzinoms geschieht über die Lymphbahnen; im allgemeinen schwellen in einem solchen Fall die axillären Lymphknoten an. Manchmal greift das Tumorwachstum auch über Lymphgefäße zwischen den Rippen auf die Lymphknoten im Thoraxraum über. Infolge einer solchen Ausstreuung von Tumorzellen können sich Sekundärgeschwülste *(Metastasen)* in anderen Körperpartien bilden.

Brustkrebs wird häufig aufgrund äußerer Anzeichen (Knotenbildung) oder mit Hilfe einer Röntgendarstellung der Brust *(Mammographie)* diagnostiziert. Im allgemeinen ist eine sofortige Operation angezeigt. Dabei kommt es auf eine möglichst vollständige Entfernung des krebsig entarteten Gewebes an; deshalb wird die ganze Brust abgenommen *(Mammaamputation),* und gewöhnlich werden vorsichtshalber auch die axillären Lymphknoten ausgeräumt. Strahlenbehandlung und die Gabe männlicher Sexualhormone können die operative Therapie ergänzen. In manchen Fällen werden bei der chirurgischen Behandlung die Ovarien mit herausgenommen, also diejenigen Organe, die die weiblichen Sexualhormone produzieren, denn diese Hormone scheinen bei der Entstehung und dem Wachstum von Tumoren in der Brust neben anderen Faktoren eine Rolle zu spielen. In seltenen Fällen werden auch die Hypophyse und die Nebennieren samt Paraganglien entfernt.
Vergleiche auch: Brust, Krebs, Strahlentherapie.

Buergersche Krankheit, *v. Winiwarter-Buergersche Krankheit, Endangiitis obliterans* oder *Thrombangiitis obliterans,* eine schwere, seltene Erkrankung der Arterien (eine *Verschlußkrankheit*), die in erster Linie die größeren Blutgefäße der Beine befällt und fast ausschließlich bei Männern im jungen und mittleren Lebensalter beobachtet wird; fast immer handelt es sich bei den Patienten um starke Raucher. Während der Einfluß von Tabak bei der Entstehung der Krankheit also unbestreitbar ist, bleibt der eigentliche auslösende Faktor bis heute ungeklärt. Charakteristisch ist eine proliferative Wucherung der Gefäßintima, d. h. des Gewebes, das die Arterieninnenwand auskleidet. Durch Einengung der Gefäßlichtungen kommt es zu einer verminderten arteriellen Durchblutung. Die Durchblutungsstörung führt nach gewisser Zeit zum Gewebszerfall im ungenügend durchbluteten abhängigen Körperabschnitt und anschließend zu Gangränbildung (↗ *Gangrän*), vor allem in den Extremitäten. Ein besonders auffälliges Symptom ist intermittierendes Hinken; die Patienten können nur kurze Strecken gehen und werden durch die bald auftretenden Schmerzen zum Ausruhen gezwungen (deshalb auch der Ausdruck *Schaufensterkrankheit*).

Chagaskrankheit, *amerikanische Trypanosomiasis, Pseudomyxödem,* in Süd- und Zentralamerika, namentlich im Gebiet zwischen São Paulo und der Südgrenze Mexikos, verbreitete Infektionskrankheit. Früher war die Krankheit beschränkt auf ländliche Gebiete mit niedrigem Lebensstandard; heute kommt sie auch in den Städten, vor allem in den Slums vor und hat sich zu einem der größten Gesundheitsprobleme der Neuen Welt entwickelt. Erreger ist ein Protozoon *(Trypanosoma Cruzi),* das durch den Stich von Raubwanzen übertragen wird (ein verwandter Erreger ist *Trypanosoma gambiense;* er ruft die durch die Tsetsefliege übertragbare afrikanische *Schlafkrankheit* hervor). Bei Kindern, die den Erreger durch Kratzen an der Wundstelle in ihre Blutbahn befördern, tritt die Chagaskrankheit besonders häufig in Erscheinung. An der meist im Gesicht lokalisierten Stichstelle entsteht eine geschwürige Wunde oder Verhärtung, oftmals gefolgt von einer Schwellung in der Augenumgebung. Im weiteren Verlauf kommt es zu Temperaturanstiegen und Schwellung der Lymphknoten. Die Krankheit kann in ein chronisches Stadium übergehen. Dabei können im Laufe der Zeit, manchmal sogar nach einigen Jahrzehnten, Herz-, Hirn- und Nervenstörungen auftreten. Eine Herzmuskelentzündung ist das häufigste Symptom der chronischen Verlaufsform; Vergrößerung und Schwächung des Herzmuskels führen schließlich zum Tode (Letalität bis 50 % besonders bei Kleinkindern). Eine Ausbreitung der Krankheit auf das periphere Nervensystem kann u. a. durch Störung des Tonus von Hohlraumorganen zu einer Vergrößerung von Dickdarm, Speiseröhre, Magen oder Harnleiter führen.

Manchmal tritt in Verbindung mit der Chagaskrankheit, ähnlich wie bei der Schlafkrankheit, eine Hirnentzündung ein. Zur Therapie empfehlen sich Arsenpräparate, zur Prophylaxe sorgfältige Umwelthygiene und Insektenbekämpfung.

Cholera, *Cholera asiatica, Cholera orientalis* oder *Cholera epidemica,* schwerer infektiöser Brechdurchfall. Die Cholera ist vor allem in Asien weit verbreitet, insbesondere in Indien und Indochina; früher traten Choleraepidemien sogar in Europa auf.

Der griechische Name Cholera bedeutet eigentlich Gallefluß und hat nichts mit der heutigen Cholera zu tun, die in Europa um 1560 durch Berichte bekannt wurde. Aus Asien kommend (Cholera asiatica), breitete sich die infektiöse Darmkrankheit 1829 erstmals über Europa aus und forderte viele Todesopfer, da sie kaum bekannt war. In den meisten Fällen sind große Pilgeransammlungen der Ausgangspunkt. So breitete sich die Krankheit 1831 in einem verheerenden Seuchezug von Mekka über Kairo (30000 Tote) in die arabischen Länder aus. Im Krimkrieg z. B. starben auf beiden Seiten mehr Menschen an Cholera als an Kriegswunden. 1947 drang die Krankheit auf dem Seeweg bis nach Ägypten vor, 1966 bis zur Türkei. — In Deutschland führte die Cholera 1854 in München und zuletzt 1892 in Hamburg zu Epidemien. In Hamburg waren in wenigen Wochen mehr als 8000 Todesfälle zu verzeichnen.

Der Choleraerreger wurde 1883 von Robert Koch entdeckt. Es handelt sich um ein kommaförmig gekrümmtes, begeißeltes Stäbchen, das als *Vibrio comma, Vibrio cholerae, Choleravibrio* oder *Kommabazillus* bezeichnet wird und im Kot nachgewiesen werden kann. Um 1962 wurde ein neuer Typus der Kochschen Choleravibrionen entdeckt, der nach einem Ort am Roten Meer als *Vibrio El-Tor* bezeichnet wird. Auf diesen Erregertyp, dessen Gefährlichkeit früher nicht erkannt worden war, sind die in den letzten Jahren u. a. in Indonesien und auf den Philippinen auftretenden Choleraepidemien zurückzuführen.

Die Krankheit wird hauptsächlich durch verseuchtes Trinkwasser und infizierte Nahrungsmittel

Erkrankungen an Cholera in verschiedenen asiatischen Ländern (1958–1963)

Land	1958	1959	1960	1961	1962	1963
Afghanistan	—	—	899	—	—	—
Burma	9	3	259	1	1	2481
Indien	66536	14852	15895	48028	25566	51082
Kambodscha	3	—	—	—	—	52
Pakistan	16741	20144	15774	1276	2616	3987
Thailand	11597	7777	—	—	—	2204

übertragen. Trotz Infektion zeigen viele Erkrankte keine oder nur leichte Symptome; dennoch bilden sie als Überträger eine Gefahr für ihre Umgebung.

Die Gefährlichkeit und Heimtücke der Krankheit liegt neben ihrer hohen Kontagiosität darin, daß die Inkubationszeit im allgemeinen sehr kurz ist. Sie beträgt meist nur wenige Stunden, im Höchstfall mehrere Tage. Die Folge sind plötzlich auftretende Massenerkrankungen und eine schnelle Ausbreitung der Cholera. Besonders gefährlich in Epidemiezeiten sind Verdauungsstörungen, da die Cholera häufig im Anschluß an diese auftritt.

Die Choleravibrionen siedeln sich im Darm an und bilden stark wirkende Toxine, welche in kurzer Zeit die Darmwand angreifen. Für den Beginn der Krankheit sind leichtes Fieber, Erbrechen und Bauchschmerzen, gefolgt von starken Durchfällen, typisch. Die Patienten sind außerordentlich durstig, können aber Flüssigkeiten nicht bei sich behalten. Der Wasserverlust führt zu einer gefährlichen Austrocknung des Körpers. Haut und Schleimhäute werden faltig, und die Urinbildung läßt nach. Eine weitere, sehr häufige Begleiterscheinung der Cholera sind Wadenkrämpfe. Nach einer Phase mit abnorm niedriger Körpertemperatur (der *kalten Phase*) fällt der Blutdruck ab; der Patient befindet sich in einem Erschöpfungszustand, der oft zum Tode führt. — Eine leichter verlaufende Choleraerkrankung mit Erbrechen und Durchfall wird als *Cholerine* bezeichnet.

In früheren Zeiten betrug die Sterblichkeit bei Choleraepidemien bis zu 50 %, die heutige Medizin ist jedoch in der Lage, die Krankheit erfolgreich zu bekämpfen. Zur Behandlung gehört vor allem der Ausgleich des Flüssigkeitshaushalts im Körper durch Zufuhr von Wasser bzw. Infusion von physiologischen Kochsalzlösungen. Auch Antibiotika finden Anwendung. Weiterhin spielen Präventivmaßnahmen eine sehr große Rolle. Man versucht insbesondere, eine Ausbreitung der Cholera durch groß angelegte Hygienekampagnen einzudämmen. Zudem verfügt man heute auch über einen wirksamen Impfstoff, der für Personen, die Gebiete mit endemisch auftretender Cholera besuchen, obligatorisch ist. Wenn die Exposition eine bestimmte Dauer überschreitet, muß die Impfung wiederholt werden, da sie nur 6 Monate wirksam ist.
Vergleiche auch: Infektionserreger, Infektionskrankheiten; B Parasiten.

Cholezystitis, *Gallenblasenentzündung,* tritt gewöhnlich als Komplikation bei Gallensteinen auf. Die Beschwerden unterscheiden sich kaum von denen bei Gallensteinen. Die Patienten klagen u. a. über ein Druckgefühl und Schmerzen im Bereich des rechten Oberbauchs und haben gewöhnlich erhöhte Temperatur. In schweren Fällen zieht die Gallenblasenentzündung eine Gangränbildung an der Gallenblasenwand nach sich. Bei Ruptur der Gallenblase kann die Gallenflüssigkeit in die Bauchhöhle übertreten; die Folge ist eine *gallige Peritonitis*. Manchmal wird eine Cholezystitis durch Bakterien hervorgerufen, die vom Darm aus in die Gallenwege einwandern (besonders bei mangelnder Säurebildung im Magen).

Im akuten Stadium der Krankheit ist die Gabe von Antibiotika angezeigt. Nach Abklingen der Entzündung wird im Falle von Gallensteinbildung die Gallenblase chirurgisch entfernt.
Vergleiche auch: Gallensteine, Leber.

Chorea, *Veitstanz,* Sammelbezeichnung für Krankheiten, die sich durch typische ungewollte, unausgeglichene, schleudernde Bewegungen äußern. Die heute seltene Verlaufsform des Veitstanzes, die *Chorea minor* oder *Sydenhamsche Chorea,* wird in erster Linie bei Kindern, meist zwischen dem 7. und dem 13. Lebensjahr, beobachtet. Sie tritt im allgemeinen in Verbindung mit akutem rheumatischem Fieber auf, das auf ungeklärte Weise das zentrale Nervensystem angreift und so die Krankheitssymptome auslöst. Die Symptomatik ist zunächst unspezifisch, der Patient macht insgesamt nur den Eindruck von Unbeholfenheit, Ungeschicklichkeit und Rastlosigkeit. Erst später setzen die unwillkürlichen, sprunghaften, ausfahrenden Bewegungen ein. Besonders stark betroffen sind Arme, Hals und Zunge. Der Patient hat Schwierigkeiten beim Anziehen und Essen, und es fällt ihm schwer, präzise Bewegungen auszuführen. Die Sprechweise ist schwerfällig und stolpernd. Der pathologische Charakter der Bewegungen wird bei seelischer Erregung besonders deutlich, verschwindet jedoch beinahe immer, wenn der Patient schläft. Typisch für die Chorea minor ist auch eine Muskelschwächung. Die psychischen Störungen sind sehr unterschiedlicher Natur. Am häufigsten sind nervöse Reizbarkeit und gefühlsmäßige Labilität. In den meisten Fällen erholen sich die Patienten nach einigen Monaten wieder, ohne feststellbare Dauerschäden aufzuweisen. Die Verlaufsformen der Chorea minor sind sehr unterschiedlich, namentlich in bezug auf die Dauer der Krankheit. Kinder mit ausgeprägter Chorea minor müssen in jedem Fall im Krankenhaus behandelt werden, manchmal sogar auf Isolierstationen. Rheumatische Erkrankungen, die mit einer Chorea einhergehen, werden auf übliche antirheumatische Weise behandelt.

Die *Huntingtonsche Chorea* ist eine seltene, dominant vererbbare Form der Chorea, die erst im mittleren Lebensalter auftritt. Obwohl die eigentliche Ursache ungeklärt ist, weiß man, daß eine Verminderung von Nervenzellen in bestimmten Hirnzonen mit dieser Form der Chorea einhergeht. Es werden dieselben Bewegungsanomalien beobachtet wie bei der Chorea minor. Die psychischen Störungen sind jedoch gravierender; es kommt zu einem progressiven geistigen Abbau. Es gibt gegenwärtig kein Medikament, das wirksam in diesen degenerativen Hirnprozeß eingreifen könnte.

Cushing-Syndrom, früher *Cushingsche Krankheit*, ein Symptomenkomplex, für den eine Überproduktion von Kortikoiden typisch ist. Ursache sind eine Hyperplasie (Vergrößerung) der Nebennierenrinde oder ein Nebennierenrindentumor. Dem Krankheitsbild kann auch eine Überproduktion des die Nebennierenrinde stimulierenden Hypophysenhormons (ACTH) zugrunde liegen. Infolge langzeitiger therapeutischer Kortisonzufuhr kann ein sog. *iatrogener Morbus Cushing* entstehen.

Zu den sehr auffallenden und äußerst vielfältigen Symptomen des Cushing-Syndroms gehören Fettsucht im Gesicht *(Vollmondgesicht)* und am Körperstamm bei gleichzeitiger Abmagerung der Extremitäten infolge Muskelschwunds, die Bildung purpurroter, breiter *Striae* (Streifen) am Bauch, vorzeitige *Osteoporose* (Knochenschwund und -brüchigkeit) infolge von Stoffwechselstörungen sowie eine Erhöhung des Blutzuckerspiegels; gelegentlich steigt der Blutdruck an. Bei Frauen kommt es nach der Pubertät zu verschiedenen Graden der Vermännlichung (z. B. vermehrte Behaarung, u. a. an der Oberlippe, Ausbleiben der Menses usw.). Bei der Behandlung steht die Bekämpfung der zugrunde liegenden Ursache im Vordergrund, also z. B. die operative Entfernung eines Nebennierenrindentumors. Auf diese Weise kann die Kortikoid-Überproduktion gestoppt und eine Rückbildung der Symptome erzielt werden.

Vergleiche auch: Endokrine Drüsen, Hormone.

Darmentzündung, volkstümlicher Sammelbegriff für eine Anzahl krankhafter Befunde des Darmtraktes. Die Fachausdrücke zeigen die Lage einer solchen Entzündung an; so spricht man z. B. von *Enteritis*, wenn der Dünndarm, von *Colitis*, wenn der Dickdarm betroffen ist. Wenn beide Darmabschnitte angegriffen sind, spricht man von *Enterocolitis*, während man den Ausdruck *Gastroenteritis* dann benutzt, wenn auch der Magen in Mitleidenschaft gezogen ist. Diese Ausdrücke sagen nichts über die Ursache der Erkrankung aus und umfassen auch längst nicht alle Störungen, die man unter dem Begriff Darmentzündung zusammenfaßt.

Eine weitere Ausgangsbasis zur Klassifizierung ist die Aufteilung in akute und chronische Darmentzündung. Die *akute Darmentzündung* kann sich aus einer Vergiftung, etwa durch Pilze oder verdorbene Lebensmittel (↗ Lebensmittelvergiftung), entwickeln. Dieses Krankheitsbild ist auch charakteristisch für Infektionskrankheiten wie ↗ Typhus, ↗ Paratyphus und ↗ Ruhr. Die akute Darmentzündung beginnt gewöhnlich sehr heftig, bei den Symptomen herrschen Übelkeit, Durchfall und Kolikschmerzen, d. h. plötzliche Anfälle heftiger Leibschmerzen, vor. Das Erbrechen und der Durchfall haben einen beträchtlichen Flüssigkeitsverlust zur Folge und können zur Austrocknung führen. Der Patient sollte deshalb ausreichend Flüssigkeit zu sich nehmen. Die Therapie richtet sich im übrigen gegen die krankheitsauslösenden Faktoren.

Bei der *chronischen Darmentzündung* sind die Symptome insgesamt weniger ausgeprägt und die Ursachen der Erkrankung schwieriger festzustellen. Oft verbergen sich dahinter mit Verdauungsstörungen einhergehende Darmerkrankungen. Die Symptome sind deshalb oft unspezifisch und wenig kennzeichnend, wie etwa Durchfall und Blähungen. Viele Fälle chronischer Darmentzündung werden durch einen Mangel an Salzsäure im Magensaft hervorgerufen; in anderen Fällen reicht die abgesonderte Menge an Gallensaft oder Bauchspeichel nicht aus. Störungen der normalen Bakterienflora im Darm können auch zu entzündlichen Erscheinungen führen, deren bezeichnendste Symptome dann Durchfall und die Bildung von Darmgasen sind. Bei Störung der Kohlenhydratverdauung kommt es zu einer *Gärungsdyspepsie*, bei Störung der Proteinverdauung zu einer *Fäulnisdyspepsie* durch Gärungs- bzw. Fäulniserreger. Die Gase, die dabei durch die Bakterien aus der zersetzten Nahrung freigesetzt werden, rufen *Blähungen* hervor. Darmstörungen können auch nervösen Ursprungs sein. Eine Erkrankung dieser Art, die *spastische Colitis*, betrifft hauptsächlich den Dickdarm. Bei nervösen Darmerkrankungen leidet der Patient gewöhnlich abwechselnd an Verstopfung und Durchfall.

Die Behandlung von Störungen dieser Art besteht hauptsächlich in einer entsprechenden Diät. Im Fall der nervösen Störungen reicht oft schon Entspannung aus. In anderen Fällen wird die zugrunde liegende Störung, wie etwa eine gestörte Absonderung von Magensaft, behandelt.

Die *Colitis ulcerosa* (geschwürige Dickdarmzündung) ist eine schwere chronische Darmentzündung unbekannter Ursache. Die Erkrankung setzt gewöhnlich im frühen Lebensalter ein, der Dickdarm ist entzündet und mit Geschwüren übersät. Typische Symptome sind häufiger Durchfall mit blutig schleimigem Stuhl. Es treten auch Fieberanfälle und Gewichtsverluste auf. Die Behandlung umfaßt die Verabreichung von Nebennierenrindenhormon und bestimmten Schwefelpräparaten. In schweren Fällen wird der Dickdarm entfernt und eine Dünndarmschlinge bis zum After gestreckt. Eine der Colitis ulcerosa in gewissem Grade verwandte Erkrankung zieht das untere Ende des Dünndarms in Mitleidenschaft und ist als *Ileitis terminalis* oder *regionalis* bekannt. Die Ursache dieser Erkrankung ist ebenfalls unbekannt. Die Symptome ähneln manchmal denen der

102 DARMFISTEL

Appendicitis (Blinddarmentzündung). Die Krankheit, die recht selten und schwierig zu behandeln ist, nimmt oft einen chronischen Verlauf.
Vergleiche auch: Verdauung.

Darmfistel, eine Öffnung zwischen dem Darm und der Haut oder auch zwischen dem Darm und einem inneren Organ. Dieser Schaden kann eine angeborene Mißbildung sein; Öffnungen treten jedoch auch durch offene Stellen bei krankhaften Vorgängen im Darm auf. Wenn aus irgendeinem Grund der Stuhl nicht auf normalem Wege hindurchgeschleust werden kann, wird eine Fistel durch Mittel der Chirurgie manchmal künstlich geschaffen. Dies nennt man einen *künstlichen After, Anus praeternaturalis* oder *Kolostomie,* wenn die Fistel zum Dickdarm führt. Über die Öffnung wird dann ein dichtschließender Beutel gebracht, in dem sich der Stuhl sammelt.

Darmverschluß, *okklusiver Ileus,* teilweiser oder völliger Verschluß des Darms. Dies kann dadurch verursacht werden, daß sich ein Abschnitt des Darms verdreht oder mit seinem Mesenterium (Dünndarmgekröse) verwickelt *(Volvulus, Darmverschlingung* im engeren Sinne). Der Verschluß kann auch in Verbindung mit einem eingeklemmten ↗ Eingeweidebruch *(Hernie)* auftreten oder bei einer Verklebung von Darmschlingen als Komplikation einer ↗ Bauchfellentzündung *(Peritonitis)* oder von Operationen im Bauchraum. Eine andere Ursache kann beispielsweise auch ein großer Gallenstein sein, der sich im Darm festgesetzt hat. Tumoren, besonders solche im Dickdarm, können einen teilweisen oder völligen Verschluß herbeiführen. Eine weitere Art von Verschluß ist der durch eine Lähmung der glatten Muskulatur des Darms verursachte *paralytische Ileus,* der auch, als Komplikation von Bauchoperationen, als *postoperativer Ileus* auftritt. Blutgerinnsel in den Gefäßen des Mesenteriums *(Mesenterialvenenthrombose)* stören die Darmfunktion ebenfalls. Bei Kindern gibt es einen als *Darminvagination* bekannten Darmverschluß, der durch die Einstülpung eines Darmabschnittes in sich selbst verursacht wird. Zum Darmverschluß kann es sehr plötzlich kommen *(akuter Ileus)* oder langsam, wie das bei einem Dickdarmtumor oder anderen Formen eines unvollständigen Verschlusses der Fall ist.

Die Symptome des Darmverschlusses sind typisch: Der Darminhalt staut sich hinter der gesperrten Stelle, so daß Gase und Kot nicht mehr hindurchtreten können, was Erbrechen, Darmkrämpfe und schlechtes Allgemeinbefinden zur Folge hat. Der Bauch ist gespannt und aufgetrieben. An den von der Blutversorgung abgeschnittenen Stellen tritt sehr bald *Gewebszerfall (Gangrän)* ein. Die Darmbakterien können durch die Darmwand in die Bauchhöhle eindringen und eine Bauchfellentzündung verursachen. Der akute Ileus ist eine äußerst ernste Erscheinung, die sofortige Röntgenuntersuchung und Operation erforderlich

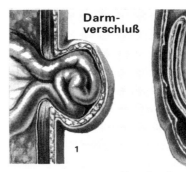

Darmverschluß

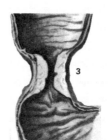

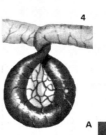

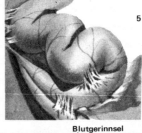

Ursachen des Darmverschlusses (Ileus):

1 Die Bauchdecke hat nachgegeben und eine Darmschlinge eingeklemmt *(Eingeweidebruch* oder *Hernie)*
2 Ein Teil des Darms hat sich ineinandergeschoben *(Invagination)*
3 Darmtumor
4 Eine Schlinge hat sich verdreht *(Volvulus)*
5 Schlingen haben sich miteinander verklebt

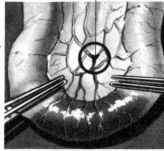

Eine weitere Art von Darmverschluß ist der durch ein Blutgerinnsel verursachte Zerfall des Darmgewebes (rechts). Ein Teil des Darms muß herausgenommen werden. Diese Operation kann auch bei anderen Formen des Ileus notwendig sein.

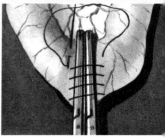

Operation
A Klammern verhindern, daß der Darminhalt in die Bauchhöhle auslaufen kann, wenn der Chirurg den beschädigten Abschnitt herausschneidet.
B Die Enden werden zusammengenäht.

macht. Beschädigte Darmabschnitte werden entfernt und die gesunden Enden aneinandergenäht. Den postoperativen Ileus kann man aber nicht operieren; dieser wird statt dessen mit Medikamenten behandelt, die die Darmbewegungen anregen.

Dekubitus, *Ulcus ex decubitu, Druckbrand, Wundliegen, Druckgeschwüre,* hauptsächlich bei älteren und gelähmten Kranken, die zur Bettruhe gezwungen sind. Die Geschwüre entstehen an Hautstellen, die unmittelbar mit dem Bett in Berührung kommen, vorwiegend an Hautpartien, die vorspringende Skeletteile bedecken, z. B. an Schulterblatt, Kreuzbein und Fersen. Bei älteren Menschen ist die Fettschicht unter der Haut häufig sehr dünn, so daß der Druck der Knochen direkt auf die Haut übertragen wird. Die dadurch bedingte Mangeldurchblutung begünstigt Gangrän- und Geschwürbildung. Örtliche Infektionen können erschwerend hinzukommen. Es muß in erster Linie dafür gesorgt werden, die Blutversorgung zu verbessern und den Druck auf die besonders exponierten Körperteile abzuschwächen. Die Position der Kranken im Bett muß so häufig wie möglich verändert werden; es gibt auch Spezialmatratzen und -betten. Die Behandlung ist oft langwierig und mühsam.
Vergleiche auch: Gangrän; B Wunden.

Delirium, akute Bewußtseinstrübung, für die eine gestörte Wahrnehmung der Umwelt, geistige *Verwirrtheit,* herabgesetzte Auffassungsgabe und Desorientiertheit charakteristisch sind. In schweren Fällen gehören Unruhe sowie illusionäre und halluzinatorische Vorstellungen zum Krankheitsbild (↗ Sinnestäuschungen). Das *delirante Syndrom* ist meist eine Folgeerscheinung von organischen Hirnverletzungen (Enzephalitis, Schädelverletzungen oder Hirnarterienverkalkung), von Vergiftungen oder schweren Allgemeinerkrankungen. Auch in Zeiten besonderer physischer und psychischer Belastung, wie im Krieg oder in Katastrophensituationen, z. B. einem Erdbeben, kann diese besondere Form der Bewußtseinsstörung auftreten.

Delirium tremens, *Alkoholdelirium, Alkoholdelir,* akute Komplikation der chronischen Alkoholvergiftung. Typisch für diese Form der Psychose sind Verwirrtheit, hochgradige ängstliche Erregung und Tremor. Manchmal stellen sich in der Anfangsphase plötzliche Bauchschmerzen und starke Schweißausbrüche ein. Da Alkoholiker meist gegenüber Infektionen resistenzgeschwächt sind, entwickelt sich oftmals im Rahmen des Delirs eine Lungenentzündung. Es kann außerdem zu Störungen des Wasserhaushalts und verschiedener Körperfunktionen kommen. Der Verwirrungszustand hält meist einige Tage lang an; danach sinken die meisten Patienten in einen langen, tiefen Schlaf. Bei Delirium tremens muß im allgemeinen stationäre Behandlung erfolgen.
Vergleiche auch: Alkoholismus, Delirium, Sinnestäuschungen.

Demenz, *Dementia, Verblödung,* im späteren Leben erworbener, bleibender Intelligenzdefekt mit Abbau der gesamten psychischen Persönlichkeit (Störung der Gefühlswelt, der Antriebs- und Willenskraft). Es gibt verschiedene Formen der Demenz: Sie kann ein fortgeschrittenes Stadium bestimmter Geisteskrankheiten darstellen, z. B. die *schizophrene Demenz* bei Schizophrenie. Auch organische Hirnschädigung, z. B. nach einem Unfall *(traumatische Demenz),* Entzündungen im Bereich des Gehirns oder der Hirnhäute, Alkoholintoxikation *(alkoholische Demenz)* oder andere Formen der Vergiftung, sklerotische Veränderungen der Hirngefäße *(arteriosklerotische* und *senile Demenz)* oder progressive Paralyse wie im 2. und 3. Stadium der Lues *(paralytische Demenz)* können Ursache einer Verblödung sein. Bei der meist besonders schwer verlaufenden Schizophrenie des Jugendalters sprach man früher von *Dementia praecox;* heute bezeichnet man diese als *Jugendirresein (Hebephrenie).* Angeborene oder in frühkindlichem Alter erworbene Geistesschwäche bezeichnet man als ↗ Schwachsinn *(Oligophrenie).*

Die Demenz zeichnet sich u. a. aus durch ein schwaches Erinnerungsvermögen für Ereignisse aus der jüngsten Zeit bei gewöhnlich klarem Erinnerungsvermögen an weit zurückliegende Ereignisse. In schweren Fällen tritt jedoch völliger Gedächtnisschwund ein. Konzentrations- und Merkfähigkeit lassen nach, die Gedankenabläufe werden merklich langsamer. Ein dementer Patient kann sich nur schwer neuen Aufgaben und Gegebenheiten anpassen. Das Gefühlsleben ist stark gestört. Angstgefühle, Depressionen, Mißtrauen und Hypochondrie bestimmen das Persönlichkeitsbild.

Der Schweregrad der Erkrankung hängt ab von Ursache und Lokalisation der Hirnschädigung sowie von der ursprünglichen Persönlichkeit des Betroffenen. Der Begriff der Demenz wird im Rahmen zahlreicher Geisteskrankheiten verwendet, bei denen ein Intelligenzdefekt im Vordergrund steht.
Vergleiche auch: Alterspsychosen, Schizophrenie.

Dengue-Fieber (von span. „dengue", Ziererei, wegen der für das Krankheitsbild typischen eigentümlich geschraubten Bewegungen des Patienten), *Siebentagefieber, Dandy-Fieber,* akute epidemische und endemische Infektionskrankheit der Tropen und subtropischen Länder. Die Übertragung dieser Viruserkrankung erfolgt durch Stechmücken; die wichtigsten sind *Aedes aegypti* und *Aedes albopictus.* Die Inkubationszeit beträgt 4–10 Tage. Die Krankheit ist durch ein akutes Initialstadium mit hohem Fieber, schweren Kopf-, Gelenk- und Muskelschmerzen gekennzeichnet (daher die namengebenden eigentümlichen Bewegungen). Das Fieber dauert zunächst 2–3 Tage an. Danach kommt es zu einer plötzlichen Entfieberung (sog. *kritische Entfieberung*). Während des einige Tage später einsetzenden zweiten Fieberanstiegs tritt das charakteristische *Dengue-Exanthem* (Hautausschlag) auf. Der Verlauf der Krankheit, deren Dauer 5–7 Tage beträgt, ist meist komplikationslos. Bettruhe ist trotzdem angezeigt. Die Behandlung ist symptomatisch: der Patient erhält Flüssigkeiten, schmerzlindernde und u. U. fiebersenkende Medikamente.

Depression, *depressives Syndrom*, gekennzeichnet durch traurige Grundstimmung, Gefühle der Niedergeschlagenheit und Hoffnungslosigkeit. Zum Krankheitsbild der Depression gehören Antriebsarmut, Selbstvorwürfe und Selbstmordneigung, häufig auch körperliche Störungen oder nur Gefühle des Mißbehagens in verschiedenen Körperpartien. Der seelische Zustand kann jeweils durch eine mehr ängstliche *(ängstliche Depression)* oder mürrische Stimmung *(gereizte Depression)* gefärbt sein. Man unterscheidet im allgemeinen zwei Grundformen der Depression: a) die *endogene Depression*, die in erster Linie durch Erbanlagen bedingt ist, besonders häufig beim pyknischen Konstitutionstyp angetroffen wird und als die depressive Phase des manisch-depressiven Irreseins betrachtet wird; b) die *reaktive Depression*, die psychologisch begründet ist durch Umweltfaktoren, z. B. psychische Belastungen durch Tod oder Krankheit eines nahen Verwandten, Probleme im Sexual- oder Familienleben, Ärger am Arbeitsplatz oder finanzielle Sorgen. Wenn die depressive Verstimmung durch Trauma oder Krankheit ausgelöst wurde, z. B. durch Schädelverletzung, arteriosklerotische Gefäßveränderungen oder Infektionskrankheit (unter anderem auch Grippe), spricht man von einer *symptomatischen Depression*. Bei Frauen, die häufiger unter Depression leiden als Männer, können hormonelle Umstellungen, wie Schwangerschaft, Wochenbett oder Klimakterium, für die krankhafte psychische Veränderung verantwortlich sein.

Bei der anlagemäßig bedingten endogenen Depression haben psychotherapeutische Bemühungen wenig Aussicht auf Erfolg. Die Behandlung ist meist rein symptomatisch (Gabe von Medikamenten gegen Schlafstörungen, Sorge für regelmäßige Nahrungsaufnahme usw.). Bei der reaktiven Depression dagegen steht die Psychotherapie im Vordergrund. Oftmals ist außerdem die Gabe bestimmter Psychopharmaka sinnvoll, die unmittelbar stimulierend auf die psychische Stimmungslage wirken. Patienten mit lediglich *reaktiver Verstimmung* erholen sich fast immer vollständig innerhalb weniger Wochen.
Vergleiche auch: Manisch-depressive Psychose.

Desinfektion, *Entseuchung*, *Entkeimung*, physikalische und (oder) chemische Beseitigung von Krankheitserregern durch Erhitzen, mit Hilfe von Chemikalien, Gasen oder Lösungen, UV-Strahlen oder anderen Formen der Bestrahlung. Bei Desinfektionsverfahren unter Anwendung von trockener und feuchter Hitze spricht man häufig von *Sterilisation*; Gegenstände, die auf diese Weise keimfrei gemacht wurden, bezeichnet man als *steril*.

Früher desinfizierte man Gegenstände durch etwa halbstündiges Erhitzen in kochendem Wasser *(Auskochen)*. Heute desinfiziert man häufig durch Erhitzen in trockener oder feuchter Luft bei Normaldruck, Unter- oder Überdruck — je nach den Erfordernissen. Es gibt z. B. besondere *Dampfdesinfektionsapparate (Autoklaven)*, in denen Gegenstände mindestens 20 Minuten lang in Dampf auf ca. 120° C erhitzt werden können (nach dem Prinzip des Dampfkochtopfes). Instrumente, chirurgische Utensilien, wie Abdecktücher, Operationskittel, Gummihandschuhe, Bandagen, und andere im Krankenhausbetrieb gebräuchliche Gegenstände werden beispielsweise auf diese Weise sterilisiert. In modernen Krankenhäusern wird die Desinfektion für alle Abteilungen zentral in einer Hochleistungs-Sterilisationskammer von Fachkräften ausgeführt. Die zunehmende Häufigkeit von *Hospitalismus*-Fällen (d. h. Erkrankungen im Krankenhaus an penicillinresistenten Keimen, die durch Pflegepersonal und Patienten mit langer Liegedauer übertragen werden), machte die Einhaltung strengster Sterilitätsvorschriften — selbst bei Routineverrichtungen (wie z. B. beim Stillen) — erforderlich. Ein Chirurg verbringt vor jeder Operation mindestens 10 Minuten damit, seine Hände und Unterarme gründlich zu waschen und anschließend mit einer Desinfektionslösung zu reinigen, bevor er einen sterilen Operationskittel und Gummihandschuhe überzieht.

Medikamente, die zur Injektion vorgesehen sind, sowie die Injektionsinstrumente selbst unterliegen besonderen Sterilitätsrichtlinien. Es wurde z. B. festgestellt, daß durch infizierte Instrumente eine Sonderform der ↗ *Hepatitis infectiosa* (die sog. *homologe Serumhepatitis* oder *Inokulationshepatitis*) auf Patienten übertragen werden kann. Durch den Einsatz von sterilen *Einwegspritzen* wird auch diese Form immer seltener.

In der Milchverwertung werden besondere Sterilisationsverfahren zur Haltbarmachung der Milch angewendet: die *Pasteurisierung* (schonende Erhitzung auf etwa 65°–80° C während rund 30 Minuten; bei diesem Verfahren werden Mikroben abgetötet, und die Milch wird vorübergehend haltbar gemacht) und die *Uperisation* (Kurzzeiterhitzung während 1 Sekunde auf 140°–150° C; dieses Verfahren erlaubt eine Keimfreimachung der Milch mit längerer Haltbarkeit ohne Zerstörung der Vitamine und des Rohmilchgeschmacks).
Vergleiche auch: Infektion, Infektionserreger, Operation.

Diabetes insipidus, *Wasserharnruhr*, eine tiefgreifende Störung des Wasser- und Salzhaushaltes, bedingt durch den Ausfall der regulierenden Tätigkeit eines vom Hypophysenhinterlappen gebildeten Hormons, welches normalerweise die Urinausscheidung in der Niere steuert. Dieses *antidiuretische Hormon (ADH, Adiuretin)* ist für eine Rückresorption des Wassers aus den Nierentubuli verantwortlich; d. h., nachdem der *Primärharn* (Vorharn, der aus dem Blutplasma durch einen Filtrationsvorgang als dünne Flüssigkeit ausgeschieden wird) in der Niere gebildet wurde, wird mit Hilfe des ADH eine bestimmte Wassermenge von den Nierentubuli (Nierenkanälchen) in die Blutbahn zurückresorbiert und so der Harn zu seiner normalen Zusammensetzung eingedickt. Bei einem ADH-Mangel werden deshalb abnorme Urinmengen (manchmal bis zu 20 Litern täglich) ausgeschieden; dieses Symptom wird als *Polyurie (Harnflut)* bezeichnet. Beim Patienten stellt sich entsprechend starker Durst ein. Das sehr seltene Krankheitsbild des Diabetes insipidus kann auch durch den Druck eines Tumors auf den Hypophysenhinterlappen ausgelöst werden. In einem solchen Fall muß der Tumor entfernt werden. Sonst wird der Defekt meist durch künstliche Zufuhr von ADH ausgeglichen; bei dieser Therapie gehen die Symptome prompt zurück; in manchen Fällen tritt nach genügend langer Behandlung eine weitgehende Besserung ein.
Vergleiche auch: Endokrine Drüsen; ▣ Geschlechts- und Harnorgane.

Diabetes mellitus, *Zuckerharnruhr, Zuckerkrankheit*, oft einfach als *Diabetes* bezeichnet; beim Diabetes mellitus (nicht zu verwechseln mit Diabetes insipidus) handelt es sich um eine chronische Erkrankung des gesamten Stoffwechsels, bei der Störungen des Kohlenhydratstoffwechsels im Vordergrund stehen. Die Hauptursache ist eine Unterfunktion der sog. *Langerhansschen Inseln*, das sind die *Insulin* produzierenden Zellinseln in der ⌐ Bauchspeicheldrüse (Pankreas): es wird zuwenig Insulin gebildet. Insulin wirkt blutzuckersenkend und ist das einzige antidiabetisch wirkende Hormon.

Man unterscheidet im wesentlichen zwei Formen der Zuckerkrankheit: den *jugendlichen Diabetes*, der in der Kindheit oder spätestens vor dem 35. Lebensjahr beginnt und prognostisch viel ungünstiger ist als der *Altersdiabetes*, der wesentlich häufiger vorkommt und meist zwischen dem 40. und dem 60. Lebensjahr auftritt. In der Bundesrepublik schätzt man die Zahl der Zuckerkranken gegenwärtig auf 2 % der Gesamtbevölkerung, wobei nur die Hälfte von ihrer Krankheit weiß.

Der Kohlenhydratstoffwechsel wird nicht nur vom Insulin reguliert, sondern auch vom Wachstumshormon der Hypophyse und von den Glukokortikoiden der Nebennierenrinde. Außerdem spielt bei diesen Vorgängen das Glukagon eine Rolle, ein Hormon, das wie das Insulin im Pankreas gebildet wird. Alle drei Wirkstoffe sind durch ihre blutzuckererhöhende Wirkung Gegenspieler (Antagonisten) des Insulins. Beim jugendlichen Diabetes spielen Erbfaktoren eine gewisse, jedoch nicht entscheidende Rolle; Kinder von Diabetikern erkranken nicht immer an Diabetes, da nur die Neigung zur Krankheit, nicht aber die Krankheit selber vererbt wird. Beim Altersdiabetes ist infolge einer Unterwertigkeit der Inselfunktion des Pankreas die Fähigkeit, Kohlenhydrate abzubauen, fast völlig verschwunden.

Blutzucker entsteht nach Nahrungsaufnahme durch Abbau von Kohlenhydraten und Fetten. Bei mangelnder Insulinausschüttung wird Blutzucker nicht weiter abgebaut, dadurch kommt es zu einer sog. *Hyperglykämie*, d. h. einer Erhöhung des Blutzuckerspiegels. Im Nüchternzustand wird normalerweise ein Blutzucker von 80–120 mg % gemessen, d. h., in 100 cm^3 Blut sind 80–120 mg Zucker gelöst. Der höchste Blutzuckerwert beim Gesunden, der etwa eine Stunde nach einer kräftigen Mahlzeit erreicht wird, beträgt 160–170 mg %. Steigt der Blutzucker wie beim Diabetiker über den letztgenannten Wert an, so wird die sog. *Nierenschwelle* überschritten, es kommt zur Zuckerausscheidung im Urin. Da Zucker, besonders in konzentrierter Form, die Eigenschaft hat, Wasser zu binden, werden beim Diabetiker mit dem Zucker im Urin gleichzeitig größere Flüssigkeitsmengen aus dem Organismus ausgeschwemmt *(Polyurie)*. Der Wasserverlust kann kritische Ausmaße annehmen und führt in jedem Fall zu vermehrtem Durst (eines der wichtigsten Anzeichen für einen Diabetes mellitus). Die Störung im Kohlenhydratstoffwechsel führt auch zu Störungen im Fettstoffwechsel: wegen des gehemmten Zuckerabbaus muß der Körper vermehrt Fette und Eiweiße abbauen, um seinen Energiebedarf zu decken. Wenn der Organismus seine Fett- und Eiweißreserven aufgebraucht hat, treten Erschöpfung und Gewichtsverluste beim Patienten ein.

Durch den forcierten Fettstoffwechsel einerseits und den gehemmten Kohlenhydratabbau anderseits kommt es zu einer Ansammlung von *Ketonkörpern* im Blut (Aceton, Acetessigsäure und β-Oxybuttersäure). Diese Ketonkörper bewirken eine Ansäuerung des Blutes *(Acidose* oder *Azidose)*, zu deren Ausgleich die *Alkalireserve* in Anspruch genommen wird; dadurch verschwinden die Alkalien als Regulatoren (Bindung freien Kohlendioxids) aus dem Blut. Da das Atemzentrum durch die sauren Stoffwechselendprodukte stimuliert wird, kommt es zu einer forcierten Atmung *(Kußmaulsche Atmung)*, bei der vermehrt Kohlendioxid abgeatmet wird. Auf diese Weise versucht der Organismus, wenigstens teilweise die Übersäuerung des Blutes auszugleichen. Gelingt eine Kompensation durch die Atmung nicht mehr, besteht die Gefahr, daß es zum *Coma diabeticum* kommt. Das Vorstadium des Komas ist neben dem hohen Blutzucker, der Kußmaulschen Atmung und dem

Acetongeruch der Ausatmungsluft durch verschiedene Grade der Benommenheit bis zur Bewußtlosigkeit gekennzeichnet. Das beginnende Coma diabeticum geht einher mit Erbrechen und heftigsten Schmerzen im Oberbauch. Das Koma ist die schwerste Komplikation des Diabetes; es kann ganz plötzlich auftreten und in kürzester Zeit zum Tode führen. Eine mögliche, akute Komplikation der behandelten Zuckerkrankheit ist der *hypoglykämische Schock*, der infolge einer zu hohen Insulindosierung eintreten kann, zumal wenn gleichzeitig eine sehr strenge Diät eingehalten wird. Beim hypoglykämischen Schock bewirkt ein Blutzuckerabfall unter 80 mg % ein charakteristisches Heißhungergefühl, verbunden mit Erschöpfung, Blässe, kalten Schweißausbrüchen, Kopfschmerzen, Zittern und geistiger Verwirrung. In schweren Fällen kommt es zu rasch einsetzender Bewußtlosigkeit; es besteht Lebensgefahr. Der Schock kann jedoch durch sofortige Kohlenhydratzufuhr bekämpft werden.

Neben Acidose und Coma diabeticum besteht beim Diabetes die Gefahr der Organschädigung, die vor allem Arterien, Venen und Kapillaren trifft. Es kommt zu frühzeitiger Arteriosklerose, besonders im Gebiet der Beingefäße, mit ungenügender peripherer Durchblutung und der Gefahr der Nekrotisierung (Absterben) und des gangränösen Zerfalls ganzer Extremitäten. Da Wunden an den Extremitäten unter den beschriebenen Umständen schlecht heilen, muß der Diabetiker sich besonders sorgfältig vor Verletzungen schützen. Degenerative Gefäßveränderungen können auch an der Netzhaut der Augen und an den Nieren auftreten; die Folge sind Sehverschlechterung, Hochdruck, u. U. Niereninsuffizienz. Außerdem ist beim Diabetes die Empfänglichkeit für Infekte aller Art erhöht, denn die natürliche Widerstandskraft ist herabgesetzt.

Hauptziel der Behandlung ist eine Normalisierung des Stoffwechsels. Optimal therapeutisch eingestellt ist der Patient, wenn er sich physisch und psychisch wohlfühlt, normale Mengen säurefreien Urins ausscheidet und normale Blutzuckerwerte aufweist. Die Diabetikerbehandlung muß sorgfältig auf die individuelle Situation abgestimmt werden.

Als Grundlage der Behandlung gilt allgemein eine kalorien- und kohlenhydratarme Diät. Der Patient muß auf Süßigkeiten verzichten und darf fette Speisen, Brot, Kartoffeln und Milch nur in Maßen zu sich nehmen. Meist werden individuelle Diätpläne aufgestellt. Arbeit, Mahlzeiten und Ruhepausen sollten in regelmäßigem Rhythmus aufeinanderfolgen. Während beim Altersdiabetes meistens eine diätetische Einschränkung bzw. eine Behandlung mit blutzuckersenkenden Tabletten ausreichend ist, muß beim jugendlichen Diabetes im allgemeinen eine Insulintherapie erfolgen.

Das in der Therapie verwendete Insulin ist ein Eiweißkörper, der aus der Bauchspeicheldrüse von Tieren gewonnen wird. Bei peroraler Einnahme wird es von den Magensäften unwirksam gemacht, deshalb kommt meist nur die subkutane Injektionsbehandlung (z. B. an der Außenseite des Oberschenkels) in Frage. Es stehen zur Zeit zwei Gruppen von Insulinpräparaten zur Verfügung: die wäßrigen Insuline *(Altinsuline)*, die rasch, aber nur vorübergehend wirken, und die Dauer- oder *Depotinsuline*, die langsam wirken, aber infolge verzögerter Resorption durch den Körper in ihrer Wirkung längere Zeit anhalten. Auch *Mischinsuline* (Alt- und Depotinsulin) sind im Handel. Bei den wäßrigen Insulinen und den Mischinsulinen sind oft mehrmalige Injektionen täglich erforderlich, während bei Behandlung mit Depotinsulin die häufigen Injektionen wegfallen können; durch Zusatz bestimmter Stoffe wird bei den Depotinsulinen die Resorption im Organismus so stark verzögert, daß häufig nur eine Injektion für 24 Stunden erforderlich ist. Der Insulinbedarf und die Resorptionsbedingungen wechseln jedoch von Fall zu Fall und auch beim gleichen Patienten von Tag zu Tag (z. B. infolge von Infektionen oder Diätänderungen). Deshalb muß der Diabetiker zur Kontrolle des Blutzuckerspiegels und zur entsprechenden Insulineinstellung häufig den Arzt aufsuchen.

Beim Altersdiabetes werden in neuerer Zeit peroral wirksame, blutzuckersenkende Substanzen in Tablettenform erfolgreich verwendet. Es handelt sich um einfache organische Verbindungen, wie Sulfonamid- und Guanidinderivate.

Beim diabetischen Koma wird mit einem besonders rasch wirkenden Insulin (Altinsulin) behandelt, das direkt in die Blutbahn injiziert wird. Gleichzeitig werden auch Flüssigkeiten und verschiedene Salze intravenös verabreicht als Ausgleich für den bereits erlittenen Wasserverlust. Eine ähnliche Kreislaufbehandlung erfolgt auch beim hypoglykämischen Schock. Sowohl beim Coma diabeticum als auch beim Insulinschock muß sofort ein Arzt gerufen werden oder schnellste Einlieferung in ein Krankenhaus erfolgen, da beide Zustände lebensbedrohlich sind.

Die Zuckerkrankheit tritt besonders häufig in Ländern mit hohem Lebensstandard auf. Unter anderem spielt dabei die Tatsache eine Rolle, daß mehr Kinder von Diabetikern auf die Welt kommen, da bei den diabetischen Müttern bzw. Kindern heute eine unmittelbare Lebensgefahr nicht mehr gegeben ist. Die modernen Behandlungsmethoden haben die Lebensbedingungen für Diabetiker wesentlich verbessert. Sie sind nicht mehr wie früher vom normalen Leben ausgeschlossen. Der Diabetiker kann Freizeitbeschäftigungen an der frischen Luft nachgehen, Sport betreiben und sich in Gesellschaft bewegen, ohne sich seiner Krankheit bewußt zu werden. Er kann sogar — sofern noch keine Anzeichen einer Gefäßschädigung feststellbar sind, in eine Lebensversicherung aufgenommen werden. Ein Diabetiker darf auch einen Führerschein besitzen, jedoch nur in Verbindung mit einem ärztlichen Attest und mit Hinweis auf seinen Diabetes.

Vergleiche auch: Nahrungsstoffe, Stoffwechsel.

DIAGNOSESTELLUNG I

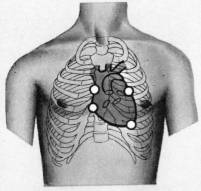

Um eine wirkungsvolle Behandlung zu erzielen, muß die Diagnose möglichst genau gestellt werden. Die wichtigste Grundlage dafür ist die Untersuchung des Patienten. Einige Methoden für Routineuntersuchungen werden auf dieser Seite gezeigt.

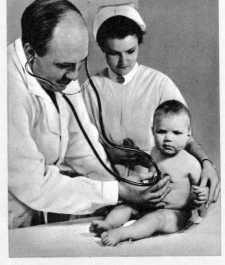

Die *Herzklappengeräusche* übertragen sich auf bestimmte Stellen des Brustkorbes (durch Kreise bezeichnet), auf die man das Stethoskop setzt.

Die Geräusche von Herz und Lunge können mit einem **Stethoskop** abgehorcht werden (rechts).

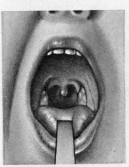 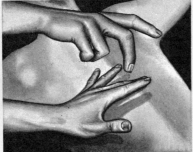

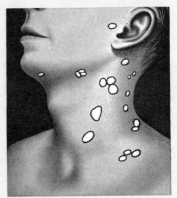

Zur Untersuchung des Rachens und der Mandeln drückt der Arzt die Zunge mit einem Spatel nieder (oben links).
Perkussion (oben rechts). Der von den Körperhöhlen reflektierte Schall zeigt pathologische Veränderungen an.

Gewisse krankhafte Veränderungen, wie etwa eine Vergrößerung der Lymphknoten, kann man mit dem Finger fühlen, **Palpation** genannt. Abb. rechts: Lymphknoten am Hals.

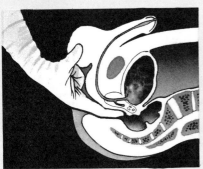

Rektaluntersuchung (Abb. links). Mit einem Finger der behandschuhten Hand kann der Arzt bis zur Schleimhaut des Mastdarms vordringen und die Samenbläschen und die Vorsteherdrüse (Prostata) fühlen.

Die **Blutdruckmessung** (rechts) ist eine der häufigeren Routineuntersuchungen. Sie wird eingehender auf der Bildtafel Blut II beschrieben.

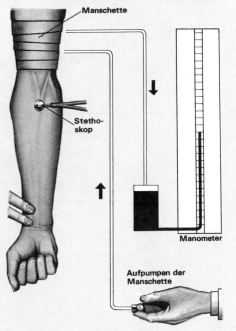

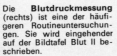

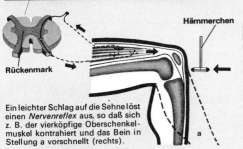

Störungen der natürlichen Reflexmechanismen des Körpers (↗ Reflex) können wichtige Aufschlüsse über Erkrankungen des Nervensystems liefern. Abb. links: der **Kniesehnenreflex** (*Patellarreflex*).

Ein leichter Schlag auf die Sehne löst einen *Nervenreflex* aus, so daß sich z. B. der vierköpfige Oberschenkelmuskel kontrahiert und das Bein in Stellung a vorschnellt (rechts).

DIAGNOSESTELLUNG II

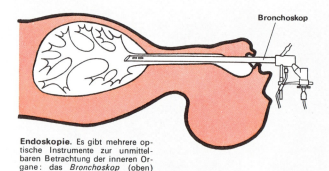

In vielen Fällen sind Spezialuntersuchungen nötig, ehe eine Diagnose gestellt oder eine vermutete Krankheit ausgeschlossen werden kann. Jedes Spezialfach der Medizin hat seine eigenen Methoden und Geräte. Deshalb ist z. B. der Herzspezialist weitgehend von der Elektrokardiographie und der Urologe vom Blasenspiegel (Zystoskop) abhängig. In praktisch allen Fachgebieten spielt die Strahlendiagnostik eine wichtige Rolle (Ⓑ Röntgendiagnostik).

Endoskopie. Es gibt mehrere optische Instrumente zur unmittelbaren Betrachtung der inneren Organe: das *Bronchoskop* (oben) wird in die Luftröhre eingeführt, das *Gastroskop* in den Magen und das *Zystoskop* in die Harnblase.

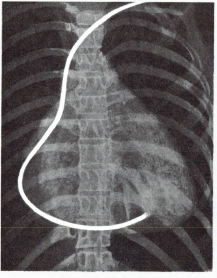
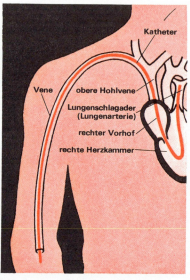

Herzkatheterisierung (rechts). Ein Schlauch *(Katheter)* kann durch eine Armvene und über die obere Hohlvene in das Herz eingeführt werden (ganz rechts). Auf diese Weise können Blutproben aus dem Herzinneren zur Bestimmung des Sauerstoffgehalts entnommen werden, oder es kann der Druck in der Lungenarterie und den verschiedenen Herzhohlräumen gemessen werden. Abb. rechts: röntgenologische Kontrolle der Lage des Katheters.

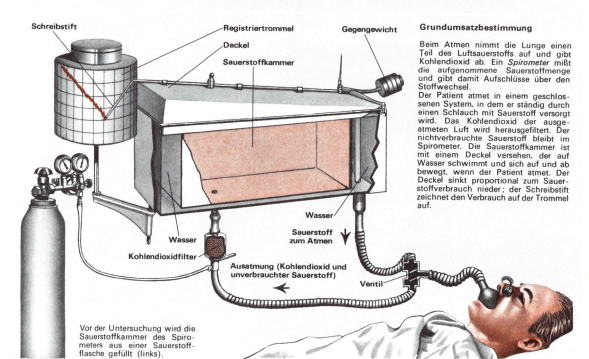

Grundumsatzbestimmung

Beim Atmen nimmt die Lunge einen Teil des Luftsauerstoffs auf und gibt Kohlendioxid ab. Ein *Spirometer* mißt die aufgenommene Sauerstoffmenge und gibt damit Aufschlüsse über den Stoffwechsel.
Der Patient atmet in einem geschlossenen System, in dem er ständig durch einen Schlauch mit Sauerstoff versorgt wird. Das Kohlendioxid der ausgeatmeten Luft wird herausgefiltert. Der nichtverbrauchte Sauerstoff bleibt im Spirometer. Die Sauerstoffkammer ist mit einem Deckel versehen, der auf Wasser schwimmt und sich auf und ab bewegt, wenn der Patient atmet. Der Deckel sinkt proportional zum Sauerstoffverbrauch nieder; der Schreibstift zeichnet den Verbrauch auf der Trommel auf.

Vor der Untersuchung wird die Sauerstoffkammer des Spirometers aus einer Sauerstoffflasche gefüllt (links).

DIAGNOSESTELLUNG III

Mit dem **Ophthalmoskop** *(Augenspiegel*, rechts) kann der Augenarzt durch die Pupille und den Glaskörper (↗ Auge) sehen und den Augenhintergrund, d. h. die Netzhaut und ihr Gefäßsystem, untersuchen. Das Gerät erzeugt selbst den Lichtstrahl und wirft ihn durch die Pupille auf den Augenhintergrund.

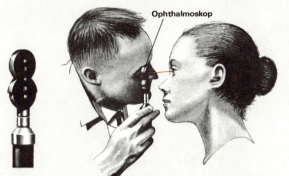

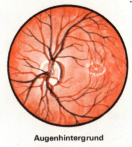

Augenhintergrund

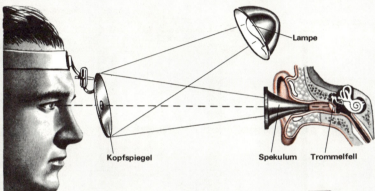

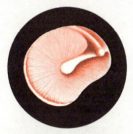

Abb. oben zeigt das Trommelfell, wie der Arzt es sieht. Das Aussehen dieser Membran ist bei der Diagnostizierung verschiedener Mittelohrerkrankungen von großer Bedeutung.

Der **Kopfspiegel** kann beispielsweise zur Untersuchung des Trommelfells benutzt werden. Das Licht der Lampe wird vom Spiegel reflektiert und in den Gehörgang geleitet.

Knochenmarksprobe. Bei vielen Blutkrankheiten ist die Untersuchung des Knochenmarks von ausschlaggebender Bedeutung, da in diesem die Blutbildung stattfindet. Die Probe wird durch eine *Sternalpunktion* entnommen (rechts). Unter örtlicher Betäubung wird durch eine Drehbewegung vorsichtig eine Nadel in das Brustbein gestochen. Das halbflüssige Mark wird mit Hilfe der Spritze aus der Markhöhle gezogen. Die Knochenmarkszellen können dann unter dem Mikroskop untersucht und irgendwelche Veränderungen bei der Blutbildung festgestellt werden.

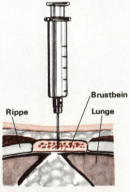

Abb. unten zeigt die Registrierung der von der Schilddrüse ausgehenden radioaktiven Strahlung, die auf die Speicherung von radioaktivem Jod zurückzuführen ist. Das Diagramm, ein *Szintigramm*, zeigt deutlich die Umrisse der Schilddrüse.

Auch **radioaktive Isotope** werden in der Diagnostik benutzt. Zur Untersuchung beispielsweise der Schilddrüsentätigkeit (rechts) wird dem Patienten radioaktives Jod enthaltendes Wasser gegeben. Die Schilddrüse nimmt den größten Teil des Jods auf und speichert es. Von dem radioaktiven Jod in der Schilddrüse geht eine Strahlung aus, die registriert wird (ganz rechts).

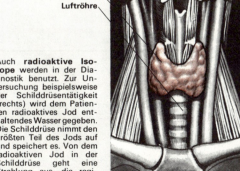

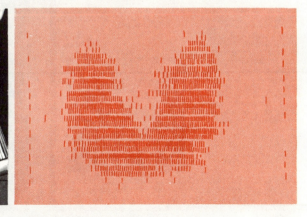

DIAGNOSESTELLUNG IV

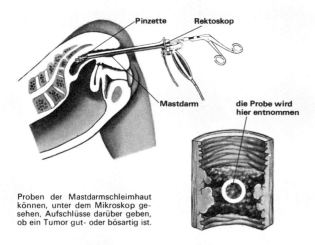

Proben der Mastdarmschleimhaut können, unter dem Mikroskop gesehen, Aufschlüsse darüber geben, ob ein Tumor gut- oder bösartig ist.

Ein Großteil der diagnostischen Arbeit wird unter der Führung von Ärzten, die mit dem Patienten selbst nicht in Berührung kommen, im **Laboratorium** erledigt. Der *Pathologe*, ein Fachmann für Veränderungen in den Zellgeweben, die typisch für gewisse Krankheiten sind, führt mikroskopische Untersuchungen durch; der Facharzt für Laboratoriumsdiagnostik analysiert Blut- und Urinproben usw.; der *Bakteriologe* bestimmt die Art der Infektionserreger und ihre Empfindlichkeit gegenüber verschiedenen Antibiotika.

Die Bestimmung der *Blutkörperchensenkungsgeschwindigkeit* ist einer der häufigeren Laboratoriumstests. Man führt ihn folgendermaßen durch: Ein langes schmales Röhrchen wird mit Blut gefüllt, nach einer Stunde wird die Strecke gemessen, um welche die roten Blutkörperchen gesunken sind. Wenn die helle Flüssigkeitssäule (das Serum) 30 mm hoch ist, was über dem Normalmaß liegt, so sagt man, die Senkung betrage 30 mm pro Stunde. Eine abnorm hohe Senkungsgeschwindigkeit ist ein Anzeichen vieler Krankheiten.

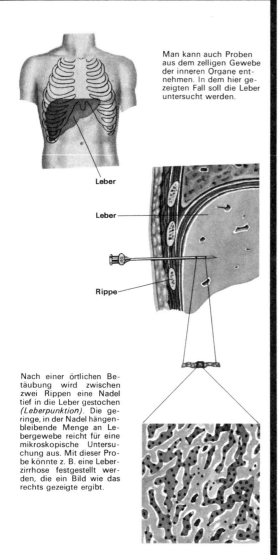

Man kann auch Proben aus dem zelligen Gewebe der inneren Organe entnehmen. In dem hier gezeigten Fall soll die Leber untersucht werden.

Nach einer örtlichen Betäubung wird zwischen zwei Rippen eine Nadel tief in die Leber gestochen *(Leberpunktion)*. Die geringe, in der Nadel hängenbleibende Menge an Lebergewebe reicht für eine mikroskopische Untersuchung aus. Mit dieser Probe könnte z. B. eine Leberzirrhose festgestellt werden, die ein Bild wie das rechts gezeigte ergibt.

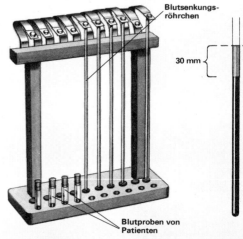

Abb. unten: ein chemisches Labor in einem Krankenhaus, in dem die Laborassistentinnen schwierige Untersuchungen der Zusammensetzung des Blutes, des Urins und anderer Körpersäfte durchführen. Die Ergebnisse werden dann von dem untersuchenden Arzt zusammengefaßt, der damit ein Gesamtbild von der Verfassung des Patienten hat, das ihm beim Stellen einer zuverlässigen Diagnose hilft.

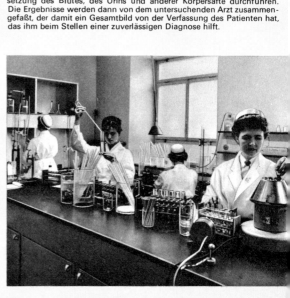

Diagnosestellung. Wenn jemand einen Arzt aufsucht, so wird er, gleichgültig, ob er wegen einer Krankheit kommen mußte, ob er den Wunsch nach einer Routineuntersuchung hatte oder ob er ein Gesundheitszeugnis ausgestellt haben will, fast immer auf die gleiche Weise untersucht. Zweck einer solchen Untersuchung ist immer, das Wesen einer Krankheit zu erkennen und zu bestimmen, mit anderen Worten, eine *Diagnose* zu stellen. Nur danach kann eine wirkungsvolle Behandlung erfolgen.

Es wird als die schwierigste Aufgabe der Medizin angesehen, eine richtige Diagnose zu stellen, obwohl die heute zur Verfügung stehenden hochentwickelten Untersuchungsmethoden es möglich machen, den Verlauf der meisten Krankheiten mit beachtlicher Genauigkeit aufzuzeichnen. Das erste, was der Arzt wissen will, ist die *Krankheitsgeschichte* des Patienten und alle Symptome und Einzelheiten seiner derzeitigen Verfassung. Diese medizinische Vergangenheit heißt *Anamnese*.

Man sollte über frühere Beschwerden, Krankheiten von Familienangehörigen, Arbeits- und Lebensbedingungen, Eß-, Trink- und Rauchgewohnheiten genaue Auskunft geben. All diese Einzelheiten versetzen den Arzt oft in die Lage, eine vorläufige Diagnose zu stellen. Die Fragen des Arztes sollte man nicht als überflüssiges Eindringen in die private Sphäre des Patienten betrachten, sogar dann nicht, wenn sie höchst intime Bereiche streifen. Die Krankengeschichte wird oft unter Überschriften wie „*Familienanamnese*", „Umgebung", Frühere Erkrankungen" und „Gegenwärtige Beschwerden", gefolgt von einer kurzen Aufzählung der wichtigen Tatsachen, aufgenommen. Die eigentliche Untersuchung findet nach der Aufnahme der Krankengeschichte statt. Sie beginnt mit einer rein äußerlichen Untersuchung des Patienten, der gewöhnlich unbekleidet ist. Der Arzt schätzt die allgemeine Erscheinung, den Ernährungszustand, die Muskulatur, das Aussehen der Haut und irgendwelche zutage tretenden Mängel ab, die alle zusammen mit irgendwelchen während der Untersuchung aufgefallenen psychologischen Besonderheiten unter dem Begriff *Allgemeinzustand* zusammengefaßt werden.

Der Arzt geht dann zu einer detaillierteren Untersuchung der verschiedenen Organe über, wobei er in der Regel mit einer Überprüfung des Rachens beginnt, bei der er die Zunge des Patienten mit einem *Zungenspatel* niederdrückt. Diese Untersuchung erstreckt sich auf die Mundschleimhaut, das Aussehen der Zähne und der Mandeln. In der Regel folgt darauf die *Palpation* (Abtasten mit den Händen) von Organen wie der Schilddrüse und der oberflächlichen Lymphknoten. Die Schilddrüse kann man besonders beim Schlucken vorne am Hals fühlen; ihre Form und ihre Festigkeit können auf verschiedene Krankheiten hinweisen. Die abgetasteten Lymphknoten liegen seitlich am Hals, im Kieferwinkel, in der Achselhöhle und der Leistenbeuge, wobei man feststellt, ob diese Drüsen vergrößert sind.

Es gibt zwei einfache Methoden, Herz und Lungen zu überprüfen, die *Perkussion* und die *Auskultation*. Bei der Perkussion setzt der Arzt seine Finger auf den Brustkorb des Patienten und klopft mit seiner anderen Hand auf die Finger. Die Resonanz des dadurch hervorgerufenen Tones hängt von der Lufthaltigkeit der darunter befindlichen Organe ab. Eine Veränderung der Resonanz kann z. B. durch eine Lungen- oder Rippenfellentzündung hervorgerufen werden. Derselben Methode kann man sich bedienen, um die Herzumrisse an der Vorderseite des Körpers und damit die Herzgröße zu bestimmen. Die Auskultation mit dem *Stethoskop* findet zum Abhorchen der Atemgeräusche Anwendung, damit man feststellen kann, ob sie normal sind oder ob sich irgendwelche Zweitgeräusche finden, ferner zum Abhorchen der Herzgeräusche, um zu prüfen, ob beim Strömen des Blutes durch die verschiedenen Herzklappen Fremdgeräusche auftreten. Die Herzfunktion wird auch dadurch überprüft, daß man Blutdruck und Puls mißt. Letzteren mißt man gewöhnlich an der Innenseite des Handgelenkes des Patienten.

Einer Erkrankung in den Bauchorganen kommt man gewöhnlich durch die Palpation auf die Spur. Beim Drücken auf den Bauch läßt sich sagen, ob die Leber oder die Milz vergrößert ist und ob der Patient Schmerzen oder nur ein weiches Nachgeben fühlt. Bei Männern werden Prostata und Samenbläschen durch Einführen eines behandschuhten Fingers in den Mastdarm untersucht.

Die *Reflexe* des Patienten, dabei auch bestimmte Muskelreflexe, werden dadurch überprüft, daß man den Patienten mit einem Gummihämmerchen dicht unter dem Knie oder auf der Achillessehne an der Ferse abklopft. Die Reflexe der Haut können durch leichtes Kratzen an der Hautoberfläche untersucht werden. Der Arzt kann auch die Reaktionen der Pupillen auf Licht überprüfen, außerdem, ob sie sich in normalem Maß erweitern, wenn sich der Blick von einem nahegelegenen auf ein ferngelegenes Objekt richtet.

Zusätzlich zur allgemeinen Untersuchung macht die Stellung einer verläßlichen Diagnose oft *Spezialuntersuchungen* notwendig. Viele Krankheiten verursachen Veränderungen im Blut, im Urin, im Stuhl, in der Rückenmarksflüssigkeit und anderen Körpersäften. Deshalb prüft der Arzt oft die Senkungsgeschwindigkeit des Blutes, die Anzahl an roten und weißen Blutkörperchen und den Hämoglobinindex, d. h. das Verhältnis des Blutfarbstoffes zur Zahl der roten Blutkörperchen. Man kann einen *Urintest* anstellen, um die Anwesenheit von Bakterien, weißen Blutkörperchen und Zerfallsprodukten, Eiweiß oder Zucker festzustellen. Es gibt außerdem eine ganze Reihe von Spezialuntersuchungen des Blutes und Urins. Der *Reststickstoff* im Blut und das spezifische Gewicht des Urins können ebenfalls gemessen werden; dies liefert ein Bild von der

Funktion der Nieren. Die Zusammensetzung des Stuhls ist zur Feststellung einer Anzahl von Magen- und Darmerkrankungen wichtig, während Untersuchungen der Rückenmarksflüssigkeit über verschiedene Krankheiten des Zentralnervensystems Aufschluß geben. Natürlich bedienen sich die verschiedenen Fachrichtungen der Medizin unterschiedlicher Untersuchungsmethoden.

Der Augenarzt besitzt beispielsweise ein umfangreiches Arsenal an Spezialinstrumenten zur Untersuchung des Augeninneren. Der Hals-Nasen-Ohren-Facharzt benutzt zur Untersuchung des äußeren Gehörganges, des Trommelfells, der Nase und der Rachenschleimhäute bis hinunter zum Kehlkopf ein *Otoskop*. Der Neurologe oder „Nervenarzt" bedient sich einer speziellen Technik zur Aufzeichnung verschiedener Impulse, die vom Nervensystem ausgehen. Er überprüft wesentlich mehr Reflexe, als das bei einer Routineuntersuchung möglich ist, und er prüft die sensiblen Systeme, die Stärke, die Bewegungen und die Zusammenarbeit der Muskeln. Der Chirurg mißt z. B. die Beweglichkeit in verschiedenen Gelenken, während der Gynäkologe besondere Instrumente zur Untersuchung der inneren Geschlechtsorgane der Frau besitzt. Zur Einrichtung der Krankenhäuser gehören Laboratorien, in denen Fachkräfte chemische Analysen durchführen.

Bei anderen diagnostischen Fragestellungen wird das *EKG (Elektrokardiogramm)* und das *EEG (Elektroenzephalogramm)* erstellt; dabei zeichnen jeweils Geräte die Herz- bzw. Gehirntätigkeit auf. Die Röntgenstrahlen finden eine Vielzahl von Anwendungsbereichen. Bei einer weiteren Untersuchung, der *Endoskopie (Ausspiegelung)*, bedient sich der Arzt röhrenförmiger, mit Lämpchen und Spiegeln versehener Instrumente zur direkten Betrachtung der Schleimhäute in den verschiedenen Körperhöhlen. Das *Zystoskop (Blasenspiegel)*, das durch die Harnröhre eingeführt wird, benutzt man zur Untersuchung der Blase. Das *Gastroskop* wird durch die Speiseröhre in den Magen gebracht. Das *Bronchoskop* wird durch die Luftröhre in die tieferen Luftwege eingeführt und zur Diagnose von Lungenkrebs und anderen Erkrankungen der Atemorgane benutzt. Das Aussehen der Pleurahöhle kann man mit einem durch die Haut zwischen den Rippen eingeführten *Thorakoskop* betrachten. Die Schleimhaut des Mastdarms kann mit Hilfe eines *Proktoskops* oder *Sigmoidoskops*, das durch den After eingeführt wird, untersucht werden. Die Organe im Bauch können auch mit Röntgenstrahlen bzw. der Strahlung radioaktiver Isotope untersucht werden. Seit einigen Jahren werden auch Radioendosonden verwendet, das sind verschluckbare Sender, die aus dem Magen Meßwerte (z. B. über den Säuregehalt) übertragen.

Das wahre Wesen einer krankhaften Veränderung kann man anhand einer *Biopsie*, der mikroskopischen Untersuchung eines Stückchens des erkrankten Gewebes, bestimmen. Stücke aus der Schleimhaut der inneren Organe werden oft mit einem der oben erwähnten Endoskope, die zu diesem Zweck mit einer kleinen Kneifzange versehen sind, herausgenommen. Die Biopsie wird auch bei vielen Hautkrankheiten angewandt. Unter Zuhilfenahme von Spezialnadeln können Proben aus inneren Organen, wie Leber und Nieren, entnommen werden. Die oft nur wenig mehr als zehn Kubikmillimeter großen Gewebsstückchen werden anschließend in der pathologischen Abteilung des Krankenhauses präpariert. Man bedient sich eines *Mikrotoms*, einer Schneidemaschine, um Schnitte von oft weniger als 0,01 mm Dicke anzufertigen. Diese Schnitte werden meist mit Spezialverfahren eingefärbt und dann unter dem Mikroskop untersucht. Viele Erkrankungen verursachen in den Zellen mikroskopische Veränderungen, so daß es oft möglich ist, auf diese Weise die Diagnose sicherzustellen. Die Ergebnisse der verschiedenen Spezialuntersuchungen werden der Krankengeschichte des Patienten hinzugefügt. Erst nach Sicherstellung der Diagnose kann der Arzt darangehen, die Krankheit gezielt zu behandeln.

Vergleiche auch: Blutdruck, Blutkörperchensenkungsgeschwindigkeit, Blutuntersuchungen, Elektroenzephalogramm, Elektrokardiogramm, Reflex, Röntgendiagnostik, Stuhluntersuchungen, Urinuntersuchungen.

Diarrhöe, *Durchfall*, abnorm häufige und dünnflüssige Stühle bei verstärkter Darmperistaltik (Darmbewegung). Der hohe Wassergehalt des Stuhls ist darauf zurückzuführen, daß der Körper nicht genügend Wasser zurückresorbiert — ein Vorgang, der normalerweise vorwiegend im Dickdarm stattfindet. Durchfall ist kein selbständiges Krankheitsbild, sondern Symptom verschiedener Krankheiten. Die häufigste Ursache der Diarrhöe sind lokale Reizungen des Dünn- bzw. Dickdarms nach Aufnahme von verdorbenen Speisen, verunreinigtem Wasser, Giften, Abführmitteln oder im Rahmen bakterieller Entzündungen, wie Ruhr oder Paratyphus. Auch erhöhter Stoffwechsel in Verbindung mit einer Schilddrüsenüberfunktion kann die Darmbewegungen verstärken. Vielfach ist Durchfall jedoch durch psychische Belastung bedingt. — Durchfall bei Säuglingen ist immer eine ernstzunehmende Erscheinung, da sie auf Ernährungsstörungen hinweist.

Der Flüssigkeits- und Elektrolytverlust kann bei langanhaltender Diarrhöe zu allgemeinem Unwohlsein führen — das ist jedoch selten der Fall. Der Stuhlgang normalisiert sich meist nach Behandlung der zugrunde liegenden Ursache. Nur in außergewöhnlichen Fällen müssen Medikamente zur Regulierung der Darmtätigkeit verabreicht werden. Zu den Mitteln mit einer solchen Wirkungsweise zählen u. a. Wismutverbindungen, Präparate zur Umstimmung der Darmflora sowie verschiedene Opiate.

Vergleiche auch: Verdauung.

Diät. Die normale, abwechslungsreiche Kost der meisten Menschen in Ländern mit hohem Lebensstandard enthält alle Nahrungsstoffe und Vitamine, die der Körper braucht. Es besteht keine Notwendigkeit, unter solchen Umständen Eßgewohnheiten drastisch zu ändern, es sei denn im Krankheitsfall oder bei einer Neigung zu Übergewichtigkeit; während der Wintermonate kann es allerdings ratsam sein, die Vitaminzufuhr zu erhöhen. Echte *Unterernährung* gibt es in den Ländern mit hohem Lebensstandard kaum noch, dagegen bringt dort die *Überernährung* mit der daraus resultierenden ↗ Fettsucht (Adipositas) heute bereits ernste Probleme mit sich.

Bei bestimmten Krankheiten werden vom Arzt besondere *Diäten* auf besonderen *Diätzetteln* verschrieben, die durch eine bestimmte Zusammensetzung den Heilungsprozeß beschleunigen sollen. Bei leichten Erkrankungen, wie Erkältungen oder kurzzeitigen Darmstörungen, empfehlen sich leichtverdauliche Speisen, wie Zwieback oder Toast, verschiedene Eierspeisen, gekochtes Fleisch, magerer Fisch, bestimmte Gemüsesorten, Obstsäfte, Zitrusfrüchte, Joghurt oder Tee. Zu den schwerverdaulichen Nahrungsmitteln zählen gebratene und fettreiche Speisen, rohes Gemüse, frisches Brot, gesalzene Lebensmittel und Kaffee, Kakao und Alkohol.

Kalorienarme Diäten werden im allgemeinen nur übergewichtigen Personen verschrieben. Erhöhte Kalorienzufuhr ist natürlich in Fällen von Unterernährung erforderlich, kann jedoch auch geboten sein bei zehrenden Erkrankungen (Krebs, Tuberkulose usw.) oder bei verschiedenen Formen der Schilddrüsenüberfunktion (↗ Thyreotoxikose). Untergewichtige schwangere und stillende Frauen benötigen ebenfalls oft erhöhte Nahrungsmengen und zusätzliche Mahlzeiten; sie brauchen vor allen Dingen vermehrt Vitamine. In den beschriebenen Fällen sollte die erhöhte Kalorienzufuhr auf mehrere kleine Mahlzeiten verteilt werden.

Beschränkte Aufnahme von eiweißhaltiger Nahrung wird bei Niereninsuffizienz (wenn bereits eine Erhöhung der harnpflichtigen Substanzen im Blut eingetreten ist, ↗ Harnvergiftung) sowie bei bestimmten Formen von Leberkoma verordnet. Einen hohen Eiweißgehalt besitzen beispielsweise Fleisch, Fisch, Geflügel, Eier, Käse, Milch. In Fällen, in denen eine Eiweißeinschränkung angezeigt ist, wird der Speiseplan durch zusätzliche Gabe von Kohlenhydraten ergänzt.

Schlackenreiche Kost mit hohem Zellulosegehalt wird vielfach bei Verstopfung angeordnet (Zellulose wird im Darm nicht abgebaut und regt durch Quellung die Darmperistaltik mechanisch an). Zu den zellulosereichen Nahrungsmitteln gehören in erster Linie Früchte und rohes Gemüse. Leichte, zellulosearme Kost, d. h. die oben erwähnten „leichtverdaulichen" Speisen *(Schonkost)*, ist therapeutisch wichtig bei verschiedenen Magen- und Darmerkrankungen, bei Verdauungsschwäche und allgemeinen Darmreizungserscheinungen im Rahmen von Infektionskrankheiten.

Purinarme Kost hielt man früher für angezeigt bei Gicht; dank der modernen Gichttherapeutika ist diese Einschränkung der Lebensweise jedoch nicht mehr notwendig. Nahrungsmittel mit einem hohen Anteil an purinhaltigen Stoffen sind Nieren, Hirn, Fleisch, Fisch, Bries, Geflügel und bestimmte Weinsorten.

Eine *fettarme Kost* ist z. B. bei allen Lebererkrankungen indiziert. Die mangelnde Kalorienzufuhr wird hier ausgeglichen durch eine besonders eiweißreiche Ernährung. Auch übergewichtige Personen sollten natürlich auf fette Speisen verzichten.

Salzfreie Kost ist Vorschrift bei allen Erkrankungen, die mit einer Ödembildung (abnorme Wasseransammlung in den Geweben) einhergehen. Salzzufuhr wirkt sich in solchen Fällen nachteilig aus, weil es zusätzlich Wasser im Körper bindet; von gesalzenen Speisen sowie großen Mengen Frischfleisch, Milch, Eiern und Käse ist in diesen Fällen also abzuraten. Eine kochsalzarme Diät empfiehlt sich besonders bei allen Formen des Hochdrucks und bei Schwangerschaftstoxikose. Bestimmte Diätvorschriften sind auch bei zahlreichen Allergiearten erforderlich; dabei wird die für die Überempfindlichkeitsreaktion u. U. verantwortliche Substanz aus dem Speiseplan ausgeschlossen. Bei Verdacht auf eine Nahrungsmittelallergie, wie z. B. bei Ekzemen an Ellenbogen und Knien bei Kindern, wird zunächst nach der auslösenden Ursache gefahndet. Auf eine einfache *Standarddiät* folgt dabei oft eine sog. *Eliminationsdiät*, d. h., die verdächtigen Nahrungsmittel werden nach und nach weggelassen. In Intervallen von mehreren Tagen wird jeweils ein spezifischer Nahrungsstoff oder ein daraus gewonnenes Produkt zur Standarddiät hinzugefügt und nach Anzeichen einer allergischen Reaktion geforscht. Auch bei Nahrungsmittelallergien des Erwachsenen geht man ähnlich vor. Die Bestimmung des für die Sensibilisierung verantwortlichen Stoffes zieht sich meist über längere Zeit hin. Als besonders allergiefördernd gelten allgemein Fisch, Erdbeeren, Tomaten, Milch und Eier.

Bei Magenerkrankungen (Ulkus und peptische Gastritis) gelten folgende Grundregeln: Verzicht auf schwerverdauliche Speisen, insbesondere gebratene Gerichte, Gewürze, kohlensäurehaltige Getränke, Alkohol, rohes Gemüse und fetthaltigen Käse, Vermeiden von zu kalten oder zu heißen Speisen. Statt dessen empfiehlt sich eine leichte Kost, auf mehrere kleine Mahlzeiten am Tag verteilt; wichtig ist außerdem gründliches Kauen. Bei Magenschleimhautentzündung ist der Magensäuregehalt entscheidend; wenn der Patient zuviel Magensäure hat, gehören z. B. Milch, Tee und Rotwein zu seiner Diät.

Eine besondere *Diabetikerdiät* wird bei Diabetes mellitus zusammengestellt. Dabei wird in erster Linie die Zufuhr von Fetten und Kohlenhydraten reduziert.

Vergleiche auch: Nahrungsstoffe, Stoffwechsel; 🔲 Nahrungsstoffe.

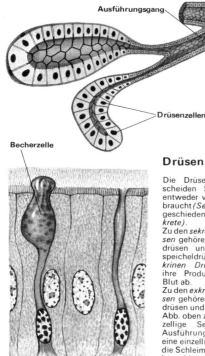

Drüsen

Die Drüsen bilden und scheiden Stoffe ab, die entweder vom Körper gebraucht *(Sekrete)* oder ausgeschieden werden *(Exkrete)*.
Zu den *sekretierenden Drüsen* gehören die Speicheldrüsen und die Bauchspeicheldrüse. Die ↗ *endokrinen Drüsen* scheiden ihre Produkte direkt ins Blut ab.
Zu den *exkretorischen Drüsen* gehören die Schweißdrüsen und die Nieren.
Abb. oben zeigt eine mehrzellige Sekretdrüse mit Ausführungsgang. Links eine einzellige Becherzelle, die Schleim in die Lungenbronchien abgibt.

Diphtherie, akute Infektionskrankheit, vorwiegend des Kindesalters, die früher häufig in schweren Epidemien auftrat und eine hohe Sterblichkeit besaß. Der Erreger ist ein stäbchenförmiger Bazillus (*Corynebacterium diphtheriae*, auch *Klebs-Löffler-Bazillus* genannt), der meist durch Tröpfcheninfektion übertragen wird und sich auf den Schleimhäuten von Mund und Rachen, am häufigsten auf den Gaumenmandeln ansiedelt. Er ist ein Toxinbildner, dessen Stoffwechselprodukt *(Ektotoxin)* allein die Krankheitserscheinungen verursacht. Nach einer Inkubationszeit von 2–3 Tagen bilden sich zunächst auf den Gaumentonsillen (Gaumenmandeln) nekrotisierende Schleimhautentzündungen mit einem schmutziggelben membranähnlichen Belag, der sich auf den Rachen oder seltener auch auf die Nasenschleimhaut ausbreiten kann. Bei einem Befall des Kehlkopfes (↗ *Krupp*) kommt es zu bellendem Husten und Erstickungsgefahr. Die Krankheit verursacht ein schweres Krankheitsgefühl bei mäßig hohem Fieber (38°–39° C), geschwollenen Halslymphknoten und blasser Haut.

Durch Fernwirkung des Toxins kommt es verschiedentlich zu Herzkomplikationen (*Myocarditis diphtherica*) und in der zweiten Woche zu neuritischen Nervenlähmungen, besonders der Muskeln des Gaumensegels, des Kehlkopfes und der Augen, manchmal auch der Arme und Beine oder der Brust- und Zwerchfellmuskeln mit Atemlähmung. Häufigste Todesursache ist Kreislaufversagen. Eine seltene Form der Krankheit ist die *Wunddiphtherie*, bei der sich die Erreger in einer Wundverletzung oder auch einer Operationswunde ansiedeln. Die Behandlung erfolgt mit Antitoxin (*Diphtherie-Heilserum*) und Antibiotika; trotz dieser wirksamen Medikamente muß die Krankheit auch heute noch sehr ernst genommen werden. Die Diphtherie-Schutzimpfung gewährt einen wirksamen Schutz gegen die Infektion.

Drüsen (*Glandulae*) bilden und scheiden Substanzen ab, die entweder vom Körper gebraucht werden oder Abfallprodukte sind. Sie bestehen aus hochspezialisierten Epithelzellen. Die abscheidenden Drüsen öffnen sich direkt oder über einen Ausführungsgang zur Körperoberfläche (*Exkretdrüsen*) oder in eine der Körperhöhlen (*Sekretdrüsen*). Die meisten Drüsen bestehen aus vielen Zellen und sind mit einem Ausführungsgang versehen. Beispiele dafür sind die Speichel- und Talgdrüsen. Beispiele für einzellige Drüsen sind die schleimbildenden Becherzellen in der Schleimhaut der Atemwege. Die *endokrinen Drüsen* scheiden die von ihnen gebildeten Stoffe (die Hormone) direkt in die ihre Zellen umgebenden dünnen Blutgefäße ab, ein *innere Sekretion* genannter Vorgang. Die Hormone werden dann durch den Blutstrom im ganzen Körper verteilt, so daß sie bei seinen Stoffwechselvorgängen zur Verfügung stehen.
Vergleiche auch: Bauchspeicheldrüse, Brust, Endokrine Drüsen, Haut, Schwitzen, Speicheldrüsen.

Eingeweidebruch, *Hernie*, der Vorfall (Durchbruch) eines inneren Organs, gewöhnlich der Eingeweide, durch eine schwache Stelle der Bauchwand. Schwache Stellen — *Bruchpforten* — befinden sich vor allem in der Leiste und am Nabel. Solche Schwächen können auch durch Krankheiten oder als geringfügige Komplikation nach einer Unterleibsoperation auftreten. Ein Vorfall in andere Leibeshöhlen heißt *innerer Bruch*, während ein Durchbruch zur Körperoberfläche als *äußerer Bruch* an einer Ausbuchtung der Haut zu erkennen ist. Der Eingeweidebruch kann infolge häufiger körperlicher Überbelastungen auftreten, die mit einem Druck der Eingeweide auf die Bauchwand verbunden sind.

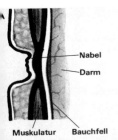
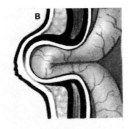

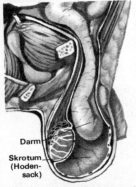

Eingeweidebruch

Wenn die Bauchwand an irgendeiner Stelle geschwächt ist, kann sie dem Druck in der Bauchhöhle nachgeben, und es bildet sich ein *Eingeweidebruch*. Die Bauchwand hinter dem Nabel kann dünn sein (A), so daß eine Anspannung die Eingeweide so stark nach außen drücken kann, daß sie durchbrechen (B): es hat sich ein *Nabelbruch* gebildet.

Oben: *Hodenbruch*. Rechts: Ein *falscher Bruch* oder eine *Hydrozele*, bei der Flüssigkeit den Hodensack füllt.
Unten: chirurgischer Eingriff bei einem *Leistenbruch*. Der dunkle Teil des Darms ist eingeklemmt und von seiner Blutzufuhr abgeschnitten worden. Er ist irreparabel zerstört und muß deshalb entfernt werden.

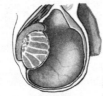

unechter Bruch

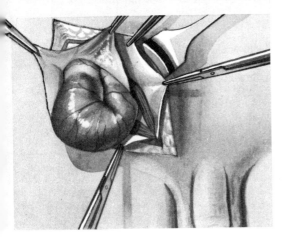

Innere Eingeweidebrüche, die sehr selten vorkommen, treten in Form von *Zwerchfellbrüchen* auf, bei denen das untere Ende der Speiseröhre und der angrenzende Teil des Magens in Richtung auf die Lungen in die Thoraxhöhle durchbrechen. Der häufigste Eingeweidebruch ist der in der Leistengegend, der *Leistenbruch*. Er kommt hauptsächlich bei Männern vor, weil ihre Bauchwand dort, wo im Laufe der Embryonalentwicklung die Hoden durch den Leistenkanal in den Hodensack absteigen, schwach ist. Der Leistenbruch kann auch dann auftreten, wenn mit zunehmendem Alter die Bindegewebe des Körpers erschlaffen und der Leistenkanal weniger widerstandsfähig wird. Beim Leistenbruch empfindet man einen Druck im Unterbauch als Schmerz, der sich bei Anstrengungen und beim Husten verstärkt. Wenn der Eingeweidebruch sich weiterentwickelt, kann er bis in den Hodensack herabreichen und zu einem *Hodenbruch* werden. Eine Erscheinung, die oft mit dem Hodenbruch verwechselt wird, ist der *Wasserbruch (Hydrozele)*. Dieser *unechte Bruch* wird durch eine Flüssigkeitsansammlung im Hodensack verursacht.

Ein bei Frauen häufigerer Bruch ist der *Schenkelbruch*, der weiter unten am Oberschenkel als der Leistenbruch auftritt und gewöhnlich kleiner ist. Ein *Nabelbruch* entsteht in Zusammenhang mit der Embryonalentwicklung, in deren Verlauf die Befestigung der Nabelschnur eine naturgemäß schwache Stelle in der Bauchwand schafft. Diese Art von Eingeweidebruch ist deshalb in den ersten Wochen des Lebens häufig. Gewöhnlich ist er ganz harmlos und verursacht keinerlei Beschwerden, doch zeichnet sich, wenn das Kind schreit, oft eine Ausbuchtung der Haut ab. Diese Art des Eingeweidebruchs findet sich auch bei Erwachsenen, besonders bei Frauen, die gerade ein Kind geboren haben und deren Bauchwand daher schwach ist.

Die nach Operationen im Bauchraum auftretenden Eingeweidebrüche im Bereich der Operationsnarben *(Narbenbrüche)* sind unvollständigen Heilungsprozessen zuzuschreiben und können recht groß werden. Die vorstehende Darmschlinge kann oft von selbst zurückrutschen, oder man kann sie zurückdrücken *(reversibler Bruch)*. Ist das nicht möglich, spricht man von einem *irreversiblen Bruch*. In solchen Fällen kann die Darmschlinge eingeklemmt und die Blutzufuhr unterbrochen sein. Bei einem eingeklemmten Bruch ist ein sofortiger operativer Eingriff nötig, da in der Darmschlinge Zersetzungen auftreten und zur Bauchfellentzündung führen können. Falls die Operation nicht innerhalb der nächsten Stunden erfolgt, kann sich eine *Darmgangrän* entwickeln. Der gangränöse Teil des Darms muß dann entfernt und die gesunden Enden aneinandergenäht werden. Ein eingeklemmter Eingeweidebruch sollte so früh wie möglich durch einen chirurgischen Eingriff behoben werden, um die Gefahr einer Gangrän zu vermeiden. Bei der Operation wird auch die Bauchwand durch Zusammennähen von Muskel- und Bindegewebe an der schwachen Stelle verstärkt.

Ein *Bruchband*, eine dazu vorgesehene Stütze, den Bruch durch einen Druck auf die Haut unter Kontrolle zu halten, sorgt nur für vorübergehende Erleichterung. Es schützt nicht vor einer Einklemmung und anderen Komplikationen.

Vergleiche auch: Darmverschluß, Gangrän.

Eisenmangel, *Sideropenie*, eine oft konstitutionelle Störung, die sich hauptsächlich an den Eisenträgern im Blut, den *Erythrozyten*, feststellen läßt. Eine normale, abwechslungsreiche Ernährung enthält gewöhnlich die 15 Milligramm Eisen, die den täglichen Mindestbedarf darstellen; bestimmte Nahrungsmittel sind besonders reich an Eisen; dazu gehören Eigelb, Leber und Fleisch wie auch grüner Salat, Grünkohl und Spinat. Ein Mangel an Eisen wird oft durch unausgewogene Ernährung verursacht, der häufigste Grund ist jedoch wahrscheinlich eine chronische Blutung, etwa aus Geschwüren oder Hämorrhoiden. Der Eisenmangel kann manchmal deshalb auftreten, weil der Darm nicht genügend Eisen aus der Nahrung aufnimmt. Der Grund dafür ist mehr oder weniger unbekannt, obwohl dabei wahrscheinlich Erbfaktoren eine Rolle spielen. Das Eisen ist ein unentbehrlicher Bestandteil des Hämoglobins im Blut. Wenn es fehlt, führt das zu einem Mangel an Blutfarbstoff. Diese Blutarmut, die *Eisenmangel-Anämie*, wird durch im Vergleich zur Norm blassere und in geringerer Zahl vorhandene rote Blutkörperchen (Erythrozyten) gekennzeichnet. Sie tritt vor allem bei Frauen auf. Manchmal tritt bei Mädchen eine Sonderform dieser Erkrankung, die *Chlorose (Bleichsucht)* auf, die mit übermäßigen Regelblutungen verbunden sein kann. Die meisten an Eisenmangel leidenden Patienten sind Frauen zwischen 40 und 60 Jahren. Zu den Symptomen gehören Mattigkeit, Herzbrennen, Schluckbeschwerden und Risse in den Mundwinkeln. Die Patienten haben oft eine verminderte Ausscheidung von Magensäure. Die Zunge ist rot und weich, und die Nägel brechen leicht ab. Die Diagnose wird durch eine Blutuntersuchung bestätigt, bei der die Beschaffenheit des Hämoglobins bestimmt und die roten Blutkörperchen gezählt werden.

Es gibt auch einen Mangel an Eisen im Blutplasma, dem *Serumeisen* (normal beim Mann um 1,3 mg/l, bei der Frau meist etwas niedriger). Dieser Mangel wird meist durch orale Verabreichungen von Eisensalzen leicht behoben. Die Injektion von eisenhaltigen Präparaten in die Muskulatur oder direkt ins Blut ist selten erforderlich.
Vergleiche auch: Anämie.

Ekzem, *Ekzema*, häufigste Hautkrankheit, endogen *(endogenes Ekzem)* oder exogen *(exogenes Ekzem)* ausgelöst. Die Symptome sind zwar relativ gleichförmig, jedoch gibt es eine Vielfalt verschiedener Ursachen. Anzeichen eines *akuten Ekzems* sind Rötung, Juckreiz, Bildung kleiner Papeln und Bläschen, gelegentlich Schwellungen auf der Haut. Wenn die Bläschen platzen, wird die Haut feucht; sie trocknet wieder unter Krusten- und Schuppenbildung. Ekzeme sind weder ansteckend, noch hinterlassen sie Narben beim Abheilen (weil nur die Hautoberfläche und nicht das Unterhautzellgewebe betroffen ist). Obwohl die Krankheit an sich harmlos ist, kann es zu einer Beeinträchtigung des Gesamtorganismus kommen, denn der chronische Juckreiz kann infolge Schlafstörung erhebliche psycho-vegetative Störungen durch nervliche Überreizung hervorrufen. Außerdem besteht die Möglichkeit einer sekundären bakteriellen Infektion.

Man unterscheidet folgende Formen des Ekzems: Das *Kontaktekzem* (auch *Dermatitis toxica*) ist bedingt durch wiederholte Hautverletzungen, die an sich harmlos sein können. In vielen Fällen ist häufiger Kontakt mit bestimmten Chemikalien verantwortlich für die ekzematische Reaktion. Diese Form des Ekzems ist also *nichtallergischer* Art. Als Beispiel sei die Ekzembildung an Händen und Armen bei Hausfrauen genannt, die auf Einwirkung von Reinigungsmitteln zurückzuführen ist.

Beim *allergischen Kontaktekzem* wird die Überempfindlichkeitsreaktion beispielsweise ausgelöst durch Berührung mit Nickel, Metallteilen an Hosenträgern und Gürteln, Reißverschlüssen, chromhaltigem Zement, Terpentin, Formalin oder verschiedenen Färbemitteln. Zu dieser Gruppe gehören viele Formen des *Berufsekzems* (z. B. bei Bäckern, Malern, Metzgern oder Tankwarten). Der Nachweis wird mit Hilfe der *Läppchenprobe* geführt. Dabei wird ein mit der verdächtigten Substanz getränktes Leinenläppchen mit einem Heftpflaster an der Haut fixiert; die Ablesung der Reaktion erfolgt nach etwa zwei Tagen (↗ Allergie).

Das *seborrhoische Ekzem*, unter vielen anderen Bezeichnungen auch als *seborrhoisches Ekzematid* bezeichnet (↗ Seborrhöe), tritt vorzugsweise bei Menschen mit einer funktionellen Störung der Talgdrüsen auf, die sich durch Schuppenbildung auf dem behaarten Kopf und einen fettigen, öligen Hauttyp äußert. Diese Form des Ekzems entwickelt sich meist erst nach der Pubertät, wenn es unter dem Einfluß der Sexualhormone zu einer Überproduktion der Talgdrüsen kommt. Es tritt in erster Linie an Körperstellen mit einer Konzentration von Schweißdrüsen auf, also auf der Kopfhaut, hinter den Ohren, an den Augenbrauen, in den Nasenlippenfalten, im oberen Bereich des Brustkorbs und in der Gegend der Genitalien. Die unmittelbar auslösende Ursache der ekzematischen Reaktion ist unbekannt; möglicherweise ist sie auf bakteriellen Einfluß zurückzuführen (auf der Haut sind ständig Bakterien vorhanden) oder aber auf äußere Reizeinwirkung, auf einen inneren Infektionsherd oder auch auf abnorme psychische Belastung.

Das *infektiöse Ekzem* wird als Reaktion auf Bakterien- oder Pilzinfektion der Haut gedeutet. Besonders häufig werden Personen mit Fußflechten von einem Ekzem befallen, welches sich auf andere Hautbezirke ausdehnen kann; in diesem Falle handelt es sich ebenfalls um eine Überempfindlichkeitsreaktion auf Pilze. Ein ähnliches Phänomen kann bei Personen mit Unterschenkelgeschwüren (Ulcus cruris) beobachtet werden, wobei das Ekzem im Geschwürsbereich lokalisiert ist. Bei diesem Typ spricht man vom *hypostatischen Ekzem*.

Das *Kinderekzem (Ekzema infantum)* tritt, wie der Name schon besagt, hauptsächlich bei Kindern auf; meist entwickelt es sich zunächst im Wangenbereich und breitet sich von dort auf andere Körperpartien aus. Typisch für das Kinderekzem ist die Tatsache, daß es periodisch wiederkehrt und vorzugsweise an Arm- und Kniebeugen erscheint *(Ekzema flexurarum)*. Es kommt besonders häufig in Familien mit allergischer Diathese (Asthma, Heuschnupfen usw.) vor. Zu den möglichen Ursachen gehört eine Überempfindlichkeit gegenüber bestimmten Nahrungsmitteln, wie Eiern, Haferflocken, frischem Obst und Gemüse, Schokolade und Kakao, Weizen- und Milchprodukten. Wesentlich ist eine frühzeitige Ermittlung des auslösenden Faktors. Wenn sich das Ekzem, wie es gelegentlich geschieht, nach der Kindheit nicht zurückbildet, wird es als *Pityriasis rubra pilaris* oder *Besniersche Flecke* bezeichnet. Es kann jedoch auch spontan, ohne vorausgehende ekzematische Erscheinungen im Kindesalter, bei Erwachsenen auftreten. Bei den Besnierschen Flecken ist nicht unbedingt eine Überempfindlichkeit gegenüber Speisen die Hauptursache.

Es gibt also eine Vielzahl möglicher Ursachen bei der Entstehung eines Ekzems. Neben den beschriebenen, meistverbreiteten Ekzemarten gibt es noch zahlreiche Varianten, u. a. das medikamentös bedingte Ekzem (↗ *Arzneimittelexanthem*).

Die therapeutischen Möglichkeiten sind sehr umfangreich; als erstes muß allerdings die Elimination des auslösenden Faktors erfolgen. Bei der Auswahl lokal anwendbarer Behandlungsmittel ist das jeweilige Krankheitsstadium ausschlaggebend. So verwendet man z. B. beim akuten, nässenden Ekzem *(Ekzema madidans)* niemals fetthaltige Salben, sondern feuchte, mit Borwasser oder anderen Lösungen getränkte Umschläge. Diese Umschläge wirken kühlend und fördern die Austrocknung; sie müssen erneuert werden, sobald die Feuchtigkeit verdunstet ist. In einem weniger akuten Stadium, wenn die Haut bereits teilweise getrocknet ist, empfiehlt sich die Verwendung milder Puder und Salben. Zur Verhütung einer Sekundärinfektion werden zusätzlich keimtötende Substanzen verwendet. Beim Übergang in eine chronische Verlaufsform mit Schuppenbildung sind stärkere Medikamente, z. B. teerhaltige Präparate oder Salben auf Schieferölbasis, angezeigt. Auch Kortisonpräparate sind wirksam. Damit die angewendeten Medikamente optimal zur Wirkung kommen, ist es häufig erforderlich, den entzündeten Hautbezirk mit einem Verband abzudecken.

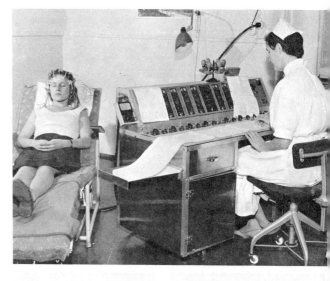

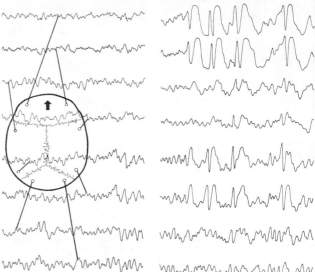

Elektroenzephalogramm

Bei der Hirnaktivität entstehen schwache elektrische Aktionspotentiale, die in Form eines Kurvenbildes *(Elektroenzephalogramm, EEG)* dargestellt werden können. Die Aktionsströme werden durch Elektroden vom Schädel abgeleitet und von einem *Elektroenzephalographen* registriert. Dabei werden im einzelnen 21 Elektroden über den gesamten Schädel verteilt. Diese Untersuchungsmethode ermöglicht u. a. die Ermittlung und Lokalisierung von Erkrankungen des Gehirns. Links ein EEG mit den Ableitungen von 8 Elektroden und normalen Hirnstromkurven, rechts ein EEG, dessen Kurven auf Veränderungen der Hirntätigkeit im Zusammenhang mit einer Epilepsie hinweisen.

Elektroenzephalogramm, *EEG,* graphische Darstellung *(Elektroenzephalographie)* der schwachen elektrischen Aktionspotentiale, die bei der Nerventätigkeit im Gehirn entstehen. Die *Hirnströme* werden von Elektroden an der Schädeloberfläche aufgefangen und über einen Verstärker zu einem Meßgerät geleitet. Die Ausschläge des Meßgeräts werden als Kurve aufgezeichnet. Die registrierten Wellen werden nach ihrer Frequenz in fünf Haupttypen unterteilt: in *Alpha-Wellen* (8–13 Hz), *Beta-Wellen* (14–30 Hz), *Delta-Wellen* (0,5–3,5 Hz), *Zwischen-* oder *Theta-Wellen* (4–7 Hz) und in

Elektrokardiogramm

Die schwachen *Aktionsströme* (Potentiale), die bei der Tätigkeit des Herzens entstehen, können von der Körperoberfläche abgeleitet und als *Elektrokardiogramm (EKG)* registriert werden. Zur Ableitung dieser Ströme werden Elektroden an den Armen und dem linken Bein angelegt.

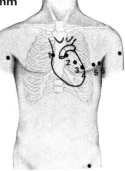

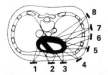

Verteilung der Elektroden von vorn (oben) und von oben (links) gesehen.

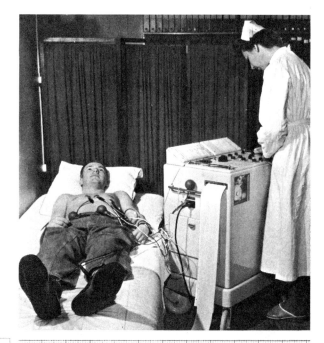

Bei eingehenderer Untersuchung werden auch auf der Brust Elektroden angelegt, deren Verteilungsschema ein möglichst lückenloses »Abhören« der verschiedenen Herzregionen gewährleisten soll. Die Elektroden 1 und 2 (oben) registrieren in erster Linie die elektrische Tätigkeit im Inneren des vorderen Herzbereichs. Die Elektroden 6, 7 und 8 teilen dem Elektrokardiographen hauptsächlich mit, was in der rückwärtigen Wand der linken Herzkammer vor sich geht. Diese Untersuchung hilft z. B. bei der Lokalisierung eines Herzinfarkts.

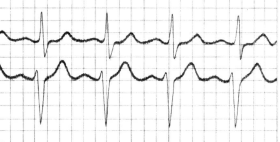

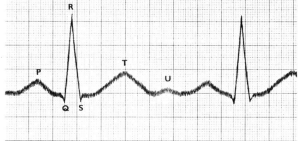

Die Aktionsströme wirken auf ein Feinmeßgerät (Galvanometer) und werden vom Elektrokardiographen als Kurve aufgezeichnet. Bei normaler Herztätigkeit sieht ein EKG aus wie die beiden oben abgebildeten Kurven, die von den Extremitäten (obere Kurve) und von der Brustwand (untere Kurve) abgeleitet wurden. Veränderungen der Kurve deuten auf eine Erkrankung des Herzens hin.

Die verschiedenen, einander entsprechenden Teile einer EKG-Kurve werden durch Buchstaben gekennzeichnet. Die P-Zacke stellt die Vorhoftätigkeit dar, QRS entspricht der Erregungsausbreitung innerhalb der Herzkammern, T zeigt die Dauer der Erregungsrückbildung in der Vorhofmuskulatur an. Die Bedeutung der U-Welle, die nicht immer erscheint, ist nicht ganz geklärt. Der Abstand der beiden R-Zacken gibt den Herzrhythmus, d. h. die Anzahl der Herzschläge pro Minute, an.

Gamma-Wellen (31–60 Hz). Als allgemeine Regel gilt, daß die Wellen bei besonders starker Hirnaktivität eine hohe Frequenz und eine kleine Amplitude aufweisen, während sie im Schlaf langsamer und gleichzeitig spannungshöher werden. Aus der Hirnstromkurve lassen sich dementsprechend Veränderungen der Hirntätigkeit (gleichbedeutend mit Potentialschwankungen im Bereich des Hirns) ablesen. Das Kurvenbild ist leichten individuellen Schwankungen unterworfen und zeigt deutliche Veränderungen bei Gehirnerkrankungen, vor allem bei Epilepsie und Hirntumoren.
Vergleiche auch: Nervensystem.

Elektrokardiogramm, *EKG*, graphische Darstellung der Summe der verschiedenen bei der Herztätigkeit entstehenden Aktionsströme (Potentiale) mit Hilfe eines *Elektrokardiographen*, der bereits geringfügige Potentialschwankungen des Herzmuskels an der Körperoberfläche registriert und in Form einer Kurve aufzeichnet. Das Gerät entspricht im Prinzip den Galvanometern.

Die bei der Tätigkeit des Herzens im Herzmuskel entstehenden Potentialschwankungen (die elektrische Tätigkeit des Herzens) wird von Elektroden abgeleitet, die nach einem bestimmten Schema an Brust, Armen und Beinen angelegt werden. Die Registrierung der verschiedenen Aktionspotentiale ermöglicht eine umfassende Beurteilung der Herztätigkeit. Das EKG zeigt typische verschiedenförmige Zacken und Wellen, die durch die Buchstaben P, Q, R, S, T und U gekennzeichnet sind. Die *P-Zacke* entspricht der Summe der Aktionspotentiale, die bei Kontraktion der Vorhöfe entstehen; dieser Teil der Kurve heißt *Vorhofkomplex*. Die *QRS-Welle* — der sog. *Kammerkomplex* — entspricht der Erregungsausbreitung in den Herzkammern. Die *T-Zacke* drückt die Dauer der Erregungsrückbildung in den Herzkammern aus, die *U-Welle* das sog. Nachpotential.

Das EKG spielt eine wesentliche Rolle bei der Diagnose von Herzerkrankungen. Es macht u. a. die *Pulsrate* (Anzahl der Herzaktionen pro Minute) ablesbar und ermöglicht durch Messung des Abstandes zwischen den einzelnen, einander entsprechenden EKG-Wellen und -Zacken eine Beurteilung des Herzrhythmus. Aus dem Verlauf der Kammerkomplexe läßt sich ermitteln, ob eventuell eine Schädigung des Herzmuskels im Kammerbereich (beispielsweise ein frischer oder ein alter Infarkt), eine entzündliche Zone oder eine vermindert durchblutete Herzmuskelregion die Ausbreitung bzw. Rückbildung der Erregung innerhalb des Herzens behindern. Eine *ST-Senkung* oder *T-Abflachung* zeigt eine *Erregungsrückbildungsstörung* an und kann z. B. auf eine Angina pectoris hindeuten. Die Elektrokardiographen werden ständig verbessert, und neue diagnostisch wertvolle Apparaturen, wie z. B. der *Vektorkardiograph*, befinden sich in der Entwicklung.
Vergleiche auch: Herzinfarkt; ▣ Herz IV.

Elektromyogramm, *EMG*, graphische Darstellung der schwachen elektrischen Aktionsströme, die bei Tätigkeit der Skelettmuskulatur entstehen. Die Aktionsströme werden von der Haut oder durch Nadelelektroden direkt vom Muskel abgeleitet und über einen Verstärker einem Meß- und Registriergerät *(Elektromyograph)* zugeführt. Das EMG dient als diagnostisches Hilfsmittel bei der Ermittlung von Erkrankungen der Muskulatur und der die Muskulatur erregenden Nerven; es kann so beispielsweise beurteilt werden, ob eine Muskellähmung durch eine Schädigung des Muskels oder der zugehörigen Nervenbahnen bedingt ist.
Vergleiche auch: Muskel.

Elektrotrauma, elektrischer Unfall, hauptsächlich Starkstromverletzung, d. h. Schädigung des Organismus durch Einwirkung von elektrischem Strom, wobei der Körper meist mit der Erde einen elektrischen Kontakt herstellt. Das Ausmaß der Verletzung hängt ab von der Stromstärke (tödliche Stärke bei Wechselstrom ab 80 mA, bei Gleichstrom ab 300 mA), vom Weg, den der Strom im Körper nimmt, sowie von Art und Intensität der Berührung; beispielsweise ist die elektrische Leitfähigkeit größer, wenn die Haut feucht ist. Kontakt mit Strom, dessen Spannung unter 500 Volt liegt, ist im allgemeinen nicht lebensgefährlich, allerdings kann unter ungünstigen Umständen schon der normalerweise im Haushalt verwendete Strom von nur 220 Volt den Tod herbeiführen. Ein relativ schwacher Stromstoß kann die Herzrhythmusfolge stören, die sich jedoch nach Unterbrechung des Stromes meist wieder normalisiert. Die typischsten Erscheinungen einer Starkstromverletzung sind Schüttelkrämpfe, Bewußtlosigkeit und Hautverbrennungen (Strommarken). Ein tödlicher Ausgang eines elektrischen Unfalls ist meist bedingt durch Atemstillstand; bei Blitzschlag kann z. B. infolge völligen Herzversagens der sofortige Tod eintreten. Bei einem elektrischen Unfall muß als erstes dafür gesorgt werden, daß der Strom so schnell wie möglich unterbrochen wird; dabei ist eine Berührung mit dem Strom oder mit der noch unter Strom stehenden Person zu vermeiden. Bei Atemstillstand muß unverzüglich künstliche Beatmung erfolgen (↗ Künstliche Atmung).

Embryonalentwicklung. Die Entwicklung des Embryos beginnt mit der Befruchtung in dem Augenblick, in dem Samen- und Eizelle zu einer einzigen Zelle verschmelzen. Das befruchtete Ei enthält sämtliche Gene (Erbanlagen) des neuen Lebewesens. Die eine Hälfte der Gene stammt von der Mutter, die andere vom Vater (↗ Vererbung). Bereits in diesem Stadium der Entwicklung ist das Geschlecht des Kindes determiniert. Die Befruchtung findet im allg. in einem der beiden *Eileiter* (Tuben) statt. Der Kern des befruchteten Eies beginnt sich in zwei, dann vier, dann acht, dann sechzehn Zellen usw. zu teilen. Mit etwa 16 Zellen wird das Ei, das nun einer Maulbeere ähnelt, *Morula* genannt. Wenn der Keim nach rund einer Woche mit Unterstützung von Flimmerhärchen und peristaltischen Bewegungen der Tube seinen Bestimmungsort, die *Gebärmutter*, erreicht hat, kann man bereits zwei Zellarten unterscheiden: eine äußere Lage flacher Zellen, die als *Trophoblast* bezeichnet werden, umgibt den sog. *Embryoblast* (auch *Embryonalknoten*), der aus einer Masse runder Zellen besteht, die sich langsamer teilen und aus denen sich später der eigentliche Embryo entwickelt. Im Inneren dieser *Embryonalanlage* bildet sich nun ein mit Flüssigkeit gefüllter Hohlraum, die *Blastula;* die Morula hat sich zur *Blastozyste* (Keimblase) entwickelt. Dieses Gebilde nistet sich in die empfangsbereite, mit Nahrungsstoffen angereicherte Gebärmutterschleimhaut ein *(Implantation* oder *Nidation).* Eine wesentliche Rolle spielt dabei der Trophoblast, die Außenwand der Keimblase, der zur Verankerung und Vermittlung der Nahrungsstoffe in die Gebärmutterschleimhaut hineinwächst. Im Laufe der Entwicklung vergrößert der Trophoblast seine Oberfläche durch Bildung von Falten und Zotten, die bald auch Blutgefäße aufweisen.

EMBRYONALENTWICKLUNG I

Befruchtung. Bei der *Kohabitation* gelangen etwa 500 Millionen männliche Samenzellen *(Spermien)* in die Vagina, von denen jedoch nur relativ wenige bis in die Eileiter gelangen, wo sie auf eine befruchtungsfähige weibliche Keimzelle *(Eizelle)* treffen können. In dem Augenblick, in dem eine Samenzelle mit der Eizelle verschmilzt (A), entsteht neues Leben.

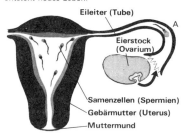

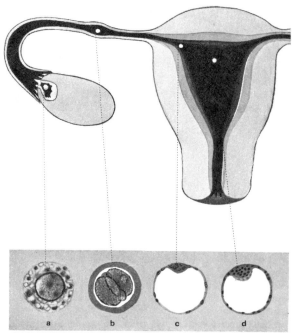

Die ersten zehn Tage (rechts)

Nach der Befruchtung teilt sich die Eizelle (a) sehr rasch (b). In der durch weitere Teilungen entstehenden Zellmasse bildet sich ein Hohlraum *(Blastula)*; während dieses Stadiums bezeichnet man den Keimling als *Blastozyste* (Keimbläschen) (c). Das Keimbläschen wird in die Gebärmutter transportiert, in deren aufgelockerter, empfangsbereiter Schleimhaut (meist in der Hinterwand) es sich acht bis zehn Tage nach der Befruchtung eingenistet hat (d). Zu diesem Zeitpunkt ist der künftige Embryo kleiner als ein Stecknadelkopf.

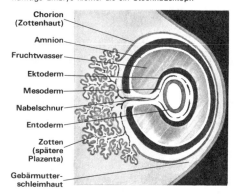

Entwicklung des Embryos bis zum Ende des 2. Monats

Aus der äußeren Zellschicht der Blastozyste entwickeln sich die *Eihäute (Amnion* und *Chorion)*, während sich die innere Zellmasse zur eigentlichen *Embryonalanlage* in Form einer Scheibe ausbildet. Diese Scheibe besteht aus drei Schichten, sog. *Keimblättern (Ektoderm, Mesoderm* und *Entoderm)*, aus denen sich allmählich verschiedene Gewebsarten herausdifferenzieren (links). Die *Plazenta (Mutterkuchen)* entwickelt sich aus fetalem und mütterlichem Gewebe in der Gebärmutterwand (rechts). Hier findet der Austausch zwischen dem Blutgefäßsystem der Mutter und dem des Kindes statt. Der Fetus schwimmt — geschützt vor Gewalteinwirkungen — im Fruchtwasser, welches den Raum innerhalb der Eihäute ausfüllt.

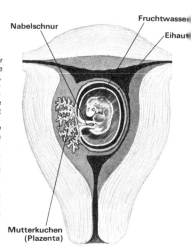

Die Entwicklung von einer formlosen Zellmasse zu einem menschlichen Wesen vollzieht sich außerordentlich rasch.
Ein fünf Wochen alter Embryo verfügt bereits über deutlich erkennbare Anlagen von Augen, Armen und Beinen; nach neun Wochen kann man bereits menschenähnliche Körpermerkmale unterscheiden, auch wenn die Schwanzanlage sich noch nicht zurückgebildet hat. Das Herz beginnt schon in einem früheren Stadium zu schlagen. Bei einer drei Monate alten Frucht sind sämtliche Körperorgane in irgendeiner Form vorhanden; die übrigen sechs Entwicklungsmonate sind in erster Linie durch einen allgemeinen Wachstumsprozeß gekennzeichnet.

Bild rechts außen: **1** Auge, **2** Stirnbein, **3** Herz, **4** Arm, **5** Bein, **6** Nabelschnur.

4 Wochen 1 cm

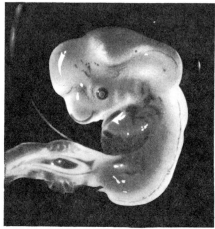

5 Wochen 1,7 cm

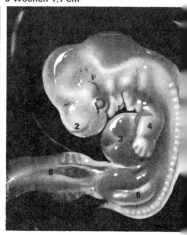

EMBRYONALENTWICKLUNG II

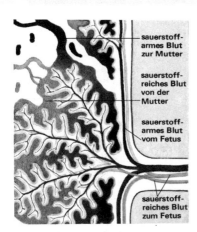

In der *Plazenta* gibt das mütterliche Blut Sauerstoff und Nährstoffe durch zarte Trennwände an das fetale Blut ab und übernimmt gleichzeitig den Abtransport von Kohlendioxid und Schlackenstoffen aus dem kindlichen Kreislauf. Der Stoffaustausch findet durch die Wände der fetalen Kapillaren in der Plazenta statt, die durch die Nabelschnur mit dem fetalen Blut in Verbindung stehen.

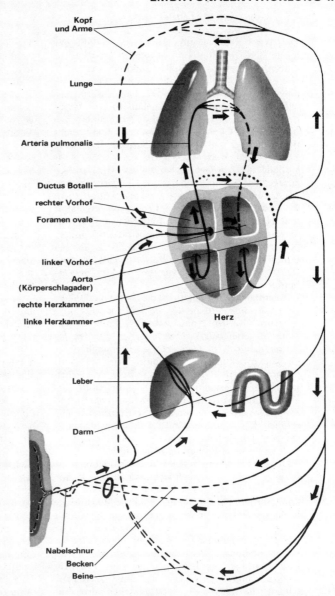

Der fetale Kreislauf

Das sauerstoffreiche Blut aus der Plazenta fließt — teilweise auf dem Weg über die fetale Leber — zum rechten Vorhof des kindlichen Herzens. Da die Frucht noch nicht atmet, ist ein Umweg über die Lungen zur Arterialisierung nicht erforderlich. Deshalb wird der größte Teil des Blutes vom rechten Vorhof direkt zum linken Vorhof transportiert; Übertrittsstelle zwischen den beiden Vorhöfen ist ein Loch in der Trennwand, das sog. *Foramen ovale*, das sich nach der Geburt schließt. Vom linken Ventrikel aus wird das Blut in den Körper des Fetus gepumpt. Ein Teil des Blutes fließt über den rechten Vorhof in die Arteria pulmonalis und dann, über einen Gefäßkurzschluß, den sog. *Ductus arteriosus Botalli*, direkt in die fetale Aorta. Dieser Verbindungsweg (in der Darstellung durch eine gepunktete Linie angedeutet) schließt sich gewöhnlich ebenfalls nach der Geburt. Bestimmte, angeborene Herzfehler kommen dadurch zustande, daß Foramen ovale oder Ductus Botalli nach der Geburt offen bleiben.
Das sauerstoffarme Blut (gestrichelte Linien) sammelt sich wieder zum Abtransport über Nabelschnur und Plazenta.

6 Wochen 2,5 cm **9 Wochen 4,5 cm** **3 Monate 10 cm**

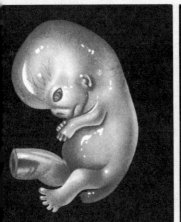
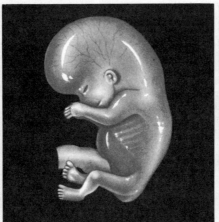
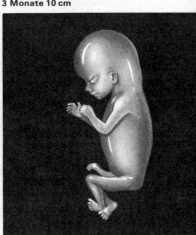

Der Trophoblast beginnt außerdem, Gefäße der mütterlichen Schleimhaut „anzunagen" und die dem mütterlichen Blutkreislauf entnommenen Nährstoffe (Salze, Kohlenhydrate, Eiweiße, Fette usw.) über den Nabelschnurkreislauf dem Embryo zuzuführen. Zusammen mit Ausläufern des Mesoderms (siehe unten) bildet der Trophoblast das *Chorion.* Das Chorion wiederum stellt eine Schicht der allmählich entstehenden *Plazenta* dar. Diese Plazenta (der *Mutterkuchen,* der nach seiner Ausstoßung als *Nachgeburt* bezeichnet wird) ist sozusagen ein Schalt- oder Austauschorgan zwischen Mutter und Kind, das aus fetalem und mütterlichem Gewebe besteht und das die Frucht mit Sauerstoff und Nährstoffen aus dem mütterlichen Blut versorgt und gleichzeitig Kohlendioxid und andere Schlackenstoffe des fetalen Stoffwechsels an den mütterlichen Kreislauf abgibt. Fetus und Plazenta stehen über die *Nabelschnur* miteinander in Verbindung.

Innerhalb der Zottenhaut ist die Embryonalanlage vom sog. *Amnion* (eine der menschlichen Eihäute) umgeben. In der Höhle zwischen Embryo und Amnion *(Amnionhöhle)* wird später das *Fruchtwasser* gebildet, in dem der Fetus, geschützt vor Gewalteinwirkungen, schwimmt. Wie bei zahlreichen Tierarten befinden sich beim Menschen innerhalb der Amnionhaut zwei rudimentäre Organe, *Allantois* (eigentlich *Allantoistunnel*) und *Dottersack,* die keine wesentliche Funktion mehr erfüllen. Die Allantois dient als Primitivanlage des späteren harnleitenden Systems, und der Dottersack ist an der Blutbildung beteiligt.

Der Embryo (vom 3. Schwangerschaftsmonat an Fetus genannt) entwickelt sich also aus der Keimanlage der Morula. Diese zunächst vollkommen unorganisierte Masse nimmt bald die Form einer leicht gewölbten Scheibe an, an der zunächst zwei Schichten erkennbar sind (zweiblättriger Keimling): *Ektoderm* und *Entoderm.* Während die Scheibe an Länge zunimmt, bildet sich auf dem Ektoderm eine streifenförmige Verdickung, der sog. *Primitivstreifen;* daraus entwickelt sich eine Zwischenschicht, das *Mesoderm.* Jetzt bestehen also drei Zellschichten, d. h. drei Keimblätter, aus denen die verschiedenen Körperteile hervorgehen. Ausgangspunkt des äußerst komplizierten Entwicklungsgangs ist der *Primitivknoten,* eine Art Steuerorgan am Beginn des Primitivstreifens. Aus dem äußeren Keimblatt, dem Ektoderm, entstehen hauptsächlich Oberhaut (Epidermis) nebst Anhangsorganen (Nägel, Haare, Zahnschmelz usw.), das zentrale und periphere Nervensystem und die Sinneszellen, die Schleimhaut von Nase und Mund sowie Teile des Auges. Aus dem Mesoderm gehen die Zellen von Muskeln, Bindegewebe, Knorpel, Knochen, Blut, Herz, Blutgefäßen, Zahnbein und Urogenitalorganen hervor. Das innere Keimblatt, das Entoderm, liefert wesentliche Bestandteile der Atmungsorgane und des Magen-Darm-Traktes mit seinen Drüsen. Die spätere Wirbelsäule wird embryonal angelegt in der *Chorda dorsalis,* einer strangförmigen Verdickung in der Mitte des Mesoderms, die beidseitig von kleinen kubischen bzw. dreikantigen Gebilden, den sog. *Ursegmenten,* umgeben ist. Diese Segmentbildung findet man bei sämtlichen Wirbeltieren; mit ihr beginnt die Ausbildung der späteren Wirbelkörper und der Nerven des Rückenmarks. In diesem Stadium ist der Embryo etwa 16 Tage alt.

In der Mitte der dritten Schwangerschaftswoche ist die Anlage von Hirn und Rückenmark erkennbar: Zunächst entsteht eine breite Einsenkung des Ektoderms an der Rückseite des Embryos, deren Ränder sich in der Länge allmählich über den gesamten Embryo ausdehnen und immer stärker zu den *Medullarwülsten* einkrümmen und zu einem langen, geschlossenen Rohr, dem *Neuralrohr,* zusammenschließen. Aus den fünf Bläschen, die sich am vorderen Abschnitt dieser Röhre bilden, entsteht das Gehirn; aus dem übrigen Teil wird das Rückenmark (B Nervensystem I).

Im Laufe der vierten Entwicklungswoche beginnt das Blut in dem sich langsam ausbildenden Herz-Kreislauf-System zu fließen. Das Herz, das zunächst nur aus einer kleinen pulsierenden Röhre im Mesoderm besteht und kaum mehr als eine Ausbuchtung des fetalen Blutgefäßsystems darstellt, entwickelt eine Anzahl von Falten und kommunizierenden Kammern; in der fünften Woche verfügt der Embryo bereits über ein aus vier Räumen bestehendes Pumpwerk, welches Blut durch sein Gefäßsystem bewegt. Bei der vier Wochen alten Frucht wachsen die seitlichen Anteile nach unten, krümmen sich ventralwärts zusammen und umschließen die zunächst außerhalb des Embryonalkörpers gelegene Herzanlage. Während dieser Entwicklungsphase schließt sich auch die Bauchhöhle um den Magen-Darm-Trakt. An den beiden entgegengesetzten Enden des Embryos stülpt sich jeweils ein Teil der Außenfläche nach innen, und sobald sich diese beiden Vertiefungen, die dem Mund und der Analöffnung entsprechen, in der fünften Schwangerschaftswoche in den Magen-Darm-Trakt öffnen, ist die Anlage des Verdauungstraktes komplett. Gleichzeitig zeichnet sich knospenartig die Primitivanlage der Extremitäten ab. Zuerst beginnt die Entwicklung der Arme, dann die der Beine. Außerdem ist kurzfristig eine primitive *Schwanzanlage* vorhanden, die sich jedoch bald wieder zurückbildet und lediglich als Rudiment, in Form des Steißbeins (Os coccygis), übrigbleibt.

Die Entwicklung der *Augenanlage* geht von zwei Punkten aus: Vom vorderen Ende der Hirnanlage aus wachsen zwei Hohlfortsätze nach unten in Richtung auf das zukünftige Gesicht und verwandeln sich allmählich in den paarig angelegten, aus jeweils rund 1 Million Nervenfasern bestehenden Sehnerv und die beiden Netzhäute. Wenn diese Fortsätze bis an die Haut herangewachsen sind, haben sich dort bereits zwei Gruben gebildet, worin sich in Form bestimmter Hautzellen die Anlagen der Augenlinsen befinden. Alle diese komplizierten Veränderungen der Embryonalanlage werden genetisch gesteuert.

Die Frucht ist im *Fruchtwasser* eingebettet, ihre einzige Verbindung zum Organismus der Mutter stellt die *Nabelschnur* dar. Sie enthält zwei *Nabelarterien*, die relativ sauerstoffarmes Blut von der fetalen Aorta zur Plazenta transportieren, und eine *Nabelvene*, die mit Sauerstoff angereichertes Blut zum rechten Vorhof des fetalen Herzens bringt (beim voll entwickelten Menschen fließt dagegen in den Venen sauerstoffarmes Blut und umgekehrt). Vom rechten Vorhof tritt das Blut über das *Foramen ovale* in den linken Vorhof (nach der Geburt schließt sich diese Öffnung, wonach das Blut vom rechten Vorhof durch ein Klappensystem in die rechte Herzkammer geschleust wird). Mutter und Kind haben vollkommen getrennte Gefäßsysteme; in der Plazenta fließen fetales und mütterliches Blut dicht aneinander vorbei, lediglich getrennt durch dünne Scheidewände. Durch diese Scheidewände, die aus dem Epithel und der Stützsubstanz der Chorionzotten und den Wänden der fetalen Kapillaren bestehen, findet der Stoffaustausch statt. Da die Trennwand fast ausschließlich für kleine Moleküle durchlässig ist, stellt sie eine natürliche Barriere gegenüber vielen schädlichen Substanzen und ungenügend abgebauten Nährstoffen dar. Allerdings durchdringen die meisten wasserlöslichen Substanzen mit einem niedrigen Molekulargewicht, also auch solche für die Frucht schädlichen Verbindungen, wie Alkohol und Nikotin, diese Abwehrschranke.

Nach der achten Schwangerschaftswoche, wenn die Frucht etwa 3 cm lang ist, sind die wichtigsten Organe und Körperteile in der Anlage bereits vorhanden. Die Frucht hat nunmehr bereits menschenähnliches Aussehen und wird von jetzt an als *Fetus* bezeichnet; dessen weitere Entwicklung ist die *Fetalentwicklung*. Etwa in der Mitte der Schwangerschaft beginnt noch ein wesentlicher Umwandlungsprozeß mit der Einlagerung von Kalksalzen in dem weichen, knorpeligen Skelett. Dieser Prozeß ist endgültig erst mehrere Jahre nach der Geburt abgeschlossen. Die übrigen Entwicklungsmonate vor der Geburt sind durch rasches Wachstum der Frucht gekennzeichnet.
Vergleiche auch: Geschlechtsorgane, Schwangerschaft und Geburt.

Endokarditis, *Endocarditis,* Entzündung (bedingt durch Bakterien oder Viren, Toxine oder Pilze) der *Herzinnenhaut (Endokard);* die Krankheit entwickelt sich meist im Gefolge eines rheumatischen Fiebers (↗ Rheumatische Erkrankungen), kann aber auch als Komplikation anderer Infektionskrankheiten (wie Diphtherie, Tuberkulose, Syphilis und der scharlachähnlichen Dukes-Filatowschen Krankheit) auftreten. Dabei werden Herzinnenhaut und Herzklappen durch Entzündung geschädigt (↗ Herzfehler). Eine Sonderform der Endokarditis stellt die *Endocarditis lenta* dar; sie befällt vorwiegend vorgeschädigte Herzklappen. Ausgelöst wird sie durch bakterielle Infektion mit *Streptococcus viridans*, welcher die Herzklappen besiedelt und dadurch eine knötchenförmig nekrotisierende Entzündung hervorruft. Von diesem Herd aus können Bakterien auf dem Blutweg in andere Körperbereiche verschleppt werden, es kommt zu einer *bakteriellen Embolie* im Bereich von Haut, Milz, Hirn oder Nieren mit anschließender Gewebsschädigung. Die Endocarditis lenta ist eine besonders schwere Erkrankung, die früher häufig tödlich verlief, heute jedoch mit Höchstdosen von Penicillin (bis zu 50 Millionen Einheiten pro Tag) erfolgreich bekämpft werden kann.

Endokrine Drüsen, *inkretorische Organe,* Drüsen mit innerer Sekretion, Drüsen ohne Ausführungsgang; so bezeichnet man die ausschließlich *Hormone* produzierenden Drüsen des menschlichen Organismus. Im Gegensatz zu den *exkretorischen Drüsen,* die ihre Sekrete über besondere Ausführungsgänge abgeben (Schweiß- und Speicheldrüsen beispielsweise), geben die endokrinen Drüsen die von ihnen gebildeten Hormone durch die Zellwände direkt ins Blut ab — ein als *Inkretion* bezeichneter Vorgang. Die Hormone sind ein wichtiger Faktor der *humoralen Regulationen,* welche gemeinsam mit den *nervalen Regulationen* die Vorgänge des Stoffwechsels, des Wachstums und der Fortpflanzung steuern.

Zu den endokrinen Drüsen gehören *Hypophyse (Glandula pituitaria), Nebennieren (Glandula suprarenalis), Schilddrüse (Glandula thyreoidea)* und *Epithelkörperchen (Nebenschilddrüsen* oder *Glandulae parathyreoideae)* sowie die insulinproduzierenden *Langerhansschen Zellinseln* des Pankreas *(Insulae pancreatis)* und die *Gonaden* oder *Geschlechtsdrüsen.* Auch die *Zirbeldrüse (Epiphyse)* und die *innere Brustdrüse (Thymus)* werden meist zu dieser Gruppe gerechnet, obwohl es nicht gesichert ist, ob sie tatsächlich Hormone ins Blut absondern.

Das Verhältnis zwischen den einzelnen hormonproduzierenden Drüsen des Organismus und der Hypophyse wird manchmal verglichen mit dem Zusammenspiel eines „endokrinen Orchesters" und seines Dirigenten. Die Hypophyse bildet eine Vielzahl von Hormonen, mit deren Hilfe sie steuernd und koordinierend in die Tätigkeit aller endokrinen Drüsen eingreift, die ihrerseits durch ihre Hormonproduktion einen regulierenden Einfluß auf die Hypophysentätigkeit ausüben. Eines der Hypophysenhormone ist das *ACTH,* das *adrenokortikotrope Hormon;* es regelt die Tätigkeit der Nebennierenrinde (vgl. Bildseite). Bereits geringfügigste Störungen dieser intensiven und komplizierten Wechselbeziehung zwischen den einzelnen endokrinen Drüsen können schwerwiegende Folgen haben. Die Störung kann die Form einer Über- oder Unterfunktion mit den entsprechenden, einander ausschließenden Symptomen annehmen. Die Unterfunktion einer endokrinen Drüse kann oftmals vollkommen ausgeglichen werden durch eine *Substitutionsbehandlung*, d. h. durch künstliche Zufuhr des fehlenden Hormons. Einer hormonellen Überproduktion kann man dagegen meistens nur durch die chirurgische Entfernung eines Teils der Drüse entgegenwirken oder durch die Gabe von Medikamenten, welche die Zellaktivität hemmen.

NEBENNIEREN. Die Nebennieren, die auch als *suprarenale Drüsen* bezeichnet werden, stellen zwei jeweils etwa taubeneigroße Drüsenkörper dar, von denen je eine oberhalb der beiden oberen Nierenpole gelegen ist. Sie bestehen aus *Nebennierenrinde* und *Nebennierenmark*, zwei vollkommen verschiedene und nicht miteinander in Beziehung stehende Hormondrüsen. Im Nebennierenmark werden die kreislaufaktiven Hormone *Adrenalin* und *Noradrenalin* gebildet, die unter dem direkten Einfluß des autonomen Nervensystems in *Streßsituationen* abgegeben werden und insgesamt die Aktivität und Reaktionsbereitschaft des Organismus erhöhen. Besonders wichtig sind diese Wirkstoffe für Tiere in freier Wildbahn, deren Überlebenschancen sie durch Aktivitätssteigerung verbessern. Beim Menschen bewirkt ihre Ausschüttung ins Blut u. a.: eine Beschleunigung der Herzaktionen, Erhöhung des Blutdrucks, Freisetzung von Blutzucker aus Depots, Steigerung des Grundumsatzes, Weitung der Pupillen usw.

Eine Überproduktion der Nebennierenmarkshormone wird selten beobachtet; die Behandlung erfolgt durch operative Entfernung des Organs. Eine Unterfunktion zeitigt keine nennenswerten Symptome. Die Nebennierenrinde produziert eine Vielzahl von Hormonen, die zur Gruppe der *Kortikosteroide* gehören. Eines dieser Hormone ist das *Kortison*, welches u. a. regulierend auf den Zucker- und Eiweißstoffwechsel wirkt. Außerdem wird u. a. das *Aldosteron* gebildet, das bei der Regulierung des Mineralhaushaltes mitwirkt und insbesondere die Natrium- und Kaliumausscheidung in der Niere steuert. In der Nebennierenrinde wird auch eine Gruppe von Hormonen mit androgener Wirkung gebildet, die den Sexualhormonen verwandt sind.

Ein Überangebot an Nebennierenrindenhormonen kann Ursache einer Cushingschen Erkrankung (↗ Cushing-Syndrom) sein, während sich eine verminderte Produktion dieser Hormone als ↗ Addisonsche Krankheit manifestiert.

Histologisch dem Nebennierenmark nahestehend sind die sog. *Paraganglien*, inkretorisch wirksame Hormondrüsen und Zellstränge, die überall im Körper verstreut liegen können (meist im Bereich von sympathischen Nervenfasern) und ähnliche Hormone produzieren wie das Nebennierenmark.

HYPOPHYSE. Die Hypophyse, *Hirnanhangsdrüse* oder *Glandula pituitaria* genannt, ist eine winzig-kleine, etwa kirschgroße Drüse, die geschützt in einer kleinen, knöchernen Grube der Schädelbasis gelegen ist. Durch das *Infundibulum*, einem stielartigen Fortsatz, ist sie mit dem *Hypothalamus* (Teil des Zwischenhirns), dem Sitz zahlreicher vegetativer Zentren, verbunden, von denen man annimmt, daß sie die Hormonproduktion der Hypophyse in gewissem Maße beeinflussen.

Die Hypophyse besteht aus einem Vorder- und einem Hinterlappen. Der Vorderlappen (*HVL, Adenohypophyse*) setzt sich, streng genommen, aus zwei eng miteinander verbundenen Hälften zusammen. Die Adenohypophyse stellt den Drüsenteil der Hypophyse dar und bildet hauptsächlich diejenigen Hormone, die regulierend in die Tätigkeit der übrigen, untergeordneten Hormondrüsen eingreifen (die sog. *glandotropen Hormone*):

1. das oben beschriebene ACTH;
2. das *TSH* (Thyreotropin oder *schilddrüsenstimulierendes Hormon*), welches die Bildung des Schilddrüsenhormons anregt;
3. das *FSH (follikelstimulierendes Hormon)* und
4. das *LH (Luteinisierungshormon)*; FSH und LH steuern die Ausbildung und Tätigkeit sowohl der weiblichen als auch der männlichen Keimdrüsen: das FSH stimuliert bei der Frau das Wachstum der Follikel in den Eierstöcken und damit die Bildung der weiblichen Sexualhormone, und beim Mann reguliert es das Wachstum der spermienbildenden Zellen; das LH ist verantwortlich für die Entwicklung der Gelbkörper in den Ovarien und damit für die Bildung des *Gelbkörperhormons* (*Progesteron*, ↗ Menstruation); beim Mann steuert das LH die Produktion von Sexualhormonen in den sog. *Leydigschen Zwischenzellen* des Hodens (in erster Linie *Testosteron*);

ein 5. HVL-Hormon ist das Wachstumshormon *STH (Somatotropin)*, welches für das normale Wachstum, insbesondere von Knorpel und Knochen, unentbehrlich ist; außerdem hat es eine dem im Pankreas gebildeten Insulin entgegengesetzte Wirkung und wird deshalb manchmal als *diabetogenes Hormon* bezeichnet;

6. das *Laktationshormon LTH (Prolaktin)*, welches die Milchabsonderung nach der Geburt anregt;

ein 7. HVL-Hormon schließlich ist das *Pigmenthormon MSH (melanozytenstimulierendes Hormon)*, dessen Wirkung noch nicht völlig geklärt ist; man nimmt an, daß es die Bildung von Hautpigmenten reguliert.

Der Hypophysenhinterlappen gleicht histologisch der Hirnmasse und wird deshalb auch als Neuralteil der Hypophyse oder *Neurohypophyse* bezeichnet. Hier werden zwei Hormone gebildet, von denen das *Adiuretin* die Wasserausscheidung hemmt und die Kochsalzausscheidung in der Niere fördert, während das *Oxytozin* die Kontraktion der Gebärmuttermuskulatur beim Geburtsvorgang bewirkt. Die Existenz der neun obengenannten Hormone ist gesichert; es werden in der Literatur

ENDOKRINE DRÜSEN

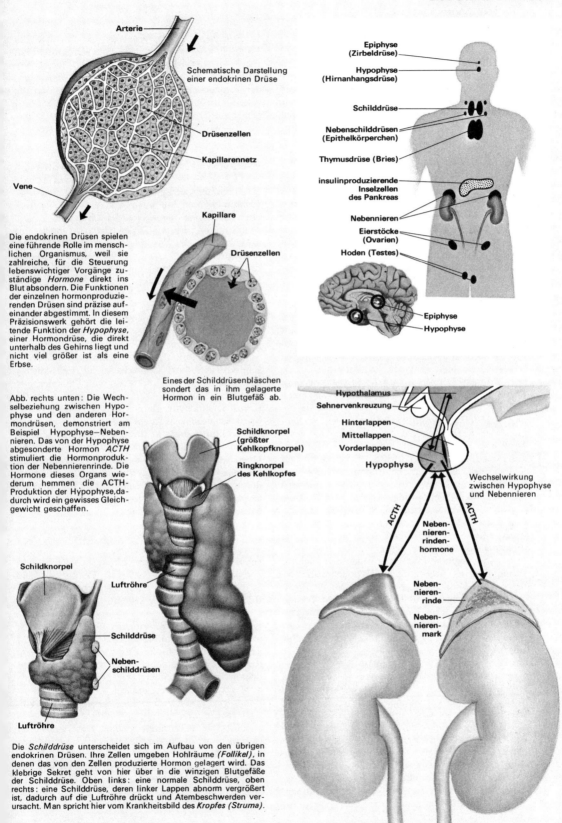

Schematische Darstellung einer endokrinen Drüse

Arterie
Drüsenzellen
Kapillarennetz
Vene

Die endokrinen Drüsen spielen eine führende Rolle im menschlichen Organismus, weil sie zahlreiche, für die Steuerung lebenswichtiger Vorgänge zuständige *Hormone* direkt ins Blut absondern. Die Funktionen der einzelnen hormonproduzierenden Drüsen sind präzise aufeinander abgestimmt. In diesem Präzisionswerk gehört die leitende Funktion der *Hypophyse*, einer Hormondrüse, die direkt unterhalb des Gehirns liegt und nicht viel größer ist als eine Erbse.

Abb. rechts unten: Die Wechselbeziehung zwischen Hypophyse und den anderen Hormondrüsen, demonstriert am Beispiel Hypophyse–Nebennieren. Das von der Hypophyse abgesonderte Hormon *ACTH* stimuliert die Hormonproduktion der Nebennierenrinde. Die Hormone dieses Organs wiederum hemmen die ACTH-Produktion der Hypophyse, dadurch wird ein gewisses Gleichgewicht geschaffen.

Kapillare
Drüsenzellen

Eines der Schilddrüsenbläschen sondert das in ihm gelagerte Hormon in ein Blutgefäß ab.

Epiphyse (Zirbeldrüse)
Hypophyse (Hirnanhangsdrüse)
Schilddrüse
Nebenschilddrüsen (Epithelkörperchen)
Thymusdrüse (Bries)
insulinproduzierende Inselzellen des Pankreas
Nebennieren
Eierstöcke (Ovarien)
Hoden (Testes)

Epiphyse
Hypophyse

Schildknorpel (größter Kehlkopfknorpel)
Ringknorpel des Kehlkopfes

Schildknorpel
Luftröhre
Schilddrüse
Nebenschilddrüsen
Luftröhre

Die *Schilddrüse* unterscheidet sich im Aufbau von den übrigen endokrinen Drüsen. Ihre Zellen umgeben Hohlräume *(Follikel)*, in denen das von den Zellen produzierte Hormon gelagert wird. Das klebrige Sekret geht von hier über in die winzigen Blutgefäße der Schilddrüse. Oben links: eine normale Schilddrüse, oben rechts: eine Schilddrüse, deren linker Lappen abnorm vergrößert ist, dadurch auf die Luftröhre drückt und Atembeschwerden verursacht. Man spricht hier vom Krankheitsbild des *Kropfes (Struma)*.

Hypothalamus
Sehnervenkreuzung
Hinterlappen
Mittellappen
Vorderlappen
Hypophyse

Wechselwirkung zwischen Hypophyse und Nebennieren

ACTH
Nebennierenrindenhormone
ACTH

Nebennierenrinde
Nebennierenmark

noch zahlreiche andere Hypophysenhormone beschrieben, deren Existenz jedoch bisher noch nicht einwandfrei erwiesen ist.

Als Ursache einer Überproduktion von Hypophysenhormonen sind meist gutartige Tumoren in der Hypophyse anzusehen. Ein Überangebot an ACTH führt zum Cushing-Syndrom. Dagegen hat eine Überproduktion der gonadotropen HVL-Hormone im Erwachsenenalter keinen wesentlichen Krankheitswert. Dasselbe gilt für das Laktationshormon. Eine abnorm vermehrte Absonderung des Wachstumshormons allerdings verursacht im jugendlichen Alter *Gigantismus*, im höheren Alter *Akromegalie*, d. h. abnorme Vergrößerung bestimmter Körperpartien (Nase, Kinn, Ohren, Hände usw.). Wenn zuviel Pigmenthormon gebildet wird, kommt es zu abnormer Hautverfärbung (↗ Addisonsche Krankheit).

Eine Unterfunktion des Hypophysenvorderlappens wirkt sich meistens auf die Tätigkeit aller untergeordneten, hormonbildenden Drüsen aus infolge des Wegfalls der glandotropen Stimulation durch die Hypophyse; dagegen ist bei einer Überfunktion immer nur die Wirkungsweise eines Hormons gestört. Hypophysäre Insuffizienz kann bedingt sein durch Zerstörung der Drüse von außen infolge Tumorbildung (einer der häufigsten Tumoren in diesem Bereich ist das *Kraniopharyngeom*), Hirnblutung im Hypophysenbereich oder einen anderen gewebszerstörenden Prozeß. Die *Hypophysenvorderlappeninsuffizienz*, die auch als *Simmondsche Krankheit* oder *Simmondsche Kachexie* bezeichnet wird, hemmt indirekt die Hormonabsonderung von Schilddrüse, Nebenniere und Keimdrüsen. Das klinische Bild dieser schweren Krankheit ist gekennzeichnet durch herabgesetzten Stoffwechsel, Erschöpfung, erhöhte Infektionsbereitschaft, Abmagerung und Störung von Libido und Potenz. Eine Unterfunktion der Hypophyse kann auch gleichbedeutend sein mit *Panhypopituitarismus*, d. h., die gesamte Inkretion beider Hypophysenlappen fällt aus. Eine ungenügende Produktion des Adiuretins im Hypophysenhinterlappen löst Diabetes insipidus aus. Die therapeutischen Aussichten sind heute, dank der Verfügbarkeit synthetischer Hormone, bei Hypophyseninsuffizienz einigermaßen günstig: die fehlenden Hormone können zeitlebens künstlich zugeführt werden (Substitutionstherapie).

PANKREAS. Das *Pankreas (Bauchspeicheldrüse)* hat zwei Funktionen: 1. eine exkretorische Funktion mit Absonderung der Verdauungssekrete (Pankreassaft) und 2. eine inkretorische Funktion mit Absonderung der Hormone *Insulin* (blutzuckersenkend) und *Glukagon* (blutzuckererhöhend). Der endokrine Teil des Pankreas besteht aus vielen hormonproduzierenden, inselartigen Zellhaufen, den sog. *Langerhansschen Zellinseln*, die verstreut inmitten des exkretorisch tätigen Pankreasgewebes liegen. Vermehrte Insulinbildung kann beispielsweise durch sog. *Insulome*, d. h. gutartige Geschwülste der Langerhansschen Inseln, ausgelöst werden und hat dieselben Auswirkungen wie die Gabe einer Überdosis Insulin bei einem zuckerkranken Patienten: der Blutzuckerspiegel fällt, unter Umständen bis zum Eintritt eines hypoglykämischen Schocks. Ungenügende Insulinabsonderung im Pankreas hat die Entwicklung eines ↗ Diabetes mellitus zur Folge.

EPITHELKÖRPERCHEN. Die Epithelkörperchen sind vier kleine endokrine Drüsen, von denen je eine an einem der vier Pole der Schilddrüse gelegen ist, deshalb werden sie auch als *Nebenschilddrüsen* oder *Glandulae parathyreoideae* bezeichnet. Die Funktion der Epithelkörperchen wird nicht unmittelbar von der Hypophyse beeinflußt. Das von ihnen produzierte Hormon heißt *Parathormon* und reguliert den Calcium- und Phosphatstoffwechsel im Körper. Die Tätigkeit der Nebenschilddrüse wird vorwiegend durch den Calciumspiegel des Blutes reguliert; sinkt der Calciumspiegel ab, werden die Epithelkörperchen in ihrer Funktion angeregt. Überfunktion der Epithelkörperchen *(Hyperparathyreoidismus)*, die in ursächlichem Zusammenhang mit der Entwicklung eines Nebenschilddrüsentumors stehen kann, führt zu Anstieg des Calciums im Blut und vermehrter Phosphatausscheidung über die Niere; die Folge ist u. a. Kalkverlust des Skeletts. Zum Krankheitsbild gehören Muskelschwäche, vermehrte Bereitschaft zu Knochenfrakturen und zur Bildung von Nierensteinen (durch den hohen Calcium- und Phosphatgehalt im Urin). Bei Unterfunktion der Nebenschilddrüsen *(Hypoparathyreoidismus)* kommt es durch Abfall des Calciumspiegels zu einer sog. *Tetanie*, d. h. neuromuskulärer Übererregbarkeit, die sich durch Muskelkrämpfe äußert.

EPIPHYSE. Die *Epiphyse* oder *Zirbeldrüse (Corpus pineale)* ist eine zapfenförmige, zum Zwischenhirn gehörige innersekretorische Drüse, deren Funktion noch nicht vollständig geklärt ist. Bekannt ist, daß es bei ihrem Ausfall zum klinischen Bild verfrühter Geschlechtsreife kommt.

KEIMDRÜSEN. Die Keim- oder *Geschlechtsdrüsen*, auch *Gonaden* genannt (beim Mann die *Hoden* oder *Testes*, bei der Frau die *Eierstöcke* oder *Ovarien*) sondern die männlichen und weiblichen Keimdrüsen- oder Sexualhormone ab. In den Hoden werden in erster Linie männliche Sexualhormone *(Androgene)*, von denen das *Testosteron* das wichtigste ist, in weit geringeren Mengen jedoch auch weibliche Sexualhormone gebildet. Das Testosteron ist verantwortlich für die Ausbildung der sekundären Geschlechtsmerkmale während der Pubertät: Haarwuchs, Bartwuchs, Stimmbruch, Entwicklung der äußeren Genitalorgane und Veränderungen der Muskulatur. Außerdem spielt es eine gewisse Rolle im Eiweißhaushalt. Die männlichen Keimdrüsenhormone werden bei beiden Geschlechtern in der Nebennierenrinde, beim Mann jedoch hauptsächlich in den *Leydigschen Zwischenzellen* gebildet, die im Hoden verstreut zwischen den samenbildenden Zellen liegen.

In den Ovarien werden die weiblichen Geschlechtshormone, *Östrogene* und *Gestagene*, gebildet. Es gibt drei Östrogene: *β-Östradiol*, *Östron* und *Östriol;* sie alle entstehen in den Eierstockfollikeln unter dem Einfluß eines Hypophysenhormons (⌐ Menstruation). Sie steuern die Entwicklung der sekundären weiblichen Geschlechtsmerkmale: Ausbildung der Brust, der Hüften usw. und beeinflussen auch das Wachstum der Uterusschleimhaut nach der Menstruation. Eines der Gestagene, das *Progesteron*, wird unter dem Einfluß des Luteinisierungshormons der Hypophyse im *Gelbkörper* gebildet, einer Drüse, die nach dem Eisprung im geplatzten Follikel entsteht. Das Progesteron steuert die Veränderung der Gebärmutterschleimhaut, welche die Einnistung eines befruchteten Eies in der Gebärmutterwand ermöglicht.

Ein Überschuß an männlichem Keimdrüsenhormon kann auf eine Geschwulst der hormonbildenden Zellen in den Hoden oder den Nebennieren zurückzuführen sein. Im weiblichen Organismus können bestimmte Eierstockstumoren in ursächlichem Zusammenhang mit einer vermehrten Testosteronbildung stehen. Bei männlichen Jugendlichen verursacht eine Testosteronüberproduktion unter Umständen den vorzeitigen Beginn der Pubertät. Während eine derartige Überproduktion beim erwachsenen Mann keinerlei Symptome zeitigt, bewirkt sie bei der Frau eine gewisse Vermännlichung, die sich im sog. *Virilismus* manifestiert: Entwicklung eines männlichen Behaarungstyps, Ausbildung einer tiefen Stimme und einer vergrößerten Klitoris. Eine vermehrte Bildung von Östrogenen wird gelegentlich in Verbindung mit bestimmten, selten auftretenden Tumoren sowohl bei der Frau als auch beim Mann beobachtet. Beim Mann kann die Folge einer derartigen Überproduktion eine unphysiologische Brustentwicklung sein; bei der Frau sind krankhafte Veränderungen in diesem Zusammenhang selten. Die Auswirkungen einer Störung der Androgenproduktion hängen von der jeweiligen körperlichen Entwicklungsphase ab, in der sie auftritt. In der vorpubertären Phase bewirkt eine solche hormonelle Unterfunktion beim männlichen Jugendlichen das Ausbleiben der männlichen Geschlechtsmerkmale und die Ausprägung eines eunuchoiden Typus (weiblicher Behaarungstyp, unterentwickelte Geschlechtsorgane, hohe Stimme, hypoplastische Muskulatur). Es kommt zu abnormem Längenwachstum oder zu Fettsucht; Libido und Potenz sind vermindert (⌐ Kastration). Wird die Funktion der androgenbildenden Keimdrüsen erst nach der Pubertät gestört, treten, abgesehen von fehlendem Bartwuchs, kaum nennenswerte körperliche Veränderungen ein; auch Libido und Potenz sind kaum beeinträchtigt. Eine Unterfunktion der weiblichen Keimdrüsen wirkt sich in ähnlicher Weise auf die Ausprägung der weiblichen Geschlechtsmerkmale aus. Tritt sie vor der Pubertät ein, so bleibt die normale körperliche Reifung aus; eine erst nach der Pubertät manifest werdende Unterfunktion verursacht Symptome, die denen der Wechseljahre ähneln.

THYMUSDRÜSE. Die Thymusdrüse, auch *Thymus* oder *Bries* genannt, die hinter dem Brustbein im oberen Teil des Brustraumes liegt, erreicht entwicklungsmäßig ihren Höhepunkt in der frühen Kindheit und bildet sich in der Folgezeit zurück; bei Eintreten der Pubertät ist vom eigentlichen Drüsengewebe kaum noch etwas vorhanden; es wird durch Fettgewebe ersetzt. Es ist noch ungeklärt, welches Hormon die Thymusdrüse produziert — sofern sie überhaupt eines bildet. Wahrscheinlich ist sie ein Speicherorgan für Zellkernsubstanzen. Eine Funktionsstörung des Thymus hat unter anderem zur Folge, daß die normale Reifung der Abwehrvorgänge im Körper ausbleibt. Eine Entfernung des Thymus hat schwere Wachstumsstörungen zur Folge.

SCHILDDRÜSE. Die Schilddrüse oder *Glandula thyreoidea* liegt im vorderen Halsbereich unterhalb des Kehlkopfes und besteht aus den *Schilddrüsenbläschen*, d. h. mit Sekret gefüllten Drüsenhohlräumen oder Follikeln. Dieses Sekret enthält als Hauptbestandteil das Schilddrüsenhormon *Thyroxin* sowie das noch wesentlich wirksamere *Trijodthyronin*. Beide jodhaltigen Stoffe steigern den Grundumsatz und regulieren wahrscheinlich den Rhythmus der Lebensvorgänge und Körperfunktionen. Das Schilddrüsenhormon bildet mit anderen Hormonen einen komplizierten Regelkreis. *Thyreotoxikose* ist die Bezeichnung für sämtliche Formen der Schilddrüsenüberfunktion (von denen eine die sog. *Basedowsche Krankheit* ist). Eine Unterfunktion der Schilddrüse *(Hypothyreose)* ist mit einer Drosselung der Lebensäußerungen verbunden und kann zu Kretinismus führen. ⌐ Schilddrüsenerkrankungen.

Vergleiche auch: Hormone.

Enteritis, *Dünndarmkatarrh*, eine Infektion des Dünndarmes, wird von Bakterien der Salmonellengruppe verursacht, welche bakteriologisch nahe mit den Erregern des Typhus und Paratyphus verwandt sind; die Enteritis unterscheidet sich von diesen Erkrankungen vor allem durch einen erheblich milderen Verlauf. Sie wird gewöhnlich durch infizierte Nahrung, Wasser oder Milch, seltener von Mensch zu Mensch, übertragen und kann dann schnell zu einer Epidemie führen. Die Inkubationszeit beträgt wenige Tage.

Es liegt ein ziemlich typisches klinisches Bild mit Fieber, Erbrechen und Durchfällen vor. Nur selten

werden andere Organe als die des Magen-Darm-Kanals betroffen. Bei älteren Menschen jedoch können vor allem am Herzen und an den Blutgefäßen infolge der Entwässerung und der toxischen Effekte der Infektion schwere Komplikationen eintreten. Fieber und Durchfälle bestehen kaum länger als 4 bis 7 Tage. Die Behandlung besteht darin, für einige Tage nur Tee und dann eine leichte Diät zu geben. In manchen Fällen können auch Antibiotika erforderlich werden. Unabhängig von der Gabe von Antibiotika kann der Patient auch nach der Ausheilung für einige Zeit Bakterienträger bleiben. Die Erreger halten sich dabei meist in Darmnischen oder in der Gallenblase auf, wo sie Entzündungen verursachen können. Eine Impfung gegen Typhus oder Paratyphus gewährt normalerweise keinen Schutz gegen eine Infektion mit *Enteritisbakterien.*
Vergleiche auch: Paratyphus.

Entwicklungsstörungen können während der Embryonalzeit auftreten und sind dann bei der Geburt am Neugeborenen feststellbar; es kann jedoch auch nach der Geburt zu Entwicklungsanomalien kommen. *Reifungshemmungen* während der ersten Monate der Embryonalentwicklung haben mehr oder weniger schwere anatomische Mißbildungen, wie Klumpfuß, Hasenscharte oder Herzfehler, zur Folge; manchmal sind sie auch verantwortlich für funktionelle Störungen wie Farbenblindheit. Gelegentlich treten während der ersten Entwicklungsmonate auch Störungen des Zellstoffwechsels auf.
Im Laufe der Entwicklungsjahre nach der Geburt — der *postnatalen Entwicklung,* die bis zum 20. Lebensjahr dauert — können *Entwicklungshemmungen* körperliche Fehlbildungen (oftmals des Bewegungsapparats) bewirken. In erster Linie werden während dieser Lebensphase jedoch Entwicklungsstörungen komplizierter Hirnfunktionen beobachtet, d. h., die Entwicklung der geistigen Funktionen kann aufgrund ererbter oder exogener Faktoren verzögert werden oder einen abwegigen Verlauf nehmen. Die Folge sind graduell unterschiedliche Formen der Geistesschwäche.
Vergleiche auch: Fuß, Hasenscharte, Kinderlähmung, zerebrale, Mißbildungen, Mongolismus, Schwachsinn, Sprache, Vererbung.

Entzündung, *Inflammatio,* eine Abwehrreaktion des Körpers auf verschiedene Arten von Schädigungen, wie z. B. eine Infektion, Eindringen eines Fremdkörpers, Einwirkung von Chemikalien, Hitze, Kälte, Licht, Elektrizität und Strahlen. In allen diesen Fällen muß man die Entzündung als eine Schutzmaßnahme des Gewebes ansehen, die gekennzeichnet ist durch Rötung, Schwellung, Hitze und Schmerz *(Celsussche Kardinalsymptome).*
Ein typisches Zeichen einer Entzündung ist die Erweiterung von Blutgefäßen, so daß mehr Blut das Gewebe durchfließt, welches hierdurch rot und warm wird. Die Abwehrzellen des Körpers, die weißen Blutkörperchen, können Bakterien und Fremdkörper abfangen und zerstören. Sie durchdringen die dünnen Wandungen der Blutkapillaren und überschwemmen das entzündete Gewebe. Außerdem erlauben die Blutkapillaren auch den Austritt großer Mengen von Blutplasma. Durch diese Überflutung kommt es zum Anschwellen des Gewebes. Der Druck des geschwollenen Gewebes verursacht Schmerzen. Während dieser Abwehrreaktionen entstehen oft Riesenzellen; sie enthalten viele Zellkerne und haben die Eigenschaft, fremde Substanzen unschädlich zu machen. Solche Zellen treten ebenso bei Tuberkulose auf und sind auch bei einigen anderen Krankheiten bekannt.
Wenn die Abwehrkräfte des Körpers stark genug sind, geht das Gewebe zugrunde und stirbt unter der Bildung von Eiter ab — *eitrige Entzündung.* Die Bakterien bewirken, daß sich die weißen Blutkörperchen auflösen und ein Enzym freigeben, welches seinerseits das Gewebe in die gelbe Flüssigkeit auflöst, welche wir unter dem Namen *Eiter* kennen. Nur ganz bestimmte Bakterien verursachen eitrige Entzündungen, meist handelt es sich dabei um Streptokokken und Staphylokokken, welche auch oft Eiterbakterien genannt werden.
Ein *Abszeß* ist das Beispiel einer örtlich begrenzten Eiterbildung mit allgemeinem Gewebszerfall. Manchmal bildet sich dabei soviel Eiter aus, daß die umgebende Haut oder das organische Gewebe platzt und der Eiter abfließt oder eine Eiterfistel entsteht. Auf diese Weise wird der Körper vom Eiter befreit und die Heilung beschleunigt. Eine weitere Art einer lokalen Eiterbildung ist ein ↗ Furunkel, das sich um Haarwurzeln ausbildet.
Bei einer milderen Irritation entstehen *chronische Entzündungen,* welche oft mit der Bildung von Granulationsgewebe einhergehen. Anstatt sich aufzulösen, wächst das Gewebe durch die Bildung neuer Bindegewebszellen und die Ablagerung weißer Blutkörperchen. Häufig treten auch Riesenzellen auf. Dieser Typus einer Abwehrreaktion, wobei Fremdkörper oder Bakterien von Körpergewebe eingehüllt werden, tritt bei Tuberkulose, Syphilis, Lepra und gewissen Pilzkrankheiten auf.
Sobald der Abwehrmechanismus des Körpers die örtliche Entzündung unter Kontrolle gebracht hat, beginnt die Heilung. Mit dem Wachstum des Bindegewebes bilden sich am Ort der Entzündung neue Blutkapillaren aus. Als eine Folge der verstärkten Blutzufuhr wird das Narbengewebe zunächst rötlich und wölbt sich durch das Wachstum des Bindegewebes vor. Später schrumpft das Gewebe, und die Kapillaren treten zurück, wodurch eine blasse, eingesunkene Narbe zurückbleibt.
Die Infektion kann natürlich so ernst sein, daß die entstehende Entzündung nicht ausreicht, den Angriff abzuwehren; die Infektion breitet sich dann über das lymphatische System aus, welches das betreffende Gebiet versorgt. Eine solche *lymphati-*

sche Entzündung zeichnet sich oft durch bläulich-rote Streifen in der Haut über dem infizierten Gebiet aus. Im Gegensatz zur weitverbreiteten Meinung bedeutet dies noch nicht das Vorhandensein einer Blutvergiftung.

In der Regel wird die Infektion in den Lymphdrüsen zum Stillstand gebracht, wo die Infektionserreger von einer großen Anzahl weißer Körperchen, den *Lymphozyten*, angegriffen werden. Eine Sepsis oder Blutvergiftung entsteht nur, wenn es den Bakterien gelingt, diese Abwehrbarriere zu durchbrechen und in den Blutstrom zu gelangen. Für die Heilung selbst schwerer Infektionen gibt es heute viele therapeutische Möglichkeiten; in erster Linie handelt es sich bei den Medikamenten um Sulfonamide und Antibiotika.

Vergleiche auch: Infektion.

Enuresis, *Enurese, Bettnässen,* unwillkürliche Blasenentleerung; man unterscheidet *Enuresis nocturna*, Bettnässen während der Nacht, und *Enuresis diurna*, unwillkürliche Blasenentleerung am Tag. Enuresis nocturna ist noch normal bei Kindern bis zu 3 oder 4 Jahren, gelegentlich bis zu 7 Jahren. Bei älteren Kindern kann Enuresis Anzeichen einer psychischen Verunsicherung oder einer allgemeinen nervösen Überempfindlichkeit sein; z. B. fühlen sich solche Kinder oft gegenüber jüngeren Geschwistern vernachlässigt, oder sie fürchten sich vor Anforderungen, die zu Hause oder in der Schule an sie gestellt werden. Manchmal handelt es sich bei Bettnässern um Kinder mit abnorm tiefem Schlaf. Auch organische Erkrankungen, wie Blasenentzündungen, Spulwürmer oder Anomalien im Bereich der ableitenden Harnwege, können Enuresis verursachen. Die genannten Faktoren erklären oft auch die Enuresis diurna; besonders häufig stellt man in diesen Fällen neben nervöser Übererregbarkeit eine allgemeine Leistungsschwäche und erbliche Faktoren fest. Beide Formen der Enuresis sind bei Jungen häufiger als bei Mädchen. Die Krankheit kann bei Kindern im Schulalter Unsicherheit und Minderwertigkeitsgefühle auslösen. Bei der Therapie steht die Bekämpfung der Ursache im Vordergrund; häufig erweist sich eine Kombination von medikamentöser und psychotherapeutischer Behandlung als notwendig. Bestrafungen und Vorwürfe verschlimmern den Zustand meistens. Die Eltern können wesentlich zum Erfolg der Therapie beitragen, wenn sie die Kinder z. B. daran gewöhnen, regelmäßig Wasser zu lassen und bestimmte (harntreibende) Speisen und Getränke möglichst zu meiden.

Enzephalitis, *Gehirnentzündung,* hervorgerufen durch eine Vielzahl von Virus- und Bakterienarten, die auf verschiedenen Wegen Hirn und Rückenmark erreichen können: Werden sie z. B. auf dem Blutwege eingeschleppt, treten abgeschwächte Formen der Enzephalitis nicht selten in Verbindung mit Viruserkrankungen wie ↗ Mumps auf. Eine ebenfalls meist leichte Verlaufsform wird durch Flohstiche übertragen. Bakterielle Gehirnentzündung entsteht manchmal als Komplikation einer ↗ Otitis bzw. ↗ Meningitis.

Zu den virusbedingten Formen der Enzephalitis gehört die *Encephalitis epidemica*, auch *Encephalitis lethargica* oder *Economosche Krankheit*, fälschlicherweise *Kopfgrippe* oder *europäische Schlafkrankheit* genannt, die zwischen 1910 und 1930 epidemisch in Europa und Nordamerika auftrat, heute jedoch nur noch selten vorkommt. Die Inkubationszeit beträgt 10–20 Tage; das Krankheitsbild ähnelt zunächst dem der Grippe (Kopfschmerzen, Fieber); nach wenigen Tagen kann es zu einer Lähmung der Augenmuskeln kommen; in einer späteren Phase stellen sich Schlafstörungen oder abnormes Schlafbedürfnis ein. Eine relativ häufige Komplikation im Spätstadium ist der sog. *postenzephalitische Parkinsonismus* (↗ Parkinsonsche Krankheit). Besondere Verlaufsformen der epidemischen Enzephalitis, deren Erscheinungen von bestimmten Enzephalitis-Viren geprägt sind, gibt es beispielsweise in den USA, Japan und Osteuropa.

Eine besondere Form der entzündlichen Gehirnerkrankungen ist der *Hirnabszeß* (*Encephalitis purulenta*), eine umschriebene, abgekapselte, eitrige Entzündung im Gehirn (z. B. bei Mittelohrentzündung, Nebenhöhlenerkrankungen usw.). Die Symptome, die je nach Sitz des Abszesses äußerst unterschiedlich sind, können bis zu einem gewissen Grade denjenigen eines Hirntumors ähneln.

Bei Enzephalitis handelt es sich oft um eine schwere Erkrankung. Gegen die virusbedingte Verlaufsform gibt es noch keine wirksame Therapie, abgesehen von sorgfältiger Allgemeinpflege. Die bakteriellen Entzündungsformen können dagegen gewöhnlich mit Hilfe von Antibiotika erfolgreich bekämpft werden. Bei Hirnabszessen kann ein neurochirurgischer Eingriff Heilung bringen (Durchführbarkeit und Erfolg der Operation hängen vom Sitz des Abszesses ab).

Epidemische Krankheiten. Von einer *Epidemie* spricht man dann, wenn eine Infektionskrankheit zur gleichen Zeit bei einer großen Anzahl von Menschen auftritt. Wenn eine Epidemie sich über große Teile der Erde ausbreitet, spricht man von *pandemischen* Auftreten der Krankheit (*Pandemie*). Ein solches pandemisches Auftreten ist beispielsweise für Grippe typisch und ist zum Teil bedingt durch die Entwicklung des modernen Reiseverkehrs. Früher dauerte die weltweite Ausbreitung einer Infektionskrankheit viel länger als heutzutage. Die häufigsten Kinderkrankheiten, wie Scharlach, Masern, Diphtherie und Keuchhusten, brechen meist als regelrechte Epidemien aus, auch Pocken,

EPIDEMISCHE KRANKHEITEN

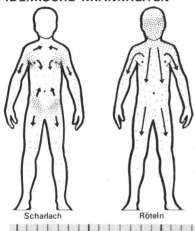
Scharlach — Röteln

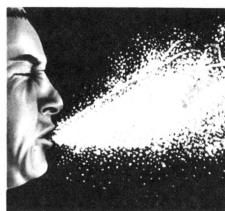

Infektionskrankheiten werden häufig durch *Tröpfcheninfektion* verbreitet. Beim Niesen z. B. werden Millionen von Krankheitserregern in winzigen Tröpfchen versprüht, die von anderen Menschen eingeatmet werden können.

Abb. links und unten rechts: Hautausschläge (Exanthem), die für vier weitverbreitete Infektionskrankheiten *(Scharlach, Röteln, Masern und Windpocken)* charakteristisch sind. Die Pfeile deuten die Richtung an, in der sich der Ausschlag ausbreitet.

Für viele Ansteckungskrankheiten ist eine bestimmte Fieberkurve typisch. Die Abb. unten zeigen Fieberkurven bei Masern und bei Scharlach.

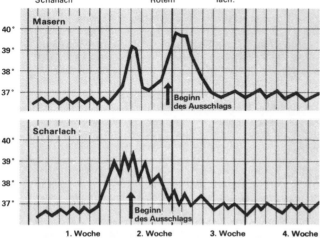

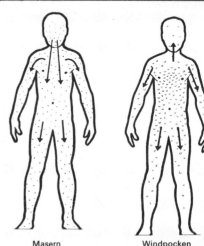
Masern — Windpocken

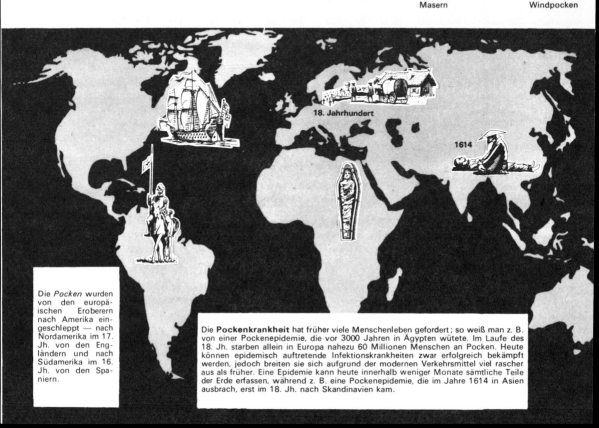

Die *Pocken* wurden von den europäischen Eroberern nach Amerika eingeschleppt — nach Nordamerika im 17. Jh. von den Engländern und nach Südamerika im 16. Jh. von den Spaniern.

Die **Pockenkrankheit** hat früher viele Menschenleben gefordert; so weiß man z. B. von einer Pockenepidemie, die vor 3000 Jahren in Ägypten wütete. Im Laufe des 18. Jh. starben allein in Europa nahezu 60 Millionen Menschen an Pocken. Heute können epidemisch auftretende Infektionskrankheiten zwar erfolgreich bekämpft werden, jedoch breiten sie sich aufgrund der modernen Verkehrsmittel viel rascher aus als früher. Eine Epidemie kann heute innerhalb weniger Monate sämtliche Teile der Erde erfassen, während z. B. eine Pockenepidemie, die im Jahre 1614 in Asien ausbrach, erst im 18. Jh. nach Skandinavien kam.

Typhus, Paratyphus, Meningitis epidemica gehören in diese Kategorie.

Zur Verhütung von Epidemien mit ihren verheerenden Auswirkungen werden umfangreiche Maßnahmen getroffen. Große Krankenhäuser verfügen über geschlossene Infektionsabteilungen zur Behandlung von Infektionskrankheiten. Patienten, bei denen der Verdacht einer Infektionskrankheit besteht, werden normalerweise bis zur endgültigen Diagnose auf besonderen Isolierstationen beobachtet. Erst nach Klärung des Krankheitsbildes verlegt man sie zur Behandlung auf die zuständige Station. Die Entdeckung der Antibiotika, neuer Immunseren und Schutzstoffe hat in jüngster Zeit die Bekämpfung von Infektionskrankheiten revolutioniert. Der dadurch erreichte starke Rückgang der Erkrankungsfälle führte dazu, daß nach dem Kriege zahlreiche Kliniken und Spezialstationen für ansteckende Krankheiten zeitweilig geschlossen oder anderen Zwecken zugeführt werden konnten.

Epilepsie, *Fallsucht,* bezeichnet eine Gruppe verschiedener Erkrankungen, deren Hauptsymptom zerebrale Krampfanfälle sind. Die Symptome der Epilepsie werden ausgelöst durch sog. *Krampfpotentiale,* d. h. krankhafte Hirnströme, die von Zeit zu Zeit in geschädigten Hirnzellbezirken entstehen (im ↗ Elektroenzephalogramm nachweisbar). Solche Krampfpotentiale können sich — ohne erkennbaren Grund — plötzlich explosionsartig von den geschädigten Zellen auf andere Bezirke des Gehirns ausdehnen; die entsprechenden Hirnfunktionen werden dadurch zeitweilig beeinträchtigt, der Patient verliert das Bewußtsein. Die krankhaften Spannungsschwankungen lösen in der quergestreiften Muskulatur des Körpers motorische Reizerscheinungen in Form krampfartiger Zuckungen aus — neben der Bewußtlosigkeit eines der charakteristischsten Anzeichen des epileptischen Anfalls. Die verantwortliche Hirnzellschädigung geht in der Mehrzahl der Fälle zurück auf eine traumatische Hirnschädigung, die sich meist 10–20 Jahre vor Ausbruch des Anfallsleidens ereignete (Sturz, Schlag auf den Kopf); manchmal erweist sich das Leiden sogar als Spätfolge eines Geburtstraumas (Zangengeburt). Andere auslösende Faktoren können Infektionen oder Gefäßerkrankungen des Gehirns sein, die zu narbiger Degeneration des Hirngewebes geführt haben. Das klassische Krankheitsbild der Epilepsie ist nicht gleichzusetzen mit anfallsartigen Krampferscheinungen, wie sie z. B. im Rahmen eines Hirntumors oder einer akuten Enzephalitis auftreten können. Die bei Kindern häufig beobachteten krampfartigen Zuckungen *(Konvulsionen),* die im Gegensatz zur Epilepsie rückbildungsfähig sind, werden lediglich als *epileptiform* bezeichnet. Sie sind zwar meist gutartig, dennoch sollte zur Sicherung der Diagnose ein Kinderarzt konsultiert werden. Die neueren Forschungen haben die früher gültige These, wonach die Epilepsie als eine schicksalsmäßig auftretende Erbkrankheit galt, widerlegt. Die Fälle, in denen vererbte Anomalien des Gehirns in ursächlichem Zusammenhang mit einer Epilepsie stehen, sind in der Minderheit (etwa 10–20 % aller Epilepsiefälle). In den relativ häufigen Fällen, in denen die Art der auslösenden Hirnverletzung nicht feststellbar ist, spricht man von der *essentiellen Epilepsie* — im Gegensatz zur *symptomatischen Epilepsie* mit eindeutig feststellbarer organischer Ursache.

Epileptische Anfälle beginnen häufig mit sog. *Prodromalerscheinungen,* d. h. typischen Vorläufern der eigentlichen Krankheitserscheinungen, die unter der Sammelbezeichnung *Aura* bekannt sind. Dazu gehören beispielsweise Zuckungen in einer Hand, plötzliche Verdrehungen des Kopfes und der Augen nach einer bestimmten Seite, Sensibilitätsstörungen, wie Taubheitsgefühle in einer Körperhälfte, visuelle Störungen, wie Funkensehen, oder ungewöhnliche Geruchs- oder Geschmackssensationen. Manche Symptome sind schwerer erfaßbar, weil sie rein subjektiver Art sind: Gedankenflucht, unmotivierte Angstgefühle, plötzliche Glücks- oder Mitleidsempfindungen usw. Die frühzeitige Feststellung derartiger Symptome ist von wesentlicher Bedeutung, da sie wertvolle Hinweise auf den Ausgangspunkt der Krampfpotentiale im Gehirn geben können. Nur in ganz seltenen Fällen folgt der Aura kein großer Krampfanfall. Meist kommt es nach dem unterschiedlich langen Prodromalstadium (einige Sekunden oder bis zu 2 oder 3 Minuten) zu einem schweren, generalisierten Anfall, zum sog. *Grand Mal* mit Bewußtlosigkeit und Kollaps. Der große, generalisierte Anfall kann auch sofort, ohne vorausgehende Aura einsetzen. Beim Grand Mal verliert der Patient das Bewußtsein und stürzt zu Boden, wobei er sich häufig schwer verletzt (daher die früher übliche Bezeichnung *Fallsucht).* Nach einer kurzen Phase der Starrheit treten rasch starke, krampfartige Zuckungen (Konvulsionen) der Arm- und Beinmuskulatur auf. Daneben sind *Zungenbiß* (Bißverletzungen durch Einklemmung der Zunge zwischen den Zähnen) und *Schaumbildung* vor dem Mund typisch für den epileptischen Anfall. Manchmal bewirkt ein kurzzeitiger Atemstillstand eine ungenügende Sauerstoffversorgung des Blutes; das Gesicht des Patienten verfärbt sich blau. Normalerweise dauert der Anfall wenige Minuten; danach folgt ein Zustand tiefer *Bewußtlosigkeit (Koma)* mit anschließendem Erschöpfungsschlaf. Beim klassischen großen epileptischen Anfall gehen die Krampferscheinungen von bestimmten Zentren des Hirnstammes aus.

Eine schwächere Verlaufsform des epileptischen Anfalls ist das *Petit Mal,* welches gekennzeichnet ist durch kurz dauernde Bewußtseinstrübung *(Absencen).* Beim Petit Mal kommt es nicht zu Konvulsionen oder Stürzen. Patienten, deren Absencen vom Schläfenlappen des Hirns ausgehen, können nach kurzer Bewußtlosigkeit automatisch mit der vorher begonnenen Tätigkeit fortfahren, ohne sich des Vorfalls bewußt zu sein. Die wie der große Anfall mit motorischer Unruhe verbundene *Schläfenlappenepilepsie* ist nicht zu verwechseln mit psychomotorischen, epileptiformen Anfällen infolge psychischer Streß-Situationen (eine Abgrenzung ist allerdings häufig schwierig). Für die Umwelt sind Petit-Mal-Anfälle erkennbar am Fehlverhalten des Kranken, an seinen bizarren Bewegungen sowie am Ausbleiben jeglicher Reaktion, wenn er angesprochen wird.

Häufig werden mehrere Anfallsarten bei einem Kranken beobachtet. Manche Epileptiker haben einige Anfälle pro Jahr, andere wiederum erleiden wöchentlich oder sogar täglich mehrere Anfälle. Bei einer Häufung von rasch aufeinander folgenden Attacken spricht man vom *Status epilepticus:* ein lebensbedrohlicher Zustand, der sofortige Klinikeinweisung erforderlich macht.

Die Diagnose stützt sich normalerweise auf präzise Beschreibungen der Anfälle durch objektive Beobachter sowie — gegebenenfalls — auf Zungenbißspuren oder Sturzverletzungen usw. bei bereits wieder normal erscheinenden Patienten. In Zweifelsfällen läßt sich die Diagnose durch ein Elektroenzephalogramm (EEG) sichern, da die Krampfpotentiale auch im anfallsfreien Zustand charakteristische Änderungen im Hirnstrombild hervorrufen können. Die zugrunde liegende Hirnschädigung wird mit Hilfe spezieller Zusatzuntersuchungen diagnostiziert, z. B. durch Röntgenkontrastdarstellung des Schädels oder *Pneumoenzephalographie* (🅱 Nervensystem IV).

Medikamentöse Behandlung wirkt sich bei nahezu sämtlichen Formen der Epilepsie günstig aus. Bei entsprechender Dauerbehandlung bleibt etwa die Hälfte aller Epileptiker anfallsfrei. Bei Epileptikern, die im Kindesalter erkrankten, lassen die Anfälle mit zunehmendem Lebensalter teilweise von selbst, ohne entsprechende Behandlung, nach. In solchen Fällen bestimmen nicht mehr die Anfälle das Krankheitsbild, sondern die für den Epileptiker typischen psychischen und geistigen Veränderungen (Denkverlangsamung, zähes Temperament, auch Wahnideen usw.); diese Erscheinungen bestimmen die weitere Therapie. Oftmals — besonders in Fällen, in denen die Reizerscheinungen auf umschriebene Narbenbildung an der Hirnrinde oder den Hirnhäuten zurückgehen — kann ein neurochirurgischer Eingriff eine Verringerung der Anfälle oder sogar ihr völliges Verschwinden bewirken. In der Mehrzahl der Fälle verläuft die Krankheit komplikationslos, nur etwa 2–3 % aller Epileptiker brauchen dauernde Anstaltsbehandlung.

Während eines Anfalls müssen die Patienten sorgfältig betreut werden und nach Möglichkeit vor unkontrollierten Stürzen geschützt werden. Falls es zeitlich möglich ist, kann man dem Patienten ein aufgerolltes Taschentuch oder einen anderen Gegenstand zwischen die Zähne stecken, um Bißverletzungen zu vermeiden. Wenn sich die Verkrampfung der Schlundmuskulatur nach dem Anfall wieder löst und die Atmung ruhig ist, wird der Patient so gelagert, daß die Atemwege freibleiben.

Da der Zeitpunkt der stets plötzlich auftretenden epileptischen Anfälle nicht vorauszusagen ist, sind Epileptiker für Tätigkeiten wie Autofahren oder bestimmte Berufe (Bauarbeiter, Schornsteinfeger usw.) ungeeignet. Die Kranken gefährden sich selbst und das Leben anderer Menschen; deshalb empfehlen sich Schutzmaßnahmen wie Berufsverbot und Führerscheinentzug usw. Aufregungen, Erschöpfungszustände und Alkoholkonsum können die Anfallshäufigkeit erhöhen und sind daher zu meiden.

Epithel, *Epithelgewebe,* Verband von eng beieinanderliegenden Zellen, die durch wenig *Interzellularsubstanz* miteinander verbunden sind und innere und äußere Oberflächen des Körpers einschichtig oder mehrschichtig bedecken. Beispielsweise besteht die oberflächlichste Schicht der Schleimhäute sowie die der Drüsen des Organismus aus Epithel. Die Haut besteht an der Oberfläche aus einem mehrschichtigen (6 Schichten) Epithel, das als *Epidermis* bezeichnet wird, während z. B. die Schleimhäute der Atemwege mit einem einfachen, einschichtigen, mit Flimmerhärchen besetzten Epithelgewebe ausgekleidet sind. Epithelgewebe aus flachen Zellen (z. B. Epidermis und Mundschleimhaut) wird als *Plattenepithel* bezeichnet, während man bei Verbänden aus hohen Zellen von *Zylinderepithel* spricht (z. B. Magen, Darm, Uterus und Atemwege). Im Gegensatz zu den Bindegewebszellen sind Epithelzellen hochspezialisiert, beispielsweise auf die Bildung lebenswichtiger Substanzen in den Drüsen des Körpers.

Erbrechen, *Emesis, Vomitus,* bezeichnet das Entleeren des Mageninhalts durch kräftige Kontraktionen der Magenwandmuskeln und der Bauchmuskeln. Dieser Vorgang kann durch eine Vielzahl von Ursachen ausgelöst werden. Das Erbrechen scheint durch Reizung eines *Brechzentrums* in der Medulla oblongata ausgelöst zu werden. Der Reflex wird durch Reizung der Magenschleimhaut in Tätigkeit gesetzt. Die Schleimhaut des Rachens ist ebenfalls reizempfindlich (darauf beruht eine einfache und bekannte Methode, Erbrechen hervorzurufen, indem man mit dem Finger die Hinterwand des Rachens reizt). Infektionen, Gifte usw. wirken auf die Schleimhaut der Verdauungsorgane ein; Erbrechen ist daher ein häufiges Anzeichen vieler Magenerkrankungen und Nahrungsmittelvergiftungen. In diesen Fällen besteht die Funktion des Erbrechens darin, daß schädliche Stoffe aus dem Körper herausbefördert werden. Der Brechreflex kann aber auch künstlich durch

Emetika, d. h. durch Arzneimittel, die die Magenschleimhaut reizen, eingeleitet werden. Von anderen Emetika, wie beispielsweise Apomorphin, das subkutan gespritzt wird, wird angenommen, daß sie das Brechzentrum direkt reizen.

Erbrechen kann auch infolge einer Verlegung der Darmpassage bei ↗ Darmverschluß auftreten. Wenn aus irgendeinem Grund die Passage undurchgängig ist, kontrahieren sich die Muskeln oberhalb des Hindernisses, und der Darminhalt verläßt als Erbrochenes den Körper. Der Brechreflex kann auch durch heftige Reizung des Gleichgewichtsorgans im Innenohr ausgelöst werden, wie z. B. bei der Seekrankheit und anderen Formen der Reisekrankheit. Das Erbrechen kann gelegentlich auch durch einen seelischen Schock hervorgerufen werden, auch bei Schwangerschaft tritt es sehr häufig als Begleitsymptom *(Schwangerschaftserbrechen)* auf.
Vergleiche auch: Brechreiz.

Erfrierung, durch starke Kälte verursachte Funktionsstörungen oder Gewebsschädigungen. Die allgemeine Erfrierung ruft schwere Schockzustände mit niedriger Körpertemperatur und Verlust des Bewußtseins hervor. Die Therapie besteht darin, daß man dem Körper Wärme zuführt und den Schock behandelt. Die *lokale Erfrierung (Congelatio)* wird gewöhnlich nach drei Schweregraden eingeteilt. Die *Erfrierung ersten Grades* wird durch weiße oder blasse, kalte und gefühllose Haut gekennzeichnet. Wenn der Betroffene einen Raum mit normaler Temperatur betritt, nimmt die Haut eine bläulich-rote Farbe an, die sie manchmal für lange Zeit beibehält. Bei der *Erfrierung zweiten Grades* bilden sich *Frostbeulen*, allerdings oft erst ein paar Stunden oder Tage später. Die geschädigte Gegend ist geschwollen und bläulich-rot verfärbt. Bei der *Erfrierung dritten Grades* kommt es zur Unterbrechung der Blutzirkulation und zum Absterben des geschädigten Gewebes. Sinkt die Körpertemperatur unter 28° C ab, tritt meist der Tod ein.

Die wichtigste Behandlung bei einer lokalen Erfrierung ersten Grades ist, den Betreffenden ins Haus zu bringen und den Kreislauf zu normalisieren, so daß die Temperatur in der geschädigten Region wieder normal wird. Die erfrorenen Körperteile können mit einem Handtuch oder anderem weichem Material abgerieben werden. Die geschädigte Gegend sollte *nie* mit Schnee abgerieben oder *nie* direkter Wärmestrahlung eines Ofens oder einer Heizsonne ausgesetzt werden, vielmehr ist gewöhnliche Zimmertemperatur völlig ausreichend. Erfrierungen zweiten und dritten Grades sind gefährlicher. Als erstes sollte man hierbei ebenfalls den Betroffenen durch eine Anregung der Durchblutung aufwärmen. Bei schwachem Frost können sich an der Haut, hauptsächlich an Füßen und Unterschenkeln, leicht aufgetriebene, kleine bläulich-rote Flecken bilden. In der Regel wendet man gefäßerweiternde Arzneimittel an.

Erkältungskrankheiten, katarrhalische Erkrankungen der oberen Luftwege, *katarrhalischer Infekt*, äußerst ansteckende, akute Entzündung der Nasenschleimhaut in Verbindung mit vermehrter Schleimabsonderung im oberen Rachenraum. Der Begriff *Rhinopharyngitis* beschreibt die Erkrankung am präzisesten. Die Erreger — meist Viren, nach dem angelsächsischen Gebrauch *Common-Cold-Viren* — werden durch Tröpfcheninfektion beim Niesen oder Husten verbreitet. Schon bei einmaligem Niesen werden Millionen von Schnupfenviren in die Luft freigesetzt. Man nimmt an, daß die Infektionserreger ständig in den Atemwegen vorhanden sein können, ohne notwendigerweise krankheitsauslösend zu wirken. Bestimmte Faktoren, vor allem Abkühlung (besonders der Füße), scheinen diese Viren dann erst zu aktivieren. Eine Abkühlung führt stets zu einer Kontraktion der Blutgefäße, und möglicherweise begünstigt die reflektorische Beteiligung der Blutgefäße des Nasenrachenraumes an dieser Gefäßkontraktion eine Entfaltung der Virenvirulenz. Diese Hypothese ist jedoch umstritten. Erkältungen sind, vornehmlich bei feuchtkaltem Wetter, sehr häufig.

Nach einer Inkubationszeit von wenigen Tagen setzt die Erkältung mit einer leichten Temperaturerhöhung, allgemeinem Unwohlsein, Halsschmerzen und der Absonderung eines wäßrigen Nasensekrets *(Schnupfen)* ein. Das Nasensekret nimmt allmählich eine eitrig-schleimige Konsistenz und eine grün-gelbliche Färbung an. Die Nasenatmung wird durch Schleimhautschwellung behindert (die Nase ist „verstopft"), Geruchs- und Geschmackssinn lassen nach. Das Fieber ist relativ leicht und geht nach 3–5 Tagen zurück. Bettruhe ist unbedingt ratsam, nicht nur damit eine Weiterverbreitung der Erkältung verhindert wird, sondern auch weil Bettruhe als solche die beste Behandlungsform der Erkältung ist. Warme Getränke und Fruchtsäfte erhöhen die Abwehrkraft des Körpers gegenüber der Entzündung; Nasentropfen können den Schwellungszustand der Nasenschleimhaut lindern. Antibiotika werden nur dann gegeben, wenn eindeutig eine bakterielle Sekundärinfektion im Bereich von Hals, Nasennebenhöhlen, Bronchialsystem oder Ohren festzustellen ist.
Vergleiche auch: Grippe.

Erstickung, *Suffokation*, Tod durch herabgesetzte oder unterbrochene Versorgung des Blutes mit Sauerstoff. So führt ein Verschluß der Atemwege zur Erstickung, gleich ob er durch äußere Gewalteinwirkung oder infolge Verlegung des Luftstroms durch einen Fremdkörper im Schlund verursacht wird. Viele Erkrankungen des Atemtrakts führen zu Erstickungserscheinungen, u. a. die Entzündung der Schleimhaut des Kehlkopfes *(Laryngitis)*. Beim *Lungenödem*, das auch durch eine Reihe giftiger Substanzen und Giftgase hervorgerufen wird, verhindert die sich in den feinsten Atemwegen sammelnde Flüssigkeit die Sauerstoffaufnahme. Schweres *Asthma* kann durch Verengung der kleinen Bronchialzweige Erstickungsgefühle hervorrufen.

Erysipel, *Erysipelas, Rose,* durch Streptokokken hervorgerufene, sehr ansteckende, akute Entzündung der Haut und des Unterhautzellgewebes. Die Bakterien dringen durch Hautverletzungen (Risse, Wunden usw.) ein. Die Infektion kann an sämtlichen Stellen des Körpers auftreten, besonders häufig aber im Gesicht *(Gesichtsrose).* Nach einer Inkubationszeit von wenigen Tagen kommt es zu einer scharf begrenzten, starken Rötung und Schwellung des betroffenen Hautbezirks, wobei sich häufig flammenartige Ausläufer bilden. Oft begleiten Fieber, Schmerzen und schwere Störungen des Allgemeinbefindens die Krankheit. Oftmals sind auch die benachbarten Lymphknoten geschwollen. Erysipel war früher eine schwere Krankheit, in deren Gefolge häufig eine Blutvergiftung auftrat. Heute kann sie mit Antibiotika behandelt werden.

Eine erysipelähnliche, jedoch leichtere Erkrankung ist das *Erysipeloid* (auch *Rotlauf* genannt), das meist durch den Erreger des *Schweinerotlaufs* hervorgerufen wird. Die Infektion erfolgt gewöhnlich durch berufsbedingte Hautverletzungen nach Kontakt mit infiziertem Fleisch oder Fisch. Befallen werden meist die Hände von Personen, die in den entsprechenden Berufsbranchen tätig sind. Die Veränderungen der Haut ähneln denen des Erysipels, jedoch fehlen beim Erysipeloid Temperaturanstieg und Störungen des Allgemeinbefindens. Auch gegen diese Form der Infektion erweisen sich Antibiotika als wirksam.

Eunuchoidismus, *Hypogonadismus des Mannes,* bezeichnet einen Zustand, der durch mangelhafte Entwicklung der männlichen Keimdrüsen (Hoden) bedingt ist. Die betroffenen Personen weisen ähnliche Symptome auf, wie sie von Kastraten, z. B. Haremswächtern *(Eunuchen),* früherer Zeiten bekannt sind. Die häufigste Form des Eunuchoidismus, die sog. *Fröhlichsche Krankheit* oder *Dystrophia adiposogenitalis,* kann durch funktionelle Hypophysenstörungen oder Hypophysentumoren, oder aber durch krankhafte Veränderungen in dem der Hypophyse übergeordneten Zwischenhirnbereich (Hypothalamus) hervorgerufen werden. Solche Funktionsstörungen bewirken die Entwicklung weiblicher Merkmale am Knabenkörper mit Ausbildung von subkutanem Fettgewebe im Bereich von Hüften, Oberschenkeln und Brust. Entsprechend der jeweiligen Entwicklungsphase, in der die Krankheit auftritt, kommt es zu verminderter Ausbildung bzw. Verkleinerung der äußeren Geschlechtsorgane. Der Intelligenzquotient wird durch Eunuchoidismus nicht beeinträchtigt, allerdings werden psychische Störungen, bedingt durch die als peinlich empfundene Fehlentwicklung, beobachtet. Durch Hormontherapie läßt sich das Krankheitsbild häufig günstig beeinflussen.

Vergleiche auch: Endokrine Drüsen, Hormone, Kastration.

Extrauteringravidität, *Bauchhöhlenschwangerschaft,* Schwangerschaft außerhalb der Gebärmutter. Diese seltene Komplikation wird bei etwa 0,3 % aller Schwangerschaften beobachtet. Das befruchtete Ei gelangt nicht wie im Normalfall in den Uterus, sondern fällt nach dem Blasensprung in den Bauchraum oder bleibt im Eileiter bzw. im Eierstock liegen. Eine solche Bauchhöhlenschwangerschaft kann sich bei Frauen entwickeln, deren Eileiter für das Ei infolge einer frischen *Eileiterentzündung (Adnexitis)* oder narbigen Tubenverengung (möglicher Zustand nach einer Adnexitis) unpassierbar sind. Die Wachstumsbedingungen sind für einen Fetus außerhalb des Uterus natürlich mangelhaft, jedoch verläuft das frühe Entwicklungsstadium normal und ist begleitet von den üblichen Schwangerschaftszeichen. Nur selten reift das Ei zu einem voll entwickelten Fetus heran. Gewöhnlich erfolgt in einem frühen Stadium der Bauchhöhlenschwangerschaft ein Zerreißen der das Ei umgebenden Gewebe, meist gefolgt von einer schweren inneren Blutung (in die Bauchhöhle). Spätestens im 3. Monat, wenn die Krankheit durch heftigste Schmerzen im Bereich des Unterbauches sowie Kreislaufkollaps und Fieber manifest wird, ist eine Operation unumgänglich.

Farbenblindheit, Unfähigkeit, Farben zu unterscheiden. Man unterscheidet im wesentlichen zwei Formen: die totale Farbenblindheit mit völlig fehlendem Farbunterscheidungsvermögen *(Zapfenblindheit* oder *Achromasie)* und die sog. *Dichromasie,* d. h. die Unfähigkeit, bestimmte Komplementärfarben zu unterscheiden.

Es gibt zwei Arten lichtempfindlicher Zellen in der Netzhaut (Retina), die Retinastäbchen und die Retinazapfen (↗ Auge). Die Zapfen sind für das Farbensehen verantwortlich. Wenn ihre Funktion beeinträchtigt ist, schwindet die Fähigkeit, bestimmte Farben zu erkennen. Nach der Young-Helmholtzschen Theorie werden bestimmte Zapfen von langwelligem Licht (Rot), andere von mittelwelligem (Bläulich-Grün) und wieder andere nur von kurzwelligem Licht (Violett) stimuliert. Mit Hilfe dieser drei Primärfarben können durch Mischung sämtliche Farben, die der *Farbentüchtige* unterscheiden kann, hergestellt werden. Wenn nur eine der drei Zapfenarten fehlerhaft funktioniert, ist eine Farbdifferenzierung nicht mehr möglich.

Farbenblindheit ist fast ausnahmslos erbbedingt und wird in den meisten Fällen vom Vater auf die Söhne der Tochter vererbt (geschlechtsgebunden — rezessiv erblich). Die Krankheit wird also vorwiegend beim männlichen Geschlecht manifest. Viele Frauen fungieren zwar als Träger der Farbenblindheitsanlage, können aber selbst durchaus zu normalem Farbensehen in der Lage sein. Etwa 7–8 % aller Männer sind farbenblind, dagegen nur 1–2 % der Frauen. Farbenblinde sind sich ihres Sehfehlers oft nicht bewußt, da sie anhand unterschiedlicher Lichtintensität die Farben „deuten" können.

Bei Achromasie können nur verschiedene Varianten der Schwarzweiß-Reihe, also Grautöne, erlebt werden. Bei *Monochromasie*, einer sehr seltenen Unterart der Achromasie, können nur jeweils die Helldunkel-Variationen einer bestimmten Farbe unterschieden werden. Bei partieller Farbenblindheit haben die Zapfen der Retina nur die Fähigkeit, eine oder zwei der drei Komplementärfarben zu differenzieren. Es gibt drei Unterformen der Dichromasie, die einzeln oder kombiniert vorkommen können: die *Rotblindheit (Protanopie)*, die *Grünblindheit (Deuteranopie)* und die *Blaublindheit (Tritanopie)*. Menschen mit der häufigsten Form der Dichromasie, der *Rot-Grün-Blindheit*, können nur schwer verschiedene Schattierungen dieser beiden Farben unterscheiden und verwechseln sie häufig. Bei der sehr seltenen *Blau-Gelb-Blindheit* fehlt das Vermögen, Blau zu sehen oder verschiedene Nuancen der Farbe Gelb zu unterscheiden.

Eine der Farbenblindheit nahestehende Funktionsstörung, *Farbenasthenopie*, tritt bei den sog. *Farbenschwächlingen* auf. Der Farbenasthenope kann sämtliche für den Farbentüchtigen differenzierbare Farben erkennen, wenn genügend Zeit und gute Lichtverhältnisse zur Verfügung stehen.

Farbenblindheit kann u. a. mit Hilfe *pseudoisochromatischer Tafeln* nachgewiesen werden; diese Tafeln enthalten zwei für das normale, nicht jedoch für das farbenblinde Auge erkennbare Farbtöne. Normales Farbensehen ist für die Ausübung zahlreicher Berufe sehr wichtig. Zur Ausbildung als Flugzeugpiloten, Lokomotivführer usw. werden z. B. keine Farbenblinden zugelassen.
Vergleiche auch: Auge; ▣ Auge I, Vererbung II.

Fermente, *Enzyme*, meist kompliziert aufgebaute organische Stoffe, die als *Biokatalysatoren* den Ablauf chemischer Umwandlungsprozesse in lebenden Systemen beschleunigen, ohne dabei selbst verbraucht oder verändert zu werden. Sie können chemische Verbindungen spalten oder aufbauen und erfüllen damit die gleiche Funktion wie die in der Chemie verwendeten Katalysatoren. Der menschliche Körper enthält Tausende verschiedener Fermente, von denen die meisten eine ganz bestimmte Funktion haben; sie sind nicht nur *substratspezifisch*, sondern auch *wirkungsspezifisch*. Die *Amylase* beispielsweise, ein Ferment des Speichels und des Pankreassaftes, spaltet Stärke, hat aber keinerlei Einfluß auf Fette oder Eiweiße (Proteine). Die *Ganzfermente (Holofermente)* setzen sich zusammen aus einem Proteinanteil, dem sog. *Apoferment*, und einer *prosthetischen Gruppe* (eine Hilfs- oder Wirkungsgruppe), die man als *Coferment* bezeichnet. Die Cofermente sind einfachere chemische Verbindungen (Vitamine beispielsweise), die bei der enzymatischen Umsetzung im Gegensatz zum Proteinanteil selber verändert werden. Damit ein Enzym sein Wirkungsoptimum erreicht, braucht das Coferment ein saures Milieu sowie bestimmte Temperaturverhältnisse. Oftmals sind zur Aktivierung von Fermenten, die in einer unwirksamen Vorstufe vorhanden sind, bestimmte chemische Hilfsstoffe, *Aktivatoren*, notwendig (z. B. bestimmte Mineralsalze). Die Fermente spielen eine wesentliche Rolle bei den Vorgängen des Zellstoffwechsels. Eine Beeinträchtigung ihrer Tätigkeit kann schwere, sogar lebensbedrohliche Folgen haben. Die giftige Wirkung der Blausäure (↗ Blausäurevergiftung) beruht beispielsweise auf der Hemmung der intrazellulären Atmungsfermente; wenn die Blockierung dieser Fermente einen bestimmten Grad überschreitet, tritt der Tod ein. Viele Stoffe haben eine solche hemmende Wirkung auf Fermente und werden als *Inhibitoren* bezeichnet.
Vergleiche auch: Stoffwechsel, Verdauung.

Fettgewebe, eine Form des Bindegewebes, dessen Zellen (*Lipoplasten* = fettgewebebildende Zellen) durch Einlagerung von Fetttröpfchen in große runde *Fettzellen* umgewandelt wurden. Diese Fettzellen findet man in erster Linie im Unterhautbereich, einer je nach Körperbereich verschieden dicken Fettgewebsschicht; auch die inneren Organe sind teilweise von Fettgewebe umgeben. Die Fettzellen dienen als Nahrungsspeicher, auf die der Körper bei unzureichender Nahrungszufuhr zurückgreift. Das Unterhautfettgewebe füllt Buchten und Lücken auf der Körperoberfläche aus und schützt exponierte Körperteile, wie Bauch, Gesäß, Fußsohlen oder die Handinnenflächen, vor Druckeinwirkung. Unter der Haut von Handrücken, Spann oder Schultern ist dagegen normalerweise kein Fett abgelagert. Neben seiner Polsterwirkung besitzt Fett noch weitere mechanische Funktionen, es dient beispielsweise als Wärmeschutz. Wenn Fetttröpfchen in pathologischem Ausmaß in bestimmten Körperzellen vorkommen, spricht man von *Verfettung*. So kann beispielsweise durch erhöhtes Fettangebot von außen *(Fettinfiltration)*, durch Störung der Fettverarbeitung oder Fermentschädigung der Zelle (besonders häufig infolge Alkoholismus) eine Verfettung von Leber, Nieren oder Herz eintreten.
Vergleiche auch: Stoffwechsel; ▣ Haut I, Herz III.

Fettsucht, *Adipositas, Übergewicht, Fettleibigkeit,* starke Vermehrung der Fettschicht unter der Haut und um die inneren Organe des Körpers. Fettsucht ist in Ländern mit einem hohen Lebensstandard wie den europäischen Staaten und Nordamerika ziemlich weit verbreitet und stellt eines der ernsten Gesundheitsprobleme dar. Es ist schwierig, einen allgemeingültigen Maßstab für das Normalgewicht festzusetzen, da das Gewicht eines Menschen nicht nur von seiner Körpergröße, sondern auch vom Bau des Skeletts und der Masse der Muskulatur abhängt. Man hat lange die Meinung vertreten, daß ein Mensch soviel Kilogramm wiegen sollte, wie seine Größe in Zentimetern einen Meter übersteigt. Heute rechnet man mit einem Idealgewicht von ca. 10% unter diesem Wert für einen Mann und noch weniger für eine Frau. So beträgt das erstrebenswerte Gewicht für einen Mann von etwa 1,70 m Körpergröße, je nach Konstitutionstyp, zwischen 55 und 70 Kilogramm, für eine Frau derselben Größe zwischen 50 und 65 Kilogramm. Übergewicht wird fast immer durch übermäßiges Essen verursacht. Nur in seltenen Fällen ist die Ursache eine Stoffwechselstörung, wie etwa eine verminderte Produktion von Schilddrüsenhormon oder eine verstärkte Tätigkeit der Nebennieren.

Es gibt allerdings geringe individuelle Abweichungen in der Nahrungsverwertung, durch welche manche Menschen leichter zunehmen als andere. Die Fettsucht wird nicht im eigentlichen Sinne des Wortes vererbt, aber es findet durch die Umgebung eine „kulturelle Vererbung" statt. Ein Kind, dessen Eltern übergewichtig sind, kann schon in frühem Lebensalter zu falschen Eßgewohnheiten gelangen, so daß es größte Schwierigkeiten macht, diese später wieder zu korrigieren. Sogar seelische Einflüsse können von Bedeutung sein; ist es bei unausgeglichenen, unglücklichen Menschen nicht ungewöhnlich, daß sie im Essen eine Befreiung von ihren Sorgen suchen. Raucher, die das Rauchen aufgeben, nehmen oft aus demselben Grunde zu, da sie einen Ersatz für das verlorene Beruhigungs- und Anregungsmittel brauchen. Nicht die Nahrungsmenge als solche verursacht die Fettsucht, sondern die Anzahl ihrer *Kalorien*. Fettreiche Lebensmittel sind besonders kalorienreich, z. B. Butter, Margarine, Sahne, Mayonnaise, Schweinefleisch, fast alle Kuchensorten, Schokolade und Nüsse (⌧ Nahrungsstoffe). Anteil an der Entstehung der Fettsucht hat die Kohlenhydratmast, d. h. der übermäßige Genuß von Kuchen, Mehlspeisen, Kartoffeln und Zucker in jeder Form. Viele Getränke, einschließlich der alkoholischen, haben einen Kaloriengehalt. Eine Flasche Bier enthält z. B. über 100, ein Gläschen Whisky ca. 100 Kalorien (kcal). Übergewichtige Personen essen meist zu kalorienreiche Speisen und zu wenig mageres Fleisch, Magerkäse und Quark, Gemüse und Obst. Eine schlechte Angewohnheit ist auch das Essen von Süßigkeiten usw. zwischen den Mahlzeiten, anderseits sind fünf und mehr kleine Mahlzeiten günstiger als die Aufnahme der gleichen Nahrungsmenge in nur drei Mahlzeiten. Es ist nicht möglich, allgemeingültige Regeln für den täglichen *Kalorienbedarf* festzulegen, da der Kalorienverbrauch nicht nur vom Körpergewicht abhängt, sondern auch von der zu leistenden Arbeit. Ein Mann, der 65 Kilogramm wiegt und einer sitzenden Tätigkeit nachgeht, benötigt in der Regel nicht mehr als 2500 Kalorien täglich, wohingegen er bei schwerer körperlicher Arbeit viel mehr brauchen würde. Der Kalorienbedarf einer Frau liegt gewöhnlich etwas niedriger. Allgemein gilt, daß ein Mann mit einer sitzenden Tätigkeit an Gewicht zunimmt, wenn er täglich mehr als 2500 Kalorien aufnimmt. Eine zusätzliche Zufuhr von 1000 Kalorien am Tag kann bei normalem Stoffwechsel eine tägliche Gewichtszunahme bis zu 100 Gramm bewirken. Sogar eine geringere, über längere Zeit andauernde zusätzliche Kalorienaufnahme macht sich in einer Gewichtszunahme bemerkbar; 100 überschüssige Kalorien pro Tag können innerhalb eines Jahres eine Gewichtszunahme von vier Kilogramm bewirken.

Wenn die Fettsucht die Folge einer festgestellten Stoffwechselstörung ist, richtet sich die Behandlung natürlich darauf, diese Störung zu beseitigen. In allen anderen Fällen ist eine radikale Herabsetzung des Kalorienverbrauchs die beste Heilmittel. Schilddrüsenhormon zur Erhöhung des Grundsatzes sollte nur unter strenger ärztlicher Überwachung eingenommen werden. Appetitzügler sind nur mit größter Vorsicht einzunehmen, da sie leicht eine Gewöhnung und verschiedene Nebenwirkungen zur Folge haben können; außerdem lösen sie das Problem der Fettsucht nicht. Sobald der Fettsüchtige aufhört, sie einzunehmen, beginnt er gewöhnlich wieder, zuviel zu essen und an Gewicht zuzunehmen. Körperliche Bewegung ist selbstverständlich von Nutzen, führt aber nicht unbedingt zu einem Gewichtsverlust. Der Appetit wird oft gesteigert, und die Anzahl der selbst während schwerer Anstrengung verbrauchten Kalorien ist verhältnismäßig gering. Für einen Spaziergang von rund 5 Kilometern werden nur etwa ebensoviel Kalorien benötigt, wie mit einem Butterbrot aufgenommen werden. Zur Verbrennung einer größeren Menge von Fett ist eine viel stärkere Anstrengung erforderlich. Zwar schwitzt man bei Bewegung oder bei einem Saunabad beachtlich, aber anderseits wird man auch durstig. So wird also der Gewichtsverlust, der aus einem Verlust an Flüssigkeit resultiert, rasch wieder ausgeglichen. In den meisten Fällen ist das Fasten der beste Weg zur Verringerung des Gewichts. Das *Diätfasten* als Abmagerungskur besteht darin, daß man das Körpergewicht vermindert, indem man systematisch die Kalorienaufnahme herabsetzt. Vor allem muß der Verzehr an Fetten und Kohlenhydraten herab- und der an Eiweiß heraufgesetzt werden. Beim modernen Diätfasten wird gewöhnlich durch einen Speiseplan mit kalorienarmen Nahrungsmitteln ein normales Sättigungsgefühl angestrebt. Der Fastende kann einem bestimmten Diätplan folgen oder einfach die Nahrungsmenge bei seiner täglichen Ernährung verringern. Das Wichtigste dabei ist, daß man das Fett in den verschiedensten Formen meidet; stattdessen sollte man mageres Fleisch, Fisch, Quark, Gemüse, Blattsalat und Obst in den Speiseplan aufnehmen. Die Abmagerungskur muß ohne Unterbrechung durchgeführt werden, wenn sie Erfolg haben soll. Das Gewicht sollte jeden Tag überprüft werden. Wichtig ist, daß das Fasten durch einen Arzt überwacht wird. Wenn man bereits einige Erfolge erzielt hat, wird es leichter, weiterhin die Diätvorschrift zu befolgen und das ideale Körpergewicht zu halten. Die neuen Eßgewohnheiten müssen dann aber auch weiterhin beibehalten werden. Die Fettsucht verstärkt die Anfälligkeit für viele Erkrankungen. Das Herz trägt den größten Teil der zusätzlichen Belastung; Arteriosklerose, Herzanfälle und erhöhter Blutdruck sind deshalb bei übergewichtigen Personen sehr viel häufiger als bei Personen mit Normalgewicht. Ebenso treten Zuckerkrankheit, Gallensteine und Nierensteine bei übergewichtigen Personen viel häufiger auf.

Fettleibigkeit erhöht das Risiko bei größeren Operationen und ist eine häufige Ursache für Gelenkschmerzen, Krampfadern und Plattfüße. Die Lebenserwartung übergewichtiger Personen liegt viel niedriger als der Personen mit normalem Gewicht. *Vergleiche auch:* Diät, Nahrungsstoffe.

Fieber, *Febris, Hyperthermie, Pyrexie,* abnorme Erhöhung der Körpertemperatur. Bei Messung im Mund findet man normalerweise am Morgen eine Temperatur von ca. 36,6°, am Nachmittag von etwa 37,3°. Die Fiebergrenze wird im allg. bei 37,2° bzw. 37,6° angesetzt. Eine Temperatur von mehr als 40°–41° stellt eine starke Belastung für den Organismus dar; wenn das Fieber über 42,5° ansteigt, ist unmittelbare Lebensgefahr gegeben. Die häufigste Ursache einer abnormen Temperaturerhöhung sind bakterielle oder virusbedingte Infektionen; die dabei erzeugten bakteriellen Giftstoffe reizen das Temperaturregulationszentrum im Gehirn und führen so einen Temperaturanstieg herbei. Da Fieber die Aktivität der wärmeempfindlichen Bakterien hemmt, ist es neben seiner Funktion als Warnsignal gleichzeitig eine Abwehrreaktion des Körpers.

Weitere Fieberursachen sind bestimmte allergische Erkrankungen oder eine Reizung des Fieberzentrums durch giftige Zerfallsprodukte bösartiger Tumoren. Als *Resorptionsfieber* bezeichnet man Störungen der Wärmeregulation, die dann auftreten, wenn im Organismus zerstörtes Gewebe resorbiert wird, beispielsweise nach Blutung aus großen Wunden, bei ausgedehnten Körperverletzungen oder infolge Strahlenbehandlung bestimmter Erkrankungen. Auch direkte Reizung des Fieberzentrums im Gehirn durch Trauma, lokale Hitzeeinwirkung usw. kann zu abnormen Temperaturerhöhungen führen. Als normal zu betrachten sind Steigerungen der Körpertemperatur bis in den Fieberbereich bei großer körperlicher Aktivität (Schwerarbeiter) — zumal wenn gleichzeitig hohe Außentemperaturen herrschen — oder bei starken psychischen Belastungen (heftige Erregung, Angst usw.).

Das *Temperaturregulationszentrum* steuert die Körpertemperatur u. a. durch Regulierung des Durchlaßwiderstandes der Hautgefäße und durch Beeinflussung der Schweißdrüsentätigkeit. Bei einer Erweiterung der Blutgefäße wird die Durchblutung gesteigert; die Haut rötet sich; es kommt zu vermehrter Wärmeabgabe nach außen durch Wärmestrahlung und damit zu einer Abkühlung des Körpers. Unterstützt wird dieser Abkühlungsvorgang durch die — ebenfalls zentral gesteuerte — gleichzeitig einsetzende *Schweißproduktion* (Erzeugung von Verdunstungskälte). Wenn ein fiebernder Patient schwitzt, sinkt seine Körpertemperatur auf einen normalen Wert ab. Bei mangelhaft durchbluteter Haut — äußerlich durch Blässe gekennzeichnet — ist der Wärmeverlust gedrosselt. Durch diesen Mechanismus schützt sich der Körper vor Unterkühlung. Gleichzeitig ist dieses Phänomen, beispielsweise bei abruptem Fieberanstieg, verantwortlich für die unangenehmen Kältewirkungen des Schüttelfrostes. Gesteigerte Wärmebildung im Muskel (Schüttelbewegung der Körpermuskulatur) bewirkt zusammen mit der beschriebenen Wärmestauung ein weiteres rasches Ansteigen der Körpertemperatur. Das leichte Fieber von Schwerarbeitern, die in großer Hitze arbeiten, kann infolge eines starken Wasser- und Kochsalzverlustes, bedingt durch starkes Schwitzen, zu *Hitzschlag* oder *Hitzekrampf* führen. Bei Überhitzung durch längere Einwirkung von Sonnenstrahlen auf den unbedeckten Kopf spricht man von *Sonnenstich*. Es kommt zu Hirnhautreizung bzw. -entzündung mit Kopfschmerzen, Übelkeit, Schwindel und unter Umständen Kollaps.

Die rektale Messung (ca. 3 Minuten) ergibt die exaktesten Meßwerte und ist als die sicherste Methode bei schwerkranken Patienten anzusehen. Die Rektaltemperatur liegt etwa $^1/_2$° C über der Axillartemperatur und gilt als realer Wert. *Fieberanstieg* und *Fieberabfall* geben Auskunft über das jeweilige Stadium einer Krankheit; deshalb werden bei Krankenhausaufenthalt die Temperaturen eines Patienten meist regelmäßig in einer *Temperaturkurve* notiert. Der Zustand eines Patienten mit normaler Körpertemperatur wird als *afebril*, derjenige eines Patienten mit leicht erhöhter Temperatur als *subfebril* (Erhöhung zwischen 37,1° und 38°) bezeichnet, während man von *febril* erst bei Temperaturen über 38° spricht. Je nach Schwankungsstärke unterscheidet man verschiedene Fiebertypen. Starke Temperaturdifferenzen *(intermittierendes Fieber)* werden bei bestimmten Infektionskrankheiten, wie z. B. Masern, beobachtet; andere Erkrankungen wiederum erzeugen gleichmäßig hohes Fieber ohne wesentliche Tagesdifferenzen *(Febris continua)*. Im allgemeinen mißt man bei Kindern höhere Temperaturen als bei Erwachsenen.

Die wesentlichste therapeutische Maßnahme bei Fieber ist Bettruhe. Die Patienten sollten nicht mehr anziehen als erforderlich ist zur Vermeidung von Kälteempfindungen und große Mengen Flüssigkeit zu sich nehmen zum Ausgleich des Wasserverlustes beim Schwitzen.
Vergleiche auch: Malaria, Schwitzen; B Epidemische Krankheiten.

Fiebertherapie, *Fieberbehandlung,* künstliche Erhöhung der Körpertemperatur *(Heilfieber)* — eine früher z. B. bei der Behandlung der progressiven Paralyse gebräuchliche Maßnahme. Dabei wurden Malariaerreger (der *Malaria tertiana*) in den Organismus eingebracht und so eine Serie von Fieberschüben provoziert, die sich auf den Verlauf der Krankheit günstig auswirkten. Heute findet diese drastische und riskante Fieberbehandlung keine Anwendung mehr. Zur Erhöhung der körperlichen Abwehrkraft gegenüber Allergien wird manchmal noch Pyrifer (Eiweißstoffe aus abgetöteten Koli-Bazillen) injiziert. Der Wirkungsmechanismus dieser Methode ist noch ungeklärt, man vermutet, daß das künstlich erzeugte Fieber die Bildung von *adrenokortikotropem Hormon (ACTH)* anregt und dadurch antiallergisch wirkt.
Bei Krankheiten, die früher mit Hilfe der Fieberbehandlung bekämpft wurden, bevorzugt man heute die Gabe von Antibiotika, die eher eine der jeweiligen Krankheit angepaßte, wirksame kausale Therapie versprechen.

Fistel, *Fistula,* abnormer, röhrenförmiger Verbindungsgang zwischen der Hautoberfläche und einer Körperhöhle, wie z. B. Brustfell oder Bauchhöhle. Eine Fistel kann auch zu einer Drüse oder einem tiefgelegenen Eiterherd führen. Wenn Eiter aus Entzündungsherden im Körperinneren keine natürliche Abflußmöglichkeit findet, bahnt er sich praktisch durch Gewebszerfall einen Weg nach außen. Zu therapeutischen Zwecken (z. B. Ableitung von Flüssigkeit oder Eiter aus einem inneren Infektionsherd) kann eine Fistel operativ angelegt werden.
Vergleiche auch: Darmfistel.

Fleckfieber, *Flecktyphus,* schwere Infektionskrankheit, die durch Rickettsien *(Rickettsia Prowazeki)* verursacht wird. Die zwischen den Bakterien und Viren stehenden Erreger werden durch Läuse auf den Menschen übertragen. Die Inkubationszeit dauert gewöhnlich 12–14 Tage. Die Krankheit beginnt plötzlich mit starkem Fieberanstieg, Schüttelfrost, Kopfschmerzen, Benommenheit und Muskelschmerzen. Auch Erbrechen und Entzündungen in Nase und Rachen sind häufige Symptome. Nach 2–4 Tagen erreicht das Fieber einen Höhepunkt, bleibt 8–10 Tage gleich hoch und fällt dann in 3–4 Tagen wieder ab. Am 3.–7. Krankheitstag zeigen sich kleine, unregelmäßige hellrote Flecken. Der Ausschlag kann den ganzen Körper bedecken, ist aber oft auf das Gesicht, die Handinnenflächen und die Fußsohlen beschränkt. Das Allgemeinbefinden des Patienten verschlechtert sich mit auffälligen geistigen Veränderungen. Es kann zu Delirien und Schüttelkrämpfen kommen. Das Fleckfieber wird oft durch eine Lungenentzündung, durch Nierenerkrankungen und Myokarditis verschlimmert und führt in solchen Fällen nicht selten zum Tode. Das Fleckfieber wird heutzutage erfolgreich mit Antibiotika und gewissenhafter Pflege behandelt, muß aber immer noch als eine ernsthafte Erkrankung angesehen werden.
Die verbesserte individuelle Hygiene hat das Fleckfieber heute in Amerika und Europa zu einer seltenen Erscheinung gemacht, im Ersten Weltkrieg *(Kriegs-* oder *Hungertyphus)* nahm es jedoch noch eine Vorrangstellung ein. In anderen Teilen der Welt ist diese Krankheit noch weit verbreitet.

Fliegende Hitze, ein verhältnismäßig undeutliches Symptom, das bei Frauen oft in Verbindung mit den *Wechseljahren* auftritt. Diese Erscheinung wird gewöhnlich durch eine plötzliche Blutwallung gekennzeichnet, die ein Hitzegefühl im Gesicht, manchmal mit tiefem Erröten, hervorruft. Die Wallung verschwindet wieder so plötzlich, wie sie aufgetreten ist. Diese Wallungen werden durch eine verminderte Abscheidung von Sexualhormonen hervorgerufen. Die Erscheinung ist harmlos und legt sich gewöhnlich von selbst. In schweren Fällen kann man weibliche Sexualhormone verabreichen.

Fluor, *Ausfluß* aus Uterus oder Scheide, der verschiedene Erkrankungen als Symptom begleitet und im allg. infektiös bedingt ist. Fluor kann jedoch auch, besonders bei jungen Frauen, Ausdruck einer vegetativen Labilität sein. Bei der Frau tritt Fluor oft in Verbindung mit Erkrankungen der Gebärmutterschleimhaut und der Vagina auf; nicht selten handelt es sich auch um die Nebenerscheinung einer Adnexitis. Beim Mann bildet sich ein ähnlicher Ausfluß im Rahmen von Entzündungen der Harnröhre (Urethra) oder der Prostatadrüse.
Vergleiche auch: Harnröhrenentzündung, Vaginitis.

Fontanellen, im heutigen medizinischen Sprachgebrauch die mit einer Knochenhaut bedeckten Lücken im kindlichen Schädeldach.
Bei der Geburt sind die Nähte zwischen den einzelnen Schädeldachteilen noch nicht knöchern verschlossen, d. h., sie sind gegeneinander verschiebbar. Dadurch wird ein ungehindertes Wachstum des Gehirns (welches im ersten Lebensjahr schneller wächst als der knöcherne Schädel) ermöglicht. Es gibt mehrere Fontanellen, meist sind mit dem Begriff jedoch lediglich die große *Stirn-*

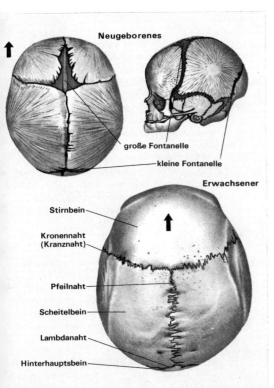

Fontanellen

Während des ersten Lebensjahres wächst das Gehirn schneller als die Schädelknochen. Beim Säugling sind deshalb die das Gehirn umschließenden Knochen noch nicht wie beim Erwachsenen durch feste Nähte, sondern nur durch weiches Gewebe miteinander verbunden. Wo mehr als zwei Knochen aufeinandertreffen, findet sich eine größere Fläche weichen Bindegewebes, eine *Fontanelle*.

fontanelle (zwischen Stirn- und Scheitelbein) und die kleinere *Hinterhauptsfontanelle* (zwischen Scheitelbeinen und Hinterhauptsbein) gemeint. Diese beiden Knochenlücken sind bei der Geburt von praktischer Bedeutung, weil sie dem Geburtshelfer nach Eröffnung des Muttermundes und digitaler Rektumtastung als Orientierungsmarken für die Stellung des kindlichen Kopfes dienen; zudem kann sich der Schädel, da Nähte und Fontanellen verschiebbar sind, bei der Geburt den gegebenen Raumverhältnissen anpassen. Wenn sich nach Vollendung des ersten Lebensjahres der Wachstumsrhythmus von knöchernem Schädel und Gehirn allmählich angleicht, schließen sich Fontanellen und Nähte durch Einbau von knöchernem Stützgewebe.

Frambösie, eine in ihrem Erscheinungsbild der Syphilis ähnliche Infektionskrankheit. Sie wird durch eine Spirochäte *(Treponema pertenue)* verursacht, aber in der Regel nicht durch Geschlechtsverkehr übertragen. Die Krankheit ist in Afrika und bestimmten Tropengebieten weit verbreitet, befindet sich jedoch seit der Entwicklung wirkungsvoller Heilmethoden auf dem Rückzug. Die Erkrankung beginnt mit Fieber, Kopfschmerzen und rheumaähnlichen Beschwerden, dann treten Wundgeschwür, Schwellungen der Lymphknoten und sekundäre Hautausschläge auf, meist als himbeerartige Granulationen. Die Komplikationen sind weniger schwerwiegend als bei dem fortgeschrittenen Stadium der Syphilis. Die Behandlung erfolgt wie bei der Syphilis mit Penicillin.

Frigidität, *Gefühlskälte,* ist bei Frauen eine verringerte Ansprechbarkeit gegenüber sexuellen Reizen, so daß sie unfähig sind, während des Geschlechtsverkehrs zum Orgasmus zu kommen. Die Frigidität wird auch *sexuelle Kälte* genannt, doch ist diese Bezeichnung irreführend, da verminderte Erregbarkeit nicht unbedingt von einem Mangel an sexuellem Interesse herrühren muß. Die Unfähigkeit, zum Orgasmus zu gelangen, kann viele Ursachen haben, z. B. geringe sexuelle Erfahrung und fehlende Liebestechnik, besonders von seiten des Mannes. In den meisten Fällen hat sie jedoch rein psychologische Ursachen, möglicherweise auch tiefer verwurzelte moralische Hemmungen. So kann sie auf einer aus falscher Erziehung herrührenden Ablehnung alles Geschlechtlichen oder auch auf einem Erlebnis wie einer Vergewaltigung beruhen. In manchen Fällen kann eine Hormonbehandlung eine gewisse Wirkung erzielen, die Psychotherapie ist jedoch die am meisten erfolgversprechende Behandlung.
Vergleiche auch: Impotenz.

Funktionsausfälle, in der Medizin die allgemeine Bezeichnung für die verminderte oder ausgefallene Funktion aufgrund pathologischer Störungen oder des Verlustes eines Organs. Dieser Ausdruck wird aber hauptsächlich dann benutzt, wenn bestimmte, auf eine Verletzung der Leitbahnen des Zentralnervensystems und der Hirnrinde folgende Symptome vorliegen. Eine Schädelverletzung kann z. B. zum Verlust der Fähigkeit führen, bestimmte Gerüche zu erkennen. Eine auf eine bestimmte Region der Hirnrinde beschränkte Verletzung kann zu einem Verlust des Ausdrucksvermögens oder des Verstehens gesprochener oder geschriebener Worte führen. Diese Erkrankung ist als *Aphasie* bekannt und rührt oft von einer Hirnblutung her. Die *motorische Aphasie* ist die Erkrankung, bei der jemand die Worte, die er sagen will, nicht äußern kann, obwohl er ganz normale Sprachorgane hat. Bei der *sensorischen Aphasie* versteht der Betreffende die Bedeutung des gesprochenen und geschriebenen Wortes nicht. Eine weitere funktionelle Störung bei Gehirnverletzungen ist die *Agraphie*, was den Verlust des Schreibvermögens bedeutet. Bei der *Wortblindheit* ist das Verständnis und die richtige Anwendung geschriebener Symbole verlorengegangen, bei der *Agnosie* besteht ein Unvermögen, Gegenstände durch das Befühlen *(taktile Agnosie)* oder durch Anschauen *(visuelle Agnosie)* zu erkennen, obwohl der Tastsinn und der Gesichtssinn in Ordnung sind. Funktionsausfälle können bei Verletzungen des Nervensystems in Form von Lähmungen, gestörter Sinneswahrnehmung und Bewußtseinsverlusten auftreten. Durch Untersuchung der Ausfallserscheinungen lassen sich Rückschlüsse auf den Ort einer Gehirnverletzung oder einer Verletzung des Rückenmarks oder peripherer Nerven ziehen, da heute weitgehend aufgeklärt ist, welche Regionen des Zentralnervensystems für bestimmte Bewegungsmechanismen (etwa Sprechen) oder Denkvorgänge verantwortlich sind.

Furunkel, eine tiefreichende schmerzhafte Hautinfektion, bedingt durch das Eindringen eiterbildender Bakterien in einen Haarfollikel. Furunkel können bei geschwächter Abwehrlage und in Verbindung mit anderen Erkrankungen, wie z. B. Diabetes, auftreten. In den meisten Fällen ist jedoch keine unmittelbare Ursache auffindbar. Ein Furunkel ist äußerst druckempfindlich, die Haut der Umgebung ist gerötet und warm, weil das infizierte Gebiet vermehrt durchblutet wird. Im Zentrum eines Furunkels entwickelt sich infolge einer festen Zusammenballung von Bakterien und weißen Blutkörperchen ein zentraler Eiterpfropf. Häufig treten mehrere Furunkel auf einmal auf; hierbei spricht man von *Furunkulose.* Aus Furunkeln, die so dicht beieinander liegen, daß sie ineinander übergehen, entwickelt sich ein *Karbunkel.* Furunkulöse Entzündungen können sich über die Lymphbahnen ausbreiten; die Folge sind hohes Fieber und Verschlechterung des Allgemeinzustandes und in schweren Fällen Blutvergiftung. Zur Behandlung gehören Einschneiden unter aseptischen Bedingungen *(Inzision)* und u. U. Drainage des Furunkels sowie Gabe von Antibiotika. Bei häufiger Wiederkehr der Furunkel ist eine Erhöhung der körperlichen Abwehrkraft, beispielsweise durch Impfung, angezeigt.
Vergleiche auch: ▣ Infektion und Entzündung.

Fuß, *Pes,* Teil des Fortbewegungsapparates, besteht aus 26 Knochen. Diese vielgliedrige Konstruktion verleiht dem Fuß sowohl Beweglichkeit als auch Stabilität und läßt ihn den Belastungen standhalten, die sich aus der aufrechten Gangart des Menschen ergeben. Am *Fußskelett* unterscheidet man gewöhnlich drei Teile: die *Fußwurzelknochen,* die *Mittelfußknochen* und die *Zehenknochen.*

Der oberste Teil des *Knöchels (Fußwurzel* oder *Tarsus)* ist das sog. *Sprungbein (Talus),* welches von Schien- und Wadenbein wie von einer Klammer oder Gabel festgehalten wird; die gelenkige Verbindung zwischen diesen Knochen wird als das *obere Sprunggelenk (Articulatio talocruralis)* bezeichnet; es ermöglicht die Vor- und Rückwärtsbewegung des Fußes. Das Sprungbein ruht auf dem *Fersenbein (Calcaneus),* dazwischen liegt das *untere Sprunggelenk (Articulatio subtalaris),* welches bei der Ein- und Auswärtskantung des Fußes beteiligt ist. Die Rückseite des Fersenbeins ist Ansatzpunkt des dreiköpfigen Wadenmuskels und der dazugehörigen Achillessehne. Die übrigen fünf Fußwurzelknochen sind klein und annähernd rechteckig; sie bilden zusammen mit den fünf *Mittelfußknochen (Ossa metatarsalia)* das federnde Gerüst des *Fußgewölbes.* Die *Zehenknochen* bestehen jeweils aus drei *Zehengliedern (Phalangen),* abgesehen von der Großzehe, die nur zwei besitzt.

Die einzelnen Knochen sind untereinander durch Bänder, Sehnen und Muskeln verbunden. Das Fußgewölbe ist durch besonders starke Bänder und zusätzliche Muskeln gesichert. Der Fuß hat normalerweise drei *Belastungspunkte,* die das gesamte Körpergewicht tragen. Einer davon ist die Ferse, die anderen beiden liegen jeweils am Vorderende des ersten bzw. fünften Mittelfußknochens. Bei erworbenen oder angeborenen *Fußmißbildungen* muß das Gewicht auf andere Punkte verteilt werden: beispielsweise wenn der erste Mittelfußknochen zu kurz oder locker ist, so daß seine Funktion teilweise vom zweiten Mittelfußknochen übernommen werden muß. Die häufigste Fußdeformität ist der *Plattfuß* (auch *Senkfuß* oder *Pes planus* genannt), für den eine Abflachung des Längsgewölbes typisch ist. Die Beschwerden sind bei beiden Anomalien dieselben: die Füße ermüden leicht und schmerzen. Lange Fußmärsche stellen daher für die Betroffenen eine große Belastung dar. Gelegentlich klagen die Patienten auch über Schmerzen in Waden, Oberschenkeln und Kreuzbeinregion. Eine Plattfußbildung kann angeboren sein; die häufigsten Ursachen sind jedoch Übergewichtigkeit und starke Belastungen ohne genügenden Standwechsel in bestimmten Berufen (eine der weitverbreitetsten Berufsdeformitäten); manchmal ist auch eine Erschlaffung der Fußsohlenmuskeln verantwortlich. Als Gegenmaßnahme empfehlen sich Fußgewölbestützen (Platten aus Metall, Kunststoff oder Leder), die vom Fachmann exakt nach Gipsabdruck angepaßt werden müssen. Der *Hohlfuß* mit abnorm hohem Längsgewölbe und hohem Spann ist wesentlich seltener und weniger beschwerlich als der Plattfuß.

Die Druckbelastung durch das Körpergewicht begünstigt natürlich auch die Entstehung von Verdickungen der Hornhaut *(Schwielen),* besonders an den beiden Belastungspunkten des Vorderfußes. Eine derartige Schwielenbildung wird häufig bei Frauen beobachtet, die hochhackige Schuhe tragen. Sie ist vielfach mit Schmerzen verbunden. Durch dauernde Druckbelastung kann die Durchblutung der Fußsohlen gestört und die Bildung von Wundstellen (besonders bei Diabetikern) begünstigt werden. Fußschwielen und -geschwüre bedürfen sorgfältiger ärztlicher Behandlung (Fußbäder, Spezialpflaster usw.). Wenn die schmerzhaften oder entzündeten Hautstellen laienhaft herausgeschnitten werden, kann sich der Zustand unter Umständen verschlimmern, denn die dadurch entstehenden Narben können vermehrte Schwielenbildung und entsprechend größere Schmerzen verursachen. Neben den genannten Stellen können auch andere Bereiche des Fußes, beispielsweise durch das Tragen zu enger oder zu kleiner Schuhe, geschädigt werden.

Eine der häufigsten Fußkrankheiten ist das *Hühnerauge*, eine meist auf der Oberseite der Zehen lokalisierte Hornhautwucherung. Durch Druckeinwirkung kann auch die sog. *Hammerzehe* entstehen, d. h., es entwickelt sich eine Zehenfehlstellung (meist der Mittelzehe) mit Überstreckung des Grundgelenks und gleichzeitiger Beugung des vorderen Gelenks (die Hammerzehe kann aber auch angeboren sein). Es handelt sich hierbei um eine schmerzhafte und unter Umständen schwer korrigierbare Deformierung.

Eine weitere, besonders bei Frauen häufig beobachtete Fußanomalie ist der *Hallux valgus*, wobei — bedingt durch das Tragen zu spitzer Schuhe — die große Zehe in Richtung auf die übrigen Zehen nach innen zeigt. Infolgedessen springt das Grundgelenk der großen Zehe nach außen vor, und der Fuß wird vorn insgesamt breiter. Der dadurch entstehende Ballen ist einer verstärkten Druckbelastung durch schmale Schuhe ausgesetzt. Die Hautoberfläche wird gereizt und verdickt sich; die Gelenke können sich entzünden. Diese Fehlstellung ist für den Patienten oft äußerst schmerzhaft. In schweren Fällen wird das überstehende Knochenstück vom Chirurgen an der großen Zehe weggemeißelt und gleichzeitig ein Stück des Mittelfußknochens abgesägt. Dieses keilförmige Knochenstück wird entfernt, damit die Stellung der großen Zehe begradigt werden kann. Neben ungeeignetem Schuhwerk kann auch eine individuelle Disposition Ursache dieser Fußkrankheit sein.

Eine weitere mögliche Fehlstellung der Großzehe ist der *Hallux rigidus*, eine Versteifung der Zehe durch Degeneration des Knorpelgewebes in den Gelenken mit anschließender Knocheneinlagerung. Auch diese Zehendeformität, die sehr schmerzhaft ist und die Bewegungsfähigkeit stark einschränkt, macht oft eine operative Korrektur erforderlich.

Eine meist angeborene (seltener auch infolge Nerven- oder Muskelerkrankungen erworbene) Fußdeformität, die bei Jungen häufiger beobachtet wird als bei Mädchen, ist der *Klumpfuß (Pes varus)*; hierfür ist eine Beugung und Einwärtshebung des Rückfußes bei gleichzeitiger Hebung des Vorfußes typisch. Gewöhnlich ist für diese Fehlstellung eine Muskelschwäche verantwortlich. Die Behandlung des Klumpfußes (Ruhigstellung im Gipsverband) muß zum frühestmöglichen Zeitpunkt erfolgen, damit die Fußstellung nach und nach normalisiert werden kann, bevor das Kind zu laufen anfängt.

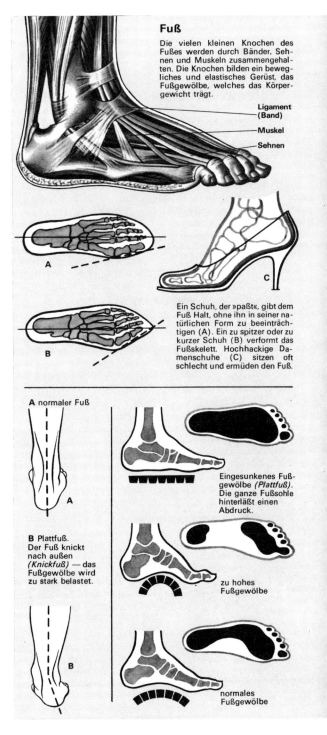

Fuß
Die vielen kleinen Knochen des Fußes werden durch Bänder, Sehnen und Muskeln zusammengehalten. Die Knochen bilden ein bewegliches und elastisches Gerüst, das Fußgewölbe, welches das Körpergewicht trägt.

Ein Schuh, der »paßt«, gibt dem Fuß Halt, ohne ihn in seiner natürlichen Form zu beeinträchtigen (A). Ein zu spitzer oder zu kurzer Schuh (B) verformt das Fußskelett. Hochhackige Damenschuhe (C) sitzen oft schlecht und ermüden den Fuß.

A normaler Fuß

B Plattfuß. Der Fuß knickt nach außen *(Knickfuß)* — das Fußgewölbe wird zu stark belastet.

Eingesunkenes Fußgewölbe *(Plattfuß)*. Die ganze Fußsohle hinterläßt einen Abdruck.

zu hohes Fußgewölbe

normales Fußgewölbe

Oftmals ist eine mehrjährige Weiterbehandlung (Spezialschuhe, Anbringung von Schienen während der Nacht usw.) erforderlich.
Vergleiche auch: Bein; B Röntgendiagnostik II.

Gallensteine, *Cholelithe,* im Gallenwegsystem auftretende Konkremente, entstehen durch eine Störung, *Cholelithiasis,* bei der sich in der Gallenblase gewisse im Gallensaft gelöste Stoffe auskristallisieren und zur Steinbildung führen. In manchen Fällen bestehen die Steine fast nur aus Cholesterin, einer fettigen Substanz, und sind hell gefärbt und glänzend. *Pigmentsteine* sind dagegen dunkel, da sie aus Gallenfarbstoffen und Calciumsalzen gebildet werden. Mischsteine, die am häufigsten sind, enthalten alle drei Substanzen. Die Steine bilden sich meistens in der Gallenblase, in der die Galle hochkonzentriert vorliegt, da ein Teil ihres ursprünglichen Wassergehaltes von der Wand der Gallenblase absorbiert wird. Die Größe der Steine schwankt zwischen Stecknadelkopf- und Hühnereigröße. Manche Steine sind hart, die meisten aber weich und porös. Einzeln vorliegende Steine sind rund oder eiförmig. In der Regel gibt es jedoch nicht nur einen, sondern mehrere, gelegentlich sogar Hunderte von Steinen, die sich aneinander reiben und gegenseitig facettenförmig abschleifen.

Gallensteine sind ein immer häufiger werdendes Leiden, von dem vermutlich schon etwa 20 % der Erwachsenen befallen sind. Am häufigsten sind sie bei korpulenten Frauen mittleren Alters, anderseits sind sie sehr selten bei Personen unter zwanzig, bei schlanken Menschen, bei Männern und bei den farbigen Rassen. Die Ursachen der Gallensteinbildung sind erst zum Teil geklärt, man weiß aber bereits, daß mehrere Faktoren von Bedeutung sind. So hemmen Ernährungs- und Stoffwechselstörungen manchmal die Bildung gewisser Schutzkolloide, so daß es zur Ausfällung der im Gallensaft gelösten Stoffe kommen kann. Eine andere Ursache sind Entzündungen der Gallengänge. In nur ungefähr fünf Prozent der Fälle bewirken die Steine Beschwerden. Die *stillen Steine* bleiben in der Gallenblase, oder sie sind so klein, daß sie unbemerkt durch den großen Gallengang abgehen. Symptome zeigen sich nur dann, wenn Steine einen Verschluß eines Ganges verursachen oder wenn es zu einer Gallenblasenentzündung kommt.

Gallensteinkoliken stellen sich in der Regel nach fetten Mahlzeiten ein. Es werden dann große Mengen eines besonderen Hormons, des *Cholezystokinins,* freigesetzt, die im Blut vom Zwölffingerdarm zur Gallenblase transportiert werden. Dieses Hormon bewirkt, daß sich die glatte Muskulatur der Gallenblase kontrahiert, wobei ein Stein in die Gallengänge gepreßt werden kann. Als Folge davon kommt es zu Muskelkrämpfen, die von heftigen Schmerzen begleitet werden. Ein typischer Anfall beginnt urplötzlich, oft jedoch gehen ihm ein allgemein unbehagliches Gefühl im Oberbauch, Übelkeit oder Erbrechen voraus. Der Schmerz kommt vom Oberbauch, gewöhnlich in kurz aufeinanderfolgenden Wellen, und kann bis in den Rücken oder bis hinauf zum rechten Schulterblatt ausstrahlen. Nach ein paar Stunden lassen die Schmerzen nach, aber oft folgt ihnen wieder schwere Übelkeit. Ein paar Jahre lang kann es zu keinem weiteren Anfall kommen, besonders dann nicht, wenn man unverträgliche Speisen und Überernährung meidet. Verstopfung, Verdauungsstörungen, ein Völlegefühl und Blähungen sind jedoch selbst in der ruhigen Periode häufige Symptome. Eine gefährlichere Komplikation der Erkrankung ist die *Gelbsucht,* welche eintritt, wenn ein Stein den Gallenfluß zum Darm blockiert.

Die Diagnose wird oft durch Röntgenaufnahmen bestätigt. Statt einer einfachen Röntgenaufnahme muß jedoch eine Kontrastmittelaufnahme der Gallenblasengegend durchgeführt werden, nachdem ein zuvor gegebenes Kontrastmittel zusammen mit der in den Gallengängen gesammelten Galle ausgeschieden wird. Die Steine werden dann gewöhnlich deutlich auf der Röntgenaufnahme sichtbar.

Gallensteine lassen sich durch Medikamente nicht auflösen. Die akuten Anfälle werden mit schmerzlindernden und die glatte Muskulatur entspannenden Mitteln behandelt. Wenn es zu häufigen Anfällen kommt, empfiehlt sich eine Operation, bei der die ganze Gallenblase, die kein lebenswichtiges Organ ist, entfernt wird. In den letzten Jahren sind vorsorgliche Operationen üblich geworden, d. h., eine Operation wird in der einem akuten Anfall folgenden beschwerdefreien Zeit durchgeführt. Bei dieser Operation wird ein Schnitt durch die Mittellinie des Bauches oder unterhalb der rechten Rippen gelegt. Der Chirurg entfernt die Gallenblase von der unteren Fläche der Leber und vergewissert sich gleichzeitig, daß sich in den Gallenkanälchen keine Steine mehr befinden. Die rechtzeitig durchgeführte Operation macht den Patienten wieder völlig beschwerdefrei. Eine erst nach jahrelangen Beschwerden durchgeführte Operation kann jedoch die Beschwerden durch Verdauungsstörungen oder sogar Krämpfe in den Gallengängen nicht mehr beseitigen, da sich inzwischen in den Gallengängen der Leber kleine Steine mit chronischen Entzündungen entwickelt haben können.

Vergleiche auch: Cholezystitis, Gelbsucht; B Haut II.

Gangrän, *Brand,* lokaler Gewebstod infolge Durchblutungsstörung, meist an den Zehen und Fingerspitzen bei Arteriosklerose. Dieser Befund kann auch durch eine äußere Verletzung oder eine Entzündung verursacht werden. Im Fall einer verminderten Blutversorgung durch Arteriosklerose wie

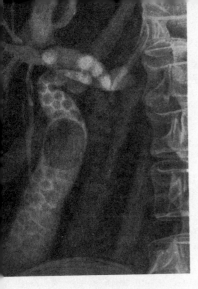

GALLENSTEINE

Die im Gallensaft enthaltenen Stoffe können in der Gallenblase oder in den Gallengängen zur Steinbildung führen (Röntgenaufnahme links). Diese Erkrankung ist recht häufig und erfordert in vielen Fällen einen operativen Eingriff. Ein Grund für eine Operation kann sein, daß sich die Steine im großen Gallengang, d. h. in dem Kanal, der zum Zwölffingerdarm führt, festgesetzt haben.

Operation

1 Die Steine werden durch eine Öffnung im großen Gallenkanal entfernt.

2 Um den Ausführungsgang der Gallenblase werden zwei Klammern gelegt, dann wird der Gang durchtrennt.

3 Die Gallenblase wird entfernt.

4 Die Leber wird vernäht.

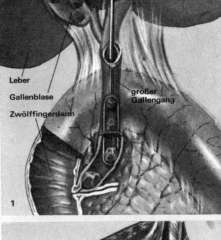

1

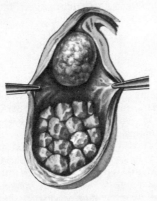

Abb. rechts zeigt eine eröffnete Gallenblase mit Gallensteinen. Die kleineren Steine haben Haselnußgröße. Die Wand der Gallenblase ist verdickt und entzündet.

Manche Gallensteine sind hart, andere weich oder porös. Einige sind rund, andere durch das Aneinanderreiben flach oder facettenförmig abgeschliffen. Das geschäckte Aussehen der angeschnittenen Steine (unten, der erste, dritte und fünfte von links) weist auf eine gemischte chemische Zusammensetzung hin.

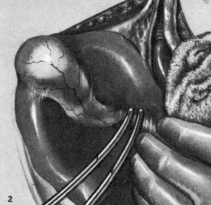

2

   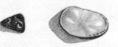

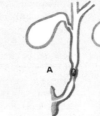

Wenn sich ein Stein im Gallengang festsetzt, kommt es zu schmerzhaften Krämpfen. Rechts: Zwei Steine im Gallenausführungsgang. **A** verursacht Krämpfe, während **B**, der kleinere Stein, seinen Weg in den Darm fortsetzt. Wenn der Gang verschlossen ist, kann die Gallenflüssigkeit nicht in den Darm gelangen. Sie wird dann resorbiert und gelangt in das Blut und den ganzen Körper: Der Patient erkrankt an Gelbsucht.

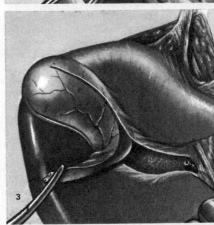

3

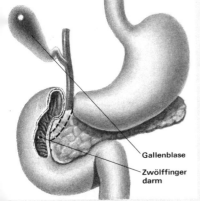

Die entzündete Gallenblase kann mit dem Darm verwachsen und in diesen durchbrechen, so daß der Stein durch diese Verbindung hindurchtreten kann (links). Solch eine »natürliche Operation« ist jedoch selten.

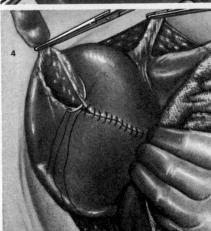

4

auch bei arteriosklerotischen Gefäßveränderungen durch Diabetes oder bei einem Blutgerinnsel im Blutgefäß kann sich das Krankheitsbild zur *Mumifikation* oder *trockenen Gangrän* weiterentwickeln, wobei die Gewebe austrocknen und ein pergamentähnliches Aussehen annehmen. Bei der *feuchten Gangrän* werden die absterbenden Gewebe infolge einer bakteriellen Infektion in eine matschige übelriechende Masse verwandelt. Die *Gasgangrän* (der *Gasbrand*) wird durch ein Bakterium, das *Clostridium welchii*, verursacht, das zur Gasentwicklung in den Geweben führt und bei einer Verletzung eine sehr schwere Komplikation darstellt. Bei der Zuckerkrankheit ist die Gangrän, ganz besonders in den Füßen, eine häufige Komplikation. Wenn eine Gangrän einzutreten droht, unternimmt man alle Anstrengungen, die Blutversorgung, z. B. durch die Anwendung von gefäßerweiternden Medikamenten, wiederherzustellen. Wenn es zu einem endgültigen Gewebszerfall gekommen ist, muß der betroffene Teil chirurgisch entfernt werden.
Vergleiche auch: Darmverschluß, Eingeweidebruch.

Gastritis, *Magenschleimhautentzündung,* ein Sammelbegriff für verschiedene Magenerkrankungen mit ähnlichen Symptomen. Die *akute Gastritis,* die plötzlich beginnt, wird häufig durch die Magenschleimhaut reizende Stoffe, wie große Mengen Alkohol und scharfe Gewürze, verursacht. Zu viele kalte oder heiße Speisen können ebenfalls Gastritis hervorrufen, außerdem auch manche Medikamente. Sie kann auch durch Lebensmittelvergiftungen hervorgerufen werden. Manchmal findet sich keine Ursache. Die akuten Symptome sind vor allem Übelkeit, Erbrechen und Magendrücken. Manchmal kommt es zu Durchfall, und wenn auch die Eingeweide (der Darm) mitbetroffen sind, spricht man von einer *Gastroenteritis.* Die *akute* Form der Gastritis ist gewöhnlich gutartig und macht nur selten eine andere Behandlung als eine mehrtägige Flüssigkeitsdiät nötig, der breiige Nahrungsmittel, wie Kartoffelbrei, und eine normale Ernährung folgen, sobald die Symptome abgeklungen sind. Erbrechen und Durchfall führen oft zu einem so starken Flüssigkeitsverlust, daß man als Ersatz Flüssigkeit direkt in die Blutbahn spritzen muß.

Die *chronische Gastritis* ist oft den anderen Magenbeschwerden ähnlich. Sie wird manchmal durch eine Allergie gegen bestimmte Nahrungsmittel verursacht, die eigentliche Ursache läßt sich jedoch oft nur schwer feststellen. Sonderformen der Gastritis werden durch eine Störung des Salzsäuregleichgewichts im Magen verursacht. Wenn zu viel Säure gebildet wird, also Übersäuerung *(Hyperazidität)* eintritt, sind Symptome und Behandlungsmethoden dieselben wie beim Magengeschwür. Wird zu wenig Salzsäure gebildet *(Hypazidität* bzw. *Anazidität),* bleibt die Ursache oft unklar.
Vergleiche auch: Magen- und Zwölffingerdarmgeschwür.

Gaumen, die Scheidewand, welche die Nasen- und Mundhöhle voneinander trennt. Der vordere Teil, der *harte Gaumen,* wird von Auswüchsen des Oberkiefers und von *Gaumenknochen* gebildet, während der Rahmen des hinteren Abschnittes, der *weiche Gaumen,* aus Muskulatur besteht. Beim Schlucken wird der weiche Gaumen nach oben gezogen, so daß er den Nasenrachenraum abschließt und verhindert, daß Speisebrei in die Nasenhöhle gerät. Der weiche Gaumen enthält ein Anzahl Drüsen, welche die Schleimhaut feucht halten; im Vorderteil des harten Gaumens befindet sich manchmal ein kleines Loch, die Öffnung eines Geruchsorgans, des sog. *Jacobsonschen Organs* oder *vomeronasalen Organs,* das nur bei manchen Tieren voll ausgebildet ist. An der Rückseite des Gaumens springen zwei Falten vor, die vorderen Gaumenbögen, die am Rand von Mund und Rachen befestigt sind. Zwischen diesen Bögen befinden sich die Gaumenmandeln.
Vergleiche auch: Hasenscharte, Tonsillen; B Atmungsorgane II, Geruch und Geschmack.

Gebärmutterkrebs kann sowohl im *Gebärmutterhals* als auch im *Gebärmutterkörper* auftreten. Die erste Form, der *Gebärmutterhalskrebs (Zervixkarzinom),* ist häufiger und kommt hauptsächlich bei Frauen jüngeren oder mittleren Alters vor. Er beginnt gewöhnlich als eine schwach blutende Wunde am Gebärmuttermund (*Portio,* daher auch *Portiokarzinom,* oft mit dem Zervixkarzinom zusammen als *Kollumkarzinom* bezeichnet). Der Tumor wächst in die Scheide und das umgebende Gewebe ein und verbreitet sich von dort aus mit der Lymphe. Das früheste Symptom dieser Krebsform sind Blutungen außerhalb der Regel, die oft nach dem Geschlechtsverkehr auftreten. Der *Gebärmutterkörperkrebs (Korpuskarzinom),* der vor allem bei älteren Frauen auftritt, kann durch die muskulöse Wand des Uterus hindurchwachsen und auf das Bauchfell übergreifen. Auch hierbei sind Blutungen das erste Symptom. Ein weiteres Symptom sind blutige Ausscheidungen. Schmerzen treten jedoch bei beiden Formen erst in späteren Stadien auf. Es empfiehlt sich deshalb, bei unregelmäßigen Blutungen einen Gynäkologen aufzusuchen. Der Gebärmutterhalskrebs kann oft durch eine einfache gynäkologische Untersuchung erkannt werden; zur mikroskopischen Untersuchung kann man einen Abstrich von der Schleimhaut des Gebärmutterhalses auf ein Glasplättchen bringen. Mit einem cytologischen Test *(Pappenheim-Test)* kann Krebs oft schon im frühesten Stadium entdeckt werden, ehe der Patient überhaupt erste Krankheitssymptome zeigt. Man kann dann ein weiteres Fortschreiten der Erkrankung durch einen kleinen chirurgischen Eingriff verhindern. Bei Verdacht auf Gebärmutterkörperkrebs untersucht man abgeschabte Proben aus der Schleimhaut unter dem Mikroskop. Die Behandlungserfolge sind bei früh-

GEBISS I

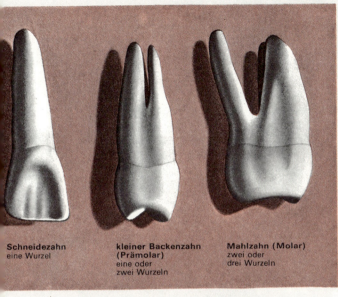

Schneidezahn
eine Wurzel

kleiner Backenzahn (Prämolar)
eine oder zwei Wurzeln

Mahlzahn (Molar)
zwei oder drei Wurzeln

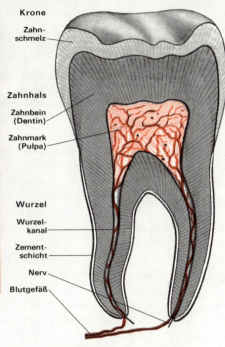

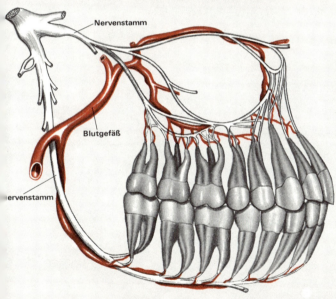

Struktur eines Zahn (oben)

Ein Zahn besteht zum größten Teil aus *Zahnbein (Dentin)*, einer elfenbeinartigen Substanz. Es enthält feine Hohlfasern, durch die vom Zahnmark kommende Lymphflüssigkeit fließt. Das *Zahnmark (Pulpa)* ist ein sehr nerven- und blutreiches Gewebe, das mit dem Nerven- und Blutgefäßsystem des übrigen Körpers in Verbindung steht. Der in die Mundhöhle ragende Teil des Zahns wird als *Zahnkrone* bezeichnet. Die Krone ist mit hartem *Zahnschmelz* bekleidet, einer in erster Linie aus Kalk und Phosphor bestehenden Substanz, während die im Zahnfleisch liegende Zahnwurzel von einer *Zement*schicht, einer weiteren Art von Zahnhartgewebe, umgeben ist.

Dentition (Zahnung, das Erscheinen des Milchgebisses und später des bleibenden Gebisses, links).

Ein Erwachsener hat 32 Zähne. In jeder Kieferhälfte unterscheidet man 2 *Schneidezähne*, 1 *Eckzahn* (auch Augenzahn genannt), 2 *kleine Backenzähne* (*Prämolarzähne*) und 3 *Mahlzähne* (*Molarzähne*). Das Milchgebiß enthält normalerweise 20 Zähne.

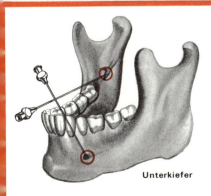

Unterkiefer

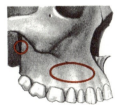

Oberkiefer (Außenseite)

Die **Lokalbetäubung** von Kiefer und Zähnen erfolgt durch Einspritzung eines Betäubungsmittels entweder nahe der Wurzel des zu behandelnden Zahns, wobei das Anästhetikum durch den Knochen sickert, oder — nach einem bestimmten Injektionsschema — nahe dem Nervenstamm. Einige der Injektionsstellen in Ober- und Unterkiefer sind durch Ringe markiert.

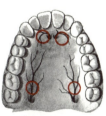

Oberkiefer (Innenseite)

Mineralisation und Durchbruch des ersten oberen Schneidezahns

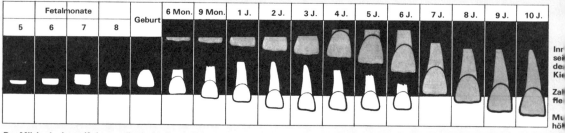

Der Milchzahn ist weiß dargestellt, der bleibende Zahn grau

GEBISS II

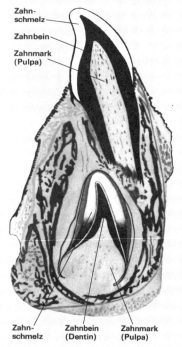

Zahnschmelz
Zahnbein
Zahnmark (Pulpa)

Zahnschmelz — Zahnbein (Dentin) — Zahnmark (Pulpa)

In der Zahnheilkunde werden die einzelnen Zähne mit Nummern bezeichnet. Der Oberkiefer wird durch ein Pluszeichen, der Unterkiefer durch ein Minuszeichen gekennzeichnet (unten).

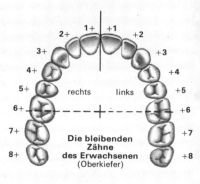

Die bleibenden Zähne des Erwachsenen (Oberkiefer)

Die Entwicklung der *Milchzähne* beginnt, wenn der Embryo 6 bis 7 Wochen alt ist. Die Mineralisation setzt zwischen dem 4. und 6. Fetalmonat ein. Der Durchbruch der Milchzähne dauert vom 6. bis zum 30. Monat nach der Geburt. Zu diesem Zeitpunkt beginnt bereits die Mineralisation der Rudimente einiger der *bleibenden Zähne*. Im Alter von 6 bis 7 Jahren beginnen die Milchzähne auszufallen. Vom neuen Gebiß erscheinen zunächst beim Sechsjährigen die vorderen Mahlzähne und die Schneidezähne. Im 13. Lebensjahr sind die bleibenden Zähne bis auf die Weisheitszähne alle durchgebrochen.

Abb. links: ein Milchzahn wird durch einen bleibenden Zahn ersetzt. Während der neue Zahn wächst, wird die Wurzel des alten Zahns zerstört, der Zahn lockert sich allmählich und fällt aus.

Abb. rechts: Durchbruch von Milchgebiß und bleibendem Gebiß. Die Mahlzähne (mit 6, 7 und 8 beziffert) haben im Milchgebiß keine Vorläufer. Nummer 6 erscheint im 6. oder 7. Lebensjahr (6jähriger Molar), Nummer 7 im 12. oder 13. Lebensjahr (12jähriger Molar) und Nummer 8 (der sog. Weisheitszahn) frühestens im 17. Lebensjahr.

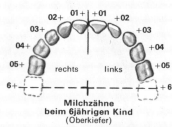

Milchzähne beim 6jährigen Kind (Oberkiefer)

Reinigung der Zähne

Wichtig für die Verhütung von Kariesbildung ist sorgfältiges Bürsten der Zähne, am besten sofort nach jeder Mahlzeit (↗ Karies). Eine gründliche Zahnsäuberung, zu der auch die Zahnfleischmassage gehört, dauert etwa 2 Minuten.

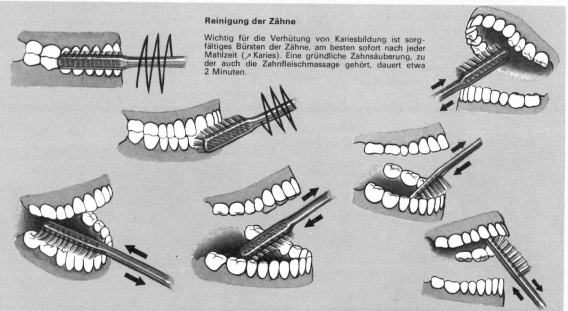

zeitig erkannten Fällen beider Formen von Gebärmutterkrebs recht gut.
Vergleiche auch: Geschlechtsorgane, Krebs, Strahlentherapie.

Gebärmuttervorfall, *Prolapsus uteri,* ein krankhafter Zustand, bei dem die Gebärmutter in die Scheide vorgefallen ist und in schweren Fällen sogar aus der Vulva austritt. Die Harnblase, die Wände der Scheide und der Mastdarm können mitbetroffen sein. Diese Erkrankung tritt hauptsächlich bei älteren Frauen auf, bei denen das Bindegewebe des Bauches, insbesondere die Haltebänder der Gebärmutter, nach vielen Schwangerschaften geschwächt ist.

Der Vorfall bildet sich, von einem Schweregefühl im Unterleib begleitet, nach und nach aus, was in vielen Fällen mit erschwertem Wasserlassen einhergeht. Diese Erkrankung wird heute fast immer chirurgisch behandelt. Früher wurde oft ein *Pessar* oder *Prolapsring* in die Scheide eingeführt, um die Gebärmutter zurückzuhalten. Diese Methode wird heute kaum mehr angewandt, da der Ring zu einer entzündlichen Reaktion der umgebenden Gewebe führen und einwachsen oder andere Komplikationen verursachen kann.
Vergleiche auch: B Geschlechts- und Harnorgane.

Gebiß, die Gesamtheit aller Zähne von Ober- und Unterkiefer. Die wichtigste Funktion des Gebisses ist die mechanische Zerkleinerung der Nahrung, wodurch diese für die chemischen Zersetzungsvorgänge im Verdauungssystem besser aufgeschlossen wird. Das Gebiß spielt auch beim Sprechen eine wichtige Rolle. Abgesehen von ihrer physiologischen Funktion, bilden die Zähne auch einen wesentlichen Bestandteil des persönlichen Aussehens. Die zwei Zahngenerationen, das *Milchgebiß* und das *bleibende Gebiß,* sowie Einzelheiten ihrer Entwicklung und ihres Aufbaus werden auf den Bildseiten beschrieben.

Der im Mund sichtbare Teil des Zahnes, die *Krone,* ist von *Schmelz,* einer durchscheinenden mineralischen Substanz von kristallinem Aufbau *(Hydroxylapatit)* mit etwa der Härte des Fensterglases, überzogen. Der nicht sichtbare Teil des Zahnes, die *Wurzel,* wird von einer dünnen Schicht *Zement* bedeckt, der in seiner mikroskopischen Struktur den Knochen ähnlich ist. Innerhalb von Schmelz und Zement besteht der Zahn aus dem *Dentin* und der *Pulpa,* die beide sehr schmerzempfindlich sind. Dies ist deshalb bemerkenswert, da im Dentin offenbar keine Nerven liegen. Die Pulpa enthält zahlreiche Nervenfasern, die aber nur einen geringen Teil ihrer Masse ausmachen, welche hauptsächlich aus weichem Bindegewebe mit zahlreichen Blutgefäßen besteht. Die Blutgefäße und Nerven der Pulpa treten durch ein Loch an der Wurzelspitze ein und aus.

Die Zahnwurzeln passen in als *Alveolen* bekannte Aussparungen der Kieferknochen und werden durch die *Wurzelhaut (Periodontium)* geschützt. Diese ist nur 1–2 Zehntelmillimeter dick und besteht in der Hauptsache aus kurzfaserigen Bindegewebssystem, dessen eines Ende mit dem Zement, das andere mit der Wand der Alveole verwachsen ist. Auch die Wurzelhaut enthält Gefäße und Nerven, und der Schmerz und die Blutungen beim Ziehen eines Zahnes werden größtenteils durch ein Zerreißen der Wurzelhaut verursacht. Der Zahnhals ruht im *Zahnfleisch,* der *Gingiva,* das normalerweise hellrot und fest ist. Bei schlechter Mundpflege entzündet sich das Zahnfleisch sehr leicht, ebenso auch bei Ablagerung von Zahnstein und beim Auftreten mancher Allgemeinerkrankungen. Das Zahnfleisch blutet leicht. Wenn tieferreichende pathologische Veränderungen vorliegen, werden die Zahnhälse freigelegt, und die Zähne können sich lockern.

Unter dem Mikroskop findet man, daß sich der Schmelz aus schmalen, dichtgepackten Säulen anorganischer Salze, den *Schmelzprismen,* aufbaut, die gewöhnlich fünf- oder sechseckig sind und senkrecht zur Oberfläche stehen. Diese Prismen sind so dünn, daß auf der Fläche eines Nadelkopfes etwa 10 000 Platz haben. Das Zahnbein, Dentin genannt, besitzt eine porösere Struktur als der Schmelz und wird von Millionen mikroskopischer Röhrchen durchzogen, die zwischen der Pulpa und dem Schmelz bzw. dem Zement verlaufen. Der weiche Inhalt dieser Kanälchen verursacht beim Zähnebohren Schmerzen.

Im Verlauf ihrer Entwicklung sind die Zähne äußerst empfindlich gegen Störungen der Ernährung. Calciumsalze, Phosphor und Vitamine sind von besonderer Wichtigkeit. Bei unzureichender Zufuhr dieser Stoffe können sich Entwicklungsstörungen einstellen, die durch braunen löcherigen Schmelz gekennzeichnet sind *(Schmelzhypoplasie).*

Hohe Fluorkonzentrationen im Trinkwasser können eine Schädigung des Schmelzes während der Zahnentwicklung zur Folge haben. Im Schmelz können sich dann weiße oder braune Flecken zeigen, was man als Schmelzfraß bezeichnet. Anderseits hat eine Fluorkonzentration von etwa eins zu einer Million eine kariesverhütende Wirkung.

Die mikroskopische Untersuchung von unterschiedlich beschädigten Zähnen hat gezeigt, daß der Zahn in geringem Rahmen in der Lage ist, sich selbst zu regenerieren und Sekundärwirkungen von Verletzungen zu verhindern. Ein Beispiel dafür ist die Verdickung des Dentins am Pulparand im Fall der Karies. Dies hält den Einbruch der Erkrankung in die Zahnpulpa auf. Ein ausgeschlagener Zahn, den man in seine Alveole eingesetzt hat, kann unter günstigen Bedingungen wieder fest anwachsen. Nach zehn Jahren wird sich der Zahn jedoch möglicherweise erneut lockern, weil ein Auflösungs- oder Resorptionsvorgang im Kiefer einsetzt.
Vergleiche auch: Karies, Kieferorthopädie, Zahnersatz.

GEBURTENKONTROLLE

Ein Drittel der Erdbewohner leidet unter Hunger und Seuchen. Dennoch wächst die Weltbevölkerung so rasch, daß sich die Menschheit nach allgemeinen Schätzungen in etwa 35 Jahren verdoppelt haben wird.
Die einzige Lösung dieses weltweiten Problems scheint in einer wirksamen *Geburtenkontrolle* zu liegen, d. h. der Planung und Durchführung von empfängnisregelnden Maßnahmen. Dazu sind billige, zuverlässige und einfach zu handhabende Kontrazeptionsmittel vonnöten, die sowohl für den Einzelmenschen als auch für die menschliche Gemeinschaft und unter Berücksichtigung ihrer religiösen Aspekte annehmbar sind.
Die Karte rechts stellt die Bevölkerungsdichten auf der Erde dar. Dunkelgraue Felder: mehr als 100 Einwohner pro km². Graue Felder: 10–100 Einwohner pro km². Weiße Felder: weniger als 10 Einwohner pro km². Die Kurve zeigt die Zunahme der Weltbevölkerung.

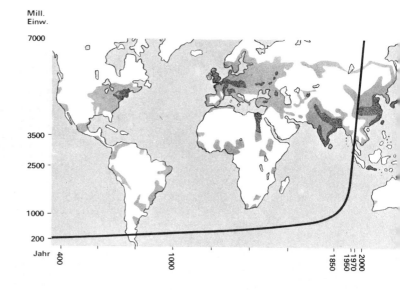

Zuverlässigkeit verschiedener Verfahren zur Geburtenkontrolle (angegeben als Versagerhäufigkeit pro 100 Anwendungsjahre, d. h., wenn 100 Frauen diese Methode 1 Jahr lang anwenden).

Zeitwahlmethode	
Knaus-Ogino	25
Temperaturmessung	1–3
Coitus interruptus	20
Chemische Methode	20
Kondom	5–10
Scheidenpessar	5–10
Intrauterinpessar	2,5
»Pille«	unter 1

Verhütungsmittel. Das *Scheidenpessar* besteht aus einer dünnen Gummimembran, die meist mit einem chemischen Kontrazeptionsmittel präpariert und in der Scheide angebracht wird; sie hindert Spermien am Eindringen in die Gebärmutter (unten links).
Das *Kondom* ist eine Gummihülle, die über den Penis gezogen wird. Versuchsweise finden *Spiralen, Ringe* oder *Schlingen* aus Kunststoff als Intrauterinpessare Anwendung, die direkt in der Gebärmutter angebracht werden, um so eine Implantation des befruchteten Eies zu verhindern. Abb. unten: Lage von Spirale und Schlinge in der Gebärmutter.

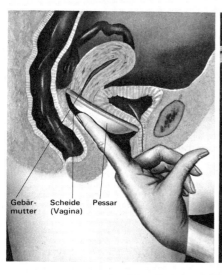
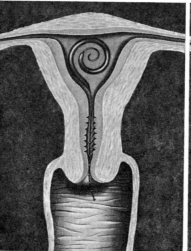
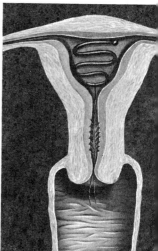

Gebärmutter — Scheide (Vagina) — Pessar

Die »unfruchtbaren Tage«. Die sog. *Zeitwahlmethode* (Knaus und Ogino) basiert zum einen auf der Annahme, daß die Frau nur während der Tage unmittelbar vor und unmittelbar nach der Ovulation für eine Befruchtung empfänglich ist, und zum anderen, daß die Ovulation gewöhnlich 15 Tage vor dem Eintritt der Menstruation stattfindet. Die Körpertemperatur steigt beim Eisprung leicht an; der Termin läßt sich also durch tägliche morgendliche Messung ermitteln. Einer der zahlreichen Unsicherheitsfaktoren, mit denen diese Methode verbunden ist, gründet sich auf die Tatsache, daß die Dauer des Menstruationszyklus schwankt *(parazyklische Ovulationen).* Abb. rechts zeigt einen Menstruationskalender mit Temperaturkurve.

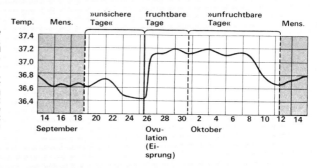

Geburtenkontrolle, *Geburtenregelung, Familienplanung,* bewußte Verhinderung der Befruchtung oder Regelung der Schwangerschaftshäufigkeit. Zu den *natürlichen* Methoden der Empfängnisregelung gehören der *Coitus interruptus,* die Unterbrechung des Geschlechtsverkehrs vor der Ejakulation, sowie die *Zeitwahlmethode,* d. h. die Beschränkung sexueller Beziehungen auf die unfruchtbaren Tage der Frau, nämlich die Tage unmittelbar vor und nach der ↗ Menstruation. Beide Methoden haben sich jedoch eindeutig als nicht zuverlässig genug erwiesen.

Sichereren Schutz vor Befruchtung bieten *mechanische Kontrazeptiva,* die die Samenflüssigkeit daran hindern, in die Gebärmutter zu gelangen. Häufig verwendete Verhütungsmittel sind das *Kondom,* ein dünner Gummiüberzug für den Penis, und das *Scheidenpessar,* eine Gummimembran an einem elastischen Ring, die Gebärmutterhals und Umgebung abdeckt. Das Scheidenpessar, das von einem Arzt angebracht werden muß, wird meistens zur Erhöhung der Sicherheit gleichzeitig mit *chemischen Kontrazeptiva* verwendet, d. h. mit spermiziden (samenabtötenden) Cremes, Gelees und Tabletten. Chemische Verhütungspräparate allein gewähren keinen sicheren Empfängnisschutz.

Intrauterine und oral einzunehmende Verhütungsmittel scheinen zuverlässigeren Schutz vor unerwünschten Schwangerschaften zu bieten. Es gibt viele verschiedene Arten von *Intrauterinpessaren (IUP):* flexible Kunststoffspiralen, Kunststoffringe und ähnlich geformte Einlagen. Diese Vorrichtungen dürfen nur vom Arzt angebracht werden; sie werden in den Uterus geschoben, wo sie die Implantation (Einnistung) des Eies in der Gebärmutterschleimhaut verhindern. Die Intrauterinpessare bleiben im Uterus, solange keine Schwangerschaft gewünscht wird. Da manche Frauen die Spiralen oder Ringe verlieren (häufig ohne es zu merken) und auch sonst zahlreiche Nachteile bekannt wurden, ist die Methode nicht so verbreitet wie die Empfängnishütung durch die „Pille".

Kontrazeptionstabletten — heute kurz als *Pille* bezeichnet — gelten allgemein als nahezu 100 % wirksam bei der Verhütung von Schwangerschaften. Sie enthalten zwei *weibliche* Sexualhormone, die die Eireifung und damit die Ovulation verhindern und das Vordringen der Spermien in den Uterus erschweren. Die Frage der Nebenwirkungen der *Pille* ist weitgehend geklärt, die Unverträglichkeit eines Präparates kann durch Wechsel zu anderen Präparaten umgangen werden.

Das Ausmaß des Problems der Geburtenkontrolle mag die Tatsache verdeutlichen, daß die Bevölkerung der Erde — gegenwärtig sind es über 3,5 Milliarden Menschen — sich bei gleichbleibender Zuwachsrate bis zum Jahr 2000 etwa verdoppelt haben wird. Die wirtschaftlichen und politischen Auswirkungen dieser Entwicklung sind unabsehbar. Besonders beunruhigend ist die Feststellung, daß die Bevölkerung am schnellsten in denjenigen Ländern zunimmt, die am wenigsten in der Lage sind, ihre Einwohner ausreichend zu versorgen. Die Notwendigkeit, der drohenden Übervölkerung entgegenzuwirken, wurde in Ländern wie Indien, Japan, Ägypten und China weitgehend erkannt; hier bemühen sich staatliche Stellen aktiv um Familienplanung. Allerdings stehen einer solchen Familienplanung bzw. Geburtenkontrolle z. T. religiöse und weltanschauliche Bedenken gegenüber; die katholische Kirche z. B. lehnt in offiziellen Verlautbarungen (Enzyklika *Humanae vitae* vom 25. Juli 1968) alle Maßnahmen, die man nicht als „natürlich" bezeichnen kann, ab. Solche Bedenken zeigen, daß die Frage der Geburtenkontrolle vielschichtig ist und den Bereich der sittlichen Entscheidungsfreiheit des Menschen berührt.

Gefäßkrampf, *Angiospasmus,* meist das krampfartige Zusammenziehen (Spasmus) der kleinen Arterien oder Arteriolen, insbesondere der Finger. Der Zustand verursacht Schmerzen und ein Kältegefühl in den Fingerspitzen; die Haut nimmt dabei eine bläuliche Farbe an. Infolge der verminderten Blutversorgung der Gewebe während des Spasmus ist der Zustand schmerzhaft. Dieser Zustand, der als normale Reaktion auf Kälte vorkommt, tritt auch bei einer seltenen Krankheit, der *Raynaudschen Krankheit,* auf. Hierbei kommt es schon bei leichter Kälte oder sogar normaler Temperatur zu Krampfanfällen. Der Schmerz tritt wellenförmig auf; die Finger werden zuerst bleich, später bläulich. Der Zustand wird als *Akrozyanose* bezeichnet und kann gelegentlich zu Wundstellen und einer kalten Gangrän der Fingerspitzen führen.

Die Raynaudsche Krankheit, deren Ursache unbekannt ist, wird hauptsächlich mit gefäßerweiternden Medikamenten, wie z. B. den Estern der Nikotinsäure, behandelt. In schweren Fällen kann ein Teil der sympathischen Nervenleitungsbahnen entfernt werden — man bezeichnet diesen Eingriff als *Sympathektomie.* Die Bezeichnung Gefäßkrampf wird auch manchmal bei dem Krankheitsbild der ↗ Angina pectoris verwandt.

Gehör. Hören ist die Fähigkeit, Schallwellen aufzunehmen und sie in bewußte Wahrnehmungen umzuwandeln. Die Schallwellen werden von der Ohrmuschel aufgefangen und durch den *äußeren Gehörgang* zum *Trommelfell* geleitet, das sie in Schwingungen versetzen. Die drei *Gehörknöchelchen, Hammer, Amboß* und *Steigbügel,* übertragen diese Schwingungen auf die *Gehörschnecke (Cochlea),* die mit einer Flüssigkeit gefüllt ist. Diese wird nun in Bewegung versetzt und überträgt die Vibration ihrerseits auf die Sinneszellen des *Cortischen Organs.* Die Sinneszellen verwandeln die Reize in Nervenimpulse, welche über den *Hörnerven* in das *Gehörzentrum* des Gehirns geleitet werden, wo der ursprüngliche Schall zu einer bewußten Empfindung wird (🅱 Ohr I und II).

Die auf das Ohr treffenden Schallwellen unterscheiden sich in Tonstärke und Tonhöhe, wobei die *Tonstärke* durch die Amplitude der Schallwellen bestimmt wird; die Tonstärke ist ein Maß für die Schallenergie. Die Tonstärke wird allgemein in *Dezibel* gemessen und ausgedrückt. Die *Hörschwelle*, d. h. die eben noch wahrnehmbare Tonstärke, wird ebenfalls in Dezibel gemessen und ist Maßeinheit für den Grad des Verlustes an *Hörvermögen*. Die *Tonhöhe* wird durch die Anzahl der Schwingungen pro Sekunde (Schallfrequenz) gemessen, die zwischen 10 (unterste Hörgrenze) und 20000 (obere Hörgrenze) liegen; das Empfindlichkeitsmaximum liegt bei Frequenzen zwischen 1000 bis 5000 Schwingungen/Sekunde (oder 1000 bis 5000 Hz; Hz = Hertz = Einheit der Schallfrequenz). Junge Menschen können noch Frequenzen bis zu 20000 Hz wahrnehmen. Die Empfindlichkeit des Ohrs nimmt insbesondere für die hohen Töne mit zunehmendem Alter ab; ältere Menschen können deshalb gewöhnlich sehr hohe Töne, wie z. B. das Zirpen einer Grille, nicht mehr wahrnehmen.

Krankhafte Veränderungen im Hörorgan können verschiedene Folgen haben, welche von milden Formen einer *Schwerhörigkeit* bis zum totalen Hörunvermögen, *Taubheit*, reichen. Hörfehler sind häufig angeboren. In anderen Fällen sind sie die Folge einer Infektion, z. B. einer einfachen Erkältung, Entzündung des Rachens und der Nase mit Flüssigkeitsabsonderung oder Eiterbildung im Mittelohr oder auch Folge gewisser Vergiftungen. Eine *Mittelohrentzündung* kann die Schallübertragung im Mittelohr beeinträchtigen oder Teile des Innenohrs zerstören. Diese Krankheit ist jedoch seit der Anwendung von Chemotherapeutika und Antibiotika weniger gefährlich geworden. Manche Antibiotika können jedoch wie bestimmte andere Medikamente durch Nebenwirkungen das Mittelohr zerstören.

Einer der häufigsten Gründe für den Verlust des Hörvermögens im fortgeschrittenen Alter ist die ↗ *Otosklerose*, wobei der Steigbügel mit dem ovalen Fenster der Gehörschnecke verwächst und die Schallwellen nicht mehr auf das Innenohr übertragen kann. Man kann diesen Zustand durch eine Operation oder durch ein Hörgerät erheblich verbessern. Die meisten Fälle von schweren Hörverlusten beruhen auf einer *Innenohrschwerhörigkeit*, wobei der Hörverlust in fortgeschrittenen Stadien endgültig ist; die Schädigung betrifft dann die Gehörschnecke und den Hörnerven. Manchmal tritt diese Form der Schwerhörigkeit als Folge von Lärm oder Krankheit auf, während in anderen Fällen die Ursache unbekannt bleibt.

Schwerhörigkeit oder Gehörlosigkeit kann angeboren sein; sie beruhen dann auf Störungen während der Fetalentwicklung und gehen oft auf eine in der frühen Schwangerschaft durchgemachte Virusinfektion der Mutter zurück — meist auf Masern oder Röteln. Die gleichen Schädigungen des Gehörs wurden bei Kindern beobachtet, deren Mütter in der frühen Schwangerschaft Thalidomid (Contergan) eingenommen hatten. Neben einer Schädigung des Nerven zeichnen sich solche Störungen durch eine Mißbildung des Innenohrs aus. Der Ausdruck *taubstumm* wird oft unkorrekt auf Menschen angewandt, welche einfach deshalb stumm blieben, weil sie durch hochgradige Schwerhörigkeit die Sprache nicht hören und somit auch das Sprechen nicht erlernen konnten.

Die Hörfähigkeit wird mit dem *Audiometer* gemessen und dann graphisch als Audiogramm aufgezeichnet. Mit dem Audiometer werden Töne verschiedener Frequenz und Stärke hergestellt, und der Patient zeigt an, wenn er einen Ton wahrgenommen hat. Die Behandlung der Taubheit und Schwerhörigkeit zielt darauf ab, den Patienten eine Kontaktmöglichkeit mit der Außenwelt zu verschaffen — *Hörrehabilitation*. Menschen mit einem teilweisen Hörverlust können Hörgeräte benutzen, während die völlig Gehörlosen das Lippenablesen erlernen müssen.

Ein *Hörapparat* besteht gewöhnlich aus drei Bauteilen, einem Mikrophon, welches die Schallwellen aufnimmt, einem mit elektronischen Bauelementen bestückten Verstärker, der die Mikrophonströme verstärkt, und einem kleinen Lautsprecher (Hörer). Mikrophon und Batterie können in einem Behälter zusammengefaßt sein, der in der Jackentasche getragen wird oder an die Kleidung angeheftet ist. Moderne Hörgeräte sind so gebaut, daß sie entweder unauffällig hinter dem Ohr getragen werden können oder in den Rahmen einer Brille eingebaut sind. Die Tonstärke kann über einen Lautstärkeregler selbst eingestellt werden. Der Hörer überträgt den Schall mit Hilfe von Luft- oder Knochenleitung. Bei der Luftübertragung ist der Hörer mit einer kleinen Plastikröhre verbunden, die an einer Ohrmuschel befestigt ist, welche im äußeren Gehörgang sitzt. Bei der Knochenübertragung befindet sich der Hörer hinter dem Ohr, so daß sich die Schallwellen über die Schädelknochen zum Mittelohr fortpflanzen.

Eine weitere Hilfe zur Verbesserung der Sprache ist die Mitverwendung der *Hörreste*, die auch bei Kindern mit schweren Hörverlusten gefunden werden. Diese Hörreste können oft durch ein *Hörtraining* zum Übermitteln von Hörwahrnehmungen gebracht werden — hierbei wird das kindliche Ohr mit einer bestimmten Liste von Wörtern „bombardiert", was dem Kind eine Chance gibt, hören und nach intensivem Hörtraining später sogar sprechen zu lernen.

Eine besondere Form des Hörverlustes wird durch Dauereinwirkung von Lärm hervorgerufen. Eine solche *Lärmschädigung* wird insbesondere durch hohe Töne erzeugt. Die Folge davon ist oft ein ständig subjektiv empfundener Hintergrundlärm *(Ohrenklingen)*.

Die Lärmschädigung ist eine Berufskrankheit in verschiedenen industriellen Lärmberufen und z. B. auch bei Fliegern; sie kann sich zum bleibenden

GEHÖR

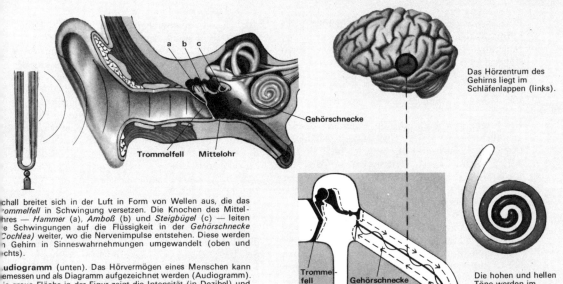

Das Hörzentrum des Gehirns liegt im Schläfenlappen (links).

Die hohen und hellen Töne werden im ersten Teil der Gehörschnecke aufgenommen, die tiefen, dunklen Töne im Zentrum (oben).

[S]chall breitet sich in der Luft in Form von Wellen aus, die das [T]rommelfell in Schwingung versetzen. Die Knochen des Mittel[o]hres — *Hammer* (a), *Amboß* (b) und *Steigbügel* (c) — leiten [di]e Schwingungen auf die Flüssigkeit in der *Gehörschnecke* (*Cochlea*) weiter, wo die Nervenimpulse entstehen. Diese werden [i]m Gehirn in Sinneswahrnehmungen umgewandelt (oben und [re]chts).

[A]udiogramm (unten). Das Hörvermögen eines Menschen kann [g]emessen und als Diagramm aufgezeichnet werden (Audiogramm). [D]ie graue Fläche in der Figur zeigt die Intensität (in Dezibel) und [S]chwingungsfrequenz der Sprechtöne an, wenn die Schallquelle [in] 1 m Abstand ist. A hat ein normales Hörvermögen. B hört nicht [al]le Konsonanten. C hat ein sehr schweres Gehör, und D zeigt [ei]nen hochgradigen Hörverlust.

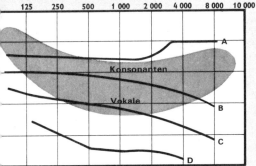

[T]onfrequenz (Schwingungen pro Sekunde)

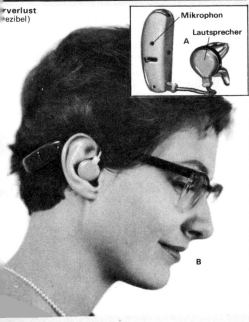

Genaue Messungen des Hörvermögens sind mit Hilfe des *Audiometers* möglich, das Töne bestimmter Frequenz und Amplitude produziert (oben rechts).
Wenn ein gestörtes Hörvermögen durch eine Operation nicht gebessert werden kann, leistet oft ein *Hörapparat* gute Dienste (links). Ein kleiner Lautsprecher wird in das äußere Ohr eingesetzt, und das transistorisierte Mikrophon kann versteckt getragen werden — z. B. hinter dem Ohr (A) oder im Bügel einer Brille (B).
Die *Tonhöhe* hängt von der Anzahl der Schwingungen pro Sekunde ab; die Intensität hingegen wird durch die Amplitude der Schwingungen bestimmt. Rechts: die Schwingungsfrequenz verschiedener Arten von Tönen.
Wellen mit mehr als 20 000 Schwingungen pro Sekunde können vom Menschen nicht mehr wahrgenommen werden und werden als *Ultraschall* bezeichnet, hier durch den Schrei einer Fledermaus dargestellt.
Infraschall ist der Bereich der Schwingungszahlen unter unserem Wahrnehmungsvermögen.

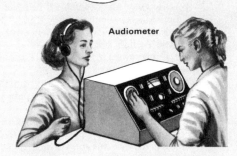

Defekt entwickeln. Methoden zum Schutz gegen Lärmschädigungen sind außer der technischen Verringerung von Lärm der Gebrauch von Ohrenstöpseln oder Schallschutzmuscheln.
Vergleiche auch: Audiometrie, Ohr, Ohrenschmalz.

Gelbfieber, *Ochropyra* oder im englischen Sprachgebrauch *Yellow Fever,* eine äußerst gefährliche tropische Viruskrankheit, welche besonders in Afrika, Mittel- und Südamerika auftritt. Das Virus wird durch die Aedes-Mücke (besonders *Aedes aegypti*) übertragen. Die Inkubationszeit beträgt zwischen 3-6 Tagen, und die Krankheit dauert 1-2 Wochen. Die typischen Symptome, die nur ein kleiner Teil der Erkrankten aufweist, sind plötzlicher Schüttelfrost und hohes Fieber, Kopf- und Muskelschmerzen sowie Nasenbluten. Die Temperatur fällt manchmal nach einigen Tagen ab, steigt dann jedoch schnell wieder an. Der Patient wird sehr geschwächt und erbricht Blut; an der Mundschleimhaut treten Blutungen auf. Die Krankheit verursacht schwere Schädigungen von Nieren und Leber. Im Urin finden sich Eiweißkörper, die Haut wird allmählich gelb, da die Ausscheidung des Gallenpigmentes durch die Leber gestört ist (↗ Gelbsucht). Das Herz wird ebenfalls in Mitleidenschaft gezogen. Der Puls ist trotz der hohen Temperatur langsam und der Blutdruck oft erniedrigt.

Gelbfieber kann einen sehr ernsten Verlauf nehmen. Die Sterblichkeit unter den unbehandelten Fällen ist hoch, jedoch folgt der Krankheit im Falle der Heilung eine lange Periode der Immunität. Gegen die Krankheit selbst gibt es bisher kein Heilmittel; die Anstrengungen sind daher auf die Vorbeugemaßnahmen gerichtet, wie Impfungen und Ausrottung der krankheitsübertragenden Mücken. Alle diese Maßnahmen haben die Ausbreitung der Krankheit in den letzten Jahren merklich eindämmen können. Heute findet sie sich hauptsächlich in Wald- und Dschungelgebieten (deswegen auch *Dschungelfieber*), wo Affen ein Reservoir für die Erreger darstellen. Der Impfstoff verleiht einen mehrjährigen Schutz; Personen, welche in tropischen Gebieten leben, sollten sich in regelmäßigen Abständen gegen Gelbfieber impfen lassen.

Gelbsucht oder *Ikterus* wird durch eine anormal große Menge von Gallenpigment im Blut hervorgerufen, wodurch sich die Haut und das Weiße im Auge gelb bis bronzefarben verfärben. Die Gallenpigmente *(Bilirubin* und *Biliverdin)* entstehen beim Abbau des Blutpigmentes Hämoglobin und werden normalerweise aus den in der Milz aufgelösten roten Blutkörperchen gebildet. Von dort werden sie im Blutstrom zur Leber geführt, welche sie zusammen mit dem Rest der Galle absondert. Der normale Stoffwechsel dieser Pigmente kann grundsätzlich auf dreierlei Art gestört werden, die aber das gleiche Symptom der Gelbsucht aufweisen.

Die häufigste Form ist der *Icterus catarrhalis.* Diese Gelbsucht wird durch eine Entzündung der Leber, eine *Virus-Hepatitis,* verursacht, welche durch eine Leberzellschädigung in die Sekretion der Gallenpigmente eingreift. Diese nehmen an Konzentration im Blut zu und verursachen so die charakteristische Gelbfärbung. Aus dem Blut werden die Gallenpigmente in den Urin abgefiltert, der dadurch eine braune Verfärbung zeigt. Funktionelle Störungen dieser Art treten nicht nur bei der Hepatitis, sondern auch als Folge von Vergiftungen auf (↗ Leberzirrhose).

Die zweite Form der Gelbsucht wird durch einen Verschluß der Gallenwege, z. B. durch Gallensteine oder durch einen Tumor der Bauchspeicheldrüse, hervorgerufen. Die Galle ist nicht mehr in der Lage, den Darm zu erreichen, wodurch die Konzentration der Gallenpigmente im Blut ansteigt. Diese *Stauungsgelbsucht* oder *Okklusions-Ikterus* stört den Abbau von Fett im Dünndarm, da hierbei normalerweise andere Bestandteile der Galle beteiligt sind. Es kann zu fettigen Durchfällen kommen, wobei die Stühle hell und locker sind.

Eine dritte Form ist die *hämolytische Gelbsucht,* welche durch eine krankhafte Zerstörung der roten Blutkörperchen verursacht wird, wie sie bei der hämolytischen Anämie, der Malaria und beim Gelbfieber auftritt. Bei diesen Krankheiten entsteht mehr Gallenpigment, als durch die Leber entfernt werden kann, wodurch die Konzentration dieser Pigmente im Blutserum ansteigt. Eine schwere Form der hämolytischen Gelbsucht tritt auch bei der *Rhesusanämie (Icterus gravis neonatorum)* auf, wenn eine Rh-negative Frau ein Rh-positives Kind gebiert (↗ Blutgruppen). Eine mildere Form dieser Gelbsucht tritt als normale Erscheinung beim Neugeborenen auf, da sein Blut wegen der schwachen Sauerstoffversorgung des Fetalbluts in der Plazenta einen Überschuß an roten Blutkörperchen enthält. Wenn es dann in den ersten Lebenstagen zum Abbau dieser überschüssigen Blutzellen kommt, kann sich beim Kind eine Gelbfärbung der Haut und des Weißen im Auge einstellen.
Vergleiche auch: Gallensteine, Hepatitis, Leber.

Gelenke sind Verbindungen der verschiedenen Knochen des Skeletts, welche dem Körper seine Beweglichkeit verleihen. Die Knochenenden in einem Gelenk sind von einer dünnen Schicht *Gelenkknorpel* bedeckt, der eine glatte Oberfläche schafft und so die Reibung vermindert. Innerhalb des eigentlichen Gelenks kann sich eine dünne Knorpelscheibe, der *Meniskus,* befinden, welcher ebenfalls die Bewegungen des Gelenks unterstützt. Das Gelenk wird von einer bindegewebigen *Gelenkkapsel* umhüllt, welche nach innen *Synovialflüssigkeit* abgibt, die ihrerseits als „Schmiermittel" des Gelenks fungiert. Diese Flüssigkeit füllt die

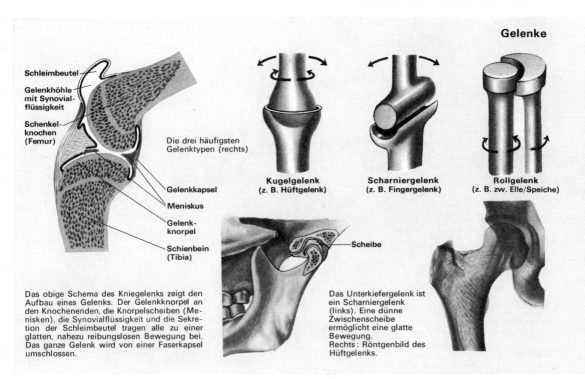

Das obige Schema des Kniegelenks zeigt den Aufbau eines Gelenks. Der Gelenkknorpel an den Knochenenden, die Knorpelscheiben (Menisken), die Synovialflüssigkeit und die Sekretion der Schleimbeutel tragen alle zu einer glatten, nahezu reibungslosen Bewegung bei. Das ganze Gelenk wird von einer Faserkapsel umschlossen.

Das Unterkiefergelenk ist ein Scharniergelenk (links). Eine dünne Zwischenscheibe ermöglicht eine glatte Bewegung. Rechts: Röntgenbild des Hüftgelenks.

Gelenkhöhle, d. h. den schmalen Raum zwischen den Knorpelflächen, vollständig aus. Die Flüssigkeit kann auch aus kleinen Säckchen oder *Bursae* kommen, welche mit der Gelenkkapsel in direkter Verbindung stehen. Im Kniegelenk kommen mehrere solcher Säckchen vor. Das Gelenk wird durch *Ligamente* stabilisiert; diese sind spezielle Bindegewebsstränge, welche an den Knochenschäften befestigt sind. Sie können sich wie die Kreuzbänder des Knies innerhalb des Gelenks oder in der Gelenkkapsel befinden, können aber auch ganz unabhängig vom Gelenk selbst verlaufen. Eine weitere Festigkeit wird dem Gelenk durch Muskeln und Sehnen verliehen.

Die meisten Gelenke sind *Scharniergelenke*, welche nur Bewegungen in einer Ebene erlauben, z. B. die Fingergelenke und das Kniegelenk. *Kugelgelenke* erlauben Bewegungen in allen Ebenen. Diese Gelenkform findet man im Schulter- und Hüftgelenk. Das kugelähnliche Knochenende bezeichnet man als den *Gelenkkopf*, den entgegengesetzten Knochenteil als die *Gelenkpfanne*. Eine weitere Form ist das *Roll-*, *Rad-* oder *Drehgelenk* — ein Beispiel hierfür ist die Verbindung zwischen Elle und Speiche. Als *Pseudoarthrose* oder *falsches Gelenk* bezeichnet man einen Zustand, bei dem die knöcherne Heilung eines Knochenbruches ausbleibt und statt dessen nur eine mehr oder weniger bewegliche bindegewebige Verbindung zwischen den Bruchenden gebildet hat.

Vergleiche auch: Meniskus, Skelett, Wirbelsäule.

Gerstenkorn, *Hordeolum*, eine eitrige Entzündung der Talgdrüsen in den Augenwimpern. Es tritt gewöhnlich als eine Reizung und Schwellung des Augenlids (meistens des unteren Lids) in Erscheinung. Dann beginnt sich das Zentrum der Entzündung aufzulösen, das Gerstenkorn „reift", und das Gewebe wird gedehnt, wodurch Schmerzen entstehen. Schließlich bricht das Gerstenkorn auf und heilt ab. Gerstenkörner werden gewöhnlich mit bakteriziden Salben und heißen Kompressen behandelt; die Entzündung heilt dann oft ab, ohne daß das Gerstenkorn reift und aufplatzt. Ein Augenarzt kann ein Gerstenkorn mit einem feinen Messerchen öffnen und den Inhalt absaugen. Später kann am Augenlid eine Geschwulst auftreten, die man als *Chalazion* oder *Hagelkorn* bezeichnet. Es handelt sich dabei um ein harmloses, tumorähnliches Gewächs, welches leicht chirurgisch entfernt werden kann. Ein Hagelkorn kann auch auftreten, ohne daß sich vorher ein Gerstenkorn gezeigt hatte.

Geruch und Geschmack sind beim Menschen relativ gering entwickelte Sinne. Der *Geruchssinn* ist besonders schwach ausgebildet. Bei Hunden und vielen anderen Tieren ist er dagegen einer der wichtigsten Sinne. Das Riechzentrum dieser Tiere stellt daher auch einen großen Teil der gesamten Gehirnmasse dar. Der Geruchssinn dient beim Tier der Orientierung, der Nahrungs- und Feindererkennung sowie der Geschlechterfindung; durch die Sexualduftstoffe des

GERUCH UND GESCHMACK

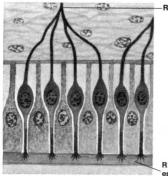

Detail des Riechorgans

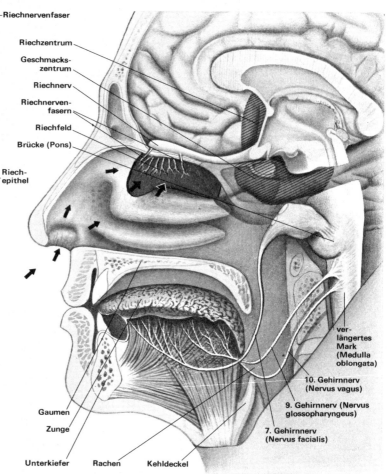

Geruch. Im Vergleich zu vielen Tieren ist der *Geruchssinn* des Menschen nur wenig entwickelt. Das *Riechzentrum* im menschlichen Gehirn ist klein (rechts).

Das eigentliche *Riechorgan* (oben) ist ein etwa 1,5 bis 2,5 cm² großer Schleimhautbezirk, das *Riechfeld*, im oberen Teil der Nasenhöhle. Seine länglichen Riechzellen übertragen die Impulse über Nervenfasern auf den Riechnerven. Die Impulse werden im Gehirn in eine bewußte Sinneswahrnehmung umgewandelt.

Der **Geschmack** ist auf die Zunge begrenzt. Das *Geschmacksorgan* besteht aus über 200 *Geschmacksknospen*, die in kleinen Erhöhungen, den Papillen, besonders an der Oberseite der Zunge liegen. Auch an anderen Stellen in der Mundhöhle sind sie verstreut anzutreffen. Von den Nervenbündeln in den Geschmacksknospen (unten rechts) werden Impulse auf Nervenfasern zum verlängerten Mark (Medulla oblongata), zur Brücke (Pons) und bis zum Geschmackszentrum in der Hirnrinde geleitet.

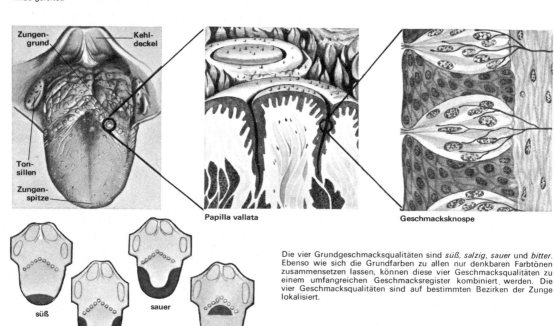

Die vier Grundgeschmacksqualitäten sind *süß, salzig, sauer* und *bitter*. Ebenso wie sich die Grundfarben zu allen nur denkbaren Farbtönen zusammensetzen lassen, können diese vier Geschmacksqualitäten zu einem umfangreichen Geschmacksregister kombiniert werden. Die vier Geschmacksqualitäten sind auf bestimmten Bezirken der Zunge lokalisiert.

Weibchens werden die männlichen Tiere oft über weite Strecken angelockt.

Der Geruchssinn ist die Fähigkeit, bestimmte chemische, meist gasförmige Stoffe wahrzunehmen und zu unterscheiden. Das eigentliche Riechorgan, das *Riechfeld*, ist ein Schleimhautbezirk von etwa 1,5 bis 2,5 cm² Größe im oberen Teil der Nasenhöhle. Die Funktion des Geruchssinnes ist noch nicht völlig geklärt; wahrscheinlich findet ein direkter chemischer Reiz auf die Sinneszellen des Riechfeldes statt. Die jüngste Theorie des Geruchssinnes ist die *stereochemische Theorie;* danach werden sieben Primärgerüche durch sieben typische Molekülformen dargestellt, für die es jeweils einen typisch gebauten Rezeptor gibt. Die Schleimhaut des Riechfeldes wird ständig feucht gehalten, so daß sich die Geruchsstoffe in dem Sekret lösen und in die Sinneszellen eindringen können. Das ständige Feuchthalten der Schleimhaut durch die Flüssigkeit aus den Schleimhautdrüsen sorgt auch dafür, daß das Riechfeld immer wieder zur Aufnahme neuer Reize bereit ist. Die *Riechzellen*, die abgewandelte Nervenzellen sind, senden je einen fadenförmigen Fortsatz an die Oberfläche der Schleimhaut und einen zweiten längeren Fortsatz in die Tiefe. Dieser vereinigt sich mit den Fortsätzen der Nachbarzellen zu *Riechfäden (Fila olfactoria)*, die das Siebbein durchdringen und in die beiden Riechnerven an der Unterseite des Gehirns eintreten. In der Hirnrinde werden die Reize dann in einer kleinen Region, dem *Riechzentrum*, zu Sinneswahrnehmungen umgewandelt.

Der Geschmackssinn ist die Fähigkeit, bestimmte wasserlösliche Stoffe wahrzunehmen und zu unterscheiden. Das Geschmacksorgan besteht aus einer Anzahl verschiedener Zellgruppen, den *Geschmacksknospen*, die über den Anfangsteil des Verdauungsweges verstreut sind. Sie kommen besonders in den Papillen der Zunge — und hier hauptsächlich an der Zungenspitze — sowie am Kehldeckel vor. Die Geschmacksknospen haben eine Länge von etwa 0,07 mm und bestehen aus Stützzellen, in welche die Sinneszellen eingelagert sind. Diese Sinneszellen werden von Nervenendigungen des *Geschmacksnerven (Nervus glossopharyngeus)* umsponnen. Impulse werden von hier vorwiegend über den 9., teilweise auch über den 7. und 10. Gehirnnerven über das verlängerte Mark *(Medulla oblongata)* und die *Brücke (Pons)* auf das *Geschmackszentrum* in der Hirnrinde übertragen, wo sie in Sinneswahrnehmungen umgewandelt werden. Die Vorgänge bei der Geschmackswahrnehmung sind noch nicht völlig geklärt. Nach einer Theorie soll die Geschmacksrezeption derart vor sich gehen, daß ein bestimmter Geschmacksstoff eine bestimmte Geschmacksknospe reizt, die jeweils nur auf eine der vier Grundqualitäten — süß, salzig, sauer und bitter — reagiert. Hierbei wird ein Nervenimpuls erzeugt, der auf dem zuvor beschriebenen Wege auf das Geschmackszentrum übertragen wird. Die vier Geschmacksqualitäten können in verschiedenen Kombinationen gemischt sein und dabei sehr vielfältige Geschmackswahrnehmungen hervorrufen. Wenn wir einen Nahrungsstoff schmecken, so nehmen wir ihn zugleich mit dem Geruchssinn wahr. Der Geruch spielt folglich bei unserer Nahrungsaufnahme eine wesentliche Rolle. Unser Gesichtssinn ist hierbei ebenfalls beteiligt; wir koppeln hiermit unsere Erfahrung aus früheren Wahrnehmungen und wissen im voraus, welchen Geschmack wir zu erwarten haben.

Geschlechtskrankheiten, Oberbegriff für vier Krankheiten der Geschlechtsorgane: die Gonorrhöe (Tripper), die Lues (Syphilis), den Schanker und die „vierte Geschlechtskrankheit" oder Lymphogranuloma inguinale. In manchen Ländern besteht eine gesetzliche Meldepflicht und Pflicht für die Erkrankten, sich einer Behandlung zu unterziehen, wobei die Behandlungskosten während des infektiösen Stadiums vom Staat getragen werden.

Die *Gonorrhöe* oder *Tripper* ist die häufigste Geschlechtskrankheit. Wie alle Geschlechtskrankheiten zeigt die Gonorrhöe in Kriegszeiten eine steigende Häufigkeit. Nach dem 2. Weltkrieg ging die Zahl der Erkrankungen zurück und blieb bis zu den sechziger Jahren etwa konstant; seitdem wird jedoch besonders unter jüngeren Menschen wieder eine beachtliche Zunahme verzeichnet. Die Gonorrhöe wird durch Gonokokken (paarweise zusammenliegende Kugelbakterien) verursacht, die Übertragung findet gewöhnlich beim Geschlechtsverkehr statt. Sie befällt dabei die Schleimhaut der Harnröhre. Nach einer Inkubationszeit von 2–5 Tagen macht sich beim Mann eine Entzündung durch Schmerzen beim Wasserlassen bemerkbar, die allmählich in einen eitrig werdenden Ausfluß übergeht.

Wird die Infektion nicht behandelt, so kann sich die Harnröhre entzündlich verengen, wodurch das Wasserlassen erschwert wird. Außerdem kann die Infektion bis in die Prostata hinaufsteigen und zu einer akuten Prostataentzündung führen, welche sogar noch weiter auf die Nebenhoden übergreifen kann. Eine solche *Nebenhodenentzündung* wie auch die *akute Prostatitis* ist äußerst schmerzhaft und von Fieber begleitet. Eine doppelseitige Nebenhodenentzündung kann zur Unfruchtbarkeit führen. Bei der Frau sind die Symptome der Gonorrhöe meist weniger auffällig, da es sich bei ihr gewöhnlich nur um einen geringen Ausfluß handelt. Die Infektion kann so vor ihrer Entdeckung die Harnröhre, die Auskleidung der Gebärmutter, die Eileiter und die Eierstöcke befallen. Nicht selten tritt dann beim Befall der Eileiter ein Tubenverschluß auf, wodurch die Frau unfruchtbar wird. Im fortgeschrittenen Stadium der Gonorrhöe treten zusätzlich chronische Unterleibsschmerzen und Fieber auf. Bei Homosexuellen wird zunehmend häufiger eine Gonorrhöe des Mastdarms beobachtet.

Eine der häufigsten Komplikationen der Gonorrhöe ist bei beiden Geschlechtern die *Arthritis;* diese tritt gewöhnlich nur an einem Gelenk auf. Eine spezielle Form der Krankheit ist die beim Neugeborenen auftretende, durch die Berührung mit der Scheide der Mutter übertragene Gonokokken-Bindehautentzündung oder der *Augentripper (Conjunctivitis gonorrhoica),* eine Krankheit, die früher häufig zur Erblindung führte. Diese Art der Infektion wird heute mit der sogenannten *Credéschen Prophylaxe* verhindert; dabei werden dem Neugeborenen einige Tropfen einer 1%igen Silbernitratlösung in die Augen geträufelt.

Der erste Schritt in der Diagnose einer Gonorrhöe ist die Untersuchung des Ausflusses. Beim Mann wird ein besonders geformter Spatel in den Anfangsteil der Harnröhre eingeführt, während bei der Frau aus der Harnröhre, der Gebärmutter und aus dem Mastdarm Proben des Ausflusses entnommen werden. Die Proben werden dann unter dem Mikroskop untersucht und zur Anlage von Kulturen verwandt, welche eine genaue Bestimmung der Bakterienart ermöglichen.

Die Krankheit kann gewöhnlich durch eine einzige Penicillininjektion geheilt werden, jedoch sind im Anschluß daran weitere Kontrollen zur Sicherung der Ausheilung notwendig. In der letzten Zeit traten auch Bakterien mit einer erhöhten Resistenz gegenüber Penicillin auf. Man mußte dann die Dosierung erhöhen und die Gaben wiederholen, in manchen Fällen auch zu anderen Antibiotika greifen.

Die *Syphilis* oder *Lues,* auch *Französische Krankheit* genannt, ist die schwerste und gefährlichste Geschlechtskrankheit. Sie wird hauptsächlich durch Geschlechtsverkehr übertragen. Erreger ist das *Treponema pallidum (Spirochaeta pallida).* Die Krankheit entwickelt sich in drei Stadien. Wenige Wochen nach der Ansteckung erscheint als *Primärstadium* eine harte Erosion *(Primäraffekt* oder *harter Schanker)* auf den Genitalorganen; bei den Lymphknoten der Leistenbeuge kommt es gewöhnlich zu einer schmerzlosen Schwellung. In seltenen Fällen kann die Infektion auch mit dem Mund, z. B. durch einen Kuß, übertragen werden, wobei dann der Primäraffekt mit dem charakteristischen Geschwür am Mund oder an den Lippen auftritt. Der Primäraffekt verschwindet gewöhnlich wieder, die Krankheit selbst jedoch bleibt aktiv und geht nach zwei bis drei Monaten in ihr zweites, das *Sekundärstadium,* über. Hierbei kommt es an verschiedenen Stellen des Körpers zu einem Hautausschlag. Dieses besonders ansteckende Stadium kann mehrere Jahre lang andauern, bis dann in der Regel auch der Ausschlag wieder verschwindet. Im Anschluß daran und nach einer gewöhnlich jahrelangen beschwerdefreien Zeit kann die Krankheit in ihr drittes und gefährliches Stadium, das *Tertiärstadium,* eintreten.

Im Verlauf dieses Tertiärstadiums kann fast jedes Organ des Körpers von der Krankheit befallen werden. Eine typische Veränderung ist die Bildung von sogenannten *Gummen,* großen und später zerfallenden hartgummiartigen Knoten in der Unterhaut, in Hoden, Leber, Herz, Muskeln und Knochen. Andere Veränderungen während des Tertiärstadiums der Syphilis betreffen die Blutgefäße, insbesondere kommt es zu Entzündungen in der Wand der Aorta, die dann dem Innendruck nicht mehr zu widerstehen vermag, sich ausweitet (Aortenaneurysma) und zerreißen kann. Die Krankheit kann auch das Zentralnervensystem befallen, wobei zwei verschiedene Verlaufsformen möglich sind: bei der *Tabes dorsalis* oder *Rückenmarkschwindsucht* spielen sich degenerative Veränderungen im Rückenmark ab. Die Hauptsymptome sind sensible Reiz- und Ausfallerscheinungen, plötzliche Schmerzattacken von äußerster Heftigkeit, Lähmungen und die Herabsetzung oder Auslöschung von Reflexen. Die zweite Form ist die *progressive Paralyse, Dementia paralytica* oder *Gehirnerweichung,* eine durch Syphilis-Treponemen hervorgerufene chronische Entzündung, besonders der Stirn- und Schläfenhirnrinde mit Hirnschwund. Diese Erkrankung führt zur fortschreitenden Verblödung mit Gedächtnisverlust, Einschränkung der Urteilsfähigkeit, Verlust des Taktgefühls, blühendem Größenwahn, verwaschener Sprache, Silbenstolpern und veränderter Schrift. Im fortgeschrittenen Stadium kommt es zu körperlichem Verfall.

Daneben gibt es eine *angeborene Syphilis,* bei welcher die Krankheit von der Mutter auf den Fetus übertragen wird. Die angeborene Syphilis ist ein ernster Krankheitszustand mit oftmals tödlichem Ausgang.

Während der beiden ersten Stadien der Syphilis ist die einfachste Methode zur Diagnose der Krankheit die Bestimmung der Bakterien in den Geschwüren und dem Hautausschlag. Etwa sechs Wochen nach der Infektion erscheint eine serologische Veränderung im Blut, welche mit der *Wassermann-Reaktion* (WaR) nachgewiesen werden kann. Weitere serologische Methoden stellen eine wertvolle Ergänzung zum Wassermann-Test dar. Oft wird auch noch eine Probe aus der Rückenmarkflüssigkeit entnommen, welche zur Entdeckung syphilitischer Veränderungen im Nervensystem verwandt werden kann.

Die Syphilis trat in Europa zum ersten Mal gegen Ende des 15. Jahrhunderts auf, wo sie sich schnell und mit schwersten Verlaufsformen ausbreitete. Die Behandlungsmethoden blieben unbefriedigend, bis zu Beginn dieses Jahrhunderts relativ gute Erfolge mit Salvarsan und Wismutpräparaten erzielt wurden. Daneben wurde gegen die progressive Paralyse die *Fieberbehandlung* entwickelt, zunächst in Form einer Impfung mit Malariaimpfstoff, später mit Bakterieneiweiß (Pyrifer). Heute besteht die Behandlung der Syphilis hauptsächlich in der Verabreichung von Antibiotika, insbesondere Penicillin, in hoher Dosierung, womit gute Erfolge verzeichnet werden. Es sind jedoch auch nach einer

GESCHLECHTS- UND HARNORGANE I

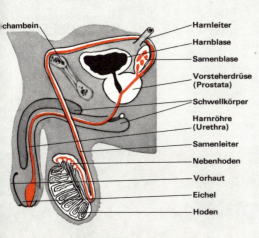

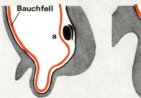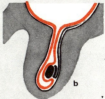

Beim Embryo sind die Hoden im Bauchraum angelegt (a), sie wandern jedoch bis zur Zeit der Geburt durch den Leistenkanal in das Skrotum hinab (b).

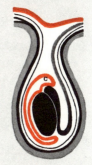

Nach dem Durchtritt des Hodens verengt sich der Leistenkanal, und das Bauchfell deckt die Öffnung ab; die Hoden bleiben von einer eigenen doppelwandigen Bauchfellhülle umschlossen (c). Dieser Entwicklungsvorgang kann bei unzureichender Verengung des Leistenkanals den Weg für einen Leistenbruch bahnen (↗ Eingeweidebruch).

Die männlichen Geschlechtsorgane

Die in den Hodenkanälchen gebildeten Spermien verweilen zusammen mit Flüssigkeit in den Nebenhoden. Bei der Ejakulation wird die Flüssigkeit durch rhythmische Muskelkontraktionen über den Samengang und durch die Harnröhre ausgepreßt. Während dieses Vorganges werden der Samenflüssigkeit weitere Sekrete aus den Samenbläschen, der Prostata und den kleinen Urethraldrüsen beigefügt.
Die Steifung oder Erektion des Penis wird dadurch bewirkt, daß sich die Schwellkörper des Organs bei sexueller Erregung mit Blut füllen.

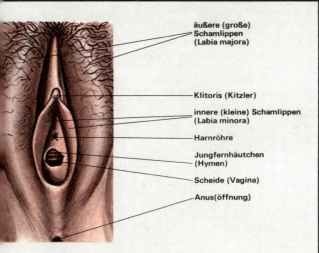

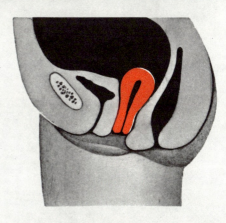

Beim *Gebärmuttervorfall* (*Uterusprolaps*, oben) sinkt die Gebärmutter in die Scheide hinunter. Dieser Vorgang tritt bei Frauen auf, bei denen durch mehrere Geburten die Dammuskulatur (Beckenbodenmuskulatur) geschwächt ist.

Die weiblichen Geschlechtsorgane

Normalerweise ist die Gebärmutter leicht nach vorne geneigt, doch kann sie, wie unten gezeigt, auch stark nach vorne oder nach hinten abgeknickt sein. Eine zu starke Abknickung kann eine Befruchtung unmöglich machen.

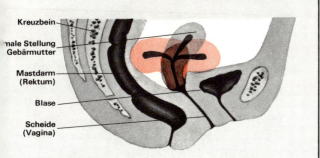

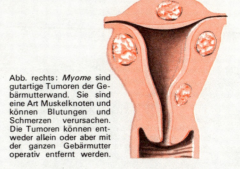

Abb. rechts: *Myome* sind gutartige Tumoren der Gebärmutterwand. Sie sind eine Art Muskelknoten und können Blutungen und Schmerzen verursachen. Die Tumoren können entweder allein oder aber mit der ganzen Gebärmutter operativ entfernt werden.

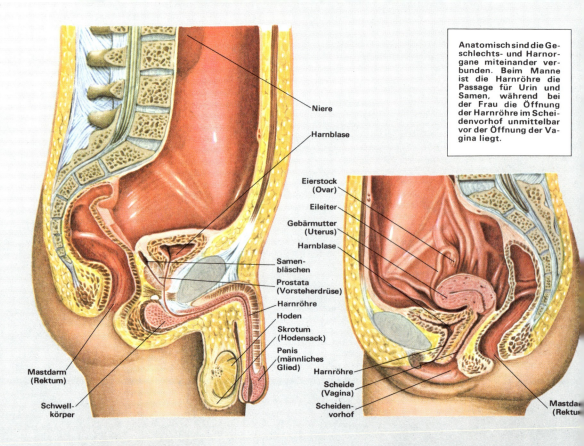

Anatomisch sind die Geschlechts- und Harnorgane miteinander verbunden. Beim Manne ist die Harnröhre die Passage für Urin und Samen, während bei der Frau die Öffnung der Harnröhre im Scheidenvorhof unmittelbar vor der Öffnung der Vagina liegt.

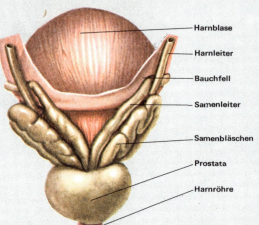

Mann. Die Samenzellen oder Spermien werden in den *Hoden* gebildet; bei der Ejakulation werden sie in den Samenleiter hinaufgepreßt und durch die Harnröhre ausgestoßen. Die Samenblasen und die Prostata bereiten den größten Teil der Flüssigkeit, in welcher sich der Samen bewegt (vgl. Abb. ganz links oben auf der vorangegangenen Seite).

Abb. links (Organe von hinten betrachtet): Die *Blase* besteht aus glatter Muskulatur und faßt ca. 500 cm³. Sie speichert den von den Nieren ausgeschiedenen und über die *Harnleiter* zugeführten Harn. Die Entleerung erfolgt durch die *Harnröhre*. Die *Samenleiter* und die Gänge der *Vorsteherdrüse* münden ebenfalls in den oberen Teil der Harnröhre (vgl. Abb. auf der gegenüberliegenden Seite). Die *Samenblasen* münden innerhalb der Prostata in die Samenleiter.

Frau. Die weiblichen Keimdrüsen sind die *Ovarien* oder *Eierstöcke*, welche das Äquivalent zu den Hoden des Mannes darstellen. Etwa alle 28 Tage verläßt ein reifes Ei einen der Eierstöcke und wird von dem Fransensaum der *Eileiter* aufgefangen. Wenn ein lebensfähiges Spermium den Eileiter erreicht, kann es das Ei befruchten, welches dann in die Gebärmutter weiterwandert, in deren Wand es sich einnistet und zum Embryo entwickelt. Nicht befruchtete Eier verlassen den Körper mit der Menstruationsblutung.

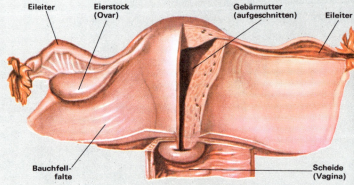

GESCHLECHTS- UND HARNORGANE II–III

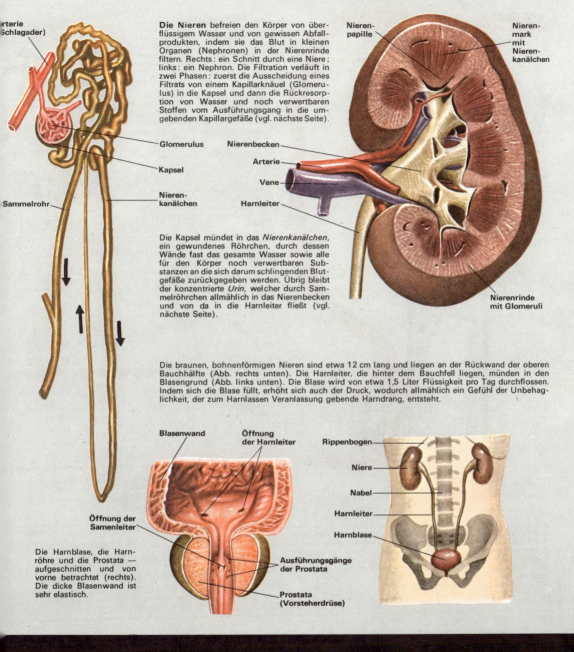

Die Nieren befreien den Körper von überflüssigem Wasser und von gewissen Abfallprodukten, indem sie das Blut in kleinen Organen (Nephronen) in der Nierenrinde filtern. Rechts: ein Schnitt durch eine Niere; links: ein Nephron. Die Filtration verläuft in zwei Phasen: zuerst die Ausscheidung eines Filtrats von einem Kapillarknäuel (Glomerulus) in die Kapsel und dann die Rückresorption von Wasser und noch verwertbaren Stoffen vom Ausführungsgang in die umgebenden Kapillargefäße (vgl. nächste Seite).

Die Kapsel mündet in das *Nierenkanälchen*, ein gewundenes Röhrchen, durch dessen Wände fast das gesamte Wasser sowie alle für den Körper noch verwertbaren Substanzen an die sich darum schlingenden Blutgefäße zurückgegeben werden. Übrig bleibt der konzentrierte *Urin*, welcher durch Sammelröhrchen allmählich in das Nierenbecken und von da in die Harnleiter fließt (vgl. nächste Seite).

Die braunen, bohnenförmigen Nieren sind etwa 12 cm lang und liegen an der Rückwand der oberen Bauchhälfte (Abb. rechts unten). Die Harnleiter, die hinter dem Bauchfell liegen, münden in den Blasengrund (Abb. links unten). Die Blase wird von etwa 1,5 Liter Flüssigkeit pro Tag durchflossen. Indem sich die Blase füllt, erhöht sich auch der Druck, wodurch allmählich ein Gefühl der Unbehaglichkeit, der zum Harnlassen Veranlassung gebende Harndrang, entsteht.

Die Harnblase, die Harnröhre und die Prostata — aufgeschnitten und von vorne betrachtet (rechts). Die dicke Blasenwand ist sehr elastisch.

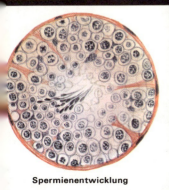
Spermienentwicklung

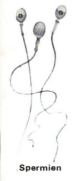
Spermien

Die Samenzellen werden in den Hoden fortlaufend neu produziert. Ein Spermium besitzt einen etwa 0,06 mm langen Schwanz. Das Ei hat eine Größe von etwa 0,2 mm im Durchmesser. Abb. rechts zeigt ein reifes Ei.

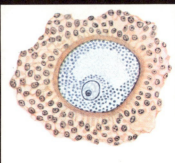
Ei (Ovum)

GESCHLECHTS- UND HARNORGANE IV

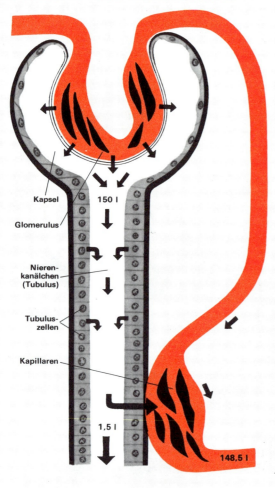

Die Funktion der Niere

Das linke Schaubild zeigt, wie eine »Niereneinheit«, ein *Nephron*, arbeitet. Die Glomeruli und die Nierenkanälchen, wie sie auf der vorangegangenen Seite beschrieben wurden, sind hier schematisch dargestellt.
Wenn das Blut durch den Glomerulus hindurchfließt, wird Flüssigkeit in die Kapsel gefiltert. Von diesem *Primärharn* werden etwa 150 Liter pro Tag produziert, wovon jedoch beim Durchfließen der Nierenkanälchen etwa 99% wieder ins Blut zurückresorbiert werden. So nehmen dann die sich um die Kanälchen schlingenden Kapillaren pro Tag etwa 148,5 Liter auf, während 1,5 Liter als »konzentrierter Harn« zurückbleiben. Einige der im Urin enthaltenen Substanzen werden von den Tubuluszellen aktiv ausgeschieden.

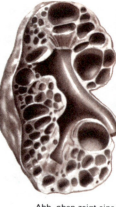

Abb. oben zeigt eine *Zystenniere*, eine ungewöhnliche Mißbildung. Die mit Flüssigkeit gefüllten Hohlräume beeinträchtigen die Funktionstüchtigkeit der Niere erheblich.

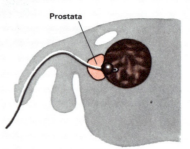

Zystoskop

Prostata

Katheterisierung

Medizinische Untersuchungen

Die *Blasenwand* kann mit einem optischen Instrument, dem *Zystoskop*, beleuchtet und untersucht werden. Mit Hilfe des Zystoskops lassen sich auch noch andere Instrumente in die Blase unter Sicht manipulieren; so kann z. B. ein Katheter (schmaler Schlauch) auf diese Art in den Harnleiter eingeführt werden. Solche Untersuchungen werden unter Vollnarkose oder Lumbalanästhesie ausgeführt.
Zum Bild rechts: ein Katheter wurde in die Blase eingeführt und dort mit Hilfe eines aufblasbaren Ballons fixiert. — Unten: verschiedene Mißbildungen der Harnwege.

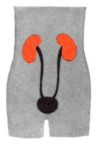
normale Harnorgane

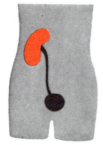
Fehlen der linken Niere bei vergrößerter rechter Niere

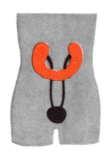
Hufeisenniere

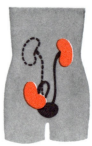
Wanderniere

Behandlung noch regelmäßige Kontrolluntersuchungen notwendig.

Der *weiche Schanker* oder *Ulcus molle venerum* wird durch ein Stabbakterium *(Haemophilus Ducreyi)* verursacht und gewöhnlich während des Geschlechtsverkehrs übertragen. Nach einer Inkubationszeit von wenigen Tagen bilden die Bakterien ein weiches, schmerzhaftes, klebriges Geschwür an den Genitalorganen. Die regionalen Lymphknoten schwellen schmerzhaft an. Die Krankheit ist heute selten und kann erfolgreich mit Sulfonamiden und verschiedenen Antibiotika behandelt werden.

Die *vierte Geschlechtskrankheit, Lymphogranuloma inguinale,* ist heute ebenfalls nur noch selten. Sie wird durch ein Virus verursacht und führt zur eitrigen Zerstörung der Lymphknoten in der Leistengegend. An den Geschlechtsorganen selbst treten nur kleinere Wundflächen auf. Die Behandlung besteht hauptsächlich in der Gabe von Antibiotika.

Vergleiche auch: Geschlechtsorgane.

Geschlechtsorgane oder *Fortpflanzungsorgane* dienen der Fortpflanzung einer Spezies, indem sie die männlichen und weiblichen Geschlechtszellen bilden und deren Vereinigung ermöglichen. Die männlichen und weiblichen Geschlechtsorgane sind die *primären Geschlechtsmerkmale,* während man die sonstigen typischen Unterschiede der männlichen und weiblichen Figur, welche sich unter dem Einfluß der Sexualhormone während der Pubertät ausprägen, als *sekundäre Geschlechtsmerkmale* bezeichnet. Dabei kommt es beim Knaben zur Vergrößerung des Kehlkopfes und zum Stimmbruch, zu einem verstärkten Wachstum der Körperbehaarung, zum Beginn des Bartwuchses und der Schambehaarung und zur Ausbildung eines kräftigeren Körperbaus. Beim Mädchen beginnt die Behaarung des Genitalbereichs, die Figur wird abgerundeter, und die Brüste entwickeln sich.

Im Fetus entwickeln sich die Fortpflanzungsorgane anfangs bei beiden Geschlechtern gleich, bis dann allmählich mit der Bildung der primären Geschlechtsmerkmale eine Tendenz zu dem einen oder anderen Geschlecht hin sichtbar wird. Dabei bleiben jedoch gewisse Ähnlichkeiten bestehen: so entspricht z. B. der *Kitzler (Klitoris)* der Frau dem *männlichen Glied (Penis).*

Die Geschlechtsorgane werden in *innere* und *äußere Geschlechtsorgane* eingeteilt. So zählen bei der Frau die *Eierstöcke (Ovarien),* die *Eileiter (Tubae uterinae),* die *Gebärmutter (Uterus)* und die *Scheide (Vagina)* zu den inneren Organen, während die *Vulva* die Gesamtheit der äußeren Geschlechtsorgane darstellt (große und kleine Schamlippen, Scheidenvorhof, Klitoris, Hymen). Beim Mann sind die Geschlechtsorgane, *Hoden, Skrotum* und *Penis,* mit den Harnorganen anatomisch, jedoch nicht funktionell eng verbunden (↗ Nieren, ↗ Harnorgane).

Die *männlichen Geschlechtsorgane:* Beim Mann bestehen die Keimdrüsen oder *Gonaden* aus den beiden *Hoden,* welche nebeneinander im *Skrotum (Hodensack)* liegen. Beim Fetus sind die Hoden noch innerhalb der Bauchhöhle gelegen, von wo sie vor der Geburt in den Hodensack hinabsteigen (↗ Kryptorchismus). Jede der beiden Drüsen ist von einer bindegewebigen Kapsel umgeben; das Blut fließt langsamer aus dem linken Hoden zurück, welcher etwas schwerer ist und gewöhnlich auch etwas tiefer steht. Während der Pubertät werden die Hoden durch ein Hormon der Hypophyse angeregt, ihr eigenes Hormon und auch die Samenzellen zu bilden. Das *männliche Geschlechtshormon (Androgen)* gelangt direkt in die Blutbahn und kontrolliert die Entwicklung der sekundären Geschlechtsmerkmale. Die *Samenzellen* oder *Spermatozoen* werden in mikroskopisch dünnen *Samenkanälchen* gebildet, deren Gesamtlänge etwa einen Meter beträgt; in jedem Hoden befinden sich über eintausend solcher Kanälchen. Die Samenkanälchen vollbringen eine außergewöhnliche Arbeitsleistung; man schätzt, daß der reife Mann 3–4 Milliarden Spermien pro Monat produziert. Diese Aktivität kann über 40, 50 oder mehr Jahre dauern. In den Samenkanälchen machen die Spermien eine Entwicklung durch, wobei sich u. a. durch eine Reduktionsteilung der Chromosomensatz halbiert (↗ Vererbung).

Jede Samenzelle ist ungefähr 0,06 mm lang und besteht aus einem Kopf, einem Mittelstück und einem Schwanz, welcher der Fortbewegung dient. Die Körpertemperatur ist für die Entwicklung der Samenzellen zu hoch, weshalb die Hoden außerhalb der Körperhöhle im Skrotum liegen. An der Hinterseite jedes Hodens vereinigen sich die Samenkanälchen zu einem einzigen, eng gewundenen Schlauch, dem *Nebenhoden (Epididymis);* hier werden die Spermien gespeichert. Beide Nebenhoden münden in einen etwa 50 cm langen Ausführungsgang *(Vas deferens* oder *Samenstrang).* Diese Gänge durchlaufen den Leistenkanal, ziehen an der Innenseite des Beckens entlang und treffen sich hinter der Harnblase. Nebeneinander treten sie in die *Prostata (Vorsteherdrüse)* ein und münden in die Harnröhre. Kurz vor ihrem Eintritt in die Prostata erweitern sich die beiden Samenstränge zu den beiden *Ampullen;* innerhalb der Prostata münden sie in die Ausführungsgänge der beiden *Samenbläschen* ein. Sowohl die Samenbläschen als auch die Nebenhoden versorgen die Spermien mit Sekret. In der Prostata erhält die *Samenflüssigkeit* oder der *Samen (Sperma)* durch einen weiteren Sekretzusatz, der u. a. die Bewegungen der Spermien anregt, die endgültige Zusammensetzung.

Die Harnröhre, gemeinsamer Ausführungsgang für Urin und Samen, setzt sich im *männlichen Glied* oder *Penis* fort, welcher aus drei *Schwellkörpern* und dem Endstück, der *Glans penis* oder *Eichel,* besteht. Die Schwellkörper, deren unterer die Harnröhre umschließt, bestehen aus venösen Hohlräumen, welche sich bei sexueller Reizung mit Blut füllen und versteifen. Diese Versteifung oder *Erektion* ist für die Einführung des Organs in die weibliche Scheide notwendig (↗ Impotenz). Von zwei kleinen Drüsen *(Glandulae bulbourethrales)* wird ein Sekret produziert und in die Harnröhre unterhalb der Prostata entleert. Die Eichel des Gliedes enthält zahlreiche Nervenendigungen und wird durch eine Hautfalte, die *Vorhaut* oder das *Praeputium*, geschützt, deren Talgdrüsen das *Smegma* absondern, welches sich bei mangelnder Reinlichkeit ansammelt, zersetzt und dann einen charakteristischen Geruch verursacht. Es enthält krebserzeugende Substanzen und ist Ursache sowohl des Peniskarzinoms beim Mann wie auch des Gebärmutterhalskarzinoms bei der Frau. Dieses Sekret ist nicht vorhanden, wenn die Vorhaut durch *Beschneidung* entfernt wurde.

Während des *Geschlechtsverkehrs* oder *Koitus* werden die Nervenendigungen in der Eichel gereizt, und es kommt durch einen Reflex zur *Ejakulation*, wobei die Samenflüssigkeit durch rhythmische Kontraktionen der glatten Muskulatur der Samenleiter und der Harnröhre ausgetrieben wird. Eine Ejakulation von 2,5–3,5 cm³ Samen kann bis zu 500 Millionen Spermien enthalten, die sich dann an der tiefsten Stelle der weiblichen Scheide, dem Scheidengewölbe, befinden und z. T. in den Gebärmutterhals eindringen können.

Die *weiblichen Geschlechtsorgane*: Bei der Frau bestehen die Keimdrüsen aus zwei oval geformten Organen, den *Eierstöcken* oder *Ovarien*, welche an der Beckenwand liegen. Sie sind ungefähr 4 cm lang und 1½ cm dick. Die Eierstöcke bestehen aus zellreichem Bindegewebe, in dessen äußerer Schicht die Eizellen reifen. Die Eierstöcke enthalten fast eine halbe Million unreifer Eizellen, von denen jedoch in der Regel jeden Monat nur eine einzige bis zur Befruchtungsfähigkeit heranreift. Diese gereifte *Eizelle (Ovum)* kommt abwechselnd je einmal vom linken und vom rechten Ovar. Die Reifung der Eizellen beginnt unter dem Einfluß eines Hypophysenhormons (↗ Endokrine Drüsen) während der Pubertät und dauert bis zur Menopause (↗ Klimakterium). Obwohl jedesmal nur ein Ei vollständig zur Reifung gelangt, gehen bei jeder Regelblutung viele unreife Eizellen zugrunde (↗ Menstruation). So verringert sich die Anzahl der Eizellen in den Eierstöcken ständig, bis zu Beginn der Menopause keine funktionstüchtigen Eizellen mehr zur Verfügung stehen.

Die *Eizelle* ist die größte einzelne Zelle im Körper. Sie besteht aus einem Kern, der von einer Nährsubstanz umgeben ist. Die Eizellen sind in *Stützzellen* eingebettet, welche mit Flüssigkeit gefüllte Hohlräume, die sogenannten *Graafschen Follikel*, bilden. Während das Ei heranreift, werden von den Follikeln die *Östrogenhormone* in den Blutstrom abgegeben. Diese regen die Gebärmutterschleimhaut dazu an, sich auf eine Schwangerschaft vorzubereiten; sie beeinflussen außerdem während der Pubertät die Entwicklung der sekundären Geschlechtsmerkmale. Der Graafsche Follikel wächst auf die das Ovar umgebende Hülle zu, bis er schließlich aufbricht und so das Ei freisetzt. Dieser als *Ovulation* bezeichnete Eisprung findet etwa in der Mitte des Menstruationszyklus statt. Der Follikel wird dann zum *Gelbkörper (Corpus luteum)*, in welchem wiederum ein weiteres Hormon, das *Progesteron*, gebildet wird, welches das Wachstum der Schleimhaut in der Gebärmutter anregt.

Das etwa 0,14 mm im Durchmesser große Ei wird von dem *Eileiter (Tube)* der gleichen Seite aufgefangen, welcher sich mit seinem Fransensaum beim Austritt des Eies an den Eierstock anlegt. Die Eileiter sind 10 bis 15 cm lang, werden zur Gebärmutterhöhle hin enger und sind mit einem Flimmerepithel ausgekleidet, welches das Ei auf seiner Wanderung zur Gebärmutter unterstützt. Nach dem Koitus gelangen die männlichen Samenzellen in die Eileiter, wo sie auf das Ei treffen. Wenn eine Samenzelle in das Ei eingedrungen ist und es befruchtet hat, wandert dieses in die Gebärmutterhöhle, wo es sich in der Schleimhaut einnistet und sich zu einem Embryo entwickelt. Das unbefruchtete Ei wird bei der Menstruationsblutung ausgeschieden.

Die *Gebärmutter (Uterus)* liegt zwischen Blase und Mastdarm; sie neigt sich normalerweise nach vorne. Der obere, weitere Teil wird als *Gebärmutterkörper (Corpus uteri)* bezeichnet, der untere Teil als *Gebärmutterhals (Cervix uteri)*. Die Wandung besteht aus glatter Muskulatur, dem *Myometrium*, während der Hohlraum von einer drüsenartigen Schleimhaut, dem *Endometrium*, ausgekleidet wird. Der unterste oder vaginale Teil ist der sogenannte *Muttermund (Portio uteri)*, welcher etwa 1½ cm in die Scheide hineinragt. Der Hohlraum des Gebärmutterkörpers durchzieht den Gebärmutterhals als sog. *Zervikalkanal* und öffnet sich am Muttermund in die Scheide.

Die *Scheide* oder *Vagina* verbindet die Gebärmutter mit den äußeren Geschlechtsorganen; sie stellt bei der erwachsenen Frau einen 10–14 cm langen Muskelschlauch dar, dessen Innenseite quergestellte Schleimhautfalten aufweist. Die äußere Öffnung der Scheide ist teilweise durch eine dünne Schleimhautfalte, das *Hymen* oder *Jungfernhäutchen*, verschlossen, welches meistens beim ersten Geschlechtsverkehr einreißt, wobei gewöhnlich eine leichte Blutung stattfindet. Nach dieser sog. *Defloration* bleibt nur noch ein kleiner Faltensaum erhalten. Im *Scheidenvorhof*, der direkten Umgebung der äußeren Scheidenöffnung, befinden sich die Harnröhre sowie die *Bartholinschen Drüsen*, welche bei sexueller Erregung Schleim absondern. Die sich ebenfalls im Scheidenvorhof befindende *Klitoris* ist ein Schwellkörper mit reichhaltiger Nervenversorgung, deren Reizung zur sexuellen Erregung führt. Der Scheidenvorhof wird von zwei kleinen Hautfalten, den *kleinen Schamlippen*, begrenzt, an die sich nach außen hin die *großen Schamlippen* anschließen, die mit Haaren bedeckt

sind und reichlich Fettgewebe enthalten. Das rundliche Fettpolster vor diesen Falten wird als *Schamberg (Mons veneris)* bezeichnet.
Vergleiche auch: Embryonalentwicklung, Klimakterium, Menstruation, Prostata.

Gicht, Stoffwechselerkrankung, die mit einer verringerten Ausscheidung oder einer vermehrten Produktion von Harnsäure in Zusammenhang steht. Der Überschuß lagert sich in Form von Harnsäurekristallen im Knorpel und in den Gelenken ab und bildet die *Gichtknoten (Tophi).* Die im Blut enthaltene Menge an Harnsäure liegt ebenfalls über dem Normalwert. Die Krankheit tritt bei Männern häufiger als bei Frauen auf und ist z. T. erblich bedingt. Die Ursache ist weitgehend unbekannt, doch scheint Überernährung eine Rolle zu spielen. Die Gicht beginnt mit einem plötzlichen Schmerzanfall in einem Gelenk, oft im Fuß oder dem Großzeh *(Podagra).* Das Gelenk schwillt an, und die Haut darüber wird rot und entzündlich. Der Patient hat oft erhöhte Temperatur. Die Anfälle dauern gewöhnlich nur wenige Tage. In manchen Fällen verschwindet die Erkrankung ohne erkennbaren Grund wieder, in anderen werden die Anfälle häufiger, und die Krankheit nimmt schließlich eine chronische Form an, wobei es zu Verwachsungen und ständigen Schmerzen in den betroffenen Gelenken kommt. In schweren Fällen kann die Gicht innere Organe, besonders die Nieren, schädigen.

Akute Gichtanfälle werden in erster Linie mit schmerzstillenden Mitteln, die chronische Form mit entzündungshemmenden Mitteln, z. B. Nebennierenrinden-Hormonen (Kortisonpräparaten), behandelt. Die langdauernde Behandlung zielt darauf ab, die Harnsäureproduktion im Körper zu drosseln. Der Patient muß Nahrungsmittel meiden, die reich an Purinkörpern, einer Gruppe stickstoffreicher Substanzen, sind, die zu einer Zunahme der im Körper befindlichen Harnsäuremengen führen. Diese Stoffe finden sich in Innereien wie Leber und Nieren, andere sind das Coffein, das Theophyllin und Theobromin in Kaffee, Tee und Kakao. Man sollte auch übermäßigen Alkoholgenuß meiden. Neuere Medikamente fördern die Ausscheidung von Harnsäure durch die Nieren.

Giftgase, umgangssprachliche Bezeichnung für *chemische Kampfstoffe,* also die bei der chemischen Kriegsführung eingesetzten Substanzen, die Schädigungen irgendwelcher Art am lebenden Organismus hervorrufen und damit eine gewisse Kampfunfähigkeit (bis zur tödlichen Wirkung) bedingen können.

Die Einteilung ist nach mehreren Gesichtspunkten möglich; die häufigste ist die nach den physiologischen Wirkungen der Kampfstoffe:

Reizkampfstoffe sollen den Gegner vorübergehend kampfunfähig machen; sie wirken meist an der Augenbindehaut *(Weißkreuz),* an den Schleimhäuten und Atemwegen *(Blaukreuz).*

Lungenkampfstoffe sind sehr giftige, früher als *Grünkreuz* bezeichnete Kampfstoffe; die schädigende Wirkung auf die Lunge steht im Vordergrund, wobei sie als typisches Krankheitsbild toxisches Lungenödem erzeugen.

Blut- und *Nervenkampfstoffe* sind verschiedene chemische Verbindungen, die zur Unterbrechung der Sauerstoffzufuhr zu den Körperzellen und zur Schädigung von Nerven führen (z. B. durch Zerstörung oder Blockierung von Enzymen).

Hautkampfstoffe, früher als *Gelbkreuz* bezeichnet, dringen schnell durch Haut und Gewebe, zerstören das Hautgewebe und verursachen tiefe, schwer und langsam heilende Geschwüre (blasenziehende Wirkung der Zellgifte).

Nervenkampfstoffe sind organische Substanzen, die lebenswichtige Enzyme (besonders die Azetylcholinesterase) blockieren, indem sie sich an diese anlagern (ohne sich mit ihnen zu verbinden, sog. G-*Kampfstoffe*) bzw. sich mit diesen verbinden *(V-Kampfstoffe).*

Als *Psychokampfstoffe* werden chemische Kampfstoffe bezeichnet, die in oft unvorstellbar geringen Dosen langwirkende Nervenreize *ohne* bleibende Schädigung des Organismus hervorrufen; bei einigen treten besonders Störungen des Raum- und Zeitempfindens auf, andere rufen hauptsächlich Lähmungen, Krämpfe, Zittern und ähnliche Erscheinungen hervor, die zu einer Einsatzunfähigkeit führen.

Vergleiche auch: Kohlenoxidvergiftung.

Giftgase

Reizkampfstoffe	Natriumfluorazetat f
Chlorazetophenon f	Bleitetraäthyl fl
Brombenzylzyanid f	**Hautkampfstoffe**
CS-Stoff f	Lost (Schwefellost) fl
Clark I, Clark II f	Stickstofflost (N-Lost) fl
Adamsit f	Lewisit fl
Dick fl	Nesselstoffe (Phosgenoxim) f
Lungenkampfstoffe	**Nervenkampfstoffe**
Phosgen g	Tabun fl
Perstoff fl	Sarin fl
Chlorpikrin fl	Soman fl
Chlortrifluorid g	DFP fl
	V-Kampfstoffe fl
Blut- und Nervenkampfstoffe	**Psychokampfstoffe**
Blausäure (Zyanwasserstoffsäure) fl	LSD f
Chlorzyan g	Meskalin —
Arsenwasserstoff g	Adrenolutin —
Phosphorwasserstoff g	Psilocybin —
Kohlenmonoxid g	Harmalin —
Metallkarbonyle fl	Ditran ·

f = fest, fl = flüssig
g = gasförmig in der möglichen Einsatzform bei +20° C

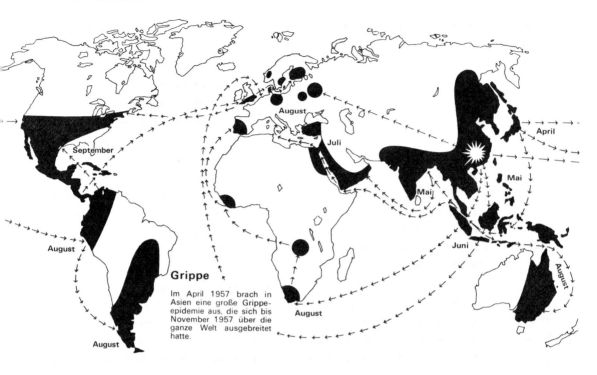

Grippe
Im April 1957 brach in Asien eine große Grippeepidemie aus, die sich bis November 1957 über die ganze Welt ausgebreitet hatte.

Glaukom, *grüner Star*, eine Augenkrankheit, bei der der Flüssigkeitsdruck im Augeninnern abnorm hoch ist. Der Druck beträgt im gesunden Auge gegenüber dem Atmosphärendruck etwa 20 mm Hg. Es ist noch ungeklärt, wie dieser Druck im einzelnen reguliert wird, aber man weiß, daß eine Zunahme dieses Drucks durch einen unterbrochenen Abfluß des Kammerwassers, welches im Ziliarkörper gebildet und normalerweise durch eine Randvene in der vorderen Augenkammer wieder resorbiert wird, verursacht werden kann.

Das *akute Glaukom* beginnt ganz plötzlich und wird von heftigen Schmerzen und geschwächtem Sehvermögen, gewöhnlich auf einem Auge, begleitet. Das Auge wird rot, und die Pupille weitet sich. Der Binnendruck des Auges steigt merklich, und der Augapfel fühlt sich hart an. Die Beschwerden gehen gewöhnlich mit der Zeit zurück, und das Sehvermögen kann sich wieder bessern, doch kommt es nach einiger Zeit meist zu einem Rückfall. Nach jedem Anfall ist das Sehvermögen beeinträchtigt, die Krankheit kann schließlich zur völligen Erblindung führen. Frühzeitige Behandlung ist deshalb äußerst wichtig. Das *chronische Glaukom* ist häufiger und oft beidseitig. Es beginnt schleichend, mit langsamem und zuerst unmerklichem Nachlassen der Sehschärfe. Die Bindehaut des Auges ist weder entzündet noch schmerzhaft, doch der Augeninnendruck steigt langsam. Ohne Behandlung schädigt der Druck den Sehnerven. Es kommt zu einer stetigen Verkleinerung des Gesichtsfeldes; unter Umständen sieht man um Lichtquellen farbige Ringe.

Es treten auch Anfälle von getrübtem Sehvermögen auf. Unbehandelt führt Glaukom zur Erblindung. Ziel der Behandlung ist es, den Augeninnendruck durch Medikamente herabzusetzen, die die Pupille verengen und den Abfluß erleichtern. Bleibt dies ohne Wirkung, kann man operativ einen Abfluß durch den Irisrand in die vordere Augenkammer schaffen. Glaukom kann auch eine direkte Folgeerscheinung anderer Augenkrankheiten sein (sog. *Sekundärglaukom*).

Das angeborene Glaukom kommt bei Kindern vor und ist unter dem Namen *Buphthalmus* oder *Ochsenauge* bekannt, Bezeichnungen, die sich von der auffallenden Vergrößerung des betroffenen Auges ableiten. Diese Vergrößerung wird durch die Tatsache erklärt, daß der Augapfel des Säuglings einer Druckzunahme im Augeninneren viel eher nachgibt als der eines Erwachsenen. Frühsymptome sind Lichtscheu (*Photophobie*), Vergrößerung des Augapfels und leichte Trübung der Linse (↗ Auge).

Grippe, *Influenza*, eine äußerst ansteckende Viruserkrankung, die sich vorwiegend in ausgedehnten Epidemien ausbreitet. Der Erreger wird gewöhnlich durch Tröpfcheninfektion übertragen. Seine schnelle Verbreitung über weite Entfernungen wird durch die modernen Verkehrsmittel wesentlich begünstigt. Das Grippevirus kann sich in kürzester Zeit über die ganze Welt verbreiten, wie es bei der weltweiten Epidemie oder Pandemie im Jahre 1957, der relativ milde verlaufenden *asiatischen Grippe*, der Fall war.

Die bekanntesten weiter zurückliegenden Epidemien sind die *russische Grippe* von 1889/90 und die *spanische Grippe* von 1918/19. Letztere erreichte eine ungeheure Verbreitung und nahm häufig einen schweren Verlauf mit etwa 21,5 Millionen Toten. Die Todesfälle wurden in der Hauptsache durch Komplikationen, meistens Lungenentzündung, verursacht.

Man unterscheidet vier Haupttypen des Grippevirus, die als Typen A, B, C und D bekannt sind. Jeder Typ umfaßt eine Anzahl von Untergruppen des Grippevirus. Die gefährlichsten Epidemien werden gewöhnlich durch den Typ A verursacht, z. B. *die Hongkong-Grippe* von 1968 (Erreger Virus A 2).

Die Grippe ist eine weitverbreitete Erkrankung und verläuft gewöhnlich harmlos. Nach einer Inkubationszeit von etwa zwei Tagen beginnt die Krankheit mit Schüttelfrost, Fieber, Kopfschmerzen, Mattigkeit und Muskel- und Gelenkschmerzen. Manchmal zeigen sich auch Symptome einer Erkältung, wie Husten, Halsschmerzen oder Nasenkatarrh. Die Temperatur erreicht ihr Maximum gewöhnlich am zweiten Tag, wobei Werte von 40° C nicht selten sind. Am vierten Tag tritt meist eine merkliche Besserung ein. Die Temperatur fällt, und nach dem fünften Tag verschwinden die meisten Symptome. Das schlechte Befinden hält oft längere Zeit an, und die Genesung kann sich verzögern. Der Grippe folgen manchmal sekundäre Bakterieninfektionen, in der Hauptsache Lungenentzündung *(Grippepneumonie)*. Weitere Komplikationen sind Entzündungen von Auge und Ohr. Todesfälle als Folgeerscheinung der Grippe treten heute fast ausschließlich bei älteren Leuten auf, deren Widerstandskraft geschwächt ist.

Gegen die Grippe werden weltweite Vorbeugungsmaßnahmen durchgeführt. Besonders dafür eingerichtete Stellen führen in einer Anzahl von Ländern unter der Oberaufsicht des Weltgrippezentrums eine ständige Überwachung der Grippe durch. Sobald eine Epidemie ausbricht, wird das Virus bestimmt und eine Warnmeldung in der ganzen Welt verbreitet, so daß Abwehrmaßnahmen gegen die Krankheit getroffen werden können. In gefährdeten Gebieten werden Massenimpfungen in möglichst großem Umfang durchgeführt; die Impfung verleiht einen zwar zeitlich begrenzten, aber wirksamen Schutz. Die Impfstoffe sind gewöhnlich nur gegen den betreffenden Virustyp wirksam, es gibt aber auch Impfstoffe mit einer gewissen Breitenwirkung. Ein Patient, der an Grippe erkrankt ist, sollte das Bett hüten. Außer reichlichen kühlen Getränken und eventuell Medikamenten, die das Fieber senken und die Muskelschmerzen lindern, bedarf es gewöhnlich keiner weiteren Behandlung. Bei Komplikation können Sulfonamide oder Antibiotika gegeben werden.

Gürtelrose, *Zoster*, *Herpes zoster*, eine Krankheit, die durch ein Virus verursacht wird, das wahrscheinlich mit dem Virus der Windpocken identisch ist. Das Virus befällt die Ganglien der sensiblen Nerven und löst einen Bläschenausschlag auf der Haut im Verbreitungsgebiet der befallenen Nerven aus. Sie ist nur wenig ansteckend und besitzt eine sehr unterschiedliche Inkubationszeit. In der vom betroffenen Nerven versorgten Region zeigen sich kleine rote Bläschen, gewöhnlich am Rumpf, wo sie sich als schmaler Gürtel um eine Körperhälfte ziehen. Manchmal erscheinen sie auch auf beiden Seiten. Eine ernste Form ist die Gürtelrose um die Augen, bei der sogar die Hornhaut geschädigt werden kann.

Die Krankheit beginnt mit Schmerzen im betroffenen Gebiet, die oft von einem leichten Fieber begleitet sind. Später zeigen sich die Bläschen, die denen bei Windpocken ähnlich sind. Sie treten in Gruppen auf und enthalten eine klare Flüssigkeit, die sich nach gewisser Zeit trübt. Die Bläschen platzen später und hinterlassen einen Schorf. Nach einiger Zeit fällt dieser ab, und die Haut bleibt unversehrt zurück. Das akute Stadium der Krankheit dauert etwa 10 Tage, die Schmerzen können aber länger anhalten.

Die Gürtelrose tritt in der Hauptsache bei älteren Personen auf. Sie verursacht selten Komplikationen, kann aber wegen der Schmerzen unangenehm sein. Antibiotika haben wenig Erfolg, und man behandelt diese Krankheit nur mit schmerzstillenden Mitteln. Das betroffene Gebiet wird durch die Anwendung antiseptischer Salbe gegen andere Infektionen geschützt.

Haarentfernung, *Epilatio*, *Depilatio*, im allg. eine kosmetische Maßnahme bei Frauen zur Entfernung starken Haarwuchses z. B. auf der Oberlippe oder den Unterschenkeln. Gelegentlich ist es aus ärztlichen Gründen angebracht, die Haare zu entfernen, etwa bei bestimmten Pilzerkrankungen der Kopf- oder Körperhaut.

Man kann die Haarwurzeln durch eine örtliche Röntgenbestrahlung zerstören und die weichen Haare zum Ausfallen bringen. Da die Strahlenbehandlung oft nicht ganz ungefährlich ist, wendet man sie bei geringfügigeren Beschwerden, wie lästigem Haarwuchs, nicht an.

Die wirkungsvollste Enthaarungsmethode ist die Zerstörung der Haarwurzeln durch den *Elektrokauter*. Dabei wird in die Haarwurzel eine dünne Nadel eingeführt, durch die ein schwacher Strom geleitet wird, der die Haarwurzel zerstört. Die Behandlung ist praktisch schmerzlos. Wenn man rasiert, wachsen die Haare natürlich wieder nach. Bei anderen Enthaarungsmethoden werden die Haare mit einer Pinzette ausgezupft, oder man bringt Wachs auf die Haut, läßt es abkühlen und schält dann die Wachsschicht mit den daranhängenden Haaren ab. In beiden Fällen wachsen die Haare wieder nach.

Hals, *Collum*, enthält viele lebenswichtige Organe; sein Knochengerüst besteht aus den sieben *Halswirbeln*, deren oberster, der *Atlas*, den Kopf trägt. Einzeln sind die Wirbel gegeneinander nur beschränkt beweglich, zusammen aber verleihen sie dem Hals seine große Beweglichkeit. An den Bewegungen des Halses sind zahlreiche Muskeln beteiligt. Die auf der Rückseite gelegenen Muskeln halten den Kopf aufrecht, während die Muskeln auf der Vorderseite die Bewegungen nach vorne und zur Seite ausführen. Der kräftigste Muskel, der *Sternocleidomastoideus* (schräger Halsmuskel), entspringt von Brust- und Schlüsselbein und reicht an beiden Seiten des Halses bis zum Warzenfortsatz hinter den Ohren. Außer *Speise-* und *Luftröhre* verlaufen im Hals die beiden *Halsschlagadern (Arteriae carotis)*, deren zwei Äste den Kopf und den Hals mit Blut versorgen. Seitlich am Hals fühlt man den Puls dieser Arterien. Die Venen, die das Blut aus dem Kopf abführen, liegen oberflächlicher und sind durch die Haut sichtbar.

Im Hals liegen viele Lymphknoten, zumeist in den seitlichen Regionen. Sie schwellen oft bei Erkältungen, Halsentzündungen und anderen Infektionen von Kopf und Hals an. Aus dem Rückenmark kommende Nerven verlaufen beiderseits im Hals zu den Armen. Beidseitig der Halswirbelsäule liegen kräftige Nervenbündel. Der zum Zwerchfell führende *Nervus phrenicus* entspringt ebenfalls der Halswirbelsäule. Unmittelbar unter dem Kehlkopf liegen die Schilddrüse und die vier Nebenschilddrüsen. Bei Kindern befinden sich auch Teile der Thymusdrüse im Halsbereich.
Vergleiche auch: Atmungsorgane, Endokrine Drüsen, Herz, Nervensystem, Sprache, Wirbelsäule; B Atmungsorgane II.

Halsfistel, ein unnatürlicher Gang oder Kanal, der sich zur Halsvorderseite oder zur Seite des Halses hin öffnet. *Angeborene Fisteln* sind Überbleibsel der Embryonalentwicklung, in der noch Kiemenbögen und -furchen vorhanden sind. Wenn die Fistel später im Leben auftritt, ist ihre Ursache gewöhnlich eine eitrige Entzündung eines oder mehrerer Halslymphknoten. Der Eiter kann sich seinen Weg nach außen durch die Haut suchen, wobei er eine Verbindung zwischen Lymphknoten und Körperoberfläche hinterläßt. Beide Arten von Fisteln sind relativ selten und werden gewöhnlich durch einen chirurgischen Eingriff beseitigt.

Hämophilie, *Bluterkrankheit*, eine angeborene Neigung zu unstillbaren Blutungen, die einem Fehlen bestimmter Gerinnungsfaktoren im Blut zuzuschreiben ist. Die Blutung kann ohne ersichtlichen Grund nach geringfügigen inneren oder äußeren Entzündungen oder Verletzungen auftreten. Diese Krankheit ist einem geschlechtsgebundenen rezessiven, mit dem X-Chromosom gekoppelten Gen zuzuschreiben, so daß sie nur beim Mann auftritt. Sie wird nur von Frauen vererbt und von Müttern auf ihre Söhne *(Bluter)* übertragen.

Die Störung der Blutgerinnung wird bei der klassischen *Hämophilie A* durch das Fehlen eines Eiweißkörpers, des *Gerinnungsfaktors* VIII, im Blutplasma verursacht; bei der *Hämophilie B* fehlt der Gerinnungsfaktor IX *(Christmas-Faktor)*. Beide Formen der Krankheit sind selten und zeigen sich schon in frühem Lebensalter. Oft kommt es bei der Geburt zu schweren Blutungen aus der Nabelschnur. Das Durchstoßen der ersten Zähne wird ebenfalls von Dauerblutungen begleitet. Die Gelenke und Schleimhäute sind besonders anfällig. Früher starben viele Patienten an Verblutung, heute ist die Behandlung recht erfolgreich. Dazu gehören Bluttransfusionen und die Zuführung des fehlenden Gerinnungsfaktors. Die Hämophilie ist unter den Krankheiten mit Gerinnungsstörungen die bekannteste. Andere Krankheiten mit der Neigung zu Blutungen faßt man unter dem allgemeinen Begriff *hämorrhagische Diathesen* zusammen. Diese treten bei Männern und Frauen gleichermaßen auf.

Hand, *Manus*, ist am *Handgelenk* mit dem Unterarm verbunden; Elle und Speiche bilden hier gemeinsam eine Gelenkpfanne, in der sich die *Handwurzelknochen* bewegen. Die acht kleinen Handwurzelknochen bilden zwei Reihen. Obwohl diese Knochen recht fest miteinander verbunden sind, macht ihre Vielzahl das Handgelenk beweglich. Einer der kleinen Knochen in der ersten Reihe ist das *Kahnbein (Os scaphoideum)*, welches leicht bricht und schwer wieder verheilt. Auch das *Mondbein (Os lunatum)* ist krankhaften Veränderungen unterworfen, besonders bekannt ist die *Lunatum-Malazie* (Kienböcksche Krankheit), eine degenerative Knochenerkrankung.

Auf die Knochen des Handgelenks folgen die *Mittelhandknochen*, die fünf *Metacarpalia*, einer für jeden Finger. Der Mittelhandknochen des Daumens ist verhältnismäßig frei beweglich, wenn man ihn mit den anderen vergleicht; daraus resultiert die größere Beweglichkeit des Daumens. Der freie Teil des Daumens besitzt zwei, die Finger je drei *Fingerknochen* oder *Phalangen*.

Die Finger sind äußerst beweglich, wenn auch überwiegend nur in einer Ebene, da die Knochen durch Scharniergelenke miteinander verbunden sind. Ihre Bewegungen werden durch ein gut entwickeltes System von Muskeln bewirkt, von denen die meisten an den Knochen des Unterarms entsprin-

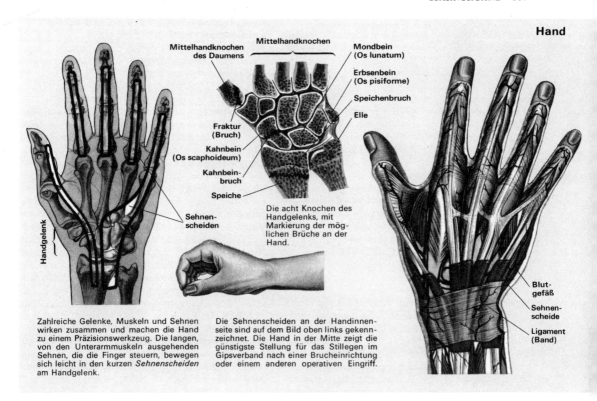

Zahlreiche Gelenke, Muskeln und Sehnen wirken zusammen und machen die Hand zu einem Präzisionswerkzeug. Die langen, von den Unterarmmuskeln ausgehenden Sehnen, die die Finger steuern, bewegen sich leicht in den kurzen *Sehnenscheiden* am Handgelenk.

Die Sehnenscheiden an der Handinnenseite sind auf dem Bild oben links gekennzeichnet. Die Hand in der Mitte zeigt die günstigste Stellung für das Stillegen im Gipsverband nach einer Brucheinrichtung oder einem anderen operativen Eingriff.

gen. Deren lange *Sehnen* verlaufen unten über das Handgelenk und zu den verschiedenen Fingern. Über dem Handgelenk verlaufen die Sehnen unter einem querverlaufenden Band. Jede Sehne hat ihre eigene *Sehnenscheide*. Die Sehnen, die die Hand strecken, kann man auf dem Handrücken verfolgen, während die Sehnen der Beuger in der Handinnenfläche durch Bindegewebe verdeckt werden. Auch in der Innenhand befinden sich Sehnenscheiden, durch die sich eine Infektion in der Fingerspitze leicht weiter in die Hand hinein ausbreiten kann. Die feinen Bewegungen der Finger, besonders die des Daumens, werden in der Hauptsache durch Gruppen kleinerer Muskeln aufeinander abgestimmt, die sämtlich innerhalb der Hand angeordnet sind.

Die Hand besitzt zum Ausgleich der Abkühlung, der das Blut ausgesetzt ist, besonders in den Fingerspitzen, eine recht gute Blutversorgung. Einige der Venen kann man als blaue Linien auf dem Handrücken sehen. Die Lymphgefäße der Hand vereinigen sich mit dem Lymphgeflecht des übrigen Armes und ziehen bis zu den Lymphknoten in der Armbeuge und der Achselhöhle. Die stark entwickelte Sensibilität der Hand ist einem großen Geflecht sensibler Nerven zu verdanken, die vor allem in den Fingerspitzen eine große Anzahl an Nervenendigungen aufweisen.

Vergleiche auch: Arm, Haut, Skelett; Ⓑ Röntgendiagnostik III.

Harnorgane sind die beiden ↗ *Nieren* und die *ableitenden Harnwege*, die aus dem *Nierenbecken*, den *Harnleitern*, der *Harnblase* und der *Harnröhre* bestehen. Der *Harn*, der den Körper von schädlichen Stoffwechselprodukten befreit, wird in den Nieren gebildet und über die Harnwege aus dem Körper befördert.

Im Nierenbecken vereinigt sich das System der Nierenkanälchen und bildet Sammelkanäle, die sich in den Harnleiter entleeren, der eine 30 cm lange, bleistiftdicke Röhre darstellt. Diese Röhre verläuft außerhalb des Bauchfells an der rückwärtigen Wand der Bauchhöhle und endet an der Harnblase, die im vorderen Teil der Beckenhöhle gelegen ist. Bei der Frau liegt die Blase vor der Gebärmutter.

Die Blase dient als Speicherorgan, ihre aus glatter Muskulatur bestehende Wand verleiht ihr Elastizität. Sie faßt auf diese Weise etwa 500 cm^3, aber schon bei 300 cm^3 Urin kann der Flüssigkeitsdruck das Gefühl des Harndranges auslösen. Dieses Gefühl wird durch einen Reflex ausgelöst, kann aber bis zu einem gewissen Grad willkürlich beherrscht werden. Jeden Tag werden etwa 1,5 l Urin ausgeschieden, so daß die Harnblase normalerweise 3- bis 4mal am Tage geleert wird. In der Nacht besteht im allgemeinen kein Harndrang, da der Urin dann stärker konzentriert wird und folglich mengenmäßig geringer ist.

Die Harnröhre ist beim Mann etwa 25 cm lang und führt von der Blase hinunter in den Penis, wo

sie sich an der Eichel nach außen öffnet. Bei der Frau ist sie wesentlich kürzer und endet im Scheidenvorhof, unmittelbar über dem Scheideneingang.
Vergleiche auch: Geschlechtsorgane, Nieren, Urin; 🅱 Geschlechts- und Harnorgane I–IV.

Harnröhrenentzündung, *Urethritis,* wird gewöhnlich durch Bakterien verursacht und tritt oft in Verbindung mit anderen Infektionen der Harnwege, wie Blasenentzündung, Prostataentzündung und Gonorrhöe, auf. Symptome sind unter anderem Harnverhaltung, Schmerzen beim Wasserlassen und Ausfluß aus der Harnröhre. Die Behandlung richtet sich gegen die Infektionserreger; Antibiotika zeigen gewöhnlich gute Wirkung. Unbehandelt kann dieses Leiden eine Verengung der Harnröhre *(Striktur)* hervorrufen und eine vermehrte Anfälligkeit gegenüber Infektionen und Schwierigkeiten beim Wasserlassen zur Folge haben.

Harnvergiftung, *Urämie,* eine Anhäufung von Harnstoff und anderen vom Körper nicht weiter verwertbaren Stickstoffverbindungen im Blut bei einem Funktionsausfall der Nieren. Sie kann entweder durch ausgedehnte Zerstörung der Nieren als letztes Stadium einer chronischen Nierenerkrankung eintreten oder durch eine Behinderung der Urinausscheidung verursacht werden. Letzteres, die *Harnsperre* oder *Ischurie,* kann z. B. durch Tumoren in den Harnwegen, Prostatavergrößerung oder beiderseitigen Nierensteinverschluß hervorgerufen werden. Die akute Harnvergiftung zeigt alle Anzeichen einer echten Vergiftung und ist mit einem Schockzustand verbunden; in heute nur noch sehr seltenen Fällen tritt sie als eine Komplikation von Bluttransfusionen auf, wenn unverträgliche Blutgruppen vorliegen.

Bei der Harnvergiftung reichern sich die stickstoffhaltigen Endprodukte des Stoffwechsels in zunehmend höheren Konzentrationen im Blut an, statt mit dem Urin ausgeschieden zu werden — der *Reststickstoff* steigt. Zu den Symptomen gehören Kopfschmerzen, Übelkeit, Sehstörungen, Juckreiz, hoher Blutdruck, Apathie, Bewußtseinstrübungen und schließlich Bewußtlosigkeit. Die Harnvergiftung, die eine außerordentlich schwere Erkrankung ist, wird je nach der Ursache unterschiedlich behandelt. Ein Hindernis in den Harnwegen wird operativ entfernt, während man bei akuten Fällen die Stickstoffprodukte im Blut mit einer *künstlichen Niere* entfernt. Dies ist eine Apparatur, die in den Blutkreislauf des Patienten eingeschaltet wird und außerhalb des Körpers durch semipermeable Membranen einen Stoffaustausch zwischen dem Patientenblut und einer sog. Waschflüssigkeit vornimmt.

Die chronische Harnvergiftung wird durch Regulierung des Flüssigkeits- und Salzgleichgewichts behandelt. Hierzu injiziert man große Mengen Flüssigkeit, verabreicht Bicarbonat, um eine *Acidose* zu verhindern (↗ Alkalireserve), und wendet auch Calciumsalze an.
Vergleiche auch: Harnorgane, Künstliche Niere, Nierenbeckenentzündung, Nierensteine, Prostata-Erkrankungen, Urin.

Hasenscharte, *Cheiloschisis,* eine in Form einer gespaltenen Oberlippe auftretende angeborene Mißbildung. Beim menschlichen Embryo entsteht die Oberlippe in Form von zwei Seiten- und einem Zentrallappen. Diese verschmelzen normalerweise miteinander, so daß ihre Grenzen verschwinden. Bleibt die Verschmelzung aus, ist eine Hasenscharte die Folge. Diese Mißbildung tritt gewöhnlich nur einseitig, meist auf der linken Seite auf. Auch der Gaumen entwickelt sich aus drei Teilen, wobei auch hier die Verschmelzung unterbleiben kann und ein *Wolfsrachen (Palatoschisis)* entsteht. Hasenscharte und Wolfsrachen können unabhängig voneinander oder gemeinsam auftreten. Wie bei allen Arten von angeborenen Mißbildungen ist es schwierig, in jedem Fall die zugrunde liegende Ursache festzustellen. So kann die Entwicklungsstörung entweder durch Erbanlagen oder durch eine Keimschädigung im frühen Stadium der Schwangerschaft verursacht sein. Hasenscharte und Wolfsrachen treten bei etwa 0,15 % aller Geburten auf und sind bei Knaben häufiger als bei Mädchen.

Hasenscharte und Wolfsrachen machen Sprechen und Essen schwierig und verursachen außerdem Minderwertigkeitskomplexe. Mit Hilfe der modernen plastischen Chirurgie lassen sich jedoch ausgezeichnete Erfolge erzielen. Die Operation der Hasenscharte wird gewöhnlich im Alter von zwei Monaten, die des Wolfsrachens mit zwei Jahren durchgeführt. Nach der Operation der Hasenscharte bleibt meist nichts zurück, was noch auf den früheren Zustand hindeutet. Der Wolfsrachen läßt sich durch die Zusammenarbeit von plastischer Chirurgie, kieferorthopädischer und sprachtherapeutischer Behandlung korrigieren.
Vergleiche auch: Mißbildungen, Plastische Chirurgie, Sprachstörungen.

Haut. Die Haut *(Cutis)* bedeckt die gesamte Körperoberfläche und macht etwa 15 % des Körpergewichtes aus. Die Haut ist somit das größte Organ des Körpers. Ihre Hauptaufgabe ist der Schutz der darunterliegenden Gewebe vor mechanischer Verletzung und Austrocknung. Außerdem dient sie der Temperaturregelung; ihre sensiblen Nervenendigungen übertragen Sinneseindrücke aus ihrer Umgebung.

Der Aufbau der Haut ist außerordentlich vielgestaltig, wobei man sie grob in drei Schichten unterteilen kann: die Oberhaut *(Epidermis),* die Lederhaut *(Korium)* und das Unterhautgewebe *(Subcutis).* Die *Oberhaut* ist selten mehr als 0,2 mm stark und besteht aus dichten Lagen von Deck- oder

HAUT I

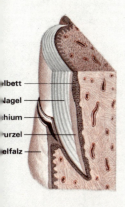

Die Nägel entsprechen ebenso wie die Haare der Hornschicht der Oberhaut, nur ist bei ihnen die Hornsubstanz härter. Eine reiche Blutversorgung unter dem Nagelbett schafft gute Stoffwechselbedingungen für den Nagel — er wächst in etwa 10 Tagen um mm. Oben: Schnitt durch den Fingernagel und das Nagelbett.

Die Haut des Erwachsenen hat eine durchschnittliche Oberfläche von etwa 1,5–2 m². So kann z. B. bei der Einschätzung des Schweregrades einer Verbrennung sehr nützlich sein, zu wissen, welcher Prozentsatz der Gesamtoberfläche der Haut auf einen bestimmten Körperabschnitt fällt (unten).

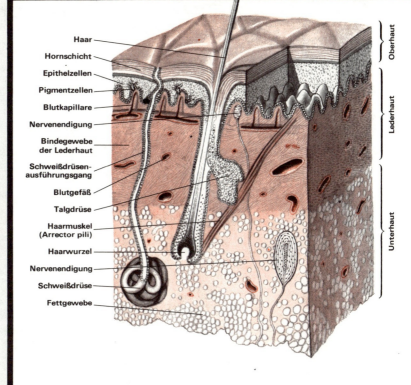

Die Oberhaut ist nicht dicker als das Blatt dieser Buchseite und dennoch von großer Festigkeit. Sie besteht aus mehrschichtigem Plattenepithel mit eingestreuten Pigmentzellen. Die *Lederhaut* ist sowohl kräftig als auch dehnbar. Sie besteht aus festem Bindegewebe mit einigen elastischen Fasern und besitzt eine reiche Nerven- und Blutversorgung. Die *Unterhaut* besteht aus lockerem Bindegewebe und Fettgewebe.

Die *Schweißdrüsen* regulieren die Hauttemperatur. Die *Talgdrüsen* sondern fettige Substanzen ab, welche die Haut elastisch halten.

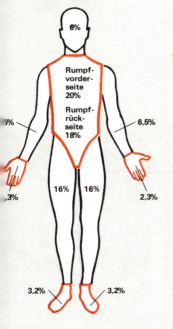

Die Nervenversorgung der Haut wird in Regionen oder Zonen eingeteilt. Diese Tatsache kann bei der Diagnose bestimmter Krankheiten genutzt werden. Die 31 Spinalnervenpaare leiten die Sinneseindrücke von relativ scharf abgegrenzten Gebieten (rechts). Das Halsmark (C) hat 8 Nervenpaare, von denen die meisten den Hals, die Schultern und die Außenfläche des Armes versorgen. Das Brustmark (T) hat 12 Nervenpaare, das Lumbalmark (L) 5 Paare und das Sakralmark (S) 6 Paare.
Bei der Gürtelrose z. B. ist der Ausschlag auf ganz bestimmte Hautzonen beschränkt, da bei dieser Krankheit in der Regel nur das sensible Versorgungsgebiet eines Nerven erfaßt wird.

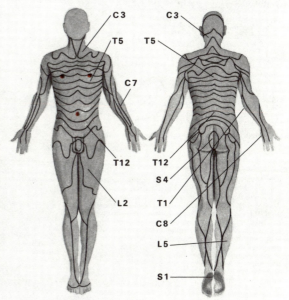

HAUT II

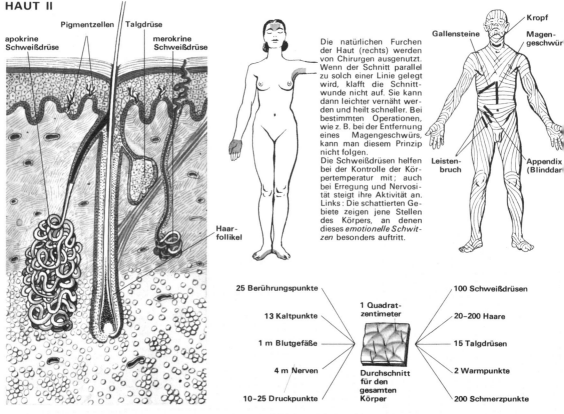

Die Schweißdrüsen münden entweder direkt in die Haut oder in ein Haarfollikel. Im obigen Schnitt erkennt man auch einzelne Pigmentzellen zwischen den Epithelzellen (Deckzellen) der Oberhaut.

Die natürlichen Furchen der Haut (rechts) werden von Chirurgen ausgenutzt. Wenn der Schnitt parallel zu solch einer Linie gelegt wird, klafft die Schnittwunde nicht auf. Sie kann dann leichter vernäht werden und heilt schneller. Bei bestimmten Operationen, wie z. B. bei der Entfernung eines Magengeschwürs, kann man diesem Prinzip nicht folgen.
Die Schweißdrüsen helfen bei der Kontrolle der Körpertemperatur mit; auch bei Erregung und Nervosität steigt ihre Aktivität an. Links: Die schattierten Gebiete zeigen jene Stellen des Körpers, an denen dieses *emotionelle Schwitzen* besonders auftritt.

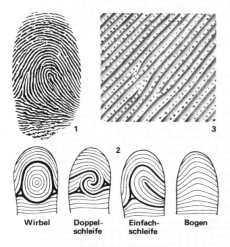

Die Muster der Fingerpapillen (Fingerabdrücke) auf der Handinnenseite sowie der Papillen an der Fußsohle werden durch Furchen der Lederhaut gebildet. Das Muster bleibt während des ganzen Lebens gleich und ist für jedes Individuum verschieden; aus diesem Grunde sind die Fingerabdrücke (1) für Identifizierungszwecke in Kriminalfällen so wertvoll. Es gibt eine Anzahl von Grundmustern, von denen vier in der obigen Abbildung gezeigt werden (2). Die Papillenmuster können unter einem gewöhnlichen Vergrößerungsglas untersucht werden (3). Die kleinen dunklen Flecken auf den Furchen sind die Mündungen der Schweißdrüsen.

Die Haut besitzt einen außerordentlich komplizierten Aufbau, und jeder Quadratzentimeter enthält zahlreiche Bauelemente: Hunderttausende von Zellen und eine große Anzahl von Nerven, Blutgefäßen, Drüsen und Haaren. Jedoch unterscheiden sich die Hautstrukturen je nach Körperteil recht stark: der eine der beiden Schnitte (unten) stammt von der Haut des Rückens, der andere von der Fingerbeere. Am Rücken ist die Hornschicht nur sehr dünn und sind sensorische Nervenendigungen nur spärlich. Auf der Fingerbeere besitzt die Haut eine dicke Hornschicht; außerdem ist hier die Anzahl von Nervenendigungen am größten und die Sensibilität feiner als an allen anderen Stellen des Körpers.

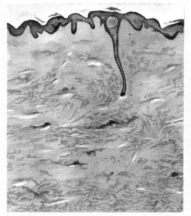
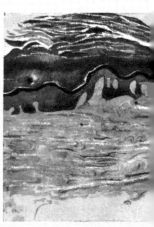

Epithelzellen. Ihre äußere Oberfläche, die „Hornschicht" *(Stratum corneum)*, setzt sich hauptsächlich aus verhornten Epithelzellen zusammen und wird ständig abgetragen; dieser Vorgang wird durch die Bildung von neuem Gewebe aus den tieferen Schichten der Epidermis ausgeglichen. Die Hornschicht ist an den Handinnenflächen und an den Fußsohlen besonders dick, da diese einem größeren Druck als die restlichen Hautstellen ausgesetzt sind. Zwischen den Epithelzellen der Oberhaut sind pigmentbildende Zellen verstreut, die sog. *Melanozyten*. Das Pigment selbst, das aus kleinen bräunlichen Körnchen besteht, wird in die Deckzellen eingelagert und gibt so der Haut ihre Farbe. Die weißen Rassen besitzen wenig Hautpigment, die dunklen Rassen dagegen sehr viel. Der Vorgang der Pigmentierung wird durch das Sonnenlicht sowie durch ein Hormon der Hypophyse angeregt (↗ Pigmentstörungen, ↗ Sonnenbrand). Die Oberhaut besitzt keine Blutgefäße oder Nerven.

Unter der Oberhaut befindet sich die *Lederhaut*, die aus strangförmigem Bindegewebe besteht. Sie macht die Haut zugleich fest und elastisch, ist etwas dicker als die Oberhaut und verfügt über ein ausgeprägtes Netzwerk von Blutkapillaren und Nervenendigungen. Die letzteren übermitteln Reize wie Schmerz, Kälte, Wärme, Berührung und Druck (↗ Sensibilität).

Die *Unterhaut* verbindet die eigentliche Haut mit den darunterliegenden Geweben und besteht hauptsächlich aus lockerem Binde- und Fettgewebe, wobei das letztere als Speicherorgan für Fett dient. Die Unterhaut ist die dickste der drei Schichten und wirkt als „Stoßdämpfer" und Isolierschicht gegen die wechselnde Außentemperatur. Sie enthält zahlreiche Blutgefäße und steht in direktem Kontakt mit den Muskeln und anderen sich darunter befindenden Geweben.

Das Aussehen der Hautoberfläche wird nicht nur durch die Struktur ihrer äußeren Lage beeinflußt. Die Bündel von Kollagenfasern im Bindegewebe der Lederhaut schaffen die typischen Furchen an der Oberfläche. Diese Furchen sind besonders an der Handinnenfläche sowie an der Innenseite der Fingerkuppen, wo sie die *Fingerabdrücke* formen, ausgeprägt. Dieses Muster ist für jeden Menschen unverwechselbar und bleibt über das gesamte Leben unverändert. Wenn z. B. die Hautoberfläche des Daumens zerstört wird, wächst das gleiche Muster wie zuvor wieder nach. Der Fingerabdruck ist in der Kriminologie als Hilfsmittel zur Identifizierung von großer Bedeutung. Die Lederhaut enthält auch parallellaufende Bündel von elastischen Fasern. Wenn ein Schnitt quer zu den *Spaltlinien* dieser Bündel gelegt wird, besteht die Gefahr, daß die Wunde sich nicht schließt; ein Einschnitt, welcher parallel zu den Fasern verläuft, heilt wesentlich leichter. Operative Schnitte werden daher, soweit möglich, entlang dieser Linien gemacht.

Die Haut regelt durch *Schweißdrüsen* und *Blutkapillaren* die Körpertemperatur. Beim Schwitzen wird Energie verbraucht und die Körpertemperatur gesenkt. Bei einer Erweiterung der Hautkapillaren wird ebenfalls Wärme abgegeben und die Körpertemperatur vermindert. Bei einer Verengung der Hautkapillaren wird weniger Hitze abgegeben, so daß die Körpertemperatur ansteigt (↗ Fieber, ↗ Schwitzen).

Die *Talgdrüsen* der Haut sondern *Talg* ab, welcher aus verschiedenen Fettsubstanzen und aus freien Fettsäuren besteht. Die Drüsen öffnen sich in Haarfollikel und stoßen ihr Sekret über die Hautoberfläche aus. Der Talg bildet dort eine dünne Fettschicht, welche die Haut am Austrocknen hindert und sie geschmeidig hält. Einige der Fettsäuren im Talg besitzen eine schwache bakterizide Eigenschaft; daneben kommt im Talg noch eine Substanz vor, welche unter dem Einfluß des Sonnenlichtes in Vitamin D umgewandelt wird. Das Vitamin D wird dann vom Blut aufgenommen und im Körper verbraucht.

Obwohl die Haut gegen Einwirkungen von außen sehr widerstandsfähig ist, kann sie von verschiedenen Substanzen durchdrungen werden. Die wichtigsten sind organische Stoffe, wie z. B. Alkohol, welche sowohl fett- als auch wasserlöslich sind, sowie gewisse Hormone, Vitamine und Schwermetallsalze. Einige dieser Substanzen können allergische Reaktionen, wie z. B. ein Kontaktekzem, auslösen (↗ Ekzem). Wasser wird von der Haut nur in geringer Menge absorbiert, obwohl eine längere Einwirkung von Wasser, z. B. beim ausgedehnten Baden, die Haut runzelig werden läßt, wobei die Hornschicht anschwillt.

Die Haare und Nägel entwickeln sich aus der Hornschicht der Oberhaut und bestehen aus einer härteren Hornsubstanz, dem *harten Keratin*. Ein *Haar* ist ein bewegliches Horngebilde in einem Haarfollikel, welcher in die Oberhaut eingebettet ist. Der sichtbare Teil des Haares wird als *Schaft* bezeichnet; die *Haarwurzel* ist in den Haarfollikel eingebettet und liegt etwa 3 bis 5 mm unter der Hautoberfläche; die Haarwurzel endet in einer Anschwellung, dem *Haarbulbus*. Die sog. *Haarpapille* ragt als Bindegewebsstück vom darunterliegenden Gewebe in diesen Bulbus hinein. Das Haar wächst durch Zellbildung in der Papille täglich um durchschnittlich 0,4 mm. Haarausfall tritt in regelmäßigen Abständen auf; ausgefallene Haare sind dann normalerweise nach etwa einem Monat wieder ersetzt. Neben den Haarwurzeln befinden sich Pigmentzellen, von denen das Pigment in den Haarschaft eindringt und ihm so seine natürliche Farbe gibt. Helles Haar besitzt nur wenig, dunkles Haar dagegen viel Pigment. Graues Haar entsteht infolge eines Nachlassens der Pigmentbildung. Jedes Haar besitzt einen kleinen glatten Muskel *(Arrector pili)*, welcher vom Haarfollikel zur Oberhaut zieht. Unter bestimmten Bedingungen, z. B. bei kaltem Wetter, kontrahiert sich der Haarmuskel und stellt das Haar aufrecht; man bezeichnet dieses Phänomen als *Gänsehaut*.

Es gibt verschiedene Arten von Haaren. Vom fünften Schwangerschaftsmonat an ist der Fetus mit dem dichten, feinen *Lanugohaar* bedeckt, welches zum größten Teil vor der Geburt wieder verschwindet. Danach bildet sich eine feine, weiche Behaarung, welche sich über den gesamten Körper mit Ausnahme der Handflächen, Fußsohlen und der äußeren Geschlechtsorgane erstreckt. Das *Kopfhaar* ist demgegenüber vergleichsweise kräftig. Von ähnlicher Struktur sind die Augenbrauen und Augenwimpern sowie die Achselhaare und die Schamhaare.

Der *Nagel (Unguis)* wird z. T. von dem *Nagelfalz* bedeckt, welcher sich am Nagelrücken umschlägt. Darunter befindet sich das *Nagelbett*, in dem sich der Nagel aus verhornten Oberhautzellen bildet. Das Wachstum ist besonders stark im *Möndchen*, dem halbmondförmigen helleren Gebiet direkt vor dem Nagelbett.

Hautkrankheiten oder *Dermatosen* sind außerordentlich mannigfaltig und häufig. Zu ihnen zählen einige der häufigsten Berufskrankheiten und zahlreiche Hauterkrankungen bei Hausfrauen. Hautkrankheiten werden zunehmend häufiger, da immer mehr Menschen mit chemischen Erzeugnissen in Kontakt kommen. Der Hautarzt oder Dermatologe kann die Diagnose oft bereits durch Augenschein stellen, in anderen Fällen ist es notwendig, abgeschabte Hautschuppen oder eine kleine Hautprobe mikroskopisch zu untersuchen.

Bei der Behandlung von Hautkrankheiten kann die Anwendung örtlich aufgetragener Präparate oft die Beschwerden lindern und zu einer Heilung führen. Daneben gibt es ein großes Spektrum von Medikamenten zur inneren Anwendung sowie die Behandlung mit weichen, oberflächlich wirkenden Röntgenstrahlen, welche bei gewissen Hautkrankheiten Erfolge zeigen.

Vergleiche auch: Akne, Akne rosacea, Angiom, Arzneimittelexanthem, Bartflechte, Ekzem, Furunkel, Haarentfernung, Haut, Hauttumoren, Herpes, Hühnerauge, Impetigo, Juckreiz, Nesselsucht, Pigmentstörungen, Pilzerkrankungen, Psoriasis, Schuppenbildung, Schwitzen, Seborrhöe, Sommersprossen, Sonnenbrand, Verbrennung, Warzen.

Hauttumoren sind äußerst häufig und in der Mehrzahl der Fälle gutartig. Sie werden gewöhnlich als *Muttermale* bezeichnet und erscheinen meist schon in den ersten Lebensjahren.

Tumoren werden gewöhnlich nach dem Gewebe benannt, dem sie entstammen. Die aus der Oberhaut, dem Epithel, entspringenden nennt man *epitheliale Hauttumoren*.

Am häufigsten sind von diesen die *Alterswarzen*, die hauptsächlich im mittleren Lebensalter oder noch später auftreten und sich auf der Brust, dem Rücken und im Gesicht zeigen. Sie sind gewöhnlich dunkel und warzenähnlich. Die *Alterskeratosen* oder *Altersflecken* haben ein ähnliches Aussehen und finden sich in der Hauptsache auf den Handrücken und im Gesicht. Sie können entzündlich oder trocken und schuppig sein.

Eine weitere häufige Art von Hauttumoren entsteht aus der Leder- und Unterhaut und ist gewöhnlich gutartig. Der häufigste Typ ist ein fester Bindegewebstumor, das *Fibrom*, der sich ziemlich tief im Gewebe befindet und als Schwellung zutage tritt. *Fettumoren* oder *Lipome* liegen im Unterhautgewebe und sind gutartig.

Karzinome der Haut kommen in zwei Formen vor. Die häufigste ist das *Basalzellenkarzinom*. Es beginnt gewöhnlich als kleiner Knoten, der langsam wächst und manchmal eine in der Mitte gelegene Wunde aufweist. Obwohl es sich dabei um eine Form von Krebs handelt, ist die Geschwulst verhältnismäßig harmlos und bildet selten Metastasen. Allerdings kann die geschwürige Wunde zu einer Zerstörung des darunterliegenden Gewebes führen. Das *Schuppenzellenkarzinom* ist eine bösartige Form von Hautkrebs; es entwickelt sich oft aus einer Alterskeratose und wächst ziemlich schnell. Die Geschwulst, die sich oft als Wunde mit aufgeworfenem Rand zeigt, bildet häufig Metastasen. Der *Grützbeutel*, die *Haarbalgzyste*, ist eine gutartige Geschwulst der Haut, die in den Talgdrüsen entsteht, wenn die Poren verstopft sind.

Wenn auch fast alle Hauttumoren gutartig sind, sollte doch jede wachsende offene Stelle, besonders bei geschwürigem Aussehen, untersucht werden. Man kann Hauttumoren kauterisieren (mit elektrischem Strom ausbrennen) oder mit Spezialinstrumenten abschaben. Tief in der Haut liegende Geschwülste können operativ entfernt werden; manche lassen sich auch mit Strahlen behandeln.

Es gibt außerdem zahlreiche andere Hauttumoren, die weniger häufig auftreten. Die aus Blut- und Lymphgefäßen und den pigmentbildenden Zellen der Haut entstehenden Tumoren werden unter ↗ Angiom und ↗ Muttermal besprochen.

Vergleiche auch: 🅱 Operation III, Plastische Chirurgie.

Hemmung. Unter diesem Begriff versteht man in der Psychiatrie Störungen des normalen Ablaufs der psychischen Funktionen, bewußte oder unbewußte Widerstände gegenüber eigenen Entscheidungen, Beeinträchtigung des unbefangenen Denkens und Fühlens. Diese Veränderungen im Verhalten und Denken haben ihre Ursache meist in inneren Konflikten, können jedoch auch bei reaktiven und insbesondere endogenen Depressionen auftreten. Ein Patient mit einer gehemmten Depression bewegt sich langsam und linkisch, sein Gesichtsausdruck ändert sich nur wenig, es scheint, als ob seine Mimik gelähmt sei. Auf Befragung antwortet er langsam und wortkarg; seine Stimme klingt schwach und monoton. Auch seine Denkvorgänge vollziehen sich langsam. In den schwersten Fällen hören trotz vollem Bewußtsein des Kranken jegliche Bewegungen auf. Der Patient liegt dann völlig starr im Bett, reagiert auch nicht auf Ansprechen und verweigert mitunter sogar die Nahrungsaufnahme.

Hepatitis, *infektiöse Gelbsucht, Leberentzündung,* eine Virusinfektion, die meist als Schmierinfektion entsteht, z. B. auf Toiletten in Massenunterkünften; das Virus findet sich im Stuhl und kann auch durch verseuchtes Wasser und verseuchte Speisen verbreitet werden. Die Inkubationszeit dieser *epidemischen Hepatitis* beträgt 20–40 Tage. Die andere Form der Virusinfektion, die *Serumhepatitis,* ist heute selten geworden. Hierbei wird der Erreger durch Bluttransfusionen oder durch eine unzureichende Sterilisation (z. B. bei weniger als 160° C) von Spritzen und chirurgischen Instrumenten übertragen. Die Inkubationszeit beträgt 21–140 Tage. Die beiden Arten der Hepatitis rufen dieselben Symptome, wie plötzliches Fieber, Mattigkeit, Gelenkschmerzen, Übelkeit und Appetitlosigkeit, hervor. Juckreiz ist nicht selten; die Leber kann sich weich anfühlen, und die Milz kann sich vergrößern. Nach ungefähr einer Woche tritt meist — jedoch keineswegs immer — eine Gelbsucht auf: Die Haut und das Weiße im Auge verfärben sich gelb, der Urin wird braun und der Stuhl blaß. Die Hepatitis kann mehrere Monate dauern, doch erholt sich der Patient in der Regel in ein oder zwei Wochen. Die Behandlung besteht in absoluter Bettruhe, eiweißreicher Diät, Traubenzucker, Vitaminen und guter Pflege. In der Genesungszeit, die sich über mehrere Monate hinziehen kann, sollte der Patient regelmäßig untersucht werden. Es werden auch Maßnahmen getroffen, die verhindern sollen, daß sich die Krankheit weiter verbreitet. Die Übertrager werden isoliert, Nahrungsmittel und Trinkwasser überwacht. Infizierte Personen können Injektionen mit Gammaglobulin, der Eiweißfraktion des Blutserums, welche die Antikörper enthält, erhalten. Diese Behandlung gewährt jedoch nur für wenige Wochen Schutz.

In einem Teil der Fälle heilt die Hepatitis nicht aus, sondern geht in eine Schrumpfung der Leber, die *akute gelbe Leberatrophie (Lebernekrose),* oder schleichend in eine ↗ Leberzirrhose über.
Vergleiche auch: Gelbsucht, Leber.

Hermaphroditismus, *Zwittrigkeit.* Der *Hermaphrodit* oder *Zwitter* ist ein Mensch mit sowohl weiblichen als auch männlichen Merkmalen. Beim *echten Hermaphroditismus,* der beim Menschen extrem selten ist, sind sowohl männliche als auch weibliche Geschlechtsdrüsen (Hoden und Eierstöcke) vorhanden. Häufiger sind Individuen, die nur Geschlechtsdrüsen eines Geschlechts, aber auch einige äußere Geschlechtsmerkmale des anderen Geschlechts besitzen; diese Form der Zwittrig-

Hermaphroditismus

Der *echte Hermaphroditismus,* mit Auftreten sowohl männlicher wie weiblicher Geschlechtsdrüsen beim gleichen Individuum, ist sehr selten. Eine häufigere Form ist der *Pseudohermaphroditismus,* bei dem die Geschlechtsdrüsen eines Geschlechts vorhanden sind, während die äußeren Geschlechtsorgane mißbildet sind und entweder zwittrig erscheinen oder denen des entgegengesetzten Geschlechts ähneln.

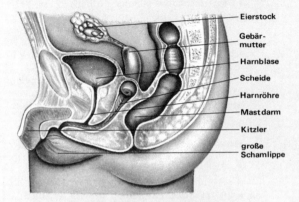

Beim oben gezeigten Fall weiblichen Pseudohermaphroditismus sind die Eierstöcke entwickelt, die Gebärmutter aber ist klein und die Scheide mißgestaltet. Die Harnröhre öffnet sich in den unteren, verengten Teil der Scheide. Außerdem ist der Kitzler so groß, daß er einem männlichen Penis ähnlich sieht, während die vergrößerten großen Schamlippen das Aussehen des männlichen Hodensacks haben.

keit nennt man *Pseudohermaphroditismus,* er kommt in der Hauptsache bei Frauen vor und wird oft von anderen männlichen Kennzeichen, wie Bartwuchs und tiefer Stimme, begleitet; manchmal wächst auch die Klitoris zu beachtlicher Größe heran. Diese Erscheinung ist Folge von Hormonstörungen durch einen Tumor in den Nebennieren oder durch eine Erkrankung der Eierstöcke. Männliche Zwitter besitzen weibliche Geschlechtsmerkmale, wobei ebenfalls Hormonstörungen verschiedener Ursache vorliegen. Das Geschlecht eines Menschen kann man nicht immer nach der äußeren Erscheinung bestimmen, manchmal gibt erst eine eigens dafür angestellte Untersuchung der geschlechtsspezifischen Merkmale der Körperzellen ein sicheres Ergebnis. Diese Untersuchungen spielen neuerdings bei Hochleistungssportlerinnen eine gewisse Rolle. In vielen Fällen kann eine Hormonbehandlung die Entwicklung der zugehörigen richtigen Geschlechtsmerkmale fördern. Für diese Behandlung ist der Ausdruck *Geschlechtsumwandlung* also unlogisch.
Vergleiche auch: Homosexualität, Hormone.

Herpes, *Herpes simplex,* eine Viruserkrankung der Haut, bei der gruppenförmig angeordnete schmerzhafte Bläschen mit serösem Inhalt auftreten; diese trocknen nach einiger Zeit aus und heilen, ohne Narben zu hinterlassen. *Herpes labialis* ist eine Form, bei der die Bläschen an den Lippen lokalisiert sind. Der Herpes verläuft gutartig, kann jedoch in regelmäßigen Abständen an der gleichen Stelle wieder auftreten. In Zusammenhang mit jeder Menstruation können bei Frauen herpesartige Bläschen auftreten, ebenso im Verlauf von Infektionen oder bei psychischem Streß *(Herpes recurrens).* Es besteht die Annahme, daß in solchen Fällen das Virus ständig vorhanden ist, jedoch nur unter diesen bestimmten Umständen und den damit verbundenen Stoffwechselumstellungen aktiv wird. Der Herpes ist an sich eine harmlose Erscheinung, die jedoch manchmal Beschwerden verursacht. Die Behandlung beschränkt sich auf Pudern der befallenen Stellen und Vermeidung bakterieller Infektion. Gegen Herpes recurrens werden auch verschiedene Impfstoffe angewandt.

Herz, *Kardia, Cor.* Das Blut muß in ständiger Zirkulation gehalten werden, damit alle Teile des Körpers mit Sauerstoff und Nährstoffen versorgt und auch die Abfallprodukte entfernt werden. Die Antriebskraft für diese Zirkulation des Blutes durch das Gefäßsystem liefert das Herz.

Das Herz ist ein Hohlmuskel, etwa von der Größe der geballten Faust, und ist in der Mitte durch eine Wand geteilt. Die rechte Herzhälfte pumpt das Blut in die Lungen, wo es Sauerstoff aufnimmt und Kohlendioxid abgibt, während die linke Hälfte das sauerstoffreiche Blut von den Lungen erhält und es dann in die Arterien pumpt. Aus dem Körper fließt das Blut wieder zum rechten Herzen zurück.

Jede Hälfte des Herzens hat zwei Kammern: einen *Vorhof (Atrium),* der das Blut aufnimmt, wenn es zum Herzen gelangt, und eine daran anschließende *Kammer (Ventrikel),* die das Blut aus dem Herzen herauspumpt. Da das Blut nur in einer Richtung fließen darf, ist das Herz mit *Klappen* zwischen dem Vorhof und der Kammer versehen; auch zwischen jeder Kammer und den von ihr ausgehenden Arterien befinden sich Klappen. Die Klappe zwischen linkem Vorhof und linker Kammer, die *Mitralklappe,* besteht aus zwei dünnen Segeln, welche durch sehnige Fasern des *Papillarmuskels* in der Kammer am Öffnen in die falsche Richtung gehindert werden. Einen ähnlichen Aufbau, allerdings mit drei Segeln, besitzt die Klappe zwischen Vorhof und Kammer des rechten Herzens, die *Trikuspidalklappe.* Die *Pulmonal-* und *Aortenklappen* regulieren den Blutstrom von den Kammern in die beiden großen Arterien, die *Lungenarterie* und die *Aorta,* und bestehen aus drei taschenähnlichen Falten mit Sehnenfasern. Wenn sich die Kammer kontrahiert, geben die Taschenklappen den Weg frei, und das Blut strömt zwischen ihnen hindurch in die Arterie; während der Ruhephase werden die Taschen durch den Blutrückstrom gefüllt und bilden eine hermetisch schließende Klappe.

Die Kammern haben eine dickere Wandmuskulatur als die Vorhöfe, wobei der linke Ventrikel die kräftigste Muskulatur besitzt, da er das Blut in einen viel längeren Kreislauf pumpen muß. Der Vorhof hat eine kleine konische Tasche, das *Herzohr.* Der Herzmuskel ist wie der Skelettmuskel quergestreift und kontrahiert sich deshalb schnell. Der Muskel ist von einer dünnen bindegewebigen Membran ausgekleidet, der *Herzinnenhaut* oder dem *Endokard.* Das gesamte Herz liegt in einem doppelwandigen Sack, dem *Herzbeutel* oder *Perikard.* Dieser ist mit einigen Kubikzentimetern einer Flüssigkeit gefüllt, welche als Gleitmittel die Herzaktion ohne Reibung ablaufen läßt.

Das Herz vollbringt die anstrengendste Arbeit aller Körperorgane und benötigt eine großzügige Blutversorgung, damit der Muskel genügend Energie erhält. Die Blutgefäße, welche das Herz versorgen, werden als *Herzkranzgefäße, Kranzarterien* oder *Koronararterien* bezeichnet. Sie verlassen die Aorta direkt hinter ihrer Klappe, verlaufen über die Außenseite des Herzens und verzweigen sich im Muskel. Das Blut wird dann in den rechten Vorhof geleitet und gelangt von dort zusammen mit dem anderen venösen Blut zur Sauerstoffaufnahme in die Lungen.

Die Kontraktionen des Herzmuskels sind unwillkürlich und unterstehen dem Einfluß des autonomen Nervensystems, jenem Teil des Nervensystems, der die unbewußten Funktionen, wie Atmung und Verdauung, reguliert. Bei Anstrengung braucht der Körper mehr Blut, so daß das Herz schneller schlagen muß. Die Impulse für diese verstärkte Aktivität kommen durch verschiedene Reflexe zustande; ein ähnlicher Mechanismus läßt das Herz langsamer schlagen. Der Schrittmacher für die Herzaktion ist der *Sinusknoten,* im rechten Vorhof an der Einmündung der oberen Hohlvene gelegen. Von hier gelangt der Reiz über die Muskulatur des Vorhofs zu dem an der rechten Vorhof-Kammergrenze gelegenen *Atrioventrikularknoten* und wird dann über das sog. *Hissche Bündel* an den Kammerwandungen auf die Muskulatur beider Kammern geleitet.

Eine Herzaktion besteht aus zwei Phasen. Während der ersten Phase, der *Diastole* oder Ruhephase, erweitert sich das Herz und füllt sich mit Blut. Während der zweiten Phase, der *Systole,* kontrahieren sich die Muskeln und pumpen das Blut in die Arterien. Die Zeit für eine vollständige Herzaktion beträgt bei einer normalen Pulsfrequenz von 75 Schlägen pro Minute 0,8 Sekunden. Frequenzen zwischen 60 und 80 Schlägen pro Minute werden noch als normal betrachtet. Beim Erwachsenen werden bei normaler Schlagfrequenz vier bis fünf Liter Blut pro Minute in den Kreislauf gepumpt, jedoch kann sich dieses Volumen während sehr großer Anstrengung bis auf 40 Liter erhöhen.

BLUTKREISLAUF. Im Blutkreislauf ist das Herz also die Pumpe, und die Blutgefäße stellen das Röhrensystem dar. Die *Arterien* sind die Gefäße, die das

HERZ I

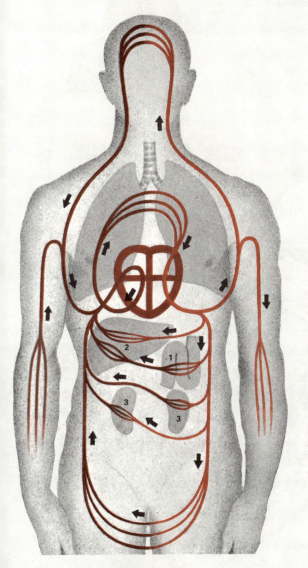

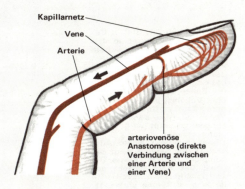

Kapillarnetz
Vene
Arterie

arteriovenöse Anastomose (direkte Verbindung zwischen einer Arterie und einer Vene)

Blutkreislauf (links), das Transportsystem, das alle Zellen des Körpers versorgt. Die *Arterien* verteilen außer dem Sauerstoff die Aminosäuren, welche die Gewebsproteine aufbauen, Zucker als den Energielieferanten des Körpers, Vitamine, Hormone und Salze. Auf dem Rückweg führen die *Venen* Kohlendioxid und die Abfallprodukte mit sich, welche bei der Zersetzung innerhalb der Zellen entstehen.

Der *kleine* oder *Lungenkreislauf* ist der Kreislauf vom rechten Herzen zur Lunge und zurück zum linken Herzen. In den Lungen wird das Kohlendioxid des Blutes gegen Sauerstoff ausgetauscht (↗ Atmungsorgane).

Der *große* oder *Körperkreislauf* führt das sauerstoffhaltige Blut von der linken Herzhälfte über die Aorta zu den verschiedenen Teilen des Körpers. Das Blut kehrt über die Venen zum rechten Herzen zurück und fließt von dort erneut in den kleinen Kreislauf.

Die *Kapillaren* sind feinste Blutgefäße, welche die Arterien und Venen miteinander verbinden; durch ihre dünnen Wände gibt das Blut die lebensnotwendigen Substanzen ab und nimmt die Abfallprodukte auf.

Wichtige Stationen innerhalb des Blutkreislaufs sind neben der Lunge: **1.** der Dünndarm, wo die Nahrungsstoffe aufgenommen werden, **2.** die Leber, wo diese Substanzen — insbesondere der Zucker als Glykogen — für den Körper gespeichert werden, und **3.** die Nieren, wo die Abfallprodukte aus dem Blut gefiltert werden.

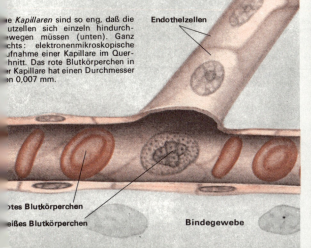

Die *Kapillaren* sind so eng, daß die Blutzellen sich einzeln hindurchbewegen müssen (unten). Ganz rechts: elektronenmikroskopische Aufnahme einer Kapillare im Querschnitt. Das rote Blutkörperchen in der Kapillare hat einen Durchmesser von 0,007 mm.

Endothelzellen

rotes Blutkörperchen
weißes Blutkörperchen
Bindegewebe

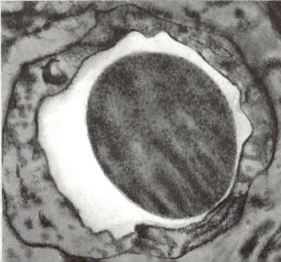

HERZ II–III

Das Herz hält das Blut in Bewegung und versorgt so den Körper mit sauerstoffreichem Blut, welches von den Lungen kommt. Mit jedem Schlag pumpt das Herz etwa 80 cm³ Blut in das arterielle System. Während der Ruhephase fließt ein gleiches Volumen Blut mit niedrigerem Sauerstoffgehalt von den Venen zu, das dann in die Lungen gepumpt wird (↗ Atmungsorgane).

Dieses Bild von einem Ausschnitt des Herzens zeigt die komplexe Struktur dieses Organs. Das Herz besteht aus kräftigen Muskeln; jede Hälfte ist in zwei Räume unterteilt: einen Vorhof (Atrium) und eine Kammer (Ventrikel).

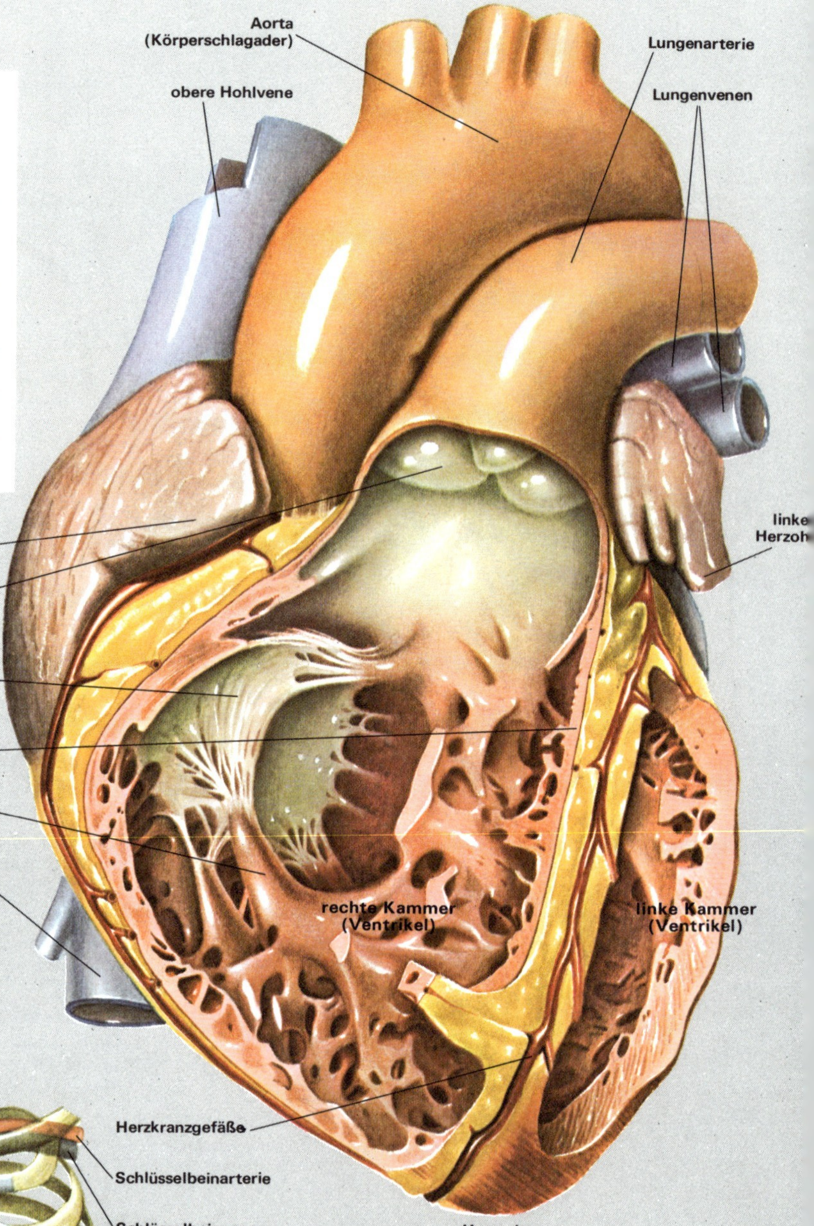

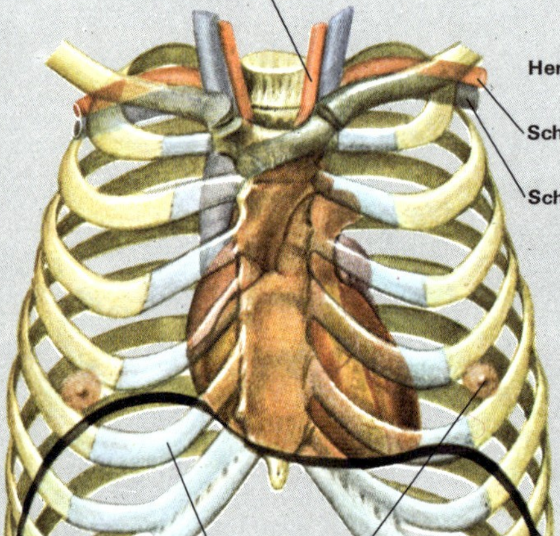

- Aorta (Körperschlagader)
- obere Hohlvene
- Lungenarterie
- Lungenvenen
- rechtes Herzohr
- linke Herzohr
- Pulmonalklappe
- Segelklappe zwischen dem rechten Vorhof und dem Ventrikel (Trikuspidalklappe)
- Herzscheidewand
- Papillarmuskel
- untere Hohlvene
- rechte Kammer (Ventrikel)
- linke Kammer (Ventrikel)
- Halsarterie
- Herzkranzgefäße
- Schlüsselbeinarterie
- Schlüsselbeinvene
- Herzspitze
- Brustwarze
- Zwerchfellkontur
- 5. Rippe

Das Herz liegt hinter dem Brustbein und ruht auf dem Zwerchfell (links).

Das Herz ist etwas größer als eine geballte Faust, es liegt zum größeren Teil in der linken Brusthöhle.

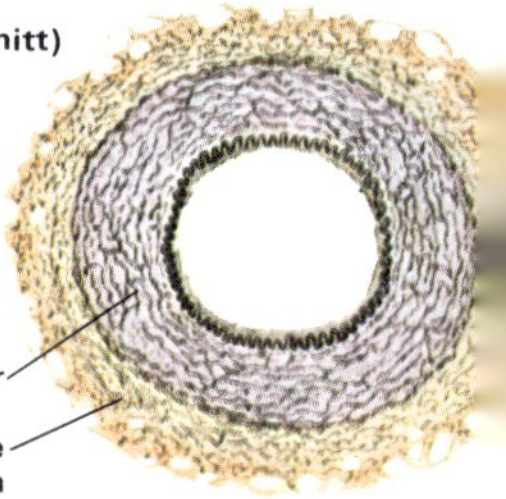

Arterie (Querschnitt)

- Muskulatur
- elastische Fasern

Die Arterien besitzen eine kräftige glatte Muskulatur und viele elastische Fasern.

Das Blut sammelt sich im *Vorhof*, bevor es in die *Kammer* gelangt, welche die eigentliche Pumpe darstellt. Die rechte Kammer, welche das Blut durch den kleinen Kreislauf pumpt, arbeitet mit weniger Kraftaufwand als die linke, weshalb ihre Muskulatur auch dünner ist.

Zwischen beiden Vorhöfen und Kammern und zwischen den Kammern und den beiden großen Arterien befinden sich dünne *Klappen*, welche verhindern, daß das Blut in falscher Richtung zurückfließt.

Wenn sich die Kammern kontrahieren, wird Blut in die Aorta bzw. in die Lungenarterie gepumpt. Die Vorhofklappen sind geschlossen; spezielle Muskeln, die Papillarmuskeln, verhindern ein Zurückschlagen der Klappen in die Vorhöfe. So drückt das Blut auf die Klappen der Lungenarterie und der Aorta und öffnet diese.

Arterien

Die rechte Kammer pumpt dunkles, sauerstoffarmes Blut in die *Pulmonal-* oder *Lungenarterie*, während das helle, sauerstoffreiche Blut der linken Kammer in die *Aorta* oder *Körperschlagader* abfließt. Die Aorta versorgt nicht nur den gesamten Körper, sondern auch das Herz selbst, welches über die Herzkranzarterien arterielles Blut erhält.

Venen

Zwei große Gefäße führen zum rechten Vorhof: venöses Blut kommt von der oberen Körperhälfte durch die *obere Hohlvene*, von der unteren Hälfte durch die *untere Hohlvene* zum Herzen. Das Blut von den Lungen gelangt über die *Lungenvenen* in den linken Vorhof.

Bei körperlicher Ruhe pumpt das Herz in einer Minute 5–6 Liter Blut in die Aorta; dieses Volumen kann während anstrengender Arbeit bis auf 40 Liter ansteigen.

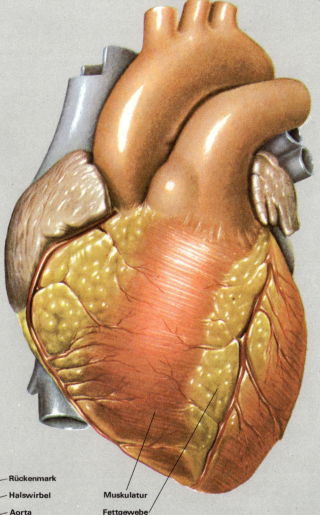

- Muskulatur
- Fettgewebe

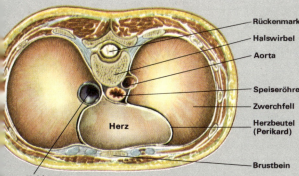

- Rückenmark
- Halswirbel
- Aorta
- Speiseröhre
- Zwerchfell
- Herzbeutel (Perikard)
- Brustbein
- Herz
- untere Hohlvene

Ein Querschnitt durch den Brustkorb (links) zeigt, daß das Herz den größten Teil des Raumes zwischen Brustbein und Wirbelsäule ausfüllt. Ein Schlag gegen das Brustbein kann so das Herz ernsthaft verletzen.

Ebenso wie die Lungen ist auch das Herz von einem doppelwandigen Sack umgeben, dem *Herzbeutel* oder *Perikard*, welcher eine bestimmte Menge Flüssigkeit enthält, um die Reibung bei der Herzaktion zu vermindern.

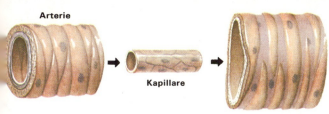

Arterie — Kapillare — Vene

Die gut entwickelten Muskeln der *Arterien* sind zur Erhaltung des Blutdrucks wichtig. Die *Kapillaren* haben keine, die *Venen* nur schwache Muskeln.

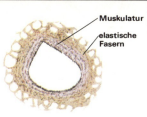

- Muskulatur
- elastische Fasern

Vene (Querschnitt)

Die unregelmäßige Form entsteht durch die nur gering entwickelte Muskulatur und die nur wenigen elastischen Fasern.

HERZ IV

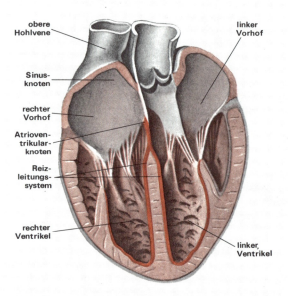

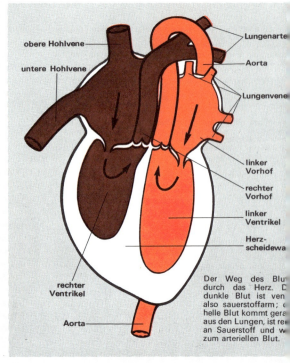

Der Weg des Blut[es] durch das Herz. D[as] dunkle Blut ist ven[ös], also sauerstoffarm; [das] helle Blut kommt gera[de] aus den Lungen, ist re[ich] an Sauerstoff und w[ird] zum arteriellen Blut.

Das Reizleitungssystem des Herzens

Nahe der oberen Hohlvene befindet sich eine Ansammlung von embryonalen Muskelzellen, der sogenannte *Sinusknoten*. Von hier ausgehende Impulse breiten sich über den gesamten Vorhof aus und werden vom *Atrioventrikularknoten* aufgenommen, der sich an der rechten Vorhof-Kammergrenze befindet und die Reize über das Hissche Bündel auf die Muskulatur der beiden Kammern weiterleitet. Die Impulse verursachen und koordinieren die Kontraktionen des Herzmuskels. Die Schlagzahl des Herzens wird durch das autonome Nervensystem reguliert, welches direkt auf den Sinusknoten einwirkt.

EKG und PKG (rechts)

Schwache elektrische Ströme, welche durch die Herzaktivität erzeugt werden, können durch ihre Ableitung von der Haut gemessen und als Kurve, *Elektrokardiogramm (EKG)*, registriert werden. Die Herztöne, welche besonders beim Schließen der Klappen entstehen, können als *Phonokardiogramm* (PKG) registriert werden.

Die Funktion der Herzklappen (unten)

1. Das Blut fließt in den Ventrikel, das Herz ruht. **2.** Der Ventrikel kontrahiert sich, die Vorhofklappen werden geschlossen und die Arterienklappen geöffnet. **3.** Die Muskulatur ist entspannt, und neues Blut fließt in den Ventrikel. **4.** Der Ventrikel kontrahiert sich erneut.

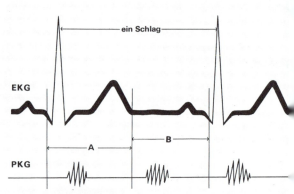

Im obigen Diagramm bedeutet A die Zeit der Kammerkontraktion, B die Ruheperiode.

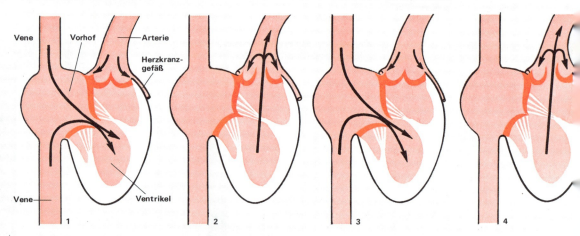

sauerstoffreiche Blut vom Herzen wegführen. Eine Ausnahme bildet die *Pulmonalarterie*, die sauerstoffarmes Blut vom Herzen zu den Lungen führt. Die dem Herzen am nächsten liegenden Arterien müssen den stärksten Druck aufnehmen, ihre Wände sind deshalb elastisch. Die Wand einer Arterie setzt sich aus drei Schichten zusammen: die Innenschicht besteht aus Endothelzellen und einigen elastischen Fasern, die Zwischenschicht aus glatter Muskulatur und die Außenschicht der Arterien ist aus Bindegewebe aufgebaut.

Die Arterien verzweigen sich nach dem Abgang vom Herzen und verengen sich. Schließlich verzweigen sie sich in feinste Gefäße, die *Kapillaren*, deren Wandung nur noch aus Endothelzellen besteht. Durch die dünnen Wandungen der Kapillaren findet ein reger Stoffaustausch zwischen dem Blut und dem Gewebe statt. Hier werden der Sauerstoff und die Nährstoffe durch Diffusion vom Blut abgegeben und gleichzeitig das Kohlendioxid sowie die Abfallprodukte aufgenommen.

Die Kapillaren, die weniger als ein Hundertstel Millimeter Durchmesser besitzen, bilden ein dichtes Netzwerk in allen Teilen des Körpers. Sie sammeln sich zu kleinen Gefäßen, welche sich wiederum zu größeren Gefäßen vereinigen. Diese zurückführenden Gefäße, die *Venen*, besitzen eine dünnere Wandung als die Arterien, da der Druck in ihnen wesentlich niedriger ist. Klappen in den Venen sorgen dafür, daß das Blut immer in der Richtung zum Herzen fließt, wobei eine zusätzliche Pumpleistung durch die Skelettmuskulatur erfolgt, welche die Venen umgibt. Daher wird das Blut in den Venen leichter zum Herzen zurückgeführt, wenn sich der Körper bewegt. Mitunter fallen Menschen in Ohnmacht, wenn sie für längere Zeit auf der Stelle stehen müssen, da eine nur unzureichende Blutmenge zum Herzen zurückfließt, wenn die Beinmuskulatur nicht den Rückstrom des Venenblutes unterstützt und dadurch der Blutdruck im Kopf absinkt.

Zwischen Arterien und Venen bestehen direkte Verbindungen, die als *arteriovenöse Anastomosen (Shunts)* bezeichnet werden. Sie regeln die Durchblutung der Organe, indem sie mit ihrer Öffnung den Blutstrom im Kapillarnetz vermindern und mit ihrer Schließung wieder vermehren.

Der *Kreislauf vor der Geburt* oder pränatale Kreislauf unterscheidet sich vom Kreislauf nach der Geburt in mehrfacher Beziehung. Da die Lungen beim Embryo noch nicht entfaltet sind, fließt das Blut unter Umgehung des Lungenkreislaufs durch Kurzschlüsse zwischen beiden Herzkammern *(Foramen ovale)* sowie zwischen Pulmonalarterie und Aorta *(Ductus arteriosus botalli)*. Statt dessen erhält das Blut seinen Sauerstoff von der mütterlichen Plazenta über die Nabelschnurgefäße (↗ Embryonalentwicklung).

Vergleiche auch: Aorta, Atmungsorgane, Blut, Blutdruck, Herzfehler, Lymphe, Puls, Stoffwechsel, Verdauung.

Herz-Arrhythmie, Abweichung vom normalen Schlagrhythmus des Herzens, hauptsächlich in der Form von unregelmäßigen oder wechselnden Schlagfrequenzen. Ein schneller Puls oder *Tachykardie* (eine Frequenz, die über die normalen 60 bis 80 Schläge pro Minute hinausgeht) ist die natürliche Folge körperlicher Anstrengung und psychischer Erregung. Herzklopfen ist auch ein häufiges Symptom bei erregbaren und nervösen Menschen. In manchen Fällen, besonders bei Kindern und Jugendlichen, wechselt der Puls mit der Atemfrequenz. Diese *respiratorische Arrhythmie* ist ziemlich normal. Eine andere Form von Arrhythmie, die oft als störend empfunden wird, doch in der Regel ungefährlich ist, ist das plötzliche Einsetzen eines schnellen Pulses, die sog. *paroxysmale Tachykardie*. Der Anfall kann nur eine oder zwei Minuten, aber auch viel länger andauern, bevor der Puls sich plötzlich wieder normalisiert. In ernsthafteren Fällen können spezielle Medikamente, einschließlich Digitalis und Chinidin, verordnet werden. Ein schneller Puls kann auch Zeichen einer organischen Herzerkrankung sein; manchmal wird er durch hormonelle Störungen verursacht, z. B. bei der Hyperthyreose.

Ein langsamer Puls, *Bradykardie*, ist bei sportlich trainierten Menschen häufig und normal, tritt jedoch sonst selten auf. Gewisse Vergiftungen können allerdings die Pulsfrequenz erniedrigen. Eine *Extrasystole* ist eine Unregelmäßigkeit, bei der einer kräftigen frühzeitigen Kontraktion eine relativ lange Pause folgt. Eine oder mehrere dieser Extrasystolen können gelegentlich auftreten, ohne daß es sich um einen ernsthaften Zustand handelt.

Vorhofflimmern ist eine Form der Arrhythmie, die mit einer Arteriosklerose des Herzens, erhöhtem Blutdruck, einer Entzündung des Herzmuskels und mit verschiedenen Arten von Klappenfehlern verbunden sein kann. Während eines Anfalls treten Vorhofskontraktionen mit einer Frequenz von 300 bis 500 pro Minute auf. Da aber das Reizleitungssystem nicht in der Lage ist, eine solche Schlagfolge weiterzuleiten, werden die Kammerkontraktionen unregelmäßig. Dabei kommt es zu einer Leistungsverminderung und häufig zu Zeichen eines Herzversagens. Das Ziel der Behandlung ist, die Herzaktivität durch Arzneimittel, wie Digitalis und Chinidin, zu normalisieren. *Vorhofflattern* ähnelt in vielerlei Hinsicht dem Flimmern, jedoch sind hierbei die Impulse im Vorhof geringer (200–300 pro Minute), die Ventrikelkontraktionen jedoch regelmäßig und gewöhnlich langsamer, da nur einige der Impulse übergeleitet werden.

Bei einigen Formen der Arrhythmie ist die rhythmische Koordination der Herzaktivität durch die Unterbrechung der Überleitung von Schlagimpulsen zwischen dem Vorhof und den Ventrikeln gestört. Diese Art von Herzblock, der *Atrioventrikularblock*, zeichnet sich durch eine normale Vorhofskontraktion und eine verspätete oder unregelmäßige Kammerkontraktion aus. Werden hierbei nur wenige Impulse nicht übermittelt, so bezeichnet man den Zustand als *partiellen Block*. Beim *totalen Block* schlagen Vorhof und Ventrikel unabhängig voneinander. Wenn beispielsweise die Äste zum Atrioventrikularbündel oder das Hissche Bündel geschädigt sind, tritt ein *intraventrikulärer Block* auf, bei dem sich eine Kammer etwas später als die andere kontrahiert. Sowohl bei totalem Block als auch bei Kammerflimmern kommt es infolge Sauerstoffmangels im Gehirn zum *Adams-Stokesschen Syndrom* mit Störungen der Atmung und des Bewußtseins (eventuell mit Ohnmacht).

Ein Herzblock, der durch Digitalisvergiftung verursacht wurde, ist vorübergehend, während andere, die ihre Ursache z. B. in einem Herzinfarkt haben, von Dauer sein können. Die Behandlung der Herz-Arrhythmie richtet sich nach der zugrunde liegenden Krankheit. Schwere Arrhythmien, begleitet von Adams-Stokesschen Anfällen, können es notwendig machen, daß der Herzrhythmus durch künstliche Impulse eines elektronisch arbeitenden Herzschrittmachers reguliert wird.

Vergleiche auch: Herz, Herzfehler.

Herzfehler, *Herzvitien*, ein Überbegriff für verschiedene angeborene und erworbene krankhafte Zustände des Herzens, welche die Blutzirkulation verändern und die Herzbelastung erhöhen. Die Zustände können in Fehlern an den Klappen, einer defekten Entwicklung der Herzscheidewände oder in abnormen Verhältnissen in den großen Arterien bestehen. Manchmal handelt es sich auch um eine Kombination mehrerer solcher Fehler.

Klappenfehler sind mit einem Auftreten bei 0,5–1 % der Bevölkerung relativ häufig. Die häufigste Ursache ist das rheumatische Fieber, das zu entzündlichen Veränderungen und einer Schrumpfung der Aorten- oder Mitralklappe führt *(rheumatische Endokarditis)*. Ähnliche Veränderungen können auch durch eine bakterielle Entzündung des Herzens hervorgerufen werden *(bakterielle Endokarditis)*. Die Aortenklappen können auch im Spätstadium einer Syphilis oder bei Arteriosklerose betroffen sein. Klappenfehler können auch angeboren sein — z. B. bei der Pulmonalklappe.

Nach der Beeinträchtigung der Funktion gibt es zwei Arten von Klappenfehlern, die entweder einzeln oder auch gemeinsam auftreten können. Eine Verengung oder *Stenose* der Mitralklappe *(Mitralstenose)* zwischen dem linken Vorhof und der linken Kammer verursacht einen Blutstau im linken Vorhof, so daß das Herz nicht mehr wirkungsvoll arbeiten kann. Wenn die Klappe nicht dicht schließt, fließt bei der Kontraktion des linken Ventrikels Blut in den linken Vorhof zurück, so daß ein Teil des Schlagvolumens ständig nutzlos vor- und zurückpendelt. Dies wird als *Klappeninsuffizienz* bezeichnet. Bei diesem Fehler kommt es zur Erweiterung der Herzkammern *(Dilatation)* und zur Verdickung der Herzmuskulatur *(Hypertrophie)*.

Beide Vorgänge werden unter dem Begriff *Herzvergrößerung* zusammengefaßt. Häufige Symptome sind Kurzatmigkeit bei Anstrengung sowie in schweren Fällen Lebervergrößerung und Ödeme.

Angeborene Herzfehler treten oft kombiniert auf. Man schätzt, daß sie bei 1–2 % der Neugeborenen vorkommen. Die Ursachen sind erst zum Teil bekannt; so kommen außer Erbfaktoren auch eine Herzentzündung während der Embryonalzeit sowie Röteln der Mutter während der ersten drei Monate der Schwangerschaft in Frage. Ein Defekt der Wand zwischen den Vorhöfen wird als *Atriumseptumdefekt* bezeichnet, der häufigere entsprechende Zustand in der Wand der Hauptkammern als *Ventrikelseptumdefekt*. Eine nach der Geburt bestehengebliebene Verbindung zwischen der Aorta und der Lungenarterie, die *vor* der Entfaltung der Lungen physiologisch ist, wird als *Ductus arteriosus Botalli* oder *Ductus arteriosus persistens* bezeichnet. Es kann auch eine Verengung der Aorta an der Stelle vorliegen, wo dieser Gang in sie einmündet, ein Defekt, der als *Aortenisthmusstenose* bezeichnet wird. Diese Mißbildung hat einen abnorm hohen Blutdruck in der oberen Körperhälfte bei gleichzeitig erniedrigtem Blutdruck in den Beinen zur Folge.

Der häufigste erbliche Defekt, dessen Folge in einer deutlichen Verminderung des Sauerstoffgehaltes im Blut besteht, ist die *Fallotsche Tetralogie*. Es handelt sich um eine Kombination mehrerer Herzfehler, nämlich einer Stenose der Pulmonalarterie, verbunden mit einem Defekt der Kammerscheidewand, einer Hypertrophie der rechten Herzkammer und einer Rechtsverlagerung der Aorta. Die schlechte Sauerstoffversorgung verursacht schon im Alter von zwei Jahren oder früher eine typische Blaufärbung der Haut *(Zyanose)*. Hiervon rührt auch die Bezeichnung „blue babies" für Kinder, die mit diesem Herzfehler geboren werden. Andere frühe Symptome sind die sog. *Trommelschlegelfinger* und entsprechende Auftreibungen an den Zehenenden. Außerdem bleibt die gesamte Entwicklung des Körpers zurück.

Auch das *Morgagni-Syndrom*, bei dem eine Einengung der Pulmonalklappe mit einem Vorhofseptumdefekt kombiniert ist, macht sich durch eine Blaufärbung der Haut bemerkbar. Beim *Eisenmenger-Syndrom* liegen die Defekte der Fallotschen Tetralogie vor, ohne daß hier jedoch die Pulmonalarterie verengt ist.

In den letzten Jahren wurden neue chirurgische Methoden und verbesserte Diagnosemöglichkeiten für Herzfehler entwickelt. Die Krankengeschichte und die körperliche Untersuchung des Patienten sind jedoch weiterhin die wesentlichsten Grundlagen jeder weiteren Diagnostik. Blutdruck und Puls verdienen Beachtung, jedoch ist das wichtigste Hilfsmittel zur Erkennung von Herzfehlern die *Auskultation*, d. h. das Abhören der Töne und Geräusche des Herzens. Weitere Informationen liefern das *Elektrokardiogramm* in Ruhe und bei

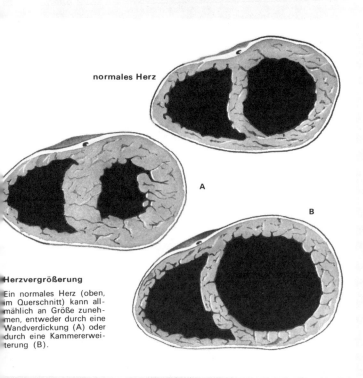

normales Herz

A

B

Herzvergrößerung

Ein normales Herz (oben, im Querschnitt) kann allmählich an Größe zunehmen, entweder durch eine Wandverdickung (A) oder durch eine Kammererweiterung (B).

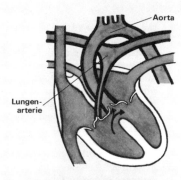

Zwei angeborene Herzfehler

oben: *Fallotsche Tetralogie*; unten: *Ductus Botalli*.

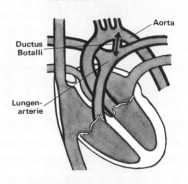

HERZFEHLER

Klappenfehler (unten). Normale Herzklappen (a) schließen dicht und öffnen sich nur um ein bestimmtes Maß. Bei nicht dicht schließenden Klappen (b) fließt ein Teil des Blutes in den Vorhof zurück, wenn das Blut aus der Kammer gepumpt wird; ein solcher Defekt wird als *Klappeninsuffizienz* bezeichnet. Bei einer *Klappenstenose* (c) ist die Öffnung verengt und drosselt so den Zufluß aus den Vorhöfen (dicker Pfeil).

Operation bei Mitralstenose (unten)

1. Das Perikard wird freigelegt und eröffnet.
2. Ein Finger wird in den Vorhof eingeführt.
3. Die Öffnung wird mit dem Finger erweitert.

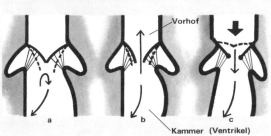

Die *Fallotsche Tetralogie* ist eine seltene Krankheit, welche hauptsächlich charakterisiert ist durch eine Verengung der Lungenarterie, eine Öffnung in der Kammerscheidewand und eine Verschiebung der Aorta nach rechts, so daß diese mit beiden Ventrikeln in Verbindung steht. Bei einem *offenen Ductus arteriosus Botalli* bleibt die embryonale Verbindung zwischen der Aorta und der Lungenarterie, welche sich gewöhnlich bei der Geburt schließt, auch danach noch offen (B Embryonalentwicklung II).

Das untere Bild veranschaulicht die Operation bei einer Verengung der Klappe zwischen linkem Vorhof und Ventrikel. Dieser Klappenfehler, die *Mitralstenose*, tritt hauptsächlich als Folge von rheumatischen Herzerkrankungen auf.

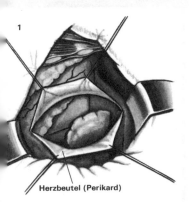

1. Herzbeutel (Perikard)

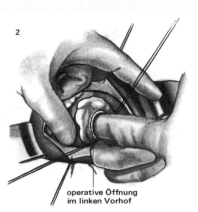

2. operative Öffnung im linken Vorhof

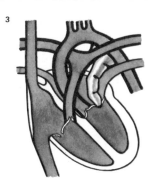

3.

Belastung sowie die Röntgenbilder des Herzens und der Lungen. Die genaueste Diagnose erhält man mittels des *Herzkatheters*, mit dem der Blutdruck und der Sauerstoffgehalt in verschiedenen Abschnitten des Herzens bestimmt werden können. Durch Injektion eines Röntgenkontrastmittels über den Herzkatheter können auch die Blutströme in den Herzhöhlen und den Herzkranzschlagadern röntgenologisch sichtbar gemacht werden; das Verfahren heißt *Angiokardiographie*.

Verschiedene herzchirurgische Operationsmethoden können Herzfehler in einem Frühstadium heilen oder ihre Auswirkungen erleichtern. Bei der Mitralstenose wird die Klappe mit einem Messer oder der Fingerkuppe erweitert, bei einer Insuffizienz wird die Öffnung zwischen dem Atrium und dem Ventrikel verkleinert. Die entsprechenden Methoden werden bei Fehlern der Aortenklappe angewandt, jedoch mit weniger günstigem Ergebnis als bei der Mitralis. Häufiger werden bereits ganze Herzklappen mit Erfolg durch Klappenprothesen aus Kunststoff ersetzt. Bei Septumdefekten kann die Öffnung vernäht oder mit synthetischem Material bedeckt werden. Ein Ductus Botalli kann mittels einer Durchtrennung des Gefäßes oder durch eine doppelte Unterbindung behandelt werden. Bei einer Aortenisthmusstenose wird der verengte Teil entfernt und die Verbindung mit synthetischem Material wiederhergestellt.

Bei der Fallotschen Tetralogie wird die Blutzirkulation des Pulmonalkreislaufes durch eine Anastomose (Verbindung) zwischen der Armarterie und der Pulmonalarterie vermindert. Einige weniger komplizierte Herzfehler werden unter Narkose mit Hypothermie behandelt (↗ Anästhesie). Bei großen Operationen wird eine Herz-Lungen-Maschine verwendet (↗ Herz-Lungen-Maschine). Dabei wird das Blut durch eine künstliche Pumpe weiter in Zirkulation gehalten und gleichzeitig durch einen Oxygenator mit Sauerstoff angereichert. Das bedeutet, daß das Herz während der Operation ruht und kein Blut enthält. In speziellen Fällen werden Operationen sowohl mit Hilfe der Herz-Lungen-Maschine als auch durch Anwendung der Hypothermie ausgeführt.

Die Herzchirurgie ist in schneller Entwicklung begriffen, und es besteht Grund zur Annahme, daß es bald für weitere Fehler chirurgische Behandlungsmethoden geben wird, daß die Operationsresultate besser und die Risiken der Eingriffe geringer werden; dazu zählt auch die *Herztransplantation*.
Vergleiche auch: Embryonalentwicklung, Herz, Herz-Lungen-Maschine, Organtransplantation; B Herz V.

Herzinfarkt, *Myokardinfarkt*, die Schädigung des Herzens als Folge einer Verengung eines Astes einer Koronararterie. Hierbei erleidet der Herzmuskel in dem betroffenen Gebiet einen Blut-

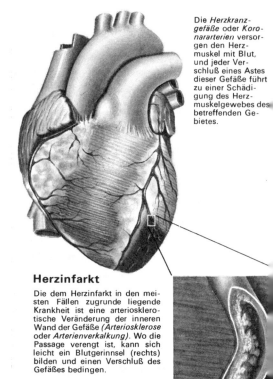

Die *Herzkranzgefäße* oder *Koronararterien* versorgen den Herzmuskel mit Blut, und jeder Verschluß eines Astes dieser Gefäße führt zu einer Schädigung des Herzmuskelgewebes des betreffenden Gebietes.

Herzinfarkt

Die dem Herzinfarkt in den meisten Fällen zugrunde liegende Krankheit ist eine arteriosklerotische Veränderung der inneren Wand der Gefäße *(Arteriosklerose* oder *Arterienverkalkung)*. Wo die Passage verengt ist, kann sich leicht ein Blutgerinnsel (rechts) bilden und einen Verschluß des Gefäßes bedingen.

Der Herzinfarkt kann typische EKG-Veränderungen hervorrufen, welche die Diagnose erleichtern (unten) (↗ Elektrokardiogramm).

mangel, als dessen Folge ein Herzversagen auftritt. Die häufigste Ursache dieser Krankheit ist die *Koronarthrombose*, die Bildung eines Blutgerinnsels *(Thrombus)* in einer Koronararterie. Das Gerinnsel befindet sich gewöhnlich in einem der Äste an der Vorderseite des Herzens und entwickelt sich aufgrund von Gefäßveränderungen bei einer Arteriosklerose der Herzkranzgefäße.

Wichtigstes Symptom des akuten Stadiums ist das plötzliche Auftreten schwerer Schmerzen in der Herzgegend, die oft in den linken Arm einstrahlen.

Der Schmerz ähnelt dem der *Angina pectoris*, ist jedoch gewöhnlich stärker und anhaltender. Der Patient hat Erstickungsgefühle, kalten Schweiß und Todesangst; er wird bleich, und es entwickelt sich oft ein Schockzustand mit schnellem Puls, fallendem Blutdruck und Bewußtlosigkeit. Die Beschwerden sind jedoch unterschiedlich stark. Wenn der Herzmuskel nur leicht geschädigt ist, kann der Schmerz sogar vollkommen ausbleiben. Anderseits verursacht eine Thrombose in einem der Hauptäste eine solche Schädigung, daß der Tod eintritt. Dieser Zustand wird als *akutes Herzversagen* oder *Herzschlag* bezeichnet.

Die Diagnose wird dadurch erleichtert, daß Herzinfarkte oft typische EKG-Veränderungen verursachen (↗ Elektrokardiogramm). Weitere Informationen können durch spezielle Blutuntersuchungen gewonnen werden.

Die Behandlung des Herzinfarktes während des akuten Stadiums ist auf die Milderung des Schmerzes und der psychischen Erregung gerichtet und besteht gewöhnlich in einer Injektion mit Morphium. Weitere Maßnahmen sind eine möglichst vollständige Entlastung des Herzens, die Verhinderung weiterer Thrombosen und der Versuch, das bestehende Gerinnsel mit Medikamenten, die die Blutgerinnung hemmen (Antikoagulantien), aufzulösen. In einigen Fällen wird auch Sauerstoff zugeführt, gewöhnlich unter einem Sauerstoffzelt, um die Blutsauerstoffversorgung zu unterstützen. Die Behandlung muß lange genug durchgeführt werden, damit der geschädigte Herzmuskel während der Erholung ausheilen kann. Anderenfalls besteht die Gefahr, daß das geschädigte Gewebe einreißt *(Herzruptur)*, was den Tod zur Folge hat. Wenn der Herzmuskel ausheilt, wird das geschädigte Gewebe durch Bindegewebe ersetzt, das jedoch an der Herztätigkeit keinen Anteil nimmt. Dies bedeutet, daß Personen, die einen Herzinfarkt erlitten haben, anstrengende körperliche Arbeit und psychische Belastung meiden müssen. Neben der Rehabilitation, bei welcher der Patient langsam und vorsichtig in seine frühere Umgebung und Gewohnheiten zurückgeführt wird, kann die weitere Therapie in der Verordnung von Medikamenten bestehen, welche die Bildung von Blutgerinnseln verhindern.

Vergleiche auch: Angina pectoris, Arteriosklerose, Thrombus.

Herzkrankheiten. Nach ihrer Ursache unterscheidet man *organische* und *nervöse*, durch psychische Störungen bedingte, nach ihrem Verlauf *akute* und *chronische Herzkrankheiten*. Organische Herzkrankheiten können angeboren oder erworben sein. Angeborene ↗ Herzfehler sind häufige Ursachen von Frühtodesfällen nach der Geburt oder vermindern die Leistungsfähigkeit schon im jugendlichen Alter. Erworbene Herzkrankheiten befallen die Herzinnenhaut, gewöhnlich als Komplikation des rheumatischen Fiebers (↗ Herzfehler), den Herzmuskel (↗ Angina pectoris, ↗ Arteriosklerose, ↗ Herz-Arrhythmie, ↗ Herzinfarkt) oder die Herzaußenhaut (↗ Perikarditis).

Alle organischen Herzkrankheiten können zu einer *Herzinsuffizienz* führen. Hierbei herrschen drei Symptome vor: Kurzatmigkeit, Ödeme und eine Blaufärbung der Haut. Die *Kurzatmigkeit* wird durch einen Blutstau in den Lungen und durch die Absonderung von Flüssigkeit in die Lungenbläschen (Alveolen) verursacht. Atemnot tritt gewöhnlich nur in Verbindung mit körperlicher Anstrengung auf. Sie kann bei stark verminderter Herzleistung jedoch schon in Ruhe vorhanden sein. Im letzteren Fall tritt sie oft mitten in der Nacht anfallartig als *kardiales Asthma* auf. Die *Ödeme* werden durch den Rückstau des Blutes im venösen Kreislauf als Folge einer verminderten Pumpkraft des Herzens verursacht. Die Blutstauung vergrößert den Druck in den Venen und Kapillaren, so daß die Flüssigkeit durch die Gefäßwände dringt und sich in den Geweben ansammelt. Die Entwicklung von Ödemen hat eine verminderte Harnabscheidung am Tage zur Folge, jedoch eine verstärkte Ausscheidung in der Nacht, wenn der Körper ruht. Der Blutstau führt weiterhin zu einer Leberschwellung. Die *Blaufärbung* der Haut *(Zyanose)* ist durch den verminderten Sauerstoffgehalt des Blutes in den Kapillaren bedingt; sie wird gewöhnlich zuerst an den Lippen beobachtet. Die Zyanose ist besonders charakteristisch für angeborene Herzfehler, wenn das Blut als Folge einer anormalen Verbindung zwischen dem rechten und linken Herzen oder zwischen der Pulmonalarterie und der Aorta einen niedrigen Sauerstoffgehalt aufweist.

Verschiedene Arten von Herzfehlern können oft durch relativ einfache Methoden festgestellt werden. Mit Hilfe der *Perkussion*, dem Abklopfen der Brustwand, kann man mittels des unterschiedlichen Klopfschalls von Herzmuskel und Lungengewebe die Herzgröße ermitteln. Man kann mit der Hand nach dem sog. *Herzspitzenstoß* tasten und aufgrund seiner Position eine etwaige Vergrößerung des Herzens feststellen. In manchen Fällen einer Vergrößerung ist eine Vorwölbung der Brust über dem Herzen erkennbar, während in anderen Fällen Vibrationen entstehen, die man direkt über dem Brustkorb fühlen kann.

Die Herztöne können mit Hilfe eines Stethoskops abgehört werden. Normalerweise verursachen die Kontraktion des Herzmuskels mit der Austreibung des Blutes und das Schließen der Klappen zwei Töne pro Herzschlag (Muskelton und Klappenton). Veränderungen dieser Herztöne oder die Anwesenheit von zusätzlichen Geräuschen sind charakteristisch für verschiedene Krankheiten des Herzens.

Die normalerweise nicht vorhandenen Töne werden allgemein als *Herzgeräusche* bezeichnet und treten hauptsächlich bei Patienten mit Klappenfehlern auf; die Lage der Geräusche an der Brustwand erlaubt die Feststellung, in welchen Teilen des Herzens sie entstehen. Diese Geräusche, von denen man annimmt, daß sie durch Turbulenz im Blutstrom verursacht werden, können gelegentlich auch bei Personen mit gesundem Herzen auftreten.

Für eine genauere Diagnose von Herzkrankheiten stehen verschiedene technisch hochentwickelte Untersuchungsmethoden zur Verfügung. Bei der *Phonokardiographie* werden die Herztöne über ein Mikrophon abgehört, das mit einem Verstärker verbunden ist, der die Töne als Kurve aufschreibt. Die *Elektrokardiographie* oder *EKG-Untersuchung*, die Messung der bei der Tätigkeit des Herzens entstehenden Aktionsströme (↗ Elektrokardiogramm), ist besonders wertvoll bei der Analyse der Herzrhythmusstörungen und zur Erkennung von Durchblutungsstörungen beim Vorhandensein pathologischer Veränderungen der Herzgefäße (↗ Angina pectoris, ↗ Herzinfarkt). Der *Hypoxietest* wird angewandt, um krankhafte Veränderungen des Herzens durch eine verstärkte Belastung des Organs sichtbar zu machen. Die Belastung besteht darin, daß man den Patienten Luft mit einem niedrigen Sauerstoffgehalt atmen läßt und die Veränderungen auf dem EKG festhält. Eine weitere Methode zur Messung der Herzleistung ist das Belastungs-EKG. Bei der *Ballistokardiographie* wird die Rückstoßwelle bei jeder Herzaktion registriert. Der Patient liegt dabei auf einem Tisch, der in Längs- und Querrichtung auf Rollenlagern läuft und dessen Bewegungen über einen elektrischen Verstärker aufgezeichnet werden.

Mit Hilfe der *Röntgenuntersuchung* läßt sich die Größe und Form des Herzens bestimmen (↗ Röntgendiagnostik).

Bei einer noch ausführlicheren Röntgenuntersuchung des Herzens, der *Angiokardiographie*, wird ein Kontrastmittel direkt in den Blutstrom eingespritzt, entweder direkt ins Herz durch eines der größeren Gefäße oder mit Hilfe eines speziellen Herzkatheters. Die letztere Methode wird häufiger angewandt. Die Röntgenbilder zeigen dann die abnormen Verbindungen innerhalb des Herzens sowie andere Defekte auf.

Bei der *Herzkatheterisierung* (B Diagnosestellung II) wird ein dünnes Plastikrohr, der *Katheter*, durch eine der Armarterien bis in die Herzhöhlen eingeführt. Im Röntgenbild wird die Einführung des Katheters ständig kontrolliert. Der Katheter wird dazu verwendet, den Blutdruck in den Herzhöhlen und in der Pulmonalarterie zu messen; auch der Sauerstoffgehalt des Blutes kann bestimmt werden. Diese Methode hat die Diagnose angeborener Herzfehler wesentlich verbessert und dadurch auch die Aussichten auf eine operative Behandlung vergrößert.
Vergleiche auch: Herz.

Herz-Lungen-Maschine, eine Apparatur, die außerhalb des Körpers während schwieriger Herzoperationen die Funktionen von Herz und Lunge *(extrakorporaler Kreislauf)* übernimmt. Das sauerstoffarme (venöse) Blut wird über zwei an den Vorhof des rechten Herzens angeschlossene Kanülen in die Maschine überführt. Das Blut wird durch den sogenannten *Oxygenator* mit Sauerstoff versorgt, indem es innerhalb einer Sauerstoffatmosphäre in dünner Schicht über sich drehende Scheiben oder Zylinder fließt; gleichzeitig wird es dabei von Kohlendioxid befreit. Mit Hilfe einer Pumpe wird das Blut in die Aorta zurückgeführt. Während der Operation finden laufend Kontrollen des Kreislaufs und Blutdrucks statt. Man kann die Maschine über eine Stunde lang anschließen und das über diesen Zeitraum leere Herz ruhigstellen, während der Chirurg die kritische Phase seiner Operation durchführt. Die Herz-Lungen-Maschine hat die großen Fortschritte in der Herzchirurgie von heute ermöglicht.
Vergleiche auch: Anästhesie, Atmungsorgane, Herz, Operation; B Operation VI.

Herzneurose, eine relativ häufig auftretende psychosomatische Störung. Die Hauptsymptome sind Herzklopfen und leichte Schmerzen in der Herzgegend. Typisch für diesen Zustand ist das Auftreten in Ruhe, wenn der Patient besonders in der Lage ist, über sein Herz nachzudenken, so z. B. vor dem Schlafengehen oder beim Liegen auf der linken Seite, wenn der Herzschlag stärker empfunden wird. Die Angst vor der Möglichkeit, an einer schweren Herzerkrankung zu leiden, läßt das Herz schneller als normal schlagen *(Tachykardie),* und diese Tachykardie wiederum verstärkt die Angst.

Bevor ein Arzt die Diagnose Herzneurose stellt, muß selbstverständlich sichergestellt sein, daß kein organisches Leiden vorliegt. Schon die Versicherung des Arztes, daß der Patient organisch gesund ist und seine Beschwerden rein psychisch bedingt sind, reicht oft aus, um eine merkliche Besserung zu schaffen; die Unruhe kann durch Beruhigungsmittel gedämpft werden. Da aber die Herzneurose oft nur eine Folge der auf den Patienten einwirkenden psychischen Umwelteinflüsse ist, sollten diese in günstigem Sinne beeinflußt werden.
Vergleiche auch: Psychosomatik.

Heuschnupfen, *Heufieber,* eine häufige allergische Erkrankung, die besonders zur Zeit der Grasblüte durch Pollen ausgelöst wird. Wenn Pollen eingeatmet werden, haften sie an der Nasenschleimhaut und lösen eine dünnflüssige, wäßrige Sekretion aus. Eine Überempfindlichkeit gegen andere staubförmige Substanzen kann die gleichen Symptome auslösen. Die wäßrige Sekretion der Nase ist oft von einer Tränensekretion begleitet, auch kann es zu einer Entzündung der Bindehaut des Auges *(allergische Konjunktivitis)* kommen.

Der Arzt kann oft die spezielle Pollenart, gegen die der Patient empfindlich ist, durch das jahreszeitliche Auftreten der Erkrankung bestimmen. Die

Diagnose läßt sich entweder durch Hauttests oder durch einen *Provokationstest* erhärten, bei dem eine Lösung des vermutlichen Allergens in die Nase geträufelt und die Reaktion beobachtet wird. Milde Formen des Heuschnupfens werden mit Antihistaminpräparaten und Wirkstoffen zur Abschwellung der Nasenschleimhaut behandelt. Auch Kortisone können in der Nase lokal angewandt werden. In schweren Fällen kann die Überempfindlichkeit des Patienten durch eine Desensibilisierung reduziert werden, indem man eine Serie von Spritzen mit Pollenextraktlösung in zunehmend stärkerer Dosierung verabreicht. Diese Behandlung zeigt oft eine gute Wirkung.
Vergleiche auch: Allergie.

Hirnblutung, genauer: *intrakranielle Blutung, Apoplexie* oder *Schlaganfall,* kann verschiedene Verlaufsformen haben. Die eigentliche Hirnblutung, auch *Enzephalorrhagie,* ist eine Blutung infolge Ruptur eines geschädigten Blutgefäßes im Hirngewebe, oftmals bedingt durch hohen Blutdruck. Die Folge sind häufig unverzüglich auftretende, schwere Symptome: der Patient verliert gewöhnlich das Bewußtsein, und oft kommt es zu einer *Hemiplegie,* d. h. einer Lähmung einer Körperhälfte, weil die Blutung die Nervenstämme schädigen kann, die für die Innervation der Körpermuskeln verantwortlich sind. Da die Nervenstränge sich im Hirnstamm kreuzen, verursacht eine Blutung in der rechten Hirnseite eine Lähmung der linken Körperhälfte. Massive Blutungen in der linken Hirnhälfte, in der sich das Sprachzentrum befindet, führen oft zu Sprachstörungen. Während der manchmal wochenlang andauernden Bewußtlosigkeit ist eine sorgfältige Pflege des Patienten zur Vorbeugung gegen Wundliegen und Infektion erforderlich. Krankengymnastische Behandlung sollte so bald wie möglich einsetzen, damit die Funktionsfähigkeit der Muskeln wiederhergestellt wird.

Das sog. *subdurale Hämatom* ist eine Blutung zwischen der harten Hirnhaut und der Arachnoidea (Spinnwebenhaut), die oft durch einen Schlag gegen den Kopf ausgelöst wird. Die Blutung führt zu einer Verdrängung und Kompression des benachbarten Hirngewebes und verursacht häufig zunehmende Benommenheit, Kopfschmerzen, Schwindelgefühl und schließlich Bewußtlosigkeit. Es kann wochenlang dauern, bis die Symptome abklingen. Diese Form der Hirnblutung wird durch chirurgische Eröffnung des Schädels (Trepanation) und Ausräumen der angesammelten Blutmassen behandelt (B Operation II).

Eine weitere Form der Hirnblutung kann durch Ruptur von Arterien an der Schädelbasis, unterhalb der mittleren Hirnhaut oder Arachnoidea, ausgelöst werden. Verantwortlich für diese als *subarachnoidale Blutung* bezeichnete Erkrankung ist meist ein kongenitales Aneurysma, d. h. eine durch angeborene Gefäßwandschwäche bedingte

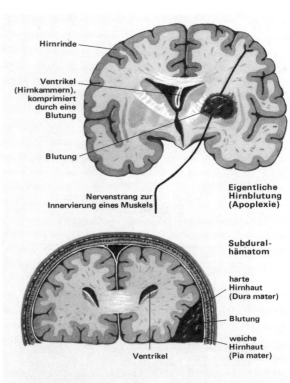

Hirnblutung

Die **eigentliche Hirnblutung (Apoplexie)** ist bedingt durch Ruptur eines Blutgefäßes im Hirngewebe. Ursache kann eine Hochdruckkrankheit (Hypertonie) sein. Sekundär kommt es häufig zu einem ausgedehnteren Ödem des umgebenden Hirngewebes mit Druck auf Nervenbahnen, die zur Skelettmuskulatur führen. Die Folge sind Lähmungserscheinungen (z. B. Halbseitenlähmung) oder Sensibilitätsstörungen. Als *Subduralhämatom* bezeichnet man eine Blutung zwischen den Hirnhäuten, für die häufig Schädelverletzungen verantwortlich sind (B Operation II und III). Eine dritte Form der Hirnblutung kann durch *Aneurysma-Ruptur,* d. h. Platzen einer durch angeborene Gefäßwandschwäche erweiterten Arterie an der Schädelbasis, hervorgerufen werden.

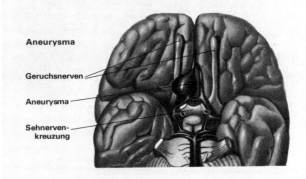

Erweiterung einer Arterie. Eine solche Aneurysma-Ruptur tritt selten vor dem 50. Lebensjahr ein. Die Symptome (u. a. starke Kopfschmerzen, Erbrechen, Genickstelfe, Bewußtlosigkeit) stellen sich blitzartig ein. Die Blutung kann zum Tode führen; in manchen Fällen ist jedoch eine chirurgische Behandlung möglich.

Hirnschädigungen, traumatische. Die leichteste Form der traumatischen Hirnschädigung ist die *Gehirnerschütterung (Commotio cerebri)*, eine durch stumpfe Gewalteinwirkung auf den Schädel oder durch Schädelfraktur hervorgerufene akute Funktionsstörung des Gehirns, oft verbunden mit kurzzeitigem Bewußtseinsverlust. Die Hirnfunktion ist nur vorübergehend gestört; wahrscheinlich erfolgt keine dauerhafte Schädigung des Gehirngewebes. Bei schwereren Kopfverletzungen kommt es zu einer umschriebenen Schädigung der Hirnsubstanz, häufig mit Ödembildung (↗ Ödem) und manchmal sogar mit leichten Hirnblutungen. In diesem Fall spricht man von einer *Gehirnquetschung (Contusio cerebri)*. Häufige Folgeerscheinungen der *Kontusion*, die also im Gegensatz zur oben beschriebenen *Kommotion* mit anatomischen Veränderungen verbunden ist, sind längerer Bewußtseinsverlust und andere zerebrale Ausfallerscheinungen (↗ Funktionsausfälle). Die schwerste Form traumatischer Hirnschädigungen entsteht infolge *offener Gehirnverletzungen*: Durch das Eindringen von Fremdkörpern, wie Granatsplittern, oder von Knochenfragmenten durch die Schädeldecke in das Gehirn kommt es zur Zerstörung von Gehirnsubstanz. Wenn nach Rückbildung der akuten Symptome (häufig erst spät eintretende Bewußtlosigkeit, vorübergehende traumatische Psychosen, zerebrale Krampfanfälle) Komplikationen ausbleiben, ist der Verlauf wie bei Kontusionen

Charakteristische Folgeerscheinungen von traumatischen Hirnschädigungen sind die *posttraumatische Amnesie* (zeitlich umgrenzte Erinnerungslücken infolge Bewußtseinsstörung) und die *retrograde Amnesie* (Unfähigkeit, sich an Ereignisse während des Zeitabschnitts vor Beginn der Bewußtlosigkeit zu erinnern). Die zerebralen Funktionsstörungen bilden sich nach unkomplizierten Kopfverletzungen innerhalb weniger Wochen wieder vollständig zurück. Bei Kontusionen und offenen Hirnverletzungen bleiben allerdings häufig Restsymptome zurück. Restsymptome, wie Kopfschmerzen und Schwindelanfälle, sind nicht selten, die Prognose ist jedoch dank der modernen Behandlungsmethoden günstig. Eine stationäre Beobachtung des Patienten ist in jedem Falle besonders während der ersten Tage nach der Verletzung ratsam wegen etwaiger Komplikationen (z. B. Bildung eines Hirnödems oder Blutungen im Bereich des Gehirns oder der Hirnhäute, ↗ Hirnblutung).

Gelegentlich kommt es aufgrund bleibender organischer Hirnveränderungen zu dauerhaften nervösen Störungen, wie abnormer Reizbarkeit, Ängstlichkeit, Erinnerungslücken, anhaltenden Kopfschmerzen, Schlaflosigkeit und verminderter Alkoholtoleranz. Anzeichen dieser sog. *posttraumatischen Enzephalopathie* sind bei Kranken mit primitiver Persönlichkeitsstruktur am häufigsten. Früher war es üblich, bei Kopfverletzungen langfristige Bettruhe anzuordnen; diese erzwungene Passivität wirkte sich jedoch sehr ungünstig auf die Patienten aus. Heute rät man im allg. zu einer baldigen Wiederaufnahme des normalen Lebensablaufs.

Hirntumor, *Hirngeschwulst, intrakranielle Geschwulst*; es gibt eine Vielzahl solcher Tumoren, die meist nach ihrer Lokalisation innerhalb des Hirnschädels unterteilt werden. Etwa die Hälfte aller Hirntumoren entsteht aus den *Gliazellen*, der Stützsubstanz des Zentralnervensystems; diese Tumoren werden als *Gliome* bezeichnet. Die meisten bösartigen Hirngeschwülste gehören zu dieser Gruppe, so auch die *Medulloblastome*, die bevorzugt bei Kindern auftreten. Das Medulloblastom ist durch rasches infiltrierendes Wachstum gekennzeichnet und läßt sich deshalb operativ nur schlecht entfernen. Ebenfalls zur Gruppe der Gliome gehört das sog. *Glioblastom*, einer der bösartigsten Hirntumoren, der vorwiegend im mittleren Lebensalter in Erscheinung tritt. Weitere Gliomtypen, wie das *Astrozytom* und das *Oligodendrogliom*, wachsen langsamer und sind aus diesem Grund etwas gutartiger.

Nach den Gliomen sind die *Meningiome*, d. h. diejenigen Hirntumoren, die von der *Dura mater* der Hirnhäute *(Meningen)* ausgehen, am häufigsten. Diese gutartige Geschwulstform wächst langsam und kann gewöhnlich operativ beseitigt werden. Von einer weiteren Gruppe gutartiger, abgekapselter Hirntumoren, den *Neurinomen*, verdient das *Acusticusneurinom* besonderes Interesse. Es entwickelt sich vom *Nervus statoacusticus* aus und kann ebenfalls meistens chirurgisch behandelt werden. Nicht selten kommt es auch zur Entwicklung von *Hypophysentumoren* mit Ursprung in der Hypophyse (↗ Endokrine Drüsen). Bei den *Angiomen* handelt es sich um oftmals angeborene, gutartige Gefäßgeschwülste.

Hirntumoren können auch Tochtergeschwülste (Metastasen) von Karzinomen anderer Organe sein. Zu einer Metastasenbildung im Hirn kommt es, wenn Zellen bösartiger Geschwülste, z. B. aus der Lunge, dem Thoraxraum oder den Nieren, über den Blutweg in bestimmte Hirnzonen transportiert werden. Hirnmetastasen rufen nahezu die gleichen Symptome hervor wie primäre Hirntumoren.

Die von Hirntumoren verursachten Symptome sind außerordentlich vielfältig und hängen in hohem Maße von der Lokalisation der Geschwulst ab. Sämtliche Hirntumoren erhöhen den intrakraniellen Druck und verursachen dadurch Kopfschmerzen, Erbrechen, Sehstörungen oder krankhafte Veränderungen von Puls und Blutdruck. Kopfschmerzen sind in den meisten Fällen abends und morgens am heftigsten und verstärken sich meist mit zunehmendem Tumorwachstum. Auch Erbrechen stellt sich am häufigsten am Abend und am Morgen ein. Sehstörungen sind dadurch bedingt, daß am Augenhintergrund (aufgrund der intrakraniellen Drucksteigerung) eine sog. *Stauungspapille* entsteht. Manchmal sind Hirntumoren für epileptiforme

Anfälle, Störungen der sensorischen Nerven wie auch der motorischen Nerven (z. B. Lähmungserscheinungen und Sprachstörungen) verantwortlich. Zu den Symptomen gehören auch psychische Störungen (besonders bei Tumoren im Stirnhirn), z. B. Apathie und verschiedene Grade der Benommenheit bis zu tiefem Koma in der Endphase. Einige Tumoren der Hypophyse bestehen aus Drüsenzellen; deshalb verursachen sie meist eine vermehrte Ausschüttung der Hypophysenhormone, was dann körperliche Veränderungen, wie *Akromegalie*, d. h. ungewöhnliches Größenwachstum, zur Folge hat.

Da die genannten krankhaften Symptome auch in Verbindung mit vielen anderen Krankheiten registriert werden können, ist es meistens unmöglich, allein aufgrund ihres Auftretens ohne eine gründliche Durchuntersuchung einen Hirntumor zu diagnostizieren. Der vermehrte intrakranielle Druck kann sich auf das Rückenmark auswirken und durch eine *Lumbalpunktion* nachgewiesen werden. Bei dieser Untersuchung wird mit einer Hohlnadel Liquor aus dem Rückenmarkskanal in Höhe der mittleren Lendenwirbelsäule abgesaugt. Proben dieser Zerebrospinalflüssigkeit weisen manchmal einen vermehrten Eiweißgehalt auf, wenn ein Hirntumor vorliegt. Zum Ausschluß eines Hirntumors ist oftmals auch eine Spiegelung des Augenhintergrundes erforderlich zum Nachweis charakteristischer Veränderungen (Stauungspapille usw.).

Vor der operativen Entfernung eines Hirntumors muß der Chirurg genau über Größe und Lokalisation der Geschwulst informiert sein. Zu diesem Zweck können zwei Formen der indirekten Röntgendarstellung des Gehirns, die *Pneumenzephalographie* und die *Angiographie*, durchgeführt werden. Bei der erstgenannten Röntgenuntersuchung wird Luft oder Sauerstoff mit Hilfe einer feinen Nadel in den Subarachnoidalraum im Gehirn injiziert, wodurch eine Darstellung tumorbedingter Formveränderungen am Ventrikelsystem ermöglicht wird. Bei der *Zerebralangiographie* wird ein Röntgenkontrastmittel in die *Arteria carotis* gespritzt, wodurch sich das Gefäßsystem im Gehirn röntgenologisch darstellen läßt. Charakteristische Veränderungen an der Gestalt des Gefäßnetzes deuten auf einen raumverdrängenden Prozeß (Tumor) hin.

Die *Elektroenzephalographie* wird bei der Hirntumordiagnostik zur Registrierung der Aktionsstromtätigkeit des Gehirns angewandt. Eine neuere Untersuchungsmethode ist die sog. *Szintigraphie*, die eine Lokalisierung von Hirntumoren mit Hilfe radioaktiver Isotope ermöglicht. Diese Isotope, die der Patient in Form eines Trankes einnimmt, sammeln sich vorzugsweise in Tumorgeweben an; deshalb kann eine Messung der Strahlenintensität an bestimmten Stellen diagnostisch sehr aufschlußreich sein.

Operationen bei Hirntumoren sind immer problematisch und außerordentlich schwierig. Tiefliegende Tumoren sind schwer zugänglich. Da viele bösartige Geschwülste, insbesondere die Gliome (B Krebs II), sich durch diffuses, die Hirnsubstanz infiltrierendes Wachstum auszeichnen, ist eine totale chirurgische Entfernung meist unmöglich. Die umschriebenen, abgekapselten Meningiome wiederum sind leichter operativ zu behandeln. Früher war die Mortalität bei Hirntumoroperationen sehr hoch, heute dagegen ist aufgrund zunehmender Verbesserung der diagnostischen Methoden und der Operationstechnik sowie besserer Kenntnis über das Wachstum dieser speziellen Tumoren nicht selten eine vollständige Heilung möglich.

In manchen Fällen können Hirntumoren nicht mit dem Messer beseitigt werden, z. B. dann, wenn bei einer Operation lebenswichtige Hirnzonen geschädigt würden; in anderen Fällen ist nur eine teilweise Entfernung des Tumors möglich. Unter diesen Voraussetzungen wird die Behandlung durch Bestrahlung ergänzt. Eine eventuelle Steigerung des Hirndrucks kann in gewissem Maße durch Drainage des Liquors oder mit Hilfe einer als „Shunt" bezeichneten Operationstechnik vermindert werden.

Zu den inoperablen Malignomen gehören manche Formen der *Rückenmarkstumoren*. Intramedulläre Tumoren drücken meistens auf die Nervenwurzeln, die den Rückenmarkskanal verlassen und können dadurch Lähmungen, Schmerzen und Störungen der sensorischen und reflektorischen Funktionen in der abhängigen Körperzone verursachen. Da man weiß, von welchen Wirbelsäulenabschnitten die verschiedenen Nerven ihren Ausgang nehmen, können solche Tumoren aufgrund der charakteristischen Symptomatik annähernd lokalisiert werden. Überdies kann eine sog. *Myelographie* zu einer Klärung beitragen; dabei wird ein Kontrastmittel in den Rückenmarkskanal injiziert. Auch eine Lumbalpunktion gehört immer zur Untersuchung bei Verdacht auf Rückenmarkstumor, da diese Geschwülste häufig zu Veränderungen in Zusammensetzung und Druck des Liquors führen. Gutartige Rückenmarkstumoren sind gewöhnlich operabel.

Vergleiche auch: Krebs; B Nervensystem IV.

Homosexualität, sexuelle Neigung zum gleichartigen Geschlecht; die normale Anziehung zum anderen Geschlecht wird als *Heterosexualität* bezeichnet. Die männliche Homosexualität heißt auch *Päderastie*, die weibliche *Tribadie* oder *lesbische Liebe*. Die Homosexualität kann sich in offenen sexuellen Handlungen manifestieren oder aber auch latent vorhanden sein. Sie drückt sich durch die romantische Freundschaft mit einem Menschen des gleichen Geschlechtes aus oder findet aber nur in homosexuellen Träumen und Phantastereien ihren Ausdruck. Homosexuelles Verhalten tritt sowohl bei Menschen wie Tieren während des Übergangs zum heterosexuellen Erwachsenenstadium auf. In den zivilisierten westlichen Kulturen leben zwischen 3% und 16% der erwachsenen Männer und zwischen 1% und 3% der Frauen dauernd und ausschließlich homosexuell.

Vorübergehende homosexuelle Verhältnisse sind sowohl bei Männern wie auch bei Frauen häufiger, insbesondere während der Adoleszenz und bei einer Trennung der Geschlechter, wie z. B. in Internaten, Gefängnissen und in Kriegszeiten. In den USA hatten sich nach den Erhebungen von Kinsey 37% aller Männer und 13% aller Frauen irgendwann einmal von der Pubertät an homosexuell betätigt. Sich zeitweise homosexuell zu fühlen dürfte also eine recht häufige Möglichkeit der menschlichen Natur sein. Neben der reinen Homosexualität tritt auch die Tendenz zur *Bisexualität*, d. h. sexuelle Anziehung zu beiden Geschlechtern *(Uranismus)*, auf. Die Homosexualität sollte mehr als eine unreife Sexualität denn als biologische Abnormität betrachtet werden. Die Resultate der Forschung der letzten Jahre zeigen, daß psychologische Faktoren im Auftreten der Homosexualität dominieren. Eltern oder andere Erwachsene können sogar bei kleinen Kindern die Tendenz provozieren, die Haartracht, den Kleidungsstil und die Spielgewohnheiten des anderen Geschlechts anzunehmen, was später die Wahl des sexuellen Partners beeinflussen kann. Eine sehr starke Bindung zu dem Elternteil des gleichen Geschlechts kann von ebenso großer Bedeutung sein wie eine frühe Verführung. Es ist wichtig, daß man gelegentliche homosexuelle Kontakte nicht als „unheilbar abnormales" Verhalten klassifiziert.

Die psychotherapeutische Behandlung kann dann gute Erfolge verbuchen, wenn sie mit dem starken Wunsch verbunden ist, das homosexuelle Verhalten abzulegen. Es ist dabei wichtig, solche Faktoren auszuschalten, die enthemmend wirken, wie z. B. Alkohol. Als Unterstützung der Psychotherapie kann auch eine Hormonbehandlung Anwendung finden. Die Kastration ist dagegen eine Verstümmelung, deren Nachteile durch keine eindeutigen Vorteile ausgeglichen werden. Auch die Heirat ist kein Heilmittel und sollte nicht als Therapie in Betracht gezogen werden, bevor die homosexuellen Neigungen nicht unter Kontrolle sind.

Die Tatsache, daß asoziale und kriminelle Elemente die schwierige Position der Homosexuellen in der Gesellschaft durch Prostitution und Erpressung ausnutzen, bietet keine Basis für eine allgemein gültige Verurteilung. Die Einstellung zur Homosexualität war in den verschiedenen Ländern und verschiedenen Zeiten starken Wandlungen unterworfen.

Vergleiche auch: Hermaphroditismus.

Hormone sind körpereigene Wirkstoffe, die gemeinsam mit den Regulationen des autonomen Nervensystems die Vorgänge des Stoffwechsels, des Wachstums und der Fortpflanzung steuern. Die meisten Hormone sind *Organhormone*, welche von den endokrinen Drüsen produziert und in das Blut abgegeben werden (↗ Endokrine Drüsen). Weiterhin gibt es *Gewebshormone*, die an zahlreichen anderen Stellen des Körpers gebildet werden und nur am Ort ihrer Entstehung wirken. Die Hormone sind in ihrer chemischen Struktur sehr verschiedenartig, von relativ einfachen organischen Verbindungen bis zu komplizierten Makromolekülen. Die Hormone der Hypophyse wie auch jene der Nebenschilddrüsen sind makromolekulare Proteine, während die Hormone der Keimdrüsen und der Nebennierenrinde Steroide mit einem weniger komplexen Aufbau sind.

Die Organhormone werden mit dem Blut zu allen Geweben des Körpers transportiert, und je nach ihrer Art beeinflussen sie verschiedene Organe und Stoffwechselvorgänge. Einige dieser Hormone beeinflussen auch psychische Vorgänge — so die Emotionen und den Sexualtrieb. Hormone regulieren auch die Produktion anderer Substanzen, wie z. B. der Fermente. Die Aktivität der anderen endokrinen Drüsen wird in der Hauptsache durch Hormone der Hypophyse geregelt.

Viele Hormone sind *Antagonisten*, d. h., jeweils zwei Hormone wirken gegensätzlich. Auf diese Weise kann der Körper im Normalfall die Wirkungen der verschiedenen Hormone durch Gegenregulation im Gleichgewicht halten. Beispiele solcher Antagonisten sind das *Insulin* und das Wachstumshormon *(diabetogenes Hormon)* der Hypophyse, welche durch ihre entgegengesetzten Funktionen im Zuckerstoffwechsel ein Gleichgewicht dieser Substanz im Körper aufrechterhalten. Das gleiche Prinzip findet sich bei der Funktion der Hypophyse — eines ihrer Hormone, das ACTH, regt die Bildung von Hormonen in der Nebennierenrinde an, während diese wiederum der Sekretion des ACTH entgegenwirken. Die Wechselwirkung der Hormone im Körper ist kompliziert und gewöhnlich gut ausbalanciert.

Viele Hormone des Körpers konnten synthetisch hergestellt und chemisch abgewandelt werden. Es gibt bereits verschiedene synthetische Nebennierenrindenhormone (Kortisone), die vom Körper selbst nicht hergestellt werden. Hormonpräparate können auch direkt aus endokrinen Drüsen, z. B. vom Rind, gewonnen werden. Der Mangel bestimmter Hormone im Körper kann heute meist durch die Gabe von Hormonpräparaten, entweder durch Injektion oder in Tablettenform, ausgeglichen werden.

Die *Gewebshormone* sind in den meisten Organen und Geweben des Körpers vorhanden und an lokalen Stoffwechselvorgängen beteiligt. Zwei dieser Hormone sind Histamin und Azetylcholin. *Histamin* wird hauptsächlich durch Mastzellen oder Bindegewebszellen gebildet; es wird im Falle einer Entzündung oder einer allergischen Reaktion freigesetzt und bewirkt, daß die Blutgefäße sich erweitern und die glatte Muskulatur sich kontrahiert. Medikamente, welche die Wirkung des Histamins wieder aufheben, werden als Antihistamine bezeichnet. *Azetylcholin* wird normalerweise freigesetzt, wenn ein Nervenimpuls eine Drüse oder einen

Skelettmuskel erreicht; es führt dann zur Drüsensekretion bzw. zur Muskelkontraktion. Das Azetylcholin, das durch das Ferment *Cholinesterase* schnell wieder aufgespalten wird, ist auch bei der Vermittlung der Nervenimpulse von einer Nervenzelle zur anderen beteiligt.

Weitere Gewebshormone sind das *Sekretin*, das in der Schleimhaut des Zwölffingerdarms gebildet wird und die Ausscheidung des Pankreassaftes anregt, sowie das *Cholezystokinin*, das ebenfalls im Zwölffingerdarm gebildet wird und die Gallenblase zur Kontraktion bringt.

Adrenalin und *Noradrenalin* sind zwei Hormone, die in verschiedenen Geweben und auch im Nebennierenmark gebildet werden (↗ Endokrine Drüsen).

Hornhaut-Erkrankungen *(Hornhaut-Erkrankungen des Auges).* Eine wesentliche Voraussetzung für ungestörtes Sehvermögen sind normale Durchsichtigkeit und Brechkraft der *Hornhaut (Kornea).* Jede krankhafte Veränderung dieser Membran stellt deshalb eine schwere Sehbehinderung dar. Die häufigste Hornhaut-Erkrankung ist die *Keratitis (Hornhautentzündung).* Neben den verschiedensten Ursachen ist in den meisten Fällen eine bakterielle Infektion, gewöhnlich als Folge einer äußeren Verletzung der Hornhaut, verantwortlich. Hornhautentzündung manifestiert sich meist durch die Bildung eines graugefärbten Flecks, Schmerzen, Fissuren und Lichtscheu (Photophobie). Auch die Bindehaut ist meist, besonders an der Grenze zur Hornhaut, in den entzündlichen Prozeß einbezogen. Bei der Heilung kann es zu einer wolkigen Trübung der Kornea und dadurch zu Sehverschlechterung, ja sogar zu Erblindung des betroffenen Auges kommen. Manchmal breitet sich die Entzündung in die Tiefe aus; dabei kann es zu einer Verklebung von Iris und Linse kommen. Die Folge ist nicht selten die Entwicklung eines grauen oder grünen Stars (↗ Glaukom, ↗ Katarakt). Eine antibiotische Therapie hat jedoch gute Heilungschancen.

Im Rahmen einer Hornhautentzündung kann sich u. U. ein *Ulcus corneae serpens*, ein *kriechendes Hornhautgeschwür*, entwickeln, das ins Hornhautinnere wuchern und in wenigen Stunden die Hornhaut zerstören kann. Diese ehemals schwerwiegende Komplikation der Keratitis kann heute mit Hilfe von Antibiotika meist verhindert werden. Eine seltenere Verlaufsform der Hornhautentzündung, die sog. *Keratitis dendritica*, verdankt ihre Bezeichnung der zweigförmigen Ausdehnung der Entzündung. Auch die *Keratitis parenchymatosa*, der meist eine angeborene Syphilis zugrunde liegt, ist heute sehr selten. Die *Keratitis marginalis* nimmt ihren Ausgang in kleinen infizierten Infiltrationen am Rande der Kornea, die zunächst eine Entzündung der Konjunktiva auslösen und dann auf den Rand der Hornhaut übergreifen. Diese Form der Keratitis ist im allg. gutartig, macht jedoch wie alle anderen Hornhaut-Erkrankungen eine sofortige Behandlung erforderlich. Das *Trachom*, eine schwere Augenkrankheit, die besonders in Ländern des Orients ernsthafte sozio-ökonomische Konsequenzen mit sich bringt, ist eine ansteckende Viruserkrankung, die primär die Bindehaut befällt, sich aber auch auf die Hornhaut ausdehnen und Vernarbungen mit Blindheit hervorrufen kann.

Eine Keratitis kann sich auch auf dem Boden zahlreicher anderer Erkrankungen oder Mangelzustände ausbilden. Schwere Vitamin-A-Hypovitaminosen z. B. können eine Austrocknung oder Erweichung von Teilen der Hornhaut *(Xerophthalmie* oder *Keratomalazie)* herbeiführen. Beim *Keratokonus* handelt es sich um einen degenerativen Prozeß in der Hornhautmitte, der meist einen ausgeprägten *Astigmatismus* (Abbildungsfehler in der Optik) zur Folge hat. Aus einer unbekannten Ursache beginnt die Hornhaut sich zu verdünnen und wölbt sich kegelartig vor. Die dadurch bedingte schwere Sehbehinderung kann in manchen Fällen mit Hilfe besonderer Brillengläser oder Kontaktlinsen teilweise ausgeglichen werden. In schweren Fällen, in denen die Hornhaut bereits infolge des Ausdehnungsprozesses undurchsichtig geworden ist, können mittels einer *Hornhauttransplantation (Keratoplastik)* gute Heilerfolge erzielt werden. Bei diesem chirurgischen Eingriff wird auf das kranke Auge ein Stück Hornhaut von einer Leiche oder vom Auge einer lebenden Person, das aus therapeutischen Gründen (z. B. wegen eines Glaukoms) entfernt werden mußte, überpflanzt. Auch bei Hornhautundurchsichtigkeit kann in bestimmten Fällen eine Hornhauttransplantation zu einer erheblichen Sehverbesserung führen, allerdings nicht zu vollständiger Wiederherstellung des Sehvermögens. Manchmal wird sich jedoch auch die neue Hornhaut nach gewisser Zeit eintrüben, was zur Folge hat, daß der Patient erblindet oder eine erneute Transplantation durchgeführt werden muß.
Vergleiche auch: Auge, Sehen.

Hüftgelenkluxation, *Hüftgelenksverrenkung,* ein meist angeborenes Leiden, das auf einer anlagemäßig zu flach ausgebildeten Hüftgelenkpfanne beruht. Bei dieser häufigsten Fehlbildung der Neugeborenen umgreifen die Ränder der Gelenkpfanne den Oberschenkelkopf nur unvollkommen, so daß dieser nicht genügend Halt findet und bei einer Streckung des Beines leicht die Gelenkpfanne verläßt. Mit beginnender Belastung der Beine gegen Ende des ersten Lebensjahres tritt der Oberschenkelkopf am oberen Rande der Gelenkpfanne aus und rückt allmählich unter fortschreitender Überdehnung der Gelenkkapsel auf der Darmbeinschaufel aufwärts. Das Bein verkürzt sich, am Oberschenkel tritt eine Querfalte auf; außerdem macht sich das Leiden durch eine Bewegungseinschränkung in der Hüfte und einen watschelnden Gang bemerkbar.

Die Diagnose kann oft schon im ersten Lebensmonat an einem Schnappsymptom bei der Bewegung des Hüftgelenkes gestellt werden. Die Behandlung wird möglichst schon im frühen Säuglingsalter eingeleitet; sie bezweckt eine Zentrierung des Oberschenkelkopfes in der Mitte der Gelenkpfanne mit einem Anreiz zur vollständigen Ausbildung der Gelenkpfanne. Hierzu werden die Oberschenkel in gespreizter Stellung bei gleichzeitiger Beugung im Hüftgelenk festgestellt, was zunächst durch ein *Spreizhöschen* und anschließend noch für drei bis vier Monate in einem Gipsverband geschieht.

Dieses Leiden ist bei Mädchen etwa sechsmal so häufig wie bei Knaben. Insgesamt tritt es bei durchschnittlich 2 von 1000 Neugeborenen auf, wobei es jedoch gehäuftes familiäres Vorkommen und erhebliche landschaftliche Unterschiede gibt; so ist das Leiden z. B. in Sachsen, Thüringen und Oberhessen besonders stark verbreitet. Bei verschiedenen nordamerikanischen Indianerstämmen, die ihre Säuglinge mit gestreckten Beinen fest einzuwickeln pflegen, ist die Hüftgelenkluxation sogar etwa zehnmal häufiger als bei der übrigen amerikanischen Bevölkerung.

Hühnerauge, *Clavus pedis,* umschriebene Hornhautwucherung, insbesondere auf den Zehen, meist durch Dauerdruck (zu enges Schuhwerk) verursacht. Die Hornzellen der Haut reagieren auf Druck durch Bildung einer kegelförmigen Zellmasse. Dieses Gebilde dringt tief in das Unterhautzellgewebe ein und löst durch Kompression von Nervenfasern Schmerzen aus. Zur Behandlung gehört u. a. das Tragen bequemer Schuhe und die Verwendung von Spezialpflastern (aufweichende Pflaster, z. B. Salizylpflaster). Es ist nicht ratsam, Hühneraugen auszuschneiden, da bei dieser Prozedur leicht eine infizierte Wunde entstehen und zu einer Schädigung des umliegenden Gewebes führen kann.

Hunger, eine körperliche Empfindung, die durch Mangel an rasch abbaufähigen Nährstoffen im Blut, besonders an Blutzucker (Traubenzucker), hervorgerufen wird. Dieser Mangel wird von einem Zentrum des Gehirns registriert und kommt dem Individuum als ein Unbehagen zu Bewußtsein, welches sich bis zu innerer Unruhe, Reizbarkeit, Kopfschmerzen und Schwächegefühl steigern kann. Alle diese Symptome sind Warnsignale, die eine beginnende Gefährdung des inneren biochemischen Milieus anzeigen. Durch die Nahrungsaufnahme und Resorption der Nährstoffe wird der biochemische Gleichgewichtszustand wiederhergestellt, was ein zweites Hirnzentrum als Empfinden der Sättigung registriert. Ein gutgenährter Mensch erträgt Hunger bis zu einigen Wochen; erst werden das in der Leber gespeicherte Glykogen, dann entbehrliches Eiweiß und Fettdepots unter der Haut mobilisiert, zuletzt wird das Organeiweiß verbraucht, was dann in wenigen Tagen zum *Hungertod* führt. Langdauernde Unterernährung führt zu *Hungerdystrophie (Hungerkrankheit)* mit extremer Abmagerung, Wasseransammlung in Haut und Unterhautzellgewebe *(Hungerödeme),* Absinken von Blutdruck, Temperatur und Grundumsatz sowie Verminderung der körperlichen und geistigen Aktivität.

Husten, ein besonders häufiges Symptom verschiedener Erkrankungen der Atemwege, gelegentlich aber auch verursacht durch Einatmen von Staub und anderen Fremdkörpern. Husten ist eine reflektorische Exspirationsanstrengung, die durch Reizung bestimmter Nerven in der Schleimhaut der oberen und unteren Luftwege ausgelöst wird. Man kann diesen Reflex als Abwehrmechanismus deuten, der die Lunge vor dem Eindringen von Bakterien und anderen Fremdsubstanzen schützt. Solche Fremdkörper werden zusammen mit Schleimteilchen *(Sputum)* durch explosionsartiges Ausatmen aus den tieferen Atemwegen heraufbefördert; bei schweren Hustenanfällen kann das Sputum mit Blut vermengt sein, das aus geplatzten Blutgefäßen des Rachens und der Trachea stammt. Meistens ist Husten eine Begleiterscheinung von Entzündungen der Bronchien (Bronchitis). Bei Erkrankungen wie Lungentuberkulose oder Bronchiektasie werden sehr große Mengen von Sputum — besonders morgens — expektoriert. Hustenstöße sind oftmals ein Symptom von Tumoren der Atemwege, wie z. B. dem Bronchialkarzinom. Der trockene *Reizhusten* ohne Sputumauswurf ist ein — besonders bei Rauchern — häufig beobachtetes Phänomen.

Zur Hustenlinderung gibt es zwei Gruppen von Medikamenten: einmal Präparate, die das Hustenzentrum im Gehirn dämpfen, zum anderen die *Expektorantien* (auswurffördernde Mittel), die zähflüssigen Schleim verdünnen. Hustenreizdämpfende Mittel sind jedoch nicht rückhaltlos empfehlenswert, da sie hemmend auf den Hustenreflex wirken und damit einen Bestandteil des körpereigenen Abwehrmechanismus ausschalten.

Hydrocephalus, *Wasserkopf,* ein Übermaß von *Liquor* in den Gehirnventrikeln mit der Folge, daß der Druck auf das Nervengewebe erhöht ist. Dieser Liquor ([B] Nervensystem I) wird in einem Adergeflecht, dem *Plexus cerebrospinalis,* gebildet und fließt dann durch kleine Kanäle unter dem Kleinhirn in einen Raum, der das Gehirn umgibt. Die Flüssigkeit zirkuliert dann in Richtung zum Scheitel, wo sie in den Blutstrom übergeht. Der Druckanstieg innerhalb der Ventrikel ist gewöhnlich durch eine Passagebehinderung der Kanäle unter dem Kleinhirn bedingt. Es kann sich dabei um einen angeborenen Defekt handeln, welcher sich dann innerhalb weniger Wochen nach der Geburt bemerkbar zu machen beginnt. Die Ausdehnung der Ventrikel vergrößert das Gehirn und den Schädel, da die immer noch weichen Knochen nur wenig Widerstand leisten. Es kommt dann zur Ausbildung des *Wasser-*

kopfes. Die Symptome sind u. a. Erbrechen, Paralyse und in der Regel auch Störungen der geistigen Funktionen. Der Zustand ist immer sehr ernst, doch kann man durch einen operativen Eingriff das Passagehindernis beseitigen und den Druck normalisieren.

Die unter dem Kleinhirn gelegenen Kanäle können auch noch im späteren Leben blockiert werden, gewöhnlich im Anschluß an eine Hirnhautentzündung. In diesen Fällen kann es sehr bald zu schwersten Gehirnschäden kommen, da die jetzt harten Knochen nicht mehr nachgeben und den gesamten Druck auf das Gehirn wirken lassen. Bei dieser Form ist die Prognose dennoch günstiger, da die Behandlung gewöhnlich schon im Frühstadium der Erkrankung einsetzen kann.

Hyperämie, Blutüberfüllung in einem Teil des Körpers infolge einer Störung des venösen Rückflusses *(Stauungshyperämie)* oder eines verstärkten Zuflusses von arteriellem Blut *(aktive Hyperämie)*. Im ersteren Fall, der *venösen (passiven) Hyperämie*, die auch als *Stase* oder *Hypostase* bezeichnet wird, ist der venöse Rückfluß zum Herzen vermindert, was oft durch einen Herzfehler verursacht ist. Dabei ist der Blutstrom in den Kapillaren verlangsamt. Die Behinderung der Blutzirkulation innerhalb eines Organs bewirkt dieselbe Form von Blutstase; so ist z. B. bei der Leberzirrhose der Durchfluß in der Pfortader gestört. Bei der *arteriellen (aktiven) Hyperämie* nimmt der Zufluß von arteriellem Blut zu einem Organ zu; in vielen Fällen handelt es sich hierbei um eine Reaktion des Körpers auf Entzündungen. Ein Symptom für beide Arten der Hyperämie ist das *Ödem*, wobei sich Flüssigkeit im Gewebe ansammelt und eine Schwellung hervorruft. Bei der passiven Hyperämie ist die Haut gewöhnlich kalt und bläulich, während sie bei der aktiven Hyperämie warm und gerötet ist.

Hypnose ist ein schlaf- oder halbschlafähnlicher Zustand, der durch bestimmte monotone Reize, z. B. durch Suggestion, hervorgerufen wird; er zeichnet sich durch eingeengtes Bewußtsein, Passivität, Muskelentspannung, eine verminderte Empfindlichkeit für Berührung und Schmerz und eine Ausschaltung von Kritik und Selbstkritik aus. Es gibt verschiedene Wege, über die eine Hypnose erreicht werden kann, entweder durch Selbstsuggestion *(Autohypnose)* oder durch eine andere Person. Der hypnotische Zustand kann nur erreicht werden, wenn sich der Patient geistig passiv verhält, bewußt zu denken aufhört, sich entspannt und keine Eindrücke und Gefühle des eigenen Körpers und der Umgebung mehr beachtet.

Die Hypnose wird gewöhnlich als ein angenehmer Zustand der Ruhe und Müdigkeit, also ähnlich wie auch der Schlaf empfunden. Der Hypnotiseur kann sie beginnen, indem er dem Patienten mit einer tiefen monotonen Stimme Ruhe, Müdigkeit und Entspannung suggeriert. In manchen Fällen kann es ein Hilfsmittel für die Hypnose sein, den Patienten starr auf ein Objekt blicken zu lassen, bis seine Augen ermüden und der Weg für die Suggestion der Müdigkeit durch den Hypnotiseur frei wird. Die Anweisungen des Hypnotiseurs an den hypnotisierten Patienten können in der Art erfolgen, daß sie sogleich ausgeführt werden oder aber auch erst nach dem Erwachen aus dem hypnotischen Trancezustand befolgt werden, was man dann als *posthypnotische Suggestion* bezeichnet. Nach allgemeiner Überzeugung der Sachverständigen ist es jedoch nicht möglich, daß Personen durch einen sog. *posthypnotischen Befehl* zu einer persönlichkeitsfremden Handlung, etwa einem Verbrechen, veranlaßt werden könnten, wie es verschiedentlich in Schauerromanen und Filmen dargestellt wird. Normalerweise wird der Patient durch den Hypnotiseur aus dem hypnotischen Zustand erweckt. Wenn dies nicht geschieht, geht die Hypnose allmählich in einen natürlichen Schlaf über.

Die Hypnose wird bei der Behandlung von seelischen Störungen (Psychoneurosen), psychosomatischen Krankheiten, Schlaflosigkeit und bei Entziehungskuren für Süchtige angewandt. Unter Hypnose kann eine Person schmerzunempfindlich gemacht werden, wobei sie dann auch nicht mehr die Reaktionen zeigt, die normalerweise mit Schmerz verbunden sind. Anderseits kann z. B. ein Tropfen gewöhnlichen kalten Wassers eine Rötung der Haut und sogar eine Blase hervorrufen, wenn dies von der Suggestion begleitet wird, daß es sich um heißes Wachs oder siedendes Öl handle. Selbst kleinere Operationen können allein mit Suggestion ohne jede andere Betäubung ausgeführt werden. So wird die Hypnose auch in immer stärkerem Maße in der Geburtshilfe angewandt, um die Geburt so schmerzlos wie möglich zu machen. Auch bei der zahnärztlichen Behandlung wird die Hypnose manchmal mit gutem Erfolg zur Entspannung und Schmerzbefreiung eingesetzt. Auf ähnliche Art kann man auch einen Zustand der Muskelsteifheit und Spannung, *Katalepsie,* induzieren, wodurch es möglich wird, den Körper in eine unnatürliche und unbequeme Position zu bringen und diese über eine lange Zeit beizubehalten.

Die Hypnose wird schon seit ältester Zeit angewandt. Sie wurde von Tempelpriestern und Medizinmännern bei religiösen Ritualen praktiziert. Auch der sog. *tierische Magnetismus*, der gegen Ende des 18. Jahrhunderts von dem Deutschen F. Mesmer eingeführt wurde und großes Interesse sowohl in medizinischen wie auch philosophischen Kreisen weckte, war in Wirklichkeit, ohne daß dies Mesmer selbst bewußt wurde, eine Art Hypnose. Auch Freud verwandte die Hypnose in seinen Untersuchungen der menschlichen Psyche, bevor er zur Psychoanalyse überwechselte. Mitunter wurde die Hypnose auf diskriminierende und sensationslüsterne Weise mißbraucht, so daß sie in wissen-

schaftlichen Kreisen in Mißkredit kam. Seit dem Zweiten Weltkrieg jedoch interessierte man sich wieder mehr für die wissenschaftliche Hypnose, und heute ist sie eine wertvolle Behandlungsmethode.
Vergleiche auch: Narkoanalyse.

Hypothyreoidismus, *Hypothyreose, Unterfunktion der Schilddrüse.* Es gibt im wesentlichen zwei durch eine solche Schilddrüsenunterfunktion bedingte Krankheitsbilder: den *Kretinismus* und das *Myxödem des Erwachsenen.* Kretinismus tritt auf bei Kleinkindern, die entweder ohne oder mit mangelhaft funktionierender Schilddrüse geboren wurden. Während des Fetalstadiums wird ein solches Kind noch von der Mutter mit Schilddrüsenhormon versorgt und ist deshalb bei der Geburt völlig normal. Erst nach einem bis zwei Monaten zeigen sich die ersten Symptome einer Schilddrüsenunterfunktion: verzögertes Längenwachstum, teigige, dicke Haut (durch Fettablagerung und hohen Wassergehalt), dicke, rissige Zunge und Lippen, brüchige Nägel und Haare usw. Bei diesem Krankheitsbild spricht man vom *angeborenen Myxödem.* Wenn die Krankheit unbehandelt bleibt, kommt es zu Zwergwuchs und starken Störungen der geistigen Funktionen. Das Kind entwickelt sich zum *Kretin.* Eine gewisse Einflußnahme ist durch frühzeitige Verabreichung von *Schilddrüsenhormon* möglich. Da Jod ein Hauptbestandteil des Schilddrüsenhormons ist, wird Kretinismus besonders häufig in Gegenden mit Jodmangel (in endemischen *Kropfgegenden,* wie den Alpen oder dem Südschwarzwald) angetroffen.

Bei Erwachsenen kann die Schilddrüsentätigkeit gelegentlich aus verschiedenen Gründen (Schädigung des Organs durch Entzündung, Verlust durch Operation) nachlassen oder aussetzen. Bei diesem Krankheitsbild spricht man vom Myxödem des Erwachsenen. Es wird besonders häufig bei älteren Frauen beobachtet. Zu den charakteristischen Symptomen des Myxödems gehören: herabgesetzter Stoffwechsel, gedunsenes Gesicht, verminderte Antriebskraft, Übergewichtigkeit, Anämie, abnorme Kälteempfindlichkeit, Obstipation, dünnes und brüchiges Haar, Verlangsamung der geistigen Funktionen. Die Diagnose kann oftmals bereits anhand des typischen äußeren Erscheinungsbildes gestellt werden; gesichert wird sie durch klinische Durchuntersuchung und insbesondere durch den *Radiojodtest.* Früher wurde bei Verdacht auf Myxödem der *Grundumsatz* bestimmt; diese Untersuchungsmethode ist heute nicht mehr üblich. Das Myxödem wird wie der Kretinismus durch Verabreichung von Schilddrüsenhormon behandelt. Auf diese Weise können die Symptome oftmals rasch zum Verschwinden gebracht werden, jedoch muß der Patient im allgemeinen zeitlebens eine bestimmte Schilddrüsenhormon-Erhaltungsdosis weiternehmen.
Vergleiche auch: Endokrine Drüsen, Hormone, Zwergwuchs.

Hysterie ist ein Begriff, mit dem zu verschiedenen Zeiten unterschiedliche Zustände beschrieben wurden. Während des 19. Jahrhunderts wurde die Hysterie als eine spezifische Krankheit betrachtet. Nach der heutigen Auffassung handelt es sich jedoch um eine *abnorme Reaktionsweise.* Inzwischen wird der Begriff Hysterie weiter differenziert in das *hysterische Konversionssymptom* (die Umwandlung verdrängter, aber intensiver Wünsche in Bewegungen usw.) und die *hysterische Persönlichkeit.*

Die Umwandlung *(Konversion)* von Angstzuständen, die durch Konflikte hervorgerufen wurden, in körperliche oder seelische Krankheitssymptome wird als *Konversionshysterie* bezeichnet. Diese Symptome beruhen auf einer sog. funktionellen Unangepaßtheit; es liegen ihnen also keine sichtbaren organischen Veränderungen zugrunde. Häufige Formen sind Lähmung von Gliedmaßen, Anfälle, Tremor und Gedächtnisverlust. Auch das Bewußtsein ist manchmal beeinträchtigt. Die hysterischen Symptome werden nicht bewußt simuliert, sondern sind vom Willen unabhängig, obgleich es manchmal den Anschein hat, als sei hinter dem Handeln eine Absicht verborgen. Eine hysterische Persönlichkeit kann oftmals hysterische Konversionssymptome aufweisen. Die Heilungschancen nach psychotherapeutischer Behandlung sind gut.

Die hysterische Persönlichkeit läßt sich charakterisieren als impulsiv, leicht suggerierbar und egozentrisch, als subjektiv beeinflußt in ihrem Urteilsvermögen mit der Neigung, Sympathie- und Antipathieäußerungen deutlich kundzutun und sich häufig selbst über unwesentliche Dinge zu erregen. Im großen und ganzen kann man den *Hysteriker* also als eine Person bezeichnen, die um jeden Preis im Mittelpunkt stehen will. Die Behandlung kann langwierig sein und große Geduld erfordern. Sie besteht im wesentlichen in Psychotherapie.

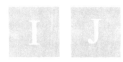

Immunität, ein Zustand, in welchem eine Person als Folge eines vorangegangenen Kontaktes mit einem Infektionserreger (Bakterien oder Viren) einen spezifischen serologischen Abwehrmechanismus gegen diesen Erreger besitzt. Diese Immunität hängt in erster Linie von Immunkörpern, den *Antikörpern,* ab, die sich nach der Infektion (oder Impfung) als Reaktion auf das Eindringen von Fremdeiweißkörpern *(Antigenen)* im Blutserum bilden. Bei erneutem Kontakt mit dem Erreger greifen die Immunkörper die Mikroorganismen an und machen sie unschädlich. Auf diese Weise erleichtern die Antikörper die Entfernung der Infektionserreger durch die Phagozyten, jene Zellen, die fremde Stoffe in sich aufnehmen und aus dem Blut entfernen. Phagozyten finden sich in der Milz, in den Lymphdrüsen und im Knochenmark, dem sog. *retikuloendothelialen System (RES)*. Daneben enthalten diese Organe Plasmazellen, in denen die Immunkörper vor ihrer Verteilung im Blut gebildet werden.

Die Antikörper bestehen aus Proteinen, den *Globulinen*, die gewöhnlich eine hochspezifische Wirkung haben, d. h., diese richtet sich nur gegen den einen Infektionserreger, welcher die Bildung des Antikörpers veranlaßt hatte. Deshalb spricht man manchmal auch von einer *spezifischen Immunität*.

Säuglinge und Kleinkinder besitzen während der ersten Lebensjahre eine gewisse Abwehrkraft gegen Infektionen, die als *angeborene Immunität* bekannt ist. Die Erklärung hierfür ist, daß das Neugeborene eine Anzahl von Immunkörpern besitzt, die während früherer Infektionen im Blut der Mutter gebildet worden waren. Das Kleinkind ist somit nur gegen jene Infektionskrankheiten geschützt, welche die Mutter zuvor einmal durchgemacht hatte.

Krankhafte Immunreaktionen können zu einer Bildung von Antikörpern führen, die mit dem eigenen Gewebe reagieren und so zu Krankheiten führen. Derartige Fälle bezeichnet man mit dem Ausdruck *Autoimmunität*. Eine große Anzahl von Krankheiten wird auf solche Reaktionen zurückgeführt und als *Autoaggressionskrankheiten* bezeichnet, so unter anderem eine Form der Nierenentzündung, die multiple Sklerose, das rheumatische Fieber und bestimmte anämische Krankheiten.

Die Immunität, welche durch eine frühere Infektion gegen weitere Angriffe desselben Erregers Schutz bietet, kann lebenslang oder nur für eine begrenzte Zeit bestehen. Es hat sich jedoch gezeigt, daß eine entsprechende Antikörperbildung auch bei Personen auftreten kann, welche die Krankheit nicht vollständig durchgemacht haben, also wenn der Körper mit einem *Impfstoff* versorgt wurde. Dieser Impfstoff kann aus toten Bakterien bestehen (Keuchhusten, Typhus, Paratyphus), aus abgeschwächten oder abgetöteten Viren (Polio, Grippe) oder aber aus *Toxoiden*, entgifteten und somit harmlosen Bakterientoxinen (Tetanus, Diphtherie). Wenn der Körper durch die Gabe eines Impfstoffes künstlich zur Bildung von Antikörpern angeregt wird, bezeichnet man diesen Prozeß als *aktive Impfung* oder *Immunisierung*. Die *Vakzination*, welche ursprünglich zum Schutz vor der Ansteckung durch das Pockenvirus dienen sollte und mit Kuhpockenlymphe (Vaccina) erfolgte, ist heute zu einem Oberbegriff geworden, unter dem man alle Impfungen versteht, die eine Bildung von Antikörpern im Blut veranlassen (↗ Impfungen).

Es vergeht immer eine bestimmte Zeit zwischen dem Ausbruch einer Krankheit und der Bildung von Antikörpern, welche normalerweise erst während der Rekonvaleszenz ihren Höhepunkt erreicht. Deshalb wird als weitere therapeutische Maßnahme die *passive Immunisierung* durchgeführt. Hierbei werden Antikörper gegeben, die zuvor in einer anderen Person oder einem Tier gebildet wurden, nachdem diese die spezifische Krankheit durchgemacht haben. Diese Methode ist auch unter dem Namen *Serumtherapie* bekannt; die angewandten Präparate werden als *Serum* bezeichnet.

Es gibt zwei Arten von Serum. *Immunserum* entsteht, indem man ein Pferd oder eine Kuh mit dem in Frage kommenden Infektionserreger ansteckt und so die Bildung von Antikörpern verursacht. Diese werden durch die Entnahme von Blut aus dem Tier gewonnen. Immunserum wird z. B. gegen Diphtherie und Tetanus angewandt. *Rekonvaleszentenserum* erhält man von Patienten, die gerade von einer Infektionskrankheit (z. B. Masern oder Röteln) genesen sind. Aus dem Blut dieser Patienten werden Antikörper gewonnen und als *Immunglobuline* bezeichnet. Diese dienen in erster Linie der Prophylaxe, z. B. bei epidemischer Hepatitis, Masern und Röteln. Eine weitere Methode zur Gewinnung menschlicher Antikörper ist die Impfung einer gesunden Person gegen eine bestimmte Krankheit. Die Antikörper können dann aus ihrem Blut gewonnen und besonders gefährdeten anderen Personen als Schutz gegen die in Betracht kommende Krankheit gegeben werden.

Immunserum von Tieren hat den Nachteil der Übertragung von *Fremdproteinen* auf den Patienten, was bei überempfindlichen Menschen eine *Serumkrankheit* auslösen kann. Dieser Zustand, der eine heftige Antigen-Antikörper-Reaktion auf das fremde Eiweiß darstellt, tritt insbesondere dann auf, wenn große Mengen des Serums gegeben wurden oder wenn mehrmals das Serum derselben Tierart angewandt wurde. Die Symptome treten gewöhnlich 9 bis 14 Tage nach der Injektion auf und bestehen in Hautausschlägen, wie Nesselsucht, geschwollenen Schleimhäuten, Gelenkschmerzen und hohem Fieber. Der Zustand bessert sich meist nach drei bis vier Tagen. Diese Überempfindlichkeitsreaktion kann auch schon kurz nach der Injektion auftreten; sie ähnelt einem Schock und wird dann als *Serumschock* oder *anaphylaktischer Schock* bezeichnet. Es ist deshalb für den Arzt wichtig, zu wissen, ob und welches Serum der Patient zuvor schon einmal erhalten hat, damit derartige Reaktionen vermieden werden können.

Vergleiche auch: Infektionserreger, Infektionskrankheiten.

Impetigo, *Eiterflechte* oder *Eitergrind*, eine akute, eitrige Hautinfektion, die gewöhnlich das Gesicht befällt. Die Krankheit wird durch Streptokokken und Staphylokokken (Eiterbakterien) verursacht und ist ansteckend. Die Infektion ist oberflächlich und beginnt als eine entzündliche Rötung; dann bilden sich an den Rändern Blasen mit gelblichem Inhalt. Die Krankheit ist bei Kindern besonders häufig und kann gerade bei Kleinkindern besonders stark ausgeprägt sein. Die Behandlung besteht in Baden mit heißem Wasser oder antiseptischen Lösungen sowie der Anwendung von Antibiotika. *Vergleiche auch:* Infektion.

Impfungen. Schutzimpfungen sind eine vorbeugende Maßnahme gegen verschiedene ↗ Infektionskrankheiten, bei welchen entweder abgeschwächte oder abgetötete Erreger oder von ihnen erzeugte und besonders vorbehandelte Gifte *(Toxine)* in den Körper eingebracht werden: *aktive Immunisierung.* Der *Impfstoff* regt den Körper an, eigene *Antikörper* gegen den betreffenden Erreger zu bilden. Der hierdurch erzielte Infektionsschutz ist deshalb identisch mit dem im Verlaufe der Krankheit selbst erworbenen (↗ Immunität).

Der Impfstoff wird aus dem Krankheitserreger gewonnen, nachdem er entweder abgeschwächt, abgetötet oder auf andere Weise mittels eines speziellen Kultivierungsprozesses in seinem Charakter verändert wurde. Nach einer solchen Behandlung kann der Erreger nicht länger die Krankheit verursachen. Er behält jedoch die Fähigkeit, als Träger von Fremdeiweißstoffen, den sogenannten Antigenen, den Körper zur Bildung von Antikörpern anzuregen.

Der Impfstoff wird gewöhnlich injiziert und gibt für einen mehr oder weniger langen Zeitraum Infektionsschutz. Die meisten Impfstoffe bewirken nur eine kurzdauernde Immunität, so daß Personen, die auf einen wirksamen Impfschutz Wert legen, sich daher in regelmäßigen Abständen wiederimpfen lassen müssen. Beispiele für eine Impfung mit nur vorübergehendem Schutz sind Grippe- und Typhusimpfung. Nur wenige Impfstoffe bieten eine Immunität auf Lebenszeit, und kaum ein Impfstoff gibt einen absoluten Schutz gegen die Krankheit. Allerdings kann eine geimpfte Person, die trotzdem erkrankt, mit einem milderen Verlauf rechnen. Im allg. entwickelt sich der Impfschutz erst in einem gewissen Zeitraum, etwa innerhalb von zwei Wochen, bis sich die Anregung zur Bildung von Antikörpern voll ausgewirkt hat.

Vor Auslandsreisen, besonders in die Tropen, sollte man sich rechtzeitig über die von den zu besuchenden Ländern verlangten Impfungen informieren. Die Weltgesundheitsorganisation hat ein besonderes Impfprogramm ausgearbeitet, das die Impfungen ausweist, die bei Reisen in die verschiedenen Länder erforderlich sind.

In zunehmendem Umfange werden *kombinierte Impfstoffe* angewandt. Es besteht die Hoffnung, daß auch gegen weitere Infektionskrankheiten, speziell gegen solche, die durch Viren verursacht werden, neue Impfstoffe entwickelt werden können. Einige häufig angewandte Impfstoffe werden im folgenden aufgezählt:

Choleraimpfstoff wird durch Ablösung von *Choleravibrionen* mit Phenol hergestellt. Die Impfung erfolgt durch subkutane Injektion und wird in der Regel dreimal im Abstand von je einer Woche verabreicht. Die Schutzwirkung hält etwa ein Jahr an.

Diphtherieimpfstoff wird aus dem *Diphtherietoxin* hergestellt, das durch Formalin entgiftet wurde. In der Regel werden zwei subkutane Injektionen im Abstand von einem Monat verabreicht. Erwachsene, die noch nicht gegen Diphtherie geimpft worden waren, werden zuerst mit dem *Schicktest* darauf geprüft, ob sie gegen den Impfstoff überempfindlich sind. Die Impfung gegen Diphtherie wird häufig während der Kindheit im Rahmen der Dreifachimpfung gegeben und gibt einen sehr guten Impfschutz.

Dreifachimpfstoff ist eine Kombination der Impfstoffe gegen Tetanus, Diphtherie und Keuchhusten. Zwei dieser Impfstoffe sind das entgiftete *Tetanustoxin* und *Diphtherietoxin*, während der *Keuchhustenimpfstoff* aus abgetöteten Erregern besteht. Die *Vier-* und *Fünffachimpfstoffe* wirken zusätzlich gegen Polio bzw. Polio und Masern.

Fleckfieberimpfstoff wird aus den mit Formalin abgetöteten Erregern *(Rickettsien)* hergestellt. Er enthält gewöhnlich Reste von Hühnereiweiß und kann daher bei manchen hiergegen empfindlichen Personen eine allergische Reaktion auslösen. Der Impfstoff wird gewöhnlich in zwei Einzeldosen im Abstand von 10 Tagen subkutan gegeben. Er gibt Schutz für etwa ein Jahr. Eine Wiederholungsimpfung verlängert den Impfschutz um etwa weitere vier Jahre.

Gelbfieberimpfstoff wird aus den lebenden abgeschwächten *Gelbfieberviren* hergestellt und subkutan injiziert. Bei etwa fünf Prozent der geimpften Personen treten leichtes Fieber und Kopfschmerzen auf. Der Impfschutz hält etwa sechs Jahre an.

Grippeimpfstoff besteht aus abgetöteten Viren und gibt als *monovalenter* bzw. *polyvalenter Impfstoff* Schutz gegen einen oder mehrere Typen von Infektionserregern. Der Impfstoff wird subkutan gegeben und sollte nach 2–4 Wochen wiederholt werden. Da die Erreger der Grippe, insbesondere der Typus A und seine Untergruppen, bei jeder Epidemie andere Eigenschaften aufweisen, muß der Impfstoff jeweils gegen den gerade auftretenden Erregerstamm gerichtet sein.

Masernimpfstoff wird aus dem lebenden, abgeschwächten *Masernvirus* hergestellt und zeigt erfolgversprechende Resultate.

Pestimpfstoff besteht aus abgeschwächten lebenden oder abgetöteten Erregern. Er wird in zwei subkutanen Injektionen im Abstand von einer Woche verabreicht und gibt Impfschutz für ein Jahr.

Pockenimpfstoff besteht aus dem lebenden Virus, das sich in den Pockenbläschen von Kälbern entwickelt hat, die mit Kuhpocken infiziert wurden. Der Impfstoff wird durch eine oberflächliche Hauteinritzung am Arm, oft auch am Rücken oder am

Gesäß eingebracht. Nach 2 oder 3 Tagen entwickelt sich an der Impfstelle ein Bläschen mit einem zuerst klaren, später getrübten Inhalt. Nach etwa einer Woche können Fieber und Lymphknotenschwellungen auftreten. Das Bläschen trocknet schließlich ein, und es bildet sich eine Kruste, die bald darauf abfällt. In den meisten Staaten der Erde besteht die gesetzliche Vorschrift, daß alle Kinder in den ersten Lebensjahren gegen Pocken geimpft werden müssen. Lediglich Kinder mit Ekzemen sollten entweder gar nicht oder unter Schutz von Gammaglobulinen geimpft werden. Die Impfung gibt keine Immunität auf Lebenszeit. Sie wird mit etwa zehn Jahren wiederholt und sollte bei besonderer Gefährdung, z. B. vor einer Reise in die Tropen, wiederaufgefrischt werden. Die Impfreaktionen bei der Wiederimpfung sind zumeist gering.

Polioimpfstoff. Der gebräuchlichste Impfstoff gegen die spinale Kinderlähmung ist heute der *Schluckimpfstoff (Sabin-Impfstoff),* der aus abgeschwächten, lebenden Viren besteht und in Tropfenform auf Zucker oder in Kapseln gegeben wird. Die Impfstoffe gegen die beiden wichtigsten Erregertypen können gleichzeitig oder getrennt verabreicht werden. Diese Impfung hat sich bei zahlreichen ausgedehnten Versuchen in vielen Ländern bewährt, genauso wie der aus den durch Formalin abgetöteten drei Typen von Erregern der Kinderlähmung bestehende *Salk-Impfstoff.*

Tetanustoxoid wird aus *Tetanustoxin* durch Entgiftung mit Formalin hergestellt. Die Impfung erfolgt subkutan in drei Einzelgaben; die beiden ersten im Abstand von einem Monat, die dritte nach weiteren 6–12 Monaten. Die Schutzwirkung hält mehrere Jahre an. Tetanusimpfstoff ist auch im kombinierten Dreifachimpfstoff enthalten. *Tetanusantitoxin (TAT)* gibt einen sofortigen, aber wesentlich kürzer anhaltenden Schutz; es wird nach jeder Verletzung gegeben, bei der eine Infektion mit Tetanusbazillen befürchtet werden muß. Auch in diesen Fällen wird gleichzeitig die Tetanusimpfung durchgeführt bzw. wiederaufgefrischt, damit bei Nachlassen der Antitoxinwirkung der langdauernde Impfschutz durch körpereigenes Antitoxin einsetzt.

Tuberkuloseimpfstoff wird aus lebenden *Tuberkelbazillen* eines besonderen Typs hergestellt, die durch eine *Tierpassage* (Überimpfung von einer Tierart auf die andere in mehreren Schritten) abgeschwächt wurden und keine Erkrankung mehr auslösen können. Diese Bakterienart ist als *Bacillus Calmette-Guérin* und der Impfstoff als *BCG-Impfstoff* bekannt. Die Impfung wird heute bereits in den ersten Lebenstagen vorgenommen und gibt einen langdauernden Infektionsschutz.

Typhus-Paratyphus-Impfstoff ist ein polyvalenter Impfstoff, der Schutz gegen mehrere Typen von *Salmonellabakterien* gibt, die Typhus und Paratyphus verursachen. Der Impfstoff besteht aus abgetöteten Erregern und wird in drei Einzeldosen im Abstand von einer Woche subkutan verabreicht. Verschiedentlich kommt es zu einer schmerzhaften örtlichen Schwellung an der Impfstelle. Der Impfschutz hält für ein Jahr an.

Vergleiche auch: Immunität, Infektionserreger, Tropenkrankheiten.

Impotenz, *Impotentia,* die Unfähigkeit eines Mannes zur geschlechtlichen Vereinigung *(Impotentia coeundi)* oder die *Zeugungsunfähigkeit* infolge Sterilität *(Impotentia generandi).*

Die *Impotentia coeundi* kann auf einer Fehlbildung des Gliedes beruhen; häufiger liegen ihr jedoch neurologische Erkrankungen oder lediglich psychische Hemmungen zugrunde, infolge deren es nicht zu vollen Erektion (Versteifung) des Gliedes kommt oder eine vorzeitige Ejakulation bzw. überhaupt keine Ejakulation eintritt. Die Erektion tritt normalerweise bei geschlechtlicher Erregung ein. Diese Reize führen dazu, daß Impulse über die parasympathischen Nerven zu den Blutgefäßen des Gliedes gesandt werden, wobei sich die zuführenden Gefäße erweitern, während die ableitenden Gefäße gedrosselt werden. Dadurch füllen sich die Schwellkörper mit Blut und versteifen und vergrößern das Glied.

Die Impotenz kann auch durch Insuffizienz der Geschlechtsdrüsen auftreten, was bei Männern in höherem Alter ein normaler physiologischer Vorgang ist; desgleichen kann sie sich bei ungenügendem körperlichem oder psychischem Anreiz, bei allgemeiner Ermüdung oder Überarbeitung und nach übermäßigem Alkoholgenuß einstellen. Die psychischen Störungen, welche den meisten Fällen von Impotenz zugrunde liegen, sind oft nur vorübergehend; so z. B. wenn der Mann kein Vertrauen zu sich selbst besitzt, den Geschlechtsakt durchführen zu können. Ebenso können moralische Skrupel, die Furcht vor Geschlechtskrankheiten oder eine Aversion gegen den Partner bestehen. Natürlich ist auch die Einstellung der Frau gegenüber der Impotenz des Mannes von Bedeutung.

Die Zeugungsunfähigkeit *(Impotentia generandi)* oder *Sterilität* beruht auf dem Fehlen, einer sehr starken Verminderung oder einer Bewegungslosigkeit der Spermien in der Samenflüssigkeit, gewöhnlich infolge entzündlicher Erkrankungen der Hoden, Nebenhoden, Prostata und Samenbläschen.

Die Behandlung hängt von der Ursache der Impotenz ab. Organische Krankheiten erfordern eine entsprechende Behandlung; bei verminderter Drüsenfunktion ist die Gabe von Hormonen möglich, bei psychischen Ursachen bringt die Psychotherapie oft gute Resultate. Das Vorliegen einer Impotentia generandi kann nur vom Arzt erkannt werden. Bei unerfülltem Kinderwunsch sollten sich daher *beide* Ehegatten ärztlich untersuchen lassen.

Vergleiche auch: Frigidität, Geschlechtsorgane, Sterilität.

INFEKTION UND ENTZÜNDUNG

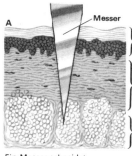

Ein Messer schneidet in die Haut

Infektion bezeichnet die Invasion des Organismus durch einen lebenden Erreger. Eine Wunde ist als infiziert zu betrachten, gleichgültig, wie »sauber« der für die Verletzung verantwortliche Gegenstand erscheint (A). Es dringen bei normalen Umweltbedingungen immer Bakterien in eine offene Wunde, die sich dann rasch vermehren können (B und C). Wenn die Wunde nicht behandelt wird, kann eine Entzündung, u. U. mit Eiterbildung, auftreten. Die *Entzündung (Inflammatio)* ist eine Abwehrreaktion, die jedoch nicht immer eine Ausbreitung der Infektion auf verschiedene Körperbezirke mit stark schädigender Wirkung verhindern kann (rechts).

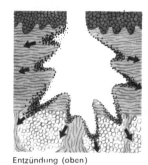

Entzündung (oben)

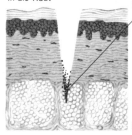

Bakterien sind in die Wunde eingedrungen

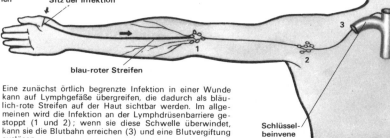

Eine zunächst örtlich begrenzte Infektion in einer Wunde kann auf Lymphgefäße übergreifen, die dadurch als bläulich-rote Streifen auf der Haut sichtbar werden. Im allgemeinen wird die Infektion an der Lymphdrüsenbarriere gestoppt (1 und 2); wenn sie diese Schwelle überwindet, kann sie die Blutbahn erreichen (3) und eine Blutvergiftung auslösen.

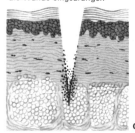

Weiße Blutkörperchen wehren Infektionen ab
Wenn es zu einer Entzündung gekommen ist, sammeln sich große Mengen weißer Blutkörperchen am Entzündungsherd an, um die Bakterien anzugreifen und unschädlich zu machen. Zerstörte weiße Blutkörperchen werden zu Eiter. Die Leukozyten erreichen das entzündete Gewebe, indem sie sich durch Lücken in den Kapillarwänden hindurchzwängen (oben).

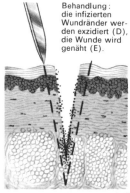

Behandlung: die infizierten Wundränder werden exzidiert (D), die Wunde wird genäht (E).

Drei häufige Hautinfektionen. Von einem *Furunkel* spricht man, wenn eiterbildende Bakterien in eine Haarwurzel eindringen und eine Entzündung hervorrufen, die Gewebsschädigungen zur Folge hat. Manchmal verschmelzen mehrere solcher Infektionsherde und bilden ein sog. *Karbunkel*. Eine dritte Art von Hautinfektion ist die sog. *Impetigo* (Eiterflechte); sie entwickelt sich nur in der obersten Hautschicht und ruft dort die Bildung gelblicher Blasen oder Pusteln hervor. Abgeheilte Furunkel hinterlassen Narben, was im allgemeinen bei Impetigo nicht der Fall ist.

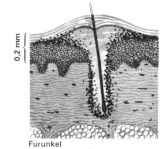

Furunkel

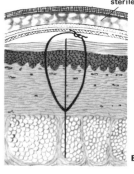

Impetigo, oberflächliche Hautinfektion

Karbunkel

Infektion bedeutet das Eindringen pathogener Erreger, wie Viren oder Bakterien, in den Körper. Der Ausdruck wird jedoch oft auch im Sinne von ↗ *Infektionskrankheit* verwandt und beschreibt dann die durch die Erreger hervorgerufene Erkrankung. „Entzündung" ist ein weiter gefaßter Begriff, der die gesamten lokalen Abwehrreaktionen des Körpers auf das Eindringen von Infektionserregern bezeichnet.
Vergleiche auch: Entzündung, Infektionserreger.

Infektionserreger, Mikroorganismen, die *übertragbare* oder *infektiöse* Krankheiten verursachen; zu ihnen gehören Bakterien, Rickettsien, Viren und bestimmte Pilze (↗ Pilzerkrankungen) sowie eine Reihe von Einzellern, den primitivsten tierischen Lebewesen (↗ Parasiten).

BAKTERIEN sind einfache chlorophyllfreie Organismen, die zu der Klasse der pflanzlichen Mikroorganismen, den *Schizomyzeten,* gehören. Sie sind einzellig und pflanzen sich durch Teilung fort, wobei jede Hälfte zu einem neuen Individuum wird. Unter günstigen Bedingungen kann sich ein Bakterium in weniger als 30 Minuten teilen, so daß aus ihm an einem Tag Hunderte von Milliarden neuer Individuen entstehen können. Die Bakterien brauchen eine bestimmte Feuchtigkeit zu ihrer Entwicklung und vermehren sich am schnellsten bei etwa 37° C. Bei wesentlich niedrigeren Temperaturen ist die Teilung vermindert oder sogar völlig unterbrochen, wobei die Bakterien jedoch selbst noch bei Temperaturen weit unter dem Gefrierpunkt am Leben bleiben. Bakterien oder ihre Sporen überleben oft Trockenheit und können deshalb in großer Anzahl in atmosphärischem Staub vorhanden sein. Anderseits sind sie meist gegen Hitze äußerst empfindlich; die meisten Arten sterben bei Temperaturen von 60° C. Sonnenlicht und künstliches Ultraviolettlicht sind stark bakterientötend, ebenso eine Anzahl von Chemikalien, wie Formalin, Sublimat, Chlor, Jod, Phenole und Invertseifen.

Die Größe der meisten Bakterien bewegt sich zwischen 0,0008 und 0,005 mm. Obwohl es sich um Einzeller handelt, zeichnen sie sich durch einen außerordentlich komplizierten Stoffwechsel aus und gleichen in dieser Beziehung den Vielzellern. Bakterien treten in größter Zahl in der Luft, im Wasser und in der Erde auf und finden sich auch in allen lebenden oder toten höheren Organismen. Die meisten Bakterien sind *Aerobier,* d. h., sie benötigen für ihr Wachstum Sauerstoff; andere Arten wachsen in der Abwesenheit von Sauerstoff und werden daher als *Anaerobier* bezeichnet. Daneben gibt es auch noch sogenannte *fakultative Anaerobier,* die sowohl in Gegenwart als auch in Abwesenheit von Sauerstoff wachsen können.

Die meisten Bakterien sind *nicht-* oder *apathogen,* d. h., sie verursachen keine Krankheiten. Diese Organismen ernähren sich von anorganischen Stoffen in der Natur und von toten Tieren und Pflanzen. Sie sind insofern „nützlich", als sie bei vielen chemischen Prozessen in der Natur – z. B. bei der Gärung und bei Fäulnisprozessen — eine Rolle spielen. Nichtpathogene Bakterien befinden sich beim Menschen in der Haut, im Mund und im Magen-Darm-Kanal, wo sie bei der Zersetzung der Nahrungsstoffe mitwirken. Manche Bakterien sind sogar nützlich als Bildner von Vitaminen — z. B. die Darmbakterien als Produzenten der Vitamine B_6 und K.

Die *pathogenen Bakterien* verursachen Krankheiten und leben als Parasiten im Menschen und im Tier. Die Symptome der Krankheit werden in den meisten Fällen durch Gifte *(Toxine)* hervorgerufen, welche von den Bakterien gebildet werden. Man unterscheidet dabei zwischen *Exotoxinen,* die von den Bakterien abgegeben werden, und *Endotoxinen,* die erst durch den Zerfall der Bakterien freigesetzt werden. Einige der pathogenen Bakterien befallen nur den Menschen, einige nur bestimmte Tiere; andere wiederum sind sowohl an den Menschen als auch an Tiere angepaßt und für beide gefährlich.

Eine korrekte Diagnose einer bakteriellen Infektionskrankheit erfordert die Identifizierung des Krankheitserregers. In der Bakteriologie wurde eine ganze Anzahl von Methoden entwickelt, mit deren Hilfe es gelingt, verschiedene Bakterien zu unterscheiden. Zunächst werden die Bakterien nach ihrer Form beurteilt; man unterscheidet drei Hauptformen — kugelförmige, stabförmige und spiralige Arten. Kugelbakterien werden als *Kokken,* Stabbakterien als *Bazillen* und spiralförmige Bakterien als *Spirillen* bezeichnet. Weiterhin sind einige Bakterien beweglich und verfügen über eine oder mehrere *Geißeln, Zilien* genannt. Andere Typen, fast alle zu den Bazillen gehörend, können unter ungünstigen Umweltbedingungen als *Sporen,* einer sehr widerstandsfähigen Dauerform, überleben und extreme Trockenheit und Kälte und sogar Siedetemperatur überstehen. Andere Bakterien sind in einer widerstandsfähigen Kapsel eingeschlossen.

Diese äußeren Merkmale sind erst dann erkennbar, wenn die Bakterien angefärbt wurden, wozu man am häufigsten die *Gram-Färbung* verwendet. Die Bakterienausstriche werden dabei mit einer Karbolgentianaviolettlösung behandelt, wieder entfärbt und sodann mit einer Karbolfuchsinlösung gegengefärbt. Bestimmte Lipoproteide der Bakterien färben sich dabei tief dunkelblau an. Bakterien mit diesen Lipoproteiden erscheinen in diesem Farbton und werden als *grampositive* Keime bezeichnet; alle anderen Bakterien erscheinen in der roten Gegenfärbung und heißen *gramnegative* Keime.

Eine weitere verläßliche Einteilungsmethode ist, die Bakterien auf speziellen Nährböden zu kultivieren, wo sie charakteristische *Kulturen* bilden. Dies Kulturen werden meist in flachen Schalen — Petrischalen oder Agarschalen — auf gallertigen

INFEKTIONSERREGER I

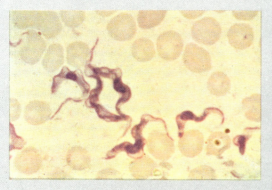
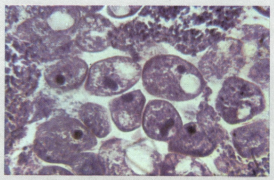

Protozoen und pathogene Bakterien. Abb. oben links: *Trypanosoma gambiense*, zu den Flagellaten gehörendes Protozoon (Geißeltierchen), ruft — durch den Stich der Tsetsefliege auf den Menschen übertragen — die Schlafkrankheit hervor. Abb. oben rechts: *Balantidium coli*, einzelliges ovales Wimpertierchen, Darmparasit des Schweins, beim Menschen Erreger von Balantidienruhr (Balantidiose). Abb. rechts zeigt die Darmamöbe *Entamoeba histolytica*, Erreger der Amöbenruhr.

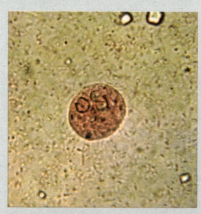

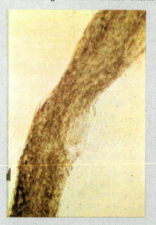
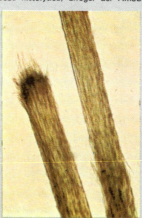

Die Entwicklung des Myzels von parasitären Pilzen in den Haaren unzureichend ernährter Kinder führt zu einer Alopecie. Erreger der Haarerkrankung ist eine Gattung der Schlauchpilze (Ascomycetes), *Achorion*, oft auch als *Trichophyton* bezeichnet. Die Abb. zeigen vom Pilz befallene Haare.

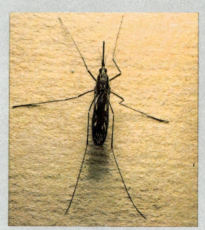

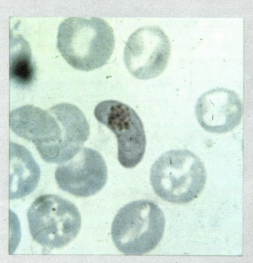

Malariaplasmodien. Die Abb. rechts zeigt die *Malariamücke* (*Anopheles*, Weibchen), durch deren Stich das für das Sumpffieber (Malaria) verantwortliche Hämatozoon (Blutparasit, Abbildung links) in das menschliche Blut gelangt. Abb. rechts: Das Hämatozoon hat sich im Innern eines roten Blutkörperchens vielfach geteilt. Jedes der Tochterplasmodien kann nach Zerfall des Erythrozyten weitere Blutkörperchen befallen.

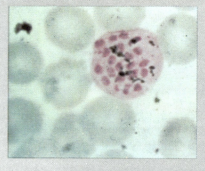

INFEKTIONSERREGER II

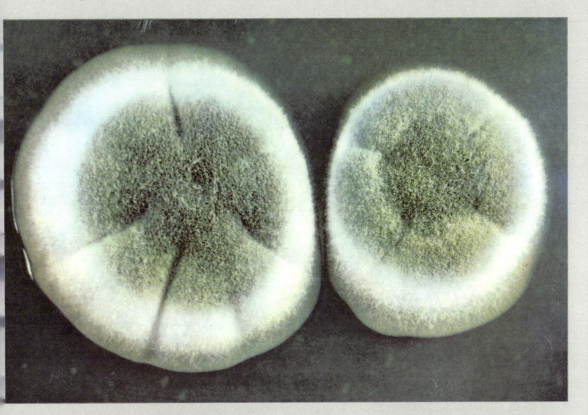

Kampf gegen die Infektion. Die Bekämpfung von Infektionskrankheiten ist heutzutage in aller Welt Gegenstand hochspezialisierter Forschungsarbeiten.
Abb. oben: *Penicillium chrysogenum* ist heute der wichtigste »Rohstofflieferant« zur industriellen Erzeugung von Penicillin, das aus dessen »Schimmel« gewonnen wird.
Abb. unten: Test der Resistenz des *Bacillus roseus fluorescens* gegenüber verschiedenen Antibiotika. Die Ausdehnung der die farbigen kreisrunden Bakterienrasen umgebenden Aureolen zeigt, in welchem Maße die bakterielle Entwicklung durch verschiedene Antibiotika gehemmt wird. In diesem Fall liegt eine hohe Empfindlichkeit gegenüber Chloramphenicol (C_{50}), einem Breitbandantibiotikum, vor, während sich keine Sensibilität gegenüber Penicillin (P_{05}) zeigt.

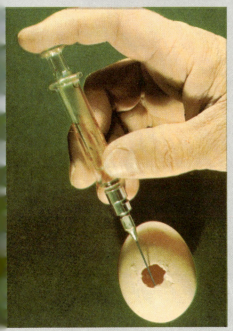

Abb. oben: Viruskulturen auf der Eihaut angebrüteter Hühnereier werden für Viruspassagen und zur Herstellung von Impfstoffen verwendet.

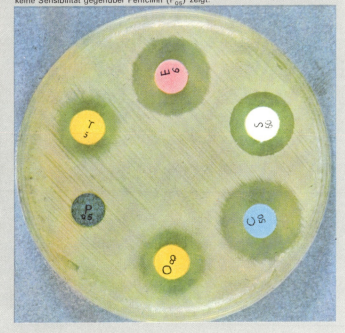

Nährböden aus Agar und Fleischbrühe angesetzt. Hinzugegeben werden oft auch Blut, Serum, Peptone oder andere Nährstoffe, Salze und bestimmte Farbstoffe, die erst durch die Stoffwechselprodukte gewisser Bakterien aktiert werden und deren Kolonien anfärben. Die Bakterien wachsen auf der Oberfläche des Nährbodens und entwickeln im Laufe eines Tages im Brutschrank bei 37°C charakteristische Kolonien. Manche Nährbodenzusätze lassen nur ganz bestimmte Bakterien zur Entwicklung kommen *(Selektivnährböden)*. Eine weitere Methode ist der *Gärungstest*, der auf der unterschiedlichen Fähigkeit der Bakterien beruht, verschiedene Arten von Zucker zu vergären. In anderen Fällen können die Bakterien mit Hilfe der in ihnen vorhandenen *Antigene* klassifiziert werden, also derjenigen Bakterienbestandteile, welche in höheren Organismen die Bildung von Antikörpern veranlassen. Die bakteriellen Toxine sind Beispiele von Antigenen, die im menschlichen Körper die Bildung von Antitoxin anregen, welche die Toxine zu neutralisieren vermögen. Eine andere Methode ist die *Phagentypisierung*, bei der verschiedene Typen von *Bakteriophagen* (eine Virusart, die Bakterien angreift) dazu verwendet werden, eine noch genauere Klassifizierung der Bakterien zu ermöglichen; diese Methode kann hauptsächlich zur weiteren Differenzierung von Staphylokokken und Salmonellen nach einzelnen Typen angewandt werden, da sich die Bakteriophagen auf jeweils einen Typ spezialisieren (Phagentypisierung).

Die folgende Darstellung gibt einen Überblick über die häufigsten pathogenen Bakterientypen.

Grampositive Kokken:
Pneumokokken sind Kugelbakterien, die in Paaren angeordnet liegen und deshalb auch als *Diplokokken* bezeichnet werden. Unter anderem verursachen sie Pneumonie (Lungenentzündung), Entzündungen in den oberen Atemwegen und Mittelohrentzündung.

Staphylokokken gruppieren sich in Haufen. Der wichtigste Vertreter ist der *Staphylococcus aureus*. Er ist das gewöhnliche Eiterbakterium, das Hautinfektionen, z. B. Pickel, Furunkel und Karbunkel, hervorruft. Es verursacht auch Infektionen in den Harnwegen, Blutvergiftung, bakterielle Nahrungsmittelvergiftungen und anderes mehr. Die Staphylokokken sind auch für einen großen Teil der Infektionen verantwortlich, welche Patienten sich während eines Krankenhausaufenthalts zuziehen können und daher als *Hospitalismusinfektionen* bezeichnet werden. Menschen haben Staphylokokken oft auf der Haut, in der Nase und im Rachen. Wie viele andere Bakterienarten können auch die Staphylokokken gegen Antibiotika resistent werden.

Streptokokken finden sich in vielen Arten und bilden gewöhnlich lange Ketten. Die bekanntesten Vertreter sind die *hämolytischen Streptokokken*, die die direkte Ursache für Mandelentzündung und für Scharlach darstellen und die in einer etwas komplizierteren Weise über eine Sensibilisierung des Organismus auch eine Form der Nierenentzündung (Glomerulonephritis) und rheumatisches Fieber verursachen. Antibiotika, in erster Linie hier das Penicillin, sind gegen diese Infektionen wirksam und werden sehr erfolgreich gegen die genannten Folgeerkrankungen als prophylaktisches Mittel eingesetzt.

Gramnegative Kokken:
Gonokokken sind bohnenförmig, paarweise angeordnet und somit Diplokokken. Sie verursachen die Gonorrhöe (Tripper).

Meningokokken sind wie die Gonokokken geformt und finden sich auch oft paarig angeordnet. Sie verursachen die Hirnhautentzündung (Meningokokken-Meningitis).

Grampositive Stäbchen:
Der *Bacillus anthracis* wird oft in langen Ketten vorgefunden. Er bildet sowohl Sporen als auch Kapseln und ist der Erreger des Milzbrandes.

Clostridien sind Anaerobier und produzieren Sporen. In dieser Gruppe befinden sich die gefürchtetsten aller Bakterien, darunter das *Clostridium botulinum*, welches das hochgiftige Botulinus-Toxin produziert. *Clostridium perfringens* sowie einige andere Clostridiumarten verursachen den Gasbrand in Wunden; das *Clostridium tetani* verursacht den Wundstarrkrampf.

Corynebakterien sind keulen- oder hantelförmige Bazillen. Nur eine Art dieser Gruppe ist pathogen, nämlich der Diphtheriebazillus oder *Corynebacterium diphtheriae*.

Mycobakterien sind schlanke Stäbchen. Unter ihnen finden sich der *Tuberkelbazillus (Mycobacterium tuberculosis)* und das *Mycobacterium leprae*, der Erreger der Lepra. Mycobakterien können nicht mit Säure gefärbt werden und werden deshalb als *säurefeste Bazillen* bezeichnet.

Gramnegative Stäbchen:
Brucellabakterien sind kleine Stäbchen, die für die ↗ Brucellosen verantwortlich sind.

Colibakterien oder *Escherichia coli* finden sich gewöhnlich in großer Anzahl im menschlichen Darm, können aber unter bestimmten Bedingungen auch Krankheiten wie eine Zystitis, eine Entzündung des Bauchfells, der Gallenblase und des Nierenbeckens verursachen. Auch andere im Darm vorkommende Coliarten können die verschiedensten Krankheiten, darunter z. B. eine Entzündung der Harnwege, hervorrufen.

Hämophilusbakterien verdanken ihren Namen der Tatsache, daß sie den Blutfarbstoff Hämoglobin zu ihrer Vermehrung benötigen. Zu dieser Gruppe gehören *Haemophilus pertussis*, der Erreger des Keuchhustens, und *Haemophilus influenzae*, der Erreger von Entzündungen der Atemwege, Infektionen des Mittelohres und der Meningitis (nicht jedoch der Influenza [Grippe], die in erster Linie durch Viren hervorgerufen wird).

INFEKTIONSERREGER III

Mikroorganismen, die Krankheiten verursachen, werden allgemein als Krankheitserreger bezeichnet. Dazu zählen Bakterien, Viren, Rickettsien, bestimmte Pilze und einige einzellige tierische Lebewesen.

Bakterien sind einzellige Organismen von einigen Tausendstel Millimeter Länge; sie vermehren sich durch Teilung.

Viren sind wesentlich kleinere Teilchen, die in der Hauptsache aus Nukleinsäure und Eiweiß bestehen. Sie vermehren sich nur in lebenden Zellen.

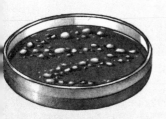

Verschiedene Arten von Bakterien bilden Kulturen von unterschiedlichem Aussehen; es ist deshalb möglich, einzelne Arten schon dadurch zu identifizieren, daß man die Bakterien z. B. auf einem gallertigen Nährboden züchtet. In den meisten Fällen sind jedoch kompliziertere Verfahren zur Identifizierung notwendig.

Wenn Bakterien in den Körper eindringen, werden sie von den weißen Blutkörperchen angegriffen. Rechts: ein weißes Blutkörperchen hat eine Anzahl von Gonorrhöebakterien (Gonokokken) in sich eingeschlossen.

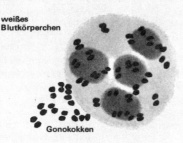

weißes Blutkörperchen

Gonokokken

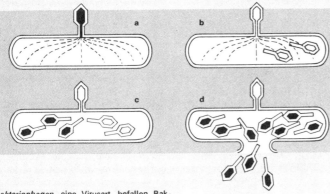

Bakteriophagen, eine Virusart, befallen Bakterien und vermehren sich in diesen (oben). Wie alle Viren bestehen die Bakteriophagen aus einer Proteinhülle, die Nukleinsäure enthält (in der Abbildung schwarz). Der Bakteriophage heftet sich an einem Bakterium fest, die Nukleinsäure dringt in das Bakterium ein (a). Die Nukleinsäure veranlaßt das Bakterium, Kopien des Virusproteins und der Virusnukleinsäure herzustellen (b). Diese vereinigen sich und bilden neue Bakteriophagen (c). Schließlich zerfällt die Wirtszelle und entläßt die neugebildeten Bakteriophagen (d).

Die Abbildungen rechts zeigen fünf elektronenmikroskopische Aufnahmen: **1** Ein Kugelbakterium, in diesem Fall ein Streptokokkus, der gerade im Begriffe ist, sich zu teilen. **2** Stabförmiges geißeltragendes Bakterium (Typhusbazillus). **3** Fünf spiralige Bakterien, Spirochäten, in diesem Fall Syphiliserreger. **4** Bakteriophagen. **5** Poliovirus, stark vergrößert. Unten ein Größenvergleich; die schwarze Bogenlinie stellt den Rand eines roten Blutkörperchens dar.

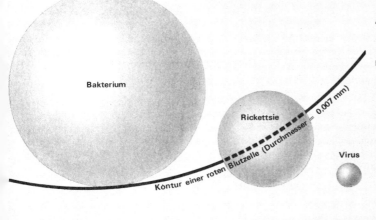

Bakterium

Rickettsie

Virus

Kontur einer roten Blutzelle (Durchmesser = 0,007 mm)

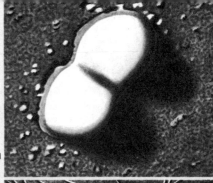

1

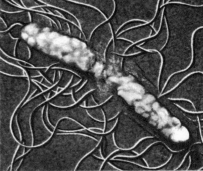

2

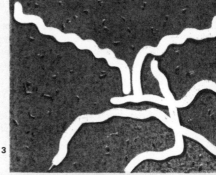

3

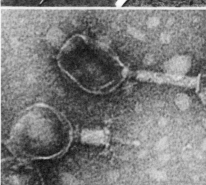

4

5

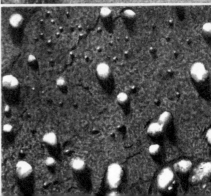

Pasteurellen sind plumpe elliptische, unbewegliche Stäbchen, die bei einer besonderen Färbung Polkörperchen erkennen lassen und Ähnlichkeit mit Sicherheitsnadeln haben; am bekanntesten sind die Erreger der Pest (*Pasteurella pestis*) und der Tularämie (*Pasteurella tularensis*).

Proteusbakterien sind in der Form wandelbare Erreger, die normalerweise harmlose Fäulniserreger sind, u. U. aber besonders Harnweginfektionen auslösen können.

Pseudomonasbakterien, deren wichtigster Vertreter das *Pseudomonas aeruginosa* (auch *Pyocyaneus* genannt) ist, können z. B. Infektionen der Harnwege und Wundinfektionen verursachen.

Die *Salmonellen* umfassen eine Vielzahl von Bazillen, die überwiegend mit Geißeln ausgestattet sind. Zu dieser Gruppe gehören auch die Erreger des Typhus, der Paratyphuserkrankungen und zahlreicher Dünndarminfektionen (Enteritiden) bei Mensch und Tier.

Shigellabakterien sind kurze, unbewegliche Stäbchen. Darunter befinden sich der Ruhrbazillus (*Shigella dysenteriae*) sowie eine Anzahl verwandter Erreger, die ähnliche Darmerkrankungen hervorrufen.

Vibrionen sind kurze, kommaförmige Stäbchen, die sich mit Hilfe einer polar sitzenden Geißel vorwärtsschrauben. Unter ihnen befindet sich der *Kommabazillus* oder *Vibrio cholerae*, der Erreger der Cholera.

Die *Mycoplasmen* sind die kleinsten aller Bakterien, in ihrer Größe ungefähr gleich den größeren Viren. Sie besitzen keine deutliche Zellwand. Das *Mycoplasma pneumoniae* verursacht eine Form der Lungenentzündung.

Spirochäten:

Treponema pallidum, der Erreger der Syphilis, ist die bekannteste Spirochäte. Sie ist ein sehr dünnes, spiraliges Bakterium, das sich durch ruckweise Drehungen fortbewegt. Treponema pallidum ist nur schwer in Kulturen zu züchten.

Borrelien sind kleine Spiralen, sie verursachen das Rückfallfieber.

Leptospiren sind sehr dünne Spiralen. Die meisten Vertreter dieser großen Gruppe sind harmlose Bewohner von Gewässern. Die *Leptospira icterohaemorrhagiae* ist pathogen und verursacht eine infektiöse Gelbsucht, die Weilsche Krankheit.

RICKETTSIEN ähneln in der Form den Bakterien. Sie vermehren sich durch Teilung, benötigen aber im Gegensatz zu den gewöhnlichen Bakterien lebendes Gewebe zum Wachstum. Die Rickettsien leben als Parasiten in Läusen, Fliegen, Zecken und anderen Insekten, durch die sie auf den Menschen übertragen werden. Sie können in beimpften Hühnereiern, besonders im Dotter, kultiviert werden. Ihr bekanntester Vertreter, die *Rickettsia Prowazecki*, ist der Erreger des Fleckfiebers. Andere Arten verursachen ähnliche Krankheiten, das im amerikanischen Felsengebirge auftretende Rocky Mountains spotted fever, das Mittelmeer-Zeckenfieber, das Grabenfieber, das Tsutsugamushi-Fieber und das Q-Fieber (Queensland-Fieber).

VIREN stellen eine Zwischenstufe zwischen Mikroorganismen und Eiweißmolekülen dar. Das Viruspartikel besteht aus Nukleinsäuren, umgeben von einer Proteinhülle. Einige der größeren Viren können auch andere Bauelemente, wie z. B. Lipide, enthalten.

Viren können sich nur in lebenden Zellen vermehren, welche für die betreffende Virusart speziell geeignet sind. Es ist in der Hauptsache dieser Fortpflanzungsmechanismus, welcher die Viren von anderen Organismen unterscheidet. Das Viruspartikel haftet sich an der Zelloberfläche fest, und die Nukleinsäure erzwingt sich einen Durchgang durch die Zellwand, wobei die leere Proteinhülle außen zurückbleibt; es kann aber auch das gesamte Virus in die Zelle eindringen und die Nukleinsäure dann im Zellinneren die Eiweißhülle verlassen. Die Nukleinsäure des Virus bewirkt dann eine radikale Veränderung im Stoffwechsel der Zelle, so daß die Zelle anfängt, Kopien sowohl von der Virusnukleinsäure als auch dem Virusprotein herzustellen. Die so gebildete Nukleinsäure und die Proteine vereinigen sich zu neuen Viruspartikeln. Diese können dann entweder nach ihrer Bildung die Zelle verlassen oder aber sich innerhalb der Zelle ansammeln, bis diese zerfällt oder sich auflöst. In jedem Fall aber werden neue Viruskörperchen freigesetzt, die daraufhin andere Zellen angreifen. Die intrazelluläre Produktion von Viren kann in vielen Fällen den Tod der Zelle zur Folge haben, während in anderen Fällen die Zelle lebensfähig bleibt.

Viren haben keinen eigenen Stoffwechsel, und solange sie sich außerhalb einer lebenden Zelle befinden, unterscheiden sie sich in keiner Weise von toter Materie. Viren können Menschen, Tiere und Pflanzen befallen. Bestimmte Virusarten, die Bakteriophagen, greifen auch Bakterien an.

Die Viruspartikel schwanken in der Größe zwischen etwa 20 und 300 nm (20–300 Millionstel mm). Auch ihre Form ist sehr unterschiedlich: sie können wie z. B. das Poliovirus kugelig sein oder wie bestimmte Pflanzenviren fadenförmig; gewisse Bakteriophagen können auch einen sechseckigen Körper mit Schwanzteil haben.

Die meisten Viren werden durch Erhitzen auf 60° C über 30 Minuten zerstört; eine Ausnahme hierbei ist der Erreger der Serumhepatitis (↗ Hepatitis). Im gefrorenen Zustand können die Viren ihre Aktivität fast unbegrenzt erhalten; auch gegen chemische Desinfektionsmittel sind sie widerstandsfähiger als Bakterien. Anderseits werden Virusinfektionen nicht durch Antibiotika beeinflußt; eine Ausnahme hiervon ist das Psittakosevirus, das gegen Breitbandantibiotika empfindlich ist. Da zwischen der Vermehrung der Viren und dem Stoffwechsel der Wirtszelle ein enger Zusammenhang besteht, überrascht es nicht, daß es schwierig ist, chemotherapeutische Stoffe zu finden, die zwar die Vermehrung der Viren blockieren, aber anderseits die Wirtszelle nicht schädigen. Kürzlich wurden jedoch auch auf diesem Gebiet Fortschritte erzielt, die für die Zukunft hoffen lassen. Verschiedene Viruskrankheiten können heute auch wirkungsvoll durch eine Impfung verhindert werden — so die Pocken, Masern, das Gelbfieber und die Kinderlähmung.

Viren können nur in lebenden Zellen kultiviert werden. Besonders geeignet für diesen Zweck sind lebende Hühnerembryonen. Die befruchteten Hühnereier können z. B. zur Kultivierung des Grippevirus verwendet werden. In anderen Fällen werden Laboratoriumstiere, z. B. Mäuse, herangezogen. Die heute am meisten verwendete Methode ist jedoch die Gewebekultur, bei welcher Zellen von Menschen oder Tieren in Reagenzgläsern mit einem ausreichenden Nährboden am Leben erhalten und zur Fortpflanzung gebracht werden. Die genaue Identifizierung eines Virus wird gewöhnlich durch die Bestimmung seiner Antigenstruktur festgestellt.

Bei der Diagnose einer Virusinfektion wie auch bei einer bakteriellen Infektion wird der Krankheitserreger gewöhnlich dadurch isoliert, daß man aus dem Patienten Proben entnimmt und diese in Gewebekulturen wachsen läßt. Daneben versucht man mit serologischen Methoden nachzuweisen, ob im Blut des Patienten während des Infektionsverlaufes ein eindeutiger Anstieg der Antikörper gegen den vermuteten Infektionserreger stattfindet.

Die Viren werden nach ihren biologischen, chemischen und physikalischen Eigenschaften in verschiedene Gruppen eingeteilt. Diese sollen hier kurz besprochen werden.

Psittakoseviren sind große Viren, die durch Breitbandantibiotika beeinflußt werden. Unter ihnen befinden sich die Erreger der Psittakose und des Trachoms. Es ist ungewiß, ob die Vertreter dieser Gruppe wirklich Viren sind — eine Anzahl von Forschern will sie eher den Rickettsien zuordnen.

Pockenviren. Die Symptome einer durch sie bedingten Erkrankung erscheinen in der Hauptsache auf der Haut. Der wichtigste Vertreter ist der Erreger der echten Pocken.

Myxoviren sind mittelgroße Viren unterschiedlichen Aussehens, die in erster Linie die Atmungsorgane befallen. Die *Influenzaviren* A und B gehören zu dieser Gruppe. Besonders der Typ A hat weltweite Epidemien ausgelöst, z. B. die Epidemie von 1918–19 und die asiatische Grippe von 1957. Parainfluenzaviren und andere Arten können Infektionen der oberen Atemwege auslösen. Ebenfalls zu dieser Gruppe gehören die Erreger der Masern, der Röteln und des Mumps.

Herpesviren. Das Virus von Herpes simplex verursacht Ausschläge im und um den Mund. Eine andere Art ruft die Windpocken hervor; es scheint, daß dieselbe oder eine sehr nahe verwandte Art auch der Erreger der hauptsächlich Erwachsene befallenden Gürtelrose ist.

Adenoviren. Etwa 30 verschiedene Typen dieses Virus wurden im Menschen gefunden. Einige von ihnen verursachen eine Entzündung der oberen Atemwege mit hohem Fieber, oft auch Durchfall und Bindehautentzündung. Die Infektion kann insbesondere bei Kindern eine Epidemie auslösen.

Rheoviren. Über die Bedeutung dieser Gruppe als Krankheitserreger beim Menschen ist nur wenig bekannt.

Arboviren. „Arbor" ist eine Zusammenziehung des englischen Ausdrucks „Arthropod borne" (von Gliederfüßlern übertragen) und bedeutet, daß diese Viren durch Arthropoden (Gliederfüßler) übertragen werden, in der Hauptsache durch Mücken und Zecken. Man kennt mehr als 150 verschiedene Arten; einige von ihnen verursachen unterschiedliche Formen der Enzephalitis (Gehirnentzündung). Andere Arten sind die Erreger verschiedener fieberhafter Erkrankungen, darunter als die bekannteste das Gelbfieber.

Papovaviren. Einige Arten dieser Gruppe können in bestimmten Tierarten Tumoren hervorrufen. Sie sind deshalb für die Krebsforschung von großem Interesse. Eine Art dieser Gruppe ruft bei Menschen die Bildung von Warzen hervor.

Picornaviren. Diese sehr kleinen Viren messen nur 17–50 Millionstel mm im Durchmesser. Die beiden Untergruppen heißen Enteroviren und Rhinoviren. Bestimmte Arten dieser Viren verursachen die Maul- und Klauenseuche der Tiere. Die Untergruppe der *Enteroviren* wird so genannt, weil sie im menschlichen Dünndarm auftreten kann. Eine infizierte Person scheidet die Viren im Stuhl aus. Die wichtigsten Viren dieser Gruppe sind die *Polioviren* 1, 2 und 3, welche die epidemische Kinderlähmung verursachen; andere sind die *Coxsackieviren*, die in etwa 30 Arten vertreten sind und von denen einige Infektionskrankheiten, wie die aseptische Meningitis, die Bornholmer Krankheit und die *Myokarditis*, auslösen können. *ECHO-Viren* sind ebenfalls in etwa 30 Arten bekannt, von denen eine ganze Anzahl aseptische Meningitis, Fieber mit oder ohne Hautausschlag und Infektionen der oberen Atemwege verursachen können. Infektionen durch Enteroviren treten oft und insbesondere bei Kindern als Epidemien auf. Die andere Untergruppe, die *Rhinoviren*, zählt zumindest 50 Arten und verursachen bei Kindern und Erwachsenen die gewöhnliche Erkältung; sie sind jedoch nicht für alle Arten von Erkältungen verantwortlich; dieselben klinischen Zustände können auch von mehreren Arten der Myxoviren, Adenoviren und Rheoviren sowie der Untergruppe der Enteroviren verursacht werden.

Nicht klassifizierbare Viren. Unter den bis heute noch nicht klassifizierten Viren bedürfen besonders die Hepatitisviren A und B der Erwähnung, welche die infektiöse Hepatitis auslösen. Das *Hepatitisvirus A* ist der Erreger der epidemischen Hepatitis, während das *Hepatitisvirus B* die Serumhepatitis hervorruft. Die erstgenannte Form wird gewöhnlich durch Aufnahme in den Mund übertragen, die

Infektionskrankheiten

Erkrankungen an ausgewählten übertragbaren Krankheiten in der BRD

Neuerkrankungen	1950	1960	1962	1963	1964	1965	1966	1967	1968
Diphtherie	42888	1965	813	662	637	307	201	117	367
Scharlach	95793	28908	25289	32585	49293	40627	39956	38767	31431
Tuberkulose	132639[1]	70325	58968	57305	55204	55010	60019	54671	51836[2]
Typhus abdominalis	5735	1548	1157	1112	997	744	1015	636	601
Paratyphus A und B	5704	2406	994	1147	1095	640	739	938	527
Poliomyelitis	2911	4193	296	241	54	48	17	54	59
Hepatitis infectiosa	6911[3]	.	14708	14077	17126	19759	21472	21328	20938
Übertragbare Gehirnentzündung	228	122	164	166	193	137	154	182	170
Übertragbare Hirnhautentzündung (Meningitis und übrige Formen)	801	859	1872	3395	3678	2814	4016	9190	4965
Ruhr (bakterielle und Amöbenruhr)	1299	3251	1681	1930	4291	1408	1142	1070	966
Enteritis infectiosa (Salmonellose und übrige Formen)	2016	3047	2496	5439	4402	6341	7607	8749	7117

[1] Ohne Saarland. — [2] Vorläufiges Ergebnis. — [3] Ohne Bremen, Reg.-Bezirk Südwürttemberg-Hohenzollern, Saarland und Berlin.

zweite Hepatitisart durch ungenügend sterilisierte Spritzennadeln oder durch infiziertes Blut bei Transfusionen. Es ist noch nicht möglich, Hepatitisviren zufriedenstellend zu kultivieren; deshalb ist unsere Kenntnis über ihre spezifischen Eigenschaften noch begrenzt. Ein weiteres, nicht klassifizierbares Virus ist der Erreger der Tollwut, einer Krankheit, die gewöhnlich durch den Biß eines erkrankten Tieres auf den Menschen übertragen wird.

Schließlich gibt es noch eine Anzahl von Störungen, die aller Wahrscheinlichkeit nach durch Viren hervorgerufen werden, obwohl man bis jetzt die eigentlichen Erreger noch nicht kennt. Dies gilt z. B. für das Pfeiffersche Drüsenfieber (infektiöse Mononukleose), eine fieberhafte Entzündung der Lymphdrüsen und der Milz, ebenso auch für bestimmte Formen der epidemischen Gastroenteritis (Entzündung des Magens und Dünndarms).

Vergleiche auch: Epidemische Krankheiten, Impfungen, Infektionskrankheiten.

Infektionskrankheiten sind Krankheiten, die durch krankheitserregende Mikroorganismen direkt oder indirekt von einem Menschen auf den anderen übertragbar sind. Die Ansteckung erfolgt meist durch eine bereits infizierte Person; offenbar können jedoch *gesunde* Bakterienausscheider, die infektiöse Keime in sich tragen, ohne selbst zu erkranken, andere anstecken, bei denen die Krankheit erst richtig zum Ausbruch kommt. Das gilt z. B. für die Verbreitung von Paratyphus und mehreren anderen Krankheiten. Die Gesellschaft ist bemüht, mit Hilfe verschiedener Maßnahmen die Ausbreitung von Infektionskrankheiten einzudämmen, z. B. durch eine systematische Fahndung nach gesund erscheinenden Bakteriendauerausscheidern und deren Behandlung mit Antibiotika. Gelegentlich müssen auch „gesunde" Überträger im Interesse der Allgemeinheit isoliert werden.

Krankheitserreger können auf sehr unterschiedliche Weise verbreitet werden. Am häufigsten ist wahrscheinlich die *Tröpfcheninfektion:* die Keime werden durch Niesen oder Husten von der Nase oder vom Mund aus in die Luft versprüht. Auf diese Weise werden u. a. Erkältungskrankheiten und viele andere, epidemisch auftretende Krankheiten übertragen. Bei der ebenfalls sehr häufigen *Kontaktinfektion* wird die Krankheit durch direkte Berührung zwischen zwei Personen, z. B. durch Händeschütteln, weitergegeben. Oftmals ist auch der Genuß infizierter Nahrungsmittel oder Getränke Ursache einer Ansteckung. Trinkwasser wird vielfach durch Toiletten, die in zu großer Nähe von Brunnen gelegen sind, mit Krankheitserregern verseucht; auf diese Weise können Bakterien von den Ausscheidungen kranker Personen auf Gesunde übertragen werden. Auch verunreinigte Gegenstände (beispielsweise Handtücher, die von Kranken benutzt wurden) sind Infektionsquellen. Diese Art der Übertragung ist jedoch im Vergleich zur Tröpfchen- und Kontaktinfektion selten, da die meisten Krankheitskeime

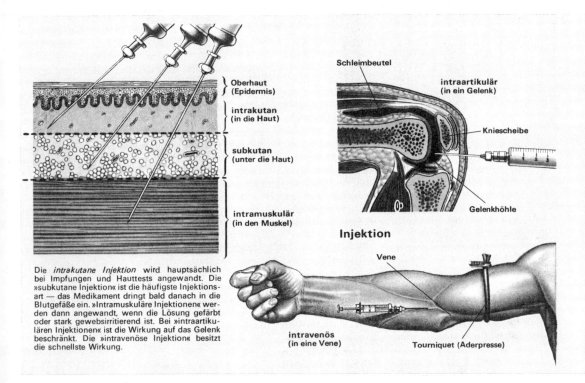

Die *intrakutane Injektion* wird hauptsächlich bei Impfungen und Hauttests angewandt. Die »subkutane Injektion« ist die häufigste Injektionsart — das Medikament dringt bald danach in die Blutgefäße ein. »Intramuskuläre Injektionen« werden dann angewandt, wenn die Lösung gefärbt oder stark gewebsirritierend ist. Bei »intraartikulären Injektionen« ist die Wirkung auf das Gelenk beschränkt. Die »intravenöse Injektion« besitzt die schnellste Wirkung.

außerhalb des Körpers kaum lebensfähig sind oder in ihrer Virulenz stark abgeschwächt werden.

Infektionskrankheiten können schließlich auch durch Tiere verbreitet werden, besonders durch verschiedene Insektenarten, die schmarotzenden Infektionskeimen als Wirt dienen. Die Gemeine Hausfliege z. B. kann Nahrungsmittel mit Bakterien, die an ihren Beinen haften, verseuchen. Andere Insektenarten übertragen Infektionen durch Biß oder Stich auf den Menschen; so wird Malaria beispielsweise durch den Stich der Malariamücke erzeugt. Auch durch den Kontakt mit höheren Tierarten kann eine Ansteckung erfolgen; so kann der Mensch durch den Biß eines erkrankten Hundes mit dem Tollwuterreger infiziert werden.

Vergleiche auch: Epidemische Krankheiten, Immunität, Impfungen, Infektionserreger.

Injektion, Einspritzung von Medikamenten, diagnostischen Hilfsmitteln oder Narkosemitteln mit Hilfe einer Spritze, die mit einer Hohlnadel oder *Kanüle* verbunden ist. Medikamente werden in der Regel in das Unterhautbindegewebe *(subkutane Injektion)* oder in einen Muskel injiziert *(intramuskuläre Injektion)*. Die letztere Methode wird angewandt, wenn die eingespritzte Substanz zur Irritation des Bindegewebes führen könnte oder stark gefärbt ist. Subkutane Injektionen können praktisch am gesamten Körper ausgeführt werden. Die häufigsten Stellen hierfür sind jedoch die Außenfläche des Oberarms oder des Schenkels. Intramuskuläre Injektionen werden oft in die Gesäßmuskulatur an einer Stelle verabreicht, wo die Gefahr gering ist, einen Nerven oder ein größeres Blutgefäß zu treffen. Die injizierten Wirkstoffe werden von den feineren Blutgefäßen absorbiert und so über den gesamten Körper verteilt. Bei der örtlichen Betäubung wird ein gefäßkontrahierendes Mittel beigefügt, um zu verhindern, daß das Betäubungsmittel schnell vom Blutstrom entfernt wird.

Wenn man eine schnellere Wirkung wünscht, wie im Falle einer akuten Störung oder eines Unfalls, wird das Medikament direkt in eine Vene eingespritzt, vorzugsweise in eine Vene der Ellenbeuge. Dabei wird durch ein Gummiband zunächst der Oberarm abgeschnürt, so daß sich das Blut in den oberflächlichen Venen des Armes staut. Diese schwellen dann an und erleichtern so das Einstechen. Die Methode, die *intravenöse Injektion*, kann nur mit leicht wasserlöslichen Medikamenten erfolgen, welche die Blutgefäße nicht irritieren. Die gleiche Art der Injektion wird bei ↗ Bluttransfusionen angewandt, außerdem auch in solchen Fällen, wo der Patient nicht in der Lage ist, den Wirkstoff durch den Magen-Darm-Kanal aufzunehmen. Bei der Röntgenuntersuchung der Nieren oder der Gallenblase können bestimmte Kontrastmittel injiziert werden, die selektiv von den Nieren bzw. der Leber ausgeschieden werden. Zur Darstellung der Venen des Beines im Röntgenbild kann ein Kontrastmittel direkt in eine passende Vene eingespritzt werden. Bei der Untersuchung des Gehirns ist verschiedentlich die Darstellung der Gehirnarterien erforderlich; hierbei wird ein Kontrastmittel in die innere Halsschlagader injiziert *(intraarterielle Injektion)* und sogleich ein Röntgenbild „geschossen" (Arteriographie).

Die *intrakutane Injektion* ist eine Injektion in die äußerste Schicht der Haut, die Lederhaut; sie wird in der Hauptsache zu diagnostischen Zwecken, wie z. B. beim Tuberkulintest, angewandt (↗ Tuberkulose). Bestimmte Impfstoffe werden ebenfalls auf diese Weise eingespritzt. *Intraartikuläre Injektionen* sind Injektionen in die Gelenkhöhlen. In ganz außergewöhnlichen Fällen, wie bei einem akuten Herzversagen, kann ein stimulierendes Medikament direkt in das Herz eingespritzt werden *(intrakardiale Injektion)*, wobei die Nadel zwischen den Rippen hindurch eingeführt wird.
Vergleiche auch: Anästhesie.

Inkontinenz, die Unfähigkeit, die Stuhl- und/oder Urinausscheidung zu kontrollieren. *Enkopresis* ist die unwillkürliche Stuhlentleerung und ist bei Kleinkindern ebenso normal wie die *Enuresis*, die unwillkürliche Entleerung der Blase. Bei alten Menschen ist die Inkontinenz recht häufig. Die Enkopresis kann durch Furcht veranlaßt werden; so tritt sie häufig bei Soldaten unter Kampfbedingungen auf. Spontane Entleerungen finden auch dann statt, wenn der Patient nicht in der Lage ist, die Muskeln des Darmausgangs zu kontrollieren, entweder infolge einer Unterbrechung der Nervenbahnen, wie z. B. bei einer Rückenmarksschädigung, oder durch eine Verletzung des Muskels selbst.
Vergleiche auch: Enuresis.

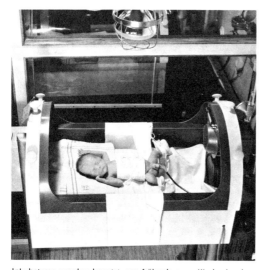

Inkubatoren werden benutzt, um frühgeborene Kinder in einer sauerstoffreichen Umgebung mit der richtigen Temperatur und Feuchtigkeit aufzuziehen. Sie sind hermetisch verschlossen und mit einer durchsichtigen Haube versehen.

Inkubator, volkstümlich auch *Brutkasten* genannt, eine Apparatur, mit welcher zu früh geborene oder kranke neugeborene Kinder transportiert und während der ersten kritischen Zeit am Leben erhalten werden können. Der Inkubator besteht aus einer Krippe, die mit einer genau angepaßten durchsichtigen Haube verschlossen werden kann. Zur Fernhaltung infektiöser Keime ist er mit Schleuse und Luftfilter, oft auch mit Entkeimungslampen versehen. Da auch die Regulation der Körpertemperatur bei einem frühgeborenen Kind nicht vollständig normal ist, werden im Inkubator Temperatur und Feuchtigkeit durch eine Klimaanlage in der richtigen Höhe konstant gehalten. Die ungenügende Kapazität der Lungen wird durch einen erhöhten Sauerstoffgehalt im Inkubator kompensiert. Diese Methode hat die Überlebenschancen der Frühgeburten in beachtlichem Maße verbessert.

Insektenstich, eine gewöhnlich mit Jucken und einer Hautrötung verbundene Effloreszenz der Haut. Die Pusteln haben oft ein kleines Loch in der Mitte und sind leicht erhaben. In der Regel wird dies durch Substanzen im Speichel oder das Gift der Insekten hervorgerufen, welche Histamin aus dem Körpergewebe freisetzen. Histamin veranlaßt die Blutgefäße, sich zu erweitern, so daß sie mehr zellfreie Blutflüssigkeit austreten lassen und eine Schwellung der Haut eintritt.

Das Histamin wirkt auch auf die Nervenendigungen der Haut und verursacht so eine Reizung. Die Haut mancher Menschen setzt bei einem Insektenstich besonders reichlich Histamin frei, so daß ihre Stichstellen stärker anschwellen. Eine echte Überempfindlichkeit ist dagegen selten. Ein Wespenstich auf der Zunge kann diese so anschwellen lassen, daß die Atmung behindert wird und ein Luftröhrenschnitt notwendig ist. Mitunter kommt es zu einem allgemeinen Schockzustand, so daß ein Wespen- oder Bienenstich gelegentlich auch zum Tode führen kann. In der Regel ist bei einem solchen Stich jedoch nur der Stachel zu entfernen. Die Haut kann mit kühlenden Flüssigkeiten behandelt werden; in schwereren Fällen werden Antihistamin- und Kortisonpräparate angewandt.

Insemination, allgemein das Verschmelzen von Samenfaden und Eizelle; im engeren Sinne die *Besamung* oder *künstliche Insemination,* künstliche Einführung der männlichen Samenzellen *(Spermien)* in die inneren weiblichen Geschlechtsorgane. Man bezeichnet diese Methode oft auch als *künstliche Befruchtung,* obwohl die Insemination nicht unbedingt zu einer Befruchtung der weiblichen Keimzelle führen muß. Man unterscheidet zwischen der *homologen Insemination,* bei der die Spermien des Ehemanns übertragen werden, und der *heterologen Insemination* mit dem Samen eines Spenders, der dem Ehepaar unbekannt bleibt. Die homologe Insemination wird bei einer Impotenz (Impotentia coeundi) des Ehemanns oder in solchen Fällen, in denen anatomische Verhältnisse bei der Frau eine Befruchtung auf natürlichem Wege unmöglich machen, angewandt. Die heterologe Insemination bei Sterilität (Impotentia generandi) des Ehemanns ist in ihrer rechtlichen Würdigung umstritten.

Intelligenz, dieser Begriff wurde schon von *Cicero* gebraucht, der damit die Fähigkeit bezeichnete, „zwischen den Zeilen" lesen bzw. mehr erkennen zu können, als an der Oberfläche der Dinge und Erscheinungen sichtbar wird. Eine häufig zitierte Definition des Begriffes gab der deutsche Psychologe *W. Stern:* „Intelligenz ist die personale Fähigkeit, sich unter zweckmäßiger Verfügung aller Denkmittel auf neue Forderungen einzustellen." Nach der Definition des Psychiaters *K. Schneider* ist Intelligenz „das Ganze der Denkanlagen und Denkvollzüge mit ihrer Anwendung auf die praktischen und theoretischen Aufgaben des Lebens". Unterschiedliche Kulturen und Gesellschaftsformen stellen dementsprechend ganz verschiedene Anforderungen an die „Intelligenz". In der westlichen Zivilisation werden der Intelligenz solche Fähigkeiten zugerechnet wie das Wortverständnis, die Fähigkeiten des mündlichen und schriftlichen Ausdrucks, das Verständnis für ursächliche Zusammenhänge, die Fähigkeit der logischen Schlußfolgerung, das Denken in Maß- und Zahleneinheiten, das Vorstellungsvermögen für räumliche Formen und Entfernungen und die Fähigkeit der zweckmäßigsten Vorausplanung.

Charakteristisch für die *schöpferische* Intelligenz ist die *Phantasie*. Phantasie und logisches Denken verarbeiten beide das von Vorstellung und Wahrnehmung vorgegebene Material. Sie können nichts „aus dem Nichts heraus" schaffen, sondern müssen von bereits gesammelten Erfahrungen ausgehen, die sie auf neue Weise miteinander kombinieren können. Solche Verknüpfungen von alten und neuen Erfahrungen können zur Entdeckung völlig neuer Zusammenhänge führen. Die Phantasie kann darüber hinaus in freier Gestaltungsweise neue Werte erschaffen, wobei dieser Prozeß in einer für die schöpferische Persönlichkeit eigenen und nicht selten sehr eigenwilligen Art vonstatten geht.

Bei der theoretischen und praktischen Suche nach Möglichkeiten, die Intelligenz *meßbar* zu machen, wurde versucht, *intelligentes Verhalten* mit Hilfe einzelner Grundqualitäten zu beschreiben. Hierzu wurde eine große Zahl verschiedener Testverfahren *(Intelligenzprüfungen* oder *Intelligenztests)* entwickelt; die Ergebnisse der einzelnen Testanforderungen wurden miteinander in Beziehung gesetzt, wobei man einzelne Faktoren zu ermitteln suchte, die als Grundvoraussetzungen des intelligenten Verhaltens angesehen werden könnten. Die zu diesem Zweck angewandten statistischen Methoden sind als *Faktorenanalyse* bekannt. Der amerikanische Psychologe *L. L. Thurstone* wandte als erster die von ihm zu diesem Zweck weiter verfeinerte *multifaktorielle Analyse* in größerem Umfange bei Intelligenzprüfungen mit verschiedenen Testmethoden an. Er konnte eine Anzahl von *primären Intelligenzfaktoren* ermitteln, die in verschiedenster Weise zur Wirkung kommen. Dabei fand er, daß diese Faktoren einander in unterschiedlichem Maße überschneiden; dies wurde mit der Existenz eines *allgemeinen Intelligenzfaktors* gedeutet, der bei allen intellektuellen Leistungen mitwirkt. Von den *speziellen Intelligenzfaktoren* stehen zwei in Beziehung zur Sprache; der eine dient dem sprachlichen Verständnis, der andere der sprachlichen Ausdrucksfähigkeit, dem treffenden und „flüssigen" Ausdruck. Der dritte Faktor kommt in der Fähigkeit zum logischen Denken zum Ausdruck. Ein vierter Faktor offenbart sich in der Fähigkeit zur Erfassung räumlicher Beziehungen und spielt eine Rolle beim Verständnis technischer Zeichnungen von Maschinen, Gebäuden, Schiffen usw. Ein weiterer Faktor liegt der Auffassungsgabe für Zahlen und Rechnen zugrunde, einer bezieht sich auf das visuelle Auffassungsvermögen, und einer wird als *allgemeiner Gedächtnisfaktor* bezeichnet.

Die praktische Messung der Intelligenz stellt einen speziellen Zweig der Psychologie dar. Das erste Testverfahren zum praktischen Gebrauch wurde 1905 von dem französischen Psychologen *A. Binet* und seinem Mitarbeiter *Th. Simon* als *Binet-Simon-Test* ausgearbeitet. Das französische Erziehungsministerium wollte ergründen, weshalb manche Kinder in der Grundschule keine Fortschritte im Lernen machten; man argwöhnte, dies könne vielleicht nicht allein an der intellektuellen Minderbegabung der Kinder liegen. Mit dem Testverfahren von Binet sollte daher der *Intelligenzgrad* von Schulkindern gemessen werden. Wenn die Intelligenz sich als ausreichend erwies, mußten die Gründe eines Schulversagens auf jeden Fall in anderen Faktoren zu suchen sein. Das ursprüngliche Testverfahren wurde in der Folge weiter verbessert, z. B. in den USA von *L. Terrman* und *M. Merrill* und in Deutschland von *Bobertag* zum *Binet-Simon-Bobertag-Test*. Diese Verfahren sind nur für Kinder etwa bis zu 14 Jahren brauchbar, ebenso der *Hamburg-Wechsler-Intelligenztest für Kinder (HAWIK)*. Für Intelligenzprüfungen bei Erwachsenen hat sich demgegenüber der *Hamburg-Wechsler-Intelligenztest für Erwachsene (HAWIE)* gut bewährt.

Bei den Testverfahren für Kinder sind jeweils Aufgaben für Kinder im Alter von 3, 4, 5 Jahren usw. zusammengestellt, die von normal begabten Kindern dieser Altersjahrgänge gelöst werden müssen. Das aus der Zahl der gelösten Aufgaben ermittelte *Intelligenzalter* wird durch das tatsächliche Lebensalter des Kindes dividiert, das Ergebnis nennt man den *Intelligenzquotienten (IQ)*. Hat ein 10jähriges Kind z. B. nur die Aufgaben für 8jährige lösen können, so beträgt sein Intelligenzquotient $^8/_{10} =$

0,8; löste es dagegen schon die Aufgaben für 12jährige, so beträgt der Intelligenzquotient $^{12}/_{10} = 1,2$. Von 0,8 ab besteht ein eindeutiger *Intelligenzrückstand*, der Veranlassung zu weiteren Untersuchungen geben muß, da er Folge einer primären Intelligenzstörung oder nur durch einen Milieuschaden vorgetäuscht sein kann (↗ Schwachsinn).

Ehe ein Testverfahren zur allgemeinen Anwendung kommt, muß es geprüft, auf verschiedene Situationen angewandt und zu möglichst großer Zuverlässigkeit entwickelt worden sein. Ein Intelligenztest mißt die intellektuelle Leistung einer Person zur Zeit des Tests; er ist daher kein Maßstab für ihre angeborenen Fähigkeiten. Intelligenz läßt sich auch nicht von der Erfahrung trennen; angesammeltes Wissen, Milieu und Schulbildung beeinflussen in jedem Fall die intellektuelle Leistung. „Intelligenz", so lautet daher ein Wort, „ist dasjenige, was mit Intelligenztests gemessen wird."

Statt des Intelligenzquotienten oder IQ, der einen relativ groben Wert für die Stufe der Intelligenzentwicklung einer Person darstellt, werden verschiedentlich auch *Intelligenzprofile* bestimmt. Diese geben die Testergebnisse für verschiedene Faktoren der Intelligenz wieder und geben damit ein viel differenzierteres Bild von der intellektuellen Fähigkeit einer Person.

Die meisten Intelligenztests sind so abgestimmt, daß die Ergebnisse in einer großen repräsentativen Stichprobe der Bevölkerung in gleicher Verteilung anfallen, wie sie in der Gesamtbevölkerung zu erwarten wären. Wenn eine solche Gruppe einem Test unterzogen und der durchschnittliche IQ gleich 100 gesetzt wird, während die *Streuung (Standardabweichung)* gleich 15 ist, so werden 99% aller Werte innerhalb der dreifachen Standardabweichung oder zwischen 55 und 145 liegen. Die Mehrzahl aller Menschen (etwa 70%) besitzt einen Intelligenzquotienten zwischen 85 und 115, eine Variationsbreite, die auch in den meisten Grundschulklassen wiedergefunden werden kann. In Oberschulklassen finden sich fast ausschließlich Schüler mit einem IQ über 100. Schüler mit einem IQ unter 80 werden gewöhnlich in Sonderklassen unterrichtet. Der Ausdruck *Schwachsinn* wird gewöhnlich in dem Sinne benutzt, daß damit Testergebnisse bezeichnet werden, die zwei Standardabweichungen unter dem Durchschnitt liegen, d. h. einen IQ unter 70 ergaben. Geistig Behinderte haben gewöhnlich einen IQ unter dieser Grenze (↗ Schwachsinn).

Die Testmethoden für einzelne Altersklassen reichen gewöhnlich nur bis zu 14 Lebensjahren. Für höhere Altersgruppen werden Aufgaben für normalbegabte und hochbegabte Erwachsene vorgegeben. Es ließ sich feststellen, daß die intellektuelle Leistung ihr Maximum bereits kurz nach dem Alter von 20 Jahren erreicht. Für eine rasche, einfache Orientierung über die Intelligenzleistung werden oft auch einige Rechenaufgaben, vor allem sog. „eingekleidete" Aufgaben gestellt, dazu einige Unterschiedsfragen, wie z. B.: Treppe — Leiter, Kind — Zwerg, Irrtum — Lüge usw.; außerdem läßt man eine kleine Fabel nacherzählen und deren Sinn erklären. Weiterhin wird nach dem Sinn von einigen Sprichwörtern gefragt.

Physiologisch ist die Intelligenz eng an die Entwicklung des Gehirns gebunden. Je höher ein Lebewesen entwickelt ist, desto mehr Bedeutung hat das Gehirn, und desto größer ist sein Übergewicht im Vergleich zum übrigen Nervensystem. Es ist nicht genau bekannt, welche Teile des Gehirns für das intelligente Verhalten verantwortlich sind, doch besitzt die *Großhirnrinde* eine entscheidende Bedeutung.

Die vergleichende Psychologie hat umfangreiche Untersuchungen im Hinblick auf die Intelligenzunterschiede zwischen verschiedenen Rassen, Nationalitäten und Sozialschichten durchgeführt. Früher hatte man angenommen, daß angeborene Unterschiede existieren und z. B. die weiße Rasse eine angeborene Überlegenheit über die schwarze Rasse besäße; Untersuchungen vor allem in den USA haben jedoch ergeben, daß die bestehenden Gruppenunterschiede auf Milieuunterschieden beruhen, speziell auf Unterschieden in den intellektuellen Anregungen während der Kindheit.

Iritis oder *Regenbogenhautentzündung*, die Entzündung der Iris und des Ziliarkörpers. Als Hauptursache kommt eine rheumatische Erkrankung in Frage. Daneben können jedoch auch Tuberkulose, Syphilis und Gonorrhöe sowie andere Infektionen die Ursache sein. So kann z. B. auch ein Kieferabszeß oder eine chronische Mandelentzündung zu einer Iritis führen.

Die *akute Iritis* wird von starken Schmerzen, reichlichem Tränenfluß und Lichtscheu begleitet. Das Auge ist entzündet, die Sicht behindert und die Pupille eng. Die Iris kann dabei mit der Linse verkleben; dieses Risiko kann durch Tropfen zur Erweiterung der Pupille bedeutend verringert werden. Heute gibt man daneben auch mit gutem Erfolg Kortisontropfen. Weiterhin wird mit Wärme behandelt, andere Infektionsherde im Körper werden ausgeräumt. Oft kann eine stationäre klinische Behandlung notwendig werden. Die Krankheit benötigt mehrere Wochen bis zum völligen Abklingen und neigt zu Rückfällen.

Die *chronische Iritis* betrifft die gesamte *Uvea (Traubenhaut)* — d. h. Iris, Ziliarkörper und Aderhaut —, weshalb die Krankheit auch als *chronische Uveitis* bezeichnet wird. In diesem Fall kann die Krankheit zu einer Trübung der Linse und des Glaskörpers führen, was zu ernsthafter Sehstörung führt. Die chronische Iritis beginnt schleichend mit nur leichten Symptomen. Bei dieser Form ist die Wahrscheinlichkeit einer Verwachsung von Iris und Linse größer; es besteht ebenfalls die Möglichkeit der ernsthaften Komplikation eines grauen Stars. *Vergleiche auch:* Auge, Katarakt.

Ischias wird oft durch einen *Bandscheibenvorfall* verursacht (◨ Wirbelsäule II), in anderen Fällen bleibt die Ursache unbekannt. Die Zwischenwirbelscheiben oder Bandscheiben besitzen einen weichen Kern, welcher sich vorwölben kann, wenn die Scheibe selbst degeneriert. Die vorgefallene Masse oder *Bandscheibenhernie* kann auf die zwischen den Wirbeln vom und zum Rückenmark laufenden Nerven einen Druck ausüben. Der Hauptnerv des Beines, der *Ischiasnerv (Nervus ischiadicus)*, nimmt seinen Ausgang vom Lendenteil des Rückenmarks; ein Bandscheibenvorfall kann hier ein Symptom hervorrufen, das unter dem Namen *Ischias* bekannt ist. Es treten charakteristische Schmerzen entlang dem Verlauf des Nerven sowie ein Taubheitsgefühl an Schenkel und Wade auf. Oft kommt es zum Ausfall von Reflexen, einschließlich des Knie-Sehnen-Reflexes sowie des Achillessehnenreflexes. Der Druck kann auch zu einer Lähmung der Muskeln in Wade und Fuß führen.

Ein charakteristisches Zeichen von Ischias ist, daß sich der Schmerz während eines Husten- oder Niesanfalles und bei anderen Bewegungen, welche zu einem Druck auf die Nervenwurzeln führen, verstärkt. Ein weiteres typisches Symptom ist das *Lasèguesche Zeichen*, wobei sich der Schmerz verstärkt, wenn der auf dem Rücken liegende Patient versucht, das ausgestreckte Bein zu heben. Dieser Vorgang dehnt den Ischiasnerven und verstärkt somit den Schmerz. Es tritt jedoch kein Schmerz auf, wenn das Bein mit gebeugtem Knie angehoben wird, da dann der Nerv entspannt wird. Um die schmerzhaften Bewegungen zu vermindern, kommt es als Abwehrreflex zu einem Spasmus der Lendenwirbelmuskulatur. Es ist dann oft notwendig, Bettruhe einzuhalten, vorzugsweise auf einer harten Matratze, um den Druck auf die Nervenwurzeln zu verringern. Der Spasmus in den Rückenmuskeln kann durch die Injektion von örtlich wirkenden Betäubungsmitteln gemildert werden; daneben finden Muskelrelaxantien Anwendung. Im Falle eines hartnäckigen Ischias kann der Patient ein Gipskorsett oder auch ein weicheres Korsett tragen, das die Bewegungen des Rückens einschränkt und die nötige Unterstützung gibt.

Wenn die Symptome verstärkt oder wiederholt auftreten, kann eine Operation der vorgefallenen Zwischenwirbelscheibe notwendig werden. Vor der Operation wird die geschädigte Bandscheibe durch die Untersuchung der fehlenden Reflexe und die Feststellung der Hautpartien mit der stärksten Schmerzempfindlichkeit oder Taubheit bestimmt (◨ Haut II). Durch genaue Feststellung der betroffenen Nerven kann man gewöhnlich auch den Sitz der Schädigung lokalisieren. Eine weitere Untersuchungsmethode ist eine spezielle Röntgenuntersuchung, die *Myelographie*, bei welcher eine Aufnahme der Wirbelsäule gemacht wird, nachdem ein Kontrastmittel eingespritzt wurde.

Vergleiche auch: Lumbago, Rückenleiden, Wirbelsäule; ◨ Bein.

Ischias

Ischias ruft schwere Schmerzen in einem, manchmal auch in beiden Beinen hervor. Die Ursache ist in den meisten Fällen eine *vorgefallene Zwischenwirbelscheibe;* eine der Bandscheiben hat sich so verändert, daß der Kern hervorquillt (Bandscheibenhernie) und auf einen der Äste des Ischiasnerven drückt (↗ Bein, ↗ Wirbelsäule).

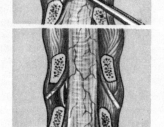

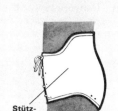

Seitliche Bewegungen können die Schmerzen verschlimmern, indem sie den Druck auf den Nerven verstärken (oben).

Die Schmerzen können durch ein Stützkorsett gemildert werden. Bei schweren Fällen kann eine chirurgische Entfernung des vorgefallenen Kerns notwendig werden.
Abb. oben: eine normale Zwischenwirbelscheibe (A). Bei einem Bandscheibenvorfall ist der weiche Kern verlagert und drückt auf den Nerven (B).

Juckreiz, *Pruritus*, ein chronischer Reiz des Schmerzsinnes und ein häufiges Symptom von Hautkrankheiten; er kann auch bei gesunder Haut auftreten oder mit Erkrankungen innerer Organe zusammenhängen. Er ist manchmal recht schmerzhaft und kann zu Schlaflosigkeit sowie zu seelischen Depressionen führen. Umgekehrt können auch psychische Faktoren die Ursache von Juckreiz sein. Man weiß, daß der Reiz durch die Freisetzung von Histamin und durch die gesteigerte Aktivität bestimmter Fermente in der Haut ausgelöst wird. Es ist ebenfalls bekannt, daß Wärme und Trockenheit der Haut den Juckreiz verstärken, so daß er mitunter bei alten Menschen nach dem Baden auftritt. Er ist ein häufiges Symptom von Hauterkran-

Kaiserschnitt

Als *Kaiserschnitt, Sectio caesarea* oder *Schnittentbindung*, bezeichnet man die Entbindung eines Fetus durch Einschnitt in Bauchdecke und Gebärmutterwand. Notwendig wird ein solcher chirurgischer Eingriff bei gebärunfähigem Becken und in jeder für das Kind oder die Mutter lebensbedrohlichen Situation.

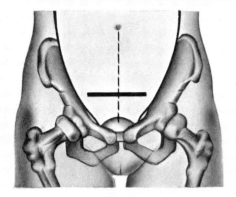

Normalerweise wird ein Schnitt quer durch Bauchhaut und Bauchmuskulatur gelegt; in manchen Fällen wird der Schnitt auch vom Nabel aus in Richtung der Blase durchgeführt (links). Dann wird ein querverlaufender Schnitt in die Uteruswand (meist im unteren Gebärmutterbereich) gelegt (rechts). Durch diese Öffnung werden Fetus und Plazenta entnommen.

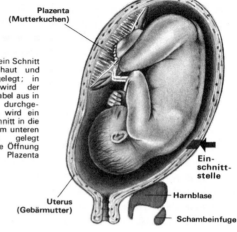

kungen, z. B. Ekzemen, Pilzinfektionen, Psoriasis und Krätze, sowie von vielen inneren Erkrankungen, wie manchen Leberleiden und Diabetes. Bei schwangeren Frauen entwickelt sich oft ein *Schwangerschaftspruritus*. Daneben spricht man von einem *Pruritus ani*, dem Afterjucken, sowie von einem Juckreiz in der Gegend der weiblichen Geschlechtsorgane, dem *Pruritus vulvae*. In manchen Fällen bleibt die eigentliche Ursache unbekannt, doch sind in vielen Fällen emotionelle Faktoren mitverantwortlich.

Die Behandlung richtet sich in erster Linie gegen die den Juckreiz auslösende Ursache, wobei das Jucken dann meist von selbst verschwindet. Wenn keine inneren oder äußeren Krankheiten festgestellt werden können, muß eine den Umständen angepaßte symptomatische Behandlung erfolgen. Kortisonsalben sind in der Regel erfolgreich gegen lokalen Juckreiz. Daneben verschaffen Antihistamintabletten eine gewisse Erleichterung. In einigen Fällen kann eine Röntgenbestrahlung wertvolle Hilfe leisten.

Kaiserschnitt, *Sectio caesarea, Schnittentbindung*, operative Entbindung eines vollentwickelten Fetus unter der Voraussetzung, daß eine normale Geburt unmöglich oder nicht ratsam ist. Zu den Indikationen für Kaiserschnitt gehören extreme Beckenverengung, Lagerung der Plazenta vor dem Muttermund sowie bestimmte Kindslagen, die eine normale Geburt unmöglich oder riskant erscheinen lassen, beispielsweise eine hochgradige Querlage. Die am häufigsten angewandte Operationstechnik ist die folgende: nach Bauchdeckenschnitt wird die Gebärmutter freigelegt und anschließend ihre Vorderwand eröffnet. Die Durchführung einer Schnittentbindung bedeutet nicht, daß die nächste Geburt ebenfalls nur durch Kaiserschnitt zu bewältigen ist, es sei denn, die Indikation erfolgte aufgrund unveränderlicher anatomischer Verhältnisse (gebärunfähiges Becken usw.).
Vergleiche auch: B Becken, Schwangerschaft und Geburt.

Kalorie, die Einheit *(cal)* der Wärmemenge, bezeichnet die Wärmemenge, die notwendig ist, um 1 g Wasser von 14,5° auf 15,5° C zu erwärmen; eine Kilokalorie *(kcal)* entspricht 1000 Kalorien. Die Kalorie dient auch als Einheit bei der Bewertung des Nährwerts der verschiedenen Nahrungsmittel. Im allgemeinen Sprachgebrauch haben sich auch die Bezeichnungen „kleine Kalorie" (für cal) und „Kalorie" (für kcal) eingebürgert. Der *kalorische Wert* wird (bei Oxydation von 1 g Nahrungsmittel im Organismus) von 1 g Fett mit 9,3 kcal, derjenige von 1 g Kohlenhydrat oder Eiweiß mit 4,1 kcal angegeben. Diese Zahlen werden als *Rubnersche Zahlen* bezeichnet. Auch der tägliche, zur Aufrechterhaltung der Lebensfunktionen notwendige Energiebedarf des Menschen läßt sich in Kalorien ausdrücken. Ein erwachsener Mann verbraucht bei einem Körpergewicht von ca. 70 kg und sitzender Tätigkeit etwa 2500 kcal pro Tag. Der Kalorienbedarf ist bei körperlicher

Betätigung erhöht, bei Bettruhe vermindert. Der allein zur Aufrechterhaltung der vitalen Funktionen (Atmung, Kreislauf, Verdauung usw.) benötigte Kalorienbedarf wird als *Grundumsatz* bezeichnet. Er wird im Ruhe-Nüchternzustand bestimmt und liegt bei etwa 1200–1700 kcal pro Tag. Da z. B. Fett einen hohen Kaloriengehalt besitzt, bewirken insbesondere fetthaltige Nahrungsmittel eine Gewichtszunahme. Butter besteht fast ausschließlich aus Fett; ein Teelöffel Butter hat einen Nährwert von ca. 100 kcal, ein Viertelsalatkopf dagegen nur 13 kcal. Aus diesem Grund sollten Personen, die zu Übergewichtigkeit neigen, ihren Speiseplan nach dem Kaloriengehalt der verschiedenen Nahrungsmittel richten.
Vergleiche auch: Fettsucht, Nahrungsstoffe; ⊞ Nahrungsstoffe.

Kardiosklerose, *Altersherz, Myodegeneratio cordis,* Sammelbegriffe für altersbedingte Veränderungen am Herzen. Die Krankheit läßt sich im allgemeinen im EKG ablesen (↗ Elektrokardiogramm). Die Symptome sind nicht immer die gleichen. Angina pectoris gehört zu den häufigsten Begleiterscheinungen der Kardiosklerose, besonders wenn die Krankheit — wie dies fast immer der Fall ist — in Verbindung mit einer *Koronarsklerose* (Verkalkung der Herzkranzgefäße) einhergeht. Der Degenerationsprozeß des Herzmuskels schreitet mit zunehmendem Alter fort und mindert schließlich die Herzleistungsfähigkeit. Die Kardiosklerose kann die Bildung von Thromben in den Herzkranzgefäßen begünstigen. Die Folge ist dann häufig ein Herzinfarkt.
Vergleiche auch: Herz, Herzinfarkt, Thrombus.

Karies, *Zahnfäule,* eine Erkrankung, die zur Zerstörung der Hartsubstanz des *Zahnschmelzes* und des *Dentins* führt. Zu Zahnfäule kommt es meist durch Bildung von Höhlen auf den Kauflächen, an den Berührungsstellen der Zähne untereinander und auf der Außenseite der Zahnhälse. Die Reinigungswirkung der Lippen und der Zunge ist an diesen Stellen besonders gering, dadurch wird eine bakterielle Besiedlung dieser Zonen erleichtert. Die Bakterien bilden aus den in der Nahrung enthaltenen Kohlenhydraten durch Gärung Säuren; diese Säuren können den Zahnschmelz mit der Zeit zerstören. Wie das *Dentin* (Zahnbein, Hauptmasse des Zahns) besteht der *Zahnschmelz* in erster Linie aus anorganischen, kalk- und phosphorhaltigen Salzen. Die Enzyme, die als Ausscheidungsprodukte der Bakterien anfallen, wirken ebenfalls zerstörend auf die Zahnbeinsubstanz. Die Aktivität der Gärungssäuren und der Enzyme ist die Hauptursache bei der Auflösung von Zahnschmelz und Dentin. Der Zerstörungsprozeß kann mit der Zeit das Zahnmark in der *Pulpahöhle* (Nerven- und Gefäßzentrum des Zahns) erreichen; es kommt dann zur *Pulpitis.*

Bereits in einem frühen Stadium der Zahnfäule treten entzündliche Reaktionen in der Pulpa auf. Geringgradige krankhafte Veränderungen können behandelt werden, indem die schadhaften Teile des Zahns mit Hilfe eines Bohrers entfernt und durch eine *Füllung (Plombe)* ersetzt werden. Die Füllung kann aus Amalgam, Zement, Gold, Kunststoff oder Porzellan sein. Die behandelte Zahnstelle wird je nach den besonderen Eigenschaften des Füllmaterials präpariert; es muß so viel vom Zahn entfernt werden, daß ein größtmöglicher Schutz vor einer erneuten Kariesattacke gegeben ist. Bei starken entzündlichen Veränderungen und bei Beteiligung der Pulpa muß das ganze Zahnmark entfernt und der Wurzelkanal mit einem abdichtenden Material gefüllt werden, eine als *Wurzelfüllung* oder *Wurzelkanal-Therapie* bezeichnete Methode. Wenn die infizierte Pulpa nicht behandelt wird, dehnt sich die Entzündung über den Wurzelkanal auf den Kieferknochen aus. Manchmal ist dieser Vorgang von starken Schmerzen begleitet. Unter Umständen bleibt er jedoch symptomlos. Bei chronischer Entzündung bildet sich gewöhnlich ein *Zahngranulom,* d. h. ein begrenzter Infektionsherd um die Wurzelspitze herum.

Das Auftreten von Zahnfäule steht in engem Zusammenhang mit dem Vorhandensein von Kohlenhydraten (Zucker und Stärke) in der Nahrung. Auch die Beschaffenheit der Nahrungsmittel ist ein wesentlicher Faktor; Nahrung wie Brot, Kuchen, Bonbons und Schokolade bleiben leicht an den Zähnen und in den Zahnfugen hängen und begünstigen auf diese Weise eine Fäulnisbildung. Innerhalb weniger Minuten nach dem Genuß von kohlenhydrathaltigen Speisen entsteht ein saures Milieu an der Zahnoberfläche, das 10–15 Minuten lang in einer Intensität erhalten bleiben kann, die eine Auflösung der anorganischen Salze im Zahn fördert. Durch häufigen Genuß von Kohlenhydraten, z. B. bei häufigem Genuß von Süßigkeiten zwischen den Mahlzeiten, wird die Gesamtzeit, in der ein Auflösungsprozeß möglich ist, stark erhöht.

Normalerweise gewährt der Speichel jedoch einen gewissen, individuell sehr unterschiedlichen natürlichen Schutz vor Fäulnis, weil er die Fähigkeit besitzt, Säuren zu neutralisieren. Überdies lösen sich die anorganischen Salze im Zahn nicht leicht auf. Der beim Kauen abgesonderte Speichel bietet einen sichereren Schutz als der im Ruhezustand abgegebene. Auch die Menge des produzierten Speichels ist bei der Entwicklung von Karies von Bedeutung. In Verbindung mit bestimmten Krankheiten und in höheren Altersstufen kann es vermehrt zu Kariesbildung aufgrund einer verminderten Speichelabsonderung kommen. Bei der heutigen Ernährungsweise ist die Kariesbekämpfung besonders schwierig. Der natürliche Fäulnisschutz muß durch sorgfältige Mundhygiene ergänzt werden. Wichtige Selbsthilfemaßnahmen sind Verzicht auf Süßigkeiten zwischen den Mahlzeiten, Ein-

KARIES

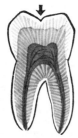 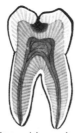 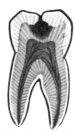

Grübchen in der Kaufläche (Pfeil) lassen sich nur schwer sauber halten. An diesen Stellen entwickelt sich vorzugsweise Zahnfäule, die durch den Schmelz in den Zahn vordringt und dort einen Zerfallsherd (ein »Loch«) bildet.

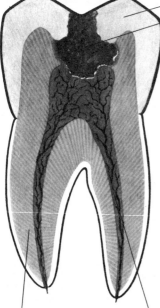

Zahnschmelz
Karies-Zerfallsherd

Karies

Die häufigste Zahnerkrankung ist *Karies (Zahnfäule)*.

Unter bakteriellem Einfluß entstandene Säuren im Mundraum greifen den Zahnschmelz an. Vermehrte bakterielle Aktivität führt allmählich zur Erweiterung der Höhle. Wenn der Zerfallsprozeß das Zahnbein erreicht hat, schreitet er beschleunigt fort, weil das Dentin weicher ist als der Schmelz.

Die zuinnerst im Zahn gelegene Pulpahöhle mit dem Zahnmark ist meist schon sehr frühzeitig an dem Infektionsprozeß beteiligt. Das Zahnmark besteht in erster Linie aus Nerven und Blutgefäßen. Von Bakterien gebildete Toxine dringen in die Pulpa vor und lösen dort eine entzündliche Reaktion aus. Wenn der Zahn nicht behandelt wird, können sich auch die Bakterien selbst in der Pulpa ansiedeln. Die dadurch bedingte eitrige Entzündung dehnt sich unter Umständen auf die Zahnwurzel aus und kann verschiedene Komplikationen verursachen.

Zahnbein (Dentin)   Pulpa (Zahnmark)

Wenn die Zahnkrone nur partiell zerstört ist, kann der Zahnarzt die schadhaften Teile von Schmelz und Zahnbein herausbohren (unten links), das Bohrloch auf die erforderliche Größe erweitern und mit Amalgam, Silicat, Gold, Porzellan oder Kunststoff füllen (unten rechts).
Der rechts abgebildete Zahn ist von starker Zahnfäule befallen. Umschriebene Infektionsherde *(Granulome)* haben sich an den Wurzelspitzen gebildet.

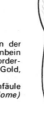

Granulom

ausgebohrtes Loch   Füllung

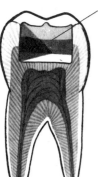 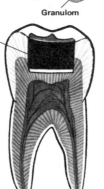

Amalgam ist die Legierung eines Metalls (in der Zahnmedizin meist Silber oder Zinn) mit Quecksilber.

Silicatzement enthält verschiedene Metalloxide, u. a. Siliciumoxid. Silicatfüllungen sind nicht allzu dauerhaft, können jedoch farblich auf den Zahn abgestimmt werden. Sie werden deshalb oft aus kosmetischen Gründen zur Reparatur von äußerlich sichtbaren Zahnstellen verwendet.

Gold kommt als Füllungsmaterial nur in bestimmten Fällen in Frage.

Zahnersatz

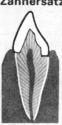

Bei bestimmten Zahnkronendefekten (wenn z. B. eine Ecke herausgebrochen ist) wird eine künstliche Krone, beispielsweise aus Porzellan, Gold oder Kunstharz, auf den Zahnstumpf gesetzt. Porzellan- oder Kunstharzkronen werden als *Jacketkronen* bezeichnet.

Wenn an einem Zahn bereits eine Wurzelfüllung erfolgt ist oder wenn die Krone wenig Halt für eine künstliche Krone bietet, wird er bis auf das Zahnfleisch abgeschliffen. Die künstliche Krone wird dann mit einem Stift *(Stiftkrone)* verankert. Die Zahnwurzel im Bild rechts ist im Querschnitt dargestellt.

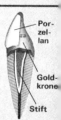

Porzellan
Goldkrone
Stift

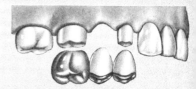

Man kann auch mehrere künstliche Zähne zu einer *Brücke* zusammenlöten, die an den verbleibenden Zähnen verankert wird.

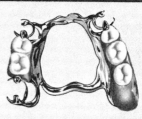

Abnehmbares Gebiß mit Metallskelett. Die Prothese, die in diesem Fall fünf Mahlzähne (Molares) ersetzt, besteht aus einem korrosionsbeständigen Material.

Bei totaler Zahnlosigkeit werden *ganze Gebisse* angefertigt. Sie werden durch eine Platte festgehalten, die sich am Gaumen festsaugt.

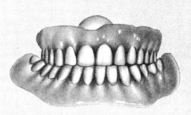

schränkung des Süßigkeitenkonsums überhaupt und sofortiges Zähneputzen nach jeder Mahlzeit. Es empfiehlt sich, den Zahnarzt in halbjährigen Abständen aufzusuchen.

Mit Hilfe von Fluor kann man heute, insbesondere bei Kindern, die Widerstandsfähigkeit der Zähne gegenüber Karies erhöhen. Fluor kommt in kleinen Mengen im Zahnschmelz vor und wirkt seiner Auflösung entgegen. Fluor kann dem Zahnschmelz auch künstlich mittels Pinselung (durch Zahnarzt), durch Fluorzahncreme oder Zugabe zum Trinkwasser zugeführt werden. Zuviel Fluor führt zu Störungen, wie Zahnschmelzflecken.
Vergleiche auch: Gebiß.

Kastration, operative Entfernung der Geschlechtsdrüsen — der Hoden beim Mann, der Ovarien bei der Frau. Als Folge des Eingriffs setzt die Absonderung von Sexualhormonen aus; eine häufige Nebenwirkung der Operation ist deshalb ein Nachlassen des Geschlechtstriebs. Dieser Trieb verschwindet jedoch nicht immer nach einer Kastration, wahrscheinlich weil sexuelle Gewohnheiten dabei eine fast ebenso große Bedeutung haben wie Hormone. Wenn eine Kastration *vor* der Pubertät durchgeführt wird, bleiben die sekundären Geschlechtsmerkmale unterentwickelt. Bei einem Mann, der sich in seiner Jugend einer Hodenresektion unterziehen mußte, fallen fehlender Bartwuchs, kleiner Penis und hohe Stimme (*Kastratenstimme*) auf; man bezeichnet solche Männer als *Eunuchen.* Bei einer Frau führt eine frühzeitige Kastration zu entsprechend unvollkommener Ausbildung der äußeren Geschlechtsmerkmale: die Brust bleibt klein, es tritt keine Schambehaarung auf, die Menstruation bleibt aus. Erfolgt ein solcher Eingriff *nach* der Pubertät, führt er weder beim Mann noch bei der Frau zu irgendwelchen äußerlich sichtbaren Veränderungen.

Der Eingriff kann sich bei bestimmten Erkrankungen der Keimdrüsen und auch bei anderen Krankheiten als notwendig erweisen, so z. B. bei der Entwicklung von Krebsformen, deren Wachstum durch die Absonderung von Sexualhormonen beschleunigt wird (was z. B. beim *Prostatakarzinom* der Fall sein kann). Auch *Gebärmutter-* oder *Mammakarzinome* machen manchmal eine Resektion der Eierstöcke notwendig. Die Operation kann gelegentlich auch zur Resozialisierung, beispielsweise bei Triebverbrechern, durchgeführt werden.
Vergleiche auch: Eunuchoidismus, Geschlechtsorgane, Hormone, Sterilität.

Katarakt, *grauer Star,* eine Erkrankung des Auges, bei der es meist aufgrund allgemeiner Alterserscheinungen zu einer Trübung der Linse kommt. Es gibt angeborene Linsentrübungen; im übrigen ist jedoch über die Ursache der Erkrankung wenig

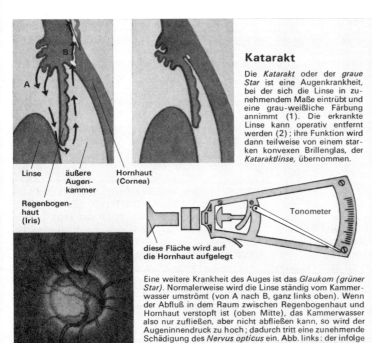

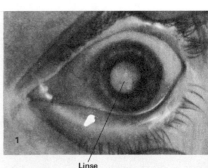

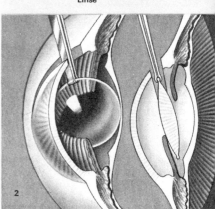

Katarakt

Die *Katarakt* oder der *graue Star* ist eine Augenkrankheit, bei der sich die Linse in zunehmendem Maße eintrübt und eine grau-weißliche Färbung annimmt (1). Die erkrankte Linse kann operativ entfernt werden (2); ihre Funktion wird dann teilweise von einem starken konvexen Brillenglas, der *Kataraktlinse,* übernommen.

Linse · äußere Augenkammer · Hornhaut (Cornea)

Regenbogenhaut (Iris)

Tonometer

diese Fläche wird auf die Hornhaut aufgelegt

Eine weitere Krankheit des Auges ist das *Glaukom (grüner Star).* Normalerweise wird die Linse ständig vom Kammerwasser umströmt (von A nach B, ganz links oben). Wenn der Abfluß in dem Raum zwischen Regenbogenhaut und Hornhaut verstopft ist (oben Mitte), das Kammerwasser also nur zufließen, aber nicht abfließen kann, so wird der Augeninnendruck zu hoch; dadurch tritt eine zunehmende Schädigung des *Nervus opticus* ein. Abb. links: der infolge des erhöhten Augeninnendrucks ausgewölbte Sehnerveneintritt am Augenhintergrund bei Glaukom (B Auge I und II). Abb. oben zeigt ein *Tonometer,* ein Gerät zum Messen des Augeninnendrucks.

Linse

bekannt. Die häufigste Verlaufsform, die *Alterskatarakt (Cataracta senilis)*, tritt meistens zwischen dem 60. und 70. Lebensjahr auf und hat ein Nachlassen der Sehkraft sowie unter anderem *Doppelsehen (Diplopie)* und *Lichtscheu (Photophobie)* zur Folge. Unabhängig vom Ausmaß der Beeinträchtigung der Sehkraft geht das Gefühl für Helligkeit oder Dunkelheit nie verloren. Im Spätstadium nimmt die Linse infolge zunehmender Trübung eine Graufärbung an, daher die Bezeichnung grauer Star.

Im allgemeinen stellt sich die Linsentrübung jeweils in beiden Augen ein, jedoch mit unterschiedlicher Stärke. Der pathologische Prozeß ist durch Medikamente nicht aufzuhalten; zeitweilige Erleichterung kann aber mit Hilfe bestimmter Tropfen, die eine Erweiterung der Pupille bewirken, geschaffen werden. Wenn die Sehkraft durch die Trübung bereits erheblich gestört ist, muß die Linse oftmals operativ entfernt werden. Die Linsenfunktion muß postoperativ durch ein starkes, konvexes Brillenglas, eine sog. *Kataraktlinse*, teilweise ersetzt werden. Die Operation hat meistens die Wiederherstellung einer nahezu normalen Sehfähigkeit zur Folge. Versuche, die Augenlinse durch eine Kunststofflinse zu ersetzen, haben sich als technisch äußerst schwierig erwiesen.

Bestimmte Formen des grauen Stars werden auch bei Kindern beobachtet: z. B. die *Cataracta lamellaris*, eine manchmal erblich, manchmal durch Rachitis bedingte Form der Linsentrübung. Dabei kommt es in manchen Fällen nur zu einer wolkigen Trübung der Linse, die zwar die Sehkraft beeinträchtigt, aber mit fortschreitendem Alter nicht zunimmt. Die *Cataracta diabetica* ist Folge einer Ernährungsstörung der Linse und eine häufige Komplikation der Zuckerkrankheit (↗ Diabetes mellitus). Auch nach Gewalteinwirkungen kann sich die Linse trüben *(Cataracta traumatica)*, z. B. nach Eindringen eines Fremdkörpers in die Linsenkapsel oder nach einer heftigen Prellung des Auges. Auch Strahleneinwirkung kann zu grauem Star führen *(Feuerstar* bei Glasbläsern und Hochofenarbeitern; *Röntgenstar).*
Vergleiche auch: Auge.

Keuchhusten, *Pertussis,* eine hochinfektiöse akute Infektionskrankheit vorwiegend des Kindesalters. Der Erreger ist das *Keuchhustenbakterium Haemophilus pertussis,* ein unbewegliches Stäbchen. Obwohl Keuchhusten eine typische Kinderkrankheit der ersten 10 Lebensjahre ist, können auch ältere Kinder und Erwachsene erkranken. Vorwiegend tritt die Erkrankung im Frühjahr auf. Sie wird hauptsächlich durch Tröpfcheninfektion übertragen. Da der Erreger bereits in den Atemwegen vorhanden ist, ehe die typischen Hustenanfälle erstmals auftreten, kann sich die Infektion leicht ausbreiten, bevor sie erkannt wird. *Keuchhustenimpfstoff,* der in einem Dreifachimpfstoff mit Diphtherie- und Tetanusimpfstoff kombiniert ist, gibt gewöhnlich einen guten Infektionsschutz.

Nach einer Inkubationszeit von 1–2 Wochen beginnt die Krankheit mit einem katarrhalischen Stadium, bei welchem Erkältung und Husten eine Infektion der oberen Luftwege anzeigen. Dieses katarrhalische Stadium geht nach etwa 2 Wochen in ein Anfallstadium über. Die charakteristischen Hustenanfälle bestehen aus Serien von heftigen Hustenstößen *(Stakkato-Husten),* zwischen denen jeweils ein hörbares Einatmen erfolgt. Diese Anfälle treten vorzugsweise in der Nacht auf und sind während der ersten zwei Wochen dieses Stadiums besonders häufig; oft sind sie so heftig, daß der Kranke kaum Luft holen kann. Durch den Sauerstoffmangel im Blut bekommt das Gesicht eine bläuliche Farbe, und die Unterbrechung der Atmung kann eine halbe Minute oder länger andauern. Die Anfälle können zu Krämpfen und zu Bewußtlosigkeit führen, besonders bei Säuglingen. Manchmal treten infolge der Hustenanfälle Blutungen in der Augenbindehaut auf. Oft enden die Anfälle mit dem Auswürgen von zähem Schleim und manchmal Erbrechen von Mageninhalt. Die Temperatur ist meist nur wenig erhöht. Komplikationen wie Lungenentzündung und Enzephalitis sind selten.

Die Krankheit wird gewöhnlich erst erkannt, wenn die Hustenanfälle auftreten. Die Behandlung besteht hauptsächlich aus einer guten allgemeinen Pflege und reichlich frischer Luft. Hustenmittel haben meist nur geringe Wirkung. Während des katarrhalischen Stadiums können manchmal Antibiotika nützlich sein. Bei den besonders schweren Fällen im Säuglingsalter kann oft eine Sauerstoffbehandlung erforderlich werden.

Kieferorthopädie, *Orthodontie,* ist die Wissenschaft von der Behandlung der Zahn- und Kiefermißbildungen durch mechanische und funktionelle Maßnahmen. Eine solche Mißbildung oder Anomalie kann einzelne Zähne, eine Gruppe von Zähnen oder eine ganze Gebißhälfte betreffen. Es gibt hierzu lokale Ursachen, wie zum Beispiel einen zu frühen Verlust der Milchzähne, die Verletzung durch einen Unfall, das Daumenlutschen und ähnliche Gewohnheiten, aber der Grund kann auch in Faktoren liegen, die das Wachstum des Kiefers beeinflussen. Hierher gehören vor allem erblich bedingte Faktoren. Eine weitere Gruppe solcher Anomalien wird durch angeborene Mißbildungen der Lippen, des Kiefers und Gaumens (Hasenscharte) verursacht. Eine falsche Zahnstellung kann die Sprache behindern, das Aussehen beeinträchtigen und in manchen Fällen sogar beim Kauen störend wirken. Die Schwierigkeiten beim Essen können zu einer starken, einseitigen Belastung einzelner Zähne führen und dadurch die Gefahr einer Entzündung der Wurzelhaut heraufbeschwören. Es bereitet außerdem größere

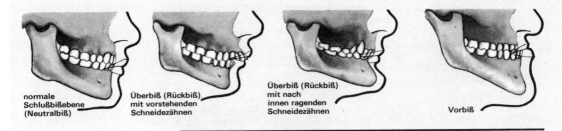

normale Schlußbißebene (Neutralbiß) — Überbiß (Rückbiß) mit vorstehenden Schneidezähnen — Überbiß (Rückbiß) mit nach innen ragenden Schneidezähnen — Vorbiß

Kieferorthopädie

Abb. oben: *normale Okklusion (Schlußbiß)*, d. h. normaler Biß, und drei Arten von *Bißanomalien*. Man beachte die Unterschiede der Schlußbißebene (von der Seite gesehen). Bißanomalien, die aus abnormer Kieferstellung resultieren können, lassen sich mit Hilfe verstellbarer Vorrichtungen korrigieren. Die Apparaturen können einen oder mehrere Zähne in die gewünschte Stellung drängen; bei der Anbringung muß auf eine sorgfältige Justierung der Federspannung geachtet werden.
Eine *Engstellung* der Zähne kommt häufig sowohl in normalen als auch in defekten Gebissen vor. In solchen Fällen müssen ein oder mehrere Zähne gezogen werden, um Raum für die anderen zu schaffen.

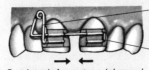

Festsitzende Apparaturen (oben und unten) bestehen aus Drahtklammern, die mit verschiedenartigen Federn versehen sind und auf Stahlleisten montiert werden. Die Stahlleisten werden an die Zähne zementiert. Die Pfeile geben die Richtung an, in der der korrigierende Druck ausgeübt wird.

»Sicherheitsnadel«-Feder
Stahlleiste (ca. 0,10 mm dick)

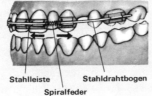

Stahlleiste — Stahldrahtbogen — Spiralfeder

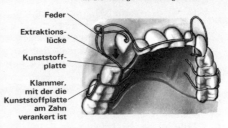

Abnehmbare Apparaturen werden z. T. ständig, z. T. nur über Nacht getragen. Eine Kunststoffplatte wird speziell für eine bestimmte Zone des knöchernen Gaumens angefertigt (unten). Ein verdrängter Eckzahn wird in diesem Fall durch eine Feder in die richtige Position gerückt.

Feder — Extraktionslücke — Kunststoffplatte — Klammer, mit der die Kunststoffplatte am Zahn verankert ist

---

Schwierigkeiten, die Zähne von Speiseresten zu säubern, was wiederum das Risiko einer Entzündung des Zahnfleischs und des Befalls der Zähne durch Karies vergrößert. Es ist daher notwendig, eine falsche Stellung des Gebisses korrigieren zu lassen. Die Behandlung ist die Aufgabe eines Spezialisten, des *Kieferorthopäden*. Manchmal ist es notwendig, einen oder auch mehrere Zähne zu ziehen, um damit für die anderen Platz zu schaffen. Um die Stellung eines Zahnes zu ändern, wird dem Patienten vom Kieferorthopäden gewöhnlich eine *Zahnklammer* eingepaßt. Diese Klammern werden aus rostfreiem Stahl gefertigt und sind entweder herausnehmbar oder fest mit den Zähnen verbunden. Die Dauer der Behandlung *(Regulierung)* ist verschieden; sie richtet sich nach der Schwere des jeweiligen Falles und läuft in der Regel über ein bis drei Jahre.

Kindbettfieber, *Wochenbettfieber* oder *Puerperalfieber*, eine heute selten gewordene, durch eine Infektion bei der Entbindung oder Fehlgeburt hervorgerufene Krankheit, bei der Bakterien (z. B. Streptokokken) die große Wundfläche der Gebärmutterinnenwand infizieren, über die Eileiter und Eierstöcke in die Blutbahn gelangen und dadurch eine Sepsis (Blutvergiftung) hervorrufen. Das Wochenbettfieber war früher eine gefürchtete, lebensgefährliche Krankheit. Einer der wichtigsten Fortschritte in der Medizin war um 1840 zu verzeichnen, als der Gynäkologe *I. P. Semmelweis* den infektiösen Ursprung des Puerperalfiebers entdeckte und die geburtshilfliche Händedesinfektion einführte (vorher ist es häufig vorgekommen, daß der Geburtshelfer selbst die Krankheitserreger übertrug, wenn er z. B. eine Entbindung kurz nach einer Obduktion durchführte). Durch diese Maßnahme konnte die Häufigkeit des Kindbettfiebers, das früher nahezu den sicheren Tod bedeutete, stark herabgesetzt werden. Die Krankheit tritt heute in der Regel nur noch in leichterer Form auf und kann wirkungsvoll mit Antibiotika und mit auf die Gebärmutterschleimhaut adstringierend wirkenden Medikamenten behandelt werden.

Kinderlähmung, zerebrale, eine einseitige oder doppelseitige Lähmung (letztere auch *Littlesche Krankheit* genannt) infolge Hirnschädigung während der fetalen Entwicklung, der Geburt oder der frühen Kindheit. Die Symptome machen sich im Laufe der ersten drei Lebensjahre bemerkbar. Die Hirnschädigung kann verschiedene Ursachen haben, z. B. angeborene Hirnmißbildung, Blutung im Schädelbereich, Druckverletzung des Kopfes bei der Geburt oder Enzephalitis. Die zerebrale Kinderlähmung ist also kein Erbleiden, und die Eltern müssen kaum befürchten, daß auch ihr nächstes Kind unter dieser Krankheit leiden wird. Obwohl das Krankheitsbild relativ selten ist — 1–6 Fälle pro 1000 Personen —, spielt es dennoch in der Kinderheilkunde eine bedeutende Rolle.

Charakteristisches Anzeichen dieser besonderen Lähmungsform ist eine krampfartige (spastische) Starre der Muskulatur, deshalb spricht man in diesem Zusammenhang auch oft von *spastischen Kindern*. Je nach Lokalisation der Hirnschädigung unterscheidet man eine Vielzahl von Symptomenkomplexen, die von Steifheit oder zuckenden, ungewollten Bewegungen der Extremitäten über Epilepsie bis zu vollständiger Lähmung nahezu sämtlicher Körperteile reichen. Bei Pyramidenbahn-Schädigung, d. h. Schädigung derjenigen Hirnzonen, die die willkürlichen Bewegungsimpulse für die Körpermuskulatur leiten, tritt eine Verzögerung der motorischen Entwicklung ein. Bei Schädigung des *Hirnstammes* wiederum sind Symptome wie langsame, unwillkürliche, geschraubte Bewegungen *(Athetose)* charakteristisch. Eine *Kleinhirnschädigung (Cerebellum)* zeichnet sich durch Störung des Gleichgewichtssinnes *(Ataxie)* aus.

Über ein Drittel aller Patienten mit zerebralen Lähmungserscheinungen haben krampfartige Anfälle, die unter Umständen durch irgendeine zusätzliche Erkrankung oder durch abnorme seelische Belastung ausgelöst werden können; vielfach treten sie jedoch auch ohne jegliche erkennbare Ursache auf. In den meisten Fällen hat die Hirnschädigung Sprachstörungen zur Folge. Nicht selten stellen sich auch *Strabismus (Schielen)* oder Blinzelreflexe ein. Bisher wurden Kinder mit zerebraler Kinderlähmung häufig zu Unrecht als geistesgestört bezeichnet und deshalb weder medizinisch noch erzieherisch richtig behandelt. Es ist unmöglich, die Intelligenz solcher Kinder anhand der gebräuchlichen Methoden einzuschätzen, da sie psychisch verkrampft und in vielerlei Hinsicht behindert sind. Es ist sinnvoller, das *Befähigungs-Profil* zu bestimmen; allerdings ist es von Mal zu Mal deutlichen Schwankungen unterworfen (/ Intelligenz). Der psychische Zustand dieser Kinder ist gekennzeichnet durch Labilität, Unsicherheit und Ängstlichkeit. Oftmals besteht eine starke Bindung an die Eltern, die den Kontakt mit anderen Kindern erschweren oder ganz verhindern kann.

Die Möglichkeiten, hirngeschädigten Kindern zu helfen, sind heute sehr groß. In erster Linie ist man bemüht, dem Kind zur größtmöglichen Entfaltung der ihm verbliebenen Fähigkeiten zu verhelfen. Früher war die ärztliche Behandlung auf orthopädische Korrekturen in Form von Muskel- und Sehnenoperationen, Beinschienen und -bandagen beschränkt. Heute liegt das Hauptgewicht auf einer systematischen Heilgymnastik, die auf den jeweiligen Fall zugeschnitten ist und über viele Jahre konsequent durchgeführt wird. Fachlehrer halten — oft in enger Zusammenarbeit mit dem behandelnden Arzt — Sprachübungen mit den Kindern ab (/ Sprachstörungen). Gelegentlich werden zusätzliche anfallvorbeugende und andere Medikamente erfolgreich angewendet. Wichtig ist auch die psychotherapeutische Betreuung dieser Kinder; z. B. muß der Kontakt mit solchen Kindern gefördert werden, die durch ihr Verständnis den kranken Kindern helfen können.

Manche hirngeschädigten Kinder können am regulären Schulunterricht teilnehmen, wenn Seh- und Hörvermögen, Sprachfähigkeit und Muskeltätigkeit ausreichend sind. Viele dieser Kinder müssen jedoch Sonderschulen besuchen, wo der Unterricht jeweils auf die besonderen Bedürfnisse des einzelnen Kindes ausgerichtet werden kann. Bei manchen zieht die Hirnschädigung eine so starke Fehlregulation der für die Körperbewegungen verantwortlichen Muskulatur nach sich, daß weder systematische Bewegungstherapie noch irgendeine Unterrichtsform für sie in Frage kommen. Sie können nur zu Hause oder in besonderen Anstalten betreut werden. Für schwer behinderte Kinder ist es besonders schwierig, eine berufliche Ausbildung zu erhalten, obwohl man heute speziell zu diesem Zweck über verbesserte Einrichtungen verfügt.

Von größter Wichtigkeit ist die Früherkennung der zerebralen Kinderlähmung, da eine rechtzeitige Behandlung größere Heilerfolge gewährleistet. In manchen Fällen wirkt es sich sehr günstig aus, wenn mit der Heilgymnastik schon bei Kleinstkindern, vor Beendigung des ersten Lebensjahres, begonnen wird.

Kinetosen, *Bewegungskrankheiten, Reisekrankheiten,* Störungen, welche durch Bewegung hervorgerufen werden und ihre Ursache in übermäßiger Reizung des *Gleichgewichtsorgans* im Ohr als Folge von wiederholten Schaukel-, Schlinger- oder Rollbewegungen von Fahrzeugen haben. Dieses Organ wird insbesondere durch schnelle Bewegungen und dauernden Wechsel der Lage gereizt, was zu Symptomen wie kalten Schweißausbrüchen, Nasenbluten, Erbrechen, Müdigkeit und Depression führen kann. Die Störung tritt bei verschiedenen Situationen auf und wird demgemäß jeweils als *Seekrankheit, Autokrankheit, Flugzeugkrankheit, Zugkrankheit* usw. bezeichnet, wobei jedoch alle diese Krankheitsbilder im Grunde den gleichen Zustand beschreiben.

Die Symptome erklären sich dadurch, daß das Ohr aufs engste mit dem Zentralnervensystem und dem Vagusnerven verbunden ist, welcher die Tätigkeit von Herz, Luftröhre, Speicheldrüsen und Magen reguliert.

Die Anfälligkeit für Bewegungskrankheiten ist individuell verschieden. Manche Menschen haben niemals irgendwelche Beschwerden, während andere, darunter auch viele Seeleute, sie durch Gewöhnung überwinden. Andere wieder fühlen sich krank, sobald sie sich in einem Auto, Schiff oder Flugzeug befinden. Die besonderen Umstände einer Reise können hierbei eine wichtige Rolle spielen. An Bord eines Schiffes kann man in einer stickigen Kabine eher krank werden als in der frischen Luft an Deck; viele Menschen werden auch weniger betroffen, wenn sie den Horizont sehen können und die Sicht nicht behindert ist. Es spielt kaum eine Rolle, welche Nahrung man zu sich genommen hat, jedoch sind weder ein völlig leerer noch ein überfüllter Magen zu empfehlen. Wirksame Medikamente gegen Kinetosen wurden auf der Basis von Antihistaminen entwickelt.

Klimakterium, *Wechseljahre* der Frau, bezeichnet die Phase im Leben der Frau, in der die Eierstockfunktion nachläßt und die Menstruation ausbleibt. Der Beginn der Wechseljahre liegt zwischen dem 45. und dem 50. Lebensjahr. Die *Menopause* (das endgültige Ausbleiben der Menstruation) kann jedoch zu sehr unterschiedlichen Zeitpunkten eintreten — manchmal vor dem 40. Lebensjahr, manchmal erst um das 55. Lebensjahr oder später.

Während des Klimakteriums bilden sich die zyklischen Vorgänge, die die Frau von der Pubertät an einmal monatlich auf eine eventuelle Schwangerschaft vorbereiten, zurück. Von der Pubertät an sondert die Hypophyse ein Hormon ab, das die Eierstockfunktion aktiviert (↗ Menstruation). Ein Follikel (Eibläschen) reift im Ovarium heran, platzt und gibt ein Ei frei; die vom Follikel gebildeten Hormone und das nach dem Follikelsprung zurückbleibende *Corpus luteum (Gelbkörper)* stimulieren die Schleimhaut der Gebärmutter, die sich unter diesem Einfluß mit Nährstoffen anreichert und verdickt und damit für die Aufnahme eines befruchteten Eies vorbereitet. Wenn keine Befruchtung stattfindet, wird die Gebärmutterschleimhaut ebenso wie das Ei bei der Menstruationsblutung ausgestoßen. Bei Beginn der Wechseljahre reifen keine Eierstockfollikel mehr heran und werden die Hormone, die den Monatszyklus bestimmen, nicht mehr produziert. In den meisten Fällen verlängern sich die Zeiträume zwischen den Regelblutungen, bevor die Menstruation ganz aufhört.

Während der Wechseljahre, die sich im allgemeinen über einen Zeitraum von 6 Monaten bis zu zwei Jahren erstrecken, ist das harmonische Zusammenspiel der verschiedenen körpereigenen Sexualhormone gestört. Deshalb leiden viele Frauen unter *klimakterischen Beschwerden*, die sowohl physischer als auch psychischer Art sein können. Die häufigsten Erscheinungen sind Herzklopfen, vermehrte Schweißabsonderung, Reizbarkeit, Ängstlichkeit und Depressionen *(klimakterische Depressionen)*. Viele Frauen klagen über sog. *Hitzewallungen*, die sich im Gesicht, manchmal auch in Fingern und Füßen bemerkbar machen. Oft begleitet ein Gefühl der Übelkeit solche Hitzewellen. Nur selten verändert das Klimakterium das Aussehen der Frau; außerdem vermindert es weder die Fähigkeit noch den Wunsch, ein normales sexuelles Leben zu führen. Das Beschwerdebild ist selten so gravierend, daß eine besondere Behandlung erforderlich wäre. In bestimmten Fällen können sich Beruhigungsmittel oder Hormonpräparate günstig auswirken. Am häufigsten werden weibliche Sexualhormone verabreicht; dabei ist jedoch äußerste Sorgfalt geboten, damit nicht durch eine künstliche Verlängerung der Menstruationsphase das Klimakterium verlängert wird.

Dem Klimakterium der Frau entspricht das *männliche Klimakterium*. Es handelt sich um vorwiegend psychische Symptome des Rückbildungsalters beim Mann, d. h. derjenigen Lebensphase, in der die Produktion der Sexualhormone in den Hoden zurückgeht. Beim Mann kommt es meist später als bei der Frau zu vergleichbaren Beschwerden; auch manifestieren sie sich nicht mit derselben Deutlichkeit wie bei der Frau und sind erträglicher. Ebensowenig wie bei der Frau wird beim Mann die sexuelle Potenz durch diese Rückbildungsvorgänge aufgehoben, wenn auch eine gewisse altersmäßig bedingte Einschränkung normal ist.
Vergleiche auch: Geschlechtsorgane, Hormone, Menstruation.

Klistier, *Enema, Klysma, Einlauf*, Einführung einer bestimmten Flüssigkeitsmenge in den *Mastdarm (Rektum)*; eine noch heute verwendete, althergebrachte Behandlungsmethode zur Ausräumung von Rektum (Mastdarm) und Kolon (Grimmdarm), beispielsweise unmittelbar vor einer Geburt, Rektoskopie oder Röntgenuntersuchung. Auch Medikamente und Anästhetika können auf diesem Wege verabreicht werden. Besonders Narkosen bei Kindern werden häufig in dieser Form durchgeführt. Bei Verstopfung gilt die Anwendung eines Klistiers heute jedoch als zweifelhafte Methode, abgesehen von vorübergehender Verstopfung oder so hartnäckiger Obstipation, daß ein Klistier als einzige Hilfe in Frage kommt. Die Einfüllung der Flüssigkeit erfolgt über ein mit einem Behälter verbundenes Gummirohr. Die Flüssigkeitsmenge sollte in der Regel einen Liter nicht überschreiten. Heute stehen auch *Einwegklistiere* zum Wegwerfen zur Verfügung; sie bestehen aus einem Plastikrohr und einer mit der erforderlichen Flüssigkeit angefüllten Plastikflasche.

Knochenbruch, *Fraktur*, die mehr oder weniger vollständige Durchtrennung eines Knochens. Die Neigung zu Knochenbrüchen nimmt mit dem Alter zu. In der Kindheit ist das Skelett sehr elastisch und daher starken Belastungen, wie Biegungen oder Drehungen, gewachsen, ohne zu brechen. Es bedarf einer relativ heftigen Gewalteinwirkung, bevor es tatsächlich zum Bruch kommt. Mit zunehmendem Alter wird das Knochengewebe jedoch allmählich durch Entkalkung *(Osteoporose)* immer brüchiger, die Bereitschaft zu Frakturen wächst. Mehr oder weniger normale Belastungen reichen dann bereits aus, um beispielsweise den im höheren Alter besonders typischen Bruch des Oberschenkelhalses herbeizuführen. Solche *Spontanfrakturen*, die nicht durch Gewalteinwirkung verursacht sind, können auch bei herabgesetzter Knochenfestigkeit im Rahmen bestimmter Erkrankungen (z. B. Knochentumoren) auftreten.

Bei der einwirkenden Kraft, die zu einem Knochenbruch führt, kann es sich um Druck-, Zug- oder Scherkräfte handeln. In den meisten Fällen handelt es sich jedoch um eine Kombination dieser verschiedenen Kräfte, wie z. B. bei einer Biegung oder Drehung. *Stauchungsfrakturen*, d. h. Knochenbrüche, bei denen die Kompressionskraft in der Längsachse des Knochens einwirkt, treten beispielsweise an der Wirbelsäule auf; *Abrißfrakturen* entstehen u. a. durch anhaltende Zugbeanspruchung von Sehnen oder Bändern, wodurch ein Teil des Knochens, an dem sie befestigt sind, herausgerissen werden kann. Solche Abrißfrakturen kommen nicht selten am Kniegelenk oder bei Überbeanspruchung der beiden Kreuzbänder. Die sog. *Rotationsbrüche* (auch *Torsions-* oder *Schraubenbrüche* genannt) kommen bei Skifahrern vor, wenn ein Ski und damit der Fuß im Schnee steckenbleibt, während der Körper sich weiter vorwärts bewegt; dabei bricht der Unterschenkelknochen. Bei mäßiger Gewalteinwirkung tritt unter Umständen lediglich ein sog. *Spaltbruch* auf, d. h., es kommt zu einer Spaltbildung im Knochen, die rasch ausheilt, da die Knochenhaut unbeschädigt bleibt *(Grünholzfraktur* der Kinder). Bei den meisten Knochenbrüchen werden die Knochenfragmente durch die Spannung der umgebenden Muskulatur vollständig voneinander getrennt.

Knochenbrüche lassen sich auch einteilen in *direkte* und *indirekte Frakturen*. Bei einer direkten Fraktur liegt die Bruchstelle direkt an der Stelle der Gewalteinwirkung, während die einwirkende Kraft bei einer indirekten Fraktur über das Skelett fortgeleitet wird, so daß die Bruchstelle an einer anderen Körperstelle zu liegen kommt. Versucht man beispielsweise die Wucht eines Sturzes mit einer Hand abzufangen, kann unter Umständen ein Schlüsselbeinbruch die Folge sein. Wenn die Haut über der Bruchstelle unversehrt ist, spricht man von einer *geschlossenen Fraktur*. Eine *offene* oder *komplizierte Fraktur* liegt vor, wenn nur die geringste Hautwunde an der Bruchstelle vorhanden ist (Infektionsgefahr). Eine solche Wunde kann zurückzuführen sein auf Gewalteinwirkung von außen oder von innen — wenn z. B. ein scharfes Knochenfragment die Haut nach außen durchstößt. Bei komplizierten Brüchen sind oftmals auch umgebende Nerven und Blutgefäße schwer beschädigt. Im Rahmen einer Fraktur kann gelegentlich eine *Fettembolie* auftreten, d. h., es kommt zu einer Zerstörung von Fettgewebe und anschließenden Verschleppung kleinster Fetttröpfchen mit dem Blut in die Kapillaren des großen oder kleinen Kreislaufs; mögliche Folgen sind u. a. Herzversagen oder Hirnlähmung (↗ Thrombus).

Bestimmte Körperpartien sind der Gefahr einer Verletzung stärker ausgesetzt als andere; so sind die Extremitäten beispielsweise besonders häufig der Ort von Frakturen. Brüche der Hand-, insbesondere der Handwurzelknochen, gehören zu den häufigsten Brucharten. Wenn der Handrücken sehr heftig nach oben in Richtung Unterarm gebogen wird, kann das Kahnbein (🄱 Hand), ein Handwurzelknochen, in der Mitte durchbrechen. Vielfach ist dabei die Blutzufuhr zu bestimmten Knochen eingeschränkt, deshalb verzögert sich der Heilungsprozeß beträchtlich. Bei starker Abwärtsbiegung des Handgelenks in Richtung Unterarm bricht meist einer der anderen Handwurzelknochen; diese Bruchart heilt jedoch rasch ab. Besonders häufig sind auch *Unterarmbrüche;* üblicherweise bricht dabei die Speiche (Radius) (z. B. beim Abfangen eines Sturzes mit der Hand). In diesem Fall spricht man von *Radiusfraktur;* die typische Radiusfraktur mit Bruchstelle kurz oberhalb des Handgelenks und „Bajonettstellung" der Hand ist von allen Frakturarten die häufigste. Auch Frakturen der Elle (Ulna) kommen gelegentlich vor; Humerus-, d. h. *Oberarmbrüche* sind dagegen selten.

Die Schulterregion ist aufgrund ihrer Anatomie besonders bruchgefährdet. Die in diesem Körperbereich am meisten beobachteten Frakturen sind *Schlüsselbeinfrakturen*. In diesen Fällen ist die Heilung erschwert, weil eine Ruhigstellung der Knochenfragmente hier sehr schwierig ist; Gipsverbände sind ungeeignet, deshalb sind andere Formen der Immobilisierung erforderlich.

Im Bereich der unteren Extremitäten sind bei jungen Menschen *Knöchelfrakturen* besonders weitverbreitet. Dabei frakturieren einer oder beide der als *Hämmerchen (Malleoli)* bezeichneten Knöchel am Unterende von Schien- und Wadenbein (deshalb auch *Malleolarfraktur*). Ältere Menschen ziehen sich leicht *Oberschenkelhals-* oder *Collumbrüche* zu, beispielsweise wenn sie ausrutschen und seitwärts stürzen. In diesen Fällen ist es von größter Wichtigkeit, daß der Betreffende das verletzte Bein nicht belastet, denn dadurch würde der Schaden nur verschlimmert.

Im Bereich des Rumpfes sind *Rippenbrüche*, etwa nach einem Schlag auf den Brustkorb, am häufigsten. Auch diese Frakturen lassen sich nur schwer immobilisieren, da die Atmung nicht beeinträchtigt werden darf; sie heilen jedoch leicht ab. *Beckenbrüche*, die u. a. sehr oft durch Verkehrsunfälle verursacht werden, sind therapeutisch besonders problematisch und machen häufig einen chirurgischen Eingriff erforderlich. Im Rahmen von *Wirbelbrüchen* stellen sich oftmals durch Schädi-

KNOCHENBRUCH I

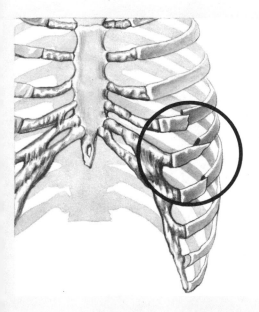

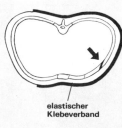

elastischer Klebeverband

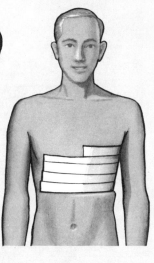

Bei einer *Rippenfraktur* (links) ist völlige Ruhigstellung unmöglich, weil der Patient atmen muß. Deshalb werden Verbände aus elastischen Binden oder — wie im Bild rechts — aus elastischem Klebepflaster verwendet. Damit wird die Bewegungsfreiheit soweit eingeschränkt, daß eine Heilung der Fraktur gewährleistet ist.

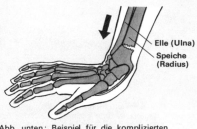

Elle (Ulna)
Speiche (Radius)

Eine *Radiusfraktur* kann beispielsweise indirekt durch Fall auf die Hand entstehen (links). Meist bricht dabei die Speiche unmittelbar oberhalb des Handgelenks. Die Elle ist selten in solchen Fällen beteiligt. Die Zeichnung links zeigt die typische Stellung der Hand (bajonettförmige Knickung) nach einer Fraktur dieser Art.

Schenkelhalsbrüche treten am häufigsten bei älteren Menschen auf. Die Knochenbrüchigkeit nimmt mit dem Alter zu, und der Oberschenkelhals ist besonderen Belastungen und damit erhöhter Bruchgefahr ausgesetzt. Die geeignete Behandlungsmethode ist in diesen Fällen die *Knochennagelung* (unten).

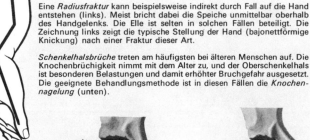

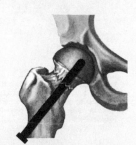

Abb. unten: Beispiel für die komplizierten chirurgischen Behandlungsmethoden bei schwierigen Brüchen. In diesem Fall ist das untere Ende des Oberschenkelknochens (Femur) dreifach gebrochen. Zur Fixierung der Knochenfragmente wird eine Metallplatte an die Vorderseite des Knochens geschraubt und ein Stahlstift durch den Knochen gebohrt.

Nach Knochenbrüchen entsteht in der Bruchlücke *Knochenkeimgewebe*, das aus der Knochenhaut (Periost) hervorgeht. Dieser zunächst unverkalkte *Kallus* wird mit der Zeit durch Kalkeinlagerung fest und bildet eine Verdickung an der Bruchstelle.

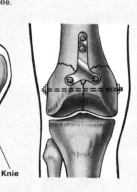

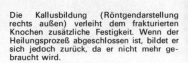

Knie

Die Kallusbildung (Röntgendarstellung rechts außen) verleiht dem frakturierten Knochen zusätzliche Festigkeit. Wenn der Heilungsprozeß abgeschlossen ist, bildet er sich jedoch zurück, da er nicht mehr gebraucht wird.

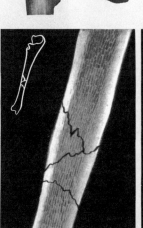
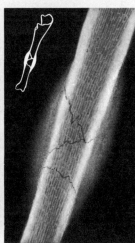

KNOCHENBRUCH II

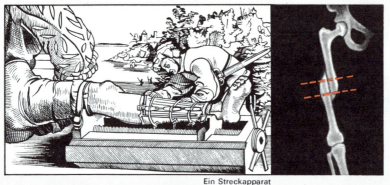

Ein Streckapparat aus dem 16. Jahrhundert

Die Methoden der Frakturbehandlung haben sich im Lauf der Zeit im Prinzip wenig geändert. Die Knochenfragmente werden gerichtet und dann in dieser Lage festgelegt (immobilisiert), damit der Heilungsprozeß ungestört vor sich gehen kann. Die Ruhigstellung der Knochenfragmente erfolgt heute meist mittels Gipsverband, Bandage, Nagelung oder einer Kombination von mehreren Methoden.

Früher bediente man sich reichlich provisorischer Verfahren. Abb. links zeigt eine schlecht verheilte Oberschenkelfraktur, die eine beträchtliche Verkürzung des Beins zur Folge hat.

Drahtspannbügel

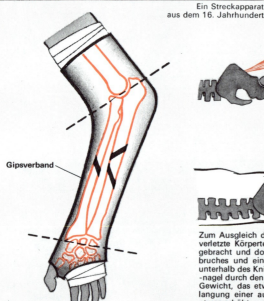

Gipsverband

Zum Ausgleich der von der umgebenden Muskulatur ausgeübten Zugwirkung muß der verletzte Körperteil gestreckt werden, damit die Knochenfragmente in die richtige Lage gebracht und dort fixiert werden können. Abb. oben: Reposition eines Oberschenkelbruches und eine der möglichen Extensionsmethoden im *Streckverband*. Unmittelbar unterhalb des Kniegelenks wird zur Fixierung eines Drahtspannbügels ein Stahldraht oder -nagel durch den Knochen gebohrt. Der daran angebrachte *Extensionszug* wird mit einem Gewicht, das etwa $1/7$ des Körpergewichts des Patienten entspricht, belastet. Zur Erlangung einer ausgeglichenen Zugwirkung wird gleichzeitig das Fußende des Bettes etwas erhöht.

Bei Ruhigstellung eines Bruchs müssen auch die unmittelbar unter- und oberhalb der Bruchstelle gelegenen Gelenke — im Fall der oben dargestellten Unterarmfraktur das Oberarm-Speichengelenk und die Handwurzelgelenke — immobilisiert werden. Sonst bleiben die Fragmente der gebrochenen Knochen beweglich, und die knöcherne Verheilung wird verhindert.

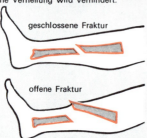

geschlossene Fraktur

offene Fraktur

Bei der *geschlossenen Fraktur* ist nur der Knochen beschädigt; bei der *offenen* oder *komplizierten Fraktur* wird die Haut von einem Knochenfragment durchstoßen (oben).

Abb. rechts: Röntgendarstellung einer schwierigen Knöchelfraktur. Abb. ganz rechts: der gerichtete Bruch. Das gebrochene Wadenbein wurde mit Draht umwunden, und ein vom Schienbein abgesplittertes Knochenstück wurde mit Hilfe eines Nagels fixiert.

gung des Rückenmarks Komplikationen ein (beispielsweise Lähmungen). In solchen Fällen wird das sog. *Gipsbett*, das den größten Teil des Rumpfes umschließt, verwendet.

Schädelfrakturen sind meist die Folge von Verkehrsunfällen. Sie werden je nach Entstehungsart oder Bruchlage klassifiziert: wenn das Schädeldach eingedrückt wird, spricht man von *Impressionsbruch*, wenn die Nähte zwischen den einzelnen Schädelknochen platzen, von *Berstungsbrüchen*. Frakturen, die an der Schädelgrundfläche lokalisiert sind, bezeichnet man als *Schädelbasisfrakturen;* die Bruchlinie verläuft meist durch den horizontalen Teil des Schläfenbeins. Bei Schädelbasisfrakturen werden meist auch Nerven und Blutgefäße geschädigt, deshalb sind diese Brüche durch entsprechend schwere Komplikationen, wie Hirnblutungen oder Nervenausfälle (z. B. des Geruchssinnes), gekennzeichnet. *Schädeldachfrakturen* liegen, wie der Name besagt, im Bereich des Schädeldaches. Sie sind im Gegensatz zu vielen Schädelbasisbrüchen meistens durch Röntgenuntersuchung nachweisbar. Häufige Frakturen im Bereich des Gesichtsschädels sind *Nasenbein-* und *Unterkieferfrakturen*.

Das auffälligste Symptom einer Fraktur sind Schmerzen, die sich durch Bewegen der Bruchstelle verstärken; außerdem ist die Bruchstelle druckempfindlich. Schwellungen und Hämatome, die auf Schädigung von Blutgefäßen zurückzuführen sind, bieten einen weiteren Anhaltspunkt für die Feststellung einer Fraktur. Manchmal bewirkt eine Fraktur abnorme Beweglichkeit oder eine deutliche Verformung des betroffenen Körperteiles. Genaue Kenntnis des Unfallverlaufs hilft meist weiter bei der Diagnose. Mit Sicherheit kann ein Bruch jedoch nur anhand einer röntgenologischen Untersuchung diagnostiziert werden; das Röntgenbild gibt auch Aufschluß über Verlauf und Ausmaß des Bruchs.

Frakturen sollten so rasch wie möglich ärztlich behandelt werden; keinesfalls sollten unqualifizierte Personen versuchen, den verletzten Körperteil zu bewegen, damit bereitet man dem Betroffenen unnötige Schmerzen und riskiert eine Verschlimmerung der Verletzung (Dislokation, Infektion). Bei den wenigsten Frakturen handelt es sich um dringende Notfälle; wenn sich der Unfall in der Nähe einer Stadt ereignet, genügt es meist, einen Arzt zu verständigen oder einen Krankenwagen zu rufen. In abgelegenen Gebieten, beispielsweise im Gebirge, muß man sich um geeignete Fortbewegungsmittel für den Transport zum Arzt kümmern. Dabei ist in erster Linie für die Ruhigstellung des verletzten Körperteils zu sorgen, um eine weitere Verschiebung der Knochenfragmente zu vermeiden. Bewegungen werden unmöglich gemacht durch Immobilisierung der Gelenke unmittelbar ober- und unterhalb der Bruchstelle (B Verbände). Vor einer solchen provisorischen *Schienung* sollte bei deutlich sichtbarer Fehlstellung der Knochenfragmente eine Lagekorrektur durch vorsichtige Zugeinwirkung versucht werden. Bei Mehrfachbrüchen empfiehlt sich die Anbringung eines Schutzverbandes — wiederum unter Beachtung größter Vorsicht. Man soll z. B. nicht versuchen, den Patienten auszuziehen, sondern vielmehr die Kleidungsstücke an der Verletzungsstelle einfach zerschneiden. Wegen der Gefahr der Unterkühlung durch Ruhigstellung und des damit verbundenen Schockrisikos sollte auch für ausreichende Wärme gesorgt werden (Wolldecken als Unterlage und Zudecke). Ein warmes Getränk kann wohltuend wirken, ist dagegen nicht zu empfehlen bei gleichzeitigem Verdacht auf Bauchverletzung.

Die klinische Untersuchung beginnt mit einer Röntgenaufnahme zur Feststellung von Art und Ausmaß der Fraktur; es gilt beispielsweise festzustellen, ob es sich um einen *glatten Bruch* oder um einen *Splitterbruch* mit mehreren Knochenfragmenten handelt. Die anschließende Behandlung läßt sich in drei Phasen einteilen: zunächst die *Einrichtung (Reposition)* der Fragmente in die ursprüngliche, anatomische Stellung — meist unter örtlicher Betäubung oder Vollnarkose. Manchmal muß der betreffende Körperteil gestreckt werden, d. h., die umgebende Muskulatur wird so gedehnt, daß die Bruchstellen einander überlappender Knochenfragmente aneinandergelegt werden können. Um zu vermeiden, daß die während des langwierigen Heilungsprozesses atrophierende Muskulatur die Fragmente wieder verschiebt, wird häufig ein *Streckverband* verwendet, der den betreffenden Körperteil für die Dauer der Behandlung einer permanenten Zugwirkung aussetzt. Frakturbehandlung durch Streckverband ist bei Frakturen langer Knochen, insbesondere des Oberschenkelknochens, üblich. In der nächsten Phase erfolgt die *Ruhigstellung*, d. h., die Knochenfragmente werden so fest wie möglich in der gewünschten Position fixiert. Meist werden zu diesem Zweck ruhigstellende Gipsverbände verwendet. Auch die in der Nähe des frakturierten Knochens liegenden Gelenke werden immobilisiert, um jede Bewegungsmöglichkeit auszuschließen. Ein Problem der Frakturbehandlung bei alten Menschen ist die mit Bettruhe verbundene Gefahr der Entwicklung einer Lungenentzündung. Bei bestimmten, sehr komplizierten Brüchen sind besondere Behandlungsformen notwendig, beispielsweise die *Knochennagelung*, die auf dem Prinzip der inneren Schienung des gebrochenen Knochens beruht, oder die *Knochennaht*, d. h. die Umschlingung der Knochenfragmente mit einem rostfreien Stahldraht; ferner gibt es noch die Bruchbehandlung mittels *Schraubenzwinge*, dabei werden die Knochenbruchstücke mit Hilfe von Metallplatten und Schrauben aneinandergepreßt. Nägel, Drähte und Platten sind meist aus rostfreiem Stahl oder anderen Metallegierungen.

Die dritte Phase der Frakturbehandlung besteht in der Wiederherstellung der Funktionsfähigkeit der betroffenen Körperpartie während des Heilungsprozesses und während der Zeit der *Nachbehand-*

lung, die häufig noch lange nach der Heilung fortgesetzt werden muß. Die in der Nähe der Bruchstelle gelegenen Gelenke, die nicht immobilisiert wurden, müssen bewegt werden, damit sie nicht durch Atrophie versteifen; um einem Muskelschwund vorzubeugen, muß der Patient wieder lernen, die Muskeln im Bereich der Verletzung zu benutzen. Die Gipsverbände müssen den jeweiligen Gegebenheiten angepaßt und ausgewechselt werden, sobald die Schwellung abgeklungen ist, da sonst eine Ruhigstellung nicht mehr gewährleistet ist. Wenn der Heilungsprozeß so weit fortgeschritten ist, daß der Gipsverband abgenommen werden kann, ist Muskeltraining zur Wiederherstellung der normalen Körperfunktionen erforderlich.

Der Heilungsprozeß beginnt normalerweise mit der Neubildung von Knochenkeimgewebe, ausgehend von Knochenhaut (Periost) und Knochenmark; dadurch wächst die Bruchlücke allmählich zu. Die Knochenregeneration wird durch Blutungen an der Bruchstelle gefördert. Das Knochenkeimgewebe *(Kallus)*, das zunächst unverkalkt ist, wird durch spätere Kalkeinlagerung immer fester. Nach ein bis zwei Monaten bietet der neugebildete Knochen bereits einen festen Halt und nach weiteren vier Wochen etwa ist der Knochen wieder normal belastungsfähig. Der Kallus verändert allmählich seine Konsistenz, und der Knochen wird wieder so fest wie zuvor, wenn nicht sogar fester. An einer alten Bruchstelle tritt selten eine neue Fraktur auf.

Gelegentlich verläuft der Heilungsprozeß nicht in der beschriebenen Weise. Bei unsachgemäßer Einrichtung und Ruhigstellung wird die Kallusbildung oder die normale Umwandlung von Knochenkeimgewebe in Knochen durch die Beweglichkeit der Knochenfragmente verhindert. Auch eine ungenügende Durchblutung der betreffenden Körperzone kann die Heilung verzögern. Wenn die knöcherne Heilung einer Fraktur ausbleibt und sich im Frakturbereich ein *falsches Gelenk* bildet, spricht man von *Pseudarthrose*. Es kommt lediglich zu einer bindegewebigen Vereinigung der Bruchenden; innerhalb der Bindegewebsbrücke bildet sich sogar gelegentlich eine mit Flüssigkeit angefüllte Tasche, eine *falsche Gelenkkapsel*. Diese Fehlentwicklung macht einen chirurgischen Eingriff notwendig, da die Pseudarthrose nicht von selbst ausheilt. Meist wird ein Knochenspan, beispielsweise aus dem Schienbein oder dem Beckenkamm, entnommen und nach Resektion der Pseudarthrose zwischen die Knochenfragmente eingefügt. Die defekte Stelle wird sozusagen „verriegelt" und mit Hilfe von Nägeln und Metallplatten fixiert.

Vergleiche auch: Skelett, Verbände; Ⓑ Hand, Kopf, Verkehrsmedizin.

Knorpel, *Cartilago,* eine Art festen Bindegewebes (Stützgewebe aus steifgallertiger, elastischer, gefäßloser Grundsubstanz), das gewöhnlich von einer *Knorpelhaut,* dem *Perichondrium,* überzogen ist. Es

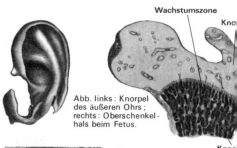

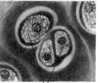

Abb. links: Knorpel des äußeren Ohrs; rechts: Oberschenkelhals beim Fetus.

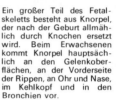

Knorpelzellen

Knorpel

Knorpel ist eine Art von fes Bindegewebe, dessen Zellen in halbfeste Interzellularmasse ei bettet sind. Es gibt verschied Knorpelarten: den *hyalinen Knc* (die härteste Knorpelart), den *el schen Knorpel* und den *Fa knorpel.*

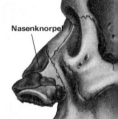

Nasenknorpe

Ein großer Teil des Fetalskeletts besteht aus Knorpel, der nach der Geburt allmählich durch Knochen ersetzt wird. Beim Erwachsenen kommt Knorpel hauptsächlich an den Gelenkoberflächen, an der Vorderseite der Rippen, an Ohr und Nase, im Kehlkopf und in den Bronchien vor.

gibt drei Arten von Knorpel, die sich aufgrund der Zusammensetzung der Interzellularmasse unterscheiden.

Der *hyaline Knorpel,* der häufigste Knorpeltyp, ist fest und gleichzeitig etwas elastisch. Zwischen den Knorpelzellen befinden sich dünne Kollagenfasern. Der hyaline Knorpel kommt vor als Verbindungsteil zwischen Rippen und Brustbein bei Erwachsenen und als Hauptbestandteil der Bronchial- oder Trachealknorpelspangen. Auch die Gelenkoberflächen sind mit hyalinem Knorpel überzogen.

Elastischer Knorpel ist außerordentlich biegsam aufgrund der elastischen Fasern in seiner Interzellularsubstanz. Diese Knorpelart findet man in erster Linie als Bestandteil der Ohrmuschel im Außenohr und in bestimmten Kehlkopfzonen.

Faserknorpel enthält feste kollagene Faserbündel und kommt hauptsächlich an den Zwischenwirbelscheiben (Bandscheiben), den Gelenkzwischenscheiben (Meniskus) und an der Symphyse vor.

Grundsätzlich wird Knorpel unter den verschiedenen Gewebsarten zwischen Bindegewebe und Knochen eingestuft. Im frühen Fetalstadium besteht der größte Teil des menschlichen Skeletts aus Knorpel, der später allmählich durch Knochen ersetzt wird. Die großen Röhrenknochen behalten noch längere Zeit schmale Wachstumszonen, in denen sich zunächst Knorpel bildet, der dann langsam in Knochensubstanz umgewandelt wird.

Vergleiche auch: Fettgewebe, Skelett.

Kohlenoxidvergiftung, die wohl häufigste Vergiftung durch ein Gas. Mit der Atmung aufgenommenes *Kohlenmonoxid* verbindet sich mit dem Blutfarbstoff Hämoglobin zu *Kohlenoxid-Hämoglobin.* Da diese Verbindung sehr stabil ist (etwa 250mal fester als die Verbindung von Sauerstoff und Hämoglobin), wird das Hämoglobin blockiert und dadurch dem in der Lunge eingeatmeten Sauerstoff die Trägersubstanz entzogen. Er kann nicht mehr zu den Körperzellen transportiert werden. Aufgrund der sehr starken Affinität des Kohlenmonoxids zum Hämoglobin können bereits geringe Mengen Kohlenmonoxid zu Erstickungssymptomen führen. Kohlenmonoxid entsteht bei jeder unvollständigen Verbrennung organischer Substanzen und findet sich z. B. in Motorenabgasen. Es ist aus diesem Grund außerordentlich gefährlich, einen Fahrzeugmotor in einer geschlossenen Garage laufen zu lassen. Die Kohlenmonoxidkonzentration in der Luft wird durch die Abgase rasch so hoch, daß sich bei Menschen, die sich in einem solchen Raum aufhalten, eine akute, schwere Vergiftung einstellt. Nach einer ersten durch Kopfschmerzen, Schläfrigkeit, Schwindel, Krämpfe und schließlich Bewußtlosigkeit gekennzeichneten Vergiftungsphase kommt es zu einem Erstickungszustand, der innerhalb kurzer Zeit zum Tod führen kann. Eine kurzzeitige Exposition verursacht jedoch noch keine Dauerschäden.

Menschen mit Kohlenmonoxidvergiftung müssen an die frische Luft gebracht und nach Möglichkeit künstlich beatmet werden.

Vergleiche auch: Atmungsorgane, Erstickung, Vergiftung.

Kolik, Sammelbezeichnung für krampfartige Schmerzen, die durch Kontraktion besonders der glatten Muskulatur von Darm, Gallenwegen und Harnleiter ausgelöst werden. Die Schmerzen sind meist heftig, aber von kurzer Dauer und kehren in regelmäßigen Abständen wieder. Im Rahmen einer Darminfektion tritt häufig durch Stimulation der Muskulatur eine Kolik ein. Bei der *Gallenkolik* werden die schmerzhaften Kontraktionen durch Steine in der Gallenblase hervorgerufen. Steine im Bereich der ableitenden Harnwege sind oftmals verantwortlich für krampfartige Schmerzen in der Uretergegend; hierbei spricht man von *Nierenkolik.* Es gibt zahlreiche krampflösende Medikamente; einige davon, wie z. B. Papaverin, üben eine direkte, spasmolytische Wirkung auf die Muskulatur aus, während andere, so das Atropin, die Übertragung von Nervenimpulsen auf die Muskulatur der von einer Kolik befallenen Körperregion hemmen.

Konjunktivitis, Entzündung der Augenbindehaut *(Konjunktiva),* eine besonders häufige Augenerkrankung mit einer Vielzahl von Ursachen. Die *akute Konjunktivitis* kann auf bakterielle Infektion oder allergische Erkrankungen zurückzuführen sein; manchmal ist eine Verletzung der Augenbindehaut durch Fremdkörper verantwortlich. Die häufigste Ursache akuter Konjunktivitis ist jedoch eine Infektion im Rahmen einer Erkältung. Die Bakterien breiten sich vom Nasen-Rachen-Raum auf die Augen aus und führen eine Entzündung herbei, die beim Patienten ein Gefühl hervorruft, als habe er Sand in den Augen. Oftmals wird ein eitriges Sekret gebildet, welches während des Schlafs zu einer Verklebung von Ober- und Unterlid führen kann.

Bei schwerer Bindehautentzündung ist neben der Bindehaut auch die Hornhaut am Entzündungsprozeß beteiligt. Dadurch kann das Sehvermögen gefährdet werden. Diese Komplikation ist besonders häufig bei der *Conjunctivitis gonorrhoica* (oder *Gonoblennorrhöe),* die durch Gonokokken verursacht wird. Früher erkrankten daran besonders Kleinkinder, die bei der Geburt von ihrer gonorrhoischen Mutter infiziert wurden. In Ländern wie Deutschland, Schweiz, USA u. a., wo allen Neugeborenen kraft Gesetz gleich nach der Geburt eine *Silbernitratlösung* in die Augen geträufelt werden muß *(Credésche Prophylaxe),* ist die Gonoblennorrhöe praktisch ausgerottet. Bei akuter, bakteriell bedingter Konjunktivitis sind bakterizid wirkende Augentropfen vorzuziehen.

Für eine *chronische Konjunktivitis* gibt es die verschiedensten Ursachen. Ungenügender Schlaf, Überbeanspruchung der Augen oder schon die Gewohnheit, sich ständig die Augen zu reiben, können ausschlaggebende Faktoren sein. Die chronische Verlaufsform geht häufig mit einer leichten Entzündung der Augen einher. Es erfolgt zwar keine Sekretbildung wie bei der akuten Bindehautentzündung, aber das Gefühl, feinen Sand in den Augen zu haben, ist auch hier typisch. Die Behandlung erweist sich meist als schwierig, jedoch stellt sich gewöhnlich nach der Anwendung bestimmter Augentropfen (in erster Linie Zink- und Quecksilberpräparate) eine Besserung ein.

Allergische Konjunktivitis ist eine häufige Begleiterscheinung bei Heuschnupfen. Manchmal ist die Ursache auch in einer Überempfindlichkeit gegenüber bestimmten Kosmetika zu suchen.

Eine weitere Verlaufsform der Konjunktivitis, die sog. *Keratoconjunctivitis scrophulosa,* beruht auf einer allergischen Reaktion der Bindehaut gegenüber tuberkulöser Infektion der Lunge. Sie tritt allerdings heute nur noch selten auf.

Kopf, *Schädel* oder *Kranium;* das Skelett des Kopfes besteht aus dem *Hirnschädel (Kalotte)* und dem *Gesichtsschädel.* Der Hirnschädel besteht aus einer Anzahl von verschiedenen schalenförmigen Knochen, die gemeinsam das Gehirn umhüllen und schützen. Das *Stirnbein* bildet die Stirn und die oberen Teile der Augenhöhlen; eine direkte Fortsetzung ist das *Siebbein,* durch das die Riechnerven ziehen. Hinter dem Siebbein in der Mitte der Schädelbasis liegt das *Keilbein (Sphenoidalknochen)* mit dem sog. *Türkensattel*, in dessen Grube die Hypophyse oder Hirnanhangdrüse liegt. Das *Hinterhauptsbein* bildet das gesamte Hinterhaupt und besitzt eine große Öffnung, das *Foramen magnum*, durch welches das Rückenmark das Gehirn verläßt. Rechts und links vom Hinterhauptsbein liegen die beiden *Schläfenbeine*, welche das Innenohr beherbergen. Die Wölbung zwischen der Stirn und dem Hinterhaupt wird von den beiden *Scheitelbeinen* gebildet. Der Boden des Schädels ist die *Schädelbasis*, welche beiderseits drei Gruben aufweist: die vorderen, mittleren und hinteren Schädelgruben, welche die Basis der Frontal- und Temporallappen des Großhirns bzw. die Basis des Kleinhirns aufnehmen.

Das Gesicht setzt sich aus den *Jochbeinen (Wangenbeinen)*, dem *Oberkiefer*, dem *Unterkiefer* und den Knochen der Nase zusammen. Die Jochbeine bilden die Außenseiten der Augenhöhlen und setzen sich über die *Jochbögen* zu den Schläfenbeinen fort. Es sind auch die Jochbeinknochen, welche in der Hauptsache die Konturen der Wangen bestimmen. Einige Rassen, z. B. die amerikanischen Indianer, haben große Jochbeinknochen und somit stark vorspringende Wangen. Die beiden Oberkieferknochen bilden den gesamten Oberkiefer und erstrecken sich auch nach oben, um dort den Hauptteil des Augenhöhlenbodens zu bilden. Sie enthalten die Nasenhöhle und die Oberkieferhöhlen.

Die einzigen sichtbaren Knochen der Nasenhöhle sind die beiden *Nasenbeine*, welche den *Nasenrücken* bilden. Zusammen mit den beiden *Tränenbeinen* bilden sie die innere Begrenzung der Augenhöhlen. Die Nasenhöhle enthält ebenfalls die *Nasenmuscheln* und das *Pflugscharbein (Vomer)*, welches einen Teil des Nasenseptums bildet. Die *Gaumenbeine*, der *harte Gaumen*, bilden den Boden der Höhle und verbinden gleichzeitig die beiden Oberkieferknochen. Das Profil der unteren Gesichtshälfte wird durch den *Unterkiefer (Mandibula)* bestimmt. Dieser U-förmige Knochen bildet auf beiden Seiten ein Gelenk mit den Schläfenbeinen.

Die Schädelknochen sind dick, enthalten jedoch eine Reihe von luftgefüllten großen Höhlen, die sog. *Sinus*. Die verschiedenen Schädelknochen sind miteinander durch die *Knochennähte (Suturen)* verbunden. Während der ersten beiden Lebensjahre sind diese Nähte noch nicht fest, und die einzelnen Teile werden nur durch weiches Bindegewebe zusammengehalten. Die wichtigsten Nähte sind die *Kranznaht*, die das Stirnbein mit den Scheitelbeinen verbindet, die *Pfeilnaht*, die sich zwischen den beiden Scheitelbeinen befindet, und schließlich die *Lambdanaht*, welche diese beiden Knochen mit dem Hinterhauptsbein verbindet.

Die wichtigsten Muskeln des Kopfes sind die *Kaumuskeln* und die *mimische Gesichtsmuskulatur*. Die Kaumuskeln reichen vom Oberkiefer zum Unterkiefer und können wegen des günstigen Ansatzpunktes große Kraft entwickeln. Die mimischen Gesichtsmuskeln setzen direkt an der Haut an und erzeugen die Vielfalt des Gesichtsausdrucks. Die Muskeln befinden sich normalerweise unter einer bestimmten Spannung, dem *Tonus*, der bis zu einem gewissen Grade von individuellen psychischen Einflüssen abhängt. Auch die Muskeln der Augenlider und des Mundes wirken als mimische Muskeln mit.

Die Innervierung dieser Muskeln erfolgt durch den *Nervus facialis (Gesichtsnerv)*; der *Trigeminus* ist der sensible Nerv für das Gesicht (↗ Nervensystem). Das Gesicht verfügt über ein feines Netzwerk von Blutgefäßen und Nerven. Das Blut stammt von den Ästen der äußeren Halsschlagadern.

In der Anthropologie wird die Schädelform durch Indizes ausgedrückt. Am häufigsten verwendet man hier den *Schädelindex*, welcher in Prozent das Verhältnis zwischen der maximalen Breite und Länge des Schädels ausdrückt. Ein Index über 80 bezeichnet einen kurzen Schädel, ein Index unter 75 einen langen Schädel. Dazwischen liegt der normale Index. Ein weiterer Maßstab ist der *Schädelhöhenindex*. Werte unter 70 treffen auf flache Schädel zu, während Werte über 75 einen Turmschädel anzeigen; die Zwischenwerte werden als normal angesehen. Bei der Messung des Schädelumfangs werden ungewöhnlich kleine Werte als *Mikrozephalie*, abnorm große Werte als *Makrozephalie* bezeichnet. Nur bei einem extrem kleinen Schädel ist auch eine schwache Intelligenz wahrscheinlich.

Vergleiche auch: Fontanellen, Sinus, Skelett, Sprache; B Röntgendiagnostik II.

Kopfschmerz ist keine Krankheit, sondern ein Symptom, das eine Vielzahl von Ursachen haben kann. Kopfschmerzen sind ein so alltägliches Leiden, daß jeder Mensch sie zumindest gelegentlich verspürt. Zeitweilige und nicht allzu heftige Kopfschmerzen können in der Regel mit schmerzstillenden Medikamenten, wie Azetylsalizylsäure, beseitigt werden. Es ist jedoch wichtig, zu wissen, daß eine solche Behandlung rein symptomatisch ist und die Ursache selbst nicht beseitigt. Es ist deshalb außerordentlich wichtig, daß bei schweren und über längere Zeiträume auftretenden Kopfschmerzen die eigentliche Ursache festgestellt wird. Die Intensität des Schmerzes gibt in keiner Weise einen sicheren Anhalt über die Schwere der zugrunde liegenden Krankheit. Relativ leichte körperliche Leiden können mitunter schwerste Kopfschmerzen verursachen, während ernsthafte pathologische Veränderungen im Gehirn manchmal ohne oder nur mit sehr leichten Kopfschmerzen einhergehen, so daß sie leicht „übersehen" werden können.

Eine Vielzahl von Faktoren kann als Hilfe zur Diagnose dienen. So ist es für den Arzt wichtig, zu wissen, ob die Schmerzen in seltenen, vereinzelten Anfällen auftreten, ob die Anfälle häufig und plötzlich erscheinen oder ob die Schmerzen ständig vorhanden sind. Weiterhin sind die Zustände während

KOPF

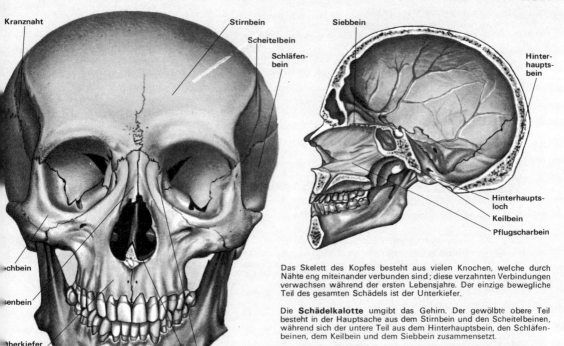

Das Skelett des Kopfes besteht aus vielen Knochen, welche durch Nähte eng miteinander verbunden sind; diese verzahnten Verbindungen verwachsen während der ersten Lebensjahre. Der einzige bewegliche Teil des gesamten Schädels ist der Unterkiefer.

Die **Schädelkalotte** umgibt das Gehirn. Der gewölbte obere Teil besteht in der Hauptsache aus dem Stirnbein und den Scheitelbeinen, während sich der untere Teil aus dem Hinterhauptsbein, den Schläfenbeinen, dem Keilbein und dem Siebbein zusammensetzt.

Das **Gesichtsskelett** besteht aus den Joch- oder Wangenbeinen, dem Oberkiefer, dem Unterkiefer und den Nasenbeinknochen.

Der Schädel — das Skelett des Kopfes — schützt besonders mit seinen dicken Wänden empfindliche Organe, das Gehirn, die Augen und das Innenohr. Die Muskeln an der Außenseite des Schädels dienen der Kautätigkeit und den mimischen Bewegungen des Gesichts.

Die *mimische Gesichtsmuskulatur*, die in der Haut ansetzt, gibt dem Gesicht einen individuellen Ausdruck und ist für dessen große Veränderlichkeit verantwortlich. Der Tonus dieser Muskulatur unterliegt sowohl dem Einfluß der jeweiligen psychischen Stimmung als auch der Willkür. Ein depressiver und teilnahmsloser Mensch hat eine schlaffe Gesichtsmuskulatur mit herabhängenden Mundwinkeln, während die Gesichtsmuskeln einer glücklichen und ausgeglichenen Person einen höheren Tonus besitzen.

Beim Lächeln oder Lachen kontrahieren sich die Lachmuskeln und ziehen die Mundwinkel nach oben.

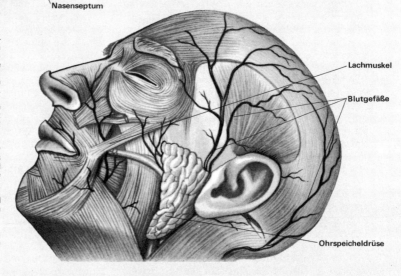

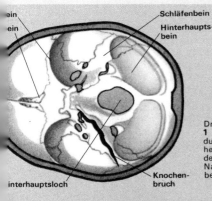

Drei Beispiele einer »Schädelverletzung«: **1** Fraktur der Schädelbasis, in diesem Fall durch das Schläfenbein und Innenohr ziehend. **2** Fraktur des Scheitelbeins. **3** Fraktur des Stirnbeins, gleichzeitige Erweiterung der Naht zwischen dem Stirn- und dem Scheitelbein.

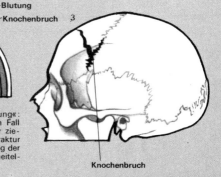

oder vor dem Schmerzanfall von Interesse — ob dem Anfall z. B. eine ermüdende geistige Arbeit vorangig oder Schlaflosigkeit, starke emotionale Erlebnisse, Angstgefühle, Sorgen, Spannungen oder anderes mehr. Daneben sind natürlich auch Zusammenhänge mit Trunkenheit, starkem Rauchen, Medikamentenmißbrauch, falscher Ernährung, Frösteln usw. möglich. Schließlich ist es auch wichtig, zu wissen, ob der Schmerz zu bestimmten Tageszeiten stärker ist, welcher Art der Schmerz ist — pochend, dumpf, drückend oder pulsierend — und wo er lokalisiert ist, ob ihm Nasenbluten, Sehstörungen, klingelnde oder rauschende Geräusche im Ohr vorangehen oder nachfolgen.

Der eigentliche Grund kann z. B., auch wenn der Schmerz tief im Inneren des Kopfes zu sein scheint, eine Nasennebenhöhlenentzündung, eine Infektion der Zähne, Erkrankungen der Ohren oder Augen, eine Entzündung oder Reizung oberflächlicher Hautnerven des Halses und vieles andere mehr sein. Als weitere Gründe kommen auch Sehfehler und falsche Brillengläser in Frage.

Rein organische Formen des Kopfschmerzes findet man bei verschiedenen Gehirnerkrankungen, bei Hirnschädigungen, nach Schädelbrüchen und Schädelprellungen, bei Vergiftungen, Sauerstoffmangelzuständen und bei Allergien.

Der *vaskuläre Kopfschmerz* wird durch eine Erweiterung der Arterien des Kopfes hervorgerufen und tritt bei *Migräne* und als Folge bestimmter Vergiftungserscheinungen einschließlich der Alkoholvergiftung auf. Zu dieser Kategorie gehören Kopfschmerzen bei chronisch hohem Blutdruck, bei durch Ärger oder andere Emotionen verursachtem Blutdruckanstieg. Es handelt sich hierbei oft um einen pulsierenden, pochenden Kopfschmerz.

Kopfschmerzen als Folge eines erhöhten Schädelinnendruckes können durch raumbeengende Vorgänge innerhalb des Schädels verursacht werden, z. B. durch Gehirntumoren oder Blutergüsse. Dieser Kopfschmerz verstärkt sich gewöhnlich beim Husten oder bei schnellen Kopfdrehungen. In Fällen von Gehirntumoren treten die Kopfschmerzen sehr oft in regelmäßigen Abständen auf und nehmen ständig an Intensität zu. Blutergüsse rufen manchmal dumpfe, ständige Kopfschmerzen hervor, die den gesamten Kopf zu ergreifen scheinen. Auch bei Anämien und Urämie treten Kopfschmerzen auf.

Die am schwierigsten zu diagnostizierenden und zu behandelnden Kopfschmerzen sind die *psychogenen Kopfschmerzen*, welche durch psychische Faktoren, wie Depressionen, innere Spannungen, Sorgen, ausgelöst werden. Auch Angstzustände und Hysterie können Kopfschmerzen verursachen.
Vergleiche auch: Migräne.

Korsettbehandlung, eine häufig verwendete Behandlungsmethode mit Stützkorsett und Stützmieder bei Wirbelsäulenerkrankungen. Das Korsett ist meist aus festen Stoffen mit Metall- oder Kunststoffstäbchen gearbeitet. Um eine optimale Stützwirkung für den Rücken zu gewährleisten, wird es individuell angepaßt. Bei bestimmten Formen des Ischias, denen eine Wirbelsäulenläsion zugrunde liegt, sowie bei bestimmten Wirbelsäulenerkrankungen, z. B. im Anschluß an eine Kinderlähmung, kann ein gutsitzendes Stützkorsett erhebliche Erleichterung schaffen. In schweren Fällen müssen Lederkorsetts angefertigt werden. Bei akuten Erkrankungen, wie heftigem Ischiasschmerz, und gelegentlich bei Wirbelfrakturen kommt das *Gipsbett* zur Anwendung.
Vergleiche auch: Ischias, Rückenleiden, Wirbelsäule.

Krämpfe, unwillkürliche, heftige Kontraktion entweder der quergestreiften Skelettmuskulatur oder der glatten Muskulatur der inneren Organe und Blutgefäße. Zu Krämpfen in der Skelettmuskulatur kann es im Rahmen bestimmter neurologischer Erkrankungen, bei Fieberschüben in Verbindung mit Infektionskrankheiten (Fieberkrämpfe), bei Vergiftungen und anderen Zuständen kommen. Krämpfe können auch rein psychogen bedingt sein. Man unterscheidet im wesentlichen zwei Formen von Krämpfen. Rasch aufeinanderfolgende, kurzdauernde Muskelzuckungen werden als *klonische Krämpfe* bezeichnet; sie treten z. B. beim epileptischen Anfall auf. Am häufigsten sind die sog. *tonischen Krämpfe* oder *Spasmen,* d. h. Kontraktionen von starker Intensität und längerer Dauer. Krämpfe in der glatten Muskulatur haben meist den Charakter von solchen tonischen Krämpfen. Heftige *klonische Zuckungen (Schüttelkrämpfe)* eines Gliedes oder des ganzen Körpers nennt man *Konvulsionen.* Bei schmerzhaften tonischen Muskelkrämpfen, besonders in den Wadenmuskeln und Zehenbeugern, spricht man von *Krampus.* Dieses Phänomen tritt oft beim Schwimmen auf, namentlich nach schweren Mahlzeiten, wahrscheinlich weil es dabei zu einer Zentralisierung des Kreislaufs mit Blutverschiebung aus der Skelettmuskulatur hin zu den Verdauungsorganen kommt. Überhaupt sind Krämpfe im Bereich der unteren Extremitäten sehr häufig (z. B. im Schlaf). Sie besitzen jedoch keinerlei Krankheitswert. Bei schweren Krämpfen werden in erster Linie die zugrunde liegenden Störungen behandelt. Bei akuten Schmerzen verabreicht man schmerzstillende und krampflösende Mittel *(Muskelrelaxantien).*

Krätze, *Skabies,* eine Hautkrankheit, die durch die *Krätzmilbe (Acarus scabiei)* verursacht wird. Dieser Parasit, ein winziger Vertreter der Spinnengattung, ruft kleine Blasen und Knötchen an der Haut hervor, besonders in der zarten Haut zwischen den Fingern, an den Handgelenken und am Nabel. Die weibliche Milbe, die knapp einen halben Millimeter groß ist, bohrt einen Gang durch die Haut und legt

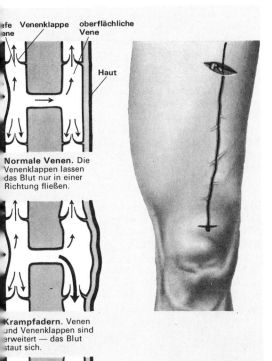

Normale Venen. Die Venenklappen lassen das Blut nur in einer Richtung fließen.

Krampfadern. Venen und Venenklappen sind erweitert — das Blut staut sich.

Krampfaderverödung. Die Venenwandungen verwachsen — das Blut zirkuliert.

Krampfadern

Das Blut wird u. a. durch die Tätigkeit der Muskeln zum Herzen zurückgepreßt, wobei die Venenklappen ein Rückwärtsfließen des Blutes verhindern. Wenn die oberflächlichen Beinvenen stark angeschwollen und erweitert sind (mittlere Abb.), spricht man von Krampfadern. Abb. oben zeigt eine Operationsmethode: eine Metallsonde wird in die erweiterte Vene eingeführt und fest mit dieser verbunden, so daß das ganze Venenstück herausgezogen werden kann.

dort ihre Eier ab, die sich zu Larven entwickeln. Die Milbengänge jucken stark, insbesondere nachts in der Wärme des Bettes, wenn die Milbe aktiv wird. Die Krankheit wird gewöhnlich dadurch übertragen, daß das Bett mit einer infizierten Person geteilt wird oder daß die Bettwäsche infiziert ist. Manche Tiere, z. B. Hühner, Tauben und Katzen, haben andere Arten von Krätzmilben, die gelegentlich auch den Menschen befallen. Die ↗ Parasiten können durch Salben schnell beseitigt werden; doch dauert es gewöhnlich etwas länger, bis der durch Kratzen entstandene Hautausschlag völlig abgeklungen ist.

Krampfadern, *Varizen*, pathologische Veränderungen der Venen, d. h. der Blutgefäße, die das Blut zum Herzen hinführen. Diese Veränderungen können auch an den Blutgefäßen der Speiseröhre als *Ösophagusvarizen*, am After als *Hämorrhoiden* und im Hodensack als *Krampfaderbruch* auftreten.

Krampfadern können entstehen infolge anlagebedingter Bindegewebsschwäche, Überbelastung durch Stehen oder durch Übergewicht, vermutlich auch durch Kältestauung bei zu dünner Beinkleidung (Damenstrümpfe) an kalten Tagen. Dieses Leiden ist besonders häufig bei Frauen; als Grund hierfür kann auch eine besondere Belastung der Beingefäße während der Schwangerschaft angesehen werden. Bei Menschen, die berufsbedingt viel stehen müssen, kann es in gewissem Sinne als Berufskrankheit angesehen werden.

Beim Stehen lastet der Druck der Blutsäule bis zum Herzen auf den Beinvenen. Die oberflächlichen Beinvenen können dabei manchmal diesem Druck nicht standhalten. Die tiefen Venen sind dagegen von Muskeln umgeben, die bei der Muskeltätigkeit das Blut wieder nach oben pressen. Normalerweise wird das Venenblut durch die Venenklappen am Rückwärtsfließen gehindert. Wenn die oberflächlichen Venen aber einem zu großen Druck ausgesetzt sind, schwellen sie an und erweitern sich. Die Venenklappen schließen dann nicht mehr dicht. Man kann diese erweiterten Venen als bläuliche Knoten an der Innen- und Rückseite des Unter- und Oberschenkels erkennen. Sie verursachen krampfartige Schmerzen, Schweregefühl, Schwellungen und Ödeme an den Beinen. Die verminderte Blutzirkulation führt oft zu Ekzemen und schlecht heilenden Unterschenkelgeschwüren. In manchen Fällen kann auch, z. B. nach einer Operation, einem Knochenbruch usw., eine tiefe Beinvene durch ein Blutgerinnsel *(Thrombus)*, blockiert werden *(Thrombose)* und zu tiefen Krampfadern führen. Oberflächliche Thrombosen können ihren Ursprung in einer Venenentzündung haben *(Thrombophlebitis)*.

Die *Krampfaderbehandlung* richtet sich nach dem Grad der Schädigung. In leichten Fällen können die erweiterten Venen durch Gummistrümpfe oder elastische Binden gestützt werden. Bei der *Krampfaderverödung* werden Kochsalz- oder Glukoselösungen in die Vene injiziert. Hierbei wird eine Entzündung der Venenwandungen hervorgerufen, so daß diese verkleben und bindegewebig verwachsen. Die chirurgische Entfernung der Krampfadern wird heute immer häufiger ausgeführt. Ziel der Operation ist hierbei die Trennung der erkrankten oberflächlichen Venen von den tiefen Venen. Bei der *oberen Ligatur* isoliert man die oberflächliche Vene bis zur Leiste, wo sie unmittelbar unterhalb ihrer Einmündung in die tiefe Beckenvene unterbunden wird. Die *untere Ligatur* stellt die entsprechende Operation in der Höhe des Knies dar. Bei einer radikaleren Operationsmethode wird die ganze oberflächliche Vene mit Hilfe einer langen Metallsonde entfernt, die von einem oberen Hautschnitt aus durch das gesamte zu entfernende Venenstück vorgeschoben und an einem unteren Hautschnitt fest mit der durchgeschnittenen Vene zusammengebunden wird; das ganze Venenstück wird sodann herausgezogen. Bei einer weiteren Operationstechnik werden auch die Verbindungen zwischen tiefen und oberflächlichen Venen durchtrennt.

Der Kranke kann durch eigenes Zutun den Behandlungsverlauf günstig beeinflussen. Körperliche Bewegung fördert die Blutzirkulation; alle Arbeiten sollten möglichst im Sitzen ausgeführt werden. Ein Hochlagern der Beine beim Schlafen oder Ausruhen kann ebenfalls von Nutzen sein. Krampfadern sind ein weitverbreitetes Leiden; durch bessere Arbeitsbedingungen, die Einschränkung stehender Beschäftigungsweisen, durch Ausgleichssport, insbesondere Schwimmen und Gefäßtraining, durch wechselnde warme und kalte Duschen kann ihr Auftreten jedoch verhindert werden.

Vergleiche auch: Herz, Rektale Erkrankungen.

Krankengymnastik, die Behandlung von kranken und körperbehinderten Personen durch Übungen, Massage und physikalische Methoden. Der Beruf der *Heilgymnastin* wurde zuerst in Schweden eingeführt; im Jahre 1900 wurde auch in Deutschland die erste Schule für Krankengymnastinnen geschaffen. Die Krankengymnastik bedient sich im Gegensatz zur allgemeinen Gymnastik spezieller und jeweils gezielter Übungen als Heilmaßnahmen; sie findet vor allem in der Chirurgie, Orthopädie, Frauenheilkunde, Kinderheilkunde und Neurologie, aber auch in der Inneren Medizin und Psychiatrie Anwendung.

Die *krankengymnastische Behandlung* wird vom Arzt in der Klinik oder Praxis verordnet und umfaßt aktive Übungen und passive Bewegungen in Einzel- und Gruppengymnastik, verschiedenste Techniken der Massage, hydrotherapeutische Maßnahmen, wie Bewegungsübungen im Schwimmbecken und Unterwassermassagen. Zur krankengymnastischen Behandlung gehören außerdem die Elektrotherapie, Maßnahmen der Wärmebehandlung (Heizkasten, Bäder, Packungen) und der Kältebehandlung (u. a. Wassertreten nach Kneipp). Die Behandlung hat die Erhaltung, Wiederherstellung oder Besserung der Funktionstüchtigkeit einzelner Körperteile oder des ganzen Körpers zum Ziel. Bei akutem und chronischem Gelenkrheumatismus wird z. B. durch rechtzeitig eingeleitete krankengymnastische Behandlung das Auftreten von Gelenksteife verhindert, das Ausmaß der Bewegungseinschränkung verringert und die Muskelkraft erkrankter Gliedmaßen wieder gestärkt. Nach der Heilung von Knochenbrüchen und Verrenkungen werden die während der Ruhigstellung im Gips geschwächten Muskeln wieder gekräftigt und die verkürzten Muskeln, Sehnen und Bindegewebe bis zur normalen Beweglichkeit gedehnt. Andere Indikationen sind z. B. in der Orthopädie Haltungsschwäche und Haltungsfehler, Verkrümmungen der Wirbelsäule, Deformitäten von Arm und Bein, Gelenkversteifungen und die Zustände nach spinaler Kinderlähmung (Poliomyelitis), in der Neurologie die Lähmungen nach verschiedensten Erkrankungen und Verletzungen des Zentralnervensystems und der peripheren Nerven, in der Frauenheilkunde z. B. die Schwangerschafts- und Wochenbettgymnastik. Bei verschiedenen inneren Erkrankungen werden Bindegewebsmassagen und Übungsbehandlungen zur allgemeinen Kräftigung des Körpers angewandt. Auch bei der Rachitis und bei der Rehabilitation, besonders nach Querschnittslähmungen und Amputationen und nach Herzinfarkt, hat die Krankengymnastik große Bedeutung.

Krankheitsverlauf. Man unterscheidet als wesentliche Formen den *akuten* und den *chronischen Krankheitsverlauf*. Eine akute Erkrankung ist gekennzeichnet durch plötzliches Auftreten, deutliche und heftige Symptome sowie — zumeist — rasches Abklingen. Das Stadium unmittelbar nach einer akuten Krankheitsphase wird als *Rekonvaleszenz* bezeichnet; der *Rekonvaleszent* leidet während dieser Zeit häufig noch unter bestimmten Nachwirkungen der Krankheit, insbesondere Erschöpfung. Die Wiederkehr einer akuten Erkrankung heißt in der medizinischen Fachsprache *Rezidiv (Rückfall)*.

Chronisch ist eine Krankheit dann, wenn sie dauerhaft ist oder sehr langsam verläuft — auch dann, wenn die Symptome durch bestimmte Behandlungsformen unter Kontrolle gebracht werden können. Wenn die Erscheinungen einer chronischen Erkrankung vorübergehend ohne Behandlung zurückgehen, spricht man von einer *Spontanremission*. Solche Remissionen sind z. B. bei der multiplen Sklerose sehr häufig. Das Übertreten vom chronischen Verlauf in eine akute Krankheitsphase wird als *Exazerbation* bezeichnet. Eine ständige Verschlechterung des Gesundheitszustandes ist typisch für einen *progressiven* oder *progredienten* Krankheitsverlauf, während ein gleichbleibendes Krankheitsbild charakteristisch ist für einen *stationären* Verlauf.

Aus einer akuten kann sich mit der Zeit eine chronische Krankheit entwickeln. Gelegentlich treten Grenzfälle auf, sogenannte *subakute* oder *subchronische* Krankheitszustände.

Krebs, Bezeichnung für sämtliche Formen bösartigen Tumorwachstums. Der Begriff schließt ein: die *Karzinome,* die immer von Epithelzellen ausgehen, die *Sarkome,* deren Muttergewebe das Bindegewebe ist, sowie weitere Krebsformen, die aus Nerven- und anderen Gewebsformen hervorgehen. Der Begriff „Tumor" hat eine umfassendere Bedeutung; er bezeichnet alle Formen krankhafter Neubildung von Gewebe ohne näheren Hinweis auf Herkunft und bösartigen *(maligne Tumoren)* oder gutartigen *(benigne Tumoren)* Charakter.

KREBS I

Zu einer abnormen Neubildung von Zellen kann es in nahezu sämtlichen Körpergeweben kommen. Eine solche Anhäufung wildwuchernder Zellen wird als *Tumor* bezeichnet. Ein gutartiger (benigner) Tumor ist von einer Kapsel umschlossen und führt — von wenigen Ausnahmen abgesehen — nicht zu ernsten Gesundheitsschäden. Maligne Tumoren, die sog. Krebsgeschwülste, wuchern dagegen schnell und ungeordnet in das umgebende Gewebe vor und sind lebensgefährlich, wenn keine Behandlung erfolgt. Lungenkrebs z. B. ist ein besonders bösartiger Geschwulsttyp.

Hilfsmittel zur Sicherung der Verdachtsdiagnose »Lungenkrebs« sind u. a. die *Bronchoskopie* (direkte optische Untersuchung der Bronchienschleimhaut mittels eines in die oberen Luftwege eingeführten Instruments mit eingebauter Beleuchtung), mikroskopische Untersuchung von Sputumzellen und nicht zuletzt die Röntgenuntersuchung. Abb. unten links: Lungenbronchus mit Tumorgewebe; unten rechts: Krebszellen im Sputumpräparat. Abb. rechts zeigt eine Röntgenaufnahme der rechten Lunge mit Tumor im rechten Oberfeld.

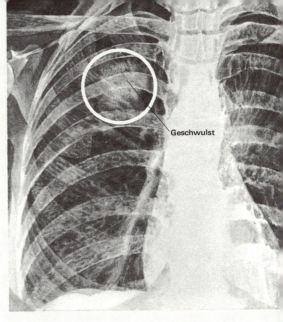
Geschwulst

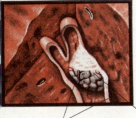
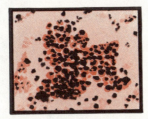

Bronchienwand — Tumor

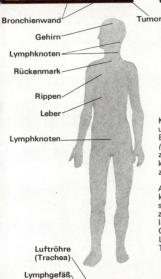

Gehirn — Lymphknoten — Rückenmark — Rippen — Leber — Lymphknoten

Krebszellen können über Lymphe und Blut ausgesät werden und die Bildung von *Tochtergeschwülsten (Metastasen)* bewirken. Abb. links zeigt die am häufigsten von Lungenkrebsmetastasen befallenen Körperzonen.

Abb. unten: die wichtigsten Lymphknoten der Lunge. Wenn die Geschwulst, wie in der Darstellung, z. B. im rechten oberen Lungenlappen lokalisiert ist, besteht die Gefahr einer Ausbreitung zu den Lymphknoten an Lungenpforte und Trachea.

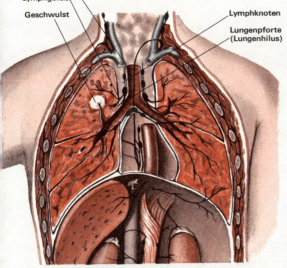

Luftröhre (Trachea) — Lymphgefäß — Geschwulst — Lymphknoten — Lungenpforte (Lungenhilus)

Der Röntgenbefund ist nicht immer zuverlässig. Gelegentlich sind Tumoren auf Röntgenaufnahmen nicht erkennbar.

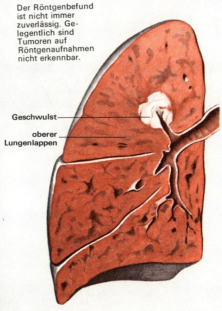

Geschwulst — oberer Lungenlappen

Operation

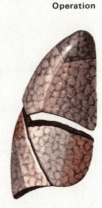

Wenn das Geschwulstwachstum noch auf einen bestimmten Bezirk beschränkt ist, kann der Prozeß durch chirurgischen Eingriff gestoppt werden. Deshalb ist ärztliche Behandlung zum frühestmöglichen Zeitpunkt erforderlich. Tumorwachstum beginnt jedoch in den meisten Fällen schleichend, deshalb ist eine Früherkennung schwierig. In den abgebildeten Fällen war eine Frühdiagnose möglich. Deshalb konnte rechtzeitig der ganze obere Lungenlappen entfernt werden (oben und rechts). In vielen Fällen muß eine Lungenhälfte ganz entfernt werden.

KREBS II

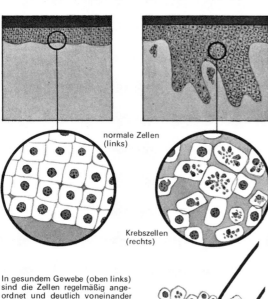

normale Zellen (links)

Krebszellen (rechts)

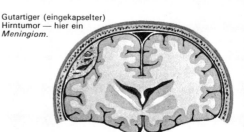

Gutartiger (eingekapselter) Hirntumor — hier ein *Meningiom*.

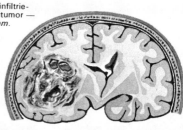

Bösartiger (infiltrierender) Hirntumor — hier ein *Gliom*.

In gesundem Gewebe (oben links) sind die Zellen regelmäßig angeordnet und deutlich voneinander abgegrenzt. Sie teilen sich nur in beschränktem Maße. Es kann aber eine plötzliche Veränderung eintreten mit chaotischer, rascher Neubildung von Zellen, die wuchernd in das umgebende Gewebe hineinwachsen (oben rechts): Es entwickelt sich ein Tumor (in diesem Fall handelt es sich um Hautkrebs).

Abb. rechts zeigt Krebszellen, die in ein Blutgefäß einbrechen.

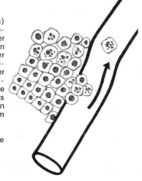

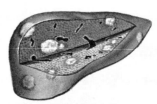

Sekundärtumoren *(Metastasen)* können sich fast überall im Körper bilden, am häufigsten treten sie jedoch in den Lymphknoten und in der Leber auf. Abb. links: Tochtergeschwulst in einem Wirbel; unten: Lebereinschnitt mit mehreren runden Metastasen.

Viele Tumorarten sprechen auf Strahlenbehandlung an. Abb. unten zeigt eine *Kobaltkanone* (↗ Strahlentherapie).

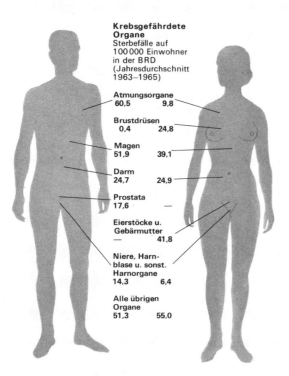

Krebsgefährdete Organe
Sterbefälle auf 100 000 Einwohner in der BRD (Jahresdurchschnitt 1963–1965)

Organ	Männer	Frauen
Atmungsorgane	60,5	9,8
Brustdrüsen	0,4	24,8
Magen	51,9	39,1
Darm	24,7	24,9
Prostata	17,6	—
Eierstöcke u. Gebärmutter	—	41,8
Niere, Harnblase u. sonst. Harnorgane	14,3	6,4
Alle übrigen Organe	51,3	55,0

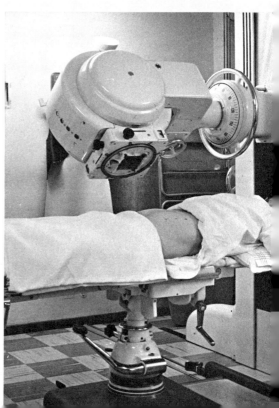

Gesundes Körpergewebe besteht aus untereinander gleichartigen und regelmäßig angeordneten Zellen, die sich in einem relativ langsamen, gleichbleibenden Rhythmus mitotisch teilen und die eine ganz bestimmte, „soziale" Funktion im Hinblick auf das Körperganze erfüllen. *Krebsgewebe* dagegen besteht aus einer ungeordneten Masse „primitiver", „asozialer" Zellen verschiedener Größe und Form, die keine sinnvolle Funktion erfüllen. Diese Zellen teilen sich rasch und ungeregelt und bilden eine schnellwachsende Geschwulst, die mit wuchernden Ausläufern in das Nachbargewebe vordringt (daher die Bezeichnung Krebs bzw. im angelsächsischen Sprachraum *Cancer*). Dieses *infiltrierende Wachstum* erklärt die Tatsache, daß eine radikale chirurgische Entfernung bösartiger Tumoren meist viel schwerer gelingt als bei den gutartigen, abgekapselten Geschwulstarten.

Ein bösartiger Tumor bewirkt darüber hinaus häufig nach Verschleppung von Zellen der *Primärgeschwulst* an eine andere Stelle des Körpers die Bildung von *Sekundärtumoren*, die *Metastasen*. Bei den Karzinomen erfolgt eine Aussaat der Geschwulstzellen häufig über die Lymphgefäße der umliegenden Gewebe. Nach Überwindung der Lymphknotenbarriere können sie u. U. sogar in den Blutstrom übertreten. In diesem Fall steht ihnen der Weg zu sämtlichen Organen des Körpers offen — zu Lunge, Leber, Gehirn, Knochenmark, Haut usw. Nach Festsetzen in einem Organ (oftmals entscheidet darüber eine besondere Affinität dieser Geschwulstzellen zu bestimmten Geweben) wachsen sich diese einzelnen Tumorzellen zu Zellkolonien und schließlich zu Tochtergeschwülsten aus, die dieselben Eigenschaften besitzen wie der Primärtumor, oftmals jedoch wesentlich größer werden als dieser. Es gibt auch maligne Tumoren, die direkt in das Venensystem einwuchern. Die bösartigen Zellen können dabei vom Blut aufgenommen und in entfernter liegende Organe verschleppt werden.

Der enorme Nahrungsbedarf einer wachsenden Krebsgeschwulst wird auf Kosten der übrigen Körperzellen vom Blut gedeckt. Abmagerung und die Entwicklung einer Anämie sind deshalb typische Symptome eines fortgeschrittenen Krebswachstums. Da in der Regel das Blutgefäßsystem im bösartigen Tumor ungenügend ausgebildet ist, kommt es häufig zum Zerfall der Zellen im Tumorzentrum. Man nimmt an, daß bei diesem Vorgang toxische Substanzen frei werden, die den Körper vergiften und infolgedessen den Allgemeinzustand verschlechtern *(Kachexie)*. Darüber hinaus sind die Blutgefäße in malignen Geschwülsten oft sehr leicht zerbrechlich, was eine starke Blutungsbereitschaft dieser Gefäße zur Folge hat. Blutungen sind deshalb ein charakteristisches klinisches Anzeichen für Krebswachstum. Schmerzen treten im Frühstadium relativ selten auf, sie beginnen erst dann, wenn der wachsende Tumor auf umliegendes Nervengewebe drückt. Aufgrund des raumverdrängenden Wachstums kann eine unbehandelte Krebsgeschwulst die Funktion lebenswichtiger benachbarter Organe beeinträchtigen. Diese Störung vitaler Vorgänge im Organismus ist, zusammen mit der toxischen Wirkung des Zellzerfalls im Tumor, die eigentliche Todesursache bei Krebs.

Es ist nicht bekannt, warum anscheinend gesunde Zellen plötzlich entarten und sich in ungezügelt wachsende Krebszellen verwandeln. Krebsbildung als solche scheint *nicht* erblich zu sein, obwohl es Familien mit einer überdurchschnittlichen Häufung bestimmter bösartiger Tumortypen gibt. Eine der zahllosen Theorien über die Entstehung bösartigen Zellwachstums besagt, daß eine besondere individuelle Bereitschaft in Verbindung mit bestimmten exogenen Noxen verantwortlich für den Krebs sei.

Unter den *exogenen Noxen* (schädigende Einflüsse von außen) spielen wohl chronische Reizeinwirkungen (mechanische, chemische, entzündliche oder durch Strahlen bedingte Dauerreize) die größte Rolle bei der Entwicklung autonomen Geschwulstwachstums. Einatmen von Zigarettenrauch oder von Luft, die mit Teerbestandteilen angereichert ist, können zu einer chronischen Reizung der Schleimhaut der Atemwege führen, die wiederum die Entstehung von *Lungenkrebs* begünstigt. Tabakrauch und Teer enthalten *karzinogene Stoffe*, z. B. das Benzpyren, mit deren Hilfe (durch Hautpinselung z. B.) an Versuchstieren bösartiges Tumorwachstum experimentell erzeugt werden kann. Man verfügt heute über den statistischen Nachweis, daß Tabakteer karzinogen wirkt. Zigarettenrauchen erhöht offensichtlich besonders in Verbindung mit dem Inhalieren des Rauches das Risiko einer Krebsentstehung, da die Epithelzellen der Bronchialschleimhaut um ein Vielfaches empfindlicher gegen karzinogene Stoffe sind als die Plattenepithelzellen der Mundschleimhaut. Bösartiges Tumorwachstum kann auch durch Röntgen- und Radiumstrahlen sowie durch die Ultraviolettstrahlung im Sonnenlicht verursacht werden. *Hautkrebs* z. B. wird deshalb nicht selten bei Menschen beobachtet, die sich viel im Freien aufhalten (Seeleute, Bauern usw.). Anderseits scheinen Verletzungen, Quetschungen und Schläge keine direkt krebserzeugende Wirkung zu haben; es konnte auch nicht bewiesen werden, daß maligne Tumoren durch irgendeine spezielle Ernährungsweise erzeugt oder verhindert werden können.

Außer den genannten äußeren Einflüssen gibt es auch *endogene Faktoren*, die ebenfalls bösartige Zellwucherung fördern, nicht aber auslösen können. Zum Beispiel spielt das männliche Sexualhormon bei der Entstehung des *Prostatakarzinoms* nachweislich eine Rolle; da es jedoch im Organismus des gesunden Mannes in großen Mengen vorhanden ist, müssen offensichtlich noch weitere Faktoren bei einer malignen Entartung mitwirken.

Für die offensichtliche Zunahme der Krebshäufigkeit gibt es mehrere Erklärungen. Eine große Bedeutung mißt man u. a. der Tatsache bei, daß sich die durchschnittliche Lebenserwartung im Laufe der vergangenen Jahrzehnte beträchtlich erhöht hat. Obwohl maligne Tumoren in sämtlichen Altersstufen auftreten können (das Sarkom z. B. ist unter jungen Menschen besonders häufig), ist der Krebs vorwiegend eine Erkrankung des mittleren und höheren Lebensalters. Die Jahre zwischen 50 und 60 werden oft als *das Krebsalter* bezeichnet. Im Grunde handelt es sich aber nur um eine scheinbare Zunahme der Krebshäufigkeit infolge der erhöhten Lebenserwartung und der Zunahme der Zahl älterer Personen im gefährdeten Alter, ebenso dank der verbesserten diagnostischen Möglichkeiten und der häufigeren Aufdeckung von Krebserkrankungen. Eine echte Zunahme wird lediglich beim Lungenkrebs beobachtet, der überwiegend dem gestiegenen Zigarettenverbrauch zugeschrieben werden muß, während die Zunahme der Luftverschmutzung durch Industrie und Verkehr nach statistischen Untersuchungen wenig Einfluß hat. Es ist nicht geklärt, warum ältere Menschen häufiger als junge an Krebs erkranken, möglicherweise spielen hierbei die zunehmende Zelldegeneration im älteren Organismus mit einer entsprechend erhöhten Anfälligkeit gegenüber exogenen Reizeinflüssen sowie die jahrelange, summierende Einwirkung verschiedenster Reize eine gewisse Rolle.

Krebswachstum beginnt schleichend mit meist leichten, unspezifischen Symptomen. Heutzutage ist die Chance einer Früherkennung maligner Tumoren relativ groß. Von einer bestimmten kritischen Altersstufe an sind deshalb regelmäßige Vorsorgeuntersuchungen ratsam. Zur Sicherung der Verdachtsdiagnose auf Krebs kann eine *Biopsie* durchgeführt werden. Dabei wird eine kleine Gewebsmenge aus dem verdächtigen Gewächs mittels Probeexzision entnommen und mikroskopisch auf das etwaige Vorhandensein von Krebszellen untersucht. Ein Verdacht auf *Uteruskarzinom* wird z. B. mit Hilfe des *Papanicolaou-Abstrichtests* geklärt: ein Zellabstrich aus dem Uterus wird auf einem Objektträger ausgestrichen, eingefärbt und anschließend mikroskopisch untersucht. Todesfälle infolge ↗ Gebärmutterkrebs könnten bedeutend weniger vorkommen, wenn jede Frau über 30 mindestens einmal jährlich einen solchen wenig aufwendigen und belastenden Zellabstrichtest durchführen ließe. Auch die Röntgenuntersuchung ist ein wichtiges diagnostisches Hilfsmittel bei Krebsverdacht. In jüngster Zeit werden bei der Tumordiagnostik in zunehmendem Maße Radioisotope verwendet. In manchen Fällen ergeben sich aber auch aufgrund einer einfachen Durchuntersuchung genügend Hinweise zur Sicherung der Krebsdiagnose. Vorsorgeuntersuchungen für Frauen (Brustkrebs, Uteruskarzinom) und Männer (Prostatakarzinom) werden oft von den Versicherungsträgern kostenfrei ermöglicht.

Krebs kann entweder durch chirurgischen Eingriff, mittels Röntgen- oder Radiumbestrahlung oder in manchen Fällen medikamentös behandelt werden. Die besten Heilerfolge werden erzielt, wenn der gesamte Primärtumor radikal operativ entfernt wird, und zwar bevor es zu einer Metastasierung kommt. In vielen Fällen kann jedoch auch eine Strahlentherapie erfolgreich sein, selbst wenn eine Metastasierung bereits eingetreten ist oder sich das Wachstum auf andere Organe ausgebreitet hat.

Bei der Operation ist man bemüht, krankhaftes Gewebe restlos, möglichst zusammen mit den benachbarten Lymphknoten, zu beseitigen. Beim *Mammakarzinom* beispielsweise ist es oft erforderlich, gleichzeitig mit der befallenen Brust die axillären Lymphknoten auszuräumen; ebenso werden beim *Lungenkrebs* nicht nur das eigentliche Lungengewebe, sondern auch die der Luftröhre nahegelegenen Lymphknoten operativ entfernt.

Die heute in der Krebstherapie gebräuchlichen Medikamente wirken zum Großteil hemmend auf das Zellwachstum *(Zytostatika)* oder auf den Zellstoffwechsel *(Antimetaboliten)*. Sie üben jedoch leider auch auf die normalen Zellen eine stark schädigende Wirkung aus. Deshalb ist größte Vorsicht bei ihrer Anwendung geboten, damit schwerere Nebenwirkungen, wie z. B. eine Knochenmarksschädigung, vermieden werden können. Die Gefahr schädigender Nebenwirkungen wird u. a. dadurch verringert, daß die betreffende Substanz direkt in die das Krebsgewebe versorgende Arterie injiziert und der venöse Blutstrom vom Tumor zum Körper gestaut wird. Diese als *Regionalperfusion* bezeichnete Methode ermöglicht eine selektive Ansammlung des zytostatischen Präparats in der Geschwulstzone; nur eine geringfügige Menge der Substanz gelangt in den übrigen Organismus. Nebenwirkungen lassen sich auch bis zu einem gewissen Grad mit Hilfe von Antitoxinen vermeiden. Außerdem können bei der Behandlung bestimmter Tumoren radioaktive Substanzen verwendet werden, die sich ausschließlich im Tumorbezirk konzentrieren und die maligne Geschwulst selektiv durch ihre Strahlungsenergie zerstören.

Als wichtigste Alarmzeichen für möglicherweise bösartiges Wachstum gelten:
1. jede nichtheilende Wundstelle, besonders an Zunge, Lippe oder in der Umgebung des Mundes;
2. jede schmerzlose Schwellung oder Verdickung, besonders bei Lokalisation in einer Brust, auf Lippe oder Zunge;
3. jede unregelmäßig bzw. außer der Regel auftretende gynäkologische Blutung;
4. jede fortschreitende Veränderung in Farbe, Form oder Größe an Warzen oder Leberflecken;
5. langanhaltende Verdauungsstörungen oder Schluckbeschwerden;
6. chronischer Husten oder Heiserkeit;
7. Auffällige Veränderungen bei der Entleerung von Darm oder Blase (z. B. bei Prostata- oder Darmkrebs).

Wenn irgendeines dieser Symptome — die allerdings auch Begleiterscheinungen anderer Krankheiten sein können — länger als zwei Wochen andauert, sollte der Arzt informiert werden.

Vergleiche auch: Angiom, Augentumoren, Brustkrebs, Endokrine Drüsen, Hauttumoren, Lungenkrebs, Magenkrebs, Ovarialtumoren, Prostata-Erkrankungen, Strahlentherapie, Tumor.

Kropf, *Struma,* Vergrößerung der Schilddrüse und dadurch bedingte Schwellung des Halses. Der Zustand tritt bei verschiedenen Störungen der Drüse auf. Die Vergrößerung kann die gesamte Drüse oder auch nur einen Teil bzw. nur einen einzigen Lappen auf einer Seite betreffen. Die Drüse kann sich derart vergrößern, daß Teile des Kropfes bis in die Brusthöhle hinunterragen *(intrathorakaler Kropf).* In diesem Fall kann die Funktion der Organe des Brustraums zwangsläufig behindert werden. Wenn sich dieser Druck auf die Luftröhre auswirkt, kann es zu einer Erschwerung der Atmung kommen.
Vergleiche auch: Schilddrüsenerkrankungen, Thyreotoxikose; ▣ Endokrine Drüsen, Haut II.

Krupp, *Croup,* Bildung eines grauweißlichen Belages auf der angeschwollenen Schleimhaut des Rachenraumes, die eine Verengung der oberen Luftröhre und unter Umständen Erstickung verursacht. Man unterscheidet den *echten* oder *diphtherischen Krupp* und den *Pseudokrupp.* Beim echten Krupp handelt es sich um eine Entzündung des Rachenraumes mit Kehlkopfbeteiligung und mit Bildung einer Pseudomembran auf den Schleimhäuten der Atemwege, besonders des Kehlkopfes, der Trachea und Bronchien. Die Folge sind Heiserkeit, bellender Husten und Atembehinderung bis zur Erstickung. Das Krankheitsbild entwickelte sich früher häufig als Komplikation bei Diphtherie, insbesondere *Kehlkopfdiphtherie.* Mit dem Rückgang dieser Erkrankung wurde auch der diphtherische Krupp immer seltener.

Der Pseudokrupp kommt nur bei Kindern (namentlich rachitischen Kindern) vor und äußert sich durch krampfartige Kontraktionen der Kehlkopfmuskulatur und pfeifende Geräusche beim Einatmen.

Kryptorchismus, eine entwicklungsgeschichtliche Störung des *Descensus testis (Deszensus* oder *Hodenabstieg)* im Fetalstadium: der Hoden bleibt im Bauchraum oder im Leistenkanal liegen. Normalerweise entwickeln sich die Keimdrüsen in der Bauchhöhle und wandern während des Fetalstadiums allmählich herab in den Leistenkanal. Bei der Geburt ist im Normalfall der Hodenabstieg in das *Skrotum (Hodensack)* vollendet. Verbleibt ein Hoden über die Pubertät hinaus im Leistenkanal oder Bauchraum, so tritt eine Entwicklungshemmung ein; der Hoden wird funktionsuntüchtig für die *Spermiogenese (Samenzellbildung).* Im wesentlichen liegt dies an der Tatsache, daß die Temperatur im Bauchraum für die Spermiogenese etwas zu hoch ist. Deshalb hat *beidseitiger Kryptorchismus* (unvollständiger Deszensus beider Hoden) Unfruchtbarkeit zur Folge. Das gilt jedoch nicht für den wesentlich häufigeren *einseitigen Kryptorchismus,* bei dem nur ein Hoden ins Skrotum gelangt und voll funktionsfähig ist.

Die Entwicklungshemmung beim Kryptorchismus betrifft lediglich die Bildung der Samenzellen. Die für die Produktion der Sexualhormone zuständigen Zellen funktionieren normal, selbst beim beidseitigen Kryptorchismus; entsprechend normal ausgebildet sind auch die sekundären Geschlechtsmerkmale (z. B. Behaarung), Libido und Potenz. Nicht selten kommt es zu einem verspäteten Hodenabstieg während der Pubertät. In den meisten Fällen ist eine operative Verlagerung der Hoden in den Hodensack möglich; jedoch hat die Praxis erwiesen, daß auch in einem operativ verlagerten Hoden sehr oft keine physiologische Spermiogenese stattfindet. Zunächst wird man den Versuch unternehmen, den Deszensus nicht durch Operation, sondern durch eine Kur mit Hormonen des Vorderlappens der Hypophyse zu erreichen.
Vergleiche auch: Geschlechtsorgane, Sterilität.

Künstliche Atmung bezeichnet entweder die Unterstützung flacher Atmung *(assistierte Atmung)* oder die Aufrechterhaltung der Atmung durch Beatmung *(kontrollierte Atmung).* Beim Einatmen *(Inspiration)* wird Sauerstoff in die Lungen und von dort auf dem Blutweg in sämtliche Körperteile transportiert; beim Ausatmen *(Exspiration)* wird Kohlendioxid aus dem Körper ausgeschieden. Dieser Gasaustausch ist lebenswichtig. Wenn die Atmung plötzlich aussetzt, verarmt das Blut an Sauerstoff, gleichzeitig sammelt sich zuviel Kohlendioxid im Blut an, und in drei bis vier Minuten können irreversible Schäden an den Hirnzellen auftreten.

Atemstillstand oder *Atemhemmung* können auf die verschiedensten Ursachen zurückgehen, am häufigsten ist eine Verlegung der Atemwege. Die Muskeln eines Bewußtlosen z. B. sind so entspannt, daß seine Zunge nach hinten in den Rachen fallen kann, wenn er auf dem Rücken liegt. Infolgedessen kann er weder durch den Mund noch durch die Nase atmen. Wenn Fremdkörper eingeatmet oder über die Luftwege eingesaugt werden, kann es zu einer lebensbedrohlichen Versperrung der Atemwege kommen. Eine solche Möglichkeit ist nicht nur bei Bewußtlosen gegeben, auch Menschen im Vollbesitz ihres Bewußtseins können sich z. B. beim Essen „verschlucken" und in Erstickungsgefahr geraten. Entzündungen der Bronchialschleimhaut können eine partielle Einengung der Atemwege zur Folge haben, z. B. beim *Pseudokrupp,* einer schweren entzündlichen Erkrankung der Luftröhre unterhalb des Kehlkopfs. In solchen Fällen sollte unverzüglich ein Arzt gerufen werden. Die Atmung kann auch im Rahmen einer Lungenerkrankung (einer

KÜNSTLICHE ATMUNG

Bei einer bewußtlosen Person fällt der Unterkiefer infolge Erschlaffung der Kiefermuskulatur herunter, die Zunge rutscht gegen die Rückwand des Rachens; dadurch wird der Atemweg verlegt (unten, A). Zunächst muß rasch der Mund des Patienten mit den Fingern gereinigt werden, dann wird der Kopf soweit wie möglich zurückgebogen, damit die künstlich zugeführte Luft leicht zur Lunge gelangen kann (B). Jetzt erst erfolgt die eigentliche künstliche Beatmung:

Mund-zu-Mund-Beatmung

Inspiration (1). Der Beatmer stützt mit einer Hand das Genick des Bewußtlosen, mit der anderen drückt er dessen Stirn nach hinten und hält seine Nase zu; dann preßt er seinen Mund auf den Mund des Patienten und bläst Luft in dessen Lunge. Dabei muß er darauf achten, daß sich der Brustkorb hebt. Bei der Beatmung kleiner Kinder umschließt der Mund des Beatmers gleichzeitig Mund und Nase des Kindes.

Exspiration (2). Wenn der Beatmer den Patienten freigibt, zieht sich dessen Brustkorb passiv als elastisches Organ zusammen. Dadurch wird die Luft aus seiner Lunge gedrückt.

Eine **Tracheotomie** (Luftröhrenschnitt) ist angezeigt, wenn der Atemweg oberhalb des Kehlkopfes versperrt ist, oder wenn künstliche Beatmung über einen längeren Zeitraum erforderlich ist. Ein gebogenes Röhrchen aus Kunststoff, Gummi oder Silber, eine sog. *Trachealkanüle*, wird durch einen Einschnitt im Hals in die Luftröhre unterhalb des Kehlkopfes eingeführt (rechts).

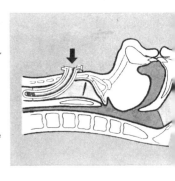

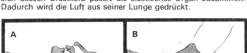

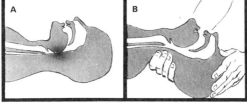

1

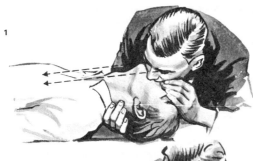

Der Beatmungsvorgang wird 12- bis 15mal pro Minute wiederholt

2

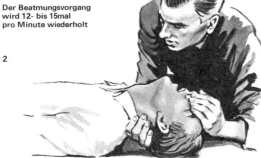

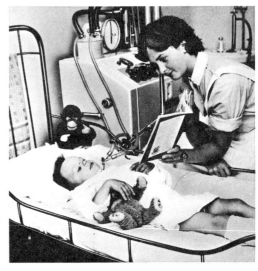

Der **Engström-Respirator** ist ein Gerät, das — auf der Einatmungs-Ausatmungs-Methode beruhend — eine physiologische Beatmung ermöglicht. Das Beatmungsgerät wird über eine Trachealkanüle oder Intratrachealröhre mit dem Patienten verbunden (unten). Im Bild oben wird ein Kind beatmet, das infolge schwersten Asthma bronchiale unfähig ist, selbständig zu atmen.

Herzstillstand. Wenn das Herz aufhört zu schlagen, setzt der Puls des Patienten aus, die Atmung ist unterbrochen, die Pupillen weiten sich. In einem solchen Fall muß unverzüglich mit Hilfe der Mund-zu-Mund-Methode beatmet werden. Gleichzeitig wird das Herz von außen komprimiert, indem das Brustbein (Sternum) etwa 60mal pro Minute 3 bis 6 cm tief eingedrückt wird (äußere Herzmassage). Auf diese Weise kann das Herz sich nicht ausdehnen (unten links), und das Blut wird in die Arterien gepreßt (unten rechts).

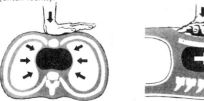

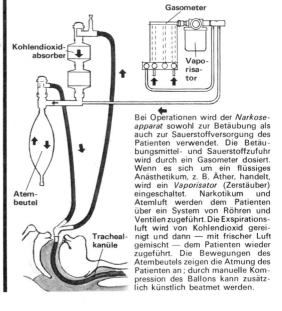

Bei Operationen wird der *Narkoseapparat* sowohl zur Betäubung als auch zur Sauerstoffversorgung des Patienten verwendet. Die Betäubungsmittel- und Sauerstoffzufuhr wird durch ein Gasometer dosiert. Wenn es sich um ein flüssiges Anästhetikum, z. B. Äther, handelt, wird ein *Vaporisator* (Zerstäuber) eingeschaltet. Narkotikum und Atemluft werden dem Patienten über ein System von Röhren und Ventilen zugeführt. Die Exspirationsluft wird von Kohlendioxid gereinigt und dann — mit frischer Luft gemischt — dem Patienten wieder zugeführt. Die Bewegungen des Atembeutels zeigen die Atmung des Patienten an; durch manuelle Kompression des Ballons kann zusätzlich künstlich beatmet werden.

Lungenentzündung beispielsweise) beeinträchtigt werden, weil diese Krankheiten häufig mit einer Störung der Gasdiffusion verbunden sind. Das gleiche gilt für *Kohlenmonoxid-Vergiftungen*, bei denen die Sauerstoff-Transportfähigkeit der Erythrozyten herabgesetzt ist. Es gibt auch Gifte, die die roten Blutkörperchen zerstören und so den Sauerstofftransport im Blut unmöglich machen. Bei Blausäurevergiftung wiederum werden die Atmungsfermente der Körperzellen angegriffen; sie sind dann nicht mehr in der Lage, den angebotenen Sauerstoff zu verarbeiten. Die Atmung kann ferner behindert werden durch Giftstoffe, die auf das Atemzentrum im Rückenmark wirken oder eine Lähmung der Atemmuskeln hervorrufen können.

Aufgabe der künstlichen Beatmung ist die Versorgung der Lungen mit Luft oder reinem Sauerstoff. Die Lunge zieht sich nach voller Ausdehnung (bei tiefem Einatmen) automatisch wieder zusammen, weil sowohl die Lunge als auch die Thoraxwand elastisch sind. Bei dieser passiven Kontraktion strömt verbrauchte Luft aus der Lunge heraus (Exspiration). Dieses Phänomen wird bei der künstlichen Atmung genutzt. Künstliche Atmung muß bei Bedarf sofort einsetzen und so lange fortgesetzt werden, bis die gewünschte Wirkung erzielt ist oder bis eine erfahrene Person die Feststellung trifft, daß weitere Bemühungen sinnlos sind. Wichtig ist, daß bei künstlicher Beatmung Luft direkt in die Lungen des Patienten insuffliert wird, alle anderen Bemühungen sind zweitrangig. Die *Mund-zu-Mund-Beatmung* hat sich in akuten Fällen besonders bewährt, weil sie sämtlichen Menschen ohne jegliche Verzögerung zugute kommen kann und weil jeder Mensch an jedem Ort in der Lage ist, mit dieser Methode Hilfe zu leisten. Außerdem kann der Beatmer selbst feststellen, ob die Luft in die Lungen des Verunglückten gelangt und entsprechend seine Beatmungstechnik einstellen. Wenn nötig, sollte der Mund des Beatmeten mit den Fingern von Fremdkörpern gereinigt werden. Dann wird sein Kopf so weit wie möglich rückwärts gebogen; diese Position wird während des ganzen Beatmungsvorgangs beibehalten; eine Hand des Beatmers liegt auf der Stirn des Patienten; mit den Fingern dieser Hand drückt er die Nasenflügel des Patienten zusammen, holt tief Luft, preßt seinen Mund fest auf dessen Mund und bläst so lange Luft in seine Lungen, bis der Brustkorb anfängt, sich zu heben (gewöhnlich beträgt die insufflierte Luftmenge das Doppelte des normalen Atemvolumens, damit ein ausreichender Gasaustausch gewährleistet ist). Dann gibt der Beatmer den Mund des Patienten frei, damit die automatische Zusammenziehung des Brustkorbs erfolgen und die verbrauchte Luft ausströmen kann. Der beschriebene Vorgang sollte 12- bis 15mal pro Minute wiederholt werden. Bei der Beatmung kleiner Kinder muß die Luft gleichzeitig durch Nase und Mund insuffliert werden, und zwar in wesentlich kleineren Mengen als bei Erwachsenen.

Beatmungsgeräte, die *Respiratoren*, werden verwendet, wenn über einen längeren Zeitraum künstlich beatmet werden muß, beispielsweise bei Atemlähmung oder während und nach bestimmten Operationen. Die meisten dieser Geräte sind auf eine automatische Versorgung der Lungen mit Atemgas angelegt. Am häufigsten wird der *Drinker-Respirator* verwendet, für den sich die Bezeichnung *eiserne Lunge* eingebürgert hat. Die eiserne Lunge ermöglicht eine regulierte, den natürlichen Atmungsvorgang nachahmende Beatmung und hat sich bis heute als die wertvollste Hilfe bei der Behandlung schwerkranker Patienten mit insuffizienter Atmung bewährt.

Um die Atemwege freizuhalten, ist in manchen Fällen ein Luftröhrenschnitt *(Tracheotomie)* notwendig. Wenn der Einschnitt erfolgt ist, führt der Chirurg ein gebogenes Röhrchen aus Silber, Kunststoff oder Gummi in die künstliche Öffnung ein. Wenn möglich, läßt man den Patienten selbst durch diese Trachealkanüle atmen, andernfalls wird sie mit einem Beatmungsgerät verbunden.

Vergleiche auch: Atmungsorgane.

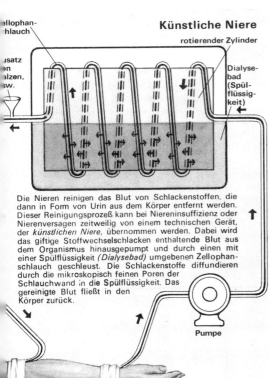

Künstliche Niere

rotierender Zylinder

Dialysebad (Spülflüssigkeit)

Pumpe

Die Nieren reinigen das Blut von Schlackenstoffen, die dann in Form von Urin aus dem Körper entfernt werden. Dieser Reinigungsprozeß kann bei Niereninsuffizienz oder Nierenversagen zeitweilig von einem technischen Gerät, der *künstlichen Niere*, übernommen werden. Dabei wird das giftige Stoffwechselschlacken enthaltende Blut aus dem Organismus hinausgepumpt und durch einen mit einer Spülflüssigkeit *(Dialysebad)* umgebenen Zellophanschlauch geschleust. Die Schlackenstoffe diffundieren durch die mikroskopisch feinen Poren der Schlauchwand in die Spülflüssigkeit. Das gereinigte Blut fließt in den Körper zurück.

Künstliche Niere, eine Apparatur, die die Nierenfunktion, d. h. die Reinigung des Blutes von Abfallprodukten und Giften, übernehmen kann *(extrakorporale Dialyse)*. Sie wird am häufigsten verwendet bei Patienten mit zeitweilig, z. B. infolge bestimmter Schockzustände oder Komplikationen bei Bluttransfusionen, herabgesetzter Nierenfunktion. Die künstliche Niere findet außerdem Verwendung bei chronischen Nierenerkrankungen und bei schweren Vergiftungen (Schlaftabletten usw.), wenn so rasch wie möglich das betreffende Gift aus dem Körper eliminiert werden muß.

Das Wirkungsprinzip der künstlichen Niere ist, daß das Blut aus einer Arterie aus dem Körper in ein schlauchförmiges Gebilde aus einer semipermeablen Membran (meist Zellophan) gepumpt wird. Der spulenförmige (oder plattenförmige) Schlauch liegt in einer lauwarmen Spülflüssigkeit, dem Dialysebad. Durch die halbdurchlässige Membran können zwar die verschiedenen Schlackenstoffe, nicht aber die Blutzellen und Proteine in die umgebende Flüssigkeit diffundieren. Als Ersatz für die aus dem Blut eliminierten Stoffe diffundieren wieder bestimmte Salze und andere wertvolle Substanzen in das Blut zurück. Das gereinigte Blut fließt über eine Vene in den Körper zurück.
Vergleiche auch: Harnorgane; Ⓑ Geschlechts- und Harnorgane III.

Kürettage, *Curettage, Auskratzung,* ein Verfahren, bei dem eine umschriebene Ansammlung von pathologischem Gewebe mit einem scharfen, löffelartigen Instrument entfernt *(ausgekratzt)* wird. Die Bezeichnung bezieht sich auf sämtliche Eingriffe dieser Art; im allgemeinen Sprachgebrauch ist damit jedoch eine Auskratzung der Gebärmutterschleimhaut gemeint. Der Eingriff kann diagnostischen Zwecken dienen oder therapeutisch notwendig sein (nach Fehlgeburt, bei unregelmäßigen Monatsblutungen usw.).

Lebensmittelvergiftung, durch Speisen verursacht, welche Bakterien, Bakteriengifte, pflanzliche oder tierische Gifte oder giftigen Fremdstoff enthalten. Bakterielle Lebensmittelvergiftungen treten besonders häufig bei warmer Witterung auf, wenn die Bedingungen für das Wachstum der Bakterien am günstigsten sind. Entweder verursachen die Bakterien selbst eine Infektion des Magen-Darm-Kanals, oder die Symptome entstehen durch Gifte, die bereits in der Speise von den Bakterien gebildet worden sind. Paratyphus und Enteritis sind Beispiele für die bakterielle Infektion, eine Wurstvergiftung ist Beispiel für die Vergiftung durch Bakterientoxin. Lebensmittelvergiftungen können auch durch Chemikalien, z. B. Insektizide, hervorgerufen werden, wenn das Gemüse z. B. zu früh nach dem Spritzen geerntet wurde. Eine weitere Ursache sind giftige Pflanzen, vor allem Pilze, oder gelegentlich auch solaninhaltige (grüne) Kartoffeln. Fischvergiftungen und Muschelvergiftungen kommen durch Körpergifte dieser Tiere zustande, meist stammt das Gift jedoch von giftigen Planktonarten, die gelegentlich massenhaft auftreten und den Tieren als Nahrung gedient haben. Die häufigsten Symptome aller Arten der Lebensmittelvergiftung sind Erbrechen, Leibschmerzen, Durchfall und Fieber.

Die *Sommerkrankheit* oder *sommerliche Darmgrippe* ist meist eine Vergiftung, die bei heißem, feuchtem Wetter auftritt und durch Eiterbakterien verursacht wird. Oft ist eine Vergiftung mit einer Infektion verbunden. In schweren Fällen können Schweißausbrüche, Kopfschmerzen und Muskelkrämpfe auftreten. Die Krankheit hat keine schwerwiegenden Folgen außer bei älteren oder an sich schon kränklichen Menschen.

Erbrechen und Durchfall bei Lebensmittelvergiftungen sollten als Abwehrreaktionen des Körpers aufgefaßt werden. Es ist deshalb falsch, zu versuchen, diese Symptome durch Medikamente zu unterdrücken. Die verlorengegangene Flüssigkeit sollte jedoch durch reichliches Trinken kompensiert werden.
Vergleiche auch: Botulismus, Paratyphus, Pilzvergiftung, Vergiftung.

Leber, *Hepar,* die größte Drüse des Körpers; sie wiegt etwa 1500 g und liegt direkt unter dem Zwerchfell hinter den untersten rechten Rippen. Sie gehört zu den Verdauungsorganen und wird oft als das chemische Laboratorium des Körpers bezeichnet, da sie verschiedenste komplizierte Funktionen wahrzunehmen hat. Die Leber besteht aus zwei kuppelförmigen Lappen; der rechte Lappen ist größer als der linke. Die *Leberlappen* bestehen aus einer großen Zahl von *Läppchen* — zylindrischen Einheiten von etwa 1 mm Durchmesser. In diesen sind die Leberzellen in unregelmäßigen Säulen strahlenförmig um ein Zentrum gelagert. Um jedes Läppchen spannt sich ein Netzwerk von Kapillaren. Die Kapillaren sind die letzten Verzweigungen der *Leberarterie* und versorgen die Zellen mit Sauerstoff. Jeder Zylinder erhält außerdem Blut aus der *Pfortader,* die verdaute Nahrungsbestandteile direkt vom Dünndarm heranführt. An Ästen der Pfortader laufen dünnwandige Kapillaren zwischen den Leberzellensäulen, die die Nahrungsbestandteile verbrauchen, und sammeln sich in größeren Venen im Zentrum der Läppchen, den sogenannten *Zentralvenen.* Die großen Venen vereinigen sich zu den *Lebervenen,* welche in die *untere Hohlvene* münden, von wo das Blut zum Herzen zurückfließt.

Die Zylinder sind durch winzige *Gallenkapillaren* verbunden, welche die *Galle* von den Leberzellen sammeln. Diese Gallenkapillaren münden außerhalb der Zylinder in einem baumähnlichen System, das schließlich in zwei größeren Ausführungsgängen zusammenfließt. Diese Gänge bilden den *gemeinsamen Gallengang*, der seinen Inhalt in den Zwölffingerdarm entleert. An der Unterseite der Leber befindet sich die *Gallenblase*, ein birnenförmiges Organ von 10–12 cm Länge, welches über den *Ductus cysticus* in den gemeinsamen Gallengang mündet. In der Leber wird ständig Galle gebildet und in der Gallenblase aufbewahrt, deren glatte Muskulatur die Flüssigkeit nach Bedarf in kleinen Portionen durch den Gallengang in den Zwölffingerdarm ausscheidet. Die Kontraktionen der Gallenblase werden durch ein Hormon ausgelöst, das im Zwölffingerdarm bei Vorhandensein von Nahrung freigesetzt wird. Dieses Hormon, das *Cholezystokinin*, gelangt über den Blutweg in die Gallenblase; durch fette und cholesterinhaltige Speisen werden besonders große Mengen dieses Hormons freigesetzt.

Eine der Hauptfunktionen der Leber ist, die von der Pfortader aufgenommenen Nährstoffe umzuwandeln und zu speichern. Die einfacheren Zucker werden in der Leber zu *Glykogen* umgewandelt und als solches gespeichert. Bei Bedarf gibt die Leber das Glykogen in Form von *Glukose* (Traubenzucker) ab. Die Leber entnimmt dem Pfortaderblut auch die Aminosäuren und speichert diese in Form von Eiweiß, bis auch sie vom Körper benötigt werden. Aus den Aminosäuren bildet die Leber spezielle Proteine und Fermente des Blutes. Die Leber hat auch für den Fettstoffwechsel große Bedeutung.

Überdies ist die Leber ein Depot für Vitamine, Hormone, Eisen usw.; außerdem bildet sie aus nicht weiter verwertbaren Stickstoffverbindungen des Blutes den Harnstoff, der dann durch die Nieren ausgeschieden wird. Weiterhin werden auch die Blutgerinnungssubstanzen in der Leber gebildet. Gifte, Medikamente, Alkohol usw. werden durch Abbau in den Leberzellen entgiftet, und Abbauprodukte des Blutfarbstoffs werden in Gallenfarbstoffe umgewandelt. Durch alle diese Arbeiten wird Wärme erzeugt, so daß die Drüse auch an der Aufrechterhaltung der Körpertemperatur mitbeteiligt ist.

Schließlich bilden die Leberzellen täglich etwa einen Liter Galle und tragen so zum Verdauungsprozeß bei. Die Hauptsäuren der Gallenflüssigkeit, die *Cholsäure* und ihre Salze, spalten die Fette im Zwölffingerdarm auf, so daß diese durch die Fermente des Pankreassafts weiterverdaut und von der Darmwand absorbiert werden können. Neben den Gallensäuren enthält die gelbliche bis grüne Galle die *Gallenpigmente* und Cholesterin. Die durch Abbau des Blutfarbstoffes Hämoglobin gebildeten Gallenpigmente sind die Substanzen, die dem Stuhl seine gewöhnlich braune Färbung verleihen.

Vergleiche auch: Herz, Leberzirrhose, Verdauung; Ⓑ Diagnosestellung IV, Verdauung I, II, IV.

Lebererkrankungen zeigen eine Vielzahl von Symptomen; ein relativ häufiges Symptom ist die Gelbsucht, obwohl diese nicht unbedingt Zeichen eines Leberschadens sein muß. Die *Leberentzündung* oder *Hepatitis* wird durch ein Virus ausgelöst, während eine *Leberschwellung* ein recht häufiges Symptom von Herzkrankheiten ist und durch den venösen Stau im Blutkreislauf verursacht wird. Während Krebsmetastasen sehr oft in der Leber zu finden sind, ist ein von den Leberzellen selbst ausgehender *primärer Lebertumor* relativ selten.

Unter Lebererkrankungen versteht man auch Störungen in den Gallengängen, insbesondere Gallensteine, sowie die Entzündung der Gallenblase, die *Cholezystitis*. Die *Leberzirrhose* ist fast immer das Endstadium einer Hepatitis oder eines chronischen Alkoholismus.

Vergleiche auch: Cholezystitis, Gallensteine, Gelbsucht, Hepatitis, Leber, Leberzirrhose.

Leberzirrhose, chronische Lebererkrankung, bei der schubweise Leberzellen zugrunde gehen und ständig durch neugebildetes, funktionsuntüchtiges Bindegewebe ersetzt werden. Man hält chronischen Alkoholkonsum für die heute häufigste, die epidemische Hepatitis für die zweithäufigste Ursache. Die Zusammenhänge zwischen Alkoholkonsum und der Entwicklung einer Leberzirrhose sind jedoch bis heute nicht exakt geklärt. Der pathologische Prozeß kann auch durch eine falsche Ernährung, besonders durch einen chronischen Eiweißmangel, begünstigt werden. In manchen Fällen wird die Krankheit auch durch eine Vergiftung, z. B. mit Tetrachlorkohlenstoff oder Phosphor, ausgelöst. Auch entzündliche Erkrankungen oder andere Veränderungen der Gallengänge können ursächliche Faktoren sein. Nicht selten ist eine eindeutige Ursache nicht auffindbar.

Der Beginn der Krankheit ist schleichend mit leichten, vieldeutigen Symptomen. Während der ersten Phase, die durch eine Vergrößerung der Leber gekennzeichnet ist, kann es zu Gewichtsabnahme, Übelkeit, Schmerzen in der Oberbauchgegend oder Druckempfindlichkeit in der Leberregion und Appetitverlust kommen. Allmählich schrumpft die Leber und bekommt eine knotige Oberfläche. Diese Oberflächenveränderung ist einerseits bedingt durch das Absterben von Leberzellen, anderseits durch die krankhafte Neubildung von Bindegewebszellen, die mit der Zeit narbig schrumpfen. Durch die Bindegewebsschrumpfung wird die Blutversorgung des Organs beeinträchtigt. Das Blut staut sich in der der Leber vorgelagerten Pfortadervene, die von Darm und Milz zur Leber führt.

Auch andere Venen in der Bauchgegend werden im Rahmen der beschriebenen Entwicklung gestaut. Manchmal sind erweiterte Venen um den Nabel herum sichtbar *(Caput medusae)*. Die portale Venenstauung führt oft zu einer Vergrößerung der

Milz sowie zu einem *Aszites,* d. h. einer Flüssigkeitsansammlung in der Bauchhöhle (↗ Ödem). Für dieses Krankheitsstadium ist einerseits eine Gelbfärbung (Gelbsucht) aufgrund des gestörten Gallenfarbstoffwechsels typisch, anderseits kommt es infolge verminderter Bluteiweißproduktion in der Leber zu einer allgemeinen Ödembildung. Die schwerste Komplikation ist eine meist tödlich verlaufende Blutung aus erweiterten Venen in der Speiseröhre, eine *Ösophagusvarizenblutung.* In anderen Fällen kommt es im Rahmen einer Leberzirrhose zum tödlichen Leberkoma *(Coma hepaticum).*

Die Behandlung der Leberzirrhose ist äußerst problematisch, wenn die Ursache nicht feststellbar ist oder wenn bereits ein umfangreicher Lebergewebszerfall stattgefunden hat. Es gibt jedoch Medikamente, die den Degenerationsprozeß der Leberzellen hemmen und die Ausfallserscheinungen mildern können. Die Venenstauung kann manchmal operativ eingeschränkt werden; dabei wird ein Zweig des Pfortadersystems direkt mit der unteren Vena cava oder einer Nierenvene verbunden — eine als Herstellung eines Shunts bezeichnete Operationstechnik. Über diesen künstlich geschaffenen Weg kann ein Teil des venösen Pfortaderblutes die Leber umgehen. Auch Ösophagusvarizen können durch eine solche Operation entlastet werden. Die Leberzirrhose ist eine sehr ernste Krankheit. Es dauert jedoch meistens mehrere Jahre, bis der Entartungsprozeß in die Endphase eintritt; in manchen Fällen kann das pathologische Geschehen auch aufgehalten werden.

Vergleiche auch: Gelbsucht, Hepatitis, Leber; Ⓑ Diagnosestellung IV.

Legasthenie, *Leseschwäche,* angeborene Lese- und Schreibschwäche sonst meist normal intelligenter Kinder. Manche geistig wachen Kinder scheitern beim Lesenlernen an Störungen, die in ihnen selbst liegen und sich beim Anschauen und Merken vorgeschriebener Wörter oder beim Lauschen auf gesprochene Wörter, insbesondere bei feineren Klangunterschieden, bemerkbar machen. In diesen Fällen muß zunächst nach Sehfehlern und Hörfehlern (z. B. Trommelfellverletzungen oder Polypen) gefahndet werden. Können solche Sinnesbeeinträchtigungen ausgeschlossen werden, so hat man an Störungen zu denken, die auf eine isolierte schwache Stelle in der Gesamtbegabung des Kindes zurückzuführen sind *(partielle Lernstörung).*

Als Ursache dieser Störung wird ein partieller Anlagemangel des Gehirns angenommen. Bei der Legasthenie werden häufig ähnlich aussehende Buchstaben, wie b und d, h und k usw., beziehungsweise ähnliche Wörter, wie Schaufel und Schaukel, verwechselt. Die Mühe, die das Kind beim Lesen aufwenden muß, hindert es oft am Verstehen des gelesenen Textes. Kinder mit dieser Störung werden vorzugsweise in *Lese-Fördergruppen* unterrichtet.

Leishmaniose, Bezeichnung für eine Gruppe von durch Geißeltierchen hervorgerufene Krankheiten. *Kala-Azar* oder *tropische Splenomegalie* befällt in erster Linie die Eingeweide und kommt insbesondere in China, Indien, dem Mittleren Osten und Ostafrika vor. Die Krankheit wird durch den Einzeller *Leishmania donovani* verursacht, der durch den Stich der Sandfliege auf den Menschen übertragen wird. Die Inkubationszeit ist mit über drei Monaten außerordentlich lang; die Symptome sind unter anderem Fieber, Abzehrung, Pigmentierung der Haut, Durchfälle sowie die Vergrößerung von Milz, Leber und Lymphknoten. Die äußerst gefährliche Krankheit wird mit Antimonverbindungen behandelt.

Ebenfalls durch die Sandfliege übertragen wird die *Hautleishmaniose, Aleppobeule* oder *Orientbeule,* deren Erreger, die *Leishmania tropica,* Symptome in der Haut hervorruft. Die Orientbeulen treten normalerweise als isolierte, langsam heilende Geschwüre an jenen Stellen des Körpers auf, welche dem Licht ausgesetzt sind. Die Krankheit kommt in großen Teilen des tropischen Afrika, daneben in subtropischen Gebieten, in Asien, aber auch in den europäischen Mittelmeerländern vor.

Das *Utahgeschwür* oder *Espundia* ist eine besonders bösartige Form der tropischen Haut- und Schleimhautleishmaniose; sie tritt in Mittel- und Südamerika auf. Bei dieser Erkrankung können Teile des Gesichts oder Munds völlig zerstört werden.

Lepra, *Aussatz,* eine chronische Infektionskrankheit, die durch das Bakterium *Mycobacterium leprae,* einen mit dem Tuberkulosebazillus nahe verwandten Erreger, verursacht wird. Die Krankheit ist schon seit ältesten Zeiten bekannt und war während des Mittelalters über ganz Europa verbreitet. Auch heute noch ist sie in Afrika, Asien und Südamerika sehr häufig. Man schätzt, daß es im Jahre 1960 in der gesamten Welt noch mindestens 15 Millionen Leprakranke gab. Der Erreger erscheint unter anderem im Nasensekret des Patienten und wird durch direkten Kontakt übertragen. Die Krankheit ist jedoch nur wenig ansteckend. Offenbar wird die Infektion durch den Genuß bestimmter sapotoxinhaltiger Pflanzen begünstigt; in Europa z. B. verschwand die Krankheit mit dem Rückgang der Verunkrautung der Getreidefelder durch die Kornrade.

Lepra wird oft schon im ersten Lebensjahrzehnt übertragen; die Inkubationszeit ist gewöhnlich sehr lang, mitunter dauert sie mehrere Jahre. Die Krankheit, die bei Männern viel häufiger auftritt als bei Frauen, entwickelt sich in drei verschiedenen Formen: 1. Die *Knotenlepra* zeichnet sich durch bazillenreiche Knoten und Schwielen in der Haut *(Leprome)* aus, die zu Entstellungen besonders im Gesicht führen. In diesen Fällen spricht man mitunter von einer *Facies leontina* oder einem *Löwengesicht.* 2. Die *Nervenlepra* führt zu Schädigungen der peripheren Nerven, Durchblutungsstörungen der Haut mit Flecken- und Blasenbildungen, einem Verlust der Sensibilität und Geschwürbildungen. In fortgeschrittenen Krankheitsstadien kann es zu schweren Veränderungen der Gliedmaßen kommen, die in seltenen Fällen nekrotisch werden und abfallen. 3. Die *gemischte Form (Lepra mixta)* ist am häufigsten. Die Lepra ist selten tödlich, kann aber Invalidität und Entstellungen verursachen. Dies ist auch der Hauptgrund, weshalb die Krankheit so gefürchtet ist. In vielen Gesellschaften wurden Leprakranke früher ausgestoßen und sich selbst überlassen. In Europa wurden während des Mittelalters spezielle *Lepraspitäler (Leprosorien)* gegründet, gewöhnlich außerhalb der Stadtmauern, wo die Patienten isoliert wurden, damit sich die Krankheit nicht weiter ausbreiten konnte; die Leprakranken selbst mußten Klappern tragen, mit deren Klang sie andere vor sich warnen sollten.

Die für die Pflege von Leprakranken verantwortlichen Personen können sich durch die Beachtung einer strikten Hygiene gewöhnlich vor einer Infektion schützen.

Lepra kann heute besonders in den Anfangsstadien mit gutem Erfolg behandelt werden, während in fortgeschrittenen Stadien die Möglichkeiten der Therapie beschränkt sind. Verhältnismäßig gute Erfolge werden mit Sulfonen und mit modernen Tuberkulostatika erzielt.

Leukämie, *Weißblütigkeit,* eine Gruppe gleichartiger Krankheitszustände der Zellen des Knochenmarks und der Lymphknoten, welche die weißen Blutzellen (Leukozyten) bilden. Bei der Leukämie schüttet das Knochenmark ein Übermaß von unreifen Jugendformen der weißen Blutkörperchen ins Blut, wo sie gegenüber ihrem normalen Vorkommen von 5000 bis 7000 pro cm^3 auf über 100 000 zunehmen können. Die Leukämie wird als krebsartige Krankheit aufgefaßt *(fließender Krebs),* da die Zellen sinnlos wuchern. Bei der *myeloischen Leukämie* oder *Myelose* nimmt die Zahl der weißen Blutkörperchen des Knochenmarks zu, während bei der *lymphatischen Leukämie* die weißen Blutkörperchen aus dem Lymphknoten, die Lymphozyten, vermehrt sind.

Man unterscheidet gewöhnlich noch zwischen der chronischen und einer akuten Leukämie. Die *akute Leukämie* tritt hauptsächlich bei Kindern und jungen Menschen auf und zeigt einen schnellen, tödlichen Verlauf. Die *chronische Leukämie* befällt überwiegend ältere Menschen und verläuft langsamer, gewöhnlich mit zeitweiligen Besserungen.

Die große Anzahl von unreifen weißen Blutkörperchen stört die Bildung der roten Blutkörperchen, wodurch eine Anämie entsteht. Mit dem Fortschreiten der Krankheit nimmt das die weißen Blutkörperchen bildende Gewebe in verschiedenen Organen des Körpers, insbesondere in den Lymphknoten und in der Milz zu, welche dadurch stark an Größe zunehmen. Die Anämie verursacht leichte Ermüdbarkeit und ein bläßliches Aussehen. In vielen Fällen besteht eine Blutungsneigung besonders unter der Haut, da auch die Bildung der Blutplättchen, der Thrombozyten, gestört ist.

Die Ursache der Leukämie ist unbekannt, jedoch bestehen eine Reihe von Anzeichen, die darauf hindeuten, daß es sich höchstwahrscheinlich um eine Viruskrankheit handelt.

Die Diagnose wird in erster Linie mit Hilfe von Blutuntersuchungen und Untersuchungen des Knochenmarks und Lymphknotengewebes gestellt. Früher bestand die Behandlung in der Hauptsache in Bluttransfusionen und Röntgenbestrahlung, heute finden Kortisone und Radioisotope Anwendung; daneben spielen auch Medikamente eine Rolle, die die Bildung weißer Blutkörperchen unterdrücken, z. B. Stickstofflost, Antagonisten der Folsäure, Purinabkömmlinge usw. Im allgemeinen spricht die chronische Leukämie besser auf eine Behandlung an, jedoch sind in den letzten Jahren auch bei Kindern Heilungen einer Leukämie von über fünf Jahren bekannt geworden.

Vergleiche auch: Anämie, Blut.

Leukotomie, *Lobotomie,* die chirurgische Behandlung schwerer Geisteskrankheiten, die von schweren Ängsten oder unberechenbarem Verhalten begleitet sind. Hierbei werden die Nervenverbindungen zwischen den Stirnlappen und dem Thalamus im Zwischenhirn zerschnitten. Eine solche Operation, die *präfrontale Lobotomie,* wurde zuerst von dem portugiesischen Nobelpreisträger A. E. Moniz durchgeführt und später in den Vereinigten Staaten weiterentwickelt. Bei dieser Operation wird auf beiden Seiten des Schädels je ein kleines Loch in die Naht zwischen Stirn- und Schläfenbein gebohrt; sodann wird ein schmales, messerähnliches Instrument bis zu einer bestimmten Tiefe eingeführt und so geführt, daß die Nervenleitungen zerschnitten werden, ohne daß die Gehirnrinde zerstört wird. Der Patient wird ruhiger und ist leichter zu behandeln, jedoch tritt auch eine gefühlsmäßige Abstumpfung sowie eine Verminderung der Fähigkeit zum abstrakten Denken ein, was bei einer intellektuell differenzierteren Person besonders sichtbar wird. Die präfrontale Lobotomie ist wegen der oben erwähnten Nebenwirkungen heute fast gänzlich aufgehoben.

Es wurden viele Versuche unternommen, die Operation derart zu verändern, daß die Erfolge verbessert und gleichzeitig unerwünschte Nebenwirkungen vermindert würden. So wurde z. B. die Operation nur auf einer Seite ausgeführt, oder der Eingriff wurde beidseitig durchgeführt, jedoch auf die unteren Teile der Frontallappen beschränkt. Bei einer weiteren Methode wurden die von der Stirnhirnrinde zur darunterliegenden weißen Substanz ziehenden Verbindungen durchschnitten, wo-

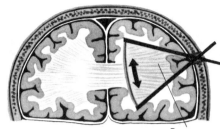
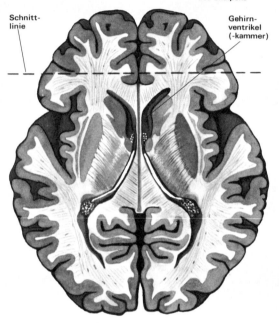

Bewegung des Skalpells
Schnittlinie
Gehirnventrikel (-kammer)

Leukotomie

Bei der als Leukotomie oder Lobotomie bekannten Operation werden die Nervenverbindungen zwischen dem Stirnlappen und dem restlichen Gehirn zerschnitten. Die Operation wird oft durch ein Loch am Vorderrand des Schläfenbeins durchgeführt, wobei die Schnittlinie vor den Gehirnventrikeln, aber hinter den Augenhöhlen liegt. Die Leukotomie findet noch in Fällen von schweren chronischen Geisteskrankheiten Anwendung, bei denen keine andere Therapie Erfolg hat.

bei keine intellektuellen Veränderungen und keine Störungen der Emotionen auftreten.

Die moderne Therapie mit Psychopharmaka hat die Lobotomie zum größten Teil abgelöst. Lediglich bei vereinzelten schwersten Angstzuständen und Depressionen sind diese Medikamente nur ungenügend wirksam; in solchen Fällen ist die Operation noch angezeigt.

Anstelle der Zerschneidung von Leitungsbahnen wurden Versuche unternommen, bestimmte Zellgruppen im Thalamus zu erreichen. Man weiß, daß die emotionalen Vorgänge durch ein Zusammenwirken zwischen den Thalamuskernen und dem Frontallappen des Gehirns zustande kommen. Es ist nun möglich, diese Zellgruppen oder die von ihnen ausgehenden Leitungsbahnen zu zerstören, indem man lange Nadeln von den Schläfen zur Gehirnbasis einführt und das Gehirngewebe durch elektrischen Strom koaguliert. Da es jedoch nicht leicht ist, diese Kerne zu treffen, ist auch diese Methode nur wenig verbreitet.

Neuerdings wurde versucht, Protonenstrahlen mit derselben Wirkung anzuwenden; die Methode hat jedoch noch nicht das Stadium erreicht, in dem sie für eine allgemeine Anwendung in Frage käme. Weiterhin wurden auch Versuche unternommen, bestimmte Zellgruppen mit Hilfe von Ultraschallwellen zu zerstören, jedoch befindet sich auch diese Methode noch im experimentellen Stadium.

Linkshändigkeit, die angeborene Gewohnheit, vorwiegend die linke Hand zu gebrauchen, während die meisten Menschen vorwiegend ihre rechte Hand *(Rechtshänder)* benutzen. Nach Schätzungen sind mindestens 5 % aller Menschen Linkshänder, wobei ein rezessiver Erbgang angenommen wird. Die Tendenz, entweder die rechte oder die linke Hand zu benutzen, hängt mit dem Grad der Entwicklung bestimmter Nervenzentren in beiden Gehirnhälften zusammen; beim Rechtshänder dominiert die linke Gehirnhälfte, beim Linkshänder dagegen die rechte Gehirnhälfte, die die Bewegungen der linken Körperhälfte kontrolliert. Auch die unterschiedlich starke Ausprägung der Linkshändigkeit soll mit Vererbungsfaktoren zusammenhängen; viele Menschen mit einer gering ausgeprägten angeborenen Linkshändigkeit wurden z. B. durch ihre frühe Erziehung zu Rechtshändern. Die Linkshändigkeit ist keinesfalls ein Handikap. Es ist unnötig, sogar unter Umständen schädlich, ausgeprägt linkshändige Kinder zum vorwiegenden Gebrauch der rechten Hand zu zwingen; in der Schule sollte es dem Schüler selbst überlassen sein, mit welcher Hand er Stift und Füllhalter hält.

Luftfahrtmedizin, Teilgebiet der Medizin zur Erforschung der Auswirkungen verschiedener mit dem Fliegen verbundener Streßsituationen auf den menschlichen Organismus. Die Erforschung der Lebensbedingungen in großen Höhen, meist unter Einwirkung hoher Geschwindigkeit, ist heute angesichts der raschen Entwicklung der Luftfahrt von größter Bedeutung für die Allgemeinheit. Im einzelnen geht es in der Luftfahrtmedizin darum, zu untersuchen, wie Körper und Psyche auf starke Beschleunigung, Sauerstoffmangel, etwaige toxische Substanzen in der Flugzeugkabine, auf große Höhenunterschiede, auf plötzliche Veränderungen der Druckverhältnisse, insbesondere Druckabfall oder gegebenenfalls auf einen „Notausstieg" aus einem schnell fliegenden Flugzeug reagieren. Bei der Entwicklung von Flugzeugzellen, Leitwerk, Instrumenten und anderen Flugzeugausrüstungsgegenständen spielen deshalb nicht zuletzt die Erkenntnisse der Luftfahrtmedizin eine Rolle.

Besondere körperliche Belastungen sind mit dem Auftreten von Beschleunigungskräften verbunden. In der Physik bezeichnet man mit *Beschleunigung* die Geschwindigkeitsänderungen pro Zeiteinheit. Die Bezugsgröße zur Angabe von Beschleunigungskräften ist die *Erdbeschleunigung*. Eine besonders starke Beschleunigung tritt z. B. auf, wenn ein Pilot sein Flugzeug nach einem Sturzflug „hochzieht". Wenn man in der Luftfahrt von einer Beschleunigung von 5 g spricht, ist damit gemeint, daß dann das Fünffache der Erdbeschleunigung auf den Piloten wirkt. Wenn der Pilot das Flugzeug wieder abfängt, entspricht die Richtung, in der die Trägheitskraft wirkt, etwa der Körperlängsachse von oben nach unten, deshalb wird Blut in die unteren Körperteile gepreßt. Entsprechend wird die Blutzufuhr zum Gehirn vermindert, was eine Beeinträchtigung der Sehkraft des Piloten zur Folge haben kann. Nicht selten tritt unter diesen Bedingungen auch eine vorübergehende Bewußtseinsstörung *(Black out)* auf. Außerdem kann es zu Sauerstoffmangelerscheinungen kommen, weil die Sauerstoffanreicherung des Blutes in den Lungen erschwert ist. Die Reaktion des Menschen auf Beschleunigung wird in Spezialschleudervorrichtungen, einer Art *Menschenzentrifuge*, oder mittels Raketenschlitten getestet.

Der *Sauerstoffpartialdruck* der Erdatmosphäre sinkt mit zunehmender Höhe über Meeresniveau, und da Sauerstoffmangelzustände bereits in einer Höhe von ca. 3000 m auftreten, müssen Flugzeuginsassen hochfliegender Flugzeuge mit Sauerstoff versorgt werden. Bei Flügen in noch größeren Höhen sind *Druckanzüge* erforderlich, oder die Flugzeugkabinen müssen druckbelüftet sein (*Druckbelüftung* = Sauerstoffzufuhr unter Druck). Zu den Folgeerscheinungen von Sauerstoffmangel gehören Beeinträchtigung des Sehvermögens, Kritiklosigkeit und Abfall der allgemeinen Leistungsfähigkeit. Wenn aus irgendeinem Grund der Luftdruck in der Druckkabine unvermittelt abfällt, kann *Dekompressionskrankheit* auftreten, ein ähnliches Phänomen wie die *Caisson-Krankheit* bei Tauchern. Der im Blut vermehrt gelöste Stickstoff wird in Form von Gasblasen im Blut und im Gewebe frei; diese Gasblasen können den Blutstrom in den Kapillaren behindern. Dieser in der Luftfahrtmedizin als *Ebullismus* bekannte Krankheitszustand ist schmerzhaft und kann zu Bewußtlosigkeit und sogar zum Tod führen. Bei abruptem (explosivem) Druckabfall (Dekompression) in einer Druckkabine besteht die Gefahr von Lungenverletzungen. Bei explosiver Dekompression in Höhen von ca. 15 000 m und mehr tritt innerhalb von 15 Sekunden Bewußtlosigkeit ein, in Höhen über 20 000 m fangen Blut und andere Flüssigkeiten im Körper an zu „sieden".

Eine wichtige Aufgabe der Luftfahrtmedizin ist die Untersuchung von Fliegern auf ihre Flugtauglichkeit mittels psychologischer und physischer Eignungsprüfungen. Die Reaktionsweise des Piloten in großer Höhe wird in *Unterdruckkammern* getestet, in denen die Flugbedingungen in großen Höhen simuliert werden. Auch die Auswirkungen plötzlicher Druckabfälle können in solchen Unterdruckkammern geprüft werden.
Vergleiche auch: Raummedizin.

Lumbago, Schmerzen in der Lendenwirbelsäule mit spastischen Kontraktionen der Rückenmuskeln. Der Zustand ist ein häufiges Symptom des Verschleißes oder der Degeneration der Knorpelscheiben, welche die Wirbel voneinander trennen. Die direkte Ursache scheint darin zu liegen, daß die Bandscheiben nicht länger in der Lage sind, der mechanischen Belastung zu widerstehen. Dies hat eine Reizung der Nervenendigungen in den anliegenden Bändern zur Folge.

Lumbago beginnt plötzlich *(Hexenschuß)*, und die Muskelkontraktionen sind oft so stark, daß der Rücken völlig steif wird; auf diese Weise versucht der Körper, sich vor weiteren Bewegungen in dieser Gegend zu schützen. Der akute Anfall geht gewöhnlich nach ein bis zwei Tagen vorüber, und die einzig notwendige Behandlung besteht im Ruhen auf einem harten, ebenen Bett und Medikamenten zur Schmerzstillung und Muskelerschlaffung. Der Hexenschuß hat die Tendenz, häufiger wiederzukehren. Es ist oft notwendig, ein Korsett zu tragen (↗ Korsettbehandlung) und sich einer Physiotherapie zu unterziehen. Es ist auch besonders wichtig, daß der Patient die Rückenmuskeln durch körperliches Training und Sport kräftigt. Mitunter muß der Patient auch seinen Arbeitsplatz wechseln, um in einer neuen Arbeit seinen Rücken weniger zu belasten oder aber eine bessere Arbeitshaltung einnehmen zu können.
Vergleiche auch: Rückenleiden, Wirbelsäule.

Lumbalpunktion, eine Methode zur Gewinnung einer Probe der *Liquorflüssigkeit*, die das Rückenmark und das Gehirn umgibt. Unter lokaler Betäubung wird dabei zwischen dem vierten und fünften Lendenwirbel oder zwischen dem fünften Lendenwirbel und dem Kreuzbein eine dünne Nadel in den Wirbelkanal eingeführt.

Mit Hilfe der Lumbalpunktion kann der Druck der Gehirn-Rückenmark-Flüssigkeit gemessen werden. Diese Messung ist wichtig für die Diagnose bestimmter Nervenkrankheiten. Entnommene Liquorproben werden verschiedensten Analysen unterzogen. So kann die Anwesenheit von weißen Blutkörperchen und Bakterien auf eine Entzündung des Zentralnervensystems hinweisen, während rote

Blutzellen eine Blutung im Liquorraum anzeigen. Mit serologischen Tests werden Antikörper nachgewiesen; diese Untersuchungen finden z. B. bei der Abklärung einer Neurolues (Syphilis des Nervensystems) statt. Andere Proben dienen der Analyse des Proteingehaltes, welcher bei bestimmten Nervenkrankheiten erhöht sein kann.

Die untere Körperhälfte kann durch die Einspritzung eines Betäubungsmittels in den Wirbelkanal anästhesiert werden *(Lumbalanästhesie)*. Weiterhin können Verletzungen und Tumoren der Wirbelsäule oder des Rückenmarks diagnostiziert werden, indem ein Kontrastmittel in den Wirbelkanal injiziert und so die Veränderung im Röntgenbild sichtbar gemacht wird (Myelographie).
Vergleiche auch: Anästhesie, Wirbelsäule; B Wirbelsäule II.

Lungenembolie, Verschluß einer Lungenarterie durch einen Blutpfropf *(Embolus)*, der sich in einem der Äste der Lungenarterie festgesetzt hat. Blutpfropfe dieser Art bilden sich gewöhnlich in irgendeiner tieferen Beinvene, reißen jedoch dann ab und gelangen durch den rechten Vorhof und die rechte Herzkammer in den kleinen Kreislauf, wo sie sich in der Lungenschlagader festsetzen. Kleine Pfropfe müssen nicht unbedingt Beschwerden verursachen, große können aber schwere Folgen haben, weil sie die Blutzufuhr zu einem größeren oder kleineren Lungenabschnitt blockieren, was einen Gewebszerfall, den *Lungeninfarkt*, nach sich zieht. Besonders häufige Symptome sind heftige Schmerzen in der Brust, Husten und Atemnot. Der Patient befindet sich oft in einem Schockzustand. Zur Unterbindung der Blutgerinnung und zur Normalisierung beziehungsweise zur Hebung des Blutdrucks werden Medikamente verabreicht. Man verschreibt auch krampflösende Mittel, außerdem wird oft eine Beatmung mit reinem Sauerstoff durchgeführt. Trotz alledem verläuft die Lungenembolie oft tödlich.
Vergleiche auch: Thrombus.

Lungenentzündung, *Pneumonie*, ist ein Sammelbegriff für die Entzündungen des Lungengewebes. Man unterscheidet eine *bakterielle Pneumonie* und eine *Viruspneumonie*. Bei der durch Bakterien hervorgerufenen Lungenentzündung kennt man zwei Hauptformen: die *lobäre* und die *Bronchopneumonie*. Die lobäre Pneumonie erscheint als unabhängige Infektion und befällt oft einen ganzen, manchmal sogar mehrere Lungenlappen. Werden beide Lungen gleichzeitig befallen, so spricht man von einer *doppel-* oder *beidseitigen Lungenentzündung*. Diese schwere Erkrankung führte früher fast immer zum Tode. Die lobäre Pneumonie kann durch eine Vielzahl von Bakterien, insbesondere durch Pneumokokken, verursacht werden. Sie ist nicht sehr ansteckend, die Inkubationszeit beträgt nur ein bis zwei Tage. Die Bakterien gelangen durch die Mundhöhle in die Lunge, wo sie eine akute Entzündung entfachen. Die Lungenalveolen füllen sich mit einer Flüssigkeit, die aus Blutserum und weißen Blutkörperchen besteht. Durch Proteine (Fibrin) wird die Konsistenz dieser Flüssigkeit verändert, so daß sich das Lungengewebe in eine feste, leberähnliche Substanz verwandelt (sog. *Hepatisation*). Später wird diese eiweißreiche Flüssigkeit von Blut- und Lymphgefäßen resorbiert und das Lungengewebe wiederhergestellt. Die Krankheit hat einen unvermittelten Beginn; ihre Hauptsymptome sind Schüttelfrost, hohes Fieber, Husten sowie Schmerzen in der Brust. Ohne Behandlung fällt das Fieber in eine sog. *Krise* am siebten Tage ab. Die Entzündung kann oft durch eine Pleuritis oder ein Lungengangrän kompliziert werden, wobei sich eine eitrige Nekrose im Lungengewebe verbreitet. Bei einer weiteren Komplikation, dem *Lungenabszeß*, konzentriert sich der Eiter auf bestimmte Gebiete. Ein solcher Abszeß kann auch bei anderen Infektionen entstehen, wenn sich Eiter im Lungengewebe verbreitet. Die Behandlung der lobären Pneumonie besteht heute hauptsächlich in der Gabe von Sulfonamiden oder Antibiotika. Die Sterblichkeit, die früher bis zu 20% betrug, wurde auf nur 1 bis höchstens 2% reduziert. Die meisten Todesfälle betreffen Patienten mit einem allgemein schlechten Gesundheitszustand.

Die *Bronchopneumonie* stellt heute die wesentlich häufigere Form dar und befällt kleinere Bezirke des Lungengewebes. Sie ist oft die Folge einer akuten Infektion der Luftwege oder einer Viruskrankheit, wie der Grippe, der Masern oder des Keuchhustens. Sie wird auch *lobuläre Pneumonie* genannt, da die Bronchopneumonie kleinere Gebiete der Lunge, die sog. Lobuli, erfaßt. Die Entzündung wird durch verschiedene Bakterien verursacht; ihr Auftreten ist weniger plötzlich als das der lobären Pneumonie, die Symptome sind recht uneinheitlich und das Fieber mäßig. Die Krankheit kann sich über eine recht lange Zeit hinziehen. Die Bronchopneumonie tritt häufig bei älteren, bettlägrigen Patienten auf und kann in Fällen von geschwächtem Allgemeinzustand zum Tode des Erkrankten führen. Als Therapie kommt hauptsächlich die Behandlung mit Antibiotika in Betracht.

Eine Lungenentzündung kann auch durch Viren hervorgerufen werden und wird dann als *Virus-* oder *Grippepneumonie* bezeichnet. Diese Bezeichnung entspricht der Tatsache, daß einer der Haupterreger dieser Pneumonie, das *Adenovirus*, sehr nahe mit dem Grippevirus verwandt ist. Die Papageienkrankheit oder Psittakose führt ebenfalls oft zur Viruspneumonie. Die Inkubationszeit beträgt zwei bis drei Wochen. Die Krankheit beginnt schleichend mit Symptomen wie Kopfschmerzen, Muskelkater und mäßigem Fieber. Erst später entwickelt sich ein allmählich zunehmender Husten. Die endgültige Diagnose kann durch das Röntgenbild gestellt werden. Der Verlauf der Krankheit ist oft langwierig, aber meistens gutartig. Eine wirkliche

Therapie ist nicht bekannt. Seltenere Formen der Lungenentzündung entstehen durch Pilzerkrankungen oder durch „Verschlucken". Der letzte Fall, die sog. *Aspirationspneumonie*, entsteht durch das Aspirieren von Mageninhalt — meist beim Erbrechen — besonders in der Bewußtlosigkeit (z. B. nach Verkehrsunfall). In diesen Fällen ist eine Behandlung recht schwierig.
Vergleiche auch: Atmungsorgane, Brustfellentzündung.

Lungenkrebs, die heute nach dem Magenkrebs häufigste Krebsform, geht fast immer vom Schleimhautepithel der Bronchien aus und wird dann richtiger als *Bronchialkrebs* oder *Bronchialkarzinom* bezeichnet. Die vom Drüsengewebe ausgehende Krebsform (*Adenokarzinom* der Lunge) spielt demgegenüber zahlenmäßig nur eine geringe Rolle.

Die Krankheit tritt gewöhnlich erst vom 50. bis 60. Lebensjahr an auf, kann aber seltener auch schon wesentlich früher einsetzen; sie kommt in Deutschland bei Männern fünf- bis sechsmal so häufig vor wie bei Frauen. Verschiedene Arten der Luftverunreinigung, z. B. Grubengase und Auspuffgase von Verbrennungsmotoren, wurden für die Zunahme des Lungenkrebses verantwortlich gemacht, haben jedoch nach sorgfältigen epidemiologischen Untersuchungen hieran wenig Anteil. Der mit Abstand wichtigste ursächliche Faktor ist das Zigarettenrauchen. Aus dem Teer des Tabakrauches wurden mehr als 200 Substanzen isoliert, die bei Tieren verschiedene Formen von Krebs hervorrufen oder als krebserzeugend verdächtig sind; die wichtigste dieser Substanzen ist das *Benzpyren*. Die Beziehung zwischen Rauchen und Bronchialkrebs wird durch verschiedene andere Faktoren kompliziert; so spielt bei den Rauchgewohnheiten eine wesentliche Rolle, ob viel, wenig oder gar nicht inhaliert wird, ob die Zigarette bis auf einen kleinen Stummel abgeraucht oder ob ein relativ großzügiger Rest übriggelassen wird. Auch das Lebensalter bei Rauchbeginn spielt eine große Rolle, da der jugendliche Organismus mit seinen häufigeren Zellteilungen noch wesentlich empfindlicher gegen zellschädigende Einflüsse ist. Da die Entwicklung des Bronchialkrebses vom Rauchbeginn an mindestens 20 Jahre und meistens 30 und mehr Jahre erfordert, kommen andere schädliche Wirkungen des Rauchens, insbesondere der vorzeitige Herztod durch chronische Nikotinwirkung, häufiger zum Zuge als der Bronchialkrebs. Auch eine unterschiedliche individuelle Veranlagung zur Erkrankung an Bronchialkrebs wird diskutiert, doch kann diese nur vom Raucher im „Selbstexperiment" erprobt werden. Die Fälle von Bronchialkrebs sind in der Zeit von 1930 bis 1960 um das Fünffache gestiegen, allerdings sind die heutigen hohen Zahlen teilweise auch Folge der verbesserten Diagnosemöglichkeiten und der verlängerten Lebenserwartung.

Obwohl die Krankheit an allen Stellen der Bronchien auftreten kann, beginnt sie gewöhnlich in der Nähe des Lungenhilus, insbesondere im rechten Oberlappen. Metastasen breiten sich gewöhnlich schon sehr früh aus, mitunter direkt auf das Lungenfell, manchmal über die Lymph- und Blutgefäße zum Skelett, Gehirn und zur Leber. Der Bronchialkrebs beginnt gewöhnlich schleichend. Eines der Frühsymptome ist trockener Husten. Andere Symptome sind zunehmende Ermüdbarkeit und Gewichtsverlust. Wenn der Tumor so groß geworden ist, daß er die Luftwege einzuengen beginnt, kann es zu Atembeschwerden kommen. Schmerzen treten jedoch gewöhnlich erst im Endstadium auf, und dann oft auch nur als ein tiefes, dumpfes Schmerzdruckgefühl in der Brust. Die Diagnose kann durch eine Röntgenuntersuchung und die Bronchoskopie gestellt werden. Der ausgehustete Bronchialschleim muß mikroskopisch untersucht werden, da sich häufig Krebszellen nachweisen lassen. Die sichere Diagnose kann jedoch oft erst bei der chirurgischen Freilegung der Lungen (*Probethorakotomie*) gestellt werden.

Die einzige einigermaßen aussichtsreiche Therapie ist die Entfernung des Lungenanteils, in dem sich der Tumor befindet, am besten nach Möglichkeit die Entfernung eines ganzen Lungenflügels. Eine Frühdiagnose ist äußerst wichtig, da eine Operation nutzlos ist, wenn sich bereits Metastasen gebildet haben. Die Bestrahlung ist weniger wirksam als die Operation, wird jedoch dann angewandt, wenn ein chirurgischer Eingriff nicht möglich ist; die Lebensspanne läßt sich auch hierdurch oft noch merklich verlängern.
Vergleiche auch: Atmungsorgane, Krebs; B Krebs I.

Lymphe, eine klare, gewöhnlich blaßgelbliche Flüssigkeit, die Nahrungsbestandteile, Fermente und Salze enthält und im *Lymphgefäßsystem* zirkuliert. Dieses System ist der Abfluß für die *Gewebsflüssigkeit*, die ein Filtrat des Blutes darstellt und die Gewebszellen des Körpers umgibt.

Die Gewebsflüssigkeit verläßt die Blutkapillaren auf der arteriellen Seite. Auf der venösen Seite, wo der Druck geringer ist, wird die Flüssigkeit wieder in das Blut zurückgesaugt und nimmt dabei die Abfallprodukte mit, die sich beim Stoffwechsel der Zellen gebildet haben. Während ein großer Teil der Gewebsflüssigkeit auf diese Weise in das Blut zurückkehrt, wird ein anderer Teil als *Lymphe* in den *Lymphgefäßen* abtransportiert, die extrem feine, dünnwandige und mit Klappen versehene Gefäße darstellen. Sie beginnen als *Lymphkapillaren*, die blind im Gewebe entspringen und ins Körperinnere fließen.

Die Lymphkapillaren des Dünndarms, die *Chylusgefäße*, enthalten einen milchähnlichen Stoff, den *Chylus*, da hier die Lymphe Nahrungsbestandteile, insbesondere Fette, transportiert, die durch die Dünndarmzotten aus dem Speisebrei entnommen

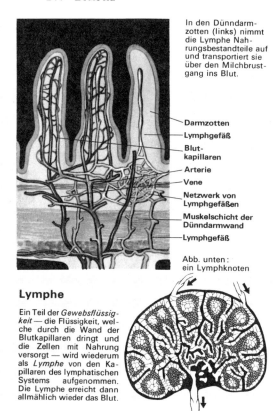

In den Dünndarmzotten (links) nimmt die Lymphe Nahrungsbestandteile auf und transportiert sie über den Milchbrustgang ins Blut.

- Darmzotten
- Lymphgefäß
- Blutkapillaren
- Arterie
- Vene
- Netzwerk von Lymphgefäßen
- Muskelschicht der Dünndarmwand
- Lymphgefäß

Abb. unten: ein Lymphknoten

Lymphe

Ein Teil der *Gewebsflüssigkeit* — die Flüssigkeit, welche durch die Wand der Blutkapillaren dringt und die Zellen mit Nahrung versorgt — wird wiederum als *Lymphe* von den Kapillaren des lymphatischen Systems aufgenommen. Die Lymphe erreicht dann allmählich wieder das Blut.

Auf ihrem Weg zurück ins Blut fließt die Lymphe durch die *Lymphgefäße* und *Lymphknoten*. In den Knoten werden Bakterien zerstört und Lymphozyten, eine Art weißer Blutzellen, gebildet.

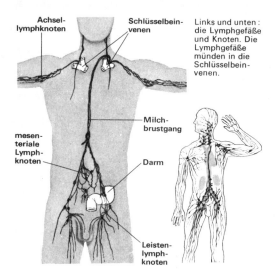

- Achsellymphknoten
- Schlüsselbeinvenen
- mesenteriale Lymphknoten
- Milchbrustgang
- Darm
- Leistenlymphknoten

Links und unten: die Lymphgefäße und Knoten. Die Lymphgefäße münden in die Schlüsselbeinvenen.

und in die linke Schlüsselbeinvene *(Vena subclavia)* mündet.

Die Lymphgefäße der unteren Körperhälfte, einschließlich jene der Beine, sind ebenfalls mit dem Milchbrustgang verbunden, desgleichen die Gefäße des linken Armes, der linken Seite des Halses und des Kopfes. Die Lymphe des rechten Armes und der rechten Seite des Halses und Kopfes münden über die rechte Vena subclavia ins Blut.

Innerhalb des Verlaufs der Lymphgefäße befinden sich besondere Ansammlungen von lymphatischem Gewebe, die sog. *Lymphknoten*, oft in großen Gruppen zusammenliegende kleine Körperchen von bohnenförmiger ovaler Form. Wenn die Lymphknoten vollständig entfernt sind, kann der Körper sie nicht mehr neu bilden.

Diese Knoten dienen als eine Art Filter für die Lymphe und verhindern, daß Bakterien und andere giftige Substanzen in den Blutstrom gelangen. Sie bestehen aus einem Netzwerk von Retikulumzellen, in dessen Maschen sich zahlreiche *Lymphozyten* befinden, eine Art von weißen Blutkörperchen, welche die Eigenschaft haben, Bakterien aufzunehmen und unschädlich zu machen. Die kleinen Bereiche innerhalb eines Lymphknotens, in denen die Lymphozyten gebildet werden, heißen *Lymphfollikel*.

Bakterien aus einer infizierten Wunde können sich über die Lymphgefäße ausbreiten, die dadurch entzündet werden, ein Zustand, der als *Lymphangitis* oder *Lymphgefäßentzündung* bezeichnet wird. Auf der Haut erscheinen die Gefäße dann als rote Streifen, was mitunter schon fälschlich als Blutvergiftung bezeichnet wird.

Erreicht die Lymphangitis die Lymphknoten, entzünden sich auch diese — es kommt zur *Lymphadenitis*. Die Knoten schwellen an, werden hart und empfindlich. Es handelt sich hierbei um eine Abwehrreaktion; gewöhnlich schreitet die Entzündung nicht weiter fort. Nur wenn die Lymphozyten nicht in der Lage sind, die Entzündung zu kontrollieren, gelangen die Bakterien in die Blutbahn und verursachen eine echte *Blutvergiftung*. — Die Lymphe spielt auch bei der Ausbreitung von Krebszellen eine wesentliche Rolle.

Gewebe von derselben Art wie in den Lymphknoten findet sich auch in anderen Teilen des Körpers, jedoch nicht in Knotenform. Dieses *lymphatische Gewebe* bildet das *lymphatische System*. Lymphatisches Gewebe befindet sich in der weißen Pulpa der Milz, in den Tonsillen und in fleckförmigen Anhäufungen in der Darmwand. Die Funktion des lymphatischen Systems besteht in der Verhinderung der Ausbreitung von Infektionen und in der Produktion von Lymphozyten. Es wird angenommen, daß es auch für die Bildung von Antikörpern von Bedeutung ist, jenen Substanzen des Blutes, welche den Körper gegen Infektionskrankheiten schützen.

Vergleiche auch: Blut, Blutvergiftung, Herz, Verdauung; B Blut I.

wurden (↗ Verdauung). Die Lymphgefäße des Dünndarms sammeln sich in der Bauchhöhle in einem größeren gemeinsamen Gang, dem *Milchbrustgang (Ductus thoracicus)*, der nach oben steigt

Magen- und Zwölffingerdarmgeschwür. *Peptische Ulcera* werden unterschieden in *Ulcus ventriculi (Magengeschwür)* und *Ulcus duodeni (Zwölffingerdarmgeschwür)*. Diese Geschwüre treten gewöhnlich in der Nähe des *Pylorus (Magenpförtner)* auf, d. h. an jener Stelle, wo der Magen in den Dünndarm übergeht. Sie beginnen als kleine Wundflächen in der Schleimhaut und schreiten mitunter nicht über diesen Zustand hinaus fort. Manchmal jedoch breiten sie sich in die Magen- oder Darmwand aus und können diese im fortgeschrittenen Stadium sogar durchbrechen.

Die Ursache der Bildung dieser Geschwüre ist unbekannt, aber zwei Faktoren scheinen ihre Entstehung zu beeinflussen; ein Faktor ist ein zu starkes *Säuremilieu* als Ergebnis einer abnorm großen Sekretion von Magensaft, in welchem sich Salzsäure und das Enzym Pepsin (danach die Benennung des peptischen Geschwürs) befinden. Der andere Faktor ist eine Verminderung in der Resistenz der Magenschleimhaut gegen die Korrosion durch den eigenen Magensaft, für welche eine verminderte Blutversorgung der Schleimhaut verantwortlich gemacht wird. Beide Faktoren — die Produktion des Magensaftes und der Selbstschutzmechanismus der Magenschleimhaut — werden durch das autonome oder Eingeweidenervensystem kontrolliert. Dieses vom Willen nicht direkt beeinflußbare Nervensystem unterliegt jedoch auch allen unbewußten psychischen Einflüssen, so daß man diesen eine direkte Verbindung mit den peptischen Geschwüren zuschreiben kann. Es scheint auch eine angeborene Veranlagung für die Krankheit zu geben, also eine *Magengeschwürkonstitution*. Die Theorie der Einflußnahme psychischer Vorgänge auf die Ausbildung dieser Krankheit beruht auf der Beobachtung, daß von ihr betroffene Personen gewöhnlich unter einer emotionalen Spannung stehen oder in einen psychischen Konflikt verwickelt sind. Dies gilt insbesondere für Arbeiten unter Zeitdruck, Ängstlichkeit, Übereifer oder ganz allgemein für solche Menschen, denen es unmöglich ist, sich zu entspannen, die also unter ständigem Streß stehen. Ein großer Teil der Krankheitsfälle betrifft Personen, die eine große Verantwortung in ihrem Beruf übernehmen, unregelmäßig schlafen und essen oder auf andere Weise unter einer besonderen Belastung leben. Die Häufigkeit des Magengeschwürs ist für Männer größer als für Frauen, was man auf den Umstand zurückgeführt hat, daß Frauen im allgemeinen einer geringeren körperlichen Beanspruchung ausgesetzt sind und überdies ein ausgeprägteres seelisches Gleichgewicht als die Männer besitzen sollen. Die größte Anfälligkeit liegt für den Mann im Alter zwischen 30 und 40 Jahren, für Frauen in der Zeit zwischen 40 und 50 Jahren.

Da diese Krankheit mit großer Häufigkeit und überdies meist im leistungsfähigsten Lebensabschnitt auftritt, zieht sie beachtliche soziale und wirtschaftliche Konsequenzen nach sich.

Der Beginn eines solchen Ulkus ist schleichend. Erste Krankheitssymptome können leichtes Unwohlsein, aber auch starke Schmerzen sein, die gewöhnlich direkt unterhalb des Brustbeins lokalisiert sind und meist als *Hungerschmerz* im Magen auftreten. Dieser Hungerschmerz macht sich oft einige Zeit nach den Mahlzeiten bemerkbar, wenn der Magen sich wieder geleert hat; er verschwindet im allg. nach der Einnahme eines Zwiebacks oder einer Tasse Milch. Der Schmerz kann aber auch im gesamten Bauchraum vorkommen und direkt nach dem Essen auftreten. In manchen Fällen verschlimmern sich die Schmerzen in der Nacht oder nach dem Essen einer ganz bestimmten Speise. Andere Symptome sind Übelkeit, Sodbrennen, Erbrechen und Verstopfung. Es ist ein charakteristisches Zeichen, daß die Symptome im allg. während bestimmter Jahreszeiten, gewöhnlich im Frühjahr und im Herbst, verstärkt auftreten.

Das Geschwür kann tief in die Schleimhaut eindringen und starke Blutungen verursachen, wobei mit Blut vermischtes Erbrechen und Blutstuhl auftreten. Wenn ein *Dünndarmulkus (Ulcus jejuni)* die Darmwand durchbricht, ergießt sich sein Inhalt in die Bauchhöhle und verursacht eine Bauchfellentzündung, die sog. *Perforationsperitonitis*. In einem solchen Falle mußte man früher sofort operieren, doch kann der Zustand heute mit Antibiotika unter Kontrolle gebracht werden.

Die Diagnose der peptischen Geschwüre erfolgt oft schon aufgrund der Krankheitsgeschichte des Patienten. Zur Sicherung der Diagnose wird der Magen-Darm-Kanal geröntgt. Zunächst wird dem Patienten ein Bariumbrei — eine Suspension von Bariumsulfat — eingegeben. Diese Kontrastspeise läßt ein Geschwür als einen kleinen Buckel oder als eine Nische auf dem Röntgenbild erscheinen. Weiterhin wird der durch eine Sonde gewonnene Magensaft untersucht. Die Art des Geschwürs kann durch eine direkte Studie der Magenschleimhaut festgestellt werden, indem man ein Gastroskop durch die Speiseröhre in den Magen einführt.

Die Behandlung richtet sich nach dem Erscheinungsbild der Krankheit. Ein Geschwür, welches vor möglichen Komplikationen entdeckt wurde, wird medikamentös behandelt. Die Medikamente verhindern dann entweder die Produktion von Magensaft, indem sie die zu Magen und Zwölffingerdarm gehenden Nervenimpulse blockieren, oder sie binden und neutralisieren die Magensäure. Gleichzeitig wird diese Therapie durch Medikamente ergänzt, die eine Entspannung des psychischen Zu-

MAGEN- UND ZWÖLFFINGERDARMGESCHWÜ

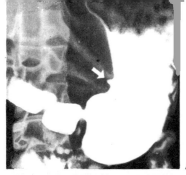

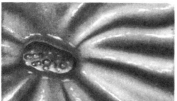

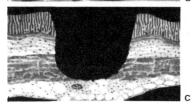

Das Magengeschwür ist heute eine der häufigsten Erkrankungen und ein typisches Zeichen für *Streß*. Die direkte Ursache ist eine Überproduktion von Magensaft, der die Magenschleimhaut »verdaut«. Ein großes Magengeschwür, wie hier in der rechten Abb., kann starke Beschwerden hervorrufen.

Ganz oben links: Das *Röntgenbild* (A) zeigt das Geschwür als eine Nische in der Magenwand (Pfeil). Ein direktes und genaues Bild des Ulkus erhält man mit dem *Gastroskop*, das durch die Speiseröhre in den Magen eingeführt wird (B). *Mikroskopischer Schnitt* durch ein Ulkus (C). Schleimhaut und Muskulatur sind durchbrochen und die Blutgefäße zerstört, wodurch ein blutendes Ulkus entstand.

Die meisten *peptischen Ulcera* befinden sich entweder im unteren Teil des Magens oder im Anfangsteil des Zwölffingerdarmes (die gestrichelten Bereiche in der unteren Abb.).

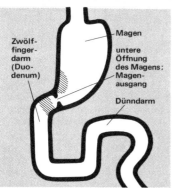

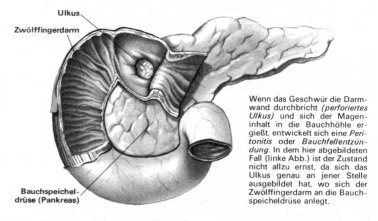

Wenn das Geschwür die Darmwand durchbricht *(perforiertes Ulkus)* und sich der Mageninhalt in die Bauchhöhle ergießt, entwickelt sich eine *Peritonitis* oder *Bauchfellentzündung*. In dem hier abgebildeten Fall (linke Abb.) ist der Zustand nicht allzu ernst, da sich das Ulkus genau an jener Stelle ausgebildet hat, wo sich der Zwölffingerdarm an die Bauchspeicheldrüse anlegt.

Operation

1 Durch Schnitte in Höhe der gestrichelten Linien werden das betroffene und soviel wie möglich von dem Gebiet entfernt, in welchem die Salzsäure gebildet wird. **2a** Das *Duodenum* (Zwölffingerdarm) wird direkt mit dem Magen vernäht. **2b** Eine weitere Methode besteht darin, beide Teile durch eine längere Naht mit dem Dünndarm zu verbinden. Das obere, offene Ende des Duodenums wird verschlossen, und der Zwölffingerdarm bleibt als Blindsack erhalten, damit die Galle und die Enzymsäfte des Pankreas den Darminhalt erreichen können.

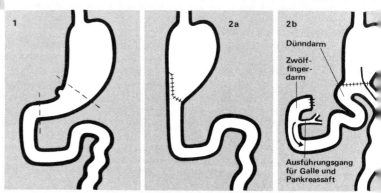

standes des Kranken erreichen. Dem Patienten wird überdies geraten, vom Alkohol- und Zigarettengenuß Abstand zu nehmen und eine spezielle Diät einzuhalten. Gebratene und stark gewürzte Speisen sollten hierbei vermieden werden. Manche Kranke werden für eine spezielle Ulkustherapie ins Krankenhaus eingewiesen. In den meisten Fällen heilt das Ulkus unter medikamentöser Behandlung schnell ab. Es bleibt jedoch das ständige Risiko einer Wiederausbildung des Geschwürs, nachdem der Patient seine Arbeit wiederaufgenommen hat. Die Gefahr hierfür ist wiederum im Frühjahr und Herbst besonders groß. In solchen Fällen wird eine erneute Behandlung notwendig. Bei wiederholtem Auftreten oder besonders bei blutenden Geschwüren erscheint die medikamentöse Therapie nicht mehr immer erfolgversprechend, es ist dann eine Operation angezeigt. Für ein perforiertes Ulkus ist die Operation unerläßlich. Dabei werden die vom Geschwür befallenen Teile der Magendarmwand sowie der untere Teil des Magens entfernt, welcher den Hauptproduktionsort für die Säure darstellt. Es gibt hierzu zwei Verfahren (vgl. Bildseite). Die Operation zieht in der Regel keinerlei Beschwerden nach sich, wenn man von leichten Verdauungsstörungen in einigen wenigen Fällen absieht.

Magenkrebs, *Magenkarzinom,* eine relativ weitverbreitete Krebsform, die in erster Linie beim Mann vorkommt. Es gibt verschiedene Arten von Magenkrebs; wie bei anderen bösartigen Tumortypen ist die eigentliche Ursache ungeklärt. Offenbar erhöhen der Genuß von Spirituosen, das Zigarettenrauchen und voluminöse, kohlenhydratreiche Mahlzeiten das Risiko, an Magenkrebs zu erkranken.
Zu den ersten Anzeichen dieser Krankheit gehören Appetitlosigkeit, Völlegefühl bereits nach kleinen Mahlzeiten, Übelkeit, Schweregefühl im Oberbauch, leichte Erschöpfbarkeit und Gewichtsabnahme. Die Symptome sind also relativ unspezifisch und haben eine große Ähnlichkeit mit Symptomen wesentlich weniger gefährlicher Erkrankungen. Menschen im mittleren und höheren Lebensalter, die unter häufigen Magenbeschwerden leiden, sollten sich jedoch in ärztliche Behandlung begeben. Eine Röntgenuntersuchung macht in den meisten Fällen das maligne Tumorwachstum sichtbar. Manchmal ist jedoch zur Sicherung der Diagnose eine chirurgische Eröffnung des Bauches notwendig. Wenn eine Operation noch möglich ist, wird in den meisten Fällen der ganze Magen, oder zumindest ein Großteil, reseziert. Nach einer totalen Magenentfernung wird eine Dünndarmschlinge direkt mit der Speiseröhre verbunden. Sie übernimmt allmählich teilweise die Funktion des entfernten Magens.
Vergleiche auch: Krebs, Magen- und Zwölffingerdarmgeschwür.

Magensonde, ein Gummischlauch, der durch die Speiseröhre bis in den Magen bzw. den Zwölffingerdarm geschoben werden kann. Die Magensonde wird sowohl zur Aushebung schädlicher Substanzen als auch zu diagnostischen Zwecken verwandt. Im ersten Falle wird der Magen zunächst mit einer Flüssigkeit aufgefüllt, die die Aufgabe hat, das schädliche Mittel, z. B. ein Gift, aufzulösen. Die Flüssigkeit wird dann aus dem Magen gepumpt oder durch Auslösen des Brechaktes entleert. Zur Diagnose werden mit der Sonde Proben aus dem Mageninhalt entnommen, z. B. bei der Tuberkulose. Die Tuberkelbazillen können oft in dem vom Patienten geschluckten Schleim nachgewiesen werden. Weiterhin wird die Magensonde zur Untersuchung der Zusammensetzung des Magensaftes angewandt, wenn man eine Über- oder Unterproduktion der Salzsäure vermutet. Um Standardbedingungen zu schaffen, wird die Untersuchung in der Regel am Morgen vorgenommen, nachdem der Patient eine standardisierte Mahlzeit zu sich genommen hat *(Testmahlzeit)* oder ihm eine Histamininjektion gegeben wurde.

Malaria, *Paludismus,* durch heftige Fieberanfälle, Frösteln und starkes Schwitzen ausgezeichnete Tropenkrankheit. Nahezu zweihundert Millionen Menschen werden jährlich mit Malaria infiziert, und ungefähr zwei Millionen sterben an der Krankheit, die immer noch als eines der größten Gesundheitsprobleme in der Welt angesehen wird. Die Malaria, auch *Sumpf-* oder *Wechselfieber,* tritt in den tropischen und suptropischen Gebieten der gesamten Welt auf. Erst vor einigen Jahren wurde die Krankheit in Italien vollständig ausgelöscht, wo sie früher mit am stärksten beheimatet war; auch in den Südstaaten der USA, in Griechenland, auf Zypern und in Israel, wo sie einst stark verbreitet war, tritt sie heute fast nicht mehr auf. Erfolgreiche Feldzüge gegen die Krankheit werden heute von der Weltgesundheitsorganisation in Indien und anderen Ländern durchgeführt.
Die Malaria wird durch einzellige Blutparasiten *(Plasmodien)* verursacht und durch den Stich der *Anophelesmücke* übertragen. Es gibt vier Erreger der Krankheit, die den Menschen befallen. In den Tropen am häufigsten ist das *Plasmodium falciparum,* das die besonders gefährliche *Malaria tropica* hervorruft; am zweithäufigsten ist das *Plasmodium vivax,* während das *Plasmodium ovale* und das *Plasmodium malariae* weniger häufig als Erreger auftreten. Die Parasiten entwickeln sich vorzugsweise in zwei Wirten. Beim Menschen findet eine ungeschlechtliche Vermehrung *(Schizogonie)* statt, während sich die geschlechtliche Fortpflanzung in der Malariamücke abspielt *(Sporogonie).* Beide Wirte sind in gleicher Weise für den Fortbestand der Parasiten notwendig. Die Befruchtung findet im Darm der Mücke statt, wo die Sporen in der Darmwand heranwachsen und als *Sporozoiten* oder

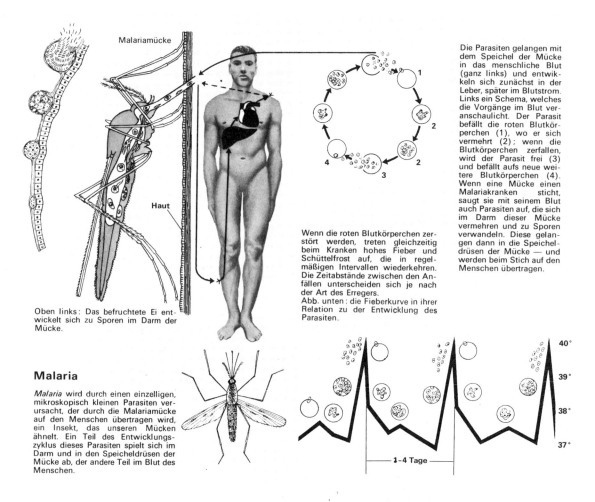

Oben links: Das befruchtete Ei entwickelt sich zu Sporen im Darm der Mücke.

Malaria

Malaria wird durch einen einzelligen, mikroskopisch kleinen Parasiten verursacht, der durch die Malariamücke auf den Menschen übertragen wird, ein Insekt, das unseren Mücken ähnelt. Ein Teil des Entwicklungszyklus dieses Parasiten spielt sich im Darm und in den Speicheldrüsen der Mücke ab, der andere Teil im Blut des Menschen.

Die Parasiten gelangen mit dem Speichel der Mücke in das menschliche Blut (ganz links) und entwickeln sich zunächst in der Leber, später im Blutstrom. Links ein Schema, welches die Vorgänge im Blut veranschaulicht. Der Parasit befällt die roten Blutkörperchen (1), wo er sich vermehrt (2); wenn die Blutkörperchen zerfallen, wird der Parasit frei (3) und befällt aufs neue weitere Blutkörperchen (4). Wenn eine Mücke einen Malariakranken sticht, saugt sie mit seinem Blut auch Parasiten auf, die sich im Darm dieser Mücke vermehren und zu Sporen verwandeln. Diese gelangen dann in die Speicheldrüsen der Mücke — und werden beim Stich auf den Menschen übertragen.

Wenn die roten Blutkörperchen zerstört werden, treten gleichzeitig beim Kranken hohes Fieber und Schüttelfrost auf, die in regelmäßigen Intervallen wiederkehren. Die Zeitabstände zwischen den Anfällen unterscheiden sich je nach der Art des Erregers.
Abb. unten: die Fieberkurve in ihrer Relation zu der Entwicklung des Parasiten.

Sichelkeime allmählich in die Speicheldrüsen der Mücke gelangen. Mit dem Stich werden die Sichelkeime auf den Menschen übertragen. Dann folgt ein weiteres Wachstum in den Epithelzellen der menschlichen Leber und anderer Organe. Nach etwa einer Woche teilen sich diese Entwicklungsformen in etwa je 1000 *Merozoiten*, die als Parasiten im Blut erscheinen und die roten Blutkörperchen befallen, in denen sie sich weiterentwickeln. Nach 48 Stunden erfolgt Zerfall der roten Blutkörperchen und Freiwerden der jungen Parasiten; der Körper reagiert hierauf mit Schüttelfrost und einem Fieberanfall. Die Inkubationszeit zwischen dem Stich der Mücke und dem ersten Fieberanfall beträgt in der Regel zwischen 1 bis 2 Wochen, kann aber auch wesentlich länger sein — bis zu neun Monaten —, insbesondere in klimatisch gemäßigteren Breiten oder bei Personen, bei denen zuvor eine (allerdings unzureichende) medikamentöse Malariaprophylaxe durchgeführt wurde. Die durch den Zerfall der roten Blutkörperchen freigesetzten Merozoiten dringen in andere rote Blutkörperchen ein. Ein neuer Anfall entsteht, sobald es wieder zu einem Erythrozytenzerfall kommt. Durch einen erneuten Stich einer Mücke können diese Formen von dieser wiederaufgenommen werden.

Zwei Plasmodienarten brauchen zu ihrer Entwicklung in den roten Blutkörperchen zwei Tage, und die dadurch entstehende Malaria wird dann als *gutartige Malaria tertiana* (mit Plasmodium vivax als Erreger) bzw. als *bösartige Malaria tertiana* (mit Plasmodium falciparum als Erreger) bezeichnet. Beim Plasmodium malariae treten die Fieberanfälle alle vier Tage auf, *Viertagefieber* oder *Malaria quartana*. Die Anfälle treten jedoch nicht regelmäßig auf; so zeigen die ersten Attacken z. B. nur selten die typischen Zeichen von hohem Fieber, Schüttelfrost und Schweißausbrüchen. Dies gilt insbesondere für die durch das Plasmodium falciparum ausgelöste *tropische Malaria*. Hierbei beginnt die Krankheit mit Mattigkeit und mittelhohem Fieber, das über längere oder kürzere Zeit andauert. Diese Form ist bösartig und kann sich zu einer *perniziösen Malaria* entwickeln, die das Gehirn, den Darm, die Leber und die Nebennieren befällt. Das *Schwarzwasserfieber*, die *hämolytische Malaria*, bei der große Mengen der zerfallenen Blutbestandteile durch den Urin ausgeschieden werden und ihn dadurch schwarz färben, trat häufiger als eine Komplikation bei zu starker Chinin-Behandlung auf.

Unbehandelt ist die Malaria eine langwierige Krankheit, welche bis zu vierzig Jahren dauern kann. Neben den Fieberanfällen treten eine Anämie sowie eine Milzvergrößerung auf, begleitet von einer allgemeinen Schwäche. Die Krankheit kann von selbst ausheilen oder aber latent verharren und später erneut ausbrechen.

Heute werden synthetische Malariamittel verwandt, die gegen die verschiedenen Entwicklungsformen des Parasiten wirksam sind und die z. T. auch die Plasmodien aus der Leber, nicht nur die Formen im Blut, entfernen. Beide Arten der Behandlung sind notwendig, wenn man die Krankheit völlig auslöschen will. Bei der tropischen Malaria genügt allein eine der beiden Behandlungsweisen. Dieselben oder ähnliche Malariamittel werden zur Vorbeugung gegen die Krankheit eingenommen. Dabei ist eine regelmäßige Einnahme unbedingt erforderlich. Im Kampf gegen die Malaria muß als erstes Ziel die Ausrottung der Malariamücke durch Besprühen der Häuser mit DDT usw. angesehen werden. Zu einer anderen Zeit wird ein gleichartiger Angriff auf die Mückenlarven gestartet; außerdem wird versucht, den Entwicklungszyklus der Plasmodien durch eine Massenbehandlung der Bevölkerung in den betroffenen Gegenden zu unterbrechen. *Vergleiche auch:* ▣ Infektionserreger I.

Mangelkrankheiten, Sammelbezeichnung für pathologische Erscheinungen, bedingt entweder durch eine qualitativ oder quantitativ ungenügende Ernährung oder durch die Unfähigkeit des Körpers, bestimmte Stoffe in der Nahrung zu verwerten. Solche Krankheiten entwickeln sich in erster Linie bei einem Unterangebot an bestimmten Vitaminen oder Mineralstoffen. Beispiele für Vitamin-Mangelkrankheiten *(Avitaminosen)* sind u. a. *Skorbut* (Vitamin-C-Mangel), *Rachitis* (Vitamin-D-Mangel), *Beriberi* (Vitamin-B_1-Mangel) oder *Pellagra* (Nikotinsäuremangel). Ein Beispiel für eine Verwertungsstörung sind die meisten Erscheinungsformen der ↗ Anämie, bei welcher der Mangel an roten Blutkörperchen häufig nicht infolge ungenügender Eisenzufuhr durch die Nahrung, sondern infolge einer Störung der Eisenresorption im Darm eintritt.
Vergleiche auch: Rachitis, Skorbut, Vitamine.

Manisch-depressive Psychose, eine durch periodisch auftretende Veränderungen der Stimmungslage entweder zu übersteigerter Hochstimmung und Überaktivität *(Manie)* oder zur Depression charakterisierte psychische Erkrankung. Die Mehrzahl der Kranken leidet lediglich an *Depressionen*, eine Minderheit nur an Manie oder aber wechselnd an Manie und Depression. Die psychotischen Phasen dauern meist zwischen Monaten und einem halben Jahr, gelegentlich auch länger; zwischen den Phasen ist der Patient gewöhnlich psychisch unauffällig. Viele Personen leiden nur an leichten Formen dieser Erkrankung. Die Krankheit kann in jedem Lebensalter auftreten und tritt bei etwa 1 % der Bevölkerung irgendwann im Laufe des Lebens in Erscheinung; Frauen erkranken etwas häufiger als Männer.

Die *manische Phase* ist durch eine erhöhte Stimmung, übergroße Aktivität und durch einen schnellen und oberflächlichen Gedankenablauf gekennzeichnet. Der Kranke ist erregt und fühlt sich gesund und leistungsfähig. Er hat eine schnelle Auffassungsgabe und eine lebhafte Phantasie, kann einen großen Gedankenreichtum und große Initiative entwickeln, ist zugleich aber ausgesprochen urteilsschwach. Die Erkrankung kann zu körperlicher Unruhe, Aggressivität und selbst Gewalttätigkeit führen. In besonders schweren Fällen sind die Handlungen des Kranken völlig unzusammenhängend, und seine Unruhe ist so groß, daß sie zu schwerster körperlicher Erschöpfung führen kann. In leichteren Fällen macht der Kranke auf seine ganze Umgebung einen besonders liebenswürdigen, witzigen und hellwachen Eindruck; dabei pflegen sich jedoch eine starke Überschätzung der eigenen Kräfte und krankhafte Größenideen bemerkbar zu machen.

Die *depressiven Phasen* sind durch deprimierte Stimmung, verlangsamte Denkabläufe und gehemmte, langsame Bewegungen gekennzeichnet. Der Kranke ist pessimistisch und ohne Selbstvertrauen, oft wird er von Ängsten gequält, die ihn besonders häufig in den Morgenstunden befallen. Alles erscheint ihm traurig und reizlos. Er hält sich selbst für schlecht oder „sündig" und quält sich mit Selbstvorwürfen wegen Angelegenheiten, die einem Gesunden keines Gedankens wert erscheinen würden. In schweren Fällen kann dieser Wahn sehr gefährlich werden; der Kranke glaubt sich z. B. selbst auf ewig verdammt oder ist von der Gewißheit besessen, ihm sei ein gewaltsames Ende beschieden. Nicht selten stellen sich solche Kranke wegen eingebildeter Verbrechen der Polizei. In leichteren Fällen treten die Depressionen nach außen kaum in Erscheinung; statt dessen erscheint der Patient ungewöhnlich still, ohne Initiative und schlecht in der Arbeitsleistung. Schlaflosigkeit, Darmverstopfung und verschiedenste andere körperliche Beschwerden sind häufig Begleiterscheinungen der Krankheit. Alle Schweregrade der manisch-depressiven Psychose führen häufig zu Selbstmordgedanken. *Selbstmord* ist demzufolge recht häufig und muß als ernstes Risiko im Auge behalten werden.

Die Ursachen dieser Psychose sind nur z. T. bekannt. Erbliche Faktoren scheinen eine Rolle zu spielen, da die Erkrankung in manchen Familien gehäuft auftritt; in einem größeren Krankengut trat die Krankheit bei eineiigen Zwillingen zu 100 Prozent, bei zweieiigen Zwillingen nur zu 25 Prozent bei beiden Geschwistern auf. Verschiedenste Umweltfaktoren scheinen jedoch ebenfalls die Krankheit zu begünstigen.

Es ist wesentlich, daß der Zustand auch vom Patienten, der Familie und der Umgebung als eine gewöhnliche Krankheit angesehen wird und Patient sowie Angehörige entsprechend informiert werden. Versuche, den depressiven Kranken lediglich durch Zuspruch zu ermuntern oder ihn zur Aktivität zu drängen, können den Zustand eher verschlechtern. Es ist dringend erforderlich, daß der psychisch Kranke in ärztliche Behandlung kommt und angemessene Therapie erhält. Manchmal wird auch stationäre Aufnahme notwendig. Heute stehen wirksame *Psychopharmaka* zur Verfügung, in schweren Fällen wird manchmal eine zusätzliche Schockbehandlung durchgeführt. Durch die Psychopharmaka lassen sich die einzelnen Phasen der Krankheit abkürzen; doch kann jederzeit eine neue Phase beginnen.

Masern, *Morbilli*, eine durch ein Virus hervorgerufene akute fieberhafte Infektionskrankheit, die hauptsächlich Kinder befällt. Säuglinge werden seltener davon befallen, da sie von der Mutter her durch Schutzstoffe bis etwa zum 6. Lebensmonat immun sind. Die Verbreitung der Krankheit erfolgt vom Kranken auf den Gesunden durch Tröpfcheninfektion, da das Virus hauptsächlich im Nasen- und Rachenraum lokalisiert ist. Die Masern haben eine Inkubationszeit von 8 bis 14 Tagen; danach verläuft die Krankheit in zwei Stadien. Das *katarrhalische Stadium* beginnt mit Husten, Schnupfen, Entzündung der Augenbindehäute, Fieber und dem Auftreten kleiner weißer Flecken an der inneren Wangenschleimhaut *(Kopliksche Flecken)*. Dieses Stadium dauert etwa 3 bis 4 Tage. Danach kann die Temperatur leicht sinken, um mit Beginn des *Exanthemstadiums* erneut anzusteigen. Der Ausschlag beginnt am Kopf hinter den Ohren und breitet sich weiter über das Gesicht und den ganzen Körper aus. Hierbei wird eine bestimmte Reihenfolge eingehalten: oberer Rumpf, Oberarme, unterer Rumpf, Oberschenkel, Unterarme, Hände, Unterschenkel, Füße. Das Exanthem besteht aus relativ großen ineinanderfließenden, intensiv roten Flecken, die manchmal leicht erhaben aussehen. Das Fieber steigt erneut an, um nach 3 bis 4 Tagen abzusinken. Dann beginnt auch das Exanthem zu verblassen. Ein leichtes Abschuppen der Haut kann gewöhnlich noch einige Zeit fortbestehen. Der Allgemeinzustand ist bei dieser Krankheit oft sehr beeinträchtigt, besonders bei Erwachsenen oder Kleinkindern unter drei Jahren. Gefürchtet sind Komplikationen, wie akutes Kreislaufversagen, Masern-Bronchiolitis und Bronchopneumonie, Enzephalitis oder Mittelohrentzündung. Wie bei anderen Virusinfektionen gibt es auch gegen Masern kein spezifisches Arzneimittel; Antibiotika sollten nur bei schweren bakteriellen Begleiterkrankungen gegeben werden. Bettruhe sollte nach Möglichkeit eingehalten werden. Oft besteht Lichtscheu wegen der Entzündung der Augenbindehaut, so daß man am besten das Krankenzimmer leicht abdunkelt. Das Überstehen der Krankheit hinterläßt gewöhnlich lebenslange Immunität. In jüngster Zeit ist auch die Schutzimpfung mit Rekonvaleszentenserum mit großem Erfolg versucht worden.

Mastitis, *Brustdrüsenentzündung*, meist bei Wöchnerinnen in der Stillzeit auftretend. Beim Stillen können sich leicht auf den Brustwarzen kleine Läsionen und Risse bilden. Bakterien, die an diesen Stellen in die Mamille (Brustwarze) eindringen, finden einen idealen Nährboden; es kommt zu einer Entzündung, die sich leicht über die Lymphbahnen ausdehnt. Häufig werden in Verbindung mit Brustdrüsenentzündung hohes Fieber und Schüttelfrost beobachtet. Wenn die Infektion über die Brustmilchgänge vordringt, kann sich ein eitriger *Abszeß* bilden. *Brustdrüsenabszesse* werden mit Antibiotika behandelt, in schweren Fällen wird der Infektionsherd inzidiert und der Eiter anschließend abgeleitet (drainiert).
Vergleiche auch: Brust.

Masturbation, *Selbstbefriedigung*, fälschlich auch *Onanie*, die absichtliche Reizung der Geschlechtsorgane mit dem Zweck, zum sexuellen Orgasmus zu gelangen. Der Vorgang ist vor allem für die Zeit der Pubertät charakteristisch, er ist jedoch auch schon bei jüngeren Kindern zu beobachten. Die meisten Menschen, sowohl Männer als auch Frauen, haben wohl irgendwann einmal auf diese Weise Selbstbefriedigung betrieben, so daß man dies als einen natürlichen Schritt in der Entwicklung zur sexuellen Reife betrachten kann. Masturbation hat körperlich keinerlei schädliche Folgen, auch psychologisch sind keine Schäden zu erwarten, lediglich bei einer wenig verständigen Erziehung können u. U. Schuldgefühle auftreten und in Extremfällen zu einer Selbstmordgefährdung führen. Wenn sich die Gewohnheit in das Erwachsenenalter hinein fortsetzt, wird sie als ein neurotisches Symptom betrachtet.

Meningitis, Entzündung der weichen Hirnhäute, in erster Linie durch Bakterien- oder Virusinfektionen. Die *Hirnhautentzündung* tritt teils als selbständige Krankheit, teils auch als Haupt- oder Nebensymptom verschiedener anderer Krankheiten auf. Bei der Kinderlähmung sind z. B. meningitische Reizerscheinungen ein wichtiges Symptom.

Eine leichte oder mittelschwere Hirnhautentzündung tritt nicht selten bei Mumps auf. Die Symptome sind für alle Meningitiden weitgehend gleich, nämlich Kopfschmerzen, Fieber, Bewußtseinstrübung, Erbrechen und eine charakteristische Nackensteifheit.

Die Virusformen der Meningitis können durch das *Echo-Virus* (↗ Infektionserreger) verursacht werden und treten nicht selten epidemisch auf. Die Virusmeningitiden sind jedoch gewöhnlich relativ gutartig. Es gibt auch verschiedene Formen der bakteriellen Meningitis. So können Eiterbakterien eine eitrige Meningitis auslösen, indem sich eine Infektion, z. B. des Mittelohrs, auf die Hirnhäute ausbreitet, indem Erreger von einer eitrigen Erkrankung, z. B. in den Brusthöhlen, metastatisch verschleppt werden oder indem Erreger bei einer offenen Schädelverletzung eindringen. Eine besonders schwere Hirnhautentzündung wird durch die Tuberkulose verursacht; auch die Syphilis kann eine Entzündung der Hirnhäute hervorrufen.

Die häufigste Form der bakteriellen Meningitis ist die *epidemische Meningitis*. Diese Erkrankung wird durch *Meningokokken* hervorgerufen, die in der Nase und im Rachen des Patienten zu finden sind. Diese Bakterien treten auch bei gesunden Personen auf und werden durch Tröpfcheninfektion übertragen. Die Krankheit befällt hauptsächlich Kinder und junge Menschen. Nach einer Inkubationszeit von 1 bis 4 Tagen zeigen sich plötzlich die typischen Symptome der Meningitis. Es tritt hohes Fieber ein, und gewöhnlich liegt der Patient mit nach hinten gebeugtem Kopf und angezogenen Knien im Bett. Alle Bewegungen sind schmerzhaft; mitunter treten Blutungen unter der Haut auf, wenn Bakterien in die Blutgefäße gelangt sind. Es treten Krämpfe auf, und der Patient verliert nicht selten das Bewußtsein. Der Zustand ist äußerst ernst, und die Krankheit endete früher oft tödlich. Mit der Entwicklung der Antibiotika und Sulfonamide hat sich die Prognose ganz wesentlich verbessert. Lediglich für die Virusmeningitis gibt es noch keine wirksamen Heilmittel. Im allgemeinen kommt es aber auch hier bei rechtzeitig begonnener Behandlung zu einer vollständigen Heilung. Wenn sich die Entzündung auf das Gehirn ausgedehnt hat, können als Folgen der Krankheit verschiedenste Hirnfunktionen beeinträchtigt werden und mitunter epileptische Anfälle auftreten.

Die Diagnose kann gewöhnlich nach dem Krankheitsbild gestellt und durch die Lumbalpunktion gesichert werden.

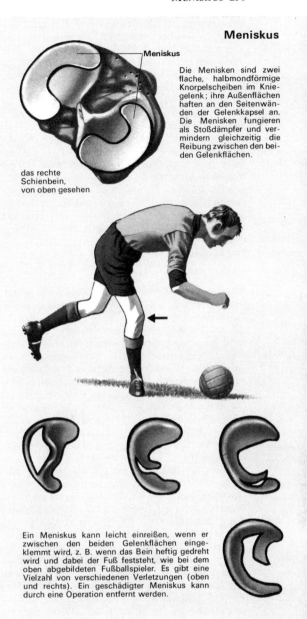

Meniskus

Die Menisken sind zwei flache, halbmondförmige Knorpelscheiben im Kniegelenk; ihre Außenflächen haften an den Seitenwänden der Gelenkkapsel an. Die Menisken fungieren als Stoßdämpfer und vermindern gleichzeitig die Reibung zwischen den beiden Gelenkflächen.

das rechte Schienbein, von oben gesehen

Ein Meniskus kann leicht einreißen, wenn er zwischen den beiden Gelenkflächen eingeklemmt wird, z. B. wenn das Bein heftig gedreht wird und dabei der Fuß feststeht, wie bei dem oben abgebildeten Fußballspieler. Es gibt eine Vielzahl von verschiedenen Verletzungen (oben und rechts). Ein geschädigter Meniskus kann durch eine Operation entfernt werden.

Meniskus, *medialer* und *lateraler Meniskus*, die beiden Faserknorpelringe im Kniegelenk. Die halbmondförmigen Meniskusscheiben dienen der Verminderung der Reibung im Kniegelenk und erleichtern so dessen Bewegungen. Die Scheiben liegen zwischen dem Oberschenkelknochen und dem oberen Schienbeinende. Während der *äußere Meniskus* lediglich mit dem Außenrand mit der Gelenkkapsel verschmolzen ist, ist der *innere Meniskus* auch mit dem Längsband des Kniegelenks fest verwachsen. Der innere Meniskus, der bei Druck und Zerrung weniger leicht ausweichen kann, reißt bei starken Beanspruchungen leicht ein, insbesondere bei einer heftigen Drehung im Kniegelenk bei gleichzeitiger Feststellung des Fußes. Solche Verletzungen sind bei Sportlern häufig anzutreffen, sie sind geradezu typisch für den Fußballspieler. Zwischen den beiden Gelenkflächen liegend, wird der Meniskus dann entweder gequetscht oder er reißt. Die Symptome der Verletzung sind Schmerzen und ein Erguß im Gelenk sowie die Blockierung der Beweglichkeit des Gelenks. Die Diagnose wird dann gewöhnlich durch eine Röntgenaufnahme des zuvor mit Luft aufgefüllten Kniegelenks gesichert. Bei der *Meniskusoperation* wird die Gelenkkapsel eröffnet und je nach Verlauf des Risses entweder ein Teil des Meniskus abgetragen oder die gesamte zerstörte Scheibe entfernt. Danach wird die Kapsel wieder vernäht und das Knie für etwa zwei Wochen ruhiggestellt; nach einer relativ kurzen Zeit kann der Patient sein Knie wieder ohne Schwierigkeiten bewegen.

Vergleiche auch: Bein; B Bein, Gelenke.

Menstruation, *Menses, Periode, Regel,* die monatlich auftretende Blutung *(Monatsblutung)* aus der Gebärmutter bei der geschlechtsreifen Frau, bei der die für die Einnistung der Eizelle vorbereitete, aber nicht beanspruchte Gebärmutterschleimhaut abgestoßen wird. Die Blutung, die durchschnittlich alle 28 Tage erfolgt und im Mittel etwa 4 Tage andauert, wird durch einen hormonell gesteuerten Mechanismus bewirkt, der mit Beginn der Pubertät einsetzt. Die erste Monatsblutung *(Menarche)* findet gewöhnlich zwischen dem 12. und 15. Lebensjahr statt und ist das sicherste Anzeichen dafür, daß sich die hormonelle Umstellung zur Geschlechtsreife vollzogen hat. Während der ersten Jahre kann allerdings die Menstruation oft unregelmäßig auftreten. Gesteuert wird die Menstruation durch Hormone der Hypophyse und der Eierstöcke. Während der ersten Hälfte des *Menstruationszyklus,* d. h. dem Zeitraum vom Beginn einer Monatsblutung bis zur nächsten, wird ein Hormon der Hypophyse, das *Follikelreifungshormon* (früher als *Prolan A* bezeichnet), ins Blut ausgeschüttet. Das Hormon gelangt auf dem Blutwege zu den Eierstöcken und regt jeweils in einem von ihnen die Reifung eines *Follikels* an. Dieser ist ein rundes Gebilde, welches eine Eizelle enthält. Etwa in der Zyklusmitte, am 15. Tag, platzt der Follikel *(Follikelsprung),* und die reife Eizelle wird aus dem Eierstock ausgestoßen *(Ovulation)* und durch den Eileiter, in dem es zu einer Befruchtung durch eine Samenzelle kommen kann, in die Gebärmutter befördert. Die *Follikelhormone* oder *Östrogene* werden in dem wachsenden Follikel gebildet, an das Blut abgegeben und erreichen auf diese Weise die Gebärmutter, wodurch das Wachstum der Schleimhaut nach der vorhergegangenen Monatsblutung angeregt wird. Die Gebärmutterschleimhaut wird dicker, und es entwickeln sich in ihr viele Drüsen und Blutgefäße.

Nach dem Eisprung tritt ein weiteres Hypophysenhormon in Funktion, das *luteotrope Hormon* (früher als *Prolan B* bezeichnet). Dieses Hormon bewirkt die Umwandlung des Follikels in den *Gelbkörper (Corpus luteum),* einen innersekretorisch tätigen Körper, dessen Hormon, das *Progesteron,* das Wachstum der Gebärmutterschleimhaut zur Eieinnistung beschleunigt.

Unter dem Einfluß der Östrogene und des Progesterons entwickelt sich die Gebärmutterschleimhaut, um eine befruchtete Eizelle aufnehmen zu können. Diese nistet sich etwa 8 bis 10 Tage nach der Befruchtung in der Schleimhaut ein und sondert hier ein Hormon ab, das in seiner Wirkung demjenigen der Eierstöcke ähnlich ist. Es hat ein Ausbleiben der Menstruation zur Folge. Dies ist das erste Zeichen einer *Schwangerschaft.* Wenn keine Befruchtung stattgefunden hat, werden die Schleimhaut und auch die Eizelle abgestoßen: ein neuer *Menstruationszyklus* beginnt. Die Blutung wird wahrscheinlich durch die verminderte Produktion der Ovarialhormone ausgelöst.

Nach einer Schwangerschaft stellt sich der reguläre hormonelle Mechanismus nach einiger Zeit wieder ein, und der normale Menstruationszyklus ist gewöhnlich drei bis neun Monate nach der Geburt wiederhergestellt. Nach Erreichen der *Menopause* im Klimakterium werden in den Eierstöcken keine weiteren funktionsfähigen Follikel gebildet, und die Produktion der Hormone, die das Wachstum der Gebärmutterschleimhaut bewirkten, wird eingestellt.

In den Tagen unmittelbar vor der Menstruation leiden viele Frauen unter Beschwerden, wie Gereiztheit, Nervosität, Apathie, Kopfschmerzen, Rücken- und Kreuzschmerzen, erhöhtem Durstgefühl, Gewichtsanstieg und einem Spannungsgefühl in den Brüsten. Dieser Zustand wird als *prämenstruelles Syndrom* bezeichnet. Die Beschwerden, die durch die normalen hormonellen Veränderungen am Ende des Menstruationszyklus hervorgerufen werden, sind hauptsächlich Folge einer Flüssigkeitsansammlung (Ödembildung) im Körper. Während der Dauer der Blutung leiden manche Frauen unter starken Schmerzen in der Rücken- und Unterleibsgegend; dieser Zustand wird als *Dysmenorrhöe* bezeichnet. Menstruationsbeschwerden werden oft auch durch psychische Faktoren verursacht.

Die *Amenorrhöe,* das Aussetzen der Blutungen, kann, außer Schwangerschaft und Klimakterium, auch andere Ursachen haben. Viele Erkrankungen, nicht nur solche der Gebärmutter oder der Eierstöcke, können eine vorübergehende Störung des empfindlichen hormonellen Gleichgewichts auslösen. Auch psychische Faktoren, wie z. B. Wechsel der Umgebung oder Furcht vor einer Schwangerschaft, sind bekannte Gründe für das Ausbleiben der Monatsblutung. Hormonelle Störungen können sich ebenfalls auf Dauer und Stärke der Blutung auswirken, wie z. B. selten auftretende Blutungen *(Oligomenorrhöe),* schwache Blutungen *(Hypomenorrhöe),* abnorm langandauernde und starke Blutungen *(Menorrhagie).* Die Ursachen dieser

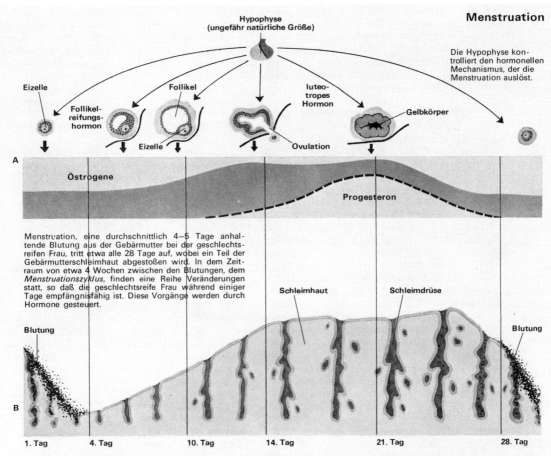

Menstruation

Die Hypophyse kontrolliert den hormonellen Mechanismus, der die Menstruation auslöst.

Der Menstruationszyklus. In den ersten 2 Wochen erfolgt im Eierstock die Heranreifung eines *Follikels*, einem Gebilde, in dem sich eine Eizelle befindet. Der Follikel wächst kontinuierlich unter dem Einfluß des Follikelreifungshormons, welches seinerseits den Follikel zur Produktion der Östrogene reizt. Die Östrogene wiederum bewirken das Wachstum der Gebärmutterschleimhaut und ihre Vorbereitung auf eine mögliche Einnistung einer befruchteten Eizelle. Das obere Schaubild zeigt die hormonellen Veränderungen (A), das untere die Umwandlung der Gebärmutterschleimhaut (B).

Wenn zwischen dem 10. bis 14. Tag die Eizelle aus dem Follikel in den Eileiter gelangt (↗ B Geschlechtsorgane II), tritt ein weiteres Hypophysenhormon, das luteotrope Hormon, in Tätigkeit. Es bewirkt die Umwandlung des Follikels in den *Gelbkörper (Corpus luteum)*, der jetzt mit der Bildung des Hormons Progesteron beginnt. Progesteron regt das Wachstum und die Umwandlung der Gebärmutterschleimhaut an. Wenn es zu keiner Eieinnistung kommt, wird mit einer neuen Monatsblutung die Schleimhaut abgestoßen.

menstruellen Störungen können vielfältig sein. Man sollte daher in jedem Fall einen Arzt zu Rate ziehen. Bei unregelmäßigen Blutungen oder Blutungen nach der Menopause ist ärztliche Untersuchung dringend angezeigt, da diese Blutungen Symptome für einen Gebärmutterkrebs sein können.
Vergleiche auch: Geschlechtsorgane, Hormone, Klimakterium, Schwangerschaft und Geburt.

Methylalkoholvergiftung wird durch den Genuß von Holzgeist oder *Methylalkohol (Methanol)* verursacht, der leicht mit Weingeist (Äthylalkohol oder Äthanol) verwechselt werden kann. Sogar schon kleine Mengen des Stoffes können schwere Vergiftungen hervorrufen. Der Patient zeigt das Bild einer schwersten Vergiftung, gerät ins Delirium und wird häufig bewußtlos. Bei der Umsetzung des Methylalkohols im Körper werden starke Giftstoffe frei, welche schwere Schäden anrichten können; insbesondere kann es zu einer Entzündung der Sehnerven und in der Folge oft zu dauernder Blindheit *(alkoholische Amblyopie)* kommen.
Vergleiche auch: Vergiftung.

Migräne, *Hemikranie,* Anfälle von Schmerzen, die auf eine Seite des Kopfes begrenzt sind und von Sehstörungen, Einschränkung des Gesichtsfeldes und oft auch Erbrechen begleitet sind. Die Symptome werden durch Verengung und anschließende schnelle Erweiterung der Arterien des Kopfes und des Gehirns hervorgerufen. Die Krankheit, die in wahrscheinlich 80% der Fälle erblich ist, tritt gewöhnlich zum erstenmal während der Pubertät auf und ist bei Frauen etwas häufiger anzutreffen als bei Männern. Die Anfälle, die oft durch Streß und geistige Überanstrengung hervorgerufen werden, werden gewöhnlich mit fortschreitendem Alter seltener.

Der typische *Migräneanfall* kann in drei Phasen unterteilt werden. Symptome der ersten Phase sind Angstgefühle, Unruhe, Konzentrationsschwäche, Reizbarkeit, aber auch Apathie. Dieses Stadium kann für wenige Stunden, aber auch bis zu etwa einem Tag andauern, bevor das zweite Stadium eintritt, das sich vor allem durch Sehstörungen auszeichnet. Man nimmt an, daß diese durch die Kontraktion von Blutgefäßen in der Gehirnrinde ausgelöst werden. Der Patient sieht Lichtblitze vor den Augen, und es treten blinde Flecken im Gesichtsfeld auf — sog. *Flimmerskotome*. Andere Symptome sind z. B. Taubheitsgefühl und Prickeln in einem Mundwinkel oder in einem Arm. Das zweite Stadium kann bis zu einer halben Stunde andauern und führt dann zu dem typischen einseitigen Kopfschmerz mit Krankheitsgefühl und häufig auch Erbrechen. Der Kopfschmerz, der oft als bohrender Schmerz über einem Auge oder an der Schläfe beginnt, aber er dann bald über eine ganze Hälfte des Kopfes erstreckt, soll durch die Erweiterung der zuvor kontrahierten Blutgefäße verursacht werden. Er ist oft mit einer Rötung des Gesichtes verbunden, die Schläfenarterien sind dabei erweitert und pulsieren stark. Ein solcher Anfall kann mehrere Stunden, sogar Tage andauern. Die Zeiten solcher Attacken sind sehr unterschiedlich.

Die Behandlung der Migräne ist in der Hauptsache vorbeugend; der Patient sollte, soweit als möglich, Streßsituationen vermeiden, die solche Attacken auslösen können. Psychotherapie, Entspannung, körperliches Training, Beruhigungsmittel und Tranquillizer sind oft wirkungsvoll. Die Anfälle selbst werden mit schmerzstillenden Mitteln behandelt, in leichten Fällen verwendet man Salizylsäurepräparate. Mutterkornpräparate können ebenfalls angewandt werden; sie haben eine stabilisierende Wirkung auf die Blutgefäße. Wenn das Mittel rechtzeitig gegeben wird, kann ein Anfall vermieden oder zumindest abgeschwächt werden. In Fällen, in denen besondere auslösende Faktoren bekannt sind, wird die Behandlung gegen diese gerichtet; solche Faktoren können z. B. Allergien, hormonelle oder Stoffwechselstörungen, Augenfehler oder psychischer Streß sein.
Vergleiche auch: Kopfschmerz.

Milz, *Lien*, *Splen*, größtes lymphatisches Organ des Körpers, liegt in der linken oberen Bauchhöhle hinter dem Magen, hat etwa die Größe des Handtellers und besteht aus dunkelrotem, weichem Gewebe. Normalerweise liegt sie vollständig hinter dem linken seitlichen Rippenbogen verborgen, nur wenn sie bei bestimmten Krankheiten vergrößert ist, wird sie bei der Untersuchung tastbar. Dieses Symptom tritt bei bestimmten Infektionskrankheiten auf, besonders bei der Malaria, außerdem bei Erkrankungen an Blutparasiten und bei verschiedenen Blutkrankheiten, z. B. den hämolytischen Anämien und der Leukämie. Die Milz dient als Blutspeicher, bildet weiße Blutkörperchen und hilft beim Abbau der gealterten roten Blutkörperchen.

Wenn der Körper mehr Blut benötigt, kontrahieren sich die glatten Muskeln der äußeren Milzkapsel; diese Kontraktionen machen sich bei körperlicher Überanstrengung als ein schmerzhafter Krampf auf der linken Oberbauchseite — *Seitenstechen* — bemerkbar. Das Organ besteht aus zwei Gewebearten: der *weißen Pulpa*, die dem gewöhnlichen lymphatischen Gewebe ähnelt und in der hauptsächlich Lymphozyten und Monozyten gebildet werden, sowie der *roten Pulpa*, in welcher sich die venösen Hohlräume *(Milzsinus)* befinden. Der Abbau der roten Blutkörperchen findet in der roten Pulpa statt. Die Milz produziert außerdem Antikörper. Trotz all dieser verschiedenen Funktionen ist die Milz kein lebenswichtiges Organ, sondern kann bei verschiedenen Krankheiten entfernt werden.
Vergleiche auch: Blut, Herz; Ⓑ Blut II.

Mißbildungen. *Angeborene Mißbildungen* sind das Ergebnis einer gestörten Embryonalentwicklung. Die ersten Entwicklungsmonate sind deshalb so wichtig, weil in dieser Phase die Anlagen für die einzelnen Organe gebildet und die Körperformen bestimmt werden. Viele Feten sterben in frühen Phasen der Schwangerschaft infolge schwerer Entwicklungsstörungen; oft sterben auch entwicklungsgeschädigte Kinder erst kurz nach der Geburt. Manchmal leben mißgebildete Kinder auch einige Monate oder Jahre lang; weniger schwere Mißbildungen können oft ohne Einfluß auf die mittlere Lebenserwartung sein.

Mißbildungen werden bei etwa 0,6% aller Lebendgeborenen festgestellt. Bei einem Siebtel aller Sterbefälle im Laufe des ersten Lebensjahres gelten sie als unmittelbare Todesursache.

Eine Fehlbildung ist meist zurückzuführen auf die verzögerte Entwicklung eines Körperteiles: bei mangelhafter Vereinigung der Neuralwülste zum Neuralrohr kommt es z. B. zu Mißbildungen im Kopf- und Rückenmarksbereich. Die Folge sind äußerlich sichtbare Spaltbildungen. Sie lassen darunterliegende Organe teilweise unbedeckt. Bei unvollständiger Schließung der beiden Gaumenhälften entsteht eine als *Wolfsrachen* bezeichnete Gaumenspalte; ähnlich erklärt sich das Zustandekommen der *Hasenscharte*. Fehlentwicklungen können auch zu Blindverschlüssen der natürlichen Kanalsysteme führen: wenn sich z. B. die Membran vor der Analöffnung nicht zurückbildet, kommt das betreffende Kind ohne Anus auf die Welt. Derartige Mißbildungen können meist operativ korrigiert werden.

Die meisten Mißbildungen werden im Bereich des Nervensystems und des Bewegungsapparates festgestellt. Schwerere Fehlbildungen des Gehirns oder Rückenmarks führen fast immer zum Tod. Bei Entwicklungsstörungen des Bewegungsapparates, beispielsweise beim *angeborenen Klumpfuß*, ist die Gefahr der Invalidität und damit die Indikation zur Operation gegeben. Mißbildungen im Bereich des Herzens verursachen nicht selten schwere Funktionsstörungen, können aber oftmals durch chirurgischen Eingriff behoben werden. Das gilt auch für *angeborene Blasenspalte* oder *Nabelbruch* (wobei große Teile der Baucheingeweide den Bruchsack anfüllen können). Bei *angeborener Blindheit* oder *Taubheit*, bedingt durch Entwicklungsstörungen des Auges bzw. des Gehörs, ist eine Heilung kaum möglich.

Mißbildungen können genetisch bedingt sein, d. h. durch fehlerhaftes Erbgut von einem oder beiden Elternteilen auf das Kind übertragen werden, oder aber durch schädigende Umwelteinflüsse zustande kommen. Eine häufige Ursache von Mißbildungen sind Gebärmuttererkrankungen der Mutter, die für unzureichende Sauerstoff- und Nahrungsversorgung des Fetus verantwortlich sein können. Virusinfektionen schwangerer Frauen, insbesondere *Röteln*, können ebenfalls eine schädigende Wirkung auf den Fetus ausüben, ebenso Röntgenstrahlen, bestimmte während der Schwangerschaft eingenommene Giftstoffe oder Hormone und — wie im Tierversuch nachgewiesen werden konnte — ein Unter- oder Überangebot bestimmter Vitamine. Auch verschiedene Pharmaka sind, besonders wenn sie in einem frühen Stadium der Schwangerschaft eingenommen werden, imstande, Keimschädigungen zu verursachen. So war z. B. das Schlafmittel Contergan, das sich von Anfang 1960 bis Ende 1961 großer Popularität erfreute, bei Kindern dieser Jahrgänge verantwortlich für eine große Anzahl von Mißbildungen, insbesondere der Arme und Beine. Da es nicht immer möglich ist, im Tierversuch sämtliche Nebenwirkungen eines Medikaments zu prüfen, ist es heute üblich, schwangeren Frauen in den ersten Wochen der Gravidität neue Medikamente prinzipiell nicht zu verschreiben. Bei Müttern über 35 sind mißgebildete Kinder häufiger als bei jüngeren Frauen. Oftmals erweist es sich als schwierig, die Ursache einer bestimmten Fehlbildung zu bestimmen.

Ist die Möglichkeit erbbedingter Keimschädigung gegeben, wird oftmals, wie überhaupt bei Erbkrankheiten, von einer Ehe abgeraten bzw. die Verwendung empfängnisverhütender Mittel oder sogar Sterilisierung des verantwortlichen gentragenden Partners empfohlen. Im Extremfall ist die Indikation zur Schwangerschaftsunterbrechung gegeben. Es sollte selbstverständlich versucht werden, das Ungeborene vor jeglichem schädigenden Einfluß zu schützen.

Vererbbare Mißbildungen können in den Chromosomen eines Menschen „programmiert" werden durch Schädigung der Eierstöcke oder Hoden, insbesondere infolge von Strahleneinwirkung (Röntgenbestrahlung oder radioaktive Strahlen, beispielsweise bei A- oder H-Bombenexplosion). Auch kosmische Strahlung im Weltraum kann, ebenso wie bestimmte chemische Substanzen, Keimschädigungen chromosomal verankern. Die Erbgutveränderung wird dann in Form von rezessiv erblichen Entwicklungsstörungen bei den Kindern der geschädigten Eltern oder auch erst viele Generationen später manifest.

Mongolismus, *mongoloide Idiotie*, angeborene Entwicklungsstörung, die auf einer Abweichung vom normalen Chromosomensatz, einer sogenannten *Trisomie*, beruht; anstelle der normalen Paarigkeit aller Chromosomen (mit Ausnahme des Geschlechtschromosomensatzes XY beim Mann) ist das Chromosom 21 bzw. 22 dreifach vorhanden. Der Defekt tritt bei Neugeborenen älterer Mütter auf und wird mit dem Alter der Mütter zunehmend häufiger. Auffälligste Merkmale sind das geistige Zurückbleiben und der mongoloide Gesichtsausdruck. Der Kopf ist klein und rund, die Nase breit und sattelförmig, die Augenschlitze stehen schräg, und das Oberlid besitzt eine Falte, welche die innere Augenecke verdeckt *(Mongolenfalte* oder *Epikanthus)*. Die Zunge ist groß, die Hände und Finger sind kurz und plump, und die Gelenke sind überstreckbar. Auch die inneren Organe sind häufig mißgebildet, insbesondere sind angeborene Herzfehler nicht selten. Dies hat zur Folge, daß die Mehrzahl dieser Kinder schon während des ersten Lebensjahres stirbt; nur wenige erreichen das Erwachsenenalter, wobei die Intelligenz des erwachsenen Mongoloiden nur selten höher ist als die eines normalen sechs Jahre alten Kindes. Dabei sind Mongoloide jedoch gutmütig und anhänglich. Eine Behandlung ist nicht möglich.

Vergleiche auch: Entwicklungsstörungen, Vererbung.

Multiple Sklerose, *Encephalomyelitis disseminata*, eine langsam fortschreitende herdförmige Erkrankung der weißen Substanz von Gehirn und Rückenmark. In umschriebenen Gebieten der weißen Substanz entstehen allmählich *Skleroseherde*, in denen eine entzündliche Entmarkung der Nervenfasern stattfindet. Für die Krankheit ist charakteristisch, daß sie schubweise mit Intervallen der Besserung verläuft. Man schätzt, daß etwa je eine von 1000 Personen an multipler Sklerose leidet, womit diese Krankheit also recht häufig ist. Sie tritt vor allem in den nördlichen Ländern oft auf, in den Tropen dagegen ist sie relativ selten und in Japan z. B. fast unbekannt; ihre Hauptverbreitungsgebiete sind der Norden der Vereinigten Staaten und Europa.

Die Ursache der Krankheit ist unbekannt. Als Ursachen wurden Allergie, Infektion und psychischer Streß diskutiert; nach einer neuen Auffassung handelt es sich um eine sog. Autoaggressionskrankheit, bei welcher der Körper gegen körpereigene Eiweißsubstanzen allergisch reagiert und Antikörper gegen diese mobilisiert (↗ Immunität). Die Krankheit tritt bei beiden Geschlechtern mit gleicher Häufigkeit auf. Sie beginnt gewöhnlich im Alter zwischen 20 und 40 Jahren; ihre Symptome sind äußerst mannigfaltig, und ihr Verlauf ist extrem unterschiedlich. In der Regel beginnt sie schleichend mit einem Gefühl der Schwäche in einem der Gliedmaßen und Störungen der Muskelkontrolle (skandierende Sprache). Symptome sind Taubheits- und Prickelgefühle, Zittern, Störungen der Sensibilität, des Gesichtssinnes und des Gleichgewichts. Die Bewegungen und der Gang können allmählich unsicher werden. Das schwerste Symptom der multiplen Sklerose sind spastische Lähmungen einzelner Muskelgruppen. Die Kontrolle der Blasen- und Darmfunktion kann gestört sein. Daneben werden starke Stimmungsschwankungen beobachtet.

Die multiple Sklerose hat einen chronischen Verlauf, wobei der Krankheitsprozeß oft in Schüben mit Intervallen von mehreren Jahren verläuft. Es ist deshalb unmöglich, den Verlauf der Krankheit im Einzelfall vorauszusagen. In vielen Fällen stabilisiert sich der Zustand mit der Zeit. Fälle mit nur geringeren oder gleichbleibenden Symptomen sind relativ häufig. Meist treten nach einigen Jahren bestimmte, aber nicht unbedingt schwerwiegende Ausfallserscheinungen auf.

Die multiple Sklerose ist bisher noch nicht heilbar; obwohl bis heute auch noch keine Behandlung gefunden wurde, welche die Krankheit aufhält, kann doch eine gute allgemeine Therapie die Lebensspanne vieler Patienten verlängern und ihr Wohlbefinden beachtlich verbessern. Akute Schübe können durch hohe Dosen von adrenokortikotropem Hormon (ACTH) offenbar günstig beeinflußt werden. Körperliches und sprachliches Rehabilitationstraining leistet wertvolle Hilfe.

Mumps, *Parotitis epidemica, Ziegenpeter*, eine akute Infektionskrankheit, deren Erreger ein durch Tröpfcheninfektion übertragenes Virus ist. Vorwiegend werden Kinder und Jugendliche, jedoch manchmal auch Erwachsene, davon befallen. Die Inkubationszeit beträgt 2–3 Wochen. Symptome sind: entzündliche, schmerzhafte Schwellung der Speicheldrüsen, besonders der Ohrspeicheldrüse. Hierbei wird das Ohrläppchen nach auswärts gedrängt. Oft treten durch die Schwellung auch Beschwerden beim Mundöffnen oder Kauen auf. Ebenfalls kommt es zu einem Temperaturanstieg, der oft mehrere Tage anhält. Die Behandlung besteht gewöhnlich in Bettruhe und Verabreichung schmerzstillender Mittel. Eine Immunisierung ist im allgemeinen nicht zu empfehlen. Besonders Knaben sollten nicht vor einer möglichen Infektion geschützt werden, da die Krankheit in der Kindheit komplikationslos verläuft. Nach der Pubertät kann dagegen beim männlichen Erwachsenen als mögliche Komplikation eine *Hodenentzündung (Orchitis)* mit nachfolgender Sterilität auftreten.

Mundgeruch, *übler Mundgeruch, Foetor ex ore*, ist nicht als Symptom einer Krankheit im engeren Sinne anzusehen, kann sich aber unangenehm auswirken im Umgang mit anderen Menschen. Schlechte Zähne, Infektionen im Mundraum, Mandelentzündung und bestimmte Magenerkrankungen sind die häufigsten Ursachen üblen Mundgeruchs. In vielen Fällen ist es jedoch unmöglich, eine bestimmte Krankheit für den Zustand verantwortlich zu machen. Sorgfältige Mundhygiene und Behandlung von Infektionen und Magenstörungen wirken sich oft günstig aus; häufig ist jedoch eine Abhilfe nicht möglich.

Muskel, *Musculus* (Abkürzung in der Anatomie: M.). Die Muskulatur des Körpers läßt sich in drei verschiedene Arten von Muskelgewebe einteilen, nämlich die *Skelettmuskulatur*, die *glatte* und die *Herzmuskulatur*. Es gibt etwa 400 *Skelettmuskeln*, die rund die Hälfte des Gesamtkörpergewichtes ausmachen. Sie stehen größtenteils unter der Kontrolle des Willens und sind in der Regel durch Sehnen an den Knochen des Skeletts befestigt, die als Hebel wirken. Muskeln, die sich einander in ihrer Aktion ergänzen, werden als *Synergisten* bezeichnet, solche, die einander entgegenwirken, als *Antagonisten*. Beispiele antagonistisch wirkender Muskeln sind der Bizepsmuskel und der Trizepsmuskel, welche den Unterarm beugen bzw. strecken.

Jeder Skelettmuskel wird von einer starken bindegewebigen Hülle umgeben, dem *Epimysium*, welches am Ende der Muskeln in die Sehnen übergeht. Der Muskel selbst wird durch dünne Bindegewebssepten *(Perimysium)* in große Bündel unterteilt, von denen ein jedes eine große Anzahl paralleler *Muskelfasern* enthält, die aus den eigentlichen Muskelzellen bestehen. Diese sind eine Art von Riesenzellen mit vielen Kernen, die dicht über der Zellwand, dem *Sarkolemm*, liegen. Das Protoplasma oder *Sarkoplasma* jeder Muskelzelle besteht aus zahlreichen dünnen Fasern, den *Myofibrillen*, die die Eigenschaft der *Kontraktionsfähigkeit* besitzen. Es ist die Verkürzung der Myofibrillen, die eine Muskelkontraktion auslöst. Die Fasern sind in transversale Segmente mit unterschiedlicher Brechkraft unterteilt und erscheinen aus diesem Grunde unter dem Mikroskop gestreift: deshalb bezeichnet man die Skelettmuskulatur auch als *quergestreifte Muskulatur*.

MUSKEL I

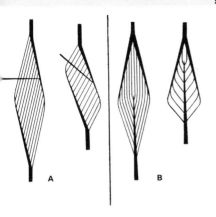

Sehnen
Die *Sehnen* der Skelettmuskeln sind entweder an deren Außenseite angebracht (A) oder in ihnen verstrickt (B); im ersteren Fall wird bei einer Kontraktion der Muskelbauch verschoben (man beachte die veränderte Position der Nadel).

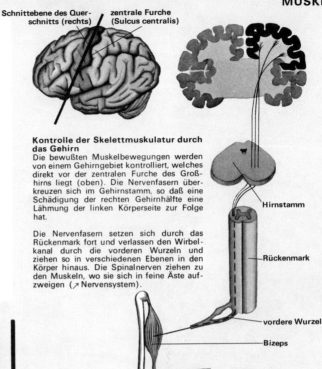

Kontrolle der Skelettmuskulatur durch das Gehirn
Die bewußten Muskelbewegungen werden von einem Gehirngebiet kontrolliert, welches direkt vor der zentralen Furche des Großhirns liegt (oben). Die Nervenfasern überkreuzen sich im Gehirnstamm, so daß eine Schädigung der rechten Gehirnhälfte eine Lähmung der linken Körperseite zur Folge hat.

Die Nervenfasern setzen sich durch das Rückenmark fort und verlassen den Wirbelkanal durch die vorderen Wurzeln und ziehen so in verschiedenen Ebenen in den Körper hinaus. Die Spinalnerven ziehen zu den Muskeln, wo sie sich in feine Äste aufzweigen (↗ Nervensystem).

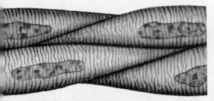

Die glatten Muskeln, welche z. B. die Wandungen des Darms und der Blutgefäße bilden, arbeiten unabhängig vom Willen und kontrahieren sich langsam (oben).

Der Herzmuskel (Abb. links), der ebenfalls nicht der Kontrolle des Willens unterliegt, kontrahiert sich schnell.

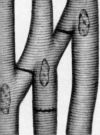

Wie Nervenimpulse Muskelbewegungen auslösen
Der Kontakt zwischen Nerv und Muskel wird durch die *motorischen Endplatten* hergestellt, die über den Muskelfasern liegen (unten). Hier wird Azetylcholin freigesetzt, eine Substanz, die in die Muskelzellen eindringt und die Kontraktion auslöst.

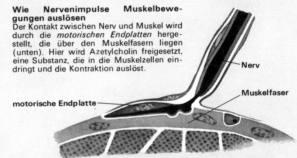

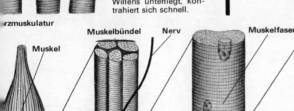

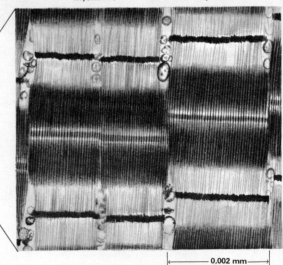

Aufbau der Skelettmuskulatur. Unter dem Mikroskop haben die feinsten Fasern, die *Myofibrillen*, eine quergestreifte Struktur (rechts ein elektronenmikroskopisches Bild).

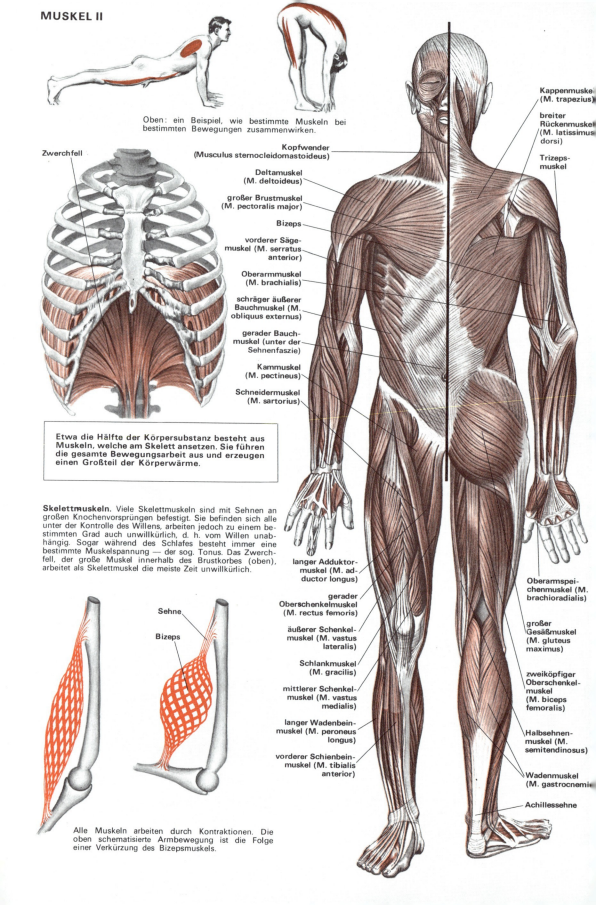

Wenn ein Nervenimpuls die *motorische Endplatte*, den Nervenendapparat der motorischen Nervenfasern, an der Oberfläche der Muskelfasern erreicht, wird dort *Azetylcholin* freigesetzt; das Azetylcholin wiederum löst über einen komplizierten chemischen Vorgang die Kontraktion der Muskelzellen aus. Die Energie für die Muskelarbeit wird durch das *Muskelglykogen* geliefert, das in Glukose, Milchsäure und andere Bestandteile gespalten wird; dabei wird gleichzeitig Wärme frei — die Muskeln sind damit neben der Leber auch die wichtigsten Wärmequellen des Körpers.

Es gibt zwei Arten von Muskelkontraktionen, die *isometrische Kontraktion*, bei der die Länge des Muskels unverändert bleibt und nur die Spannung innerhalb des Muskels vergrößert wird, sowie die *isotonische Kontraktion*, bei der sich der Muskel unter gleichmäßiger Spannung verkürzt. Die Skelettmuskeln stehen unter einer ständigen Spannung, dem sog. *Tonus*, der den Körper im Gleichgewicht hält.

Die *glatten Muskeln* unterscheiden sich von den quergestreiften Muskeln in mehrfacher Hinsicht. Die Muskelzellen sind klein und enthalten nur einen Kern. Sie lassen keine Fibrillenstrukturen erkennen und sind deshalb nicht gestreift; es ist noch ungeklärt, ob die glatte Muskelzelle direkt durch Nervenreiz oder auf chemischem Wege stimuliert wird. Die Zellen der glatten Muskulatur kontrahieren sich viel langsamer als die der anderen Muskeln, und sie werden nicht durch den Willen, sondern unabhängig vom Bewußtsein durch das autonome Nervensystem beeinflußt.

Die glatten Muskeln bilden in der Hauptsache die Wandungen der inneren Organe, so z. B. die des Magens, der Därme, der Gallenblase, der Harnblase, der Gebärmutter und der Blutgefäße. Glatte Muskeln befinden sich auch in der Iris, wo ein System von Muskeln die Pupille erweitert und ein anderes sie verengt. Beim Menschen werden die Muskeln der Iris durch einen Nervenreflex kontrolliert, während sie bei bestimmten Tieren direkt auf die Lichteinwirkung reagieren. Glatte Muskeln entwickeln erheblich weniger Energie als die Skelettmuskeln, stehen jedoch ebenfalls unter einem ständigen Muskeltonus.

Der *Herzmuskel* ist, wie die Skelettmuskeln, gestreift, unterliegt jedoch nicht dem Einfluß des Willens. Wie der Skelettmuskel kann er sich schnell kontrahieren, wobei die Frequenz jedoch durch das Leitungssystem des Herzens reguliert wird, welches wiederum dem autonomen Nervensystem untergeordnet ist. Deshalb schlägt das Herz bei Angst und anderen Gemütsaffekten, die das autonome Nervensystem beeinflussen, wesentlich schneller. Das Herz kontrahiert sich bei jeder Reizung immer maximal, wohingegen die Kontraktionsbreite der Skelettmuskeln unterschiedlich groß sein kann. Man sagt deshalb auch, das Herz arbeite nach dem *Alles-oder-nichts-Gesetz*. Seine Muskulatur unterscheidet sich von der Skelettmuskulatur auch noch darin, daß sie während der kurzen Pause zwischen zwei Kontraktionen reizunempfänglich ist.
Vergleiche auch: B Kopf.

Muttermal, *Nävus*, eine Art Hauttumor, der meist in Form bräunlicher Hautflecken auftritt. Muttermale entwickeln sich hauptsächlich bei Kindern, seltener bei Erwachsenen. Fast bei jedem Menschen bilden sich solche Flecken in jeweils unterschiedlicher Anzahl, Größe und Färbung. Zwei besonders häufige Formen des Muttermals sind der *Naevus pigmentosus* oder *Pigmentzellennävus* und der *Naevus naevocellularis* oder *Nävuszellnävus*. Für beide Formen ist eine Vermehrung der pigmentbildenden Zellen in einer bestimmten Hautzone charakteristisch.

Häufig manifestiert sich ein Naevus pigmentosus einfach als eine örtliche Hautverfärbung, als glatter, brauner Fleck *(Leberfleck)*, der jedoch wachsen kann und manchmal die Hautoberfläche geschwulstartig überragt, manchmal aber auch als ein warzenartiges, zuweilen behaartes oder gestieltes Gebilde in Erscheinung tritt. Muttermale dieses Typs sind gewöhnlich gutartig, können sich jedoch in seltenen Fällen auch zu einem bösartigen Tumor entwickeln, dem sogenannten malignen Melanom.

Maligne Melanome treten selten vor der Pubertät auf. Frühzeichen sind fortschreitendes Wachstum, Empfindlichkeit, zunehmend dunkle Färbung des Muttermals, hofartige Pigmentierung der Umgebung, leichte Verletzbarkeit und spontane Blutungsbereitschaft. Beim Auftreten solcher Symptome ist sofortige ärztliche Behandlung notwendig, da für den Tumor rasches, infiltrierendes Wachstum und frühzeitige Bildung von Tochtergeschwülsten in anderen Körperregionen charakteristisch ist.

Da Muttermale sich jedoch selten in bösartige Tumoren verwandeln, besteht kein Grund, sie zu entfernen, sofern sie nicht kosmetisch stören oder sich so rasch vergrößern, daß sie entstellend wirken. Ihre chirurgische Entfernung ist meist ein harmloser Eingriff. Oberflächliche Flecken werden meistens kauterisiert, tiefer wachsende Nävi exzidiert. Bei malignen Melanomen ist es oft unumgänglich, den gesamten Körperteil, in dem es sich entwickelt, sowie die umliegenden Lymphdrüsen zu entfernen — soweit dies möglich ist. Strahlentherapie hat sich bei Nävi und malignen Melanomen als wenig erfolgreich erwiesen.
Vergleiche auch: Hauttumoren.

Müttersterblichkeit, die Sterblichkeit an Krankheiten und Zwischenfällen in der Schwangerschaft, bei der Entbindung und im Wochenbett. Die Müttersterblichkeit betrug in der Bundesrepublik Deutschland für das Jahr 1970 noch 420 Sterbefälle bzw. 52 Müttersterbefälle auf 100000 Lebendgeborene. Die drei häufigsten Ursachen sind Schwangerschaftstoxikosen, Infektionen in der

Myasthenie, *Myasthenia gravis pseudoparalytica*, eine recht seltene Erkrankung, deren Merkmal eine fortschreitende Muskelschwäche ist. Die Krankheit tritt bei Frauen häufiger auf, insbesondere im Alter zwischen 20 und 40 Jahren. In der Regel werden als erstes die Augenmuskeln von der Krankheit befallen. Der Patient beginnt, doppelt zu sehen, und das Augenlid hängt herab. In anderen Fällen treten als erstes Schwierigkeiten beim Kauen und Sprechen auf. Die Krankheit dehnt sich gewöhnlich auf die Arme und Beine aus und führt allmählich zu einem totalen Kräfteverfall. Die Ursache der Myasthenie ist unbekannt, jedoch ist geklärt, daß sie mit einer abnorm hohen Aktivität des Fermentes Azetylcholinesterase einhergeht. Dieses Enzym baut das durch Nervenimpulse an den motorischen Endplatten der Muskeln freigesetzte Azetylcholin wieder ab, so daß sich die Kontraktion des Muskels wieder löst. Wenn das Azetylcholin jedoch zu schnell inaktiviert wird, „kommt der Nervenimpuls nicht durch"; aus diesem Grunde zielt die Behandlung der Krankheit auf eine Hemmung des Fermentes ab.
Vergleiche auch: Muskel.

Nahrungsstoffe. Die zum Leben notwendigen Substanzen sind *Kohlenhydrate*, *Eiweiße (Proteine)*, *Fette*, *Mineralstoffe* und *Vitamine*. Kohlenhydrate, Eiweiße und Fette stellen die eigentlichen Nährstoffe dar; die Mineralstoffe und Vitamine sind Zusatzstoffe, welche für die Umsetzung der Nahrung sowie für andere Stoffwechselvorgänge von Bedeutung sind. Alle diese Elemente sind in einer normalen, gemischten Kost vorhanden.

Der *Nährwert* oder Energiegehalt der Fette, Eiweiße und Kohlenhydrate wird gewöhnlich in Kalorien gemessen, eine physikalische Meßgröße für die Wärmemenge. Eine Kalorie (Kurzzeichen: cal) ist diejenige Wärmemenge, die notwendig ist, um 1 g (Gramm) Wasser um 1° C zu erwärmen. Fett hat den höchsten Nährwert mit 9,3 kcal/g, während sowohl Kohlenhydrate wie auch Eiweiße 4,1 kcal/g besitzen.

Die notwendige Nahrungsmenge hängt u. a. von dem Gewicht und der Art der Tätigkeit des Menschen ab. Ein 70 kg schwerer Mann mit einer leichten Sitzarbeit benötigt etwa 2500 kcal pro Tag, um sein Gewicht konstant zu erhalten. Ein mittelschwer arbeitender Mann desselben Gewichts braucht etwa 3000 kcal, ein Schwerarbeiter 3800 kcal und mehr. Im Wachstum begriffene Personen benötigen mehr Energie als Erwachsene und brauchen deshalb mehr Kalorien pro Kilo Körpergewicht. Ältere Menschen hingegen können mit weit weniger Kalorien auskommen als während ihrer früheren Lebensjahre und sollten deshalb ihre Eßgewohnheiten darauf einstellen, um ihr Normalgewicht zu halten.

Kohlenhydrate sind für die normale Verbrennung von Fett und Eiweiß notwendig. Der Mindestbedarf an Kohlenhydraten wird auf etwa 300 g pro Tag geschätzt, die in der mitteleuropäischen Ernährung in der Regel auch vorhanden sind, nicht selten sogar wesentlich überschritten werden. Kohlenhydrate finden sich hauptsächlich in pflanzlicher Nahrung. Alle Kohlenhydrate setzen sich aus einfachen Grundsubstanzen zusammen, den sog. *einfachen Zuckern* oder *Monosacchariden*. Als Nahrungsstoffe am bedeutendsten sind dabei die *Glukose (Traubenzucker)*, die *Fructose (Fruchtzucker)* und die *Galaktose*. Zwei Einfachzucker können chemisch miteinander verbunden sein und werden dann als *Disaccharide* bezeichnet, die Beispiele für *zusammengesetzten Zucker* sind. Ein solches Disaccharid ist der *Rohrzucker (Saccharose)*, der sich aus Glukose und Fructose zusammensetzt. Die Saccharose kommt in der Zuckerrübe und im Zuckerrohr vor und stellt eine wichtige Energiequelle dar. Andere Disaccharide sind die *Lactose (Milchzucker)*, die in der Milch vorkommt, und die *Maltose (Malzzucker)*, die u. a. in Kartoffel- und Gerstenkeimen und beim Stärkeabbau zu finden ist. Die Lactose besteht aus Glukose und Galaktose, die Maltose jedoch aus zwei Teilen Glukose.

Sind mehr als zwei Zucker miteinander verbunden, so spricht man von *Vielfachzuckern* oder *Polysacchariden*. Als Nahrungssubstanz ist hier das wichtigste Kohlenhydrat die „Stärke", die sich aus einer großen Zahl von Einfachzuckern zusammensetzen kann. Im Unterschied zu den Mono- und Disacchariden hat die Stärke keinen süßen Geschmack. Sie findet sich in Kartoffeln und den verschiedenen Getreidearten und stellt eine wichtige Energiequelle dar.

Während der Verdauung werden alle Kohlenhydrate in ihre Grundbausteine, die Einfachzucker, aufgespalten und als solche vom Blut aufgenommen, wo sie dem Körper als Energiespender zur Verfügung stehen. Im Gegensatz zu Rindern oder Pferden kann der Mensch Kohlenhydrate vom Cellulosetyp nicht umsetzen.

Eiweiße (Eiweißstoffe) oder *Proteine* sind hochmolekulare, kompliziert aufgebaute organische

Nahrungsstoffe A
Zusammensetzung und Nährwert wichtiger Lebensmittel[1]

Lebensmittel (100 g eßbarer Anteil)	Kalorien (kcal)	Wasser g	Eiweiß g	Fette g	Kohlenhydrate g
Aal	285	60,7	12,7	25,6	0
Ananas	47	86,7	0,4	0,2	12,2
Äpfel (süß)	58	84,0	0,3	0,6	15,0
Aprikosen	51	85,3	0,9	0,2	12,8
Bananen	85	75,7	1,1	0,2	22,2
Barsch (Flußbarsch)	86	79,5	18,4	0,8	0
Bier, hell	47	90,6	0,5	3,6[2]	4,8
dunkel	48	90,6	0,2	3,5[2]	5,4
Birnen	61	83,2	0,5	0,4	15,5
Blumenkohl	27	91,0	2,7	0,2	5,2
Bohnen (grüne)	32	90,1	1,9	0,2	7,1
Branntweine	245–280	—	—	35–40[2]	—
Brombeeren	58	84,5	1,2	0,9	12,9
Brötchen	269	34,0	6,8	0,5	58
Butter	716	17,4	0,6	81,0	0,7
Buttermilch	35	91,2	3,5	0,5	4,0
Camembert	287	51,3	18,7	22,8	1,8
Champignons	22	90,8	2,8	0,24	3,7
Cola-Getränke	39	90	—	—	10
Edamer Käse	232	43,4	26,1	23,6	3,5
Ei (Hühnerei, roh)	162	74,0	12,8	11,5	0,7
Emmentaler Käse	398	34,9	27,4	30,5	3,4
Endiviensalat	20	93,1	1,7	0,1	4,1
Erbsen (grüne)	84	75,0	6,3	0,4	17,0
Erdbeeren	37	89,9	0,7	0,5	8,4
Erdnüsse (geröstet)	582	1,8	26,2	48,7	20,6
Forelle	101	77,6	19,2	2,1	0
Gans	354	51,0	16,4	31,5	0
Gurken	13	95,6	0,8	0,1	3,0
Haferflocken	387	10,3	13,8	6,6	67,6
Hase	103	73	22,3	~0,9	0,2
Haselnüsse	627	6,0	12,7	60,9	18
Hecht	89	80,2	18,2	1,2	0
Heidelbeeren	62	83,2	0,7	0,5	15,3
Hering	243	62,8	17,3	18,8	0
Himbeeren	57	84,2	1,2	0,5	13,6
Honig	304	17,2	0,3	0	82,3
Huhn	138	72,7	20,6	5,6	0
Joghurt	71	86,1	4,8	3,8	4,5
Johannisbeeren, schwarze	62	82	1,0	0,1	16,1
rote und weiße	50	85,7	1,4	0,2	12,1
Kabeljau	78	81,2	17,6	0,3	0
Kaffee	5	98,5	0,3	0,1	0,8
Kakao (schwach entölt)	299	5,6	19,8	24,5	43,6
Kalbfleisch (Braten, mager)	231	56,5	32,2	11,3	0
Kaninchen	159	70,4	20,4	8,0	0
Karpfen	145	72,4	18,9	7,1	0
Kartoffeln	76	79,8	2,1	0,1	17,7
Kirschen	60	83,4	1,2	0,4	14,6
Knäckebrot	349	7,0	10,1	1,4	79
Kokosnüsse	351	48	4,2	34	12,8
Kuhmilch (frisch)	64	88,5	3,2	3,7	4,6
Lachs	208	65,4	19,9	13,6	0
Lebertran	901	0	0	99,9	0
Limonade	46	88	—	—	12
Magermilch	34	90,9	3,5	0,07	4,8
Maismehl	356	12	8,3	1,2	78,0
Mandarinen	46	87	0,8	0,2	11,6
Mandeln	598	4,7	18,6	54,2	19,5
Margarine	698	19,7	0,5	78,4	0,4
Marmelade	272	29	0,6	0,1	70,0
Marzipan	428	8,8	8,0	18	64
Mayonnaise	718	15,1	1,1	78,9	3,0
Möhren	40	88,6	1,1	0,2	9,1
Muttermilch	70	87,7	1,03	4,4	6,9
Öle (Speiseöle)	883	Spur	0	99,9	0
Orangen	49	87,1	1,0	0,2	12,2
Paranüsse	654	4,6	14,3	66,9	10,9
Petersilie	44	85,1	3,6	0,6	8,5
Pfifferlinge	21	91,5	1,5	0,5	3,8
Pfirsiche	46	86,6	0,6	0,1	11,8
Pflaumen	50	85,7	0,7	0,1	12,3
Portwein	161	—	0,2	15,0[2]	14,0
Preiselbeeren	42	87,4	0,3	0,5	11,6
Pumpernickel	246	34,0	9,1	1,2	53,1
Quark, mager	86	79,4	17,2	0,6	1,8
fett	198	70	14	14	4
Radieschen	18	93,7	1,1	0,1	3,6
Rahmkäse	338	50,5	14,6	30,5	1,9
Reis (Vollreis)	360	12,0	7,5	1,9	77,4
Rindfleisch (Braten, mager)	194	67	19,3	13,0	0
Roggenbrot	227	38,5	6,4	1,0	52,7
Rosenkohl	47	84,8	4,7	0,4	8,7
Rotkohl	26	91,8	1,5	0,2	5,9
Rum	246	—	—	35,1[2]	—
Salat (Kopfsalat)	14	95,1	1,3	0,2	2,5
Sardinen	214	61,8	24,0	11,1	1,2
Sauerkraut	18	92,8	1,0	0,2	4,0
Schellfisch	79	80,5	18,3	0,1	0
Schinken (roh)	345	53,0	15,2	31,0	0
Schlagsahne (30%)	288	64,1	2,2	30,4	2,9
Schmelzkäse	293	51,3	14,4	23,6	6,1
Schnittlauch	28	91,3	1,8	0,3	5,8
Schokolade (Milchschokolade)	520	0.9	7,7	32,3	56,9
Schweinefleisch (Braten, mittelfett)	291	58	16,4	25,0	0
Sellerie (Knollen)	40	88,4	1,8	0,3	8,5
Spaghetti	369	10,4	12,5	1,2	75,2
Spargel	21	92,9	2,1	0,2	4,1
Spinat	26	90,7	3,2	0,3	4,3
Stachelbeeren	39	88,9	0,8	0,2	9,7
Steinpilze	31	88,6	2,8	0,4	5,9
Tee	2	99	0,1	0	0,4
Thunfisch	290	52,5	23,8	20,9	0
Tomaten	22	93,5	1,1	0,2	4,7
Trauben	67	81,4	0,6	0,3	17,3
Traubenzucker	385	Spur	0	0	99,5
Walnüsse	651	3,5	14,8	64,0	15,8
Wein	60–120		0	8,8–12,5[2]	0,2–8,0
Weißbrot	253	38,3	8,2	1,2	51
Weißkohl	25	92,1	1,4	0,2	5,7
Weizenmehl (Feinmehl)	363	12,0	10,5	1,0	76,1
Whisky (Scotch)	245	—	—	35[2]	—
Zitronen	27	90,1	1,1	0,3	8,2
Zucker (raffiniert)	385	Spur	0	0	99,5
Zwiebeln	38	89,1	1,5	0,1	8,7

[1] Nicht bekannte Zahlenwerte sind in der Tabelle durch waagerechte Striche gekennzeichnet. — [2] g Alkohol.

Stoffe, die sich in allen lebenden Substanzen nachweisen lassen; ihre Grundbausteine sind verschiedene *Aminosäuren*. Die meisten Aminosäuren werden als Baustoffe (Gerüst-Eiweißstoffe) für die Zellen des Körpers verwendet. Damit der Stoffwechsel normal ablaufen kann, muß die Nahrung bestimmte Aminosäuren enthalten, die als *essentielle Aminosäuren* bezeichnet werden, während die anderen bis zu einem bestimmten Grad vom Körper selbst aus anderen Nahrungsbestandteilen hergestellt werden können. Proteine sind sowohl in Tieren wie auch in Pflanzen anzutreffen. Das tierische Eiweiß hat jedoch einen wesentlich höheren Gehalt an essentiellen Aminosäuren, und man nimmt an, daß eine rein pflanzliche Kost unzureichend ist, es sei denn, sie enthält die Sojabohne. Bekannte Eiweißquellen sind alle Arten von Fleisch sowie Fisch, Milch, Käse, Eier und verschiedene Pflanzenprodukte, z. B. Brot. Die täglich notwendige Eiweißmenge ist in der Regel ein Gramm oder mehr pro Kilogramm Körpergewicht.

Die *Fette* haben den größten Nährwert. Produkte wie Butter, Öl, Schweineschmalz und Talg bestehen fast nur aus Fett, auch manche Fleisch- und Käsesorten enthalten reichlich Fett. Wichtig sind die sog. *ungesättigten Fettsäuren*, wie z. B. Linolsäure, die zusammen mit der Linolensäure auch als Vitamin (Vitamin F) bezeichnet wird, da sie vom Körper selbst nicht synthetisiert werden kann. Die ungesättigten Fettsäuren, die z. B. im Maisöl, im Erdnußöl und im Sojaöl enthalten sind, sind auch in einer normalen Mischkost in ausreichender Menge vorhanden. Neben seiner Rolle als wichtiger Nahrungsstoff ist das Fett auch noch an der Aufnahme von fettlöslichen Vitaminen im Dünndarm beteiligt.

Auch die *Mineralstoffe* sind lebensnotwendig, da sie auf vielerlei Weise am Stoffwechsel beteiligt sind. Die Mineralstoffe werden oft in *Salze* und *Spurenelemente* unterteilt, so genannt, weil sie nur in winzigen Mengen auftreten. Unter den Salzen ist das gewöhnliche *Kochsalz* oder *Natriumchlorid* für viele Vorgänge innerhalb des Körpers von außerordentlicher Bedeutung. Salz wird ständig durch die Nieren und Schweißdrüsen ausgeschieden und muß deshalb auch ständig von außen zugeführt werden. Die Gesamtmenge von Salz im Körper eines Erwachsenen beträgt etwa 150 g. Durch normales Würzen (Salzen) der Speisen wird dem Körper gewöhnlich weit mehr Salz als notwendig zugeführt; jedoch können in den Tropen durch starkes Schwitzen leicht schwere Krankheitsbilder durch Salzmangel entstehen.

Andere wichtige Stoffe sind *Kaliumsalze*, die in großen Mengen im Fleisch und in Kartoffeln vorkommen, *Calciumsalze*, welche sich in der Milch, im Eidotter, im Käse, in Erbsen und anderen Gemüsen finden, und die *Phosphate*, die in verschiedenen Getreideprodukten, Früchten und Gemüsen vorhanden sind. Die vom Körper benötigten Mengen an Kalium, Calcium und Phosphor sind in einer normalen Mischkost enthalten.

Nahrungsstoffe B

Empfohlener Kalorienbedarf pro Tag*

	Alter (Jahre)	Gewicht (kg)	Größe (cm)	Kalorien[1] (kcal)
Männer	25	70	175	3200
	45	70	175	3000
	65	70	175	2550
Frauen	25	58	163	2300
	45	58	163	2200
	65	58	163	1800
	Schwangere (2. u. 3. Trimester)			+ 300
	Stillende (850 ml tägl.)			+ 1000
Säuglinge	2–6 Monate	6	60	kg × 120
	7–12 Monate	9	70	kg × 100
Kinder	1–3	12	87	1300
	4–6	18	109	1700
	7–9	27	129	2100
	10–12	36	144	2500
Knaben	13–15	49	163	3100
	16–19	63	175	3600
Mädchen	13–15	49	160	2600
	16–19	54	162	2400

* Die in der Literatur angegebenen Werte schwanken von Autor zu Autor.
[1] Die für erwachsene Personen angegebenen Kalorienwerte gelten für eine mittelschwere Industrie- und Landarbeit. Für Menschen mit z. B. Bürotätigkeit sind die Zahlen — zumindest für Männer — zu hoch. Ein 70 kg schwerer Mann mit sitzender Arbeitsweise benötigt gewöhnlich nicht mehr als 2500 kcal pro Tag. Die Werte für den Kalorienbedarf bei anderen Körpergewichten als 70 bzw. 58 kg werden durch Multiplikation der Tabellenwerte mit den in der unteren Tabelle aufgeführten Faktoren erhalten.

Gewicht (kg)	Männer	Frauen	Gewicht (kg)	Männer	Frauen
40	—	0,76	65	0,94	1,09
45	—	0,83	70	1,00	1,13
50	0,78	0,89	75	1,06	1,19
55	0,84	0,97	80	1,11	—
60	0,89	1,02	85	1,16	—

Von den eigentlichen *Spurenelementen* ist das *Spurenmetall Eisen* besonders wichtig, da es für die Bildung des roten Blutfarbstoffs essentiell ist. Große Mengen von Eisen kommen in Leber, in Getreideprodukten verschiedener Art, in Eiern, Fleisch, Fisch, Früchten und bestimmten Gemüsen vor. Pro Tag benötigt ein Erwachsener 10–15 mg Eisen. Weitere Spurenelemente sind *Jod, Arsen, Aluminium, Kupfer, Mangan, Kobalt, Nickel, Fluor* und *Zink*.

Jod ist wichtig für die Funktion der Schilddrüse, Kupfer und Mangan für die Blutbildung. Die genaue Funktion der anderen Spurenelemente ist schwierig festzustellen.

Die *Vitamine (akzessorische Nährstoffe)* sind in der Hauptsache für den Stoffwechsel im allgemeinen und für verschiedene Körperfunktionen von Bedeutung. Sie kommen überwiegend in Früchten, Gemüsen und Getreideprodukten vor.

Der individuelle Nahrungsbedarf wird gewöhnlich durch eine ausgeglichene Kost gedeckt, und nur unter bestimmten Bedingungen können spezielle Zusätze erforderlich werden. So ist z. B. oft notwendig, während des Winters und Frühjahrs zusätzlich Vitamine einzunehmen, wenn es nur wenig Obst und Gemüse gibt.
Vergleiche auch: Diät, Fettsucht, Stoffwechsel, Verdauung, Vitamine.

Narkoanalyse, eine Methode der aufdeckenden Psychoanalyse, bei welcher der Patient zunächst durch ein leichtes Schlafmittel zur Entspannung gebracht wird und dadurch leicht beeinflußbar und enthemmt ist. Die Methode hat sich als besonders wertvoll in Fällen bewährt, wo neurotische Symptome plötzlich als Folge eines schweren Unfalls auftreten. Die Narkoanalyse war bei der Behandlung von Kriegsneurosen während des Zweiten Weltkrieges sehr wertvoll. Die Methode wurde auch von Gerichtspsychologen bei der Befragung von Verdächtigen angewandt, erwies sich hier aber als unsicher, da sie neben der Aufdeckung der Wahrheit auch Raum für Phantasieprodukte hat.
Vergleiche auch: Hypnose, Psychoanalyse.

Nasenbluten, *Epistaxis,* Blutungen infolge Ruptur von Blutgefäßen in der Nasenschleimhaut. In der Regel kommen die Blutungen aus der unteren Hälfte des Nasenseptums und werden durch einen Stoß oder ein zu kräftiges Nasenputzen ausgelöst. Die Blutgefäße können auch bei einer Erkältung oder Grippe einreißen, manchmal sogar durch eine Blutdruckerhöhung bei starker körperlicher Anstrengung. Gelegentliches Nasenbluten ist sehr häufig bei Kindern und Jugendlichen, aber in der Regel harmlos. Wiederholte Blutungen dagegen können Anzeichen einer Krankheit sein.

Das wiederholte Nasenbluten bei älteren Menschen ist oft Symptom eines zu hohen Blutdrucks, einer Arteriosklerose oder einer anderen Gefäßkrankheit. In bestimmten Fällen kann es auch durch lokale Veränderungen in der Nasenschleimhaut hervorgerufen werden.

Blutungen aus den Nasenlöchern können in der Regel durch Tamponieren mit Zellstoff oder Zusammendrücken der Nase gestillt werden. Bei älteren Personen liegen die verletzten Gefäße oft tiefer, und die Blutung läßt sich weniger leicht stoppen. Wiederholte schwere Blutungen erfordern ärztliche Versorgung; eine häufige Methode ist das Verschließen der Nasenhöhle mit Verbandstoff — ein sog. *vorderer Tampon.* Der Tampon kann mit einem blutstillenden Mittel präpariert und so beschaffen sein, daß er nicht mit der Wunde verklebt. In manchen Fällen muß das gerissene Gefäß verätzt werden, z. B. mit Chromsäure (chemische Verätzung). Wenn eine andere Krankheit zugrunde liegt, muß sich die Behandlung in erster Linie natürlich gegen diese wenden. Im Falle einer schweren Blutung tief im Innern der Nasenhöhle kann eine *hintere Tamponade* notwendig sein.

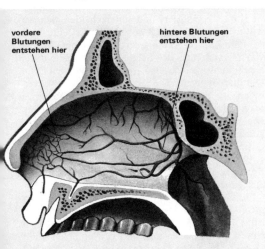

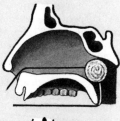

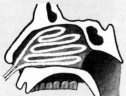

Nasenbluten

Nasenbluten wird durch Platzen von Blutgefäßen in der Nasenhöhle verursacht, entweder vorne nahe den Nasenlöchern oder durch weiter hinten liegende Gefäße. Es tritt oft bei zu starkem Nasenputzen oder Nasenbohren auf, kann aber auch Symptom einer Krankheit sein.
Bei schwerem Nasenbluten kann der Arzt entweder die Blutung mit einem ätzenden Mittel stillen oder aber einen blutstillenden Tampon einführen (rechts). Eine hintere Tamponade wird durch den Mund eingeführt und mit Hilfe eines Fadens in Position gehalten (obere Abb.).

Nasenhöhle, der oberste Teil der Atemwege, erstreckt sich von den Nasenöffnungen bis zum oberen Teil des Rachens. Sie wird durch das *Nasenseptum* (🅑 Kopf) in zwei Teile getrennt. Das Septum besteht aus dem *Pflugscharbein* und einer Knorpelplatte. An den Seitenwänden der Nasenhöhlen sind jeweils drei Knochenleisten, die *Conchae nasales,* welche den Raum in drei *Nasenmuscheln* unterteilen. Der *Nasensinus* und der *Tränenkanal* münden in die Nasenhöhle. Die Öffnung zwischen Nasenhöhle und Rachen wird als *hintere Nasenöffnung* bezeichnet. Die Nasenhöhle wird von einer Schleimhaut ausgekleidet, welche zahlreiche Blutgefäße und schleimproduzierende Drüsen enthält. Im obersten Teil der Nasenhöhle befindet sich die *Riechschleimhaut.* Der äußere Teil der Nase be-

steht aus einem Gerüst aus Knorpel und Knochen, wovon der letztere einen Teil des Oberkiefers und des *Nasenbeines* darstellt.
Vergleiche auch: Atmungsorgane, Geruch und Geschmack, Kopf, Sinus; ⌇ Knorpel.

Nephritis, *Nierenentzündung,* gewöhnlich eine Folgeerkrankung bei einer Anzahl von akuten Infektionen; es handelt sich dabei um eine Überempfindlichkeitsreaktion des Nierengewebes. Sie tritt sowohl als akute wie auch als chronische Form auf.

Die *akute Nephritis* tritt hauptsächlich bei Kindern und Jugendlichen auf, in vielen Fällen erst mehrere Wochen nach einer vorausgegangenen Infektion, wie z. B. einer Tonsillitis oder einer unbehandelten Scharlacherkrankung; sie wird durch dieselben Bakterien verursacht — nämlich hämolytische Streptokokken. Die Krankheit beginnt meist schleichend mit Mattigkeit, Kopfschmerzen und Schmerzen in der Nierengegend. Der Urin wird fleischwasserfarben und weist bei der Untersuchung rote Blutkörperchen und Eiweiß auf. Die Blutkörperchen sind ein Zeichen dafür, daß die Entzündung die Glomeruli der Nieren befallen hat, weshalb die Erkrankung auch als *Glomerulonephritis* bezeichnet wird. Unter der Haut können sich ⌇ Ödeme bilden. Oft steigen auch Blutdruck und Herzfrequenz an, und es kann zu Sehstörungen kommen. Diese Symptome können in manchen Fällen wenig ausgeprägt auftreten, während es in anderen Fällen auch zu Krämpfen und Bewußtlosigkeit kommt. Die Behandlung besteht hauptsächlich in strenger Bettruhe und genauer Beobachtung für mindestens 4–6 Wochen, der Verabreichung von Antibiotika und einer salzlosen Diät, da das Natrium das Wasser im Körper bindet und die Entwicklung von Ödemen begünstigt. Die Krankheit kann ohne Folgen ausheilen.

Die *chronische Nephritis* geht manchmal direkt aus einer akuten Nierenentzündung hervor, sie kann aber auch nach einer langen Latenzzeit auftreten. Der Verlauf der Krankheit ist äußerst langwierig, wobei der Patient manchmal für lange Zeit keine Symptome außer Eiweiß im Urin aufweist. Später ist die Funktion der Nieren so geschwächt, daß nicht mehr alle stickstoffhaltigen Abfallprodukte vom Körper ausgeschieden werden können; demzufolge steigt der Stickstoffgehalt im Blut. Bei fortschreitender chronischer Nephritis verlieren die Nieren allmählich die Fähigkeit, konzentrierten Urin zu bilden, ein Zustand, der als *Hyposthenurie* bezeichnet wird. Infolge weiterer Degeneration des Nierengewebes kommt es zum Krankheitsbild der *Schrumpfniere* und schließlich zu einer Harnvergiftung *(Urämie).* Dieser Zustand charakterisiert das Endstadium der chronischen Nephritis.

Eine spezielle Form der degenerativen Nierenerkrankung wird als *Nephrose* bezeichnet. Hierbei finden sich besonders große Eiweißmengen im Urin, und es kommt zu einer ausgeprägten Ödembildung, während die Blutdrucksteigerung fehlt. Nephroseähnliche Symptome können bei einer chronischen Nephritis oder auch in Verbindung mit rheumatischen Erkrankungen, wie dem Lupus erythematodes disseminatus, auftreten; in vielen Fällen bleibt die Ursache der Nephrose unbekannt. Eine spezielle Form der Nephrose tritt besonders bei Kindern auf. Der Verlauf der Krankheit ist in allen Fällen langwierig, jedoch kommt es häufig zu einer völligen Ausheilung. Der Patient muß Bettruhe einhalten und die Urinausscheidung anregende Medikamente einnehmen; außerdem wird ihm zusätzliches Eiweiß mit der Diät oder als Injektion verabreicht.
Vergleiche auch: Nieren.

Nervensystem. Die kleinste Einheit innerhalb des Nervensystems ist die *Nervenzelle (Ganglienzelle).* Sie besteht aus einem Zellkörper, welcher wenige Hundertstel eines Millimeters groß ist und mit Nervenfortsätzen ausgestattet ist. Die Nervenzellen sind hochspezialisiert und unterscheiden sich wesentlich von anderen Gewebszellen. Es fehlt ihnen die Fähigkeit zur Teilung, so daß bei einem Verlust von Nervenzellen der Schaden nicht mehr durch Neubildung von Zellen ausgeglichen werden kann. Die hervorstechendste Eigenschaft der Nervenzellen ist ihre Fähigkeit, auf äußere Reize zu reagieren, Impulse zu erzeugen und weiterzuleiten. Die Nervenzellkörper sind im *Zentralnervensystem* konzentriert und finden sich außerdem noch in Gruppen *(Ganglien)* in der Nachbarschaft verschiedener innerer Organe zusammengelagert; die Fortsätze der Nervenzellen verzweigen sich über den ganzen Körper.

Die Nervenzelle besitzt zweierlei Arten von Fortsätzen, die kurzen Dendriten und einen langen Neuriten. Die *Dendriten* leiten die Impulse zu benachbarten Nervenzellen und sind gewöhnlich verhältnismäßig kurz. Die *Neuriten* sind der Hauptbestandteil der Nervenfasern; sie leiten die Impulse von den Zellkörpern zu entfernteren anderen Nervenzellen und können über einen Meter lang sein, je nach dem Teil des Körpers, den sie zu versorgen haben. Die Neuriten sind zum größten Teil nur wenige Tausendstel Millimeter dick; sie bestehen aus einem zentralen Teil, dem *Achsenzylinder (Axon),* der wiederum eine große Anzahl feiner Fasern, sogenannte *Neurofibrillen,* enthält. Der Achsenzylinder wird von einer isolierenden Hülle, der *Myelinscheide,* sowie von speziellen Bindegewebszellen umgeben. Die meisten Nervenzellen haben mehrere Dendriten, aber gewöhnlich nur einen Neuriten. Die Nerven des Körpers bestehen aus Hunderten oder Tausenden von Fortsätzen, die in Strängen zusammenliegen und von denen wiederum mehrere in einem *Bündel* vereinigt sein können. Die Fortsätze können auch den Leitungen innerhalb des Zentralnervensystems folgen, die als *Nerven-* oder *Leitungsbahnen* bezeichnet werden.

Man unterscheidet zwischen den Nerven, die Impulse zum Gehirn oder Rückenmark leiten und als *afferente, sensible, zentripetale Nerven* bezeichnet werden, und andererseits den Nerven, die zu den Organen des Körpers führen, den *efferenten, motorischen* oder *zentrifugalen Nerven*. Ein Beispiel einer automatischen Zusammenarbeit zwischen sensiblen und motorischen Nerven ist ein ↗ Reflex.

Jeder einzelne Neurit endet in einer *Nervenendigung*, deren feine Äste mit anderen Nervenzellen in Verbindung treten (entweder direkt mit dem Zellkörper oder über einen Dendriten) oder zu Drüsen und Muskelzellen führen. Die Verbindungsstelle oder Umschaltstelle wird als *Synapse* bezeichnet. Es sind die unzähligen Verbindungen zwischen den verschiedenen Arten von Nervenzellen, welche die Voraussetzungen für das komplizierte Muster von Funktionen innerhalb des Nervensystems schaffen. Die Dendriten sind zu einem großen Teil in die Funktionen der Sinnesorgane einbezogen, wobei die unterschiedlichen Nervenendigungen auf verschiedene Arten von Reizen ansprechen, die sie dann zu den Nervenzellen leiten; von diesen werden sie dann an die zugehörigen Hirnzentren weitergeleitet. So sind die Nervenendigungen des Tastsinns für Reize von der Körperoberfläche und von den inneren Organen aufnahmefähig, während z. B. die Nervenendigungen in den Geschmacksknospen der Zunge nur auf Geschmacksreize ansprechen.

Neben den Nervenzellen und ihren Fortsätzen enthält das Nervensystem die sogenannten *Gliazellen*, die weniger spezialisiert sind und Hilfsfunktionen innerhalb des Nervensystems zu erfüllen haben. Sie sind Stützzellen und wahrscheinlich auch für die Stoffwechselvorgänge des Nervensystems von Bedeutung. Diese Hilfszellen sind relativ unempfindlich gegen Sauerstoffmangel; im Falle einer Schädigung des Nervensystems bildet sich nach der Zerstörung der Nervenzellen ein Narbengewebe aus Gliazellen aus.

Die Nervenimpulse werden in den längsten Nervenfasern mit einer Geschwindigkeit von ungefähr 120 Metern pro Sekunde geleitet, dagegen in den kleinsten Nervenfasern nur mit Bruchteilen eines Millimeters. Die physiologischen Vorgänge bei der Nerventätigkeit sind außerordentlich kompliziert; so ist noch immer unbekannt, wie die Impulse tatsächlich entstehen und welche Prozesse dabei innerhalb der Nervenzellen ablaufen. Dagegen ist bekannt, daß die Konzentration bestimmter Ionen innerhalb und außerhalb der Oberfläche der Nervenfasern von Bedeutung ist. An den Nervenendigungen werden sogenannte *Übertragerstoffe* freigesetzt, welche die Fähigkeit besitzen, andere Zellen zu beeinflussen und zur Aktivität zu bringen. Das *Azetylcholin* ist die Substanz, welche sowohl an den Verbindungsstellen zwischen Nerven und Muskeln als auch an den Synapsen zwischen verschiedenen Nervenzellen im Zentralnervensystem und in den Ganglien sowie an den Nervenendigungen bestimmter Organe freigesetzt wird und die Nervenimpulse überträgt. Sobald diese Substanz ihre Wirkung erzielt hat, z. B. eine Muskelkontraktion ausgelöst hat, wird sie durch das Ferment *Cholinesterase (Azetylcholinesterase)* gespalten. Die entstehenden Produkte sind *Azetylsäure* und *Cholin*, die dann wieder unter dem Einfluß eines anderen Fermentes zu Azetylcholin vereinigt werden. Bei Reizung des sympathischen Nervensystems werden zwei andere, miteinander verwandte Substanzen freigesetzt, nämlich das *Adrenalin* und das *Noradrenalin*. Diese beiden Substanzen, die in der Nebennierenrinde gebildet werden, können ebenfalls verschiedene Zellarten des Körpers aktivieren.

Möglicherweise gibt es innerhalb des Nervensystems noch weitere bisher unbekannte Übertragersubstanzen.

Anatomisch wird das Nervensystem in das *Zentralnervensystem* mit Gehirn, verlängertem Mark *(Medulla oblongata)* und Rückenmark und in das *periphere Nervensystem* mit den Hirnnerven, den Rückenmarksnerven und ihren Verbindungen mit den autonomen Ganglien eingeteilt.

Das Gehirn. Das *Gehirn* ist die übergeordnete Komponente des Nervensystems, sein anatomischer Aufbau ist außerordentlich kompliziert. Es wird im Embryonalstadium zusammen mit dem Rückenmark als ein gemeinsamer Nervenstrang angelegt. Im Vorderteil dieses Zellschlauches bildet sich eine Höhlung aus, von der drei *Hirnbläschen* auswachsen, nämlich von vorn nach hinten das *Vorderhirn*, *Mittelhirn* und *Hinterhirn*. Später bilden sich zwei weitere Bläschen aus, indem sich das *Vorderhirn* in das *Endhirn (Großhirn)* und *Zwischenhirn* teilt, das *Hinterhirn* in das *Metencephalon* und das *Nachhirn* oder *verlängerte Mark*. Von diesen fünf Bläschen macht das Vorderhirn die größte Entwicklung durch, es wird zum Großhirn und überdeckt mit seinem Gewebe den größten Teil der übrigen Hirnteile. Die Höhlungen in den fünf Gehirnbläschen bleiben in der Form der *Hirnventrikel* bestehen.

Das *Großhirn (Cerebrum)* wird durch eine Längsfurche in zwei Hälften unterteilt, die sogenannten *Hemisphären*, die untereinander durch den *Balken* verbunden sind. Die Oberfläche jeder Hemisphäre ist durch *Furchen (Sulci)* unterteilt und besteht aus vier *Lappen*, nämlich den *Stirn-, Scheitel-, Schläfen-* und *Hinterhauptslappen*. Eine dieser Furchen, die *Zentralfurche (Sulcus centralis)*, erstreckt sich über beide Hemisphären und trennt die Stirnlappen von den Scheitellappen, während die *Fissura cerebri lateralis* die Stirn- und Schläfenlappen jeder Hemisphäre voneinander trennt.

Die äußere Schicht des Großhirns, die *Großhirnrinde*, ist etwa 3–5 mm dick und besteht aus dicht gelagerten Schichten von Nervenzellen mit deren Neuriten und Dendriten. Die Zellen geben dem Gewebe eine graue Farbe, daher wird dieses als *graue Substanz* bezeichnet. Unter dem Mikroskop erscheint das Muster der verbundenen Nervenzellen als ein eindrucksvoll eng verwebtes System; man schätzt, daß die Großhirnrinde etwa 10 Milliarden Zellen besitzt. Die höchsten nervösen Vorgänge sind in diesem Gebiet lokalisiert. Eine Besonderheit, welche die Kapazität der Großhirnrinde erheblich erhöht, sind ihre zahlreichen Falten, welche die Hirnoberfläche noch auf das Mehrfache vergrößern. Innerhalb der Hirnrinde befindet sich die *weiße Substanz*, die in der Hauptsache aus Neuriten besteht. Die weiße Färbung ist durch die fetthaltigen Myelinscheiden dieser Nervenfasern bedingt. Hier befinden sich die Fasern, welche die verschiedenen Gehirnteile und deren Zentren untereinander und mit dem Rückenmark verbinden. Die Nervenfasern, welche die beiden Hemisphären miteinander verbinden, ziehen durch den Balken.

Während der Embryonalphase entwickelt das Mittelhirn zwei Formationen, welche später auf der Unterseite des Gehirns liegen, nämlich den *Thalamus* und den *Hypothalamus*, wichtige Zentren des autonomen Nervensystems, welche direkt mit der *Hypophyse* oder *Hirnanhangsdrüse* verbunden sind. Das Mittelhirn hat vier kleine Erhebungen, die *Vierhügelplatte*, während das Hinterhirn den *Hirnstamm* bildet, dessen unterer Teil, die *Brücke (Pons)*, die Verbindung mit dem verlängerten Mark darstellt. Von den Ganglien des Hirnstamms ziehen dicke Bündel von Nervenfasern zum *Kleinhirn (Cerebellum)*, welches einen unabhängigen Teil des Hinterhirns darstellt und hinter dem Großhirn liegt. Das Kleinhirn ist das Zentrum des Gleichgewichtssinnes, das die verschiedenen Arten von Muskelbewegungen koordiniert und die Impulse integriert, welche von den Sinnesorganen abgegeben werden.

Zwölf Nervenpaare, die sogenannten *Hirnnerven*, verlassen die Unterseite des Hirnstamms. Das erste Paar bildet den *Riechnerven (Nervus olfactorius)*, welcher Reize aus der Riechschleimhaut der Nase zum Gehirn leitet. Das zweite Nervenpaar ist der *Sehnerv*. Der dritte, der *Nervus oculomotorius*, und der vierte, *Nervus trochlearis*, steuern die Bewegungen der Augen, wie auch der sechste Nerv, der *Nervus abducens*. Der fünfte Nerv hat drei Äste und wird deshalb als *Nervus trigeminus* bezeichnet; er ist der sensible Hauptnerv des Gesichts. Der siebente Gehirnnerv, der *Nervus facialis*, versorgt die mimische Muskulatur und kontrolliert so den Gesichtsausdruck. Der achte ist der *Nervus acusticus*, der Impulse von den Gehör- und Gleichgewichtsorganen zum Zentralnervensystem übermittelt. Der neunte Hirnnerv, der *Nervus glossopharyngeus*, ist der wichtigste Geschmacksnerv. Der zehnte Nerv, der *Vagus*, besteht hauptsächlich aus Nervenfasern des autonomen Nervensystems, die von und zu den Lungen, dem Herzen und den Bauchorganen ziehen. Der elfte Hirnnerv, der *Nervus accessorius*, versorgt bestimmte Muskeln des Halses, während der zwölfte, der *Nervus hypoglossus*, die Bewegungen der Zunge steuert.

Die Mehrzahl der Nervenbahnen im Gehirn überkreuzt sich, so daß die rechte Hälfte des Gehirns die linke Körperhälfte und umgekehrt kontrolliert. Das Gehirn schließt sich unten an das *verlängerte Mark* an, welches das Zentrum für bestimmte höhere autonome Funktionen bildet, wie z. B. die Regulation des Blutdrucks und der Atmung. Das Gesamtgewicht des menschlichen Gehirns beträgt beim Manne durchschnittlich 1400 Gramm, bei der Frau durchschnittlich 1250 Gramm; das niedrigere Hirngewicht der Frau beruht auf einer etwas zarteren Feinstruktur, während die Gesamtzahl der Nervenzellen bei beiden Geschlechtern gleich ist.

Das verlängerte Mark geht direkt in das *Rückenmark* über, welches in dem von den Wirbeln gebildeten *Wirbelkanal* liegt. Das Rückenmark ist kürzer als der Kanal und erstreckt sich nur bis zum zweiten Lendenwirbel. Aus dem Rückenmark entspringen 31 *Rückenmarks-* oder *Spinalnervenpaare*, von denen das erste direkt unterhalb des Hinterhauptknochens über dem Atlas austritt und so die Grenze zwischen dem Nachhirn und dem Rückenmark bildet. Die Spinalnerven enthalten efferente Nerven für die Muskulatur des Körpers, aber auch afferente sensible Nerven. Die efferenten Nerven verlassen den vorderen Teil des Rückenmarks als 31 Paare von *Vorderwurzeln*, während die sensiblen Nerven an der Rückseite des Marks durch entsprechende Paare von *Hinterwurzeln* eintreten. Ein Querschnitt durch das Rückenmark zeigt die grauen Nervenzellen im Zentrum etwa in der Form des Buchstabens H bzw. in Schmetterlingsform angeordnet. Die Schenkel des H bilden die *Vorder-* bzw. *Hinterhörner*. Die Zellen der efferenten Nerven liegen in den Vorderhörnern, während die sensiblen Nerven ihre Zellen in speziellen *Spinalganglien* in den beiden Hinterwurzeln haben. Das H-förmige Bündel von Nervenzellen ist von der weißen Substanz (Markmantel) umgeben, welche die Nervenbahnen vom und zum Gehirn enthält. Die Teile der weißen Substanz zwischen und um die H-förmige graue Substanz werden als die *Vorder-*, *Seiten-* und *Hinterstränge* bezeichnet. Im Zentrum des Rückenmarks befindet sich ein enger Kanal, der *Zentralkanal*. Die Funktion des Rückenmarks ist es, einmal als Zentrum für Reflexe zu fungieren, zum andern die Verbindung zwischen dem Gehirn und dem Körper herzustellen.

Das Gehirn wird von den *Hirnhäuten (Meningen)* umhüllt, die als Schutz für das sensible Nervengewebe dienen. Die Häute umhüllen auch das Rückenmark. Innerhalb der verhältnismäßig festen *harten Hirnhaut (Dura mater)* befindet sich die *Spinnwebenhaut (Arachnoidea)* und innerhalb dieser die *weiche Hirnhaut (Pia mater)*, eine Gefäßhaut. Zwischen den Hirnhäuten und dem eigentlichen Nervengewebe zirkuliert die *Gehirn-Rückenmarksflüssigkeit*, der *Liquor*, welcher eine Schutzfunktion erfüllt, indem er das Gehirn und das Rückenmark ständig umfließt und diese gegen Stöße schützt.

NERVENSYSTEM I

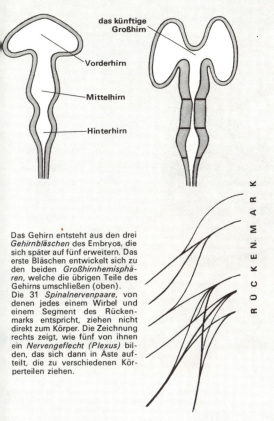
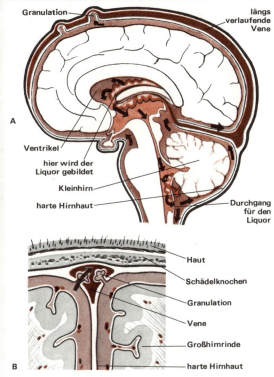

Das Gehirn entsteht aus den drei *Gehirnbläschen* des Embryos, die sich später auf fünf erweitern. Das erste Bläschen entwickelt sich zu den beiden *Großhirnhemisphären*, welche die übrigen Teile des Gehirns umschließen (oben). Die 31 *Spinalnervenpaare*, von denen jedes einem Wirbel und einem Segment des Rückenmarks entspricht, ziehen nicht direkt zum Körper. Die Zeichnung rechts zeigt, wie fünf von ihnen ein *Nervengeflecht (Plexus)* bilden, das sich dann in Äste aufteilt, die zu verschiedenen Körperteilen ziehen.

In den Höhlen des Gehirns, den *Ventrikeln*, entsteht der *Liquor*, die Hirn- und Rückenmarksflüssigkeit; dieser bildet ein Schutzpolster um das Gehirn und das Rückenmark. Die Flüssigkeit erreicht den Raum außerhalb des Gehirns durch kleine Öffnungen unterhalb des Kleinhirns (Schema A oben). Die Flüssigkeit wird ständig neu produziert, während ihr Überschuß durch kleine Granulationen in die großen Venen unter dem Schädeldach abfließt (Pfeil im Schema B oben).

1 N. olfactorius (Riechnerv)
2 N. opticus (Sehnerv)
3 N. oculomotorius (Augenbewegungen)
4 N. trochlearis (Augenbewegungen)
5 N. trigeminus (sensibler Gesichtsnerv)
6 N. abducens (äußere Augenmuskeln)
7 N. facialis (Gesichtsbewegungen)
8 N. statoacusticus (Hören, Gleichgewicht)
9 N. glossopharyngeus (Zunge und Rachen)
10 N. vagus (Lunge und Bauchorgane)
12 N. hypoglossus (Zungenbewegungen)
11 N. accessorius (Kopf- und Schulterbewegungen)

Die **Hirnnerven**, insgesamt 12, leiten Sinnesreize, z. B. Seh- und Hörimpulse, zum Gehirn; einige von ihnen leiten auch motorische Reize zur Gesichtsmuskulatur. Der autonome *Vagusnerv* zieht zum Herzen, Magen und zu anderen Organen.

In der Anatomie verwendet man zur Abkürzung für Nerv *(Nervus)* den Buchstaben *N*.

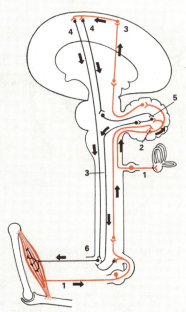

Rechts: Teil der komplexen Nervenverbindungen, welche die halb unbewußte Kontrolle der Körperhaltung durch den Muskeltonus ausüben.

Impulse von den Muskelspindeln (1) und vom Gleichgewichtsorgan (1) werden im Kleinhirn (2) koordiniert. Von dort ziehen Impulse zur Großhirnrinde, wo die Positionsänderungen bewußt werden, und zu den Nervenzellen des Rückenmarks (3), welche die Spannung (Tonus) in den Muskeln kontrollieren.

Die Großhirnrinde (4) wiederum beeinflußt die Koordinationstätigkeit des Kleinhirns (5) und die muskelkontrollierenden Nervenzellen im Rückenmark (6).

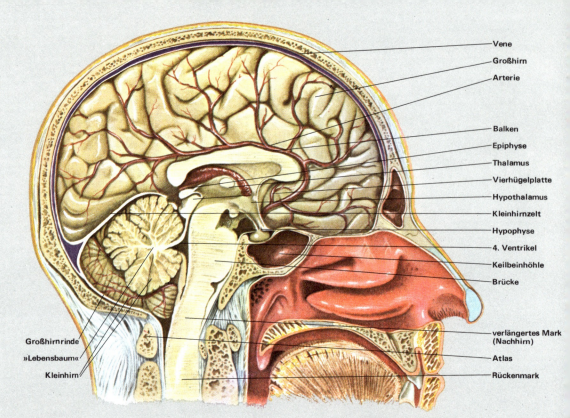

Die Funktionen des Nervensystems reichen von der automatischen Regulation lebenswichtiger Vorgänge, wie z. B. der Atmung, bis zu den komplizierteren Denkprozessen. Die Nervenimpulse werden durch chemische Vorgänge ausgelöst und auf gleiche Art wieder ausgelöscht. Eine Entscheidung des Gehirns, z. B. den Unterarm zu beugen, wird als Impuls über bestimmte Nerven ausgesandt, an deren Nervenendigungen am Bizepsmuskel dann eine Substanz freigesetzt wird, die den Muskel zur Kontraktion veranlaßt.

Die bewußten Impulse kommen vom *zerebrospinalen Nervensystem*, während die unbewußte Kontrolle der Organfunktionen durch das *autonome Nervensystem* erfolgt. Beide Systeme sind teils im Gehirn und Rückenmark, teils als Äste im Körper gelegen. Sie unterscheiden sich durch ihre verschiedene Funktion. Anatomische Einteilung: *Zentralnervensystem* — das Gehirn, das verlängerte Mark und das Rückenmark. *Peripheres Nervensystem* — die Kopfnerven, die Rückenmarksnerven und die autonomen (vegetativen) Nerven.

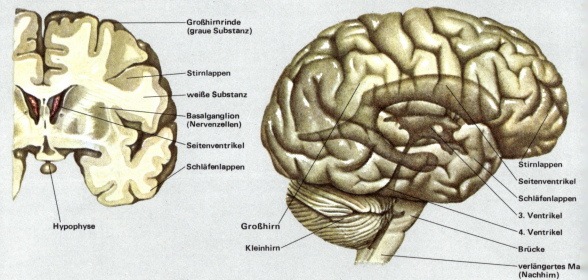

Das *Großhirn* (Querschnitt oben) besteht aus Nervenzellen (Ganglienzellen) und deren Fortsätzen. Die große Mehrzahl der Ganglienzellen befindet sich in der *Großhirnrinde*, der gefalteten *grauen Substanz*, welche die beiden Hälften des Großhirns überdeckt. Die von den Ganglienzellen ausgehenden Fortsätze bilden die innere *weiße Substanz*. Die Großhirnrinde ist für alle Funktionen, wie Gedächtnis, Denkvermögen, Bewußtsein usw., verantwortlich und enthält die Zentren für Sehen, Riechen, Hören, Gleichgewicht, Berührung, Muskelkontrolle usw. Sie enthält etwa 10 Milliarden Nervenzellen. Innerhalb der weißen Substanz befindet sich eine Anzahl von Höhlen, die *Ventrikel* (oben), welche eine Flüssigkeit (Liquor) enthalten und mit dem Wirbelkanal in Verbindung stehen. Das *Kleinhirn* besteht ebenfalls aus grauer und weißer Substanz und ist unter anderem für die Koordination der Arbeit der Skelettmuskeln zuständig. Das *verlängerte Mark* ist Ursprung der meisten Gehirnnerven und Zentrum für die Atmung und Gefäßinnervierung.

NERVENSYSTEM II–III

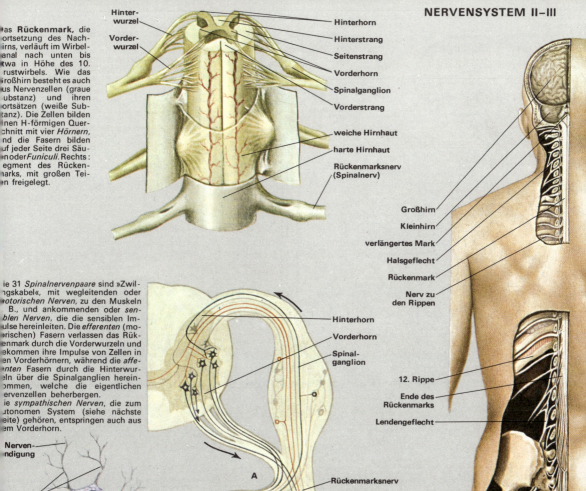

Das Rückenmark, die Fortsetzung des Nachhirns, verläuft im Wirbelkanal nach unten bis etwa in Höhe des 10. Brustwirbels. Wie das Großhirn besteht es auch aus Nervenzellen (graue Substanz) und ihren Fortsätzen (weiße Substanz). Die Zellen bilden einen H-förmigen Querschnitt mit vier *Hörnern*, und die Fasern bilden auf jeder Seite drei Säulen oder *Funiculi*. Rechts: Segment des Rückenmarks, mit großen Teilen freigelegt.

Die 31 *Spinalnervenpaare* sind »Zwillingskabel«, mit wegleitenden oder *motorischen Nerven*, zu den Muskeln z. B., und ankommenden oder *sensiblen Nerven*, die die sensiblen Impulse hereinleiten. Die *efferenten* (motorischen) Fasern verlassen das Rückenmark durch die Vorderwurzeln und bekommen ihre Impulse von Zellen in den Vorderhörnern, während die *afferenten* Fasern durch die Hinterwurzeln über die Spinalganglien hereinkommen, welche die eigentlichen Nervenzellen beherbergen.

Die sympathischen Nerven, die zum autonomen System (siehe nächste Seite) gehören, entspringen auch aus dem Vorderhorn.

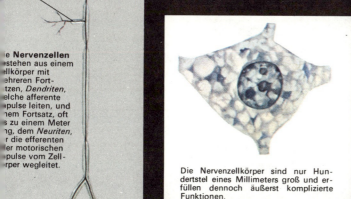

Oben: eine detailliertere Beschreibung der Verbindung zwischen den Nerven und dem Rückenmark. Die sympathischen Nerven verzweigen sich von der Vorderwurzel A und erreichen die Körperorgane nach einer Umschaltung in den Ganglien (Ansammlungen von Nervenzellen) des Grenzstranges. Links: eine Nervenzelle.

Die **Nervenzellen** bestehen aus einem Zellkörper mit mehreren Fortsätzen, *Dendriten*, welche afferente Impulse leiten, und einem Fortsatz, oft bis zu einem Meter lang, dem *Neuriten*, der die efferenten oder motorischen Impulse vom Zellkörper wegleitet.

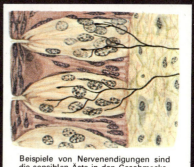

Die Nervenzellkörper sind nur Hundertstel eines Millimeters groß und erfüllen dennoch äußerst komplizierte Funktionen.

Beispiele von Nervenendigungen sind die sensiblen Äste in den Geschmacksknospen der Zunge (↗ Geruch und Geschmack).

NERVENSYSTEM IV

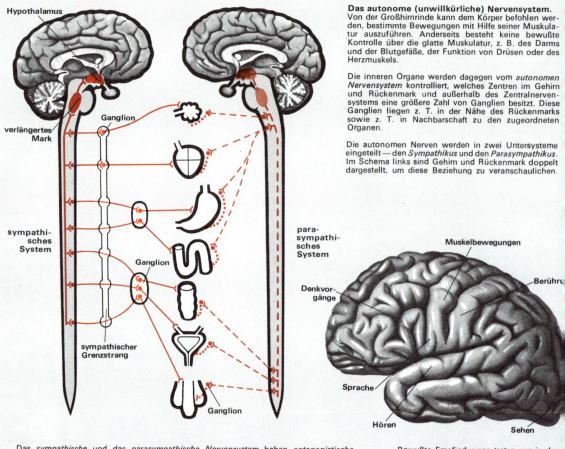

Das autonome (unwillkürliche) Nervensystem.
Von der Großhirnrinde kann dem Körper befohlen werden, bestimmte Bewegungen mit Hilfe seiner Muskulatur auszuführen. Anderseits besteht keine bewußte Kontrolle über die glatte Muskulatur, z. B. des Darms und der Blutgefäße, der Funktion von Drüsen oder des Herzmuskels.

Die inneren Organe werden dagegen vom *autonomen Nervensystem* kontrolliert, welches Zentren im Gehirn und Rückenmark und außerhalb des Zentralnervensystems eine größere Zahl von Ganglien besitzt. Diese Ganglien liegen z. T. in der Nähe des Rückenmarks sowie z. T. in Nachbarschaft zu den zugeordneten Organen.

Die autonomen Nerven werden in zwei Untersysteme eingeteilt — den *Sympathikus* und den *Parasympathikus*. Im Schema links sind Gehirn und Rückenmark doppelt dargestellt, um diese Beziehung zu veranschaulichen.

Das *sympathische* und das *parasympathische Nervensystem* haben *antagonistische* Funktionen, so daß sie einander im Gleichgewicht halten. So veranlaßt der *Sympathikus* z. B. eine schnellere Schlagfolge des Herzens, während der *Parasympathikus* die Frequenz senkt. Das obige Schema, welches diese Wirkung veranschaulichen soll, zeigt einige weitere Organe, von der Speicheldrüse bis zu den Geschlechtsorganen.

Die höheren Zentren, welche die Aktivität des autonomen Nervensystems dirigieren, liegen im Hypothalamus, die untergeordneten Zentren befinden sich im verlängerten Mark. Von dort ziehen die Impulse zu den Ganglien. Die meisten Ganglien des sympathischen Systems befinden sich im sympathischen *Grenzstrang*, während die parasympathischen Impulse vom verlängerten Mark sowie dem unteren Teil des Rückenmarks ausgehen.

Bewußte Empfindungen treten nur in der Großhirnrinde auf, deren Zellen in der Lage sind, die ankommenden »unbewußten« Impulse zu interpretieren.

Die verschiedenen Funktionen, wie Muskelbewegungen, Berührung, Sprache, Sehen und Hören, sind in bestimmten Gebieten, den sogenannten *Gehirnzentren* (oben), lokalisiert.

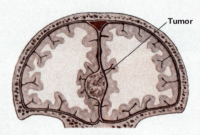

Tumoren können sich in den Hirnhäuten oder im Gehirn selbst ausbilden. Oben: ein Tumor, ein *Meningeom*, der das Gehirn durch Druck schädigt. Rechts: Methoden der *Röntgendiagnostik*: erste Abbildung, *Angiographie* — Veränderungen der Blutgefäße, wie hier gezeigt, lassen auf die Anwesenheit eines Tumors schließen. Ganz rechts: *Luftmyelographie* — die Ventrikel werden mit Luft gefüllt, und die charakteristische Verschiebung der Ventrikel durch den Tumor wird sichtbar.

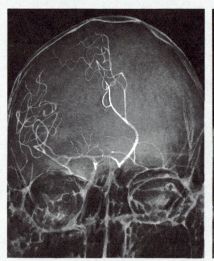
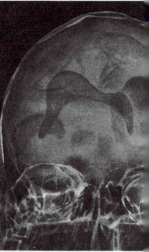

Die Flüssigkeit wird ständig in den Gehirnventrikeln nachgebildet und fließt von diesen Höhlen durch kleine Öffnungen zur Unterseite des Kleinhirns. Sie wird durch spezielle Bildungen der großen Hirnvenen, die sogenannten *Granulationen,* aufgesaugt. Eine Einengung der kleinen Öffnungen unter dem Kleinhirn kann zu einem *Wasserkopf (Hydrocephalus)* führen.

Funktionell kann man das Nervensystem in ein zerebrospinales und ein autonomes Nervensystem unterteilen. Das *zerebrospinale Nervensystem* kontrolliert alle höheren Nervenfunktionen, die reflektorischen und bewußten Bewegungen, die Wahrnehmungen und die Denkvorgänge. Das System ist hauptsächlich aus sechs höheren Zentren der Großhirnrinde aufgebaut, wo verschiedene sensible Eindrücke in bewußte Empfindungen umgewandelt werden und von denen bewußte Impulse zu den verschiedenen Körperteilen ausgesandt werden. Diese *Gehirnzentren* wurden schon genau lokalisiert. So gehen von der Region vor der Zentralfurche, der *vorderen Zentralwindung,* bewußte Impulse zur Körpermuskulatur aus, während die hinter dieser Furche gelegene *hintere Zentralwindung* sensible Eindrücke von allen Körperregionen aufnimmt und sie in das Bewußtsein überträgt. Das *Sehzentrum* befindet sich im Hinterhauptslappen, während das *Hörzentrum* im Schläfenlappen liegt, wo sich auch das *Sprachzentrum* befindet — und zwar bei Rechtshändern in der linken Hemisphäre und bei Linkshändern in der rechten Hemisphäre. Die gewöhnlich unter dem Ausdruck *Intelligenz* zusammengefaßten Funktionen haben ihren Sitz im Stirnlappen. Das Aussehen, die Größe und mikroskopische Struktur dieses Lappens ist jedoch ebensowenig wie die Gesamtgröße bzw. das Gesamtgewicht des Gehirns ein Zeichen für den Intelligenzgrad eines bestimmten Individuums.

Das *autonome* oder *vegetative Nervensystem* ist der Teil des Nervensystems, welcher vom Willen unabhängig die Funktionen der inneren Organe reguliert und die Reaktionen des Körpers auf verschiedene Belastungen koordiniert. Insbesondere regelt es autonom die Tätigkeit der Eingeweide, der Drüsen, des Herzens und der Blutgefäße.

Das autonome System kann wiederum in ein sympathisches und ein parasympathisches Nervensystem oder Sympathikus und Parasympathikus unterteilt werden, die sich antagonistisch zueinander verhalten. Der *Sympathikus* z. B. erhöht die Schlagzahl des Herzens, während der Parasympathikus sie vermindert. Das *sympathische Nervensystem* wird auch als *adrenergisch* bezeichnet, da es adrenalinähnliche Substanzen an seinen Nervenendigungen freisetzt. Es hat eine wichtige Funktion in Notfällen; so stimulieren die sympathischen Nervenimpulse im Falle einer Gefahr das Herz und verstärken so die Durchblutung für die erwartete Belastung des Körpers. Zur gleichen Zeit wird die Produktion von Magensaft eingestellt und das an der Verdauung beteiligte Blut in die Muskulatur verlagert. Andere Zeichen einer sympathischen Aktivität sind das Aufrichten der Haare („Gänsehaut") und die Erweiterung der Pupillen. Die Ganglien des Systems sind im sogenannten *Grenzstrang* an der Hinterwand der Bauchhöhle unmittelbar vor der Wirbelsäule in Paaren zusammengefaßt und stehen in direkter Verbindung mit dem Rückenmark. Die sympathischen Nervenfasern ziehen durch die Vorderwurzeln aus dem Rückenmark in die Ganglien des Grenzstrangs; hier erfolgt eine Umschaltung, nach der die Fasern im weiteren Verlauf den Rückenmarksnerven zu den verschiedenen Körperteilen folgen. Außerdem stehen sympathische Ganglien in direkten Verbindungen zu verschiedenen inneren Organen.

Das *parasympathische Nervensystem* ist von vitaler Bedeutung, da es die normalen physiologischen Vorgänge, wie die Atmung, die Herzarbeit und den Blutdruck, kontrolliert. Das System wird auch als *cholinergisch* bezeichnet, da es an seinen Nervenendigungen Azetylcholin als Übertragersubstanz freisetzt. Die parasympathischen Nervenfasern treten aus der Gegend des Hypothalamus, des verlängerten Marks und aus dem untersten Teil des Rückenmarks aus und ziehen zu Ganglien an den inneren Organen. So besteht z. B. der zehnte Hirnnerv, der Vagus, hauptsächlich aus parasympathischen Nervenfasern, die zu den Lungen, zum Herzen und zum Magen-Darm-Trakt ziehen. *Vergleiche auch:* Geruch und Geschmack, Reflex, Sensibilität.

Nerventumor, eine seltene, meist gutartige Geschwulst, welche aus den peripheren Nerven bzw. deren membranösen Hüllen (Nervenscheiden) auswächst. Eine spezielle Form ist die *Neurofibromatosis generalisata Recklinghausen,* bei der weiche Tumoren von verschiedener Größe an den Nerven unmittelbar unter der Haut auftreten. Die Krankheit ist erblich und tritt oft gemeinsam mit anderen Mißbildungen auf. Über die Tumoren des Zentralnervensystems ↗ Hirntumor.
Vergleiche auch: Nervensystem.

Nesselsucht, *Urtikaria,* eine allergische Krankheit, die durch einen stark juckenden Ausschlag gekennzeichnet ist, welcher plötzlich in Form von ziemlich großen Quaddeln oder Flecken erscheint, die oft von einem roten Hof umgeben sind. Der Ausschlag kann überall am Körper auftreten und ähnelt dem Ausschlag, der durch Brennesseln hervorgerufen wird. Mitunter ist der Ausschlag von Fieber begleitet, oft leidet der Patient an Gereiztheit. Die Krankheit wird durch Überempfindlichkeit verursacht, die sich gewöhnlich gegen Nahrungsmittel richtet, besonders gegen Muscheln, Fisch oder Erdbeeren, manchmal auch gegen Medikamente, wie Penicillin und Schlaftabletten. Interessant ist auch, daß die Nesselsucht ebenfalls durch Kälte oder Druck ausgelöst werden kann. Auch lokale Entzündungsherde im Körper, wie ein infizierter Zahn oder Wurmparasiten, können die Krankheit auslösen. Oft wird die wirkliche Ursache nur sehr schwer und in manchen chronischen Fällen überhaupt nicht gefunden. Die akute Krankheit wird hauptsächlich mit Antihistaminen, gelegentlich auch mit Calciuminjektionen und in schwersten Fällen mit Kortison behandelt.

Vergleiche auch: Allergie, Angioneurotisches Ödem.

Netzhautablösung, *Retinopathie, Ablatio retinae,* ein pathologischer Vorgang, bei dem sich die Netzhaut infolge einer Flüssigkeitsansammlung zwischen der Pigmentzellage und der Schicht der lichtempfindlichen Zellen (Stäbchen und Zapfen) ablöst. Diese Ablösung kann die Folge einer Augenverletzung oder eines Tumors sein. In den weitaus meisten Fällen ist das betroffene Auge jedoch kurzsichtig oder weist degenerative Veränderungen auf. Manchmal ist keine direkte Ursache feststellbar. Die Netzhautablösung ist eine besonders schwere Augenerkrankung und geht mit zunehmenden Sehstörungen einher. Oft tritt ein Schatten im Gesichtsfeld auf, oder man hat den Eindruck, durch Wasser hindurch zu sehen. Die Sicht wird allmählich immer schlechter, und ohne Behandlung kommt es schließlich zur völligen Ablösung der Netzhaut und zur Erblindung des betroffenen Auges.

Eine Operation hat heute in den meisten Fällen gute Resultate. Hierbei werden die Schichten der abgelösten Netzhaut und des Augenhintergrunds entweder von der freigelegten Außenwand des Auges her mit einem kleinen Diathermiegerät oder durch die Linse hindurch mit gebündeltem Licht oder mit Laserstrahlen punktförmig zusammengelötet. Nach der Operation muß der Patient für einige Zeit mit abgedeckten Augen ruhig im Bett liegen; danach folgt eine längere Genesungsperiode. Gewisse Sehstörungen bleiben jedoch oft für immer bestehen. Liegt der Netzhautablösung ein Tumor zugrunde, so wird es oftmals notwendig, das betroffene Auge zu entfernen.

Vergleiche auch: Auge.

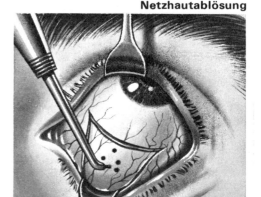

Netzhautablösung

Die Ablösung der Netzhaut durch eine Flüssigkeitsansammlung zwischen Retina und Choroidea kann Blindheit zur Folge haben. Der Krankheitszustand kann manchmal dadurch korrigiert werden, daß man durch einen Schnitt in die Bindehaut die Lederhaut freilegt und in diese mit einem Diathermiegerät kleine punktförmige Brandwunden setzt.

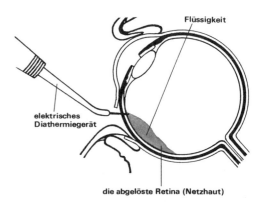

Die Diathermie hat zwei Ziele: die Flüssigkeit durch die so gebildeten winzigen Öffnungen ausfließen zu lassen und das Innere des Augapfels zu reizen, so daß die Netzhaut wieder mit der Rückwand verklebt und anheilt.

Neurasthenie ist eine Art Neurose, deren Hauptsymptom ein Gefühl der Erschöpfung ist. Der Patient ist meistens ständig müde, auch wenn seine Tätigkeit in keiner Weise besonders ermüdend ist. Er ist zwar ehrgeizig, aber psychisch angespannt, konzentrationsunfähig und deshalb nicht in der Lage, seine Arbeit zu organisieren; es gelingt ihm auch nicht, sich in seiner Freizeit zu entspannen. Er leidet unter Schlaflosigkeit und nur oberflächlichem Schlaf; beim Aufwachen ist er unausgeruht und reizbar. Andere typische Symptome sind Angst, wenn er mit Veränderungen oder neuen Aufgaben konfrontiert wird, Überempfindlichkeit gegen Geräusche und Licht, Empfindungen von Druck und Schmerzen in Kopf und in der Magengrube, leichte Benommenheit, mangelnder Appetit und zeitweilige sexuelle Störungen.

Manche Menschen sind für solche Reaktionen von Kindheit an veranlagt *(konstitutionelle Neurasthenie).* Bei anderen tritt der Zustand zeitweilig nach Infektionen, Gehirnerschütterung, Vergiftung (z. B. mit Alkohol) oder aber auch nach emotionalem Streß und unbewältigten psychischen Konflikten auf. Die Neurasthenie wird nicht mehr als eine spezifische Krankheit betrachtet. Beobachtet man die verschiedenen Stadien der Erschöpfung, so

kann man feststellen, daß die dem Nervensystem zur Verfügung stehende Energie vermindert und die Schwelle für äußere Reize gesenkt sein kann. Die Behandlung besteht in erster Linie in Ruhe, Entspannung und Wechsel zu einer Tätigkeit mit geringeren Anforderungen.
Vergleiche auch: Neurosen.

Neuritis oder *Nervenentzündung*, im eigentlichen Sinne des Wortes nur die Entzündung eines peripheren Nerven; der Ausdruck wird jedoch häufig für Nervenschädigungen unbekannter Ursache gebraucht, die oft keineswegs mit einer echten Entzündung einhergehen. Die gewöhnlichen Symptome sind Lähmungen oder Schmerzen in der vom Nerven versorgten Gegend. Man unterscheidet in der Regel zwischen der *einfachen Neuritis*, bei der nur ein Nervenstamm in Mitleidenschaft gezogen ist, und der *Polyneuritis*, von der mehrere Nervenstämme betroffen werden.

Die *Neuritis* ist gewöhnlich Folge einer Schädigung oder eines Drucks auf einen Nerven, kann aber auch durch eine Vergiftung ausgelöst werden. Die häufigsten Formen einer Neuritis sind: die *Neuritis des Nervus radialis,* welche ein Herabhängen der Hand *(Fallhand)* zur Folge hat; die *Neuritis des Ulnarisnerven,* wodurch die Hand mit gebogenen Fingern fixiert wird *(Klauenhand);* die *Neuritis des Nervus medianus,* bei welcher der Patient nicht mehr in der Lage ist, die Hand zur Faust zu ballen *(Affenhand);* schließlich noch die *Neuritis des Peroneusnerven,* welche es unmöglich macht, den Fuß nach oben zu strecken *(Fallfuß).* Es können auch die Nerven des Kopfes betroffen sein, z. B. die Nerven der mimischen Gesichtsmuskulatur *(Fazialisparese).*

Die *Polyneuritis* breitet sich gewöhnlich symmetrisch auf beiden Seiten des Körpers aus. Die Ursachen sind u. a. bestimmte Infektionen und Vergiftungen. Der Zustand tritt auch bei Alkoholismus, Diabetes, Vitaminmangel und einer Anzahl weiterer Erkrankungen auf. Unter den Giften, die eine Polyneuritis auslösen, befinden sich Thallium, Arsen, Kupfer, Wismut, Blei und Medikamente, z. B. Sulfonamide. Die Polyneuritis kann auch nach einer Serumtherapie und als Impffolge auftreten. Auch ein Mangel an Vitamin B_1 kann die Krankheit verursachen; so ist die Polyneuritis ein häufiges Symptom der *Beriberi-Krankheit.* Die beim Alkoholismus auftretende Polyneuritis kann ebenfalls eine direkte Folge eines Vitamin-B-Mangels sein, da die Ernährung der Alkoholiker oft arm an Vitaminen ist.

Die Polyneuritis beginnt gewöhnlich mit einem Gefühl der Taubheit und des Kribbelns in den betroffenen Bereichen des Körpers; später verursacht sie Empfindungslosigkeit und Lähmung. Auch die Muskelreflexe sind gestört, und intensive Schmerzen sind nicht selten. Der Verlauf der Polyneuritis ist gewöhnlich langwierig. Die Behandlung beider Arten von Nervenentzündungen richtet sich zuerst gegen die eigentliche Grunderkrankung; ist diese bekannt und kann sie behandelt werden, so ist die Prognose gewöhnlich gut.

Neurosen, abnorme Erlebnisreaktionen oder Persönlichkeitsentwicklungen aufgrund gestörter Erlebnisverarbeitung bzw. unbewältigter innerer Konflikte. Die meisten Neurosen haben eine anfällige Persönlichkeit zur Voraussetzung. Als Ursache dieser Anfälligkeit, die bei psychischen Belastungen zur Neurose führt, werden teils angeborene Persönlichkeitsmerkmale diskutiert, zunehmend aber frühkindliche Fehlentwicklungen (Einfluß neurotischer Mutter, Mutterentbehrung, Heimschicksal, Vernachlässigung) verantwortlich gemacht. Es gibt jedoch auch neurotische Reaktionen bei Personen mit gefestigter psychischer Konstitution, wenn diese ein überwältigendes Schreck- oder Schockerlebnis durchmachen. Als Anlaß zur Entwicklung einer Neurose werden unerfüllte Wünsche und emotionale Konflikte betrachtet, die so stark sind, daß der Patient unter ihnen ungewöhnlich stark leidet. Bestimmte Konstitutionstypen scheinen für Neurosen empfänglicher zu sein als andere.

Die Neurosen bilden die größte Gruppe unter den psychischen Erkrankungen. Man schätzt, daß zwischen einem und zwei Drittel aller Patienten, die einen praktischen Arzt aufsuchen, neurotische Störungen und nicht organische Erkrankungen vorliegen. Diese Störungen können jedoch gleiches Unbehagen verursachen wie organische Krankheiten, so daß es völlig falsch wäre, diese Symptome für simuliert zu halten. Die Symptome einer Neurose sind äußerst verschiedenartig. Man unterscheidet zwischen Symptomneurosen und Charakterneurosen.

Symptomneurosen verursachen entweder psychische Symptome, wie Ängste, Unruhe, Konzentrationsstörungen, Tagträume, Erschöpfungsgefühl, Schlaflosigkeit oder Depression *(Psychoneurosen);* oder aber es bestehen funktionelle körperliche Störungen, wie z. B. Kopfschmerzen, Magenbeschwerden, Herzklopfen und Verdauungsstörungen *(Organneurosen).* In anderen Fällen äußert sich die Neurose in sexuellen Funktionsstörungen, wie Impotenz und Frigidität.

Die *Charakterneurosen* zeigen dagegen keine bestimmten Symptome, sondern zeichnen sich durch Veränderungen in der Persönlichkeit des Patienten aus. Charakterneurosen wurden bisher häufig als *Psychopathien* bezeichnet (↗ Psychopathie). Wichtige praktische Bedeutung haben bei den Charakterneurosen die moralischen Fehlentwicklungen und antisozialen Neigungen sowie das Fehlen von Hemmungen gegenüber plötzlichen primitiven Triebregungen. Verschiedene Neurosen werden nach den Situationen bezeichnet, in denen sie auftreten, wie z. B. die *Kampfneurose* der Soldaten und die *Berufs-* oder *Beschäftigungsneurosen,* wie z. B. der ↗ *Schreibkrampf. Unfallneurosen* treten nach

Unfällen auf, bei denen keine wirklichen Gehirnschäden festgestellt wurden, wo aber dennoch beim Patienten als Folge des Schocks nervöse Störungen auftreten. Bei den *Begehrungsneurosen* führen die Angst und Unsicherheit des Patienten dazu, daß er sich vor der Gesundung fürchtet und sich unbewußt wünscht, weiterhin die Vorteile, besonders die Pflege und Freundlichkeit, zu genießen, die ihm die Krankheit verschafft hat. *Bewußte* Versuche, eine Krankheit aus diesen Gründen in die Länge zu ziehen, werden dagegen nicht als Neurose, sondern als *Simulation* bezeichnet. Die *Sexualneurosen* bilden eine große Gruppe von Störungen (Frigidität und Impotenz); in diesen Fällen wurde die innere Verunsicherung auf die sexuellen Funktionen übertragen. Andere Formen, wie z. B. die *Herzneurose* oder die zahlreichen neurotischen Darmbeschwerden *(vegetative Dystonien)*, werden heute auch als *psychosomatische Störungen* bezeichnet (↗ Psychosomatik).

Der *Neurotiker* unterscheidet sich gewöhnlich nicht wesentlich von seinen Mitmenschen, jedoch kann eine schwere Neurose auch bis zum Stadium der Invalidität führen. Subjektiv leidet der Neurotiker sehr stark unter seinen Symptomen, jedoch sind seine Persönlichkeit und intellektuellen Fähigkeiten nicht so sehr verändert, daß er sich nicht mehr in befriedigender Weise in die Gesellschaft einordnen könnte; Ausnahmen sind die Charakterneurosen (Psychopathien) mit Neigung zu explosivem, asozialem oder kriminellem Verhalten.

DIE ANGSTNEUROSE ist die häufigste Form der Neurose. Der Patient ist erregt, unsicher, unentschlossen und hat, im Gegensatz zur objektgerichteten *Furcht*, ungerichtete Angst — Angst vor irgendwelchen Veränderungen, Angst, daß er oder andere erkranken könnten, Angst, allein gelassen zu werden. Kinder mit Angstneurose hängen in übertriebener Weise an der Mutter, fürchten sich häufig vor Dunkelheit und leiden unter Alpträumen. Erwachsene Personen zeigen — ähnlich wie neurotische Kinder gegenüber der Mutter — eine starke gefühlsmäßige Bindung zu irgendeiner Person. Die allgemeine ängstliche Verstimmung steigert sich manchmal anfallsartig zu Panikstimmung und Todesfurcht. Typisch für solche Anfälle *(Angstsyndrom)* sind Druckgefühl in der Brust, eine Empfindung von Einengung und aufsteigender Übelkeit, Mundtrockenheit, Herzklopfen, Blässe, kalter Schweißausbruch und Zittern. Manchmal sind diese Angstzustände auch begleitet von Durchfall und anderen Zeichen eines „Gewitters im Vegetativum". Diese *Angstanfälle*, die einige Minuten oder mehrere Stunden andauern können, sind immer kontrollierbar. Zwischen den einzelnen Anfällen ist der Patient angespannt, nervös und vermindert konzentrationsfähig; Leistungsfähigkeit und Gesundheitszustand sind beeinträchtigt.

Ergebnisse aus Tierversuchen deuten darauf hin, daß Angstgefühle durch Konfliktsituationen ausgelöst werden. Bei der Angstneurose wird der innere Konflikt vom Patienten nicht bewußt erkannt.

ZWANGSNEUROSE *(Anankasmus)*; die früher unter dieser Bezeichnung zusammengefaßten pathologischen Zustände bezeichnet man heute als *Zwangserscheinungen;* bei diesen besteht ein subjektiver Zwang, bestimmten Gedanken nachzugrübeln, bestimmte Handlungen auszuführen oder irgendwelchen Situationen aus dem Weg zu gehen, trotz der Einsicht in die Sinnlosigkeit solchen Tuns. Leichte Formen dieser Erkrankung können bei den meisten Menschen, besonders bei Ermüdung, vorkommen. Von neurotischen Zwangserscheinungen im eigentlichen Sinn kann man nur dann sprechen, wenn der Betreffende die zwanghaften Ideen oder Antriebe nicht unterdrücken kann, ohne dabei eine unmotivierte Angst zu empfinden, oder wenn der Zustand tatsächlich ein normales Leben unmöglich macht.

Die häufigsten Zwangserscheinungen sind die *Phobien*, d. h. Zwangsbefürchtungen im Zusammenhang mit bestimmten Dingen oder Situationen, die in keinem Verhältnis zur Wirklichkeit stehen. In diese Kategorie fallen u. a. die *Agoraphobie* (Furcht vor offenen Plätzen oder großen Menschenansammlungen, auch *Platzangst* genannt), die *Klaustrophobie* (Furcht vor geschlossenen Räumen), die *Aichmophobie* (Furcht vor spitzen Gegenständen), die *Erythrophobie* (Furcht vor Erröten oder vor der Farbe Rot) und die *Nosophobie* (abnorme Furcht vor Krankheit). Phobien sind häufig mit einer krankhaften Angst verbunden, sich selbst oder andere zu schädigen oder der Lächerlichkeit preiszugeben.

Mehr noch als bei den Phobien handelt es sich bei den *Zwangsideen (fixe Ideen)* um wirklich zwanghafte psychische Störungen. Man versteht darunter Gedanken, die sich dem Bewußtsein immer wieder aufdrängen, obwohl sie als abwegig erkannt werden. Die Gedanken eines Zwangskranken können z. B. in einer bestimmten Richtung fixiert sein, oder er wird beständig von der Sorge überwältigt, er könnte sich in bestimmten Situationen nicht richtig verhalten haben. Oftmals besteht ein sog. *Kontrollzwang*, d. h., der Betreffende glaubt, immer wieder nachprüfen zu müssen, ob er bestimmte Handlungen ausgeführt hat oder nicht (z. B., ob er die Tür zugeschlossen hat oder nicht).

Die Zwangsideen stehen einer dritten, großen Gruppe von Zwangserscheinungen sehr nahe, den *Zwangsantrieben*. Dabei verspürt der Betreffende den unverdrängbaren inneren Antrieb, z. B. sämtliche Fensterscheiben eines Hauses zu zählen oder sich selbst einer bestimmten Anzahl von Waschungen zu unterziehen. Das Verhalten solcher Zwangskranken ähnelt zeremoniellen, kultischen Handlungen. Das Krankheitsbild einer Zwangsneurose setzt sich meist aus mehreren der oben geschilderten Erscheinungen zusammen.

Für Zwangsneurotiker ist gewöhnlich eine bestimmte Persönlichkeitsstruktur typisch: sie sind meist begabt, ehrgeizig und gründlich, dabei gleichzeitig unbeständig, rastlos, leicht ermüdbar und besonders sicherheitsbedürftig. Derartige Symptome können jedoch auch zu anderen Persönlichkeitsbildern gehören. Besonders häufig beobachtet man diese Züge in Verbindung mit psycho-depressiven Zuständen, akuten Infektionskrankheiten, Schwangerschaft und Wochenbett oder anderen psychischen bzw. physischen Erschöpfungszuständen. Auch seelische Belastungen, die ein bestehendes Geborgenheitsgefühl zerstören, können zwangsneurotische Erscheinungen auslösen.

Bei der Behandlung von Zwangsneurosen wird denjenigen Faktoren, die den pathologischen Zustand ausgelöst oder begünstigt haben, besondere Beachtung beigemessen. Nach Klärung dieser ursächlichen Faktoren können z. B. akute Depressionen, allgemeine Schwächezustände oder funktionelle Störungen des autonomen Nervensystems gezielt behandelt werden. Es ist sehr wichtig, dem Patienten klarzumachen, daß die Zwangserscheinungen nicht Anzeichen irgendeiner „gefährlichen" Geisteskrankheit sind und daß sie ihn nicht zu kriminellen oder unmoralischen Handlungen verleiten werden, wie er in seiner Angst oft befürchtet.

Die Behandlung der Neurosen besteht aus ↗ Psychotherapie, die häufig durch eine medikamentöse Behandlung unterstützt wird.
Vergleiche auch: Hysterie, Neurasthenie, Psychische Erkrankungen, Psychopathie.

Nieren, *Renes,* die aktivsten Ausscheidungsorgane des Körpers, filtern die Abfallprodukte des Stoffwechsels und das überschüssige Wasser in Form von Urin aus dem Blut aus. Die 2 Nieren liegen zu beiden Seiten der Wirbelsäule an der hinteren Bauchwand. Sie sind etwa 10–11 cm lang, braunrot und bohnenförmig. Die Nieren werden durch eine *Fettkapsel* geschützt und sind dann nochmals von einer dünnen Bindegewebsmembran umgeben, der *Nierenkapsel.* Zwei Äste der großen Körperschlagader, die an der Wirbelsäule entlang nach unten verläuft, gehen nach den Seiten hin zu beiden Nieren ab. Man schätzt, daß zwischen 500 und 1000 Liter Blut pro Tag durch die Nieren fließen.

Jede Niere enthält etwa eine Million Niereneinheiten, *Nephrone* genannt. Jedes Nephron besteht aus einem Knäuel von Blutkapillaren, dem *Glomerulus,* das von der sog. *Bowmanschen Kapsel* umgeben wird, die ihrerseits in ein langes *Nierenkanälchen* oder *Tubulus* mündet. Der Tubulus wird von Kapillaren umschlungen. Das Blut durchfließt den Glomerulus unter hohem Druck, so daß Wasser und andere hinreichend kleine Moleküle durch die Gefäßwände in die Kapsel gepreßt werden. Blutkörperchen und Bluteiweiß bleiben normalerweise in den Gefäßen. Die von den Kapseln aufgefangene Flüssigkeit heißt *Primärharn* und kann bis zu 150 Liter pro Tag betragen. Auf ihrem Weg durch die Tubuli wird jedoch fast das gesamte Wasser und alle für den Körper notwendigen Substanzen, wie Salze und Zucker (Glukose), von den umgebenden Blutkapillaren wiederum aufgesaugt. Gleichzeitig werden andere Substanzen in die Nierenkanälchen hinein sezerniert. Es bleiben dann schließlich etwa $1^1/_2$ Liter Flüssigkeit übrig, die aus dem restlichen Wasser und den darin gelösten Abfallprodukten besteht und den Körper als *Urin* verläßt.

Die erneute Absorption in den Tubuli ist so genau eingestellt, daß der Wasser- und Salzgehalt sowie die Konzentration anderer Substanzen im Blut immer konstant bleibt. Wenn die Nahrung zuviel Salz enthält, wird dieser Überschuß mit dem Urin ausgeschieden. Die Glomeruli liegen in der äußeren Nierenschicht, der *Nierenrinde,* während die Tubuli in das *Nierenmark* hinunterziehen, wo sie sich zu großen Sammelkanälchen vereinigen, welche im Schnitt als Streifenmuster zu erkennen sind. Diese Sammelröhrchen münden gemeinsam über *Papillen* in das *Nierenbecken,* von wo der Urin durch die Harnröhre nach außen gelangt.
Vergleiche auch: Harnorgane, Urin; ▣ Geschlechts- und Harnorgane III–IV, Röntgendiagnostik III.

Nierenbeckenentzündung, *Pyelitis,* eine meist akute Entzündung des Nierenbeckens, die durch Eitererreger verursacht wird. Die Krankheit ist besonders bei Frauen verhältnismäßig häufig und tritt oft nach einer Blasenentzündung auf, wenn sich die Infektion durch den Harnleiter nach oben ausbreitet. Wenn die Nieren selbst mitbetroffen sind, nennt man dies *Pyelonephritis.* Die *akute Nierenbeckenentzündung* macht sich ganz plötzlich durch Schmerzen in der Nierengegend, durch Fieber und Schüttelfrost bemerkbar. Der Urin enthält Bakterien und zahlreiche Leukozyten (weiße Blutkörperchen), was die Diagnose vereinfacht. Sulfonamidpräparate und Antibiotika führen gewöhnlich zu rascher Besserung.

Es gibt auch eine *chronische* Form der Erkrankung, die durch mildere Symptome mit vereinzelten Fieberanfällen und erschwertem Wasserlassen gekennzeichnet wird; sie ist einer erfolgreichen Therapie viel schlechter zugänglich und kann schließlich zu einer *Nephrose* führen.
Vergleiche auch: Nieren.

Nierensteine, *Nephrolithiasis,* Konkrementbildung aus Salzen des Urins, die sich als unlösliche Kristalle hauptsächlich im Nierenbecken niederschlagen, wobei Bakterien und Zellen den Kern bilden. Der Vorgang wird durch verschiedene Infektionen der Harnwege und durch Stoffwechselstörungen begünstigt, die zu einem Mangel an bestimmten Schutzkolloiden im Urin und u. U. auch zu Veränderungen seines Säuregehaltes führen. Die Salze schlagen sich dann nieder, weil sie weniger löslich

Nierensteine

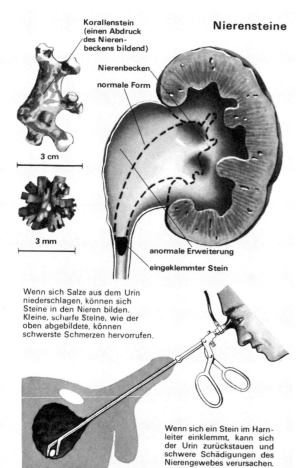

Wenn sich Salze aus dem Urin niederschlagen, können sich Steine in den Nieren bilden. Kleine, scharfe Steine, wie der oben abgebildete, können schwerste Schmerzen hervorrufen.

Wenn sich ein Stein im Harnleiter einklemmt, kann sich der Urin zurückstauen und schwere Schädigungen des Nierengewebes verursachen.

Ein Nierenstein, welcher zwar die Blase erreicht, aber zu groß ist, um von selbst nach außen zu gelangen, kann in der Blase in kleinere Stücke zertrümmert werden. In das hierzu verwandte Instrument (Zystoskop) sind eine Beobachtungs- und eine Beleuchtungsoptik eingebaut.

geworden sind. Die Steine treten manchmal als Folge eines zu stark konzentrierten Harns auf; dies geschieht z. B., wenn der Urinabfluß behindert ist. In anderen Fällen findet sich keine ersichtliche Ursache.

Die Art der Steine hängt von der Krankheit ab, die zu dem Niederschlag der Salze geführt hat. Es gibt zwei Hauptgruppen: *Infektions-* oder *Sekundärsteine*, welche in der Hauptsache aus Phosphat und Karbonat (von Calcium, Magnesium und Ammonium) bestehen. Die *metabolischen Steine* bestehen in erster Linie aus Harnsäure, Oxalat, Zystin und Xanthin. Nierensteine können auch bei einer Überaktivität der Nebenschilddrüse (Hyperparathyreoidismus) entstehen. So kann man also durch eine chemische Analyse des Steines Rückschlüsse auf die der Steinbildung zugrunde liegende Krankheit ziehen.

Die Steine können in Form von Körnchen (*Nierengrieß*) oder größer auftreten; in manchen Fällen wachsen sie, bis sie das gesamte Nierenbecken ausfüllen, und werden dann als *Korallensteine* bezeichnet. Diese Steine können für lange Zeit im Nierenbecken liegen, ohne Beschwerden zu verursachen. Kleinere Steine können leicht durch die Harnleiter und die Blase unbemerkt nach außen abgehen. Häufig verfangen sie sich jedoch in den Harnleitern und verursachen schmerzhafte Muskelspasmen der Wandmuskulatur. Der Schmerz, die *Nierenkolik*, strahlt gewöhnlich vom Rücken bis in die Leistengegend hinunter, wobei eine Attacke wenige Minuten bis zu Stunden andauern kann. Die Anfälle werden oft von Übelkeit, Schüttelfrost und Fieber begleitet. Wenn der Schmerz plötzlich aufhört, bedeutet das meistens, daß der Stein in die Harnblase gezwängt wurde.

Mitunter ist der Urinabfluß in den Harnleitern so behindert, daß die aufgestaute Flüssigkeit das Nierenbecken dehnt. Dieser als *Hydronephrose* bezeichnete Zustand verursacht eine beträchtliche Schädigung des Nierengewebes. In anderen Fällen sammeln sich die Steine in der Blase und entwickeln sich zu *Blasensteinen*, die eine Infektion begünstigen. Blasensteine können jedoch auch durch den Niederschlag von Salzen in der Blase selbst gebildet werden.

Die Diagnose wird oft aufgrund der typischen Nierenkoliken gestellt. Durch ein spezielles Röntgenverfahren, die *Urographie*, kann die genaue Lage und Größe des Steins ermittelt werden. Ein weiteres häufiges Symptom ist die Anwesenheit von Blut im Urin. Die Nierenkolik wird mit schmerzstillenden und krampflösenden Medikamenten behandelt, während die Harnleitersteine selbst oft mit einer Schlinge entfernt werden können, die mittels der Optik eines durch die Harnröhre in die Blase eingeführten Zystoskops in den Harnleiter vorgeschoben wird. Blasensteine werden manchmal mit speziellen Instrumenten zerquetscht und dann durch Spülungen entfernt. Größere Steine im Nierenbecken oder in der Blase müssen operativ entfernt werden.

Nikotinvergiftung, ein schwerer Vergiftungszustand, der durch Aufnahme von Nikotin in den Magen hervorgerufen wird. Nikotin kommt in der Tabakpflanze vor und ist eine farblose, flüchtige, ölartige Flüssigkeit, die sich an der Luft schnell braun färbt, und von starkem, erstickendem Geruch. Sie ist außerordentlich giftig; eine Dosis von 30–50 Milligramm kann innerhalb von 10 Minuten tödlich wirken. Das Nikotin schädigt in der Hauptsache die Ganglien des autonomen Nervensystems, indem es zuerst eine stimulierende, dann jedoch eine paralysierende Wirkung ausübt. Die häufigsten Symptome der Nikotinvergiftung sind Kopfschmerzen, Erbrechen, Herzklopfen, Magenschmerzen, Krämpfe und Atemlähmung.

Beim normalen Inhalieren von Tabakrauch werden nur kleine Mengen im Blut absorbiert. Eine akute Vergiftung hingegen wird hauptsächlich dann hervorgerufen, wenn Tabak oder Nikotin direkt in den Magen aufgenommen wird; wenn ein Kleinkind beispielsweise einen Zigarettenstummel verschluckt hat, sollte man sofort ärztliche Hilfe in Anspruch nehmen. Durch eine Magenspülung können Tabakreste, die noch nicht in den Darm übergegangen sind, entfernt und so eine weitere Giftabsorption verhindert werden. Die Behandlung richtet sich in der Hauptsache gegen eine mögliche Atemlähmung und schließt daher künstliche Beatmung neben verschiedenen Arzneimittelgaben ein. Ein direkt wirksames Gegenmittel gibt es nicht.

Der Begriff Nikotinvergiftung wird häufig nicht nur in bezug auf die akute Vergiftung durch Nikotin verwandt, sondern oft auch in Hinblick auf den übermäßigen Tabakkonsum.
Vergleiche auch: Tabakmißbrauch, Vergiftung.

Obstipation, *Verstopfung,* Störung der normalen peristaltischen Darmtätigkeit; die Stühle werden hart, wenn sie so lange im Dickdarm bleiben, daß der größte Teil des in ihnen enthaltenen Wassers vom Körper resorbiert werden kann. Ursache einer Obstipation kann eine verlangsamte Dickdarmpassage oder eine Ansammlung von Kot *(Faeces)* im Rektum (Mastdarm) sein, wo er nicht den die *Defäkation (Stuhlentleerung)* bewirkenden Reflex auslöst. In den meisten Fällen sind beide Faktoren zusammen für die Darmträgheit verantwortlich.

Die peristaltische Weiterbeförderung der Nahrungs- und Schlackenstoffe durch den Darm hängt von einem normalen Funktionieren des autonomen (vegetativen) Nervensystems ab. Diese Steuerungseinrichtung reguliert die *Peristaltik,* d. h. die Kontraktions- und Erschlaffungsbewegungen der verschiedenen Darmabschnitte, die einer Weiterbeförderung der Nahrungsteile dienen. Bei Darmfüllung löst ein bestimmter Dehnungsgrad der Darmwand reflektorisch die Peristaltik aus. Die Darmweitung wiederum, die die Darmfüllung bewirkt, wird durch die Zusammensetzung der Nahrung bestimmt. Nahrungsmittel mit einem hohen Bestandteil an Schlackenstoffen, wie z. B. Gemüse, rohes Obst oder Vollkornbrot, stimulieren durch Erhöhung des Darminnendrucks die Peristaltik und tragen dadurch zu rascher Weiterbeförderung des Darminhalts und normaler Stuhlkonsistenz bei.

Übergewichtigkeit und körperliche Inaktivität begünstigen eine Obstipation. Außerdem wird die Darmtätigkeit noch durch einen niedrigen Grundumsatz vermindert. Eine wichtige Rolle spielt ferner eine regelmäßige Stuhlentleerung, die am zweckmäßigsten unter Nutzung der natürlichen Reflexe des Verdauungssystems von frühester Jugend an regelrecht anerzogen werden sollte. Einer der für die Stuhlentleerung wichtigsten Reflexe geht vom Magen aus; er wird insbesondere durch die Dehnung des Magens nach der Mahlzeit bedingt. Dieser sog. *gastroiliakale Reflex* bewirkt die Entleerung des Dickdarminhalts in den Mastdarm und erzeugt dadurch das Gefühl des Stuhldrangs.

Zahlreiche äußere Einflüsse können eine Darmträgheit begünstigen, so z. B. Medikamente, wie Morphium oder Salizylsäurepräparate, langausgedehnte erzwungene Bettruhe, wodurch die Körperfunktionen allgemein herabgesetzt werden, und fortgeschrittene Schwangerschaft, wenn durch die heranwachsende Frucht der Darm von außen komprimiert wird. Auch Veränderungen der Eß- oder Lebensgewohnheiten können zu Obstipation führen: wenn beispielsweise jemand das Rauchen einstellt oder von einer mobilen zu einer sitzenden Tätigkeit überwechselt.

Das Hauptsymptom der Verstopfung ist ein harter Stuhlgang. Dadurch wird u. a. die Gefahr einer Bildung von Hämorrhoiden und Analfissuren erhöht. Die Vorstellung, daß Kot, der sich lange Zeit im Darm befindet, den Körper vergiften könnte, entbehrt einer wissenschaftlich gesicherten Grundlage.

Es gibt zahlreiche Krankheiten, zu deren Symptomatik u. a. die Obstipation gehört. Deshalb sollten plötzliche und unerklärliche Veränderungen des normalen Stuhlentleerungsrhythmus dem Arzt mitgeteilt werden. Zwar sind eine physiologisch unregelmäßige Darmtätigkeit sowie auch falsche Ernährung die häufigsten Ursachen der Obstipation; gelegentlich können aber auch schwere Krankheiten, wie z. B. Dickdarmtumoren, auslösende Faktoren dieser Funktionsschwäche sein. Eine gewisse Abhilfe ist möglich durch die Aufnahme von Nahrungsmitteln mit einem hohen Gehalt an unverdaulichen Schlackenstoffen in den Speiseplan (Obst, Gemüse). Auf den Genuß von Schokolade, Mehl, Milch und Eiern sollte man bei Darmträgheit verzichten. Viel Bewegung, vor allem an der frischen Luft, wirkt sich sehr positiv auf die Darmtätigkeit aus. Abführmittel und Klistiere sind dagegen für Notfälle vorbehalten.
Vergleiche auch: Verdauung.

Ödem, *Wassersucht,* abnorme Vermehrung der Flüssigkeit in den Gewebsspalten. Ödembildung kann einhergehen mit Flüssigkeitsansammlung in Körperhöhlen (z. B. Pleura- oder Bauchhöhle), ein als Ergußbildung bzw. in der Bauchhöhle als *Aszites* bezeichnetes Phänomen. Das Ödem kann über den ganzen Körper verteilt sein und wird dann als *Hydrops* bezeichnet, oder es bleibt auf bestimmte Körperzonen, wie Haut, Bauchraum (Aszites), Hirn (Hirnödem) oder Unterschenkel, beschränkt.

Die Gewebsflüssigkeit, die ähnlich zusammengesetzt ist wie das Blutplasma — abgesehen von einem wesentlich niedrigeren Eiweißgehalt —, sikkert durch die Gefäßwände in die Gewebsspalten und transportiert die Nährstoffe zu den Gewebszellen. Ein Teil der Flüssigkeit wird dann über das Lymphgefäßsystem wegtransportiert, während der Rest von dem venösen Schenkel des Blutgefäßsystems wieder absorbiert wird. Der Nachfluß an Gewebsflüssigkeit aus dem Blut in die Gewebszwischenräume wird vom Blutdruck im arteriellen Schenkel des Blutgefäßsystems gesteuert, während der Rückfluß vom sog. *kolloid-osmotischen Druck* im venösen Schenkel abhängt. Dieser Druck wird hauptsächlich bestimmt durch die Wasserbindungsfähigkeit der im Blut vorhandenen Eiweißkörper. Absorptionsfördernd wirkt außerdem die Tatsache, daß der Blutdruck auf der venösen Seite niedrig ist.

Die Ödembildung hat zwei Hauptursachen: 1. Veränderungen des Bluteiweißes (in erster Linie Verminderung der Bluteiweißkörper); 2. Erhöhung des Blutdrucks auf der venösen Seite des Blutkreislaufs. In beiden Fällen kann die Gewebsflüssigkeit nicht mehr ungehindert in den Blutkreislauf zurückkehren. Erhöhter Druck im venösen Schenkel äußert sich meist in Form von Blutstauungen *(Stasen)*, z. B. infolge eines Rechtsherzversagens, wodurch der venöse Rückstrom zum Herzen behindert ist und das Blut sozusagen in den unteren Extremitäten versackt.

Das Bluteiweiß wird vornehmlich in der Leber gebildet; deshalb kann eine starke Leberschädigung, beispielsweise im Rahmen einer Leberzirrhose, Ödembildung zur Folge haben. Eine Leberzirrhose kann auch Stauungen im sog. Pfortaderkreislauf hervorrufen, und diese wiederum führen zu Aszites oder Varizenbildung im Magen-, Ösophagus oder Anusbereich (Hämorrhoiden).

Ödembildung kann auch die Folgeerscheinung einer schweren Nierenschädigung sein, weil dabei größere Eiweißmengen über die Nierenkapillaren (Glomerula) aus dem Blut austreten (z. B. bei Nephritis und nephrotischem Syndrom). Das in den Nierenkapillaren ausgeschiedene Eiweiß ist im Urin nachweisbar.

Bei wiederholter Thrombosebildung in den tiefen Beinvenen kommt es zu einer Blutstauung in der abhängigen Körperregion; auch dadurch kann Wassersucht begünstigt werden (es entsteht ein *orthostatisches Ödem*).

Bei der Ödemtherapie werden Medikamente zur Erhöhung der Urinausscheidung, sog. *Diuretika*, verwendet. Ferner wird die der Ödembildung zugrunde liegende Ursache bekämpft: bei Bluteiweißmangel wird für Ersatz gesorgt (Gabe von Humanalbumin oder Anabolika); bei Herzinsuffizienz werden Digitalispräparate verabreicht usw.

Eine Sonderform der Wassersucht ist bedingt durch Stauungen in den Lymphgefäßen: Bei der sog. *Elephantiasis* ist z. B. der Durchstrom in den Lymphbahnen durch Parasiten behindert.
Vergleiche auch: Lymphe.

Ohr. Beim Menschen besteht das *Gehörorgan* aus drei Hauptbestandteilen: Außen-, Mittel- und Innenohr. Das *Außenohr* ist eine relativ einfache Konstruktion mit einer Sammel- und Verstärkerfunktion; der knöcherne Apparat des *Mittelohrs* dient der Weiterleitung und Verstärkung der in mechanische Schwingungen verwandelten Schallwellen, während sich im *Innenohr* ein außerordentlich kompliziertes Hör- und Gleichgewichtsorgan befindet.

Das *Außenohr* ist im wesentlichen ein unbewegliches „Hörrohr", welches sich aus der trichterförmigen *Ohrmuschel (Auricula)* und dem *Gehörgang (Meatus acusticus)* zusammensetzt. Die Ohrmuschel sammelt die auftreffenden Schallwellen, die der Gehörgang nach innen weitergibt und verstärkt. Der Gehörgang ist leicht gebogen, was ein Eindringen von Fremdkörpern erschwert. Wenn dennoch Schmutzpartikel u. ä. eindringen, werden sie vom *Ohrenschmalz (Cerumen)* und von vielen feinen Härchen festgehalten. Das Ohrenschmalz wird von verschiedenen kleinen Drüsen im Gehörgang abgesondert. Vor dem inneren Ende des Gehörgangs liegt das dünne, durchsichtige *Trommelfell (Membrana tympani)*. Schallwellen aus der Luft versetzen diese empfindliche Membran in Schwingungen, die eine den Schallwellen entsprechende Amplitude und Frequenz besitzen. Das Trommelfell entspricht somit einer Mikrophonmembran.

Das Trommelfell bildet die äußere Abgrenzung des *Mittelohrs (Paukenhöhle* oder *Tympanum)*, einem engen Hohlraum im *Schläfenbein (Os temporale)*. Hier werden die Schwingungen von drei nur millimetergroßen *Gehörknöchelchen* aufgefangen, dem sog. *Hammer (Malleus)*, der mit dem Trommelfell verbunden ist, dem *Steigbügel (Stapes)*, der in Kontakt mit dem Innenohr steht, und dem *Amboß (Incus)*, dem Bindeglied zwischen Hammer und Steigbügel. Während der Stapes einem echten Steigbügel tatsächlich sehr ähnlich ist, trifft der Vergleich der beiden übrigen Gehörknöchelchen mit Hammer und Amboß nicht ganz die Wirklichkeit. Ein enger Gang, die sog. *Eustachische Röhre* (auch *Ohrtrompete* genannt), verbindet Mittelohr und Rachen; sie dient dem Druckausgleich zwischen Mittelohr und Umgebung. Diese Sicherheitsvorrichtung ist für die Funktionsfähigkeit des Gehörs sehr wichtig. Normalerweise ist die Eustachische Röhre geschlossen, aber da ein Teil der Kehlkopfmuskulatur an ihrer Wand angrenzt, öffnet sie sich gelegentlich beim Sprechen und bei jedem Schluckvorgang. Aus diesem Grund gibt man Flugpassagieren, besonders in Flugzeugen ohne Druckkabine, beim Aufsteigen oder beim

OHR I

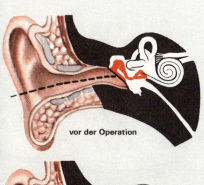

vor der Operation

nach der Operation — Steigbügel

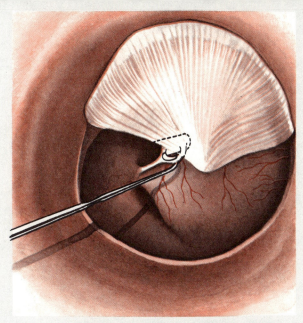

gutes Hören ist es wichtig, daß sich der Steigbügel frei im ovalen Fenster
...wegen kann. Eine häufige Ursache partieller Taubheit ist die *Otosklerose*,
...e Ohrerkrankung, bei der die Beweglichkeit des Steigbügels durch Ver-
...kung beeinträchtigt wird. Eine operative Behandlungsmethode besteht
...n, das Trommelfell freizulegen und dann den Steigbügel loszulösen (zu
...bilisieren) (oben rechts). Bei einem anderen Verfahren wird ein Teil des
...gbügelbodens und einer seiner Schenkel chirurgisch entfernt (oben).

Die **Cupula** (unten). Bei Körperbeschleunigung oder -verzögerung wird die Cupula verbogen. Dadurch werden Sinneszellen gereizt, welche die Information über die Geschwindigkeitsänderung an das Hirn weiterleiten.

Stillstand | Beschleunigung, Verzögerung | gleichbleibende Geschwindigkeit

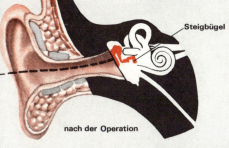

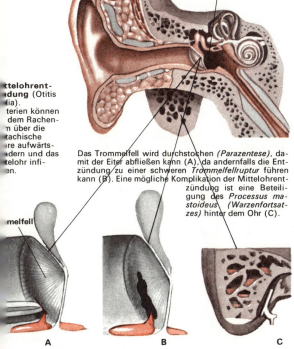

Mittelohr

...ttelohrent-
...dung (Otitis
...ia).
...terien können
... dem Rachen-
...n über die
...tachische
...re aufwärts-
...dern und das
...telohr infi-
...en.

Das Trommelfell wird durchstochen *(Parazentese)*, damit der Eiter abfließen kann (A), da andernfalls die Entzündung zu einer schweren *Trommelfellruptur* führen kann (B). Eine mögliche Komplikation der Mittelohrentzündung ist eine Beteiligung des *Processus mastoideus (Warzenfortsatzes)* hinter dem Ohr (C).

...melfell

A B C

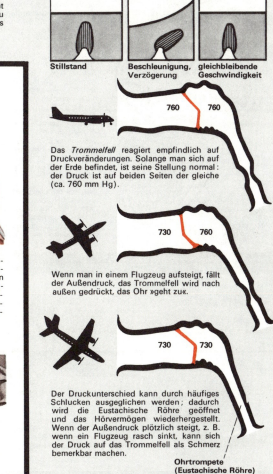

Das *Trommelfell* reagiert empfindlich auf Druckveränderungen. Solange man sich auf der Erde befindet, ist seine Stellung normal: der Druck ist auf beiden Seiten der gleiche (ca. 760 mm Hg).

Wenn man in einem Flugzeug aufsteigt, fällt der Außendruck, das Trommelfell wird nach außen gedrückt, das Ohr »geht zu«.

Der Druckunterschied kann durch häufiges Schlucken ausgeglichen werden; dadurch wird die Eustachische Röhre geöffnet und das Hörvermögen wiederhergestellt. Wenn der Außendruck plötzlich steigt, z. B. wenn ein Flugzeug rasch sinkt, kann sich der Druck auf das Trommelfell als Schmerz bemerkbar machen.

Ohrtrompete (Eustachische Röhre) geöffnet

OHR II

Schallwellen, die das Ohr erreichen, werden von Ohrmuschel und äußerem Gehörgang aufgefangen.
Die Schallwellen aus der Luft versetzen das Trommelfell in Schwingungen; diese Schwingungen werden von drei winzigen Knöchelchen (den Gehörknöchelchen: Hammer, Amboß und Steigbügel) auf die Schnecke des Innenohrs übertragen. Dort werden die Schallwellen in elektrische Nervenimpulse umgewandelt, die über den Nervus statoacusticus dem Hirn zugeleitet und dort in bewußte Empfindungen umgesetzt werden.
Im Ohr befindet sich auch das Gleichgewichtsorgan.

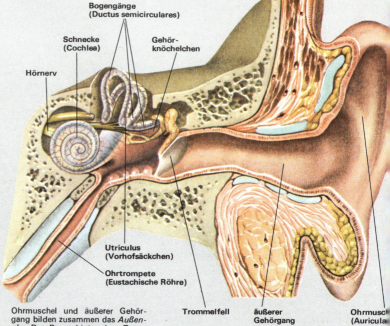

Ohrmuschel und äußerer Gehörgang bilden zusammen das *Außenohr*. Der Raum hinter dem Trommelfell wird als *Mittelohr* (Paukenhöhle oder Tympanum) bezeichnet. Von hier aus führt die sog. *Ohrtrompete* (Eustachische Röhre) zum Rachen. Das *Innenohr* ist vom Schläfenbein (Os temporale) geschützt (links). Sowohl die Schnecke (das eigentliche *Hörorgan*) als auch das Gleichgewichtsorgan (Bogengänge, Utriculus und Sacculus) sind mit Flüssigkeit gefüllt.
Die **Schnecke** des Innenohrs (links). Der Steigbügel setzt die Flüssigkeit in der Schnecke über eine Membran, das sog. *ovale Fenster*, in Bewegung. Der häutige Teil der Schnecke (der *Schneckengang* oder *Ductus cochlearis*) enthält das *Corti-Organ*, dessen Sinneszellen die Flüssigkeitsbewegungen in Impulse verwandeln. Das sog. *runde Fenster* ist eine weitere elastische Membran, die sich am Ende des knöchernen Labyrinths befindet und die Schwingungsbewegungen der Flüssigkeit dämpft.

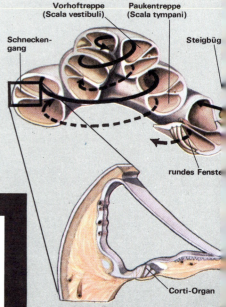

Die Bogengänge (*Ductus semicirculares*) sind in den drei Ebenen des Raumes senkrecht zueinander angeordnet (Darstellung oben) und können deshalb sämtliche Richtungsänderungen registrieren.

Das **Gleichgewichtsorgan** (ganz links). Die Bewegung der Flüssigkeit in den Bogengängen versetzt uns in die Lage, die Bewegungen des Körpers wahrzunehmen. In der *Cupula* der Bogengänge registrieren Sinneszellen sowohl Richtung als auch Geschwindigkeitsänderungen des Körpers und vermitteln dem Hirn entsprechende Informationen.
Der entsprechende Sinnesapparat in *Sacculus* und *Utriculus* wird als *Macula sacculi* und *Macula utriculi* bezeichnet. Auf den Sinneszellen liegt eine Membran, in die kleine Kristalle von kohlensaurem Kalk *(Statolithen)* eingelagert sind. Die geringste Richtungsänderung des Körpers wird wie von Antennen von den haarähnlichen Fortsätzen der Sinneszellen empfangen.

Sinken Bonbons oder Kaugummi. Wenn die Rachenschleimhaut jedoch geschwollen und die Ohrtrompete verengt ist, wie z. B. bei Erkältungskrankheiten, helfen Schluckbewegungen wenig; unter diesen Umständen kann es lange dauern, bis wieder ein vollständiger Druckausgleich geschaffen ist. Diese beim Fliegen auftretenden unangenehmen Begleiterscheinungen eines Katarrhs der oberen Luftwege bezeichnet man als *Aero-Otitis*.

Das Mittelohr steht in direkter Verbindung mit dem Schläfenbein, von dem ein warzenartiger Fortsatz, der sog. *Processus mastoideus*, hinter der Ohrmuschel tastbar ist. Da der Knochen an dieser Stelle von schwammiger Konsistenz ist, können sich Entzündungen leicht vom Mittelohr auf diesen Fortsatz ausdehnen. Solange es noch keine Antibiotika gab, mußte dieser Fortsatz bei Mittelohrentzündungen oftmals herausgemeißelt werden (*Mastoidektomie*).

Mit mehrfacher Verstärkung erreichen die Schallwellen schließlich über das sog. *ovale Fenster* das Innenohr. Das ovale Fenster (an dem der Steigbügel befestigt ist) liegt am äußeren Ende der *Schnecke (Cochlea)* des Innenohrs, dem eigentlichen Hörorgan des Ohrs. Eine Weiterführung der Schnecke bildet der *Vorhofbogengangapparat*, das Gleichgewichtsorgan des Innenohrs. Die Schnecke besteht aus einem spindelförmigen Gang im Schläfenbein, dem *knöchernen Labyrinth*. Der Binnenraum der Schnecke wird durch zwei dünne Membranen in drei Räume aufgegliedert. Zwei dieser Räume werden als *Treppen* bezeichnet (die *Vorhof-* und die *Paukentreppe*). Diese beiden Räume umgeben den dritten, den häutigen Teil der Schnecke, in dem sich das Transformationsorgan für den Schall, das *Corti-Organ* mit seinen Sinneszellen (Hörzellen), befindet.

Alle drei Räume sind mit Flüssigkeit angefüllt: der häutige Teil der Schnecke (Schneckengang) mit der *Endolymphe*, Vorhoftreppe und Paukentreppe mit der *Perilymphe*. Über die Perilymphe werden die Schwingungen des Steigbügels und des mit diesem gekoppelten ovalen Fensters zunächst hydraulisch in Druckwellen umgewandelt; jedesmal, wenn das Fenster durch die Schwingung des Steigbügels nach innen gedrückt wird, kommt es zur Ausbildung fortlaufender Wanderwellen in der Vorhoftreppe (siehe durchgehender Pfeil in der Beschreibung der Schnecke, ▣ Ohr II), die sich über die Paukentreppe bis zum sog. *runden Fenster* am Schneckenausgang fortpflanzen (siehe gestrichelter Pfeil). Dadurch wird das elastische runde Fenster nach außen gedrückt. Wenn das ovale Fenster zum Mittelohr hin schwingt, geschieht das gleiche in umgekehrter Richtung. Auf diese Weise lösen die Schwingungen des Trommelfells entsprechende Bewegungen der Schneckenflüssigkeit aus.

Der Reiz, der von den Bewegungen der Innenohrflüssigkeit auf die Sinneszellen im Corti-Organ ausgeübt wird, löst Nervenimpulse aus. Die Hörinformation wird vom *Nervus statoacusticus* zum Gehirn weitergeleitet, wo sie im Hörzentrum in der Rinde des Temporallappens (dem *auditorischen Reflexzentrum*) in eine bewußte Empfindung umgewandelt wird. Das Corti-Organ enthält eine Vielzahl von *Sinneszellen (Haarzellen)*, die an ihrem oberen Ende feinste Härchen tragen; diese Härchen fungieren als Übertrager der empfangenen Reize für die an die Hörzellen mündenden Nervenfasern. Das Klangbild wird nach verschiedenen Tonhöhen aufgespalten: hohe Töne werden besonders stark in der Nähe des Steigbügels wahrgenommen, tiefe Töne dagegen im hinteren Teil des Schneckenganges. Auf diese Weise wird eine örtlich verschiedene Reizung der Haarzellen des Corti-Organs bedingt.

Das *Gleichgewichtsorgan (Vestibularapparat)* steht in Verbindung mit dem Schneckengang und ist wie dieser mit Endolymphe angefüllt. Das Organ besteht aus drei halbkreisförmigen *knöchernen Bogengängen (Canales semicirculares)*, welche die drei *häutigen Bogengänge (Ductus semicirculares)* umschließen. Die drei Bogengänge sind in den drei Ebenen des Raumes angeordnet; jeder von ihnen hat eine Ausbuchtung (*Ampulla*), in der sich jeweils eine vorspringende Leiste mit einem Sinnesepithel befindet. Die Härchen dieser Sinneszellen ragen in eine gallertartige Masse, die *Cupula*, welche den Raum zwischen Epithel und Ampullenwand einnimmt. Drehungen des Kopfes z. B. setzen die Endolymphe in Bewegung, diese stößt gegen die Cupula, und dadurch werden die Sinneshaare der Cupula gebogen und die Sinneszellen gereizt. Diese Reize lösen im Gehirn den Körperbewegungen entsprechende Empfindungen aus. Die Cupula reagiert auf Drehbeschleunigung, nicht aber auf geradlinige Beschleunigung. Die häutigen Bogengänge stehen in direkter Verbindung mit dem *Vorhofsäckchen (Utriculus)* und dem *rundlichen Säckchen (Sacculus)* mit je einem *Statolithenapparat (Macula utriculi* und *Macula sacculi)*. Beide Organe werden durch geradlinige Beschleunigung erregt: in die Innenfläche dieser Organe sind kleine Kristalle von kohlensaurem Kalk, die sog. *Statolithen*, eingelagert, die bei Bewegungsänderungen, wie Vorwärts-, Rückwärts- und Seitwärtsbewegungen, Steigen und Fallen, entsprechende Druck-, Zug- und Scherwirkungen ausüben. Die dadurch stimulierten Sinneszellen im Statolithenapparat leiten den empfangenen Reiz gehirnwärts fort.

Die Perilymphe entspricht zum größten Teil der *Hirnflüssigkeit (Liquor cerebrospinalis)*, mit der sie durch einen Gang in Verbindung steht. Auch über die Endolymphe bestehen Verbindungen zum Gehirn. Vom Schneckengang und den häutigen Bogengängen ragt eine sackförmige Ausbuchtung unmittelbar in den Schädelknochen. So erklärt sich die Tatsache, daß Entzündungen des Innenohrs so leicht auf das Gehirn übergreifen und Komplikationen, wie Meningitis und Enzephalitis, hervorrufen können.

Vergleiche auch: Gehör.

Ohrenschmalz, *Cerumen*, Sekret verschiedener Drüsen des äußeren Gehörgangs, die den *apokrinen Schweißdrüsen*, beispielsweise in den Achselhöhlen oder den Brüsten, sehr ähnlich sind. Gelegentlich bildet sich ein Pfropf aus Ohrenschmalz, der den äußeren Gehörgang verstopfen kann und dann das Hörvermögen deutlich beeinträchtigt. Er kann durch Spülung mit warmem Wasser entfernt werden. Obwohl dieser Eingriff sehr einfach ist, sollte er von einem Arzt durchgeführt werden, um der Gefahr einer Verletzung des empfindlichen Trommelfells vorzubeugen. (Vorsicht vor Reinigung mit watteumwickelten Streichhölzern!)

Operation, jeder von einem Arzt vorgenommene Eingriff als Heilmaßnahme. Eine größere Operation ist heute eine echte Gemeinschaftsarbeit, bei der verschiedene Aufgaben koordiniert und von verschiedenen Spezialisten durchgeführt werden. Geleitet wird die Operation vom *Chirurgen*, dem ein oder mehrere Assistenten zur Seite stehen, ferner fungieren ein *Anästhesist (Narkosearzt)* und eine Operationsschwester, die von Assistenzschwestern und Mitgliedern des Pflegepersonals unterstützt wird. Das Operationsteam hat eine umfangreiche technische Ausrüstung zur Verfügung, wobei der Narkoseapparat eine wichtige Rolle spielt. Außerdem ist ein sorgfältig zusammengestelltes Besteck von z. T. recht komplizierten Instrumenten vorhanden. In vielen Fällen wird auch ein Röntgengerät benötigt, z. B. während einer Gallensteinoperation, bei der der Chirurg eine Durchleuchtung vornehmen muß, um sicherzugehen, daß er alle Steine entfernt hat.

Einem größeren chirurgischen Eingriff geht eine möglichst genaue und sorgfältige Untersuchung und Diagnosestellung voraus. Vor der Operation wird der Patient gründlich untersucht, und die krankhaften Veränderungen werden aufgezeichnet. Anhand der Diagnose fertigt der Chirurg zusammen mit dem Narkosearzt einen bis in kleine Einzelheiten gehenden Plan für die bevorstehende Operation an. Am Morgen vor der Operation werden dem Patienten vorbereitende Mittel gegeben, wozu ein Beruhigungsmittel und ein Medikament gehören, das die Schleimsekretion vermindert. Der Narkosearzt, der die unmittelbare Verantwortung für den Zustand des Patienten während der Operation wie auch vorher und nachher übernimmt, verabreicht dem Patienten rechtzeitig ein Betäubungsmittel. Gewöhnlich spritzt er ihm ein schnellwirkendes Schlafmittel in die Vene. Er hält die *Narkose* mit Hilfe des *Narkosegeräts* aufrecht, das üblicherweise eine Mischung aus Narkosegas und Sauerstoff liefert. Im Verlauf der Operation überprüft der Narkosearzt Puls, Blutdruck und Atmung des Patienten und berichtet dem Chirurgen darüber. Einer der wichtigsten Grundsätze der gesamten Chirurgie ist, die freigelegten Gewebe des Körpers vor einer Infektion zu bewahren. Der Operationssaal ist ein abgeschlossener gekachelter Raum, der nur durch Schleusen zu erreichen ist und mit gefilterter Luft belüftet wird, damit das Risiko einer Infektion auf ein Minimum herabgesetzt wird. Die Instrumente und die ganze übrige Ausrüstung werden in besonderen Geräten, den *Autoklaven*, sterilisiert. Der Chirurg und seine Assistenten waschen ihre Hände und Arme peinlichst genau mit Seife und Wasser und baden sie anschließend in einer desinfizierenden Lösung. Sie werden dann mit einem Kittel, einer Mütze, Gesichtsmaske und Gummihandschuhen, die alle steril sind, bekleidet. Der Operationstisch kann je nach der zu operierenden Körperregion in verschiedene Stellungen gebracht werden. Auf dem Instrumententisch in Reichweite liegen Messer, Scheren, Pinzetten, Haken, Klammern, Schalen Tupfer, Tücher und anderes mehr. Die Operationsschwester ist verantwortlich für das zur Operation nötige Material. Sie hat eine Liste der Dinge, die bei der Operation benutzt werden sollen, und überprüft nach der Operation die Anzahl der Gegenstände, um sicherzugehen, daß kein Instrument oder ein anderer Gegenstand im Körper des Patienten zurückgeblieben ist. Die Vorbereitungen zu einer Operation folgen einem allen Beteiligten vertrauten Schema, und auch während der Operation selbst wird eine bestimmte, gleichbleibende Form eingehalten. Allerdings sind sowohl der Chirurg wie auch der Narkosearzt darauf vorbereitet, allen Schwierigkeiten, die sich ergeben könnten, zu begegnen.

Nachdem die Operationsschwester den Teil des Körpers, an dem die Operation erfolgen soll, abgedeckt hat, wäscht sie die Haut mit einer desinfizierenden Lösung und umgibt die Stelle mit sterilen Tüchern. Der Narkosearzt zeigt an, daß die Tiefe der Narkose ausreicht und daß der Puls des Patienten, seine Atmung usw. zufriedenstellend sind, worauf der Chirurg die Haut mit dem chirurgischen Messer, dem *Skalpell*, eröffnet. Er durchtrennt dann das Gewebe, vor allem mit Hilfe von Pinzetten und Scheren, wobei der Einschnitt durch Haken offengehalten wird. Im Verlauf der Operation reicht ihm die Operationsschwester je nach Bedarf die Instrumente. Hauptaufgabe der Assistenten ist die Unterstützung des Chirurgen beim Stillen der Blutung. Blutgefäße werden mit Arterienpinzetten geschlossen und mit Fäden abgebunden, während die Wunde selbst mit dem Sauger oder mit Gazetupfern saubergehalten wird. In bestimmten Fällen wird die Blutung dadurch gestillt, daß man die angeschnittenen Gefäße mit einem elektrischen Instrument verbrennt (kauterisiert), eine Methode, die als *Elektrokoagulation* bezeichnet wird. Während der Operation eines Magengeschwürs z. B. durchschneidet der Chirurg das Unterhautbindegewebe und die Fettschicht mit Scheren, zertrennt die Muskeln und öffnet das Bauchfell. Sobald die Eingeweide und andere Organe sichtbar werden, hält der Assistent sie mit Hilfe eines Hakens beiseite, bis der Magen freigelegt und für die Operation zugänglich ist. Während dieser Vorbereitungen hat der Narkose-

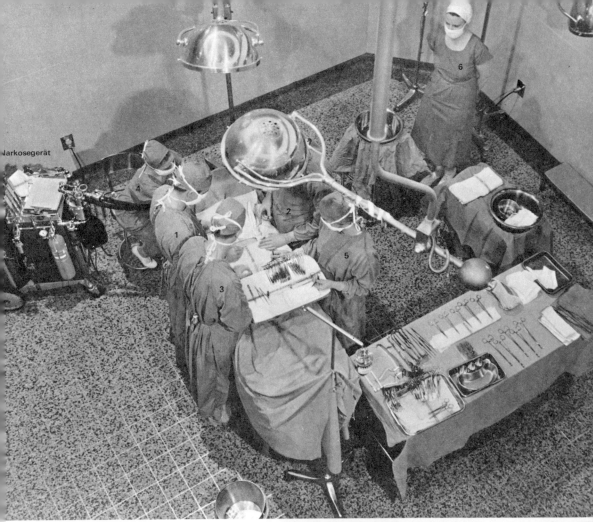

OPERATION I

Zwei besondere Merkmale der modernen Chirurgie sind Teamwork und Sterilität (Schutz gegen Infektionen). Die Zusammenarbeit zwischen dem Chirurgen (1), seinen Assistenten (2, 3), dem Narkosearzt (4), der OP-Schwester (5) und der Assistenzschwester (6) muß eingespielt sein und reibungslos ablaufen. Die Operation ist bis in die letzten Einzelheiten geplant — jeder ist gut mit dem Plan des Chirurgen vertraut. Diese wirkungsvolle Zusammenarbeit spart bei der Operation Zeit und vermindert damit die Gefahren, denen der Patient ausgesetzt ist.

Die Forderungen nach Sterilität sind äußerst hoch. Infektionen im Krankenhaus *(Hospitalismus)*, die oft durch gegen Antibiotika resistente Bakterienstämme hervorgerufen werden, können sehr ernster Natur sein. Man tut deshalb alles, sie zu vermeiden. Die Operationsausrüstung, Instrumente, Operationskittel, Abdecktücher usw., wird in besonderen Apparaten, den *Autoklaven*, sterilisiert. Das Operationspersonal wäscht sich vor der Einkleidung sehr sorgfältig. Oft sind im Operationssaal auch besondere, *bakterizide* Lampen (ultraviolettes Licht tötet Bakterien) installiert. Die Lüftung ist so gebaut, daß Erreger von Infektionen nicht eindringen können, und oft gibt es »bakteriendichte« Schleusen, die in den eigentlichen Operationssaal führen.

Abb. rechts: eine Herzoperation.

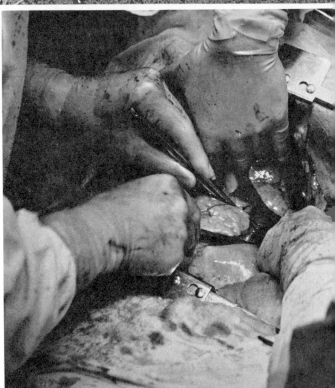

OPERATION II–III

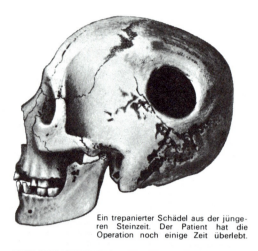
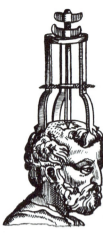

Ein trepanierter Schädel aus der jüngeren Steinzeit. Der Patient hat die Operation noch einige Zeit überlebt.

Operationen wurden schon im Altertum durchgeführt, waren aber für den Patienten ein Martyrium und hatten oft katastrophale Folgen. Die Narkose und Sterilisierungsmaßnahmen waren unentbehrliche Voraussetzungen für die Entwicklung der modernen Chirurgie. Die *Unterleibschirurgie* wurde gegen Ende des 19. Jahrhunderts entwickelt, die *Gehirnchirurgie* in den zwanziger Jahren unseres Jahrhunderts, und die *Thoraxchirurgie* (Operationen in der Brusthöhle) wurde erst in den vierziger und fünfziger Jahren entwickelt (↗ Anästhesie). *Trepanation*, das Bohren oder Sägen von Löchern in den Schädel (links), wurde seit vorgeschichtlichen Zeiten und in den meisten Kulturen praktiziert. Sie war ein Vorläufer der Gehirnchirurgie. Wahrscheinlich sollte diese Operation Abscheidungen ableiten und Kopfschmerzen beseitigen oder, in vielen Fällen, den Patienten von »bösen Geistern« befreien.

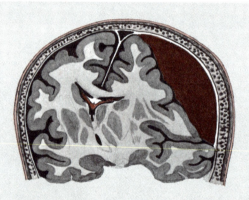

Operation einer Schädelverletzung (1–5)

1 Eine Blutung unter der Hirnhaut hat sich so sehr ausgedehnt, daß sie das Gehirn zusammendrückt. Eine Operation ist notwendig.

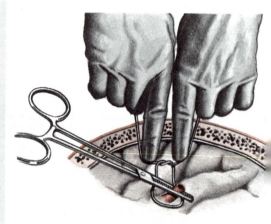

Die Arterienklammern sind eines der wichtigsten Hilfsmittel des Chirurgen. Mit ihnen klemmt er die Blutgefäße ab, so daß sie leichter abgebunden werden können. Dies verringert den Blutverlust und läßt das Operationsgebiet sichtbar. Der Faden besteht aus *Catgut*, das aus tierischen Därmen hergestellt wird; dieses Material löst sich später wieder von selbst auf.

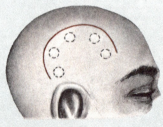
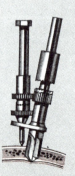

2 Die Haare werden abrasiert, und in die Haut wird ein bogenförmiger Einschnitt gemacht. Der Hautlappen wird heruntergeklappt, und in den so freigelegten Knochen werden mehrere Löcher gebohrt. Der Bohrer stellt sich automatisch ab, wenn er den Knochen durchbohrt hat (rechts).

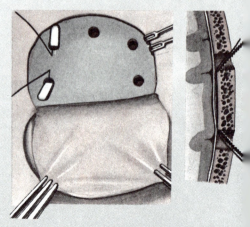

3 Ein gezahnter Stahldraht wird dazu benutzt, den Knochen zwischen zwei Löchern durchzusägen. Die Knochenstücke können dann entfernt werden. Rechts die Drahtsäge im Einsatz.

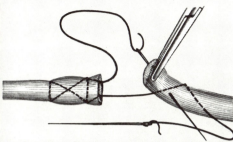

Am Ende einer Operation müssen die normalen anatomischen Verhältnisse wiederhergestellt werden, eine Aufgabe, die zur Nahtbildung eine häufige Benutzung von Nadel und Faden erfordert. Oben: eine Methode, eine Sehne zusammenzunähen, so daß die Enden fest aneinanderhalten.

Ein Hauttumor wird entfernt (unten). In die Oberhaut wird ein länglicher Schlitz geschnitten; der Tumor wird dann angehoben und mit einem Faden gehalten, während er vom Unterhautgewebe abgeschnitten wird. Die Haut wird mit Querstich zugenäht; dank ihrer Elastizität verbinden sich die Ränder wieder.

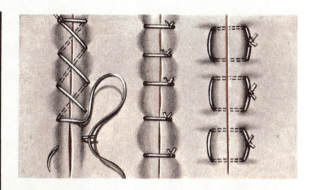

Oben: verschiedene Methoden der Schließung einer Wunde. Alle drei Arten von Stichen werden mit einer gekrümmten Nadel gemacht, die in einem Nadelhalter gehalten wird (vgl. Bildseite IV). Bei dem Beispiel ganz links ist der Faden durchlaufend vernäht worden, in den anderen beiden Fällen ist er nach jedem Stich abgeschnitten worden.

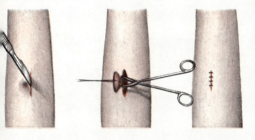

Verschiedene Methoden, wie man den Faden durch die Haut zieht. Unten drei Wundschnitte in der Haut. Die Methode, die links gezeigt wird, ist die allgemein übliche. Wenn aber zu erwarten ist, daß die Wunde einer großen Spannung ausgesetzt sein wird, ist die in der Mitte angezeigte Methode angebracht. Wenn es darauf ankommt, daß die Narbe möglichst unsichtbar bleibt, wendet man meistens die rechts gezeigte Methode an. Hierbei werden die Wundränder dann sehr dicht zusammenliegen.

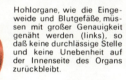

Hohlorgane, wie die Eingeweide und Blutgefäße, müssen mit großer Genauigkeit genäht werden (links), so daß keine durchlässige Stelle und keine Unebenheit auf der Innenseite des Organs zurückbleibt.

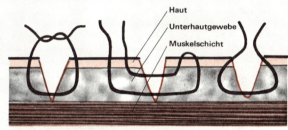

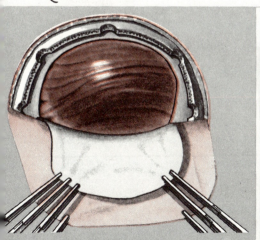

4 Nachdem auch noch ein Lappen der harten Hirnhaut nach der Seite abgehoben worden ist, kann die Blutung aus dem verletzten Gefäß gestillt und der Bereich sauber gespült werden.

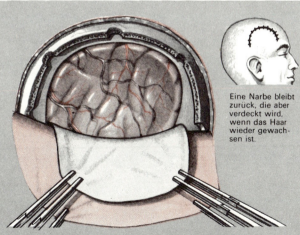

Eine Narbe bleibt zurück, die aber verdeckt wird, wenn das Haar wieder gewachsen ist.

5 Wenn der durch die Blutung verursachte Druck beseitigt ist, nimmt das Gehirn wieder seine normale Form an. Die Hirnhaut, das Knochenstück und die Haut werden wieder an Ort und Stelle gebracht; mit der Zeit werden sich die Bohrlöcher wieder schließen.

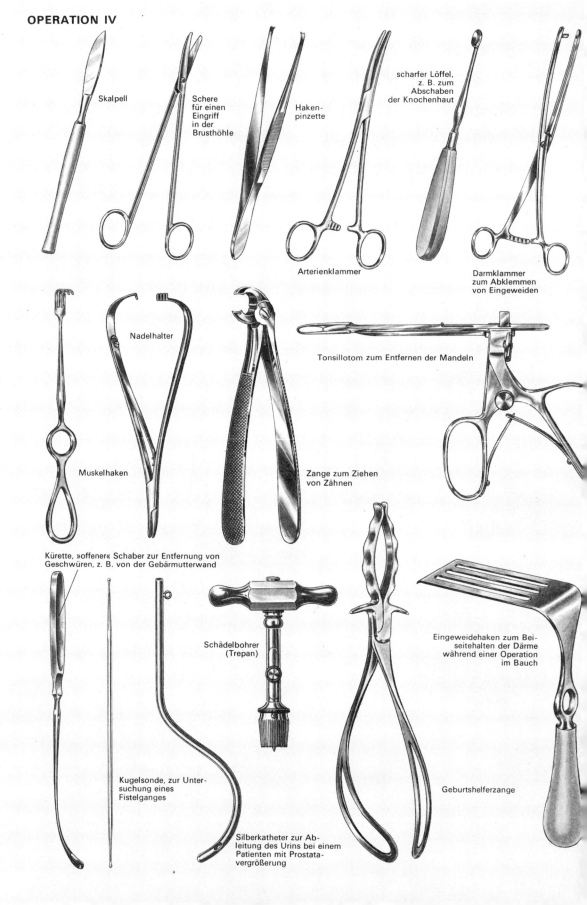

OPERATION V

Wiederherstellende Chirurgie
Die Technik der wiederherstellenden Chirurgie hat zunehmende Fortschritte gemacht, besonders bei angeborenen Mißbildungen in verschiedenen Organen. Hier handelt es sich um ein Neugeborenes, dessen Speiseröhre im oberen Ende blind endet, während der untere Abschnitt in Verbindung mit der Luftröhre steht (ganz links oben). Diese Mißbildung ist tödlich, wenn sie nicht korrigiert wird. Die Operation besteht darin, daß der untere Teil der Speiseröhre abgetrennt und mit dem Blindsack verbunden wird (oben rechts). Das Loch in der Luftröhre wird dann zugenäht.

Operation von Brustkrebs
Bei der Operation eines Patienten mit Brustkrebs ist die mit der Entfernung von Tumoren und von Metastasen in den benachbarten Lymphknoten verbundene Gefahr heute viel geringer. Beim Brustkrebs liegt die Geschwulst meistens im oberen, oberflächlichen Teil der Brust (unten links), von wo die Krebszellen mit der Lymphe zu den in der Schulter gelegenen Lymphknoten transportiert werden können. Deshalb wird nicht nur die ganze Brust mitsamt dem Tumor, sondern auch ihre Lymphknoten entfernt.
Abb. unten zeigt das Operationsgebiet nach Entfernung der Organe.

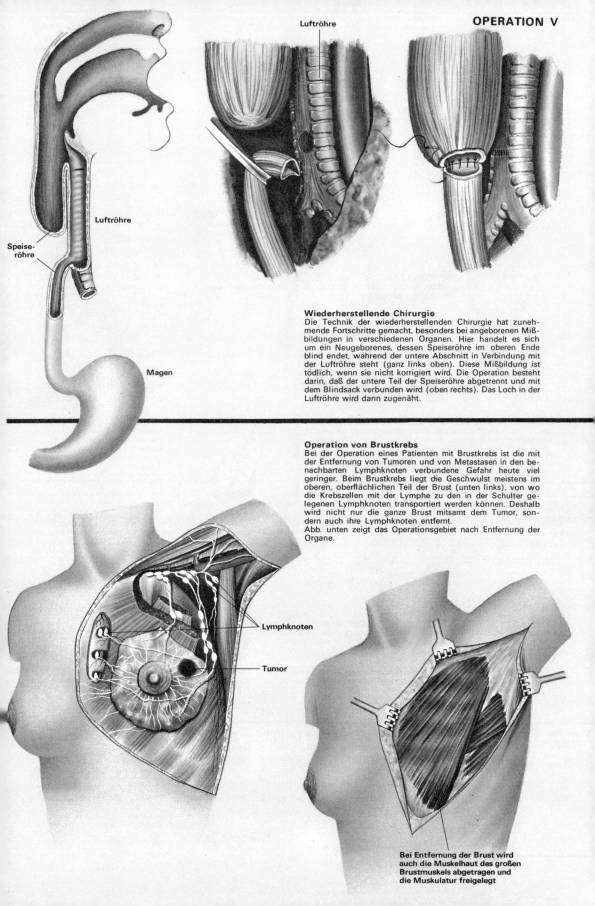

Bei Entfernung der Brust wird auch die Muskelhaut des großen Brustmuskels abgetragen und die Muskulatur freigelegt

OPERATION VI

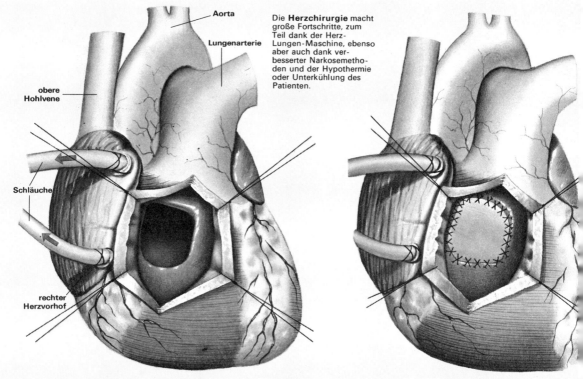

Die **Herzchirurgie** macht große Fortschritte, zum Teil dank der Herz-Lungen-Maschine, ebenso aber auch dank verbesserter Narkosemethoden und der Hypothermie oder Unterkühlung des Patienten.

Die hier gezeigte Operation wird wegen einer Fehlbildung an der Scheidewand der Herzkammern durchgeführt. Es besteht eine abnorme Verbindung zwischen den beiden Herzkammern (rechts), die eine Vermischung von venösem und arteriellem Blut bedingt. Als Folge davon ist der Sauerstoffgehalt des arteriellen Blutes so niedrig, daß die körperliche Entwicklung schwer gehemmt sein kann.

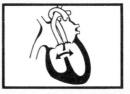

Der Sinn der Operation ist es, das Loch zwischen den beiden Kammern zu schließen, indem entweder Lappen der Herzmuskulatur zusammengenäht werden oder ein Stück synthetischen Materials eingefügt wird.

Das Herz wird zuerst zum Stillstand gebracht und von Blut entleert, wozu man eine Herz-Lungen-Maschine braucht; durch den rechten Vorhof in die beiden Hohlvenen eingeführte Schläuche führen alles Blut in die Maschine ab, die die Arbeit des Herzens übernimmt, wonach das Blut direkt in die Aorta zurückkehrt. Ein Einschnitt in den Herzbeutel und die rechte Kammer legt den Defekt frei (oben links). — Oben rechts: Der Chirurg hat das Loch zwischen den Kammern geschlossen.

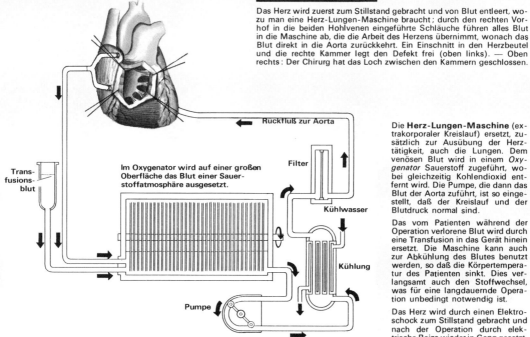

Die **Herz-Lungen-Maschine** (extrakorporaler Kreislauf) ersetzt, zusätzlich zur Ausübung der Herztätigkeit, auch die Lungen. Dem venösen Blut wird in einem *Oxygenator* Sauerstoff zugeführt, wobei gleichzeitig Kohlendioxid entfernt wird. Die Pumpe, die dann das Blut der Aorta zuführt, ist so eingestellt, daß der Kreislauf und der Blutdruck normal sind.

Das vom Patienten während der Operation verlorene Blut wird durch eine Transfusion in das Gerät hinein ersetzt. Die Maschine kann auch zur Abkühlung des Blutes benutzt werden, so daß die Körpertemperatur des Patienten sinkt. Dies verlangsamt auch den Stoffwechsel, was für eine langdauernde Operation unbedingt notwendig ist.

Das Herz wird durch einen Elektroschock zum Stillstand gebracht und nach der Operation durch elektrische Reize wieder in Gang gesetzt.

arzt dem Patienten ein Mittel gegeben, das die Muskulatur entspannt, damit das Muskelgewebe im Operationsbereich sich nicht gegen den Zug der Haken kontrahieren kann. Alle Blutgefäße, die mit der erkrankten Magenpartie in Verbindung stehen, werden abgebunden und durchtrennt, und der Teil des Organs, der entfernt werden soll, wird durch große Klammern abgeklemmt, wodurch verhindert wird, daß der Mageninhalt auslaufen und die Bauchhöhle infizieren kann, sobald der Chirurg die Magenwand durchschneidet. Bei der Operation wird außer dem Geschwür auch der größere Teil jenes Bereichs der Magenwand entfernt, in dem die Salzsäure produziert wird. Wie bei fast allen Operationen ist es Aufgabe des Chirurgen, dem behandelten Organ wieder zu seiner Normalfunktion zu verhelfen, was dadurch erreicht wird, daß die beiden Teile des getrennten Magens wieder miteinander verbunden werden. Dies wird fast vollständig mit Nadel und Faden zuwege gebracht, wobei dem Chirurgen ein großes Sortiment an Nadeln zur Verfügung steht, von denen manche rund, andere dreieckig sind. Sie sind gewöhnlich gebogen und werden mit besonderen Nadelhaltern gefaßt. Der Faden kann aus Seide, Nylon oder gedrehtem Stahldraht bestehen, meist wird aber *Catgut* verwendet, das aus tierischen Därmen hergestellt wird und später nach Heilung der Operationswunde vom umgebenden Gewebe aufgelöst wird. Catgut wird in erster Linie dazu verwandt, die Gewebe im Körperinneren zu nähen. Eine sehr schwierige Aufgabe ist es, Hohlorgane, wie Eingeweide und Blutgefäße, zu nähen, aber mit einer bestimmten Technik können auch diese Nähte bruchfest gemacht werden. Die Nähte werden *Suturen* genannt und sind unterschiedlich, je nach Art der Wunde. Nach Beendigung der Operation erhält der Chirurg Bericht von der Operationsschwester, daß alle Instrumente und alles Material mit der Kontrolliste übereinstimmen. Dann vernäht er das Bauchfell, anschließend das Muskelgewebe und das Unterhautbindegewebe. Die Haut wird durch relativ weite Stiche mit Seide zusammengehalten. Bei bestimmten Operationen wird zwischen zwei Stichen ein *Drainageschlauch* in der Wunde gelassen, der das Sekret, das sich im operierten Gewebe ansammeln kann, ableiten soll. Nach der Operation wird der Schnitt mit sterilen Verbänden bedeckt, und der Narkosearzt verringert die Narkosetiefe so, daß der Patient kurz nach Verlassen des Operationssaales erwacht. Da die Gefahr von Nachblutungen und anderen Komplikationen in den ersten fünf Tagen nach der Operation am größten ist, wird der Patient während dieser postoperativen Phase sorgfältig beobachtet. Viele Krankenhäuser besitzen sog. *Wachstationen*, in denen der Patient für die ersten 24 Stunden nach dem Eingriff besondere Pflege erhält. Gewöhnlich muß der Patient aufstehen und sich bewegen, sobald das nach der Operation möglich ist, um zu verhindern, daß sich in den Venen der Unterschenkel und im Beckenbereich Blutgerinnsel bilden. Zur Erleichterung größerer Schmerzen werden schmerzstillende Medikamente gegeben. Die Fäden in der Haut werden gezogen, wenn die Operationswunde durch Nachbargewebe geschlossen ist. Nach ungefähr zehn Tagen ist die Genesung des Patienten auch bei größeren Operationen gewöhnlich so weit fortgeschritten, daß er entlassen werden kann, um zu Hause voll zu genesen.

Vergleiche auch: Anästhesie, Appendicitis, Bluttransfusion, Desinfektion, Herz-Lungen-Maschine, Magen- und Zwölffingerdarmgeschwür; B Gallensteine.

Orchitis, *Hodenentzündung,* eine verhältnismäßig seltene Krankheit, kann durch verschiedene Infektionskrankheiten, in erster Linie durch *Mumps,* verursacht werden. Gewöhnlich ist eine plötzlich auftretende, schmerzhafte Anschwellung der Hoden das charakteristische Anzeichen dieser Krankheit. In schweren Fällen kommt es zum Schwund der Hoden *(Hodenatrophie);* bei beidseitiger Entzündung besteht oft die Gefahr einer Sterilität. Schmerzhaftes Wundsein im Bereiche der Hoden kann auch das Symptom einer *Nebenhodenentzündung (Epidymitis)* sein, welche gewöhnlich durch Bakterien verursacht wird, die aus der Harnröhre durch die Samengänge (Samenleiter) in die Nebenhoden vordringen. Die Krankheit tritt auf im Zusammenhang mit einer *Gonorrhöe (Tripper),* einer Tuberkulose der Harnwege und verschiedenen anderen Infektionskrankheiten. Die Behandlung beider Entzündungen, der Hoden- und Nebenhodenentzündung, zielt auf die sich dahinter verbergende Ursache. Der Hodensack (Skrotum) wird durch eine Schlinge oder ein Suspensorium unterstützt. Die Entzündung der Hoden wird manchmal mit einem Leistenbruch verwechselt. Die Hodenschwellung kann aber auch das Anzeichen eines Hodentumors sein. Solche Tumoren treten besonders bei jungen Männern auf und können sehr bösartig sein. Es ist deshalb unerläßlich, daß man sich ohne Verzögerung einer Untersuchung stellt, wenn Zeichen einer Schwellung oder Schmerzen im Bereiche der Hoden auftreten.

Vergleiche auch: Geschlechtsorgane, Mumps, Sterilität.

Organtransplantation, Überpflanzung von Organen, entweder beim gleichen Menschen von einer Körperregion auf die andere *(Autotransplantation),* insbesondere von Haut, Knorpel, Sehnen und Knochen bei Operationen in der ↗ Plastischen Chirurgie und in der Orthopädie, oder von Organen eines Menschen auf einen anderen *(Homotransplantation).* Relativ wenig Bedeutung konnten bisher Transplantationen von Organen oder Organteilen einer Tierspezies auf die andere oder auch von Tieren auf den Menschen *(Heterotransplantation)* erlangen.

Bei der *Autotransplantation*, welche vor allem nach Verbrennungen und Verletzungen mit der Folge einer Entstellung oder Funktionsbehinderung große Bedeutung hat, kommt es gewöhnlich zu einer komplikationslosen Einheilung der Transplantate. Wie Autotransplantate verhalten sich auch übertragene Gewebe und ganze Organe bei eineiigen Zwillingen, deren Organismen ja genetisch identisch sind.

Die *Homotransplantation* wurde schon im Mittelalter, allerdings ohne Erfolg, beim Verlust von Gliedmaßen versucht; im 18. Jahrhundert übertrug der englische Arzt *J. Hunter*. Zähne von einem Menschen auf einen anderen, ohne allerdings über Dauererfolge zu berichten. Als Beispiel der Homotransplantation kann auch die Übertragung des flüssigen Organes *Blut*, die *Bluttransfusion*, gelten, welche seit der Entdeckung der Blutgruppen und des Rh-Faktors zu einer Routinemethode in der Medizin geworden ist. Die Übertragung von gruppenungleichem Blut führt zu einem schwersten Schockzustand mit meist tödlichem Ausgang; diese Zwischenfälle hatten überhaupt erst den Anstoß zur Erforschung der Blutgruppen gegeben.

Eine ebenfalls sehr häufig vorgenommene Organtransplantation ist die Überpflanzung von *Haut* eines Menschen auf einen anderen; die hierbei fast stets beobachteten sogenannten *Abstoßungsreaktionen* sind auch heute noch das größte und bisher ungelöste Problem bei allen Organverpflanzungen. Es zeigte sich, daß diese *Hauttransplantate* praktisch nur bei der Übertragung zwischen eineiigen Zwillingen einheilen. In nahezu allen anderen Fällen werden die Hauttransplantate eines fremden oder selbst eines blutsverwandten Spenders bald wieder abgestoßen; bei einem zweiten Transplantat vom gleichen Spender auf denselben Empfänger findet diese Abstoßung noch schneller statt als das erstemal. Im Jahre 1943 stellte der englische Nobelpreisträger *P. B. Medawar* fest, daß die Zerstörung der transplantierten Haut die Folge einer aktiven Immunisierung ist.

Diese Erfahrungen mit Hauttransplantationen sind von größtem Wert auch für die Transplantation von Organen mit komplizierterem Aufbau. Unter anderem ermöglichten sie die Entwicklung besonderer immunsuppressiver Maßnahmen, die praktisch bei allen Transplantationen zur Unterdrückung der Abstoßungsreaktion erforderlich sind.

Mit relativ gutem Erfolg werden heute Überpflanzungen von *Nieren* vorgenommen. Diese stellen bei einer schweren Schädigung beider Nieren eine lebensrettende Maßnahme dar und führen bei einer sorgfältigen Auswahl von Spender und Empfänger häufig zu einer eindeutigen Lebensverlängerung. Da die Nieren ein paariges Organ sind, kann z. B. ein Blutsverwandter dem Patienten eine seiner beiden Nieren spenden. Nach 2321 statistisch erfaßten Nierentransplantationen betrug die Überlebensrate mehr als ein Jahr bei 91 % der Transplantationen zwischen eineiigen Zwillingen, bei 73 % der Transplantationen zwischen zweieiigen Zwillingen, bei 72 % der Transplantationen zwischen Geschwistern, bei 64 % der Transplantationen von Vater oder Mutter auf ein Kind, bei 25 % der Transplantationen zwischen nichtverwandten Personen und bei 36 % der Transplantationen von *Leichennieren*. Am medizinischen Erfolg gemessen, sind die Nierentransplantationen bisher den sonst üblichen Methoden der klinischen Intensivbehandlung etwa gleichwertig. Dagegen sind die Kosten einer fortgesetzten Behandlung in einem *Dialysezentrum* mit der *künstlichen Niere* um ein Mehrfaches teurer (11 600 Dollar jährlich gegenüber 2600 Dollar Kosten der Operation) und zugleich die Kapazität der Dialysezentren noch äußerst beschränkt, überdies ist diese Behandlung auf die Dauer körperlich und psychisch wesentlich strapaziöser.

Zu einer besonderen Sensation wurde die erste Verpflanzung eines *Herzens* durch den Kapstädter Chirurgen *Christiaan Barnard* im Dezember 1967. Seitdem erhielten bis August 1969 insgesamt 141 Menschen ein fremdes Herz eingepflanzt, wobei der amerikanische Chirurg *Denton A. Cooley* in Houston (Texas) mit 42 *Herztransplantationen* den Rekord hält. Von den 141 Herzempfängern waren im August 1969 bereits 105 verstorben, während 36 noch lebten. Zwei Patienten war kurz vor ihrem Tode wegen beginnenden Versagens des ersten Spenderherzens noch ein zweites fremdes Herz eingepflanzt worden. Etwa ein Drittel aller Patienten verstarben innerhalb der ersten zwei Wochen nach der Operation, während anderseits der südafrikanische Zahnarzt Philip Blaiberg (Operation am 2. 1. 1968, gestorben 17. 8. 1969) und der französische Pater Jean-Marie Boulogne (Operation am 12. 5. 1968, gestorben 17. 10. 1969) die Einpflanzung eines fremden Herzens bisher am längsten überlebt haben. Entgegen den ursprünglichen Erwartungen erwiesen sich die immunbiologischen Probleme bei der Herztransplantation größer als bei den Nierentransplantationen, so daß die Bilanz in Hinblick auf die Spätresultate nur wenige hervorragende Einzelerfolge aufweist. Bis Ende 1972 wurden ca. 200 Herztransplantationen durchgeführt, woraus ersichtlich wird, daß die „Transplantationsfreudigkeit" wegen dieser Problematik doch erheblich nachgelassen hat.

Der Herztransplantation wird deshalb inzwischen wieder wesentlich größere Zurückhaltung entgegengebracht. Statt dessen haben zunächst die immunbiologischen Forschungen wieder einen kräftigen Antrieb erhalten; außerdem laufen Versuche zur Entwicklung eines *künstlichen Herzens* mit einer nuklearen Energiequelle, das, im Brustkorb implantiert, die Funktion des Herzens als Pumpe des Kreislaufs übernehmen könnte. Besonders scharfe Kritik zahlreicher Wissenschaftler richtet sich gegen die Herztransplantationen wegen ihrer hohen Kosten (durchschnittlich rund 25 000 Dollar) bei gleichzeitiger Vernachlässigung anderer wesentllich aussichtsreicherer medizinischer Forschungsvorhaben und ihrer zudem nur verschwindend geringen Bedeutung für die Bekämpfung der Herzkrankheiten und für die Lebensverlängerung. Von den 60 Millionen Einwohnern der Bundesrepublik Deutschland sterben z. B. Tag für Tag über 400 an Erkrankungen des Herzens, im Jahre 1967 waren dies 160 868 Sterbefälle. Diesen ca. 160 000 potentiellen Herzempfängern jeden Jahres, von denen allerdings nur 60 000 unter 70 Jahre alt sind, stehen weniger als 20 000 Personen gegenüber, die im Alter von 18 bis 40 Jahren mit vermutlich gesunden Herzen an Unfällen, Selbstmord, Gehirnblutungen usw. sterben. Mehr als zwei Drittel dieser potentiellen Herzspender sterben jedoch an Orten, die eine rasche Verfügung über ihre Herzen unmöglich machen. Nicht einmal jeder zehnte an einer tödlichen Herzkrankheit leidende Patient unter 70 hätte bei Ausschöpfung aller Möglichkeiten der Herztransplantation Aussicht auf Empfang eines Spenderherzens. Außerdem sind bei weitem noch nicht alle Möglichkeiten ausgeschöpft, mit viel geringeren Ausgaben für Gesundheitsschutz die Sterblichkeit der jüngeren Menschen zu reduzieren und deren Leben um Jahrzehnte zu verlängern, wodurch Spenderherzen noch seltener würden.

In jüngster Zeit wurde mehrfach auch die Übertragung von *Lebern, Bauchspeicheldrüsen* und *Lungen* von Mensch zu Mensch versucht. Die Ergebnisse waren jedoch trotz hervorragender Operationstechnik unbefriedigend; alle diese Organe stellten kurze Zeit nach der Transplantation ihre Funktion wieder ein bzw. kam es zu anderen tödlichen Komplikationen.

Die Hauptprobleme bei allen Transplantationen sind die *immunbiologischen Abwehrreaktionen* und die Abstoßung des implantierten Organs. Mikroskopisch weist das abgestoßene Organ dann eine dichte Infiltration von Monozyten und Lymphozyten, ein erhebliches Ödem, Schwellungen und abgestorbene Zellgruppen (Nekrosen) an den Kapillaren auf. Die Abstoßung des Transplantats kann durch eine immunsuppressive Therapie mit Röntgenbestrahlung, Kortison, zytostatisch wirkenden Medikamenten und Antilymphozytenserum verzögert werden. Die immunbiologischen Vorgänge bei der Abstoßungsreaktion sind erst zum geringeren Teil erforscht; so sind bei einer Herzverpflanzung von Mensch zu Mensch heute bereits 18 Transplantationsantigene bekannt, doch rechnet man etwa mit der doppelten Anzahl. Durch Tests auf Vorliegen dieser Antigene läßt sich im Einzelfall die Verträglichkeit eines Transplantats vorhersagen. Eine neue zusätzliche Maßnahme zur Unterdrückung der Abstoßungsreaktion ist die Drainage des Brustlymphganges nach außen.

Eine häufige Komplikation, die wiederum mit der immunsuppressiven Therapie in Zusammenhang steht, sind die in deren Folge eintretenden Infektionen. Normalerweise reagiert jeder Organismus auf fremdes Eiweiß mit einer Mobilisierung der immunbiologischen Abwehr. Mikroorganismen und fremde Zellen werden von körpereigenen Zellen des Retikuloendothelsystems attackiert und aufgelöst; das Fremdeiweiß (Antigen) wird durch die Abwehrstoffe des Blutplasmas (Antikörper), die an die Gammaglobuline fixiert sind, gebunden und sodann bis zu einfachen Aminosäuren abgebaut. Diese höchst zweckmäßigen zellulären und humoralen Abwehrreaktionen sind einerseits ein unentbehrlicher Schutz gegen die unzähligen Bakterien und Viren, mit denen unser Organismus ständig in Berührung kommt und die auch häufig in ihn eindringen. Selbst einige Tausend Tuberkelbazillen, die auf einmal in die Lungen geraten, können von den normalen Abwehrkräften des Körpers unschädlich gemacht werden. Anderseits richten sich diese Abwehrkräfte auch gegen abgestorbene oder krankhaft entartete Körperzellen, deren verändertes Eiweiß vom Körper als Fremdeiweiß empfunden wird. Nur hierdurch ist überhaupt eine Wundheilung möglich. Anderseits werden hierdurch offenbar aber auch häufig bösartig entartete Körperzellen vernichtet, bevor diese sich zu größeren bösartigen Geschwülsten entwickeln können. Es häufen sich inzwischen die Hinweise, daß es im Laufe der immunsuppressiven Therapie ganz ähnlich wie beim Nachlassen der immunbiologischen Abwehrkräfte im höheren Alter einerseits besonders häufig zu Infektionen, anderseits aber auch häufiger als sonst zur Entwicklung von Geschwülsten kommt.

Einige ganz andere Probleme der Transplantationschirurgie sind psychologischer und rechtlicher Art. Das Organ eines toten Menschen im eigenen Körper kann unter Umständen eine psychologische Belastung sein; dies gilt noch mehr für das ständige Rechnenmüssen mit Komplikationen und einem nahen Tod. Anderseits können die sensationellen Einzelerfolge bei wenigen Patienten viele andere Menschen in dem ungerechtfertigten Optimismus bestärken, sie könnten auch bei ihren schweren Erkrankungen von der Medizin Wunder erwarten.

Ein medizinisches, rechtliches und ethisches Problem ist die exakte Feststellung des *Todes*, die Voraussetzung für die Entnahme eines lebenswichtigen Organs zu Transplantationszwecken ist. Als Kriterium des Todes gilt heute der *irreversible Hirntod*, der durch die zwölfstündige Registrierung einer fehlenden Hirnstromkurve *(Nullinien-Enzephalogramm)* oder den Nachweis einer mindestens 30 Minuten unterbrochenen Hirndurchblutung erwiesen ist.

Osteomyelitis, *Knochenmarkentzündung,* infektiöse Entzündung des Knochens *(Knochenentzündung)* und des Knochenmarks, meist verursacht durch Eitererreger (Staphylo- und Streptokokken). Die Lage des Infektionsherds bestimmt die Art der Knochenentzündung. Eine Infektion der Haut kann sich bis zur Knochenhaut ausbreiten *(Peri-*

ostitis), von dort auf das Knochengewebe *(Ostitis)* und schließlich auf das Knochenmark übergreifen. In einigen Fällen geht die Entzündung auch auf den Gelenkknorpel über *(Osteochondritis).* Die Bakterien stammen gewöhnlich von entfernt gelegenen Infektionsherden im Körper her, z. B. von einer Ohrentzündung, und gelangen auf dem Blutweg zum Knochenmark. Die Krankheit zeigt in diesem Fall gerade den umgekehrten Verlauf, d. h., die Knochenentzündung greift von den inneren Partien des Knochens auf die äußeren über.

Die Entzündung zerstört das Knochengewebe, regt aber gleichzeitig die Neubildung des Knochens an. Das Knochengewebe bildet sich aber oft nur unregelmäßig zurück, so daß sich Deformationen ergeben. Der Patient hat gewöhnlich hohes Fieber und starke Schmerzen. Die Krankheit nimmt einen chronischen Verlauf, wenn die Bakterien in den angegriffenen Knochenteilen ständig neue Infektionen hervorrufen.

Die Osteomyelitis war früher eine schwerwiegende Krankheit mit nur begrenzten Aussichten auf vollständige Heilung. Heute läßt sich eine erfolgreiche Behandlung mit Antibiotika durchführen. Ein operativer Eingriff war früher die häufigste Behandlungsart und bestand darin, die Infektionsherde aus Knochen und Knochenmarkshöhle auszuräumen.

Otitis, *Ohrentzündung.* Die häufigste Form der Otitis ist die *Mittelohrentzündung (Otitis media),* von der es eine *akute* und eine *chronische* Verlaufsform gibt. Meist ist sie durch Eiterbakterien oder Viren bedingt. Die Krankheit tritt als Komplikation bei gewöhnlichen Erkältungskrankheiten (besonders bei Kindern) auf, oftmals aber auch im Rahmen anderer Infektionskrankheiten, wie Scharlach, Masern, Grippe, Lungenentzündung und Mumps.

Manchmal sind die Symptome bei Mittelohrentzündung außerordentlich leicht; die Patienten klagen lediglich über Schmerzen und Druckgefühle im erkrankten Ohr. In anderen Fällen sind die Schmerzen extrem stark, es kommt zu hohem Temperaturanstieg und deutlicher Beeinträchtigung des Hörvermögens. Durch mögliche Eiterbildung wird das Trommelfell nach außen ausgebuchtet; der entzündliche Prozeß führt zu einer Erweiterung der Kapillaren im Mittelohr, und das Trommelfell erscheint stark gerötet und gefäßinjiziert im Ohrenspiegel (Zeichen der Entzündung). Wenn keine Behandlung erfolgt oder wenn die Entzündung sehr stark ist, kann die Eiterbildung eine Trommelfellperforation — meist im unteren Teil — zur Folge haben. Das Loch heilt jedoch in den meisten Fällen spontan (mit Narbenbildung) ab, in jedem Fall aber mit bleibender Hörverschlechterung verbunden. Bleibt die Infektion unbehandelt, kann auch der *Processus mastoideus* hinter dem Ohr in den Entzündungsprozeß einbezogen werden: diese oftmals komplikationsreiche und unangenehme Erkrankung bezeichnet man als *Mastoiditis.* Die Entzündung kann auch auf das Innenohr übergreifen und eine *Labyrinthitis* auslösen, mit der häufig eine starke Beeinträchtigung des Hörvermögens und des Gleichgewichtssinns einhergehen. Andere mögliche Komplikationen der Mittelohrentzündung ergeben sich bei einer Ausbreitung der Infektion auf Hirn, Hirnhäute oder Nervus facialis — im letzteren Fall verbunden mit einseitiger Gesichtslähmung. Früher waren die genannten Komplikationen sehr häufig, deshalb galt Mittelohrentzündung als eine schwere Krankheit, besonders weil Kinder meist davon betroffen waren. Heute, in der Antibiotikaära, sind infolge besserer Behandlungsbedingungen solche Komplikationen vergleichsweise selten.

Früher wurde bei der Behandlung der Mittelohrentzündung als erster Schritt eine sog. *Parazentese* durchgeführt, d. h., man durchstach den unteren hinteren Abschnitt des Trommelfells, um einen Eiterabfluß zu schaffen. Dieser Eingriff erfolgte meist unter Lokalanästhesie oder Kurznarkose. Nach dem Abfluß des gestauten Eiters klang die Entzündung gewöhnlich spontan ab, und die kleine Öffnung im Trommelfell heilte in den meisten Fällen narbig wieder zu. Der Patient erlangte sein normales Hörvermögen wieder zurück. Heute gibt man Antibiotika, die bei rechtzeitigem Behandlungsbeginn meist rasch ihre Wirkung entfalten.

Eine akute Mittelohrentzündung kann in ein chronisches Verlaufsstadium übergehen, besonders dann, wenn sie im Rahmen einer schweren Infektionskrankheit, wie z. B. Scharlach, auftritt. Diese Form der Krankheit ist selten mit hohem Fieber und Schmerzen verbunden, auch das Hörvermögen bleibt meist unverändert. Dagegen ist ein ständiger Ohrausfluß hierbei typisch. Die Krankheit kann chronisch-rezidivierend aufflackern; während dieser akuten Schübe besteht die Möglichkeit, daß sich die gleichen Komplikationen wie bei der eigentlichen, akuten Otitis media — also beispielsweise Mastoiditis oder Meningitis — einstellen. Bei akutem Wiederaufflammen können sich am Trommelfell Perforationen verschiedener Größe bilden; häufig kommt es auch zu einer Schädigung der Gehörknöchelchen. Bei chronischer Mittelohrentzündung ist eine Operation meist unumgänglich. Bei einem solchen Eingriff wird der Versuch gemacht, das gesamten entzündeten knöchernen Gehörgangsbereich chirurgisch zu entfernen. Die Symptome verschwinden danach gewöhnlich vollständig, lediglich die Schädigung des Hörvermögens kann dauerhaft sein. In weniger schweren Fällen wird das Narbengewebe entfernt und die Perforationsstelle im Trommelfell plastisch gedeckt. Antibiotika sind bei der chronischen Verlaufsform wirkungslos und kommen höchstens bei plötzlicher Verschlimmerung zur Anwendung.

Eine weitere Form der Otitis, die *Otitis externa,* betrifft, wie der Name schon besagt, nur das Außen-

ohr. Oftmals handelt es sich dabei um ein Ekzem (meist allergisch bedingt), das mit lästigem Juckreiz verbunden ist; es gibt jedoch auch echte Infektionen des äußeren Gehörgangs, die bakterien- oder pilzbedingt sein können. Die Krankheit, die meist in kurzen Abständen wiederkehrt, spricht gewöhnlich auf Salbenapplikation in den äußeren Gehörgang sowie auf systematische Gabe von Antibiotika bzw. fungiziden (pilzabtötenden) Medikamenten gut an.
Vergleiche auch: B Ohr I.

Otosklerose, der medizinische Fachausdruck für eine *Mittelohrschwerhörigkeit,* bei welcher der Steigbügel mit dem ovalen Fenster verwächst und dadurch nicht mehr in der Lage ist, Schallwellen auf das Innenohr zu übertragen. Zeichen der Krankheit sind Schwerhörigkeit, Ohrenklingen und manchmal Schwindel. Gewöhnlich sind beide Ohren davon betroffen, jedoch in verschiedener Stärke. Die Krankheit befällt vorzugsweise Frauen — meist in relativ jungen Jahren; sie ist zum großen Teil erblich bedingt. In vielen Fällen kann die Hörfähigkeit durch eine Operation verbessert werden. Dabei wird der Versuch unternommen, die Beweglichkeit des Steigbügels im ovalen Fenster wieder herzustellen. Hierbei wird das Trommelfell eingeschnitten und das Gehörknöchelchen von seiner Verwachsung gelockert. Eine weitere Operation ist die *Stapedektomie,* die teilweise Entfernung des Steigbügels. Hierbei werden die Basis und einer der Schenkel des Steigbügels entfernt, oder das Gehörknöchelchen wird durch eine Prothese aus Plastik oder Metall ersetzt. Eine weitere Methode ist die *Fensterungsoperation,* wodurch der Schall durch ein neugeschaffenes Fenster über den horizontalen Bogengang in die Gehörschnecke umgeleitet wird. Falls eine Operation nicht möglich ist, kann die Hörfähigkeit oftmals durch ein Hörgerät verbessert werden.
Vergleiche auch: Gehör, Ohr.

Ovarialtumoren, *Eierstockgeschwülste.* Es handelt sich hierbei entweder um flüssigkeitsgefüllte Zysten oder um feste Geschwülste, wobei die Zysten die häufigere Form darstellen. Diese *Zysten,* auch *Kystome* genannt, bestehen aus einer oder mehreren dünnwandigen Blasen, welche eine schleimige oder zähflüssige Flüssigkeit enthalten. Sie treten oft gleichzeitig an beiden Eierstöcken auf und können bis zu mehreren Litern Flüssigkeit enthalten. Mitunter kann es zu einer Ruptur dieser Zysten kommen. Dann ergießt sich die Flüssigkeit in die Bauchhöhle. Die Zysten wachsen immer langsam — die dabei auftretenden Krankheitssymptome sind ein anwachsendes Druckgefühl oder Schmerzen in der Beckengegend, wobei die Funktion der Blase und des Mastdarmes erheblich gestört sein kann. Einige dieser Zysten sind durch einen Stiel mit dem Ovar verbunden. Wird dieser Stiel gedreht, so kommt es zu einem Verschluß der zur Zyste führenden Blutgefäße und als Folge davon zu sehr großen Schmerzen. Zysten sind nur selten bösartig und werden operativ entfernt.

Zu den festen oder soliden Ovarialtumoren gehören die *Teratome* oder *Mischgeschwülste.* Sie bestehen aus mehreren Körpergeweben und können Knorpel, Haare, Muskelgewebe und Bindegewebe enthalten. Solche Tumoren treten auch gleichzeitig in beiden Eierstöcken auf, jedoch machen sie sich oft nur wenig bemerkbar.

Eine weitere Gruppe der Eierstockgeschwülste produziert Hormone. Hierzu gehören die *Granulosazelltumoren,* die das weibliche Geschlechtshormon sezernieren, ihr Hauptsymptom ist die unregelmäßige Menstruationsblutung, und die *Arrhenoblastome,* die das männliche Geschlechtshormon produzieren und gewöhnlich ein Ausbleiben der Menstruation und die Entwicklung sekundärer männlicher Geschlechtsmerkmale verursachen. Die hormonproduzierenden Geschwülste sind mitunter bösartig.

Daneben treten auch typische Krebsgeschwülste auf, die sich durch Metastasen im Bauchfell ausbreiten. Diese Krebsart hat einen heimtückischen Verlauf. Die soliden Geschwülste werden auf die gleiche Art wie andere Tumoren behandelt, d. h. normalerweise durch Operation entfernt. Bei den Krebsgeschwülsten schließt sich hieran jedoch immer eine Strahlentherapie an.
Vergleiche auch: Geschlechtsorgane, Hormone, Krebs, Strahlentherapie.

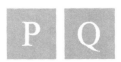

Pankreatitis, *Bauchspeicheldrüsenentzündung;* diese verhältnismäßig seltene Krankheit kann akut auftreten oder auch chronisch verlaufen. Sie wird oft durch Enzyme (Fermente) verursacht, welche von der Drüse selbst produziert werden. Meist handelt es sich hierbei um das die Stärke spaltende Ferment Diastase. Diese Enzyme greifen die Drüsenzellen an und verursachen eine Entzündung und Zerstörung des Organgewebes, was im Extremfall zu einer Nekrose (Absterben) der Bauchspeicheldrüse führt. Das abnorme Verhalten der Enzyme kann durch eine akute Infektion des Organs selbst bedingt sein oder durch krankhafte Veränderungen der Gallengänge, die zusammen mit der Bauchspeicheldrüse durch einen gemeinsamen Ausführungsgang in den Zwölffingerdarm münden. Eine Bauchspeicheldrüsenentzündung kann so durch Gallensteine verursacht werden, wenn diese die Mündung des Ausführungsgangs blockieren.

Bei der *akuten* Bauchspeicheldrüsenentzündung treten Schmerzen im Oberbauch sowie mittleres bis hohes Fieber auf. Eine Erhöhung der Pankreasenzyme im Blut und Urin erhärten die Diagnose einer Pankreatitis. Die akute Form dieser Entzündung neigt zu Rückfällen und kann mit einer Blinddarmentzündung, einem durchgebrochenen Magengeschwür, einem Dünndarmverschluß und anderen Bauchbeschwerden verwechselt werden. Eine mildere Form der Krankheit tritt als Komplikation des Mumps auf und geht gewöhnlich von selbst zurück. In akuten Fällen sind Antibiotika, Schockbehandlung und hoch dosierte Eingaben von Flüssigkeit notwendig. Oftmals liegt eine andere Erkrankung zugrunde, die eine Behandlung erfordert.

Die *chronische* Entzündung der Bauchspeicheldrüse zeigt weniger einheitliche Symptome und macht sich manchmal nur in Verdauungsstörungen bemerkbar.

Papageienkrankheit, *Psittakose*, ist eine Viruserkrankung, von der man früher annahm, daß sie nur bei Papageien und Sittichen vorkäme; sie infiziert auch andere Vögel, wie Tauben, Hühner und Kanarienvögel. Sie wird deshalb oft (und richtiger) als *Ornithose (Vogelkrankheit)* bezeichnet. Die Krankheit wird manchmal durch Vögel, die selbst nicht krank, aber dabei Überträger sind, auf den Menschen übertragen.

Die Papageienkrankheit wird durch ein verhältnismäßig großes Virus hervorgerufen. Die Inkubationszeit dauert etwa 14 Tage. Die Symptome sind recht verschiedenartig, die Krankheit nimmt aber in der Regel einen grippeähnlichen Verlauf mit einer Lungenentzündung. Typische Fälle beginnen plötzlich mit einem allgemeinen Gefühl der Übelkeit, Schüttelfrost und Fieber. Eine Bronchitis mit trockenem Husten kündigt oft die Lungenentzündung an. Durchfall und eine Gelbfärbung der Haut sind ebenfalls häufige Symptome. Die Krankheit dauert gewöhnlich 1 bis 2 Wochen. Der Patient kann durch sie schwer angegriffen sein, und die Genesung zögert sich hinaus. Die Papageienkrankheit kann besonders bei älteren Personen oft tödlich ausgehen.

Diejenigen, die sie überleben, haben einen langanhaltenden Immunschutz. Verschiedene Antibiotika zeigen eine — allerdings nur geringe Wirkung. Vorsichtsmaßnahmen sind deshalb um so wichtiger, wie z. B. eine Kontrolle des Verkaufs exotischer Vögel und die Isolierung infizierter Personen.

Pappatacifieber, *Hundskrankheit*, *Dreitagefieber*, *Phlebotomusfieber*, eine Infektionskrankheit, die vor allem in den Mittelmeerländern, in Afrika und in Asien auftritt. Das Virus wird während der Trockenzeit durch eine Kleinmückenart, die *Pappatacimücke (Phlebotomus papatasii)*, übertragen. Die Inkubationszeit beträgt 5–8 Tage. In der Regel treten dann zwei kurzzeitige Fieberanfälle auf, die von Kopf- und Muskelschmerzen, manchmal auch von einem Hautausschlag begleitet werden. Die Erkrankung ist gewöhnlich leicht und klingt nach wenigen Tagen ab.

Paralyse, vollständiger Funktionsausfall eines Muskels oder einer Gruppe von Muskeln. Eine leichte oder unvollkommene Lähmung wird als *Parese* bezeichnet. Mitunter beschränkt sich die Lähmung auf eine Körperhälfte oder den Teil einer Körperhälfte; die Bezeichnung dafür ist dann *Hemiplegie*. Eine *allseitige Lähmung*, wie sie etwa als Folge einer Gehirnblutung auftreten kann, wird durch Schädigung der Hirnrindenbezirke verursacht, aus denen die motorischen Nerven entspringen. Die Nerven überkreuzen sich an der Grenze zwischen verlängertem Rückenmark und Wirbelsäule, so daß eine Blutung in der linken Hirnhälfte eine Lähmung in der rechten Körperhälfte nach sich zieht und umgekehrt. Die *Querschnittslähmung*, auch ↗ Paraplegie genannt, ist eine doppelseitige Lähmung, die in der Regel den unteren Teil des Körpers in Mitleidenschaft zieht. Man unterscheidet zwischen *schlaffen* und *spastischen Lähmungen*. Bei der schlaffen Lähmung sind periphere Nervenbahnen geschädigt und die Muskeln entspannt; bei der spastischen Lähmung sind dagegen das Gehirn oder Nervenbahnen vom Gehirn zum Rückenmark geschädigt — hierbei sind die Muskeln in einem abnormal angespannten Zustand. Die *epidemische Kinderlähmung* (↗ Poliomyelitis) ist ein Beispiel für eine schlaffe Lähmung und die *zerebrale Kinderlähmung* als Folge von intrauteriner, geburtsbedingter oder frühkindlicher Hirnschädigung (↗ Kinderlähmung, zerebrale) ein Beispiel für eine spastische Lähmung. Lähmungen unterschiedlichen Grades werden von verschiedensten Nervenkrankheiten verursacht, Infektionen des Nervensystems inbegriffen.

Bei der Kinderlähmung wird die Lähmung vor allem durch eine Schädigung der Zellen des Vorderhorns des Rückenmarks hervorgerufen, die unmittelbar mit der Muskulatur in Verbindung stehen. Bei vielen anderen Nervenschädigungen, die mit Lähmungserscheinungen einhergehen, ist die wahre Ursache unbekannt. Die Schädigung des Nerven, der einen bestimmten Muskel versorgt, kann eine Lähmung zur Folge haben, wie dies etwa bei einem Bruch der Zwischenwirbelscheibe der Fall sein kann, wenn nämlich die beschädigte Wirbelscheibe an der Stelle auf den Nerven drückt, an der dieser das Rückgrat verläßt. Druck auf den zum Bein führenden Nerven, den Ischiasnerven, kann zu verminderter Funktionstüchtigkeit der Muskulatur, bei schwereren Fällen sogar zur vorübergehenden

Lähmung der Beine führen (↗ Ischias). Eine Lähmung kann auch als Folge von Veränderungen an den motorischen Endplatten auftreten, welche die Verbindung zwischen Nerven und Muskeln darstellen. Solche Funktionsstörungen sind symptomatisch für bestimmte, mit fortschreitender Muskelschwäche einhergehende Erkrankungen, wie etwa der schwere Muskelschwund (↗ Myasthenie). Lähmende Gifte, wie Curare und Succinylcholin, wirken auf die motorische Endplatte. Ein gelähmter Muskel bildet sich nach und nach zurück (er atrophiert), weil er nicht beansprucht wird. Wird der gelähmte Muskel jedoch trainiert, so kann er unter Umständen den größten Teil seiner ursprünglichen Kraft wiedergewinnen. Die durch Muskeltraining bewirkte Gesundung ist bei der Behandlung von Lähmungserscheinungen von vorrangiger Bedeutung.
Vergleiche auch: Hirnschädigungen, traumatische, Kinderlähmung, zerebrale, Nervensystem, Paraplegie, Poliomyelitis.

Paranoia, *systematisierter Wahn,* auch *Verfolgungswahn,* eine in allen möglichen Zusammenhängen auftretende Geisteskrankheit, deren Hauptsymptom in Wahnvorstellungen besteht, die nur dem paranoiden Patienten selbst als logisch erscheinen. Er beharrt auf seinem Wahnsystem, obwohl er sonst bei klarem und geordnetem Verstand ist. Bei der häufigsten Form der Paranoia leidet der Patient unter Wahnvorstellungen, daß er von bestimmten Personen oder Organisationen verfolgt oder belästigt wird. In anderen Fällen liegt ein Größenwahn, krankhafter Eifersuchtswahn, religiöse Besessenheit oder ein verschrobener Erfindungsdrang vor. Andere Paranoiker beschäftigen sich ausschließlich mit Streitigkeiten vor Gericht, schreiben an Zeitungen und belästigen Ämter und Amtspersonen, um in irgendeiner Hinsicht „zu ihrem Recht" zu kommen *(Zänker-* oder *Querulantenparanoia).*

Paranoide Wahnvorstellungen treten gewöhnlich zum ersten Mal im frühen mittleren Lebensalter auf. Bisweilen liegt eine wirkliche Begebenheit zugrunde, mit der die Wahnvorstellungen verknüpft werden. Charakterzüge wie Weinerlichkeit, Starrsinn, der Drang nach Selbstbestätigung und übersteigerte Empfindsamkeit treten beim Paranoiden oft lange vor Offenbarwerden der obengenannten Symptome zutage. Es gibt keine wirksame Behandlung, und die fixen Ideen bleiben oft für das ganze Leben bestehen. Getrennt von der Paranoia an sich gibt es paranoide Verhaltensweisen, die bei vielen Erkrankungen mit Beeinträchtigung der Geistestätigkeit auftreten, einschließlich bestimmter Formen der Schizophrenie, von Alterspsychosen, des Säuferwahnsinns, der Epilepsie, der psychogenen Psychosen und gelegentlich auch des manisch-depressiven Irreseins. Übertriebener Argwohn und Verfolgungsvorstellungen verbinden sich hierbei mit andern Symptomen der in Frage kommenden Krankheit und sind normalerweise weniger logisch und geordnet als bei der Paranoia. Die paranoiden Verhaltensweisen verschwinden in der Regel, wenn die zugrunde liegende Krankheit geheilt worden ist.
Vergleiche auch: Psychische Erkrankungen.

Paraplegie, *Querschnittslähmung,* die beiderseitige Lähmung, gewöhnlich beider Beine nach einer Verletzung des unteren Abschnitts des Rückenmarks. Die Querschnittslähmung hat große Bedeutung, weil sie als Folge von Autounfällen erheblich zugenommen hat. Seltenere Ursachen sind die multiple Sklerose, Rückenmarkstumoren, Rückenmarksyphilis u. a. Eine Verletzung des unteren Abschnitts des Rückenmarks hat nicht nur eine Lähmung der unteren Körpergegend, sondern auch einen Verlust der Sinneswahrnehmungen und der Kontrolle über die Eingeweide und die Harnblase zur Folge. Behandlung und Pflege sind äußerst schwierig; beispielsweise haben die Lähmung und der Verlust der Empfindungen leicht Wundliegen zur Folge (↗ Dekubitus). Besonders bei jüngeren Leuten ist zusätzlich zur ärztlichen Behandlung eine zweckvolle Übungsbehandlung von großer Bedeutung.

Parasiten, *Schmarotzer,* zusammenfassende Bezeichnung für Organismen, die an oder in einem anderen lebenden Organismus *(Wirtsorganismus)* leben, diesem ihre Nahrung entnehmen und ihn schädigen, ohne ihn im allg. aber zu töten. Einige wenige Parasiten des Menschen ernähren sich von den Körpergeweben selbst. Man unterscheidet zwischen inneren und äußeren Parasiten. *Innere Parasiten (Endoparasiten)* leben *innerhalb* des menschlichen Körpers, es kann sich dabei um Pflanzen, Tiere, Bakterien oder Viren handeln. Im engeren Sinne werden in der Humanmedizin meist nur die tierischen Schmarotzer als Parasiten bezeichnet. Die Endoparasiten sind Einzeller und primitive Würmer (↗ Wurmkrankheiten). Die meisten inneren Parasiten leben in den Geweben des Körpers, den Muskeln, dem Bindegewebe, in der Lymphe, den Blutgefäßen oder den Eingeweiden. Die *äußeren Parasiten (Ektoparasiten),* diejenigen also, die auf der Körperoberfläche leben, sind in erster Linie blutsaugende Insekten, wie die Bettwanzen, Kopf- und Kleiderläuse, Stechmücken und Tsetsefliegen, aber auch Mitglieder der Spinnenfamilie, wie etwa die Krätzmilbe und die Zecken. Die blutsaugenden Parasiten übertragen eine Anzahl gefährlicher Erkrankungen auf den Menschen; die Anophelesmücke überträgt Malaria, der Rattenfloh verbreitet die Pest, die Läuse übertragen das Fleckfieber usw.

Parasiten, die in ihrem Organismus andere Parasiten beherbergen, bevor sie diese auf den Menschen übertragen, werden als *Zwischenwirte* bezeichnet. Die Anophelesmücke ist somit ein Zwischenwirt für den Malariaerreger und die Tsetsefliege Zwischenwirt für den Erreger der Schlafkrankheit. Manche Parasiten benötigen zwei oder mehr Zwischenwirte zu ihrer Entwicklung, ehe sie zum Menschen gelangen.

Der *Fischbandwurm (Diphyllobothrium latum)* schlüpft z. B. im Wasser als Wimperlarve aus dem Ei und dringt in einen Ruderfußkrebs ein; dieser wird von einem Kleinfisch, dieser wiederum von einem größeren Fisch gefressen. Ißt der Mensch von diesem Fisch, wird er infiziert.

Sowohl innere als auch äußere Parasiten sind verantwortlich für weitverbreitete und tödliche Krankheiten, und die Bekämpfung dieser Lebewesen stellt in weiten Gebieten der Welt eine vorrangige Aufgabe der Medizin dar. Viele innere Parasiten sind *Protozoen*, einzellige, mikroskopisch kleine Lebewesen. Die für den Menschen bedeutsamsten sind Trypanosomen, die Ruhramöben und die Malariaerreger. *Trypanosomen* sind Blutparasiten von Säugetieren und Menschen. Die wichtigsten sind die im tropischen Afrika verbreiteten Erreger der afrikanischen Schlafkrankheit *(Trypanosoma gambiense)*. Die Parasiten werden von der Tsetsefliege, die Blut saugt, übertragen und leben im ersten Stadium der Krankheit im Blut. Von dort können sie sich in die Hirn- und Rückenmarksflüssigkeit ausdehnen, wodurch die unbehandelte Krankheit einen oft tödlichen Verlauf nimmt.

Ein anderer Einzeller, die *Ruhramöbe (Amoeba histolytica)*, lebt von Blutkörperchen und den Zellen der Eingeweide, die sie zerstört. Diese Amöbe ist weit verbreitet, verursacht aber gewöhnlich nur in den Tropen eine Erkrankung, die durch einen schweren und hartnäckigen Verlauf gekennzeichnete *Amöbenruhr*. Der Parasit wird durch infiziertes Wasser oder durch Gemüse und Obst, das mit solchem Wasser gezogen bzw. gegossen wurde, verbreitet (↗ Ruhr). Die blutsaugenden Insekten leben von den Eiweißen und anderen Substanzen im Blut und übertragen durch den Biß in die Haut schwere Krankheiten. Die *Bettwanze (Cimex lectularius)* ist ein 5 mm großer bräunlicher, flacher Parasit, der tagsüber versteckt in Ritzen und Spalten der Wohnräume lebt. Sie wird mit Insektiziden oder durch Ausräuchern mit Blausäuregas bekämpft. Die *Läuse* sind kleine, mit Klauen und saugenden Mundwerkzeugen ausgestattete Insekten. Schmarotzer des Menschen sind die *Kleiderlaus (Pediculus humanus corporis)*, die ihre Eier in den Falten der Kleidung ablegt; die *Kopflaus (Pediculus humanus capitis)*, die in der Behaarung des Kopfes lebt, und die *Filzlaus (Phthirus pubis)*, die in der Schambehaarung lebt und durch Geschlechtsverkehr verbreitet wird. Von diesen drei Arten spielt die Kleiderlaus eine wichtige Rolle als Krankheitsträger. Diese Parasiten werden heute mit verschiedenen Insektiziden bekämpft (DDT und ähnliche Präparate mit langer Lebensdauer sollen nicht mehr zugelassen werden). Von den *Flöhen* sind zwei Arten Parasiten des Menschen, die beide saugende Mundwerkzeuge und kräftige Beine besitzen. Der *Menschenfloh (Pulex irritans)*, der seine Eier in Bodenritzen und schmutzige Winkel ablegt, kann bis zu einem Meter weite Sprünge bewältigen, er ist heute aus großen Teilen Mitteleuropas fast ganz verschwunden, hauptsächlich aufgrund der hygienischen Wohnverhältnisse. Der *Sandfloh (Tunga penetrans)* stammt aus dem tropischen Amerika, von wo aus er sich über fast ganz Afrika verbreitet hat. Er lebt vor allem im sandigen Boden oder in den Lehmböden der Eingeborenenhütten. Das befruchtete Weibchen dringt durch die Füße ein, besonders unter die Zehennägel, wo die Haut am weichsten ist. Dieser Parasit saugt Blut und produziert so viele Eier, daß sein Hinterleib bis auf Erbsengröße anschwillt. Nach einigen Wochen reifen die Eier und werden aus dem entzündeten, heftig schmerzenden Gewebe herausgedrückt. Der *Rattenfloh (Xenopsylla cheopis)* ist der gefürchtete Übertrager des *Pestbazillus*. Die Pest ist in erster Linie eine Rattenkrankheit, die unter diesen Tieren als Epidemie ausbrechen kann; wenn die Ratten sterben, verlassen die Flöhe sie und gehen auf den Menschen über, den sie mit ihrem Biß infizieren.

Andere Parasiten unter den Insekten gehören zur Ordnung der *Diptera* oder *Zweiflügler*, die stechendsaugende Mundwerkzeuge haben. Dazu gehören die *Pferdebremsen (Tabanidae)*, die *Stechmücken (Culicidae)* und die *Stechfliegen (Stomoxys)*. In den Ländern der gemäßigten Zone sind sie als Überträger von Krankheiten nur von geringer oder keiner Bedeutung, obgleich ihr Biß eine örtliche Reizung verursacht (↗ Insektenstich). In den tropischen Ländern sind sie jedoch die Überträger verheerender Seuchen: die *Anophelesmücke* als Überträger der Malaria; die *Gelbfiebermücke (Aëdes aegypti)* als Überträger des Gelbfiebers; die *Tsetsefliege (Glossina palpalis)* als Überträger der afrikanischen Schlafkrankheit; die Mücke *Aëdes scutellaris* verbreitet die Elephantiasis usw. Die bedeutsamsten Waffen gegen diese Parasiten sind DDT und andere Insektizide. Die wichtigsten zu den *Spinnenartigen* zählenden Parasiten sind die Krätzmilbe und die Zecken. Die *Krätzmilbe (Sarcoptes scabiei)* ist ein in der Haut des Menschen lebender Parasit, der vor allem die weiche Haut zwischen den Fingern und im Bereich der Handgelenke bevorzugt, wo das befruchtete Weibchen kleine erhabene Gänge bohrt, die über einen Zentimeter lang sein können. In diesen Gängen werden die Eier abgelegt, aus denen bald die Jungen ausschlüpfen und nach beiden Seiten des Ganges neue Gänge bohren. Diese Erkrankung ist als *Scabies* oder *Krätze* bekannt, Symptom ist ein heftiges Jucken. Die *Zecken (Ixodides)* gehören ebenfalls zu den Spinnentieren. Die Weibchen saugen menschliches Blut. Die europäischen Zecken sind gewöhnlich nicht gefährlich und können dadurch, daß man sie mit einem benzin- oder paraffingetränkten Tuch betupft oder mit einer glimmenden Zigarette oder einem heißen Streichholzkopf berührt, leicht zum Loslassen bewegt werden. Im tropischen Afrika ist die

PARASITEN

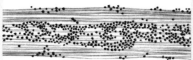
Haar Pilzsporen auf einer Haarsträhne

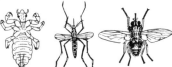
Blut (Blutsauger)
Kleiderlaus — Gelbfiebermücke — Tsetsefliege

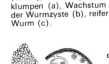
Gehirn Syphilisspirochäte (rechts), Bandwurmzyste (unten), Wurmzystenklumpen (a), Wachstum der Wurmzyste (b), reifer Wurm (c).

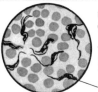
Blut (Parasiten im Blut)
Trypanosomen, die die Schlafkrankheit verursachen
Trypanosoma

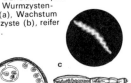
Hirnhäute Meningokokken, die Erreger der Hirnhautentzündung.

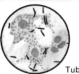
Lungen Tuberkulosebakterien — Lungenentzündungsbakterien

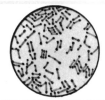
Rachen Diphtheriebakterien

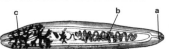
Leber Chinesischer Leberegel. Mund mit Saugnapf (a), Eianlage (b), Samenanlage (c).

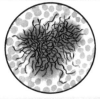
Kieferknochen Ein Entzündungen verursachender Strahlenpilz.

 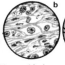 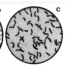
Eingeweide Madenwurm mit Eiern (a), Ruhramöben (b), Cholerabakterien (c).

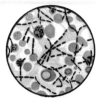
Milz Milzbranderreger

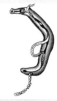
Blutgefäße Bilharzia, ein tropischer Eingeweidewurm, der als Parasit in den Venen lebt. Das fadenförmige Weibchen liegt in einer Bauchfalte des Männchens.

Haut Krätzmilbe (a). Weibchen mit Eiern in dem Gang, den es in die Haut bohrt (b). Die korkenzieherartige Syphilisspirochäte (c).

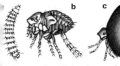
Zehen Sandfloh, Larve (a), ausgewachsener Floh (b), mit Eiern gefülltes Weibchen (c).

Die Menschen werden ständig von parasitischen Pflanzen und Tieren umgeben, die versuchen in oder auf dem Körper Fuß zu fassen. Parasiten des Menschen sind auch zahlreiche Mikroorganismen (Bakterien, Viren und niedere Pilze). Im engeren Sinne werden nur die tierischen Schmarotzer zu den Parasiten gerechnet. Hierzu gehören Flöhe, Läuse, Moskitos und Tsetsefliegen. Eingeweidewürmer, wie die Bilharzia, der Leberegel, Rund- und Bandwürmer, leben ebenfalls parasitisch, ebenso andere niedere Tiere, wie Milben und Zecken. *Innere Parasiten (Endoparasiten)* werden oft durch außerhalb des Körpers lebende Parasiten, z. B. Mücken, auf den Menschen übertragen. Die letzteren bezeichnet man als *Zwischenwirte* der vorher genannten. Manche der menschlichen Parasiten leben auch auf Tieren, z. B. Bremsen und Rattenflöhe, meist aber sind sie an den Menschen und seine verschiedenen Organe angepaßt und spezialisiert.

Zecke *Ornithodorus moubata* der Überträger des tropischen *Rückfallfiebers*, während andere Zeckenarten Fleckfieber, Tularämie und infektiöse Gehirnhautentzündung übertragen.
Vergleiche auch: Wurmkrankheiten.

Paratyphus, eine Infektionskrankheit, die durch drei verschiedene, verwandte Salmonellentypen verursacht wird. In den höher entwickelten Ländern der gemäßigten Zone tritt diese Krankheit nicht mehr endemisch auf, kann aber durch Personen „importiert" werden, die aus wärmeren Ländern zurückkehren. Man steckt sich entweder durch unmittelbare Berührung eines infizierten Menschen, durch Kontakt mit einem gesunden Überträger, meist jedoch durch infiziertes Wasser, Milch oder Speisen an; dies gilt besonders für den in Europa häufigsten Erreger *Paratyphus B* oder *Schottmüller*. Die Inkubationszeit dauert etwa eine Woche.

Die Krankheit beginnt mit Fieber, Muskelschmerzen und Durchfall. Später tritt ein leichter Ausschlag auf dem Rumpf *(Rosenflecken)* auf. Der Verlauf einer Infektion mit Paratyphus ist dem einer Infektion mit Typhus sehr ähnlich, doch ist die Erkrankung harmloser und von kürzerer Dauer. Personen, die sich mit dieser gefährlichen Krankheit infiziert haben, werden zusammen mit ihren Kontaktpersonen auf Isolierstationen gelegt und mit Antibiotika behandelt. Die Gesundheitsbehörden schützen die Allgemeinheit vor einer Ausbreitung der Krankheit auch durch Überwachung der Patienten, die wieder genesen sind. Gesunde Personen, die jedoch weiterhin Bakterien ausscheiden (Dauerausscheider), dürfen beispielsweise nicht in Lebensmittelbetrieben arbeiten. Die Impfung mit dem kombinierten Typhus-Paratyphus-Impfstoff, die vor Reisen in manche Länder empfehlenswert ist, gewährt einen guten Schutz, sollte aber wenigstens alle drei Jahre wiederholt werden.

Parkinsonsche Krankheit, *Paralysis agitans,* eine chronisch verlaufende, organische Nervenkrankheit, deren Ursache unbekannt ist. Sie kommt selten bei Menschen unter 50 Jahren vor, ist bei Männern häufiger als bei Frauen und wahrscheinlich in gewissem Maße erblich. Die Krankheit ist durch eine Verhärtung der Muskeln, durch Zittern *(Parkinsonzittern)* und langsame Bewegungen gekennzeichnet. Das Gesicht wird ausdruckslos und maskenhaft *(Maskengesicht),* die Sprache ist langsam, von monotonem Tonfall und der Gang langsam und schlurfend. Das heftige Zittern ist manchmal nur auf eine Körperhälfte beschränkt. Es tritt vor allem in Hand und Arm auf. Eine typische Erscheinung ist das ans Pillendrehen erinnernde Zittern der Finger. Es können auch geistige Symptome auftreten, wie etwa Schweigsamkeit, Niedergeschlagenheit, Nervosität und Reizbarkeit. Nach verschiedenen Hirnkrankheiten, besonders nach Hirnhautentzündung, und bei fortgeschrittener Arteriosklerose und bestimmten Vergiftungserscheinungen können der Paralysis agitans ähnliche Symptome auftreten; man spricht in diesen Fällen von *Parkinsonismus*. In beiden Fällen erfolgt eine Behandlung mit Medikamenten, die die Muskelstarre und das Zittern abschwächen. In Ausnahmefällen kann eine neurochirurgische Operation eine beachtliche Besserung bringen.

Parodontopathien, Erkrankungen des *Parodontiums,* d. h. des Halteapparates der Zähne, Erkrankungen also, die nicht wie die Zahnfäule (↗ Karies) die Zähne selbst, sondern das umgebende Zahnfleisch befallen. Eine wichtige Krankheit in der Zahnheilkunde ist die *Parodontopathia inflammata superficialis* oder *Gingivitis,* eine meist infektiös bedingte *Zahnfleischentzündung.* Sie manifestiert sich oftmals zunächst durch Rötung und Anschwellen des Zahnfleisches sowie durch häufiges Zahnfleischbluten. Wenn der entzündliche Prozeß nicht gestoppt wird, kann er sich entlang der Wurzelhaut ausbreiten; es kommt zu einem entzündlichen Abbau des mikroskopisch feinen, sehnenartigen Fasern bestehenden *Zahnbettes (Parodontium)* sowie später auch des Knochengewebes in der Umgebung des Zahns. Gleichzeitig bilden sich Taschen im Zahnfleisch, die manchmal ein eitriges Sekret absondern *(Alveolarpyorrhöe)* und starke Schwellungen und Schmerzen verursachen können. Dieses Krankheitsbild wird als *Parodontopathia inflammata profunda* (eine Verlaufsform der *Parodontitis)* bezeichnet. Oftmals entwickelt sich jedoch auch eine *Parodontopathia dystrophica (Parodontose),* ein schleichender, lange Zeit unbemerkter Zahnfleischschwund ohne Entzündung oder Schmerzen. Der Halteapparat der Zähne wird in zunehmendem Maße geschwächt; bei fortgeschrittener Atrophie (deren Verlauf von der Resistenz des einzelnen Patienten abhängt) sind die Zähne allmählich der Kaubelastung nicht mehr gewachsen; sie lockern sich und fallen aus.

Während die eigentliche Ursache des Zahnausfalls bis heute ungeklärt ist, konnte der Einfluß verschiedener Faktoren auf eine solche Entwicklung nachgewiesen werden; vor allem ist in diesem Zusammenhang mangelhafte *Mundhygiene* zu nennen. Der gelblichgraue Belag, der sich bei nachlässiger Zahnpflege an den Zahnrändern ansammelt, besteht aus Speiseresten, abgestoßenem Mundepithel und Bakterienrasen. Der wichtigste Bestandteil des Belags sind dabei die Bakterien, die sich in dieser Umgebung rasch vermehren; sie bilden Toxine, welche die Zahnfleischentzündungen auslösen. Durch Inkrustation mit Kalksalzen aus der Speichelflüssigkeit bildet sich der *Zahnstein.* Ungenügende Zahnhygiene kann auch diesen Prozeß wesentlich beschleunigen. Eine gründliche Zahnreinigung wird erschwert, wenn unbehandelte Löcher (↗ Karies) in den Zähnen vorhanden sind, in denen sich Speisereste ansammeln können, deren Fäulnisprodukte einen ausgezeichneten Nährboden für Bakterien abgeben.

Pathologische Veränderungen des Zahnhalteapparates können weiter begünstigt werden durch bestimmte Mangelerkrankungen (z. B. Vitamin-C-Mangel) und Allgemeinerkrankungen (wie Diabetes und Bluterkrankungen). In jüngster Zeit konnte der Einfluß verschiedener Anomalien der Zahnstellung auf einen Lockerungsprozeß der Zähne nachgewiesen werden. Eine unregelmäßige Anordnung der Zähne oder auch Zahnlücken, die durch Zahnextraktion entstanden sind, führen zu einer ungleichmäßigen Belastung einzelner Zähne oder bestimmter Zahngruppen. Abnorme Belastungsbedingungen werden auch geschaffen durch beständiges Zusammenbeißen der Zähne (tagsüber oder nachts) und nächtliches *Zähneknirschen* — Erscheinungen, die zum Teil auf eine zunehmende psychische Belastung des Menschen im modernen Leben zurückzuführen sind.

Wichtigste Maßnahme zur Vorbeugung und Bekämpfung der Zahnfleischentzündung ist eine sorgfältige Mundhygiene. Der Zahnarzt kann zwar die Zähne von weichem oder hartem Belag reinigen, infiziertes Zahngewebe chirurgisch entfernen, den Biß korrigieren (durch Einschleifen von Schneidekanten oder Kauhöckern und durch kieferorthopädische Behandlung; ↗ Kieferorthopädie), und er kann mit Hilfe bestimmter abnehmbarer Vorrichtungen bei Zähneknirschen Abhilfe schaffen; jedoch haben alle diese Eingriffe nur einen relativ geringfügigen Wert, wenn der Patient die Pflegeanweisungen (Zähneputzen, Zahnfleischmassage usw.) nicht ständig beachtet.

Vergleiche auch: Gebiß.

Pellagra, eine durch Mangel an Nikotinsäureamid (Niacin, *Pellagraschutzstoff*) und anderen Vitaminen des B-Komplexes verursachte Krankheit, die in erster Linie in Ländern auftritt, in denen der Mais das Grundnahrungsmittel ist. Pellagra trat häufig in Italien, Spanien, den Balkanländern, in Indien, Japan und China sowie im Süden der Vereinigten Staaten auf. Heute ist die Krankheit verhältnismäßig selten. Ihre Hauptsymptome sind Hautentzündungen, Entzündungen in den Mundwinkeln, Übelkeit, Durchfall, Schwäche und psychische Veränderungen von Stumpfsinn und Niedergeschlagenheit, Angst- und Erregungszuständen bis zu völliger geistiger Verwirrtheit. Die Krankheit kann durch die Verabreichung von Nikotinsäureamid oder durch an diesem Vitamin reiche Nahrungsmittel, wie Hefe, Leber, Fleisch und Milch, geheilt werden.

Perikarditis, die *Herzbeutelentzündung*. Der *Herzbeutel* oder das *Perikard* besteht aus zwei Blättern, zwischen denen sich bei einer Entzündung oft Flüssigkeit ansammelt. Diese Entzündung, die Perikarditis, stellt in ihrer akuten Form oft eine Komplikation anderer Krankheiten dar, sie tritt insbesondere auf bei rheumatischem Fieber, Tuberkulose oder Lungenentzündung. Das Hauptsymptom der Krankheit sind stechende Schmerzen in der Herzgegend. Mitunter kann sich so viel Flüssigkeit im Herzbeutel ansammeln, daß dies die Funktion des Herzens selbst beeinträchtigt. Obwohl ein solcher Zustand sehr ernst ist, gelingt es in der Regel, die Gefahr durch Ablassen der Flüssigkeit abzuwenden.

Die Perikarditis kann auch einen chronischen Verlauf annehmen, wobei es dann zu einer bindegewebigen Verwachsung zwischen den beiden Perikardblättern und zur Einlagerung von Kalksalzen kommen kann. Ein solches *Panzerherz* stellt eine ernsthafte Lebensgefährdung dar. Eine Operation *(Perikardektomie)* erzielt in der Regel gute Resultate.

Pest, eine schwere Infektionskrankheit. Häufigste Verlaufsform ist die sog. *Beulen-, Drüsen-* oder *Bubonenpest.* Der bakterielle Erreger, das *Bacterium pestis* oder *Pasteurella pestis*, befällt zunächst Nagetiere, insbesondere Ratten, und wird von Rattenflöhen und anderen Floharten auf andere Tiere und auf den Menschen übertragen. Die Beulenpest ist heute weitgehend auf Asien beschränkt; früher gab es jedoch auch in Europa schwere Pestepidemien. (Die Pest wütete in Europa besonders schwer 1347–52, vorwiegend als Lungenpest — damals der *schwarze Tod* genannt. Im Jahre 1668 herrschte noch einmal in England eine schwere Pestepidemie, danach traten in Europa nur noch kleinere Epidemien auf.)

Die Inkubationszeit beträgt im allgemeinen 3 bis 7 Tage. Die Krankheit beginnt mit hohem Fieber, Schüttelfrost und Kopfschmerzen. Allmählich stellt sich Benommenheit ein, die Lymphknoten schwellen schmerzhaft an und bilden *Bubonen* (zu Beginn der Krankheit meistens in der Leistenbeuge). Es sammelt sich Eiter in den Lymphknoten, der häufig vom Körper resorbiert wird. Wenn die Pestbazillen ins Blut übertreten, können sie beispielsweise die Lunge infizieren und das Krankheitsbild der *Lungenpest* hervorrufen. Meist jedoch entsteht diese seltene Sonderform der Pest durch Einatmen der Pestbakterien (Tröpfcheninfektion). Die Lungenpest verläuft in Form einer sehr schweren Pneumonie. Eine noch seltenere Form der Pest ist die *Pestsepsis*, die morphologisch durch eine Anreicherung des Blutes mit Pestbakterien und äußerlich durch Hautblutungen gekennzeichnet ist.

Die Sterblichkeit im Falle von Pesterkrankungen war früher sehr hoch, besonders bei der Lungenpest. Heute kann die Krankheit erfolgreich mit Immunserum und Antibiotika behandelt werden. Wichtiger als die Therapie ist jedoch die prophylaktische Bekämpfung und Ausrottung der Ratten, die strenge Isolierung der Kranken und ein wirksamer Infektionsschutz durch Impfung.

Pfeiffersches Drüsenfieber, *infektiöse Mononukleose*, eine akute Infektionskrankheit, die wahrscheinlich durch ein Virus hervorgerufen wird. Die nur wenig ansteckende Krankheit tritt am häufigsten bei Jugendlichen und Menschen im Alter zwischen 20 und 30 Jahren auf. Die Inkubationszeit beträgt etwa 10 Tage. Die Symptome ähneln einer Mandelentzündung: allgemeines Krankheitsgefühl, Fieber, Halsschmerzen und Schluckbeschwerden. Die Halslymphknoten sind geschwollen, die Milz ist in der Regel vergrößert. Die Krankheit wird von einer starken Vermehrung der Monozyten, einem Typ weißer Blutzellen, begleitet. Die Diagnose kann durch Serumreaktion gesichert werden. Das Fieber kann für zwei bis drei Wochen anhalten. Die Behandlung besteht in der Hauptsache in Bettruhe; mitunter werden Globuline und Antibiotika zur Vermeidung von Komplikationen durch Sekundärinfektionen gegeben.

Phenylketonurie, *Föllingsche Krankheit, Phenylbrenztraubensäure-Schwachsinn*, erbliche Stoffwechselstörung, welche die psychische und physische Entwicklung hemmt. Die Krankheit wird bedingt durch das Fehlen der Phenylalaninhydroxylase *(Tyrosin)*, eines Ferments, das normalerweise das *Phenylalanin* (eine Aminosäure) zum Grundbaustein des braunen Hautpigments abbaut. Infolge der Abbaustörung staut sich das in der Nahrung aufgenommene Phenylalanin im Blut und in den Gewebsflüssigkeiten und wird — mit charakteristischer Geruchsbildung — im Urin ausgeschieden. Die Krankheit wird nur bei ca. 1 von 30 000 Neugeborenen beobachtet. Bei der Geburt manifestieren sich noch keine Symptome. Erst im Laufe der Entwicklung fallen die Kinder auf durch ihre hellblonden Haare, eine helle, dünne Haut, blaue Augäpfel, verzögertes Körperwachstum, steife, ungelenke Bewegungen und einen niedrigen Intelligenzquotienten. Die Diagnose erfolgt durch Nachweis von Phenylbrenztraubensäure im Urin. Wenn die Krankheit rechtzeitig erkannt wird, läßt sich bei den Kindern durch eine phenylalaninfreie Ernährung das Auftreten des Schwachsinns verhindern. Eine synthetische Diät, welche die natürlichen Eiweiße durch essentielle Aminosäuren ersetzt, hat sich bisher als die wirkungsvollste Therapie erwiesen. Eine Kausalbehandlung gibt es bis heute nicht.

Phimose, *Vorhautverengung*, eine Erscheinung, bei der die Vorhaut, die die Eichel des männlichen Gliedes bedeckt, zu eng ist. Bei neugeborenen Knaben ist die Vorhaut teilweise mit der Eichel verwachsen, und in manchen Fällen ist die Öffnung in den Jahren vor der Pubertät so klein, daß die Haut nicht über die Eichel zurückgezogen werden kann. Gewöhnlich verschwindet diese Erscheinung von selbst, jedoch ist es manchmal nötig, die Öffnung chirurgisch zu weiten oder die Vorhaut ganz zu entfernen. Die Operation, die verhältnismäßig einfach ist, wird *Beschneidung* genannt; sie wird bei einigen Religionsgemeinschaften aus rituellen Gründen durchgeführt, hat jedoch vor allem hygienische Bedeutung. Vorhautverengung kann bei neugeborenen Knaben zu einer Entzündung, der *Balanitis*, führen. Die Vorhaut beginnt zu schmerzen und schwillt manchmal stark an. Balanitis tritt auch bei erwachsenen Männern auf, gemeinhin als Folge von Unsauberkeit. Das Krankheitsbild wird oft von beschwerlichem und schmerzhaftem Wasserlassen begleitet. Häufiges Reinigen der Innenseite der Vorhaut heilt die Erkrankung oft, doch kann eine Behandlung mit Antibiotika erforderlich werden.

Phosphorvergiftung wird im Gegensatz zu dem ungiftigen *roten* Phosphor allein durch den *gelben* Phosphor verursacht. Sie ist heute wesentlich seltener als zu den Zeiten, als Phosphor noch zur Herstellung von Streichholzköpfen und zur Rattenvernichtung verwendet wurde. Die typische Phosphorvergiftung entwickelt sich in zwei Stadien. Im ersten Stadium treten Schmerzen und ein brennendes Gefühl in der Magengegend, Erbrechen und Durchfall auf. Diese Symptome verschwinden nach einigen Tagen, an ihre Stelle treten aber einige Zeit später die Symptome einer Leberschädigung — die Leber wird weich, die Haut verfärbt sich gelb, und es kommt wieder zu Erbrechen und Übelkeit. Früher verlief etwa die Hälfte aller Phosphorvergiftungen mit Leberbeteiligung tödlich.
Vergleiche auch: Vergiftung.

Photophobie, *Lichtscheu*, Unbehagen oder Schmerzen in den Augen bei Lichteinwirkung, wobei es im Extremfall zu *Lidkrampf* kommen kann. Sie ist ein verbreitetes Symptom vieler Augenkrankheiten — z. B. der Bindehautentzündung, die selbständig oder auch als Begleiterscheinung verschiedener Allgemeinerkrankungen, u. a. der Masern, auftreten kann. In gewissem Grad ist die Lichtscheu bei starker Sonnenbestrahlung natürlich, wie z. B. in den Bergen, wo der Schnee das Licht stark reflektiert.
Vergleiche auch: Sehen.

Physiotherapie, *physikalische Therapie*, Maßnahmen, die den Körper durch physikalische Mittel beeinflussen sollen, wie etwa durch Bäder, Bewegungsübungen und Massage, Wärmebehandlung, Elektrizität in verschiedenen Formen, Ultraschall, Licht- und Strahlenbehandlung.

Die Behandlung mit Bädern, die *Hydro-* oder *Balneotherapie*, geht bis in die Antike zurück und stand damals schon in hohem Ansehen. In bestimmten Fällen wurde die anregende Wirkung durch die Zugabe von hautreizenden Mitteln ins Badewasser in Form von Ölen (Pinienöl), Gewürzen und Seetang erhöht. Man glaubte, daß lange, heiße Bäder einen günstigen Einfluß auf Rheumatismus ausübten. *Kohlensäurebäder* werden bei Herzerkrankungen und Durchblutungsstörungen als besonders wirksam angesehen, da Kohlensäure eine gefäßerweiternde Wirkung besitzt. Eine Sonderform ist das *Schlammbad*, welches hauptsächlich als eine Form der Wärmebehandlung geschätzt wird; man glaubt auch, daß es die Aufnahme radioaktiver Substanzen und anderer hormonähnlicher Bestandteile des Schlamms möglich macht. Andere Abwandlungen der Bäder sind kalte Duschen, Wechselduschen, Abreibungen und Wickelbäder. Schweißtreibende Bäder, wie die finnische *Sauna*, das russische, römische und türkische Bad oder Dampfbäder in besonderen Dampfkabinen, besitzen eine kreislaufstimulierende Wirkung, haben aber entgegen weitverbreiteter Ansicht keine Wirkung als Abmagerungsmittel. Bei der Behandlung bestimmter Hauterkrankungen wendet man besondere medizinische Bäder an.

Physiotherapeutische Bewegungsübungen bestehen aus einer Behandlung durch unmittelbare Bewegung, wobei zwischen *aktiven* und *passiven Bewegungen* unterschieden wird. Aktive Bewegungen werden vom Patienten allein unter Aufsicht eines Physiotherapeuten durchgeführt, passive Bewegungen werden durch den Physiotherapeuten oder eine Schwester durchgeführt, wobei der Patient Widerstand leistet oder nicht. Bewegungen dieser Art werden dazu benutzt, versteifte Gelenke wieder funktionsfähig zu machen, Muskeln und Stützgewebe zu kräftigen, die Belastungsfähigkeit des Bewegungsapparates zu steigern und funktionelle Bewegungen zu schulen. Solche Behandlungen werden bei Beinbrüchen, bei Verrenkungen, nach Operationen an Muskeln und Gelenken, in Fällen angeborener Mißbildungen durchgeführt. Muskelübungen sind auch bei der Bekämpfung von Lähmungen nach Gehirnblutungen, Querschnittslähmung und Kinderlähmung erforderlich. Eine besondere Form der Übungen für Patienten mit Kinderlähmung wird durchgeführt, während der Patient sich im Wasser befindet. Unter *Massage*, die heute verhältnismäßig wenig zur Anwendung kommt, versteht man eine Bearbeitung der oberflächlichen Gewebe des Körpers mit der Hand oder mit einem Gerät, wobei man die Haut streicht, reibt, knetet oder ihr mit den Fingerspitzen leichte Schläge oder Erschütterungen versetzt. Dies bewirkt eine vorübergehende Zunahme der Durchblutung der Gewebe, lindert oft Schmerzen und ruft ein Gefühl des Wohlbehagens hervor.

Die *Wärmebehandlung (Thermotherapie)* kann in Form von infraroter Bestrahlung mit besonderen Wärmelampen gegeben werden; sie findet bei Prellungen, Blutergüssen, chronischen Entzündungen und anderen Befunden Anwendung. Die Bestrahlung lindert den Schmerz im Gewebe durch eine Steigerung der Durchblutung. Bei der *Diathermie* oder *Kurzwellenbehandlung* wird ein hochfrequenter Wechselstrom durch den betroffenen Körperteil geschickt. Dies hat eine starke Wärmeentwicklung in den Geweben zur Folge, die Schmerzen und die Entzündungen abschwächt. Diese Methode wird bei rheumatischer Arthritis, Osteoarthritis und Muskelrheumatismus angewandt.

Die *Ultraschallbehandlung* erzeugt mit Hilfe von oberhalb des Hörbereiches des menschlichen Ohres liegenden Schallwellen Wärme in den Gebieten zwischen verschiedenen Gewebsschichten. Diese Methode wird insbesondere bei Muskelrheuma und der Bechterewschen Krankheit angewandt.

Die *Lichtbehandlung* wurde zuerst durch den Dänen Niels Finsen in Form von Bogenlampen zur Behandlung der Hauttuberkulose eingeführt. Heute wird mit einer Quarzlampe erzeugtes ultraviolettes Licht am häufigsten bei der Behandlung mit Licht, hauptsächlich für Hautkrankheiten, wie Psoriasis, Akne und bestimmte Arten von Ekzemen, eingesetzt.

Vergleiche auch: Strahlentherapie.

Physisches Training, *Leibesübungen*. Die Bezeichnung physisches Training oder Leibesübungen umfaßt mehr, als allein mit Turnen und Sport zu umschreiben wäre. Turnen und Sport sind zwar wichtige Formen der Leibesübungen; für den Arzt ist aber darüber hinaus *jede* körperliche Bewegung eine Leibesübung, wenn sie der Entwicklung, der Ertüchtigung und Erhaltung der Kräfte und Funktionen des Körpers dient. Das Herumtollen und die Bewegungsspiele der Kinder, Radfahren, Wandern und Gartenarbeiten gehören folglich ebenso dazu wie schneller Gang zur Bushaltestelle usw. Dagegen haben die gesundheitsschädlichen oder exzentrischen Irrwege des Sports, wie Berufsboxen, Dauertanzen usw., nichts mehr mit Leibesübungen zu tun.

Eine 1967 veröffentlichte Untersuchung des Deutschen Sportärztebundes und des Demoskopischen Instituts Allensbach bestätigte, daß die meisten Menschen zu wenig Leibesübungen betreiben. Das gilt vor allem für Erwachsene. Im Durchschnitt wird heute schon in relativ jungen Jahren mit dem Sport aufgehört. Von den 16 bis 20 Jahre alten jungen Männern gaben 46%, von den gleichaltrigen Mädchen und jungen Frauen gaben 41% an, keinen Sport mehr zu treiben, da sie andere Dinge inzwischen mehr interessierten; von den Mädchen und jungen Frauen wurde außerdem in 24% der fehlende Freundeskreis angeführt, mit dem Sport getrieben werden könnte. Auch mangelnde Gelegenheit wurde bei beiden Geschlechtern häufig angegeben. Dies ist deshalb besonders bedauerlich, da die berufliche Tätigkeit heute meist keine körperlichen Belastungen mit sich bringt; für die große Mehrheit der Erwachsenen wäre ein Ausgleich durch Leibesübungen dringend erforderlich. Eine gute körperliche Verfassung hat eine erhöhte Widerstandskraft sowohl gegenüber körperlichen Belastungen als auch gegenüber vielen Krankheiten zur

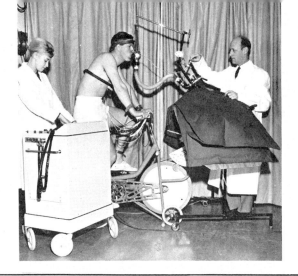

Test der Leistungsfähigkeit

Mit dem *Ergometerfahrrad* kann die körperliche Leistungsfähigkeit, z. B. eines Sportlers, gemessen werden. Durch Treten treibt die Testperson ein Rad an, das durch einen regulierbaren Widerstand so abgebremst wird, daß man ein Maß für die aufgewendete Arbeit erhält. Die Arbeitsleistung wird dann in Kilopondmeter pro Minute oder durch die Menge an verbrauchtem Sauerstoff ausgedrückt. Es ist auch möglich, während des Leistungstests durch die Aufnahme eines EKG die Herztätigkeit zu kontrollieren.

Abb. unten zeigt, wie man seinen eigenen *Puls* messen kann.

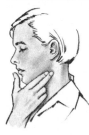 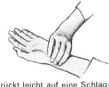

Man drückt leicht auf eine Schlagader an der linken Seite des Halses oder an der Innenseite des Handgelenks. In der Ruhe ist der Normalpuls beim Mann etwa 65 Schläge, bei der Frau 75 Schläge pro Minute.

Gymnastische Übungen

Für das körperliche und seelische Wohlbefinden ist es von äußerster Wichtigkeit, den Körper in Form zu halten. Hier sind verschiedene geeignete Übungen dargestellt.

Beginnen Sie, in entsprechender Kleidung, mit ein paar einfachen Aufwärmübungen, und lockern Sie dann Gelenke und Muskeln.

Aufwärmen. Schreiten Sie auf der Stelle oder im Kreis.

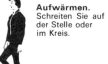

Lockern (1–4)
1. Stellen Sie sich mit nach vorn ausgestreckten Armen auf. Beugen Sie sich vorwärts, wobei Sie die Arme nach unten und rückwärts schwingen, wenn Sie in die Knie gehen. Beugen Sie sich mit über den Kopf gestreckten Armen rhythmisch nach hinten.

2. Beugen Sie sich mit über den Kopf gestreckten Armen rhythmisch nach beiden Seiten.

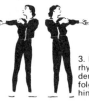

3. Drehen Sie sich rhythmisch nach beiden Seiten. Der Blick folgt dabei der hinteren Hand.

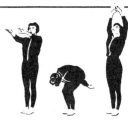

4. Gehen sie in Hockstellung, richten Sie sich dann auf und werfen Sie die Arme zur Seite und nach hinten. Das Ganze öfters wiederholen.

Stärkung von Bauch-, Rücken- und Beinmuskeln ist eine wirksame Vorbeugung von Rückenbeschwerden (1–4).

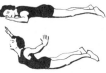

1. *Die Bauchmuskeln.* Legen Sie sich auf den Rücken. Heben Sie beide Beine und den Oberkörper gleichzeitig an. Versuchen Sie, Ihre Zehen zu berühren, und halten Sie diese Lage 6–8 Sekunden ein. Legen Sie sich dann zurück, und entspannen Sie sich.

2. *Die Rückenmuskeln.* Legen Sie sich auf den Bauch. Heben Sie gleichzeitig Oberkörper und Beine an, und halten Sie sie 6–8 Sekunden oben. Dann wieder hinlegen und entspannen.

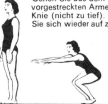

3. *Die Beinmuskeln.* Gehen Sie aus dem Stand mit vorgestreckten Armen in die Knie (nicht zu tief). Richten Sie sich wieder auf zum Stand.

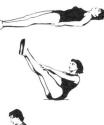

4. *Treppensteigen.*

Übungen für Herz, Lunge, Kreislauf.
Hierzu müssen Sie viele große Muskelgruppen bewegen. Die Übungen 1–5 müssen in mindestens zwei Minuten durchgeführt werden, ohne daß Sie eine Pause machen.

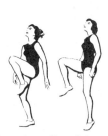

1. Treten oder springen Sie auf der Stelle, oder laufen Sie im Kreis herum (links).
2. Reißen Sie beim Gehen die Knie hoch (oben).

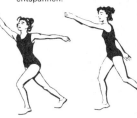

3. Bewegen Sie sich wie beim Skilaufen mit langen Schritten und weit vor- und zurückschwingenden Armen.

PHYSISCHES TRAINING I–II

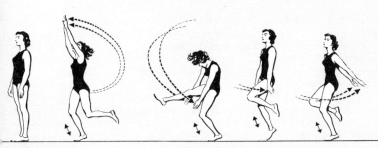

4. Hüpfen Sie jeweils zweimal auf jedem Bein. Schwingen Sie das freie Bein rück-, vor- und aufwärts und lassen Sie die Arme mit Schwung in der im Bild gezeigten Richtung kreisen.

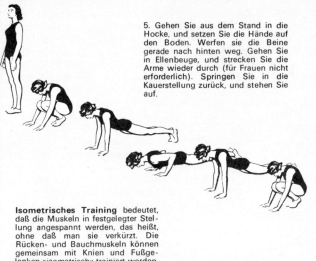

5. Gehen Sie aus dem Stand in die Hocke, und setzen Sie die Hände auf den Boden. Werfen sie die Beine gerade nach hinten weg. Gehen Sie in Ellenbeuge, und strecken Sie die Arme wieder durch (für Frauen nicht erforderlich). Springen Sie in die Kauerstellung zurück, und stehen Sie auf.

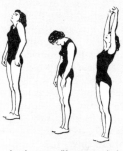

Lockerungsübungen sind ein Ausgleich gegenüber dem einseitigen Gebrauch der Muskeln durch falsche Haltung bei der Arbeit und in der Ruhe. Stellen Sie sich mit herunterhängenden Armen auf, heben Sie die Schultern, und bleiben Sie ein paar Sekunden in dieser Haltung. Dann lassen Sie sie wieder fallen und entspannen sich. Heben Sie die Arme über den Kopf, und spannen Sie sie zusammen mit den Schultern an. Lassen Sie dann Arme, Kopf und Oberkörper in eine völlig schlaffe Haltung fallen, und stellen Sie einen Fuß zur Seite. Bleiben Sie ein paar Sekunden so stehen.

Isometrisches Training bedeutet, daß die Muskeln in festgelegter Stellung angespannt werden, das heißt, ohne daß man sie verkürzt. Die Rücken- und Bauchmuskeln können gemeinsam mit Knien und Fußgelenken »isometrisch« trainiert werden, während man auf einem Stuhl sitzt (1–3 unten). Jede Anspannungsphase dauert 6 Sekunden.

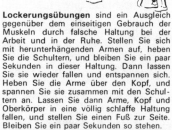

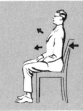

1. *Die Rückenmuskeln.* Drücken Sie das Rückgrat so stark wie möglich durch, und entspannen Sie sich dann wieder.

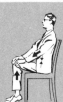

2. *Die Bauchmuskeln.* Versuchen Sie Ihre Knie zu heben, während Sie so fest wie möglich mit den Händen darauf drücken. Dann entspannen.

3. *Die Knie.* Versuchen Sie mit gekreuzten Beinen, ein Knie oder ein Fußgelenk zu beugen, während Sie mit dem anderen Bein bzw. Fuß in entgegengesetzte Richtung drücken. Entspannen Sie sich nach jeder einzelnen Übung.

Übungen im Familienkreis. Verbinden Sie bei Ihrem Sonntagsausflug das Angenehme mit dem Nützlichen, indem Sie einen Trainingsmarsch von 2,5 bis 5 Kilometer z. B. im Wald machen.

Wärmen Sie sich durch langsames Gehen 3–5 Minuten auf, führen Sie die Aufwärmübungen durch und machen Sie dann abwechselnd je 2–3 Minuten lang Märsche in scharfem Tempo und kleine Läufe.

Wenn Sie mehrere dieser anstrengenden Intervalle hinter sich haben, ist es ratsam, ein paar Lockerungsübungen oder die Übungen zur Kräftigung der Rücken- und Bauchmuskulatur einzulegen.

Kurze Spurts einen Hügel hinauf sind eine gute Möglichkeit, Ihre Beinmuskulatur ausreichend zu kräftigen.

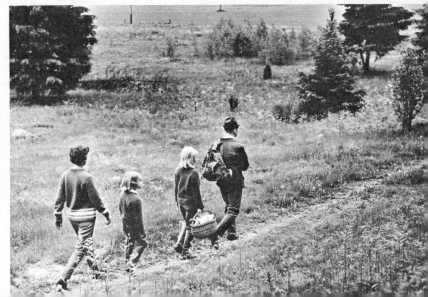

Folge. Sie bietet außerdem einen erhöhten Schutz gegenüber seelischen Belastungen.

Es gibt also viele Gründe, die dafür sprechen, seinen körperlichen Gesundheitszustand zu verbessern, größere Kraft und Beweglichkeit zu gewinnen, eine gute allgemeine Leistungsfähigkeit aufzubauen und normales Körpergewicht zu behalten. Ein sinnvolles Training und vernünftige Lebensgewohnheiten sind zur Erreichung dieser Ziele notwendig, während eine Mehrheit der Erwachsenen heute nicht die an sich erforderliche Bewegung hat. Wer sich jedoch nach jahrelangem Bewegungsmangel zu grundlegendem Wandel seines Lebensstils entschließt, muß sicher sein, ein adäquates Trainingsprogramm zu wählen, das er auch durchstehen kann. Eine ärztliche Untersuchung sollte deshalb vor Beginn eines jeden intensiveren Trainings durchgeführt werden.

Es ist manchmal ärztlicherseits notwendig, vor übermäßigem körperlichem Training zu warnen. Bei Sportarten, wie z. B. dem Dauerlauf, zeigen sich die besten Erfolge, wenn regelmäßig geübt und der Schwierigkeitsgrad schrittweise gesteigert wird. Die Erfahrung zeigt, daß diejenigen, die am Anfang „zuviel des Guten" tun, leicht die Lust verlieren. Bessere Erfolge werden oft auch erzielt, wenn man nicht alleine, sondern in der Gruppe übt, da die Mitglieder einer Gruppe einander Ansporn geben. Ein weiterer wichtiger Punkt ist die Regelmäßigkeit. Es ist wesentlich besser, täglich eine Viertelstunde als nur einmal in der Woche zwei Stunden zu trainieren, da es leichter fällt, den Schwierigkeitsgrad der Übungen angemessen zu steigern. Ein Trainingsprogramm sollte nicht eine einmalige Kraftanstrengung sein, sondern die Grundlage neuer Lebensgewohnheiten, die man auch im Alter beibehält, solange Körperkräfte und Gesundheitszustand dies erlauben. Der normale Tagesablauf bietet ebenfalls viele Möglichkeiten, die körperliche Leistungsfähigkeit zu verbessern, wenn man auf einige entbehrliche Bequemlichkeiten verzichtet. Man kann z. B. die Treppen hinauflaufen, statt den Aufzug zu nehmen, zum Laden an der Ecke gehen oder mit dem Rad fahren, statt mit dem Auto oder den Rasen mit dem einfachen mechanischen Rasenmäher schneiden statt mit einem Motormäher. Ein ausgeglichenes Übungsprogramm mit Steigerung der körperlichen Leistungsfähigkeit enthält fünf wichtige Ziele: eine Verminderung übermäßigen Gewichts, ein Training der Lungen, des Herzens und des Gefäßsystems; die Stärkung der Rücken-, Bauch- und Beinmuskulatur; Übungen zur Erhaltung der Gelenkigkeit und Lockerungsübungen. Einige Sportarten, so vor allem Schwimmen, Tennis, Ballspiele, Waldläufe, Radfahren, Skilaufen und Reiten, trainieren den gesamten Körper recht gleichmäßig, sie sind auch wegen ihres größeren Erlebniswertes und den meist vorhandenen geselligen Kontakten besonders beliebt. Andere Sportarten und gymnastische Übungen stärken nur jeweils einzelne Muskelgruppen des Körpers, der Übungsplan sollte deshalb nicht lediglich eine gleichbleibende Wiederholung sein. Obwohl ein sorgfältig durchgeführtes Trainingsprogramm auch die Gewichtsabnahme unterstützt, ist es außerdem für übergewichtige Personen notwendig, ihre Eßgewohnheiten zu überprüfen. Ein gesunder Erwachsener, dessen Gewicht im Alter von 25 Jahren normal war, sollte versuchen, dieses Gewicht auch im weiteren Leben etwa zu halten. Ein Mann von 1,75 m Körpergröße sollte ungefähr 70 Kilogramm und eine Frau von 1,65 m Größe sollte etwa 60 Kilogramm wiegen. Die täglich aufgenommenen Kalorien sollten gerade ausreichen, das Körpergewicht zu halten, das entspricht etwa 35 Kalorien je kg Körpergewicht. Bei Übergewicht genügt es oft, den Verzehr an Brot, Kuchen und Gebäck, Süßigkeiten, Zucker und Kartoffeln, Milchprodukten und Fett zu reduzieren. Auch Alkohol hat einen hohen Kaloriengehalt, abgesehen vom sonstigen schlechten Einfluß übermäßigen Alkoholgenusses auf die körperliche Verfassung.

Ein guter Übungsgewinn wird durch *Gymnastik* erreicht. Ein Gymnastikprogramm braucht nicht unbedingt besonders vielseitig zu sein oder eine besondere Ausrüstung erforderlich zu machen, damit es seinen Zweck erfüllt. Die auf der Bildtafel gezeigten Übungen genügen den Anforderungen, die man an ein solches Programm stellen kann, sofern sie gründlich ausgeführt werden. Der Übungsplan und die gezeigten Übungen können von Männern wie von Frauen durchgeführt werden, zu einem großen Maße sogar ohne Rücksicht auf das Lebensalter. Wichtigste Regel dabei sind weiche, entspannte Bewegungen mit langsam gesteigertem Schwierigkeitsgrad. Das Trainingsprogramm sollte möglichst wie folgt aufgebaut werden: Beginn mit Aufwärmen, indem man langsam auf der Stelle läuft, wobei die Arme locker herunterhängen. Darauf folgen gewöhnlich Übungen für den Rücken, die Bauch- und Beinmuskulatur, zur Erhaltung der vollen Gelenkigkeit und zur Entspannung. Übungen zur Kräftigung von Herz, Lungen und Kreislauf werden eingeschoben. Jede Übung sollte wenigstens zwei Minuten dauern, damit sie den angestrebten Effekt erzielt. Jede Übungsstunde sollte durch lockeres Laufen und ein Duschbad abgeschlossen werden.

Beim *isometrischen Muskeltraining* werden die Muskeln für kurze Zeit angespannt, ohne daß sie sich verkürzen können, indem man z. B. versucht, den Stuhl hochzuheben, auf dem man sitzt. Dadurch werden die Arm- und Rückenmuskeln zu starker Anspannung gebracht. Es gibt ähnliche Übungen für alle wichtigen Muskelgruppen. Isometrische Übungen machen sich in einem Zuwachs an Muskelkraft bemerkbar, können aber normale gymnastische Übungen nur teilweise ersetzen. Die gezeigten Bewegungen kann man also nur als Zusatz zu normaler Gymnastik betrachten. Einen isometrischen Übungsteil sollte man nicht länger als zehn Sekunden fortsetzen; er kann bis zu zehnmal am Tag wiederholt werden.

Das *Intervalltraining* erhält einen hohen Leistungsstand, obwohl es nur wenige Minuten täglich erfordert; dabei werden z. B. dreimal je 1 Minute lang kräftige Sprünge auf der Stelle, Kniebeugen oder Liegestütze, mit zwei eingeschobenen Ruhepausen von je 1 Minute, durchgeführt.

Wenn man seine Leistungsfähigkeit noch weiter über das hinaus steigern möchte, was man zu Hause erreichen kann, kann das Training dadurch ergänzt werden, daß man schnelle Spaziergänge und Läufe unternimmt, Radfahren und Skilaufen betreibt oder sonstige den ganzen Organismus belastende Sportarten ausübt. Unter *Kondition* versteht man die Fähigkeit, über einen längeren Zeitraum hinweg schwere Muskelarbeit auszuführen. Solche Anstrengungen erfordern große Mengen an Sauerstoff im Gewebe, damit die gesteigerte Verbrennung unterhalten werden kann. Das Herz reagiert dadurch, daß es mehr Blut durch den Körper pumpt — das Minutenvolumen (d. h. der Gesamtfluß von Blut durch die Lungen in der Minute) nimmt zu, was sich durch beschleunigten Pulsschlag und durch Herzklopfen bemerkbar macht. Zusätzlich wird eine stärkere Belastung des Blutes mit Sauerstoff in den Lungen notwendig, so daß man schneller und tiefer atmen muß und außer Atem geraten kann. Bei einer Person, die in guter Kondition ist, hat das Blut eine ausreichende Aufnahmefähigkeit für Sauerstoff, und das Atemvolumen ist größer. Körperliche Anstrengungen steigern die Schlagleistung des Herzens nicht in dem Maße wie bei einer untrainierten Person. Der Pulsschlag steigt nicht so heftig an und kehrt nach der Belastung schneller wieder zum Normalmaß zurück. Eine körperliche Anstrengung belastet deshalb die Kreislauforgane des Körpers viel weniger, und der körperlich Trainierte ist zu größeren Leistungen befähigt. Eine bezeichnende Besonderheit bei trainierten Sportlern ist der sehr niedrige Puls, der oft unter 60/min liegt.

Die körperliche *Leistungsfähigkeit* kann auf verschiedene Weise gemessen werden, indem man genormte Tests zum Messen der Reaktion des Körpers auf festgelegte physische Belastungen benutzt. Die meistgeübte Meßmethode bedient sich des *Ergometerfahrrads*. Dies ist ein Fahrrad, welches auf normale Weise getreten wird, die Räder sind jedoch hochgebockt, und das Hinterrad ist mit einem genau nach Skala zu regulierenden Widerstand versehen. Die Testperson tritt in vorgegebenem Tempo und gegen einen vorgegebenen Widerstand. Vor und nach dem Test wird die Pulsfrequenz gemessen. Genauere Untersuchungen können unter entsprechenden Bedingungen mit dem EKG durchgeführt werden. Außerdem können die Aufnahmefähigkeit des Blutes für Sauerstoff sowie das Atemvolumen bestimmt werden *(Spiroergometrie)*.

Wenn man daran interessiert ist, den Gewinn an körperlicher Leistungsfähigkeit im Verlaufe eines Trainingsprogramms zu verfolgen, so kann man dies auf einfache Weise dadurch tun, daß man in Abständen und nach einer bestimmten stets gleichen körperlichen Leistung (z. B. 30 Kniebeugen) die Pulsfrequenz mißt. Wenn der Anstieg der Pulsfrequenz mit fortschreitender Übung geringer wird, hat der Grad der körperlichen Trainiertheit zugenommen. Diese Überprüfungen sind jedoch nicht notwendig, da regelmäßiges Üben stets die Leistung verbessert. Genau wie bei Gymnastik im Hause sind Regelmäßigkeit und eine allmähliche Steigerung der Belastung wichtig. Methodisches Training zweimal in der Woche ist von großem Vorteil; wer jedoch völlig untrainiert ist, sollte langsam beginnen. Man kann z. B. schnellere Spaziergänge von drei und mehr Kilometern Länge durchführen, bei denen man immer denselben Weg läuft und das Gehtempo jedesmal etwas erhöht. Es ist belanglos, wenn man dabei etwas außer Atem und ins Schwitzen gerät; heftige Muskelschmerzen sind jedoch ein Zeichen dafür, daß man die Anforderung zu schnell erhöht hat. Besser als Gehen ist ein Dauerlauf auf weichem Grund. Dabei sollte man jedoch entsprechend gekleidet sein, vorzugsweise mit einem luftigen Trainingsanzug und Sportschuhen. Ein Wechsel zwischen lockerem Gehen und schnellerem Laufen ist besser als ein eintöniges Tempo. Auch für einen Lauf ist eine Strecke von etwa drei Kilometern ein gutes Maß, wobei man die Geschwindigkeit und die Anzahl der Sprints allmählich steigert.

Das *Radfahren* stellt ebenfalls ein gutes Allgemeintraining dar, wobei für eine Radtour meist eine Strecke von etwa zehn Kilometern angemessen sein dürfte.

Skifahren hat einen besonders hohen Erlebniswert und einen hohen Trainingseffekt, es sollte auch nicht nur als Abfahrtslauf, sondern ebenso als Skiwandern betrieben werden; dabei dürfte für die meisten eine Rundtour von etwa fünf Kilometern das richtige Maß sein.

Das *Schwimmen* verdient wegen seiner großen gesundheitlichen Bedeutung besonders hervorgehoben zu werden. Es bietet ein allseitiges harmonisches Training des gesamten Muskelapparates, von Herz, Kreislauf und Lungen. Der jugendliche Organismus erhält hierdurch einen besonders günstigen Entwicklungsanreiz bei vielseitigsten Möglichkeiten der Übung von Kraft und Geschicklichkeit. Die wechselnden Temperaturreize von Wasser, Luft und Sonne regen den Blutkreislauf und die Hautdurchblutung an. Die waagerechte Lage des Körpers im Wasser fördert zusammen mit der kräftigen Betätigkeit den Rückfluß des Blutes zum Herzen, wodurch das Schwimmen auch die beste Vorbeugung von Krampfaderleiden darstellt. Da die Kraftanstrengungen zudem ganz nach der individuellen Leistungsfähigkeit erfolgen können, ist das Schwimmen für jedes Lebensalter zu empfehlen.

Pigmentstörungen, abnorme Vermehrung oder Verminderung des Pigments oder Melanins, der Substanz, die der Haut normalerweise ihre Farbe verleiht. Das Pigment wird in bestimmten Zellen, den *Melanozyten*, gebildet, die unter den Epithelzellen der Haut verstreut liegen. Von diesen Zellen breitet es sich auf alle Epithelzellen aus. Das Pigment wird in Form von kleinen Körnchen verschiedener Größe und Farbe gebildet. Die unterschiedlich starke Pigmentbildung erklärt die Unterschiede in der Hautfarbe zwischen verschiedenen Rassen und einzelnen Menschen. Das Pigment wird in einem komplizierten Vorgang gebildet, bei dem sowohl Enzyme als auch Hormone beteiligt sind. Sonnenlicht fördert die Bildung von Pigment, die dabei stattfindenden Vorgänge selbst sind allerdings noch völlig ungeklärt.

Die Pigmentbildung kann auf alle möglichen Arten und Weisen gestört sein. Wenn die Anzahl der Melanozyten in einem bestimmten Gebiet außergewöhnlich stark zunimmt, erscheint ein *Leberfleck* oder *Muttermal (Nävus)*. Außerdem kann die Gesamtproduktion an Pigment gesteigert werden, wie das bei der Sonnenbräune der Fall ist. In anderen Fällen konzentriert sich das Pigment nur an gewissen Stellen, und es gibt *Sommersprossen (Ephelides)*. Es gibt viele Hautkrankheiten und Erkrankungen des übrigen Körpers, die andere Arten örtlicher Hautverfärbungen verursachen können, darunter Erkrankungen der endokrinen Organe. Während der Schwangerschaft, wenn der Körper auf diese oder jene Art von hormonellen Veränderungen beeinflußt wird, nimmt die Bildung an Pigment zu. Die bräunliche Linie, die während der Schwangerschaft in der Mittellinie des Bauches auftritt, ist ein Beispiel dafür. Pigmentanomalien dieser Art, als *Chloasmen* bekannt, treten bei Frauen auf. Eine abnormale Reaktion der Haut bei einer Aussetzung gegenüber dem Sonnenlicht ist die *Berloquesche Dermatitis*, die durch die Anwesenheit von Bergamotteöl in Parfums oder Eau de Cologne verursacht wird, das man vor dem Sonnenbaden auf die Haut gebracht hat und das sie überempfindlich gegen Licht macht. Die auftretenden dunklen Flecken bleiben oft. Andere Störungen gehen mit einer Verminderung oder einem völligen Mangel an Pigment einher. Erblicher Pigmentmangel in der Haut, den Haaren und Augen ist als *Albinismus* bekannt. Bei einer Person mit dieser Eigenart, einem *Albino*, wird überhaupt kein Pigment gebildet, und die weißgelbliche Hautfarbe wird deshalb nicht durch Sonnenlicht verändert, das Haar ist weiß, und die Augen scheinen aufgrund des Pigmentmangels in der Iris rot. Beim Mann ist Albinismus eine rezessive Erbanlage (↗ Vererbung), die unter 10 000 etwa bei einer Person auftritt. Das stellenweise Fehlen von Pigment *(Vitiligo)*, gekennzeichnet durch das Auftreten weißer Hautflecken, ist weiter verbreitet und tritt bei etwa einem Prozent der Bevölkerung auf. Es ist nicht krankhaft, nur entstellend. Ein Mangel an Pigment kann auch durch äußere Faktoren verursacht werden, wie beispielsweise durch die Wirkung bestimmter Chemikalien.

Pigmentstörungen sind schwierig zu behandeln; die dunklen Flecken kann man zwar gelegentlich abschaben, aber das liefert nicht immer zufriedenstellende Resultate. Auch bei verminderter Pigmentierung, wie bei Vitiligo, gibt es keine völlig erfolgreiche Behandlung. Die besten Erfolge sind dadurch erreicht worden, daß man gefärbte Präparate auf die Haut brachte. Es sind auch Versuche mit verschiedenen Arten von Tätowierungen unternommen worden und mit Substanzen, die die Eigenschaft haben, Pigment in der Haut zu bilden. Farbänderungen der Haut müssen nicht immer mit der Bildung von Pigment verbunden sein; viele Gifte und bestimmte Nahrungsmittel können eine Hautverfärbung hervorrufen. So hat etwa das Karotin in Karotten die Eigenschaft, die Haut bräunlich zu färben. Äußere Faktoren sind ebenfalls wichtig, so z. B. das Tätowieren, bei dem bestimmte unlösliche Farbstoffe als Pigment mit einer Nadel unter die Haut gebracht werden.

Chemikalien und kleine Fremdkörper können die Haut auf diese oder jene Weise ebenfalls verfärben.

Vergleiche auch: Haut, Muttermal, Sommersprossen.

Pilzerkrankungen, *Mykosen*, lassen sich grob in zwei Gruppen einteilen: die *Dermatomykosen*, welche nur die Haut und ihre Anhangsorgane befallen und relativ häufig sind, sowie die *inneren Pilzerkrankungen*, die in den inneren Organen des Körpers auftreten, in Ländern mit gemäßigtem Klima jedoch sehr selten sind.

Die *Dermatomykosen* oder *Hautpilzerkrankungen* werden durch Pilzarten verursacht, die in der Hornschicht der Haut, auf den Haaren und Nägeln wachsen. Die Hornsubstanz wird durch den Pilz zerstört, was die sichtbaren Krankheitserscheinungen hervorruft. Gelegentlich tritt eine Überempfindlichkeitsreaktion auf, wenn der Patient gegen die Zerfallsprodukte des Pilzes sensibilisiert wird. Diese Reaktion kann in Form einer Entzündung, manchmal auch mit einer eitrigen Ablösung des Gewebes stattfinden; in anderen Fällen gelangen die Stoffwechselprodukte in den Blutstrom und rufen an anderen Körperstellen Ausschläge hervor. So kann es z. B. vorkommen, daß bei Personen mit Fußpilz kleine Bläschen *(Myzelien)* an den Handflächen auftreten. Der *Fußpilz* ist eine der häufigsten Pilzerkrankungen des Menschen. Er wird von den Pilzarten *Trichophyton* und *Mikrosporon* verursacht und tritt hauptsächlich zwischen den Zehen auf *(Zwischenzehenmykose)*. In den meisten Fällen erscheinen Blasen und Risse, und die Haut wird aufgeweicht. Ein häufiges Symptom ist der Juckreiz. Diese Pilzarten sind weit verbreitet und sehr infektiös. Die Erkrankung ist gewöhnlich nicht besonders lästig, doch pflegen sich die Hautveränderungen und der Juckreiz im Sommer wegen der Hitze und der verstärkten Absonderung von Fußschweiß zu verstärken. In dieser Jahreszeit sollte daher auch die Behandlung intensiviert werden. Eine vollständige Ausheilung ist nur schwer zu erreichen. Die Hauptmaßnahme ist, die Bedingungen für das Wachstum der Pilze zu verschlechtern; dabei wird man versuchen, die Haut zwischen den Zehen trocken zu halten, den Fußschweiß zu vermindern und das Abschälen der Hornschicht zu beschleunigen. Die Pilze können auch mit Hilfe von antimykotischen Medikamenten in Form von Salben, Flüssigkeiten oder Puder, mitunter auch durch intern wirkende Antimykotika in Tablettenform abgetötet werden. Es ist wichtig, die Füße öfters zu waschen, gut durchlüftetes Schuhwerk zu tragen und die Strümpfe regelmäßig zu wechseln.

Eine andere Art von Hautpilz tritt an verschiedenen Stellen des Körpers auf und verursacht oft Veränderungen vom Typ der *Ringelflechte*. Die Pilze befallen hauptsächlich die Leistengegend und den Rumpf. Das infizierte Gebiet wird im Zentrum blaß und vergrößert sich durch Ausdehnung in die Peripherie, so daß sich Ringe aus kleinen roten Bläschen mit einem Zentrum von scheinbar gesunder Haut bilden. Wenn sich mehrere solcher Ringe vereinigen, kann ein bizarres Muster entstehen, das der Krankheit auch ihren Namen gab. Mehrere Flecken können zur selben Zeit entstehen. Die Behandlung entspricht etwa der des Fußpilzes.

Hautpilze befallen auch die Kopfhaut sowie die Bartregion; die Krankheit wird oft von Haustieren übertragen. Es kommt dann leicht zu allergischen Reaktionen, die eine Abwehrreaktion des Körpers darstellen. Die Krankheit verschwindet gewöhnlich spontan nach kurzer Zeit.

Einige dieser Pilzarten sind ausschließlich Parasiten des Menschen. Wenn die Kopfhaut betroffen ist, spricht man von *Tinea capitis*, die oft stellenweisen Haarausfall und starken Juckreiz bewirkt. Die Behandlung kann hier mitunter schwierig sein; gelegentlich wird eine oberflächliche Röntgenbestrahlung erforderlich, wobei das gesamte Haar zunächst ausfällt. Die Krankheit verschwindet dann völlig, und das Haar wächst allmählich wieder nach.

Den Befall der Nägel durch Pilze bezeichnet man als *Onychomykose*. Die Nägel können dabei durch Verdickungen und Einreißen verformt werden. Diese Veränderungen spielen sich in der Regel an den Fußnägeln ab und sind zwar wenig lästig, es sei denn, daß auch die Fingernägel von der Erkrankung betroffen sind. In vielen Fällen müssen die Nägel im Verlauf der Behandlung entfernt werden; sie wachsen jedoch nach und können dann vollkommen gesund sein.

Die *inneren Pilzerkrankungen* sind wesentlich ernsthaftere Erkrankungen, sie treten jedoch fast nur in den Tropen auf.

Einige dieser Infektionen, wie z. B. die *Aktinomykose*, die *Moniliasis* und die *Histoplasmose*, treten mitunter auch in gemäßigten Breiten auf, jedoch fast nur als Komplikation einer langdauernden Antibiotikatherapie.

Die *nordamerikanische Blastomykose* hingegen ist vornehmlich in den gemäßigten Gegenden Nordamerikas anzutreffen. Eine Form der Krankheit zeichnet sich durch typische Hautveränderungen aus; sie befällt hauptsächlich die Gesichtshaut, die Hände und Füße und beginnt mit kleinen Geschwüren, deren Ränder erhaben und rauh sind. Die Geschwüre vergrößern sich und dehnen sich gewöhnlich auf große Hautgebiete aus. Bei einer anderen Form befällt der Pilz die Lungen, verursacht dort eine Infektion und verbreitet sich dann weiter zu anderen inneren Organen, wie dem Gehirn und den Hirnhäuten, aber auch auf das Skelett und die Genitalien.

Pilzvergiftung, Vergiftung durch das Verspeisen giftiger Pilze. Manche Pilze verursachen keine allgemeine Vergiftung, sondern führen zu Darmreizungen mit Nasenbluten, Erbrechen, Leibschmerzen und Durchfällen als Hauptsymptomen. Diese Art von Vergiftungen ist nicht allzu gefährlich.

Die meisten ernsten Pilzvergiftungen werden durch 2 Pilze verursacht: den *Fliegenpilz* oder *Amanita muscaria* sowie den *Grünen Knollenblätterpilz* oder *Amanita phalloides*.

Der *Fliegenpilz* enthält *Muskarin*, ein Gift, das vermehrte Speichelabsonderung, Kontraktion der Pupillen, Leibschmerzen, Durchfälle und eine Pulsverlangsamung (Bradykardie) hervorruft. Ein wirksames Gegenmittel bei einer solchen Vergiftung ist das Atropin.

Der *Grüne Knollenblätterpilz*, der gelegentlich mit dem Champignon verwechselt wird, enthält zwei Giftstoffe, *Amanitin* und *Phalloidin*, die gewöhnlich eine schwere Darmreizung mit blutigen Durchfällen, Erbrechen und Schockzustand hervorrufen. Diese Symptome treten etwa 6–15 Stunden nach dem Verzehr des Giftpilzes auf. Auf dieses akute Stadium folgen schwere Leber- und Nierenschädigungen. Die Sterblichkeit ist verhältnismäßig hoch, und die Möglichkeiten der Behandlung sind begrenzt.

Diese und andere Giftpilze können bei feuchtwarmem Wetter auch im Garten auftreten. Sie sollten dann rechtzeitig vernichtet werden, bevor neugierige Kinder sie möglicherweise pflücken und essen. Niemand sollte jemals ohne Pilzkenntnisse Pilze sammeln bzw. ihm nicht genau bekannte Pilze mitnehmen.

Vergleiche auch: Vergiftung.

Placenta praevia, eine relativ häufige Schwangerschaftskomplikation, die etwa bei einer von 150 Geburten auftritt. Normalerweise nistet sich das befruchtete Ei in der Schleimhaut im oberen Teil der Gebärmutter ein, wo sich dann der Mutterkuchen entwickelt. Manchmal jedoch setzt sich das Ei im unteren Teil der Gebärmutter fest, und der Mutterkuchen kann teilweise oder ganz den Gebärmuttermund bedecken. In einem solchen Fall treten gegen Ende der Schwangerschaft oft schwere Blutungen auf; gewöhnlich ist dann ein Kaiserschnitt nötig, um das Kind zur Welt zu bringen.

Plastische Chirurgie, Teilgebiet der Chirurgie, das sich zum Ziel gesetzt hat, bei Patienten mit körperlichen Mängeln und Entstellungen, die entweder angeborene Mißbildungen oder Verletzungsfolgen sind, die normalen körperlichen Verhältnisse herzustellen *(Wiederherstellungschirurgie)*. An Verletzungen kommen vor allem Kriegsverwundungen, Folgen von Autounfällen und Gewebsverluste nach der Entfernung von Tumoren in Frage. Eine weitere wichtige Gruppe sind die Patienten mit schweren Verbrennungen. Die Behandlung zielt auf die Wiederherstellung der normalen Funktion eines verletzten Körperteils, aber ebenso auch auf die Beseitigung von Entstellungen. Die plastische Chirurgie kann auch zu reinen Schönheitszwecken *(kosmetische Chirurgie)* angewandt werden, z. B. bei der Korrektur von äußeren Abnormitäten, wie abstehenden Ohren, einem zu massigen oder zu weit vorspringenden Kiefer, einem fliehenden Kinn, einer zu großen oder zu platten Nase usw.

Die Technik der plastischen Chirurgie beruht im großen und ganzen auf der Möglichkeit der Verpflanzung lebenden Gewebes. Die Verpflanzung von Geweben desselben Organismus von einem Körperteil auf den anderen wird *Autotransplantation* genannt; sie ist wohl am häufigsten. Die Übertragung von Geweben und Organen von einer Person auf die andere, die *Homotransplantation*, muß mit großen Schwierigkeiten kämpfen, da das verpflanzte Gewebe, das *Transplantat*, in dem Empfängerorganismus als Fremdkörper wirkt und sehr schnell durch immunologische Abwehrmechanismen zerstört wird. Allerdings kann sie in bestimmten Fällen auch dann noch von Wert sein, wenn das fremde Gewebe nur eine gewisse Zeit überlebt, z. B. bei der Behandlung ausgedehnter Verbrennungen durch eine vorübergehende Abdeckung mit Haut eines fremden Spenders. Ein Ausnahmefall sind eineiige Zwillinge, die das Gewebe des anderen wegen ihrer biochemischen Gleichheit dauerhaft behalten. Die Homotransplantation ist auch bei Geweben, die keine eigenen Blutgefäße haben, wie etwa die Hornhaut des Auges oder Knorpel, in einem beschränkten Ausmaß möglich, aber sogar in solchen Fällen kann man von vornherein annehmen, daß das Transplantat durch neugebildetes Material ersetzt oder zerstört wird. Homologes Material kann ohne große Schwierigkeiten in tiefgefrorenem oder gefriergetrocknetem Zustand über einen langen Zeitraum hinweg in einer *Gewebebank* gelagert werden.

Die häufigsten Transplantate sind Haut, Knorpel, Knochen, Sehnen, Fettgewebe und Gefäß- und Nervengewebe. Die Verpflanzung kann entweder als freies Transplantat oder als *gestielter Lappen* durchgeführt werden. Im ersten Fall wird das Gewebe völlig aus seiner ursprünglichen Lage entfernt, bevor es übertragen wird, im anderen Fall bleibt der Kontakt mit der Ursprungsregion durch einen Sockel erhalten, um die Blutversorgung des Transplantats so lange zu gewährleisten, bis es angeheilt ist und Blutgefäße aus der neuen Region hineingewachsen sind.

Eine *Stielverpflanzung*, die oft in verschiedenen Stufen durchgeführt werden muß, ist nicht selten mit großen technischen Schwierigkeiten verbunden. Die freie Übertragung wird dagegen heute mit standardisierten Arbeitsmethoden durchgeführt, und unter günstigen Bedingungen kann man sich auf eine Einheilung verlassen.

Bei der freien Verpflanzung können größere Lappen der äußeren Haut (Epidermis mit einem Anteil Lederhaut) auf eine Wunde an einer anderen Stelle des Körpers übertragen werden, wo sie fest eingepflanzt werden und eine normal funktionierende Bedeckung der Haut fördern. Diese Technik ist durch die Anwendung besonderer Instrumente für Hautschnitte, des *Dermatoms (Hauthobel)*, beachtlich erleichtert worden. Die tieferen Lagen der Haut bleiben zurück, so daß sich die Haut an der Entnahmestelle wieder normal regenerieren kann. Der gewünschte Erfolg kann manchmal dadurch erzielt werden, daß man sich benachbarter Gewebe bedient, die teilweise verlagert oder denen andere Funktionen als ihre eigentlichen übertragen werden, je nachdem, was notwendig erscheint. Körperfremde Materialien sind lange zu Wiederherstellungszwecken erprobt worden *(Alloplastik)*. Früher wurden z. B. Paraffin und Elfenbein bei dem Versuch angewandt, der Nase eine neue Form zu geben. Die Behandlung mit Paraffin ist heute völlig aufgegeben worden, da es in späten Stadien der Genesung schwere Gewebsreaktionen hervorruft.

Rostfreier Stahl, Tantal, Silber und andere Metalle sind erprobt worden, genauso wie verschiedene Kunststoffe. Die Erfahrung zeigt jedoch, daß der Körper solche Substanzen wegen der Entwicklung von Infektionen und anderen Komplikationen oft abstößt. Das Interesse an der Alloplastik ist aber groß, und die Forschung auf diesem Gebiet hat neue und bessere synthetische Erzeugnisse in die Hand des Chirurgen gegeben. Heute werden z. B. mit bestem Erfolg Gelenkprothesen aus Dacron und Teflon eingesetzt. Die plastische Chirurgie, die von denen, die sie praktizieren, nicht nur eine ausgefeilte und hochentwickelte Technik, sondern auch schöpferische und künstlerische Begabung fordert, kann aufsehenerregende Erfolge zeitigen. Heute wird es oft als Routineangelegenheit betrachtet, eine durch Säure- und Laugenverätzung zerstörte Speiseröhre durch einen Hautschlauch zu ersetzen, eine Vagina da zu

PLASTISCHE CHIRURGIE

Eine der Aufgaben der plastischen Chirurgie ist es, nach schweren Verletzungen die vorher vorhandenen körperlichen Gegebenheiten wiederherzustellen. Tiefgehende Verbrennungen machen *Hauttransplantationen* notwendig, d. h. die Übertragung von Hautstücken von anderen Körperteilen, so daß sie auf der verletzten Partie anwachsen können.

Links ein Mann mit schweren Gesichtsverbrennungen durch Schwefelsäure. In einer Reihe von Operationen wurde Haut auf die rechte Gesichtshälfte und das Augenlid verpflanzt. Rechts derselbe Mann neun Jahre später.

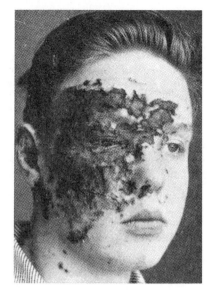
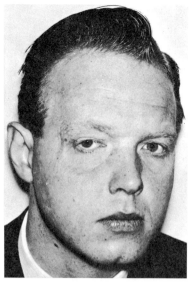

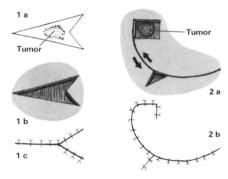

Die normale Elastizität der Haut kann ausgenutzt werden. Zwei Methoden, eine Hautgeschwulst zu entfernen, ohne daß man die herausgeschnittene Haut ersetzen muß (1a–c, 2a, b).

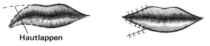

Ein verzogener Mundwinkel kann durch Hochrücken eines Hautlappens korrigiert werden.

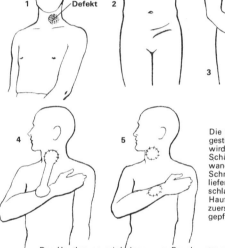

Die Methode des gestielten Lappens wird bei tieferen Schäden angewandt (1). Zwei Schnitte im Bauch liefern einen schlauchförmigen Hautlappen (2), der zuerst auf den Arm gepflanzt wird (3).

Der Hautlappen wird dann vom Bauch getrennt und zur Bedeckung der Halswunde benutzt (4). Wenn der Schnitt angewachsen ist, wird seine Verbindung mit dem Arm gelöst (5).

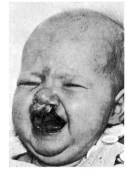
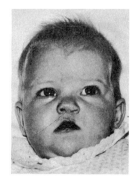

Die plastische Chirurgie kann oft angeborene Mißbildungen und Schäden beheben. Links: ein drei Monate altes Kind mit Hasenscharte und Wolfsrachen. Als das nächste Bild aufgenommen wurde, waren die Nase, die Lippen und Vorderseite des Gaumens nachgeformt worden.

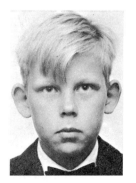
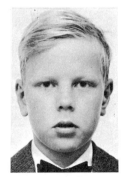

Oben: ein Junge mit abstehenden Ohren vor und nach der Behandlung.
Starkes Abweichen vom normalen Aussehen, wie bei den beiden Bildpaaren gezeigt, kann bereits im kindlichen Alter ein beträchtliches seelisches Leid verursachen.

schaffen, wo nie eine solche angelegt war, oder einen funktionsfähigen Unterkiefer aus einem Stück Hüftknochen zu formen.

Pneumokoniose, der Sammelausdruck für Erkrankungen der Lunge, die durch das Einatmen von Metall- oder Mineralstaub *(Staublungenkrankheit)* entstehen. Die Luft enthält immer gewisse Verunreinigungen, kleine Schmutzpartikel, die aber fast alle durch die Zilien und den Schleim des Bronchialbaumes wieder nach außen befördert werden. Jene Partikel, die bis in die Lungenalveolen eindringen, werden durch die Lymphe entfernt und in den Wänden und Drüsen des lymphatischen Systems der Lunge abgelagert. Kohlenstaub kann auf diese Weise bis zu einer nahezu vollkommenen Schwarzfärbung der Lungen angesammelt werden, ohne daß sich dabei die funktionelle Kapazität des Organs verringert. Man bezeichnet diesen Zustand als *Anthrakose*, eine in Industriegebieten sehr häufige Krankheit. Ähnliche Ablagerungen werden durch Aluminium, Asbest und Eisen verursacht; so kennt man folglich eine *Aluminose*, eine *Asbestose* und eine *Siderose (Eisenlunge)*.

Wesentlich gefährlichere Auswirkungen hat eine Außenluft, die Quarzstaub enthält; sie verursacht die sogenannte *Silikose*. Hier wird durch die Quarzpartikel eine neue Gewebeschicht in den Lungen gebildet, welche die Aufnahme des Sauerstoffs und die Blutzirkulation stark vermindert. Die Krankheit schreitet langsam fort und führt zu zunehmender Kurzatmigkeit und Atembeschwerden. Die verringerte Durchblutung der Lungen bedeutet gleichzeitig eine verstärkte Belastung des Herzens. Silikate sind in Granit, Feuerstein, Schiefer, Quarz, Sandstein und in anderen Mineralien enthalten. Die Silikose ist also eine Berufskrankheit, die überall dort auftritt, wo diese Minerale bearbeitet oder verwandt werden, so z. B. im Bergbau, in Porzellanfabriken, Putzmittelfabriken und in Quarzbergwerken.

Durch die erhebliche Verbesserung der Gesundheitsvorschriften in Betrieben ist das Auftreten der Silikose in der heutigen Zeit gegenüber früher stark zurückgegangen. Weiterhin werden jene Personen, die durch die Ausübung ihres Berufes in besonderem Maße gefährdet sind, einer regelmäßigen Kontroll- und Röntgenuntersuchung zugeführt. Dies ermöglicht eine Früherkennung der Krankheit. Die Silikose ist unheilbar, und eine Behandlung im Spätstadium bleibt wirkungslos. Lediglich die Symptome können durch die Gabe von Beruhigungsmitteln und durch die Inhalation von Sauerstoff gemildert werden.

Pocken, *Variola, Blattern,* eine höchstansteckende gefährliche Infektionskrankheit, deren Verlauf von hohem Fieber und charakteristischen Hautbläschen, den *Pocken,* gekennzeichnet ist. In früheren Zeiten traten in regelmäßigen Abständen Epidemien mit hoher Sterblichkeit auf. Heute finden sich noch endemische Pockenherde in Indien, Pakistan, China, Zentralafrika und Südamerika. Der Krankheitserreger, ein Virus *(Paschensches Elementarkörperchen)*, ist äußerst widerstandsfähig und wird durch Tröpfcheninfektion, oft auch durch Kontakt mit dem Inhalt der Pockenpusteln übertragen. Nach einer Inkubationszeit von 10–14 Tagen beginnt die Krankheit gewöhnlich mit hohem Fieber, Schüttelfrost, starken Kopf- und Kreuzschmerzen. Nach 3–4 Tagen tritt ein Nachlassen des Fiebers ein, und ein rotes, leicht erhabenes Exanthem breitet sich über den Körper aus. Dieses entwickelt sich zu den eigentlichen Pockenpusteln, die Erbsengröße erreichen können. Diese Pusteln, die oft im Gesicht und an den Gliedmaßen besonders reichlich auftreten, enthalten eine wäßrige Flüssigkeit, die am 8. oder 9. Tag ein eiterähnliches Aussehen annimmt. Gleichzeitig steigt die Körpertemperatur wieder an und bleibt erhöht, bis die Pockenpusteln schließlich zusammenfallen und eintrocknen. Nach Abfallen des Schorfes bleiben gut sichtbare, entstellende Narben zurück. Die überstandene Krankheit hinterläßt eine langdauernde Immunität.

In schweren Fällen treten Haut- und Schleimhautblutungen sowie Blutungen in die Pusteln auf, was als *hämorrhagische* oder *schwarze Pocken* bezeichnet wird. Das Pockenvirus befällt auch oft Mund- und Rachenschleimhaut sowie die Augen; die Pusteln entzünden sich leicht und fließen zusammen. Dieses ist eine bedrohliche und früher sehr gefürchtete Komplikation. Blutvergiftung und Lungenentzündung können als Folge auftreten, Enzephalitis und Meningitis sind weitere schwere Komplikationen, die für die hohe Sterblichkeit verantwortlich zu machen sind.

Da es kein wirksames Heilmittel gegen den Infektionserreger selbst gibt, kann die Behandlung nur darin bestehen, den Patienten durch Gaben von Antibiotika und gute Allgemeinpflege vor den verschiedenen Komplikationen zu schützen. Der Patient wird in Isolierung gehalten, um ein Ausbreiten der Krankheit zu verhindern. Im Jahre 1790 beobachtete der englische Arzt *Edward Jenner*, daß Personen, die eine ähnliche, aber wesentlich leichter verlaufende Krankheit, die *Kuhpocken (Variola vaccina),* durchgemacht hatten, niemals an den echten Pocken erkrankten. Dies brachte Jenner auf den Gedanken, einen Impfstoff gegen Pocken aus der Lymphe von an Kuhpocken erkrankten Kälbern herzustellen. Dieser erste Impfstoff wurde *Vakzine* genannt (lat. *vacca* = die Kuh).

Einziger Schutz gegen die Pocken ist die *Pockenschutzimpfung*. Sie bietet einen guten, jedoch keinen dauerhaften Schutz gegen diese Krankheit. Geimpfte Personen können manchmal erkranken, jedoch dann meist nur an der abgeschwächten Form der Pocken *(Variolois).*

Vergleiche auch: Infektionskrankheiten.

Poliomyelitis, *spinale Kinderlähmung, Heine-Medinsche Krankheit,* eine akute Infektionskrankheit, die im allg. unter dem Namen *Kinderlähmung* bekannt ist, da sie besonders bei Kleinkindern auftritt. Sie wird durch ein Virus verursacht, von dem die Typen I *(Brunhilde),* II *(Lansing)* und III *(Léon)* bekannt sind. Die Infektion gelangt durch die Mundhöhle in den Körper, infiziert zuerst die Mandeln und den Darm und gelangt dann über die Lymphdrüsen ins Blut. Das Virus bleibt dann entweder in der Blutbahn, um allmählich zu verschwinden, oder es breitet sich in die Nervenzellen von Rückenmark oder Gehirn aus. Im ersten Fall ist die Infektion unbedeutend und kann völlig unbemerkt ablaufen, im zweiten Fall jedoch entstehen schwerste pathologische Veränderungen. Die Zerstörung der Nervenzellen führt zu einer Lähmung der von ihnen innervierten Muskeln, und wenn diese Paralyse bestehenbleibt, kommt es zu einem allmählichen Muskelabbau.

Die Symptome der Krankheit sind Fieber, Kopfschmerzen, Halsschmerzen, gesteigerte Muskelempfindlichkeit, eine Versteifung des Nackens und leichte, ziehende Schmerzen an den Extremitäten. Die Krankheit verläuft oft ohne Lähmungserscheinungen, und der Patient erholt sich schnell. In schweren Fällen tritt die Paralyse in verschiedenen Graden auf. Die Poliomyelitis entwickelt sich oft in zwei Stadien. Im ersten, *infektiösen* Stadium treten nur relativ uncharakteristische Symptome auf, die nach ein paar Tagen wieder verschwinden. Die zweite Periode der Krankheit beginnt eine Woche danach und ist oft mit dem Beginn der Paralyse verbunden, die dann zwei bis vier Tage später auftritt und sich noch über die Dauer einer weiteren Woche verstärken kann. Die Besserung der Krankheit macht in den ersten Wochen nach dem Abklingen der Infektion große Fortschritte, schreitet jedoch danach nur noch sehr langsam fort.

Der Grad der Lähmung reicht von einer unbedeutenden Schwäche in einem einzigen Muskel bis zum totalen Verlust fast aller willkürlichen Muskeln. Die Krankheit kann zum Tode führen, wenn sie die Atemmuskulatur befällt. Eine Lähmung der Atemmuskeln oder eine Störung im Atmungszentrum des Gehirns führt zu einer Verminderung des Gasaustausches; die Folge ist ein Sauerstoffmangel im Blut, was eine weitere Zerstörung anderer Gehirnzentren nach sich ziehen kann. Eine Atemlähmung erfordert sofortige Behandlung — zunächst durch künstliche Beatmung und möglicherweise auch einen Luftröhrenschnitt (Tracheotomie). Dabei ist es ebenfalls notwendig, ständig den Schleim aus den Luftwegen des Erkrankten abzusaugen oder den Patienten in einer schrägen Position zu lagern. Einige Kranke bleiben für viele Jahre, manche sogar für den Rest ihres Lebens von künstlicher Beatmung in einer *eisernen Lunge* abhängig. Die größte therapeutische Bedeutung fällt bei der Poliomyelitis auf die Nachbehandlung, bei welcher man versucht, die Funktion der Muskeln wiederherzustellen. Wenn die zerstörten Nervenzellen keine Impulse mehr zu den Muskelfasern aussenden, bleiben die betroffenen Muskeln gelähmt. Wenn die Verbindung zwischen Nervenzelle und Muskel für längere Zeit unterbrochen wird, stirbt die Muskelfaser ebenfalls ab. Es kommt aber vor, daß eine intakte Nervenzelle neue Nervenfasern aussendet und somit für die zerstörte Zelle einspringt. Durch Übungen wird nun versucht, die Kraft jener Muskelfasern zu verstärken, welche noch durch überlebende Zellen kontrolliert werden. Allmählich kann der Patient die Fähigkeit zum aktiven Gebrauch der gelähmten Glieder wieder erlangen.

Vor Beginn der Übungen werden oft die erkrankten Körperpartien durch eine Schiene unterstützt, damit sie nicht durch den Gebrauch der gesunden Muskulatur deformiert werden. Wenn der Schaden zu ausgeprägt ist, wird man durch Übungen nichts mehr erreichen können. Hier wird man jedoch versuchen, durch Prothesen oder die operative Verpflanzung eines Muskels eine Verbesserung des Zustandes herbeizuführen. Ein großer Teil des Heilerfolges liegt beim Patienten selbst. Die psychologischen Faktoren spielen bei der Behandlung eine entscheidende Rolle; so kann eine geringfügige Besserung den Patienten dazu veranlassen, seine Übungen fortzusetzen. Sowohl der Arzt wie auch der Heilgymnastiker werden immer wieder unterstreichen, wie wichtig Geduld und Durchhaltevermögen für einen Erfolg in der Behandlung sind. Sehr gute Resultate werden auch mit der *Hydrotherapie* erzielt, d. h. mit der krankengymnastischen Behandlung unter Wasser. Es ist nämlich wegen des Auftriebs einfacher, die Gliedmaßen beim Schwimmen im Wasser zu bewegen, wobei dann auch vom Kranken die besten Resultate erzielt werden. Eine solche Behandlung kann über mehrere Jahre andauern und schließt auch die Vorbereitungen zu einer Rehabilitation des Patienten in der Arbeit und im Alltag ein.

Die Poliomyelitis ist eine epidemische Krankheit, deren Verbreitung vom Immunitätsgrad der Bevölkerung abhängt. Eine Immunität ist dann vorhanden, wenn sich im Blut Antikörper gegen das Poliovirus gebildet haben. Solche Antikörper können entweder auf natürliche Weise, das heißt durch eine Infektion, oder durch eine Impfung mit dem Virus gebildet werden. Im ersteren Fall richten sich jedoch die Antikörper nur gegen die Viren eines bestimmten Typus, und es besteht kein Schutz gegen die Viren der beiden anderen Gattungen. Dies erklärt auch die Tatsache, warum Patienten gelegentlich ein zweites Mal an der Polio erkranken. Ein Kind erbt die Antikörper von einer immunisierten Mutter, verliert sie aber wieder im Alter von sechs Monaten. Nur ein kleiner Prozentsatz der erwachsenen Bevölkerung ist mit dem Poliovirus noch nicht in Berührung gekommen, ist aber dadurch besonders gefährdet, eine sehr schwere Infektion zu erleiden. Mit steigendem Alter nimmt

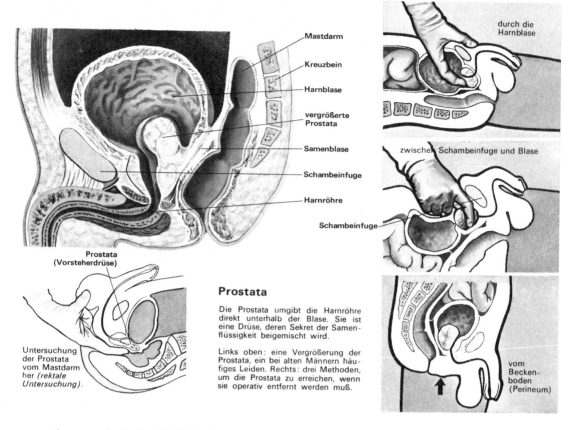

Prostata

Die Prostata umgibt die Harnröhre direkt unterhalb der Blase. Sie ist eine Drüse, deren Sekret der Samenflüssigkeit beigemischt wird.

Links oben: eine Vergrößerung der Prostata, ein bei alten Männern häufiges Leiden. Rechts: drei Methoden, um die Prostata zu erreichen, wenn sie operativ entfernt werden muß.

darum auch die Sterblichkeit der Krankheit zu. Einmal im Darm angelangt, vermehrt sich das Poliovirus in der Schleimhaut und verbleibt dort für einen Zeitraum bis zu drei Monaten.

Bis zu diesem Jahrhundert trat die Poliomyelitis nur sporadisch auf. Die ersten ausgeprägten Epidemien wurden kurz vor der Jahrhundertwende registriert. Es zeigte sich die Tendenz, daß die Häufigkeit der Krankheit in den zivilisierten Ländern ständig zunahm, insbesondere in Gebieten, wo sie sich schon frühzeitig bemerkbar gemacht hatte. Diese Befunde ließen es als dringlich erscheinen, daß ein wirkungsvoller Impfstoff entwickelt werden müßte. Es gelang nun, große Mengen des Virus durch Zellkulturen von Affennieren zu erhalten. Die erste erfolgreiche Testreihe mit *Polioimpfstoff* wurde 1954 von dem Amerikaner *Jonas E. Salk* durchgeführt. Dieser Impfstoff (*Salk-Vakzine*) wird durch dreimaliges Spritzen verabreicht; er enthält drei Typen von abgetöteten Viren. Die Impfung bewirkt in erster Linie eine Senkung der Gefahr des Übergreifens der Infektion auf das Zentralnervensystem. Darüber hinaus scheint der Impfstoff auch die Verbreitung der Viren zu verhindern, und es gibt heute schon Länder, wo man fast von einer Auslöschung des Erregers sprechen kann. Die Impfung reduzierte z. B. das Auftreten von Poliomyelitis in den Vereinigten Staaten von 57879 Neuerkrankungen im Jahre 1952 auf nur 121 Fälle im Jahre 1964. In der Bundesrepublik traten 1952 noch 9517 Fälle auf. 1971 dagegen nur noch 17.

Im Jahre 1960 wurde von dem russischstämmigen Amerikaner *Albert Sabin* ein Schluckimpfstoff (*Sabin-Impfstoff*) entwickelt, der abgeschwächte, lebende Viren enthält. Diese heute allgemein übliche perorale Impfung, auch als *Schluckimpfung* bekannt, wirkt gegen alle drei Arten von Poliomyelitis und führt zu einer viele Jahre dauernden guten Immunisierung.

Vergleiche auch: Impfungen, Infektionserreger, Infektionskrankheiten.

Prostata, *Vorsteherdrüse*, eine Drüse des Mannes von annähernd Kastaniengröße, die direkt unterhalb der Harnblase gelegen ist und die Harnröhre umgibt. Das Organ besteht aus rund vierzig Drüschen, die durch Bindegewebe zusammengehalten werden und ihr Sekret durch ungefähr zwanzig verschiedene Ausführungsgänge in die Harnröhre entleeren. Jedes drüsige Bläschen ist von glatter Muskulatur umgeben. Die Prostata produziert ein dünnflüssiges Sekret, das bei der Ejakulation zur Samenflüssigkeit gegeben wird. Die Pro-

stata wird durch Kontraktion der glatten Muskeln rasch entleert. Das Sekret wird als bedeutsam für die Beweglichkeit und die Lebensdauer der Spermien angesehen.
Vergleiche auch: Geschlechtsorgane; B Geschlechts- und Harnorgane I–III.

Prostata-Erkrankungen. Man kann in der Hauptsache drei Erkrankungsarten, nämlich die Entzündung, die Vergrößerung der Prostata und den Prostatakrebs, unterscheiden. Die *Prostatitis* oder Entzündung der Vorsteherdrüse kommt ziemlich häufig vor und befällt oft gleichzeitig auch die Samenblasen. Die Entzündung kann sowohl akut als auch chronisch verlaufen. Die *akute Prostatitis* wird gewöhnlich durch Eitererreger verursacht, die durch die Harnröhre eindringen. Es kann sich hierbei auch um Gonorrhöebakterien handeln. Die Symptome der Entzündung sind Fieber, Frösteln, Schmerzen in der Blasengegend sowie Schwierigkeiten beim Wasserlassen. Eine mögliche Komplikation ist die Mitinfektion anderer Harn- oder Geschlechtsorgane — so z. B. eine Entzündung der Nebenhoden. Die Behandlung erfolgt heute durch Sulfonamide und Antibiotika. Oft ist allerdings auch eine Einlieferung ins Krankenhaus notwendig. Die viel häufigere *chronische Prostatitis* ist oftmals Folge einer akuten Entzündung. Weitere Ursachen sind eine Stauung des Prostatasekrets in den Drüsen, eine Störung im venösen Blutsystem der Nachbarorgane oder eine Verengung der Harnröhre. In manchen Fällen bleibt die Ursache unbekannt. Eine Unterkühlung des Körpers kann zur Verschlechterung des Zustands führen. Unter den vielfältigen Symptomen einer chronischen Prostata-Entzündung sind ein trüber Ausfluß sowie häufiges und schmerzhaftes Wasserlassen am häufigsten. Mitunter kommt auch ein Schmerzgefühl in der Blasengegend vor, welches bis zum Rücken ziehen kann. Zeitweise kann auch eine Impotenz auftreten. Wie bei allen Prostata-Erkrankungen wird die Diagnose durch eine *Rektaluntersuchung* gestellt, wobei der Arzt mit einem Finger vom Mastdarm aus die Drüse abtastet. Die Diagnose wird dann mit Hilfe einer Bakterienkultur aus dem Prostatasekret gesichert. Die chronische Entzündung kann selten durch Antibiotika allein geheilt werden. Als weitere Behandlung kommen die Massage und die Bestrahlung mit Wärme in Betracht. Die Massage, wiederum über das Rektum appliziert, stimuliert den Sekretabfluß, unterstützt die Blutzirkulation und lockert die entzündlichen Verklebungen um die Prostata herum. Die Wärmebehandlung besteht aus heißen Bädern, warmen Einläufen und Kurzwellenbehandlung (Diathermie).

Die sog. *Prostatahypertrophie* oder das *Prostataadenom* (Vergrößerung der Vorsteherdrüse) ist ein häufiges Leiden älterer Männer und kann recht unangenehm sein. Die Vergrößerung hängt vermutlich mit hormonellen Störungen zusammen, welche durch eine verminderte Funktion der Hoden entstehen. Die Drüse kann sich manchmal mit Druck auf die Harnblase vergrößern, während sich in anderen Fällen das pathologische Wachstum auf den unteren Teil der Prostata beschränkt. Das bekannteste Symptom der Krankheit ist der vor allem nachts auftretende, übermäßig häufige Harndrang. Das Wasserlassen ist erschwert, da die vergrößerte Drüse die Harnröhre zusammenpreßt. So erklärt es sich, daß auch nach dem Wasserlassen noch ein Restharn in der Blase zurückbleibt, der dann schließlich zu Entzündungen der Harnwege führt. Der verstärkte Druck innerhalb der Blase kann zu einer Ausweitung der Harnleiter und des Nierenbeckens führen, wodurch die Nierenfunktion gestört und schließlich eine Urämie hervorgerufen wird. Die Diagnose der Krankheit erfolgt durch die Anamnese und die Rektaluntersuchung. Um ihr Ausmaß festzustellen, benutzt man das Röntgenverfahren mit Kontrastmitteln sowie das *Zystoskop*, ein optisches Instrument, das in die Harnröhre eingeführt wird. Neben der hormonellen Therapie steht die operative Entfernung der vergrößerten Drüse, die dem Patienten die Gewähr einer dauernden Heilung bietet, wobei die *Elektroresektion* (mit Drahtschlinge und Hochfrequenzströmen) eine führende Rolle spielt. Bei der akuten Harnverhaltung, bei der sich bis zu mehreren Litern Urin in der Blase befinden können, wird man dem Zustand durch das Einführen eines Katheters in die Harnröhre abhelfen.

Weniger häufig als die oben angeführten Krankheiten ist das *Prostatakarzinom*. Diese Krebsgeschwulst, die z. T. auch auf hormonellem Wege entstehen soll, zeichnet sich durch ein besonders langsames Wachstum aus. Die Symptome sind uncharakteristisch und vielfältig bis auf eine typische Verhärtung des Drüsenkörpers, die durch die Rektaluntersuchung getastet werden kann. Die sichere Diagnose erfolgt dann durch die mikroskopische Untersuchung eines Gewebestückes, das durch eine vorangegangene Punktion der Geschwulst entnommen wurde. Der Tumor kann durch eine Operation entfernt werden. Eine konservative Behandlungsmethode ist die Gabe von weiblichen Geschlechtshormonen, die das Wachstum des Tumors hemmen. In Fällen der Inoperabilität des Patienten beschränkt sich die Behandlung auf die Hormontherapie.

Psoriasis, *Schuppenflechte,* eine der häufigsten Hautkrankheiten mit einer geringen erblichen Komponente und im übrigen ungeklärter Ursache. Wie viele andere Hautkrankheiten ist sie nicht ansteckend. Es treten akut entzündliche, scharf abgegrenzte Wundstellen auf, die von feinen, wachsartigen Schuppen bedeckt sind. Knie und Ellbogen sind die am häufigsten betroffenen Stellen, es kann aber fast jeder Teil des Körpers angegriffen werden. Die Kopfhaut und die Nägel können ebenfalls in

MALEREI VON GEISTESKRANKEN I

In der Psychiatrie verwendet man oft die von künstlerisch begabten Patienten angefertigten Zeichnungen, Bilder und Plastiken, um zusätzliche Informationen über den Kranken und seinen Zustand zu gewinnen. Auffallend an den künstlerischen Erzeugnissen der an Psychosen leidenden Kranken sind ihre Affektiertheit und Manieriertheit. Die Affektiertheit ist kennzeichnend für die Hysterie und soll ein nicht vorhandenes Gefühl vortäuschen, die Manieriertheit ist symptomatisch für die Schizophrenie und soll u. a. ein »Erhabensein« über das Gewöhnliche und Gefühlsmäßige dartun. Typische Kennzeichen, die man in fast allen Bildern leicht erkennt, sind die oft abweichenden Farbgebungen mit ungewöhnlichen Farbtönungen wie Rosa, Hellviolett und der oft jähe Wechsel von Hell zu Dunkel. Auch die Motive, wie Körperfragmente und anatomische Darstellungen, eine Vorliebe für das Abstruse, Geheimnisvolle und Monströse, sind typisch für diese Malerei.

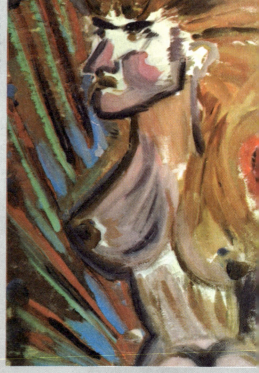

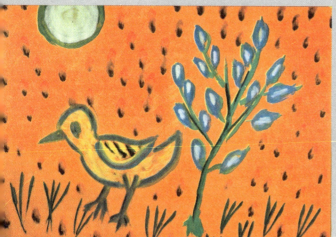

Chronische Schizophrenie. Auffallend an diesem Bild (Abb. oben) sind die kindlich naiven Züge, die Einfachheit der flächenmäßigen Darstellung ohne Nuancen, ohne Phantasie, das Befremdliche der schlichten Szene mit ihren nur angedeuteten Details und monotonen Wiederholungen, die unbefriedigende Farbkomposition, das Fehlen von Raum und Licht unter einem toten Gestirn. Man erkennt die wichtigen Krankheitssymptome: die Gefühlsarmut, die Trägheit, die Ungelenkheit und Weltfremdheit.

Hysterie. Dieses Bild (oben rechts), gemalt von einem Epileptiker, der sich aufgrund seiner Verhaltensstörungen und Allgemeingefährlichkeit in ärztlicher Behandlung befindet, zeigt deutliche hysterische Merkmale. Der erfahrene Arzt erkennt die sexuelle Provokation und Zweideutigkeit und die Aggressivität des Patienten. Das Bild offenbart durch die breite, impulsive und strahlenförmige Strichführung den sexuell abwegigen Charakter des Kranken.

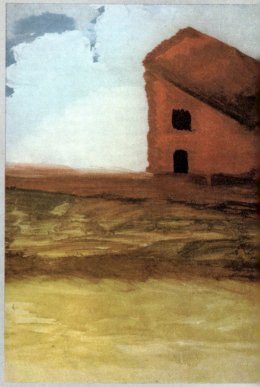

Schizophrener Defektzustand. Dieses von einer Muttermörderin gemalte Bild (rechts) offenbart keine der sprunghaft wechselnden Wahnideen der Patientin. Die zwischen dem bewölkten Himmel und der unfruchtbaren Erde isoliert stehende Hausfassade mit ihrer unterbrochenen Kontur ist ein Zeichen für den fehlentwickelten Zustand der Patientin.

MALEREI VON GEISTESKRANKEN II

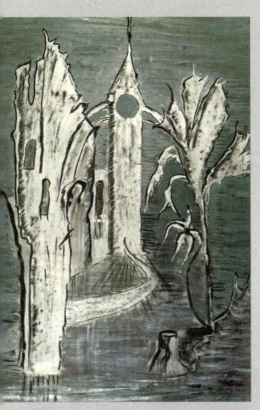

Depressive Psychose. In dieser toten, mit kalten Farben wiedergegebenen Szenerie (Abb. links) repräsentiert die Kirche die religiöse Einstellung, das Schloß die Machtlosigkeit des Kranken. Die gleichsam versteinerte Blume vereint sich mit den übrigen Formen, ohne diese zu beleben. Die eingeengte Welt des Patienten beschränkt sich auf die Trostlosigkeit des toten, ruinenhaften, durch ein Netz von magischen Bedeutungen untermauerten Steins.

Akute Psychose. Diese Darstellung der Mund-Kiefer-Partie (Abb. unten) stammt aus einer Serie von mehreren Bildern, die Teile des menschlichen Körpers zeigen und von einem Schizophrenen gemalt wurden. Mit diesen Malereien versucht der Patient, zu sich zurückzufinden und seine Persönlichkeit zu stabilisieren.

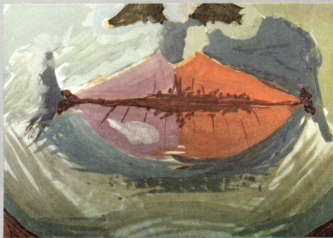

Die Beispiele oben und rechts zeigen deutlich die typischen Kennzeichen der manieristischen Malart der Schizophrenen: die Vorliebe für anatomische Themen und die Darstellung rätselvoller, monströser Gebilde der Natur.

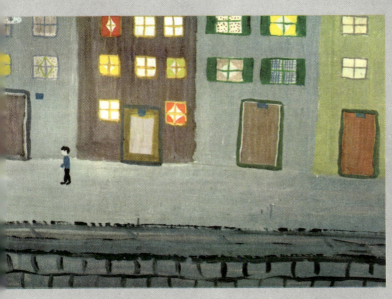

Exogene Psychose (Delirium tremens). Auffallend ist der verzierende und kindliche Charakter dieser Darstellung (Abb. links). Ein kleiner Junge irrt verloren auf einem breiten Gehweg vor einer endlosen Mauer von Häusern mit erleuchteten Fenstern, deren Türen verschlossen sind. Der Kranke, dem es nicht gelingt, sich in die Gesellschaft einzuordnen, findet nur im Vagabundieren, im Krankenhaus oder Gefängnis eine Lebensmöglichkeit. Den einzigen Ausweg, den er sieht, ist für ihn Alkohol, Flucht vor allem und jedem, Krankheit, Elend, Revolte oder der Selbstmord.

Mitleidenschaft gezogen werden, in manchen Fällen sogar die Gelenke. Insgesamt fühlt sich der Patient wohl, er leidet nur unter einem geringen Jucken und dem unerfreulichen Aussehen der wunden Stellen. Die Psoriasis verläuft in Schüben, die oft mit Infektionen, wie z. B. Mandelentzündung, verbunden sind. Im Sommer tritt gewöhnlich eine merkliche Besserung ein, es gibt aber keine dauerhafte Heilung. Die Schuppen können gewöhnlich mit Salizylsäure und anderen Medikamenten abgelöst werden, doch erscheinen die Herde früher oder später wieder.
Vergleiche auch: Hautkrankheiten.

Psychiatrische Untersuchung. Eine psychiatrische Untersuchung kann von einem Gericht zur Überprüfung der geistigen Gesundheit und Entwicklung einer Person angeordnet werden, die eines Verbrechens beschuldigt wird. Das Ergebnis psychiatrischer Untersuchungen ist für die Urteilsfindung des Gerichts von Wichtigkeit, da gewisse geistesgestörte Kriminelle von der Verurteilung zu Gefängnisstrafen ausgeschlossen werden. Die Gesetze vieler Länder schreiben vor, daß solche Täter entweder ambulant oder stationär in Heilanstalten, Trinkerheilanstalten oder in Jugendfürsorgeheimen behandelt bzw. eingewiesen werden. Die diesbezüglichen Bestimmungen sind von Land zu Land sehr unterschiedlich.

Falls ein geistesgestörter Delinquent nicht unter eine Ausnahmeregel des Gesetzes fällt, soll die gerichtspsychiatrische Untersuchung aufweisen, welche Art der Behandlung am angebrachtesten ist. Die Rechtsprechung und die Psychiatrie gehen von zwei verschiedenen Gesichtspunkten aus. Anwalt und Richter sehen den Rechtsbrecher entweder als Schützling an oder gehen von den Bedürfnissen der Gesellschaft aus. Der Psychiater betrachtet den Rechtsbrecher demgegenüber als geistig kranken Patienten, der zu seinem eigenen Besten in eine Anstalt zur Behandlung seiner Krankheit eingewiesen werden sollte.

Die Gesetze fast aller Staaten fordern, daß zwei Psychiater den Patienten untersuchen und einen schriftlichen Bericht abfassen müssen. Der untersuchende Psychiater wird in manchen Staaten durch andere Fachleute, meist durch Psychologen, unterstützt, die mit zahlreichen hierfür ausgearbeiteten Tests die individuelle Intelligenz und deren einzelne Qualitäten messen sowie die anderen Seiten der Persönlichkeit beleuchten.

Die schriftlichen Gutachten der untersuchenden Psychiater werden von Richter, Pflichtverteidiger und Staatsanwalt zur Kenntnis genommen. Das Gericht ist jedoch nicht durch die Meinung der medizinischen Gutachter gebunden und kann zu einer eigenen Entscheidung kommen.

Als Folge tieferer Einsicht in die Verbindung zwischen geistiger Verwirrung und Kriminalität, aber auch wegen des Bedürfnisses, etwas über die Persönlichkeit eines einzelnen Angeklagten zu erfahren, ehe das Gericht seine Entscheidung trifft, bedienen sich die Gerichte in stetig wachsendem Umfang der Arbeit des *Gerichtspsychiaters*. Auf gerichtspsychiatrische Untersuchungen greift man auch bei den Zivilgerichten zurück — z. B. wenn einem Angestellten im öffentlichen Dienst nachgewiesen werden muß, daß er geistig außerstande ist, seine Pflichten zu erfüllen. Man kann sie auch dann anwenden, wenn es um die Frage gesetzlich verbürgter Rechtsansprüche geht, wenn z. B. ein Testament oder ein anderes Rechtsgeschäft angefochten wird.

Psychische Erkrankungen, Psychosen (Geisteskrankheiten), Neurosen und Intelligenzstörungen, Krankheiten, bei denen Störungen der Geistestätigkeit im Vordergrund stehen, unabhängig von der tatsächlich zugrunde liegenden Krankheitsursache bzw. dem Grundleiden. An der Grenze zu diesen Krankheiten stehen die *psychosomatischen Erkrankungen*, bei denen zwar Krankheitssymptome auf körperlichem Gebiet — vorwiegend funktioneller Art — vorherrschen, während die Ursachen aber überwiegend auf psychischem Gebiet zu finden sind. Zwischen körperlichen und psychischen Erkrankungen läßt sich nicht immer eine klare Abgrenzung vornehmen, da kaum eine Krankheit ausschließlich körperliche oder psychische Ursachen und Symptome hat. Wie alle anderen Krankheiten sind auch psychische Erkrankungen teils durch erbliche Faktoren und teils durch verschiedenste Umweltfaktoren bedingt. Diese verschiedenen Ursachen — man spricht besser von Bedingungen — sind an der Entstehung der einzelnen psychischen Erkrankungen mit unterschiedlichem Gewicht beteiligt. Alle psychischen Erkrankungen sind mit organischen oder funktionellen Störungen im Zentralnervensystem verbunden.

Die psychischen Erkrankungen werden gewöhnlich untergliedert in *Psychosen (Geisteskrankheiten im engeren Sinne)*, *Neurosen*, *Psychopathien*, *Suchtkrankheiten* und *Intelligenzdefekte*. Die Bezeichnungen der beiden erstgenannten Krankheiten sagen nichts über deren Ursache aus, sondern geben nur einen sehr allgemeinen Hinweis auf deren Art und Schwere.

Mit *Psychose* werden Zustände von so schwerer Art bezeichnet, daß sie die wesentlichen psychischen Funktionen beeinträchtigen, welche einen Teil der Persönlichkeit darstellen. Diese Funktionen sind im wesentlichen das Denken, seelische Empfindungen, das Affektverhalten, Wahrnehmung, Gedächtnis, Vorstellungsvermögen und innerer Antrieb. Eine Psychose verändert die Persönlichkeit in solchem Maße, daß der Kranke, psychologisch gesehen, „eine andere Person" zu sein scheint. Der Kranke hat dagegen den Eindruck, daß die Veränderung nicht ihn selbst betrifft, sondern vielmehr seine Umgebung; er empfindet diese als fremdartig, unwirklich und manchmal bedrohlich. Der Geisteskranke ist nicht mehr in der Lage, die Grenzen seines eigenen Ichs wahrzunehmen, und kann nicht mehr zwischen äußeren Eindrücken und inneren Empfindungen unterscheiden. Seine eigenen Gedanken und Vorstellungen können ihm als Stimmen oder andere Sinneswahrnehmungen erscheinen. Solche Veränderungen der Wahrnehmung werden als *Halluzinationen* bezeichnet. Ebenso können aufgrund von Denkstörungen *(Verkennungen)* Eindrücke der Außenwelt falsch gedeutet werden oder ohne äußeren Anlaß krankhafte Gedankengänge verfolgt werden *(Wahneinfälle)*. Solche Wahrnehmungs- und Denkstörungen lösen Verfolgungsideen, Schuld- oder Größenideen aus. Der Kranke empfindet diese Halluzinationen und Verkennungen als absolute Wirklichkeit; er kann daher durch keine logischen Beweise überzeugt werden, daß es sich um Folgen einer Krankheit handelt. Diese Uneinsichtigkeit findet sich in der Mehrzahl aller Psychosen.

Die Psychosen werden nach ihren bekannten oder nur vermuteten Ursachen in exogene und endogene Psychosen unterteilt. *Endogene Psychosen* sind diejenigen geistigen Erkrankungen, bei denen es nicht gelingt, eine äußere Ursache nachzuweisen; es wird daher unterstellt, daß sie auf inneren Ursachen beruhen, obwohl bisher trotz intensiver Forschungen kein entsprechender Nachweis gelungen ist. Erbliche Dispositionen sind bisher lediglich aufgrund gewisser familiärer Häufungen statistisch erwiesen, insbesondere durch die Zwillingsforschung; anderseits scheinen Erbfaktoren keineswegs allein ausschlaggebend zu sein. Die endogenen Psychosen werden nach ihrer Symptomatik unterteilt in die große Gruppe der *Schizophrenie* und die *manisch-depressiven Psychosen*.

Die *exogenen Psychosen* werden demgegenüber nach ihren Ursachen eingeteilt in die psychogenen, organischen und toxischen Psychosen. *Psychogene Psychosen* sind solche, die durch psychische und Umweltfaktoren ausgelöst werden. *Organische Psychosen* gehen auf nachweisbare organische Veränderungen des Gehirns zurück, in Frage kommen entzündliche oder degenerative Veränderungen des Gehirns, Schädel-Hirn-Verletzungen, Hirntumoren und Hirnblutungen. Die Psychosen mit deutlich nachweisbaren degenerativen Veränderungen, z. B. die *senile Hirnatrophie*, die frühzeitig beginnende *Alzheimersche* und *Picksche Hirnatrophie* oder die *Huntingtonsche Chorea* werden den organischen Psychosen zugeordnet, obwohl bisher noch keine Erklärung für diese Hirnveränderungen gefunden werden konnten. *Toxische Psychosen* werden durch Giftstoffe verursacht, die entweder von außen in den Körper gelangt oder jedoch durch Stoffwechselstörungen im Körper selbst entstanden sind. Beispiele sind die Alkoholpsychosen, die psychotischen Zustände bei einer Vergiftung des Körpers durch eigene Stoffwechselprodukte infolge einer schweren Nierenerkrankung oder durch Bakterientoxine bei schweren Infektionskrankheiten.

Die *Neurosen* sind keine Geisteskrankheiten; sie sind psychisch bedingte Störungen sehr unterschiedlicher Art, die nicht als Veränderungen der ganzen Persönlichkeit in Erscheinung treten, sondern sich lediglich in der Beeinträchtigung verschiedener Organfunktionen *(Organneurosen)* oder in psychischen Verhaltensstörungen *(Psychoneurosen)* äußern. Der Patient erkennt, daß die Störungen ihn selbst betreffen und daß es sich bei diesen um eine Erkrankung handelt; im großen und ganzen ist sein Kontakt zur Wirklichkeit ungestört. Das Krankheitsbild der Neurosen ist wesentlich vielfältiger als das der Psychosen, so daß verschiedene Richtungen der Psychiatrie unterschiedliche systematische Einteilungen für sie geschaffen haben. Auch über die Ursachen der Neurosen existieren bemerkenswert unterschiedliche Auffassungen, wobei der Streit vorwiegend um die Bedeutung der äußeren bzw. Umweltfaktoren und der Regungen aus dem Unbewußten geht. Nach allgemein übereinstimmender Ansicht haben jedoch die Umweltfaktoren bei den Neurosen ein größeres Gewicht als bei jeder anderen psychischen Krankheit.

Als *Charakterneurosen* werden Störungen des Verhaltens bezeichnet, die Schwierigkeiten im menschlichen Zusammenleben zur Folge haben. Symptome einer Charakterneurose sind Aggressivität, Überheblichkeit und übermäßige Verstocktheit; diese Neurosen werden als Kompensation von ausgeprägten Minderwertigkeitskomplexen gedeutet. Charakterneurosen sind identisch mit den Zuständen, die bis heute noch häufig als *Psychopathie* oder *abnorme Persönlichkeit* bezeichnet werden; einzelne Schulen der Psychiatrie wollen den Ausdruck Psychopathie nur für schwere Fälle von Charakterneurose vorbehalten wissen. Über die Ursachen der Charakterneurosen bzw. Psychopathien besteht noch keine einhellige Meinung; übereinstimmend wird eine Kombination ungünstiger Anlagen in der Persönlichkeit angenommen, wobei man diese jedoch teils mehr als angeborene Abartigkeiten, teils als überwiegend in der frühen Kindheit entstandene Milieuschäden ansieht.

Der *Schwachsinn (Oligophrenie)* ist eine Bezeichnung für angeborene oder in der frühen Kindheit erworbene Defekte der intellektuellen Funktionen (↗ Intelligenz). Die wichtigsten dieser Funktionen sind die Fähigkeit zum abstrakten Denken, das Lernvermögen, das Verstehen und die Urteilsfähigkeit; sie können durch speziell entwickelte psychologische Tests geprüft werden.

Das Ergebnis eines *Intelligenztests* wird durch den *Intelligenzquotienten (IQ)* ausgedrückt, der eine Funktion des Lebensalters und des *Intelligenzalters* ist. Ein IQ zwischen 85 und 115 gilt gewöhnlich als normal. Ein IQ zwischen 80 und 70 gilt als *mäßiger Schwachsinn (Debilität)*, ein IQ zwischen 70 und 40 als *Schwachsinn mittleren Grades (Imbezillität)* und ein solcher unter 40 als *hochgradiger*

Schwachsinn (Idiotie). Debilität ist meist eine normale Variante der Intelligenz auf vorwiegend erblicher Grundlage. Imbezillität und Idiotie sind dagegen als Folgen von Gehirnschädigungen anzusehen, die überwiegend nicht erblich sind. Einige Ursachen der Oligophrenie sind bekannt, so der *Mongolismus* (eine Chromosomenanomalie, Trisomie des Chromosoms 21), die *Phenylketonurie* oder *Föllingsche Krankheit* (eine erbliche Stoffwechselstörung) und der *Kretinismus* (eine Unterfunktion der Schilddrüse bei Jodmangel). Andere Ursachen sind Störungen während der fetalen Entwicklung, Geburtsschädigungen und Hirnschädigungen in der frühen Kindheit (↗ Schwachsinn).

Es besteht noch keine Einigung darüber, ob die *Suchtkrankheiten*, wie z. B. der *Alkoholismus* und die *Rauschgiftsuchten*, wirklich als Krankheiten eigener Art zu betrachten sind, da ihr Krankheitsbild sich wesentlich von anderen Geisteskrankheiten unterscheidet und ihre Ursachen offenbar vielfältig sind. Die Reaktionen auf Alkohol, Medikamente und Suchtmittel sind einander relativ ähnlich, und auch die Grundsätze ihrer Behandlung sind weitgehend die gleichen, so daß es möglich ist, sie als eine eigene Gruppe psychischer Erkrankungen anzusehen. Die Ursachen der Sucht sind offenbar in verschiedenen äußeren Milieufaktoren zu suchen, während z. T. vermutet wird, daß abnorme Reaktionen auf Suchtmittel und die Entwicklung zur Sucht konstitutionell bedingt sind.

Statistische Untersuchungen haben gezeigt, daß psychische Erkrankungen sehr häufig sind. Eine große Anzahl von Menschen benötigt eine psychiatrische Beratung oder ambulante Behandlung, z. T. auch eine stationäre Behandlung in einem psychiatrischen Krankenhaus. Die meisten psychisch Kranken leiden an verschiedensten Formen der Neurose. Die häufigste psychische Erkrankung ist die *Schizophrenie*, und die meisten der auf Dauer in psychiatrische Krankenhäuser eingewiesenen Patienten leiden an Schizophrenie. Neue Medikamente und Behandlungsmethoden haben die Therapie der psychischen Erkrankungen wesentlich erleichtert, so daß häufig ambulante Behandlung möglich ist.
Vergleiche auch: Alkohol, Alkoholismus, Alterspsychosen, Arzneimittel, Delirium, Delirium tremens, Depression, Hemmung, Hysterie, Leukotomie, Manisch-depressive Psychose, Neurasthenie, Neurosen, Paranoia, Psychiatrische Untersuchung, Psychoanalyse, Psychopathie, Psychotherapie, Rauschgiftsucht, Schizophrenie, Schocktherapie.

Psychoanalyse, die von *Sigmund Freud* (1856–1939) und *Josef Breuer* (1842–1925) begründete und von Freuds Schülern weiterentwickelte Lehre des *Unterbewußten*. Ihr Ziel ist die Wiederbewußtmachung krankhaft verarbeiteter (verdrängter) Erlebnisse, besonders des frühen Kindesalters, und die hierauf beruhende Behandlung. Aus Beobachtungen an seinen Patienten leitete Freud die Lehre von einem unterbewußten Seelenleben ab, das sich in Träumen, in unbeabsichtigtem Vergessen, Versprechen und Verschreiben, welches jedoch den unterbewußten Wünschen entgegenkommt (*Freudsche Fehlleistungen*), und in den Symptomen bei an Neurosen leidenden Patienten widerspiegelt. Das Unterbewußtsein, die *Primitivperson des Menschen*, ist von Sexual- und Aggressionstrieben beherrscht. In ihm spielen sich die *Urregungen* ab, die durch eine symbolische bildhafte Art der Gedanken, bei denen die Gesetze von Raum und Zeit keine Rolle spielen, gekennzeichnet sind. Das Bewußtsein wird demgegenüber von *Sekundärregungen* beherrscht, bei denen das Denken durch die Wirklichkeit, die Logik und die Kausalität beeinflußt wird.

Die Lehre vom Unterbewußtsein wurde durch Freuds eingehende Untersuchung seiner eigenen Träume und der Träume seiner Patienten gestützt. Der Traum wird so, wie er beim Aufwachen erinnerlich ist, der *manifeste Traum* genannt. Er ist eine verschleierte, oft symbolhafte Umformung unterbewußter Gedanken und Gefühle, d. h. des *latenten Inhalts* des Traums, der sich mit den Grundproblemen befaßt, die das Seelenleben des Träumenden bewegen, die das Bewußtsein aber nicht anerkennen will und deshalb einer strengen Zensur unterwirft. Nach Freud ist der Traum verschleierter Ausdruck besonders der sexuellen oder aggressiven Strebungen des Unterbewußten. Der *Traumdeutung* dient eine eigene Interpretationsmethode, die den verborgenen Gehalt des Traums an die Oberfläche bringt. Freud wies nach, daß für die Träume kranker und gesunder Personen die gleichen Gesetzmäßigkeiten gelten, und er glaubte, auf diese Weise eine Beziehung zwischen der Psychologie des Normalen und des Abnormalen hergestellt zu haben. Weil er überzeugt war, daß sich sexuelle Triebe sogar schon in der Kindheit auswirkten, entwickelte er die umstrittene Lehre von der *kindlichen Sexualität*. Dabei erweiterte Freud die herrschende Auffassung von der Sexualität, indem er sie von der unmittelbaren Bindung an die Geschlechtsorgane befreite und sie auch auf *Lustgefühle* bezog, die von anderen Organen, wie dem Mund, dem Verdauungstrakt, der Harnröhre und der Muskulatur, ausgehen. Auf diese Weise erklärte er sexuelle Perversionen beim Erwachsenen als ein Stehenbleiben auf einer bestimmten kindlichen Entwicklungsstufe.

Freud konnte auch nachweisen, daß nervöse Leiden oft von ins Unterbewußte verdrängten Impulsen kindlicher Sexualität herrühren. Freud glaubte, daß das Kind folgende sexuelle Entwicklung durchlaufe: Im ersten Lebensjahr verbindet sich die sexuelle Triebbefriedigung vor allem mit der Mundgegend; das Saugen ist eine Quelle intensiver Lust. Dies ist die *orale Phase*. Im zweiten Lebensjahr, der *analen Phase*, werden die Lustgefühle auf die Gegend des Afters übertragen. Erst im dritten Lebensjahr werden seine Lustgefühle auf die Genitalgegend konzentriert, es tritt in die *genitale Phase* ein. Die früheren Entwicklungsstufen werden unter dem Begriff *prägenitale Periode* zusammengefaßt. Andere sexuelle Antriebe sind beim Kind das Verlangen, die Geschlechtsteile von anderen zu sehen *(Voyeurismus)*, seinen Körper zu zeigen *(Exhibitionismus)*, jemandem Schmerzen zuzufügen *(Sadismus)* oder zu erdulden *(Masochismus)*.

In den ersten Lebensjahren des Kindes ist die Mutter besonders wichtig, die Sicherheit bietet und den Grundbedürfnissen des Kindes Rechnung trägt. Etwa im Alter von drei Jahren wird für den Jungen die Mutter und für das Mädchen der Vater zum Gegenstand sinnlicher sexueller Neigungen. Der Junge empfindet seinen Vater als Nebenbuhler, den er gerne beseitigt sähe und von dem er folglich Bestrafung fürchtet. Freuds Untersuchungen zeigten, daß die Furcht vor Bestrafung von dem Jungen als Furcht vor einer vor allem dem Penis zugeführten körperlichen Verletzung *(Kastrationskomplex)* erfahren wird. Alle diese Empfindungen wurden von Freud unter dem Begriff *Ödipuskomplex* zusammengefaßt, nach der griechischen Sage von Ödipus, der seinen Vater tötete und seine Mutter zur Frau nahm. Die Entsprechung beim Mädchen ist der *Elektrakomplex*, der den Wunsch birgt, daß die Mutter beseitigt werden solle.

Mit etwa sechs Jahren wird der Ödipuskomplex gelöst oder ins Unterbewußtsein verdrängt, und das Kind tritt in die *Latenzperiode* ein, in der sexuelle Antriebe sublimiert werden. In dieser Phase beginnt das Kind, Interesse an der Umwelt zu entwickeln, und versucht, sich langsam vom engen Kreis der Familie zu lösen; seine Fertigkeiten und Kenntnisse nehmen merklich zu. Freud zeigte, daß seine erwachsenen Patienten immer noch unbewußte infantile Bindungen an ihre Eltern hatten: sie hatten sich nie von ihrem früheren Ödipuskomplex befreit.

In einem verhältnismäßig späten Stadium der Entwicklung der Psychoanalyse veröffentlichte Freud seine Lehre von der Teilung der Persönlichkeit in drei Bereiche: ein *Es*, ein *Ich* und ein *Über-Ich*. Die unterbewußten sexuellen und aggressiven Triebe, die ungeachtet der Auswirkung auf die Gesamtpersönlichkeit sofortige Befriedigung fordern, gehören zum Bereich des *Es*. Das *Ich* steht im Seelenleben stellvertretend für die Wirklichkeit, es ist verantwortlich für Beobachtung und Gedächtnis, Anpassung an die Umwelt und Überwachung des *Es*. Das *Über-Ich* entwickelt sich daraus, daß das Kind seine Eltern als Autoritätspersonen begreift, wenn der Ödipuskomplex überwunden wird. Das Über-Ich faßt die Ideale zusammen, die das Individuum als hemmende moralische und kulturelle Standardnormen während der *Sozialisation* durch Erziehung erwirbt.

Diese Trennung der Persönlichkeit machte es leichter, die emotionellen Konflikte zu analysieren, die den nervösen Störungen zugrunde liegen, die aber auch bei der normalen Entwicklung der Persönlichkeit eine wichtige Rolle spielen. Das *Ich*, welches die Bestrebungen der Persönlichkeit zur Selbsterhaltung und zur Einstellung auf die Wirklichkeit in sich birgt, muß oft den primitiven Trieben des *Es* widerstehen. Dazu bedient es sich einer Anzahl von *Abwehrmechanismen*. Der wichtigste davon ist die *Verdrängung*, durch die dem zum Bewußtsein drängenden, unterbewußten Trieb vom *Ich* begegnet wird. Man kann dann nachweisen, daß sich eine Lücke im Bewußtsein auftut, in die eine Erinnerung, ein Gefühl oder eine Handlung verdrängt werden, die in einer gegebenen Situation den Erfordernissen des *Ich* Genüge täten. Die Verdrängung wird oft durch eine *Reaktion* ergänzt, wenn die Empfindung, welche der der unterdrückten entgegengesetzt ist, ins Bewußtsein tritt; dies kann z. B. Liebe anstelle des ursprünglich aufsteigenden Hasses sein oder übertriebene Reinlichkeit anstelle des Wunsches, sich schmutzig zu machen.

Ein weiterer häufiger Abwehrmechanismus ist die *Projektion*. Sie bedeutet, daß man im eigenen Unterbewußtsein schlummernde Neigungen oder auch aufkeimende Zweifel, deren Anerkennung das Ich verweigert, auf andere Personen projiziert, die dann als „Sündenböcke", Ketzer", „Volksschädlinge" usw. die eigenen Schuldgefühle personifizieren.

Eine vorrangige Stellung in der Psychoanalyse hat die Lehre von der *Angst*. Freud änderte seine ursprüngliche Ansicht in dieser Hinsicht, veröffentlichte aber die heute allgemein anerkannte Interpretation nicht vor Ende der zwanziger Jahre, die nämlich besagt, daß die Angst als ein Warnsignal für das Bewußtsein dient, wenn verbotene Triebe vom *Es* her ins Bewußtsein zu treten drohen. Die Angst ist für das Bewußtsein ein Ansporn, Verteidigungsmechanismen zu mobilisieren. Halten diese stand, schwindet die Angst; sind sie nur teilweise wirksam, treten nervöse Symptome auf, die sozusagen ein Kompromiß zwischen den Trieben des *Es* und den vom *Ich* getroffenen Abwehrmaßnahmen sind.

Je weiter sich die Psychoanalyse entwickelte, desto mehr änderte Freud in einigen Punkten seine Einstellung zu den psychologischen Trieben. So betonte er den *Sexualtrieb* stärker, der seinen Beobachtungen der *Hysterie* zugrunde liegt. Andere Triebe bezeichnete er als *Ich-Instinkte*, die etwa dem entsprechen, was wir unter Selbsterhaltungstrieb verstehen. Später gab er seine frühere Lehrmeinung auf und vertrat die Hypothese, daß den Sexual- oder Lebensinstinkten, dem *Eros*, ein Gegenspieler in den zerstörerischen oder Todesinstinkten, dem *Thanatos*, gegenüberstehe. Die destruktiven wie die sexuellen Triebe wurden für einen in erster Linie biologischen Trieb gehalten, der auf die Zerstörung des Organismus abzielt. Die Mehrheit der Anhänger Freuds lehnen diese Hypothese von der Todessehnsucht ab, obwohl sie die Bedeutung anerkennen, welche den Aggressionen in der Persönlichkeit und bei der Entstehung von Neurosen zukommt.

Man findet in der Praxis selten rein sexuelle oder rein aggressive Triebe, gewöhnlich beobachtet man vielmehr eine Mischung aus beiden.

Die dem Sexualinstinkt innewohnende Kraft, die *Libido*, kann sowohl zu einer gefühlsmäßigen Belastung der Beziehungen zu anderen Menschen führen *(Objektlibido)* oder eine irreale Verklärung des Bildes bewirken, das sich jemand von seinem eigenen Ich macht *(Narzismus)*. Wenn jemand von einem anderen enttäuscht worden ist, neigt er dazu, seine Libido dieser Person, wie sie in seiner Vorstellung existiert, zu entziehen und sie auf sein eigenes Ich zu übertragen. Die Eigenliebe nimmt zu und kann den Nährboden für Störungen der Persönlichkeit, wie übersteigerte Selbsteinschätzung oder krankhafte Selbstbezogenheit, schaffen.

Die in der Sexualität ruhende Energie kann *sublimiert* werden, d. h., daß sie, statt auf ihr eigentliches Objekt gerichtet zu werden, für Handlungen verwendet wird, die selten die sexuellen Ursprünge ihrer Antriebskraft bloßlegen. Im letzten Jahrzehnt hat sich die Forschung darauf konzentriert, das normale Funktionieren des *Ichs* aufzuzeichnen, und man glaubt, daß sogar noch bei schwersten seelischen Störungen ein Teil des *Ichs*, die *konfliktfreie (autonome) Sphäre des Ichs*, normal funktioniert.

Ein in seiner Selbstachtung verletzter oder von der Liebe enttäuschter Erwachsener kann in seinem geistigen und gefühlsmäßigen Leben auf frühere Entwicklungsstadien zurückfallen *(Regression)*, die noch in seinem Unterbewußtsein latent vorhanden waren *(Fixation)*.

Wenn solche verdrängten prägenitalen Triebe oder Affekte wiederbelebt werden, treten sie in Gegensatz zum *Ich* und zum *Über-Ich*. Dieser Konflikt findet oft in nervösen Symptomen seinen Ausdruck, die als Flucht in die Krankheit oder Appell an das Mitgefühl einen Kompromiß zwischen Befriedigung und Unterdrückung dieser Triebe bilden *(Konversion)*.

Die Psychoanalyse ist auch eine Behandlungsmethode der Psychiatrie. Ihre Grundlage ist die *freie Assoziation*, bei der der Patient veranlaßt wird, dem Psychoanalytiker all das mitzuteilen, was gerade in sein Bewußtsein tritt, auch wenn es schmerzlich oder peinlich ist. Dem Patienten ist es unmöglich, sich über manche seiner Gedanken und Gefühle zu äußern, weil es ihm widerstrebt. Eine Untersuchung dieses *Widerstands* ist bei der Behandlung wertvoll.

Ein anderes bei der psychoanalytischen Behandlung regelmäßig beobachtetes Phänomen ist, daß der Analytiker im Seelen- und Gefühlsleben des Patienten die Rolle einer für ihn in der Kindheit wichtig gewesenen Person einnimmt. Dieses Phänomen ist als *Übertragung* bekannt. Seine Untersuchung ist bei der Aufzeichnung von Störungen in der psychologischen Entwicklung des Patienten von großem Wert.

Indem der Analytiker dem Patienten zu einem Verständnis seiner unterbewußten seelischen Regungen verhilft, u. a. durch Verständlichmachen der Ursachen seiner Krankheitssymptome *(Interpretation)*, wird der Patient zusehends fähiger, seine unterdrückten Gedanken und Gefühle in sein Bewußtsein einzuordnen. Auf diese Weise erreicht er unter Umständen durch die Überwindung der störenden, infantilen Züge seines Seelenlebens eine verspätete Reife und paßt sich der Wirklichkeit auf erwachsene Art an.

Eine Behandlung in der von Freud vorgelegten Form *(klassische Psychoanalyse)* ist nur auf bestimmte Arten von nervösen Störungen anwendbar und erfordert unter Umständen mehrere Jahre.

Psychoanalytische Prinzipien können jedoch heute in anderen, weniger zeitraubenden Formen psychologischer Behandlungsmethoden *(Psychotherapie, Gruppentherapie, Hypnotherapie)* für eine große Anzahl von Störungen zur Anwendung gelangen, wie z. B. Verhaltensstörungen.

Gewisse Freudsche Thesen haben die Opposition seiner Schüler und Nachfolger herausgefordert. Der österreichische Neurologe *Alfred Adler* (1870–1937) verneinte die entscheidende Bedeutung der kindlichen Sexualität für die Persönlichkeitsentwicklung. Statt dessen war er der Ansicht, daß Gefühle der Unzulänglichkeit in irgendeiner Hinsicht, ein sogenannter *Minderwertigkeitskomplex*, einen Drang nach Selbstbestätigung und Überlegenheit auslöst, der sich oft in übertriebener Weise als *Überkompensation* äußert. Diesen Drang versucht das Individuum mit den bewußt angestrebten Zielen und den Methoden ihrer Durchsetzung in Einklang zu bringen. Da diese von Fall zu Fall variieren müssen, benannte Adler seine Lehre *Individualpsychologie*.

Auch der Schweizer Psychiater *Carl Gustav Jung* (1875–1961) lehnte die grundlegende Bedeutung der kindlichen Sexualität ab. Er behauptete statt dessen, daß die Persönlichkeit durch das *Unbewußte* geprägt wird, bei dem er eine *obere Schicht*, das *persönliche Unbewußte*, unterschied, das durch die Erfahrungen des Individuums charakterisiert wird, und eine *tiefere Schicht*, das *kollektive Unbewußte*, welches Erfahrungen und Reaktionen von Geschlecht oder Rasse enthält. Das Verhalten des Individuums, so behauptete er, basiert zum größten Teil auf uralten primitiven Trieben des kollektiven Unbewußten. Dies kann zu Konflikten führen, wenn das persönliche Unbewußte mit seinen in der Individualentwicklung erworbenen jüngeren Trieben gegen den Einfluß des kollektiven Unbewußten sich zu behaupten sucht.

Die *Neopsychoanalyse*, als deren Vertreterin z. B. die deutsch-amerikanische Psychiaterin *Karen Horney* (1885–1954) gilt, legt großes Gewicht auf die Bedeutung sozialer Faktoren bei der Persönlichkeitsentwicklung und betont die Bedeutung des elterlichen Verhaltens beim Aufkommen eines Ödipuskomplexes.

Vergleiche auch: Psychotherapie.

Psychopathie, *Charakterneurose,* abnorme seelische Wesensart. Psychopathen sind nicht geistesgestört, sondern intellektuell meist intakte, seelisch abartige Persönlichkeiten, unter deren Abnormität die Gesellschaft leidet. Ihre erheblichen Fehlentwicklungen im emotionalen Bereich, im Trieb- und Willensbereich verursachen Störungen in den zwischenmenschlichen Beziehungen. Psychopathien lassen sich nicht eindeutig von den Neurosen abgrenzen bzw. können als eine eigene Gruppe von ↗ Neurosen angesehen werden. Bisher wurde jedoch noch keine allgemeine Übereinstimmung in der Definition der verschiedenen Begriffe erzielt, so daß Psychopathie und Charakterneurose z. T. als identische Begriffe gebraucht werden. Zum Teil werden als Psychopathie aber nur die ausgeprägten Formen mit asozialen Verhaltensweisen und Unangepaßtheit schon in jungen Jahren, als Charakterneurosen dagegen auch leichtere Persönlichkeitsstörungen und Verschrobenheiten bezeichnet. Von manchen Psychiatern, Kriminologen und Soziologen wird für Psychopathie im obengenannten engeren Sinne auch der Ausdruck *Soziopathie* verwandt. Die psychischen Fehlentwicklungen des Psychopathen sind häufig auch mit neurotischen Fehlentwicklungen, stets aber auch mit normalen Wesenszügen gepaart. Jede Typisierung einzelner Psychopathieformen kann daher nur besonders hervorstechende Merkmale einer jeweils komplexen Persönlichkeitsstruktur betonen. Am bekanntesten wurde die Einteilung der Psychopathien durch K. Schneider, der folgende Gruppen unterschied: *schwermütige, depressive, mißtrauische, stimmungslabile, haltlose, erregbare, empfindsame, gemütlose, unsichere, betriebsame, geltungssüchtige, fanatische* und *verschrobene* Psychopathen. Besonders verhängnisvoll wirkt sich das gemeinsame Auftreten von gemütlosen, fanatischen und mißtrauischen Wesenszügen mit gleichzeitig hoher Intelligenz aus (die großen Tyrannen in der Geschichte der Völker!). Bei geringerer Intelligenz werden solche Menschen Helfer der Diktatur oder gewöhnliche Verbrecher.

Die meisten Psychopathen fallen lediglich ihrer Umgebung mehr oder weniger lästig. Sie sind emotional wie auch willensmäßig unausgeglichen, reagieren „überschießend" und zeigen meist einen Mangel an Zielstrebigkeit und Planungsvermögen. Viele Psychopathen ziehen die Gelegenheitsarbeit einer gründlichen Berufsausbildung und regelmäßigen Berufstätigkeit vor. Sie sind extrem egozentrisch und nehmen selten Rücksicht auf andere. Ihre gefühlsmäßigen Bindungen zu anderen Menschen sind nur oberflächlich; viele verfallen dem Alkohol oder Rauschgift, wenn sie in Konfliktsituationen geraten.

Man vermutete früher eine erbliche Veranlagung zur Psychopathie. Heute herrscht jedoch die Überzeugung vor, daß diese Verhaltensstörungen wie die meisten Neurosen weit überwiegend eine Folge von Fehlentwicklungen in der frühen Kindheit aufgrund ungünstiger psychischer Milieufaktoren sind. Eine Heilung der Psychopathie ist nicht möglich. In vielen leichten und mittelgradigen Fällen erscheint eine psychotherapeutische oder auch medikamentösdämpfende Dauerbehandlung erfolgversprechend. Eine echte Vorbeugung ist nur in den ersten Lebensjahren möglich.
Vergleiche auch: Neurosen, Psychische Erkrankungen.

Psychosomatik, der Zweig der medizinischen Wissenschaft, der sich mit der Verbindung zwischen geistiger Gesundheit und körperlichen Funktionen beschäftigt, in besonderem Maße in Hinblick auf die Aufdeckung von Krankheitsursachen. Die Psychosomatik zielt so auf eine *Gesamtschau* des Menschen bei der Einschätzung von Krankheitsursachen. Es ist eine altbekannte Tatsache, daß körperliche und seelische Faktoren einander beeinflussen. Im Grunde genommen sind es das autonome Nervensystem und hormonelle Faktoren, die für diese Veränderungen verantwortlich sind. Es ist weithin bekannt, daß eine Infektion auch seelische Veränderungen mit sich bringt und daß Hormonstörungen sich auch in seelischen Abnormitäten spiegeln können. Gleichermaßen kann seelische Belastung indirekt viele körperliche Erkrankungen verursachen. Nervliche Anspannung und emotionelle Überspannung können z. B. zu Magengeschwüren führen. In vielen Fällen verstärkt eine gefühlsmäßige Belastung die Neigung zur Entwicklung einer schon vorliegenden Erkrankung, so daß auch noch andere Faktoren vorhanden sein müssen, z. B. solche von der Veranlagung her. Das erklärt, warum Menschen auf eine Krisensituation mit einem Magengeschwür reagieren, andere eine spastische Kolitis entwickeln, wieder andere Migräne bekommen oder an Asthma erkranken. Die Erkenntnis der psychosomatischen Zusammenhänge hat zu neuen Gedanken über die Behandlung vieler Krankheiten geführt. Mittelpunkt ist dabei nicht einfach die Korrektur rein körperlicher Symptome, sondern der Versuch, die Reaktion des Menschen insgesamt zu normalisieren, seine soziale und seelische Lage zu bessern und seine inneren Konflikte zu lösen.
Vergleiche auch: Psychotherapie, Streß.

Psychotherapie, jede Art seelischer Heilbehandlung. Die *kleine Psychotherapie* besteht in ärztlichem Zuspruch, Beruhigung und Suggestion und ist Bestandteil jeder ärztlichen Behandlung. Die *große Psychotherapie* oder *Psychotherapie i. e. S.* ist die aus der Psychoanalyse abgeleitete Methode der Behandlung von ↗ Neurosen, Charakterstörungen und psychosomatischen Krankheiten (↗ Psychosomatik). Sie kann auch bei Psychosen sowie bei organischen Leiden als unterstützende Behandlung dienen. Wichtigstes Hilfsmittel des Psychotherapeuten ist die Gabe, zuhören zu können, sowie die Aussprache mit dem Kranken; er muß sich aber auch bei der Behandlung mit seiner ganzen Persönlichkeit engagieren können. Die Psychotherapie kann individuell oder auch in Gruppen durchgeführt werden *(Gruppenpsychotherapie)*. Außerdem hat sie sich den psychischen Besonderheiten der einzelnen Altersklassen anzupassen *(Kinder-, Jugend-, Erwachsenen-* und *Alterspsychotherapie)*.

Die wichtigsten Methoden sind der allgemeine seelische Zuspruch, die Umerziehung und Entwicklung der Persönlichkeit. Der seelische Zuspruch besteht in klärenden Gesprächen, Suggestion und Ermutigung. Die Psychotherapie soll den Kranken ihr seelisches Gleichgewicht wiedergeben und vermeiden, daß dabei eine Abhängigkeit vom Psychotherapeuten entsteht. Wechsel der Umgebung, Ruhe, Entspannung und Beschäftigungstherapie sind hierbei von Bedeutung. *Umerziehung* spielt eine besondere Rolle bei der Psychotherapie von Kindern und Jugendlichen, kann aber auch bei Erwachsenen, z. B. bei Kriminellen, versucht werden. Beispiel für die Entwicklung der Persönlichkeit ist die auf der *Psychoanalyse* beruhende Behandlung; der Patient wird daher über längere Zeit interviewt, wobei ihm geholfen wird, Einsichten in bisher im Unterbewußtsein wirkende Neigungen zu gewähren. Als Folge dessen können echte Änderungen im emotionalen Verhalten erreicht werden, so daß die Persönlichkeit ausgeglichener und reifer wird.

Neben diesen Methoden gibt es noch weitere Hilfsmethoden, mit denen sie kombiniert werden können, die *Hypnose, Narkoanalyse,* die *freie Assoziation,* die *Traumanalyse, Musik-, Kunst-* und *Spieltherapie* und das *Psychodrama*.

Die Psychotherapie kann dazu beitragen, daß Menschen zu einem besseren Selbstverständnis finden und damit auch die Fähigkeit entwickeln, auf die Belastungen des Lebens adäquat zu reagieren. Unbewußte Ängste und Strebungen können bewußt gemacht, Konflikte können gelöst, übermäßig starke gefühlsmäßige Abhängigkeiten von bestimmten Personen überwunden, Unruhe und Angst in Ruhe und Sicherheit verwandelt werden. Manche Patienten können dann ihren Ehrgeiz zügeln und aufhören, ihre Energie zu verzetteln; andere hingegen mögen dazu ermuntert werden, schwierigere Aufgaben als zuvor zu übernehmen. In Verbindung mit der organischen Behandlung kann die Psychotherapie auch psychosomatische Störungen erleichtern. In manchen Fällen können Schuldgefühle aufgelöst werden, und der Patient kann eine positive Einstellung zum Leben entwickeln, die frei von neurotischen Komplexen ist.
Vergleiche auch: Psychoanalyse.

Puls, die rhythmischen Druckwellen und Dehnungen, denen die Arterienwände durch die Herzkontraktionen ausgesetzt werden. Am besten fühlt man ihn unterhalb des Daumens an der Innenseite des Handgelenks, wo eine Arterie dicht unter der Oberfläche verläuft. Man fühlt mit zwei oder drei Fingern, nicht aber mit dem Daumen, da sich im Daumen eine recht große Arterie befindet und damit die Möglichkeit besteht, daß es der eigene Puls ist, den man fühlt. Die *Pulszahl* oder *Pulsfrequenz,* d. h. die Anzahl von Pulsschlägen pro Minute, schwankt; beim Erwachsenen beträgt sie in der Ruhe normalerweise 72–80 Schläge in der Minute, beim Kind 80–100. Den höchsten Ruhepuls findet man mit 135–150 beim Säugling und Kleinkind.

Die Pulszahl, die der Zahl von Herzschlägen pro Minute entspricht, kann sich aus vielerlei Gründen ändern. Das Herz schlägt bei psychischer Erregung, bei körperlicher Anstrengung und gewöhnlich bei fiebrigen Erkrankungen schneller. Bei der Basedowschen Krankheit ist der Puls ebenfalls hoch, ebenso bei einer größeren Zahl anderer Krankheiten, bei denen die Pulszahl von gewisser Bedeutung für die Stellung der Diagnose ist. Die Stärke und der Rhythmus des Pulses sind ein Wegweiser bei vielen Herzkrankheiten.
Vergleiche auch: Herz.

Quecksilbervergiftung, *Merkurialismus,* kann durch Einatmen von Quecksilberdämpfen, Einnahme von Quecksilberpräparaten oder Eindringen von Quecksilberverbindungen durch die Haut zustande kommen. Bei der *akuten* Vergiftung kommt es zu Erbrechen, Durchfall, Mundentzündung *(Quecksilberstomatitis),* einem metallischen Geschmack im Mund und einer Störung der Nierenfunktion. Bei der *chronischen* Vergiftung entstehen hauptsächlich nervöse Störungen, wie Reizbarkeit, Schlaflosigkeit u. a. Daneben treten auch Veränderungen im Zahnfleisch, Darminfektionen und verschiedene Muskelstörungen *(Quecksilberzittern)* auf.
Vergleiche auch: Vergiftung.

Rachen und Speiseröhre. Der *Rachen (Pharynx)* dient sowohl als Kanal für die Atmungsluft als auch als Durchgang für gekaute Nahrung. Er ist ein röhrenförmiger Schlauch mit muskulösen Wänden, der vor den ersten sechs Halswirbeln liegt. Nach oben hin führt er zu den Nasengruben und zum Mund, nach unten zum Kehlkopf und setzt sich in der Speiseröhre fort. Der Rachen hat etwa Trichterform und erstreckt sich von der Schädelbasis bis an den unteren Rand des Ringknorpels, wo die Speiseröhre beginnt. Hier weist der Schlund in der Mitte der Rückwand einen Vorsprung auf, der von der

Rachenmandel herrührt. Die Hinterwand des Rachens ist weich und glatt; man kann sie hinter Zunge und Gaumen sehen, wenn der Mund geöffnet ist. Eine kleine Öffnung im oberen Teil der seitlichen Wände bildet den Ausgang der *Ohrtrompete* oder *Eustachischen Röhre*. Diese Röhre ist ein teils knöcherner, teils knorpliger Gang, der den oberen Teil des Rachens, den *Nasen-Rachen-Raum*, mit dem Mittelohr verbindet. Die Eustachische Röhre dient zur Angleichung des Luftdruckes in der Paukenhöhle an den Außendruck. Unterhalb dieser Öffnung befindet sich die *Mandelgrube*, die von den auseinanderweichenden vorderen und hinteren Gaumenbogen begrenzt wird; auf beiden Seiten der Grube liegen die *Gaumenmandeln*. Die Gaumenmandeln sind die größten und wichtigsten Ansammlungen lymphatischen Gewebes im Rachenraum. Kleine lymphatische Gefäße verbinden sie mit den Zungenmandeln, den Tubenmandeln und der Rachenmandel, so daß eine Art Ring, der *Waldeyersche Ring*, gebildet wird. Lymphatisches Gewebe ist Abwehrgewebe. Der Waldeyersche Ring bildet also einen Sicherungsring gegen infektiöse Mikroorganismen, wo diese Eingang in den Körper durch Mund und Nase finden könnten. Die vordere Wand des Rachens ist wesentlich komplizierter aufgebaut, da sie die hintereinanderliegenden Öffnungen enthält, die von hier zum Atmungs- und Verdauungssystem führen. Wenn wir von hinten auf die vordere Oberfläche des Rachens blicken, so erkennt man, daß der Schlund nach oben durch zwei ovale Öffnungen mit der Nase in Verbindung steht, den *Choanen*, die durch die Nasenscheidewand voneinander getrennt sind. Weiter unten fällt das *Zäpfchen* auf, das einen Fortsatz des weichen Gaumens darstellt. Das Zäpfchen und der weiche Gaumen bilden den oberen Rand der Verbindung zwischen Mund und Rachen. Der untere Rand dieses Isthmus hat ebenfalls einen in der Mitte gelegenen Vorsprung, der vom Knorpel des Kehldeckelchens gebildet wird. Die seitlichen Ränder des Isthmus überlappen die Schlundwände an der Stelle, an der die Gaumenmandeln liegen.

Die *Speiseröhre (Ösophagus)* ist ein etwa 25 cm langer Schlauch, der vom Schlund zum Magen führt und die Nahrung aktiv in den Magen befördert; in seiner Schleimhaut befinden sich zahlreiche Drüsen, die die Wandung schlüpfrig halten.

Rachitis, eine *Vitamin-D-Mangelkrankheit* mit Störung des *Phosphor-Kalk-Stoffwechsels* und einer Verzögerung der Verknöcherung der Knorpelgrundsubstanz. Sie tritt besonders häufig im Säuglingsalter auf. Das Vitamin D, welches den Calcium- und Phosphorstoffwechsel beeinflußt, wird in der Haut durch Einwirkung des ultravioletten Sonnenlichts produziert. Daher war die Rachitis früher bei im Winter geborenen Kindern besonders gehäuft anzutreffen. Vitamin D findet sich ebenfalls in vielen Nahrungsstoffen, doch die körpereigene Produktion stellt wahrscheinlich die wichtigste Quelle dar. Die Krankheit beginnt schleichend und kann zuerst an den Schädelknochen erkannt werden. Durch den Kalkmangel verzögert sich die Verknöcherung und führt zur Deformierung der verschiedenen Teile des Körpers. Die Folgen sind besonders sichtbar bei schnellwachsenden Knochen, die daher am meisten durch den Mangel betroffen sind. Schwere Schädigungen sind rosenkranzähnliche Auftreibungen an den Knorpel-Knochen-Grenzen der Rippen *(rachitischer Rosenkranz)*, Brustkorbverformungen, O- oder X-Beine, rachitische Beckenverengung, die sich besonders bei Mädchen als späteres Geburtshindernis negativ auswirken kann, *Kyphose (Hühnerbrust)*, *Skoliose (Verkrümmung der Wirbelsäule)*, Zurückbleiben des Längenwachstums *(rachitischer Zwergwuchs)*. Auch die Entwicklung des Milchgebisses ist häufig retardiert, die bleibenden Zähne zeigen Defekte am Zahnschmelz.

Heute ist die Rachitis seltener geworden durch vorbeugende Gesundheitsmaßnahmen und verbesserte Säuglingspflege. Vermehrter Aufenthalt der Säuglinge und Kinder im Freien sowie zusätzliche Vitamin-D-Gaben in Form von Vitaminpräparaten, Lebertran und vitaminierter Milch können Schädigungen schon frühzeitig verhindern. Bei einer bereits ausgebildeten Rachitis kann Vitamin D in hoher Dosierung gegeben werden. Die Deformierung der Knochen wird hierdurch zum Stillstand gebracht, bereits manifeste Deformierungen müssen dagegen durch orthopädische Behandlung korrigiert werden. Die *Spätrachitis*, eine erst im Schulalter oder in der Pubertät einsetzende Erkrankung, macht sich durch Knochen- und Muskelschmerzen, Gehbeschwerden und Osteoporose bemerkbar.

Ein vergleichbarer Zustand beim Erwachsenen, die *Osteomalazie (Knochenerweichung)*, ist ebenfalls durch nicht verhärtete Knochen gekennzeichnet. Auch hierbei besteht die Behandlung in Vitamin-D-Gaben und ultravioletter Bestrahlung.
Vergleiche auch: Skelett, Vitamine.

Radialislähmung, Lähmung des Speichen-Nerven, ist ein typisches Lähmungsbild, bei dem die Hand nicht mehr im Handgelenk gehoben und die Finger nicht mehr gestreckt werden können *(Fallhand)*. Eine Lähmung des Radialisnerven kann z. B. durch eine Nervenentzündung oder durch Verletzung des Nerven hervorgerufen werden. Manchmal tritt sie als Symptom einer Bleivergiftung auf. Die anderen beiden Hauptnerven des Arms, der *Medianus (Mittelhandnerv)* und *Ulnaris (Ellennerv)*, können in Verbindung mit verschiedensten Krankheiten ebenfalls gelähmt werden. Bei der *Ulnarislähmung* ist das Handgelenk zum Handrücken hin überstreckt, die Hand hat ein klauenartiges Aussehen *(Krallenhand)*; bei der *Medianuslähmung* ist der Daumen zur Handinnenfläche hin gebogen *(Affenhand)*.
Vergleiche auch: Arm, Paralyse.

Rattenbißkrankheit, *Rattenbißfieber,* eine Bezeichnung für Krankheiten, die durch den Biß von Ratten übertragen werden. Die am besten bekannte, *Sodoku,* tritt vor allem in Asien auf und wird durch eine Gattung von Spirochäten verursacht. Zu ihren Symptomen gehört Fieber, ein Ausschlag mit kleinen Flecken und geschwollene Lymphknoten. Bei anderen Arten des Rattenbißfiebers treten ähnliche Symptome auf, die in manchen Fällen von Gelenkschmerzen begleitet werden.

Raummedizin, *Raumfahrtmedizin,* die Erforschung der physiologischen bzw. medizinischen und der damit verbundenen technischen Probleme des bemannten Raumflugs beziehungsweise des Aufenthaltes von Menschen im Weltraum oder auch auf anderen Himmelskörpern. Ihr Ziel ist, die menschliche Existenz unter Umweltbedingungen zu ermöglichen, die noch extremer sind als die während des Fluges durch die Atmosphäre; mit zunehmender Höhe über dem Erdboden wird die Atmosphäre immer weltraumähnlicher, wofür man den Begriff der *medizinischen Raumäquivalenz* geprägt hat.

Eine der wichtigsten Aufgaben der Raummedizin besteht darin, Methoden zu entwickeln, mit deren Hilfe geeignete Menschen ausgesucht und so trainiert werden können, daß sie den großen körperlichen und psychischen Anforderungen eines Raumflugs gewachsen sind. Einige der wichtigsten Probleme sind dabei die Belastung bei der Beschleunigung, die Schwerelosigkeit, die Versorgung mit Atemluft und die Kontrolle der Temperatur; weiterhin die Notwendigkeit des Schutzes gegen verschiedene Arten energiereicher Strahlungen, schließlich auch das Problem der psychischen Belastung. Bei längeren Flugprogrammen entstehen Probleme wie der Ausgleich für den normalen Tag- und Nachtrhythmus, die Versorgung mit Nahrung und Wasser, die Beseitigung der Abfallstoffe usw.

Belastungen durch Beschleunigung treten im wesentlichen beim Start und bei der Rückkehr zur Erde auf, jedoch kann der Astronaut auch einem beachtlichen Streß unterliegen, wenn der Kurs des Raumschiffs geändert wird. Der trainierte, auf dem Rücken liegende Raumfahrer ist jedoch in der Lage, sowohl die beim Start auftretende Beschleunigung als auch die beim Wiedereintritt in die Atmosphäre auftretende negative Beschleunigung zu ertragen. Ein unkorrektes Manövrieren beim Wiedereintritt kann jedoch gefährliche Beschleunigungsbelastungen hervorrufen.

Bisher weiß man noch relativ wenig über die physiologischen und psychologischen Auswirkungen einer länger dauernden Schwerelosigkeit, wie sie beim freien Flug des Raumfahrzeugs im Weltraum nach dem Abschalten der Triebwerke eintritt. Jedoch scheinen diese Auswirkungen wesentlich geringer zu sein, als man befürchtet hatte. Heute hält man bereits einen mehrmonatigen Aufenthalt in der Schwerelosigkeit für möglich. Nichtsdestoweniger leidet eine Anzahl von Raumfahrern unter einer Raumkrankheit, die in etwa mit anderen Bewegungs- oder Reisekrankheiten, wie z. B. der Seekrankheit, zu vergleichen ist. Nach den während der bisherigen Weltraumflüge gesammelten Erfahrungen wird die Herz- und Skelettmuskulatur auch bei Mindestbeanspruchung durch Schwerelosigkeit vom Körper langsam abgebaut *(Inaktivitätsatrophie).* Wenn sich der Aufenthalt in der Schwerelosigkeit über mehrere Monate erstreckt, kann darum möglicherweise das Herz-Kreislauf-System des Astronauten so geschwächt werden, daß es den hohen Belastungen beim Wiedereintritt in die Atmosphäre nicht mehr gewachsen ist. Während solch langer Weltraumflüge wird sich folglich die Notwendigkeit spezieller Trainingsprogramme ergeben.

Die Raumkabine muß hermetisch abgeschlossen sein, so daß innerhalb des Fahrzeugs ein genügend hoher atmosphärischer Druck aufrechterhalten werden kann. Für kürzere Reisen werden die konventionellen Methoden der Sauerstoffversorgung durch mitgeführte Sauerstoffbehälter sowie der Entfernung des Kohlendioxids, Wasserdampfs und anderer schädlicher Substanzen in der Atmosphäre der Kabine durch Absorptionsfilter angewandt.

Ein System, das für längere Reisen verwendbar sein wird, wird die Fähigkeit grüner Pflanzen, insbesondere der Grünalgen, auszunutzen haben, mittels Kohlendioxid und Lichtenergie eine Photosynthese zu bewirken. Die Pflanzen entlassen dabei Sauerstoff in die Kabine und nehmen gleichzeitig das entstandene Kohlendioxid auf. Man erwartet weiterhin, daß im Überfluß wachsende Algen als Nahrung verwendbar sein werden. Auch Wasser aus der Reinigung von Urin, Schweiß, Ausatmungsluft usw. wird hierbei wieder verwandt.

Der Schutz gegen ionisierende Strahlen ist ein lebenswichtiges Problem. Die gewöhnliche kosmische Strahlung dürfte kein allzu großes Risiko darstellen. Dagegen können die Strahlung des Strahlungsgürtels der Erde, des van Allen-Gürtels, und insbesondere die bei energiereichen Sonnenausbrüchen frei werdende Protonenstrahlung schwere Strahlenschäden herbeiführen. Verläßt ein Raumfahrer während einer Mission die schützende Hülle des Raumfahrzeugs, muß er einen Schutzanzug tragen, der alle Funktionen der Raumkapsel übernimmt.

Medizinische Raumäquivalenz

Höhe	Merkmal
Partielle Raumäquivalenz	
15 km	Sauerstoff fehlt
20–30 km	Druck und Dichte zu gering
35–50 km	Schutz vor UV- und Röntgenstrahlung sowie vor primärer Ultrastrahlung fehlt
100 km	Ständige Dunkelheit (keine Lichtstreuung)
120 km	Keine Meteoritenabsorption
Totale Raumäquivalenz	
über 200 km	In Satellitenbahn: Schwerelosigkeit

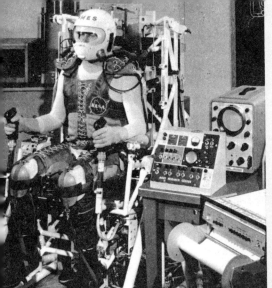

RAUMMEDIZIN

Beschleunigung. In der Startphase erreicht das Raumschiff schnell hohe Geschwindigkeiten; bei diesem Vorgang erfährt der Astronaut durch die Beschleunigung, welche gewöhnlich in g ausgedrückt wird, einen hohen Anpreßdruck, der als Gewichtszuwachs empfunden wird. 1 g ist die Beschleunigung durch die Anziehungskraft der Erde, also die eines an der Erdoberfläche frei fallenden Körpers. Wenn z. B. die Beschleunigung verdoppelt wird (2 g), wird ein Mensch mit einer Kraft in den Sitz gedrückt, die seinem doppelten Körpergewicht auf der Erdoberfläche entspricht. Die Beschleunigungskräfte sind leichter zu ertragen, wenn die Astronauten beim Start liegen (unten rechts) anstatt sitzen (unten links). Entsprechende Beschleunigungskräfte treten auch bei der Rückkehrphase auf, wenn das Raumfahrzeug beim Eintauchen in die Erdatmosphäre stark abgebremst wird.

Richtung der Trägheitskraft

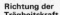

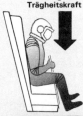

Sitzend kann der Astronaut 4–5 g für 3–4 Sekunden ertragen. Auf dem Rücken liegend, kann er etwa 15 g (70 kg entsprechen dann einem Gewicht von mehr als einer Tonne) für 2 bis 3 Minuten ertragen.

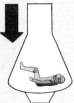

Die **Kabine** eines bemannten Raumfahrzeugs ist hermetisch verschlossen und hat eine speziell zusammengesetzte Atmosphäre. Der Raumanzug des Astronauten ist mit einem Klimasystem versehen. — Der oben abgebildete Astronaut trainiert in einem *Raumsimulator*, in welchem die meisten Bedingungen, wie sie während eines Raumfluges auftreten, nachgeahmt werden können. — Unten: Ein System für die automatische Reinigung der Kabinenatmosphäre; Sauerstoff wird zusammen mit verbrauchter Luft durch Absorptionsaggregate geleitet, wo Kohlendioxid, Wasserdampf und Geruchsstoffe beseitigt werden. Wärmeaustauscher geben der Luft die gewünschte Raumtemperatur, bevor sie erneut durch die Kabine geleitet wird.

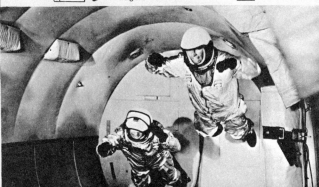

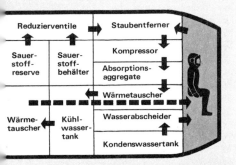

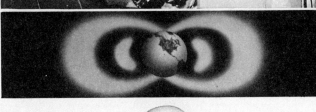

Wenn ein Raumschiff in einer Kreisbahn um die Erde fliegt, wird die Schwerkraft durch die Zentrifugalkraft aufgehoben — der Astronaut ist hierbei, wie auch beim antriebslosen interplanetarischen Flug, schwerelos. Das Studium dieses Zustands ist eine der Hauptaufgaben der Raummedizin. In einem Flugzeug, das eine ballistische Kurve fliegt, kann für eine kurze Zeit der Zustand der *Schwerelosigkeit* erzeugt werden, wie es im Bild rechts oben gezeigt wird, wo die beiden Testpersonen frei in der Kabine schweben.

Unteres Bild: Ein weiteres Problem sind die verschiedenen Strahlungen, denen der Mensch im Raum ausgesetzt ist. Hierzu gehört die Strahlung aus dem *van Allen-Strahlungsgürtel*, der aus zwei schalenförmigen Zonen aus geladenen Teilchen besteht.

Längere Raumflüge erfordern ein geschlossenes biologisches System an Bord, in welchem z. B. der Urin gereinigt und sein Wasseranteil wiederverwendet werden kann, während der Kot zur Kultivierung von Algen dient. Die Algen verbrauchen das von den Astronauten ausgeschiedene Kohlendioxid und liefern gleichzeitig den notwendigen neuen Sauerstoff; sie können auch direkt als Nahrungsmittel oder zur Kultivierung anderer Pflanzen verwandt werden.

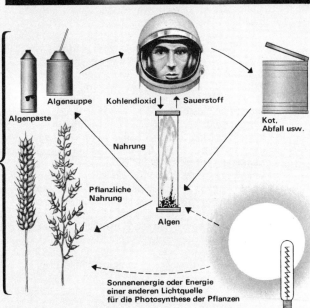

Die schwierigste Aufgabe bei längeren Raumflügen dürften sicherlich die psychischen Belastungen sein. Obwohl bei der Auswahl der Raumfahrer schon größte Sorgfalt auf deren psychologische Eignung gelegt wird, wird auch der psychisch am besten geeignete Raumfahrer bei langem Verweilen in einer engen Kabine unter höchst ungünstigen Umweltbedingungen und unter den bei jedem Raumflug auftretenden psychischen Belastungen zu leiden haben.

Rauschgiftsucht, *Narkomanie,* Abhängigkeit von bestimmten Medikamenten (Betäubungsmitteln) und Giften, nach denen sich ein unwiderstehliches Verlangen entwickelt. Diese pharmakologischen Wirkstoffe, die teils schmerzlindernd wirken, das Bewußtsein trüben und verändern, teils aber auch einen aufputschenden Effekt auf den Körper haben, können bei wiederholtem oder ständigem Gebrauch zu einer krankhaften Gewöhnung oder Sucht führen.

Das Erscheinungsbild und die Intensität der Gewöhnung oder Sucht sind je nach der Art der benutzten Substanz sehr unterschiedlich. Die mehr oder weniger leicht zu einer Abhängigkeit führenden Mittel werden deshalb in zwei große Gruppen eingeteilt, während man zugleich zwischen zwei Arten der Abhängigkeit unterscheidet.

Die Gruppe der *Suchtmittel* oder *Betäubungsmittel* umfaßt Substanzen, die zur *Sucht (Narkomanie)* führen. Die andere Gruppe der *Gewöhnungsmittel* besteht aus Stoffen, die leicht zu einem gewohnheitsmäßigen Gebrauch führen. Als *Sucht* ist ein krankhafter Zustand definiert, dessen charakteristische Anzeichen ein unwiderstehliches Verlangen nach einer bestimmten Substanz, ein Nachlassen der Wirkung und folglich ein Zwang zur Erhöhung der Dosis sind; ebenso typisch sind die schweren körperlichen und psychischen Entziehungserscheinungen bei Entzug des Mittels sowie schließlich die schädlichen Auswirkungen auf den Süchtigen und auf die Gesellschaft.

Das in der Bundesrepublik Deutschland mit verschiedenen neueren Ergänzungen gültige *Gesetz über den Verkehr mit Betäubungsmitteln (Opiumgesetz)* von 1929 erfaßt in der Gruppe der Betäubungsmittel das *Opium* und dessen wichtigsten Bestandteil, das *Morphium* oder *Morphin,* sowie rund dreißig dem Morphin verwandte Substanzen, darunter das wegen seiner katastrophalen Auswirkungen weltweit verbotene und von jeder Verwendung ausgeschlossene *Heroin;* außerdem gehören zu dieser Gruppe etwa sechzig synthetische Substanzen mit dem Morphin ähnlichen Wirkungen (u. a. *Pethidin* und *Methadon*). Weiterhin werden auch einige zentral erregende Substanzen erfaßt, obwohl sie nach der Wirkung nach eher das Gegenteil von Betäubungsmitteln sind, nämlich das *Kokain* (einschließlich der Rohsubstanz, der Cocablätter) sowie *Haschisch* und *Marihuana* (einschließlich des *Indischen Hanfes,* aus dem diese Substanzen als Harz bzw. getrocknete Blätter und Blüten gewonnen werden). Alle als Betäubungsmittel bezeichneten Substanzen sind einer strengen staatlichen Aufsicht unterstellt, die durch internationale Verträge und eine Aufsicht durch verschiedene Organisationen der Vereinten Nationen (insbesondere der Weltgesundheitsorganisation) die gesamte Welt umspannt. In der Bundesrepublik wird diese Aufsicht durch die *Opiumstelle* des Bundesgesundheitsamtes ausgeübt. Die Verfolgung des Rauschgiftschmuggels ist eine der wichtigsten Aufgaben der *Interpol.*

Als *Gewöhnung* wird ein Zustand bezeichnet, bei dem das Verlangen besteht, eine bestimmte Substanz mit psychischen Wirkungen beständig einzunehmen, wobei diese Substanz für das Individuum gesundheitsschädlich ist, aber gewöhnlich weder das Verlangen nach stetiger Dosissteigerung noch Entzugserscheinungen auftreten. Zur Gruppe der Gewöhnung verursachenden Substanzen, die bisher noch keiner internationalen Aufsicht unterstehen, gehören alle Arten von Schlafmitteln, verschiedene Tranquillizer, Appetitzügler und Aufputschmittel. Die Medikamente dieser Gruppe dürfen nur auf ärztliches Rezept abgegeben werden.

Alkohol wird zwischen den Suchtmitteln und den zu Gewöhnung führenden Substanzen eingeordnet; würde er nicht schon seit Jahrtausenden bekannt sein, sondern erst heute entdeckt werden, so würde er allerdings wegen seiner starken pharmakologischen Wirkungen und der Gefahr der Suchtentstehung mit Sicherheit unter verschärfte Rezeptpflicht gestellt (↗ Alkoholismus).

Die Beurteilung, welche Substanzen einer internationalen Kontrolle unterstellt werden sollen, richtet sich nicht allein nach deren pharmakologischen Wirkungen, sondern auch nach der Gefahr von Schäden für den einzelnen wie auch für die Gesellschaft.

Die stärkste Sucht mit den schwersten gesundheitlichen Schädigungen wird durch die *Opiate,* d. h. durch Opium, Morphin, Morphinderivate und die synthetischen Opiate, verursacht. Bei diesen Mitteln kommt es sehr schnell zu einer Sucht, u. U. bereits nach wenigen Tagen einer Behandlung mit therapeutischen Dosen. Außerdem besteht bei diesen Mitteln ein besonders starker Zwang zur ständigen Erhöhung der Dosis, so daß ein Süchtiger nicht selten darauf angewiesen ist, sich täglich bis zur hundertfachen Menge der therapeutischen Dosis zuzuführen. Wenn dem Süchtigen das Mittel einmal nicht zur Verfügung steht oder wenn es ihm entzogen wird, entwickeln sich innerhalb weniger Stunden schwere psychische und bald auch körperliche *Entziehungssymptome:* Unruhe und Angst, Tränen- und Speichelfluß, kalter Schweiß, Gänsehaut, Temperaturanstieg, Muskelkrämpfe, Durchfall und heftige Leibschmerzen. Diese Abstinenzerscheinungen dauern gewöhnlich ein bis drei Tage an und sind nach fünf bis zehn Tagen vollkommen verschwunden. Die Gabe eines ähnlichen Medika-

Die wichtigsten Rauschgifte

	Wirkstoff	Herkunftsland	Anwendung	Gewöhnung bzw. Suchtgefahr
Opium	getrockneter Milchsaft des Schlafmohns *(Papaver somniferum)*; zähe braune Masse	Orient, Indien, Türkei, Bulgarien	Rauchen, z. T. auch geschluckt (bis zu 10 g täglich)	schnelle Gewöhnung, nach kurzer Zeit Sucht
Morphium (Morphin)	Hauptalkaloid des Opiums [$C_{17}H_{19}O_3N$], farblose Flüssigkeit	—	Injektion subkutan; bis zu 4 g täglich (bei Gewöhnung), sonst 0,4 g letal	schnelle Gewöhnung, Steigerung der Dosis, Sucht
Heroin	Diacetylmorphin aus Morphin; weißes Pulver	—	als Pulver geschnupft, subkutan und intravenös bis zu 5 g täglich, bei Nichtgewöhnung 0,2 g letal	außerordentlich hohe Suchtgefahr
Kokain	Hauptalkaloid aus den Blättern von *Coca (Erythroxylon coca)*	Peru, Bolivien, Java, Sumatra	Kauen der Blätter (mit Kalk oder Pflanzenasche) oder Schnupfen des reinen Pulvers, bis zu 15 g täglich	schnelle Gewöhnung, Steigerung der Dosis, Sucht
Haschisch Marihuana	Hauptalkaloid Cannabinol (und Derivate) im Harz der weiblichen Blütenstände des Indischen Hanfes *(Cannabis indica)*	Orient, Indien (Haschisch), Mexiko (Marihuana)	zusammen mit Tabak inhaliert, seltener in Kaffee getrunken oder mit Süßigkeiten gegessen	Gewöhnung
Meskalin	Hauptalkaloid aus der Kakteenart *Echinocactus Lewinii* und *E. Williamsii*; getrocknetes oder gepulvertes Kaktusfleisch	Mexiko	Kauen oder Schlucken	keine direkte Suchtgefahr
Teonanacatl	Hauptalkaloid *Psilocybin* aus Blätterpilzen; getrocknetes Kaktusfleisch	Mexiko	Schlucken	keine
Ololiuqui	Wirkstoff Abkömmling der Lysergsäure, in bestimmten Trichterwinden (Gattung der Ipomoea); flüssiger Extrakt	Mexiko	Trinken	unbekannt
LSD (Lysergsäurediäthylamid)	durch Amidierung der Lysergsäure (Mutterkorn-Alkaloid) herstellbar; farblose Flüssigkeit	—	auf Zucker oder Löschpapier aufgeträufelt und geschluckt	keine Suchtgefahr
Weckamine (Amphetamine)	Derivate des Adrenalins (z. B. Pervitin, Preludin, Benzedrin)	—	intravenös, Schlucken als Tabletten	schnelle Gewöhnung, Steigerung der Dosis, Sucht

ments läßt diese Erscheinungen schnell verschwinden, so daß hierdurch die Diagnose gesichert werden kann. Während beim Gebrauch von Opiaten eine kurze Zeit und geringe Substanzmengen genügen, damit sich eine Sucht entwickelt, sind bei Schlafmitteln zur Suchtentwicklung eine erheblich längere Zeit und wesentlich größere Mengen als die therapeutische Dosis erforderlich. Auch verschiedene zentral erregende Substanzen, welche die Müdigkeit beseitigen und das Schlafbedürfnis reduzieren, z. T. auch als Appetitzügler zur Gewichtsabnahme verwandt werden, führen bei übermäßigem Gebrauch zur Sucht. Keine dieser Substanzen (z. B. das *Preludin*) verursacht Entziehungserscheinungen, doch führt ihr längerer Gebrauch zu Dosissteigerung und schweren Geistesstörungen. Einige Substanzen, wie das *Kokain*, das *Haschisch (Marihuana)* und auch das *Lysergsäurediäthylamid* (LSD), verursachen ebenfalls keine Entziehungserscheinungen; auch sind direkte Gefahren für die Gesundheit bei Gebrauch über nur kurze Zeit bisher noch nicht nachgewiesen. Bei längerem Gebrauch kommt es jedoch bei Kokain zu sehr unangenehmen Mißempfindungen, als ob sich Tierchen unter der Haut Gänge bohrten *(Kokaintierchen)*, beim Haschisch führt langdauernder Gebrauch zum Zerfall der Persönlichkeit, während nach längerem LSD-Genuß Chromosomenveränderungen beobachtet wurden, die bei Nachkommen dieser Personen Erbschäden befürchten lassen müssen. Häufiger ist der Genuß dieser letztgenannten Substanzen jedoch nur ein Durchgangsstadium, dem als nächster Schritt das Experimentieren mit dem Genuß stärkerer Rauschgifte mit schneller Entwicklung einer echten Sucht folgt.

Die Suchtkranken gehören allen Gesellschaftsschichten an. Eine kleine Gruppe besteht aus Patienten, die früher im Laufe einer schweren Erkrankung mit Schmerzmitteln der Morphiumgruppe behandelt wurden und seitdem nicht mehr ohne diese Mittel leben können. In vielen Ländern sind auch die Ärzte selbst, die Apotheker und die Angehörigen der Heilhilfsberufe, die leichten Zugang zu Medikamenten haben, eine besonders anfällige Gruppe. Eine dritte Gruppe besteht aus Personen mit psychoneurotischen Störungen; ihre Sucht ist nur eines unter anderen Symptomen des gestörten seelischen Gleichgewichts und kann oft geheilt werden, wenn die zugrunde liegenden psychischen Störungen erfolgreich behandelt werden können. Eine vierte Gruppe besteht aus Personen, die aus Neugier und Langeweile nach „Sensationen" und „Nervenkitzel" haschen; beim Ausprobieren verschiedener Substanzen werden sie von einem oder mehreren Mitteln abhängig und können von ihrer Gewöhnung nicht mehr frei werden. Eine fünfte Gruppe besteht aus Personen, die nicht selten auch psychisch abnorm sind und versuchen, mit Hilfe von Tabletten oder Spritzen der Wirklichkeit zu entfliehen. Diese Gruppe, der besonders viele jüngere Menschen angehören, weist heute in vielen Staaten eine merkliche Zunahme auf. Oft breitet sich eine Sucht unter diesen leicht verführbaren Personen als eine *psychische Infektion* aus, wobei gewöhnlich auch Rauschgifthändler ihre Hand im Spiel haben.

Die Behandlung der Suchten und Arzneimittelgewöhnungen findet in zwei Phasen statt. Die erste Phase der *Entwöhnung*, die oft mit sehr unangenehmen Entziehungserscheinungen verbunden ist, erfolgt im Krankenhaus, gewöhnlich einer besonderen Heilanstalt für Entziehungskuren. Dabei werden Medikamente benutzt, welche die Entziehungserscheinungen abschwächen. Der schwierigste Teil der Behandlung ist die Rehabilitation, welche der Gefahr eines Rückfalls vorbeugen soll und über Monate, manchmal sogar Jahre, fortgesetzt werden muß. Die freiwilligen Organisationen ehemaliger Suchtkranker, u. a. die *Anonymen Alkoholiker* und die *Guttempler*, leisten hierbei wertvolle Hilfe.

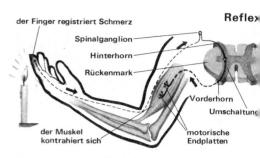

Ein Sinnesreiz kann unabhängig vom Willen eine Reaktion, z. B. eine Muskelbewegung, auslösen. Diese Reaktion, ein *Reflex*, findet durch eine automatische Umschaltung im Rückenmark statt. Beim Verbrennen des Fingers wird die Hand unwillkürlich weggezogen.

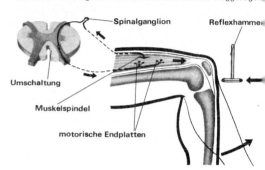

Knie-Sehnen-Reflex. Ein Schlag auf die Sehne unterhalb der Kniescheibe dehnt den Oberschenkelmuskel, so daß seine Muskelspindeln (eine Art von Rezeptoren) gereizt werden und Nervenimpulse zum Rückenmark senden. Nach einer Umschaltung kehrt der Impuls zum Muskel zurück, wo die Endplatten eine Muskelkontraktion auslösen — der Unterschenkel springt nach vorne. Der Knie-Sehnen-Reflex und andere Reflexe werden zur Diagnose von Nervenkrankheiten herangezogen.

Reflex, eine unwillkürlich ablaufende Reaktion, z. B. die Bewegung oder Kontraktion eines Muskels, welche durch einen äußeren Reiz hervorgerufen wird. Der Ablauf eines Reflexes findet über einen *Reflexbogen* statt, der aus einer *afferenten* (herleitenden) und einer *efferenten* (wegleitenden) Nervenbahn besteht. Durch eine *sensible Nervenbahn* wird der äußere Reiz weitergeleitet, dann auf eine *motorische Nervenbahn* umgeschaltet, welche den efferenten Schenkel des Reflexbogens darstellt und nun den Reiz durch eine Aktion (Muskelkontraktion) beantwortet. Die beiden Leitungsbahnen oder *Neuronen* sind durch eine *Synapse* im Zentralnervensystem — gewöhnlich im Rückenmark — direkt miteinander verbunden. In diesem Falle spricht man von einem *direkten* (einfachen) oder *monosynaptischen Reflexbogen*. Bei einem *indirekten* (zusammengesetzten) oder *multisynaptischen Reflexbogen* sind mehrere Schaltneuronen zwischen den sensorischen und motorischen Anteil geschaltet. Die Reflexbewegungen sind außerordentlich schnell und sind meist eindeutige Abwehrmechanismen. So wird z. B. beim Verbrennen eines Fingers die Hand noch vor dem Bewußtwerden des Schmerzes reflektorisch weggezogen, da die Reflexzeit wesentlich kürzer ist als die Zeit, der Schmerzreiz benötigt, um vom Finger bis zur Gehirnrinde zu dringen. Reflektorische Bewegungen dieser Art sind die angeborenen *unbedingten Reflexe*, die eine unwillkürliche Kontrolle einer Reihe von wichtigen Funktionen des Körpers gewährleisten. Hierzu gehören der *Pupillenreflex* (Zusammenziehen der Pupille bei Lichteinfall) und der *Schluckreflex* (ausgelöst durch Reizung der sensiblen Nervenendigungen im Rachen). Beim Kleinkind kennt man einen spezifischen *Saugreflex* bei Berührung der Lippen. Die Ausscheidung vieler Drüsen geschieht auf reflektorischem Wege; der

Anblick einer Speise bedingt einen Reflex, der die Ausschüttung von Speichel und Magensaft anregt. Erbrechen ist die Folge reflektorischer Kontraktionen der Magenmuskulatur, die ausgelöst werden, um den Körper von schädlichen Stoffen zu befreien.

Bei Verletzungen und manchen Erkrankungen des Nervensystems werden gewisse Reflexe beeinträchtigt, so daß eine Prüfung der Reflexe Rückschlüsse auf den Ort der Nervenschädigung erlaubt. Im allgemeinen bedient man sich dabei der Untersuchung der *Muskelreflexe*, wobei man gewisse Muskelsehnen mit einem Reflexhammer anschlägt. Hierdurch wird der Muskel gedehnt und seine sensiblen Muskelspindeln gereizt, welche auf eine Dehnung als Reiz eingestellt sind. Die Dehnung der Spindel wirkt dann wiederum als Reiz für die Muskelfasern, und es erfolgt ein Zusammenziehen des Muskels. Ein Beispiel ist in diesem Zusammenhang der *Knie-Sehnen-Reflex (Patellarreflex)*, der fast bei jeder ärztlichen Untersuchung getestet wird. Ähnliche Prüfungen können bei den Bizeps- und Trizepsmuskeln des Oberarms und beim *Achillessehnenreflex* vorgenommen werden.

Verschiedene *Hautreflexe* werden durch Bestreichen der Bauchdecke geprüft, einen Reiz, auf den hin sich normalerweise die Bauchmuskeln zusammenziehen. Im gleichen Modus führt das Bestreichen der Innenseite des Oberschenkels beim Mann zum sog. *Kremasterreflex*, bei welchem durch die Kontraktion des Hautmuskels im Hodensack die Hoden angehoben werden. Beim *Korneareflex* erzeugt der Augenarzt durch eine zarte mechanische Reizung der Hornhaut einen Lidschlag.

Neben den unbedingten Reflexen gibt es noch die *bedingten Reflexe*, die im Laufe des Lebens erworben werden. So ist z. B. die vollendete Koordination hunderter Muskeln beim Gehen die Folge allmählich erworbener bedingter Reflexe. Die bedingten Reflexe wurden zuerst durch den Russen *Iwan Pawlow* untersucht, dessen Versuche noch heute die Grundlage der modernen Reflexforschung darstellen. Nach der *Pawlowschen Theorie* beruht das gesamte Verhaltensmuster des Menschen auf Reflexen. Diese Theorie ist auch für die neuesten Entwicklungen der Psychologie, speziell der Verhaltensforschung, von großer Bedeutung.

Vergleiche auch: Nervensystem; B Diagnosestellung I, Sensibilität.

Reihenuntersuchung, ärztliche *Vorsorgeuntersuchung* einer größeren Bevölkerungsgruppe mit dem Ziel der frühzeitigen Erkennung oder Erfassung bestimmter Erkrankungen, wie z. B. der Lungentuberkulose durch die *Schirmbilduntersuchung*. Solche Untersuchungen auf breiter Basis können also entweder eine allgemeine oder eine gezielte Kontrolle des Gesundheitszustandes darstellen.

Eine Überprüfung des Gesundheitszustandes kann selbstverständlich im Rahmen eines Besuches des einzelnen bei seinem Hausarzt vorgenommen werden. Doch werden heutzutage regelmäßige Untersuchungen ganzer Bevölkerungsgruppen in zunehmendem Maße durchgeführt. Beide Formen der Untersuchung haben gemeinsam, daß Krankheiten zu einem möglichst frühen Zeitpunkt aufgedeckt werden, damit eine rechtzeitige Behandlung eingeleitet werden kann, die natürlich bessere Ergebnisse erzielt.

Reihenuntersuchungen haben überdies den Vorteil, daß eine große Zahl von Menschen durch sie erfaßt wird, so daß die Statistik genaue Aufschlüsse über das Auftreten verschiedener Krankheiten innerhalb bestimmter Bevölkerungsgruppen erhält und danach folglich auch der Bedarf an notwendigen gesundheitlichen Maßnahmen geschätzt werden kann.

Einige der wichtigsten Reihenuntersuchungen sind: die Routineuntersuchung bei der Mütterberatung, die Einschulungsuntersuchungen der Schulanfänger, die Wiederholungsuntersuchungen durch den Schularzt, die Untersuchung der Schulabgänger nach dem Jugendarbeitsschutzgesetz, die Musterungsuntersuchungen auf Wehrdiensttauglichkeit, die Untersuchung einzelner, durch spezielle Risiken besonders gefährdeter Personengruppen (u. a. Ärzte und Angehörige der Heilhilfsberufe mit erhöhter Infektionsgefahr an der Arbeitsstelle, silikosegefährdete Personen im Bergbau, in Steinbearbeitungs- und Zementbetrieben, Prostituierte) und andere Menschen gefährdende Gruppen (Personen in Lebensmittelberufen und im Gaststättengewerbe, in Lehrberufen usw.).

Während der letzten Jahre sind Versuche in Richtung auf eine Automatisierung verschiedener Untersuchungen unternommen worden, besonders was die Durchführung der Laboruntersuchungen anbelangt. Eine Apparatur, mit der gleichzeitig eine größere Anzahl von Blut- und Urinanalysen durchgeführt werden kann, hat sich als nützlich erwiesen. Die Ergebnisse können dann elektronisch ausgewertet werden; die hohe Kapazität dieser Apparatur erlaubt die Durchführung von Reihenuntersuchungen in einer sehr kurzen Zeit.

Rektale Erkrankungen, Erkrankungen des *Rektums* oder *Mastdarms*, des letzten Abschnitts des Dickdarms, der direkt in den *Anus* übergeht.

Eine häufige Erkrankung dieser Region sind *Hämorrhoiden*, das sind Krampfadern im Bereiche des Anus. Es handelt sich hierbei um eine krankhafte Erweiterung der Gefäße, verursacht durch eine schlechte Verdauung, eine Schwangerschaft, Störungen im Darm oder Hindernisse in der Blutversorgung dieser Region. Oft besteht auch eine angeborene Wandschwäche der Blutgefäße. Die Symptome reichen von leichtem Juckreiz bis zu schweren Schmerzen, daneben treten vor allem bei der Stuhlentleerung Blutungen auf. Schwerere Blutungen können sogar zu einer Anämie führen. Mitunter bilden sich Thromben in den Hämorrhoiden;

Rektale Erkrankungen

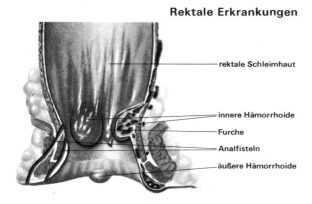

- rektale Schleimhaut
- innere Hämorrhoide
- Furche
- Analfisteln
- äußere Hämorrhoide

Hämorrhoiden entstehen als erweiterte Venen im Bereich des Mastdarmes. Das Krankheitsbild entspricht also dem der Krampfadern. Hämorrhoiden können leicht zu Blutungen oder zu entzündlichen Reizungen und Schmerzen führen. Es treten auch häufig stärkere Entzündungen sowie kleinere Blutgerinnsel auf.
Ein weiteres Krankheitsbild des Mastdarmes ist die **Analfistel**. Sie ist die Folge einer vorangegangenen Entzündung in den kleinen Furchen oder Einbuchtungen der rektalen Schleimhaut. Sie kann zu eitrigen Entzündungen und in schweren Fällen zu einer Zerstörung des umliegenden Gewebes führen.

weitere Komplikationen sind Entzündungen und Ekzeme. Die erweiterten Venen können auch einen *Darmprolaps* verursachen, bei dem die Schleimhaut des Rektums durch die Analöffnung vordringt. Hämorrhoiden stellen keine ernsthafte Gefährdung dar, doch können sie äußerst unangenehm sein. Zur Behandlung werden Zäpfchen und Salben verordnet, mindestens ebenso wichtig sind jedoch sorgfältige Waschungen des Afters sowie das Vermeiden einer Verstopfung. Mitunter wird man auch versuchen, die Hämorrhoiden durch Einspritzungen zum Verschwinden zu bringen oder aber bei schweren Fällen das beschädigte Schleimhautgebiet durch einen kleineren operativen Eingriff zu entfernen.

Durch die Passage von hartem Stuhl können oft Risse in der Schleimhaut entstehen, die man als *Analfissuren* bezeichnet. Sie sind äußerst schmerzhaft und können zu einem krampfartigen Verschluß des Schließmuskels führen. Dieser Krampf *(Spasmus)* ist eine Schutzreaktion des Körpers gegen weitere Verletzungen, und er kann so stark ausgeprägt sein, daß man die Analöffnung unter Narkose wieder erweitern muß. Diese Operation wird vor allem dann notwendig, wenn durch den Spasmus Verstopfung und dadurch wieder neue Fissuren hervorgerufen werden. Diese Schleimhautspalten werden sehr leicht durch Bakterien aus dem Stuhl infiziert, wodurch es zu einem eitrigen und äußerst schmerzhaften *Analabszeß* kommen kann. Die Eiterbildung kann nicht allein durch Antibiotika behandelt werden, daneben muß auf chirurgische Weise ein Abfluß geschaffen werden. Gelegentlich treten dabei auch noch *Analfisteln* zwischen der Darmschleimhaut und der äußeren Haut auf. Da diese wiederum den Nährboden für weitere Abszesse schaffen, müssen auch sie operativ entfernt werden. Dieser Eingriff ist oft recht umständlich und kann in seltenen Fällen wie die eitrige Erkrankung selbst zu einer Schädigung des Schließmuskels führen.

Durchfälle, Tuberkulose und verschiedene Medikamente können eine *Mastdarmentzündung (Proktitis)* hervorrufen. In seltenen Fällen kann sie das erste Symptom einer ulzerösen Dickdarmentzündung *(Kolitis)* sein, eine Krankheit, die akut oder chronisch verlaufen kann und mit blutgefärbten, schleimigen Durchfällen einhergeht. Daneben treten im Mastdarm harmlose Polypen, aber auch bösartige Krebsgeschwülste auf. Gelegentlich findet man auch angeborene Mißbildungen des Rektums. So kann z. B. durch eine Fehlentwicklung die Verbindung zwischen Dickdarm und Mastdarm fehlen, wobei als Nebenbefunde hier meistens noch Fistelgänge zwischen dem Rektum und umliegenden Organen, wie der Harnblase oder der Vagina, auftreten. Solche Mißbildungen werden durch Operation beseitigt.

Vergleiche auch: Krampfadern, Obstipation.

Rheumatische Erkrankungen, *Rheumatismus*, Sammelbezeichnung für eine Anzahl von sehr verschiedenartigen Krankheitszuständen mit ähnlichen Beschwerden, welche die Gelenke und Muskeln betreffen.

Muskelrheumatismus ist eine weitverbreitete Krankheit, die sich durch eine Überempfindlichkeit und Schmerzhaftigkeit der Muskeln, Bänder und Schleimbeutel auszeichnet. Oft findet sich dabei eine deutliche Muskelverhärtung *(Hartspann)*. Meist werden die Muskelgruppen des Nackens, des Rückens und der Arme betroffen, jedoch können die Schmerzen in praktisch allen Körperpartien auftreten. Der Muskelrheumatismus nimmt oft einen akuten Verlauf und kann sich viele Male wiederholen. Auslösende Faktoren können eine Überbeanspruchung der Muskeln, Kälte oder Zugluft sein, ebenso kommen Gelenk- oder Knochenerkrankungen und Herdinfektionen (Zahngranulome usw.) in Frage. In der Regel verschwinden die Beschwerden spontan, doch kann man die Schmerzen schon zuvor durch Wärmebehandlung und Schmerzmittel lindern.

Eine dem Muskelrheumatismus nahe verwandte Krankheit ist die *Periarthritis*, eine Entzündung der Gelenkkapsel und anderer die Gelenke umgebender Gewebe. Die dadurch entstehenden Schrumpfungen oder Verwachsungen können z. B. in der Kapsel des Schultergelenks zu einer deutlichen und langwierigen Beweglichkeitseinschränkung führen. Bewegungstherapie ist ein Teil der Behandlung.

Psychogener Rheumatismus tritt bei psychischen Konflikten und Überforderungen auf, gewöhnlich nur bei dazu veranlagten neurotischen Personen. Die Krankheit manifestiert sich durch sehr mannigfaltige Beschwerden und kann in wechselnder Folge alle Körperteile befallen. Die Behandlungsmethoden ähneln im Prinzip jenen anderer psychosomatischer Krankheiten.

Gelenkschmerzen können u. a. durch Herdinfektionen in anderen Organen des Körpers ausgelöst werden, so z. B. durch entzündliche Herde der Zähne, der Nasennebenhöhlen oder der Prostata; sie verschwinden jedoch normalerweise nach Beseitigung der ursächlichen Erkrankung. Eine spezielle rheumatische Erkrankung ist die *Reitersche Krankheit*. Ihr Krankheitsbild besteht aus einer typischen Kombination von Symptomen — einer Bindehautentzündung des Auges, Entzündung der Harnröhre und Entzündungen verschiedener, meist großer Gelenke. Als Ursache werden Mikroorganismen (Enterokokken) angenommen, die zuerst die Harnröhre oder die Darmschleimhaut befallen. Der Zustand klingt gewöhnlich nach etwa einem Monat ab.

Zu den bekannteren und auch eindeutig abgegrenzten Rheumaerkrankungen gehört der *akute Rheumatismus* oder das *rheumatische Fieber (rheumatische Arthritis* oder auch *akute Polyarthritis)*. Bei Personen, die offenbar eine besondere Veranlagung für diese Erkrankung haben müssen, entwickeln sich die Symptome der Krankheit gewöhnlich mehrere Wochen nach einer Infektion der oberen Atemwege mit hämolytischen Streptokokken (in Ketten wachsenden Kugelbakterien, die in einer Blutkultur die roten Blutkörperchen schädigen). Die rheumatischen Veränderungen werden als allergische Reaktion gedeutet und treten an verschiedenen Körperteilen, besonders am Herzen und an den Gelenken, auf. Besonders anfällig sind Kinder und im Wachstum befindliche Jugendliche, d. h. die Altersgruppe von 6 bis 15 Jahren. In typischen Fällen hat das erkrankte Kind vorübergehend Fieber und mäßige Schmerzen in den größeren Gelenken. Oft finden sich schmerzhafte rheumatische Knoten im Unterhautgewebe nahe Bändern und Sehnen sowie charakteristische, schmerzhafte rote Schwellungen *(Erythema nodosum)* am Unterschenkel. Ein Übergreifen auf das Herz stellt die ernsthafteste Komplikation der Erkrankung dar. Hierbei treten rheumatische Veränderungen im Herzmuskel, an den Herzklappen und am Herzbeutel auf.

Die akute Phase der Erkrankung dauert gewöhnlich 2–6 Monate. Darauf kann ein Rückfall erfolgen, oder es können erste Zeichen eines Herzfehlers auftreten. Bei Kindern werden häufiger die Herzklappen befallen, während bei Erkrankungen im Erwachsenenalter die Gelenkerscheinungen im Vordergrund stehen. Bei etwa der Hälfte aller Patienten entwickeln sich Klappenfehler, insbesondere an der Mitralklappe des linken Herzens.

Im akuten Stadium des rheumatischen Fiebers wird die Entzündung mit Penicillin, Salizylsäure und Kortisonpräparaten bekämpft. Eine Langzeittherapie mit Penicillin oder Sulfonamiden soll eine erneute Infektion durch Streptokokken verhindern, was den ganzen Zyklus erneut aktivieren würde. Der entzündliche Prozeß des rheumatischen Fiebers kann auch, besonders bei jungen Mädchen, auf Teile des Gehirns übergreifen und dadurch eine Störung des Zentralnervensystems hervorrufen, die unter der Bezeichnung *Chorea minor* oder *Veitstanz* bekannt ist.

Der *chronische Gelenkrheumatismus, chronische Polyarthritis* oder *rheumatoide Arthritis*, ist eine Erkrankung mit bisher unbekannter Ursache und befällt im allg. das Bindegewebe und den Knorpel in den Gelenken, obwohl sie daneben auch im Bindegewebe anderer Körperpartien auftritt. Die Krankheit tritt zunehmend häufiger auf und führt in einem hohen Prozentsatz zur Invalidisierung, weshalb sie von großer ökonomischer Bedeutung ist. Sie befällt in der Mehrzahl Frauen, tritt dabei in allen Altersstufen auf, allerdings bei Kindern weitaus seltener. Die Krankheit beginnt schleichend. Erste Anzeichen sind Steifheit beim Erwachen, Schmerzen und später auch Schwellungen in den Kapseln der kleinen Gelenke, insbesondere an den Händen und manchmal auch den Füßen. Später werden auch die Gelenkknorpel mitbetroffen, was zu charakteristischen Deformierungen der Gelenke führt. Schließlich werden auch die großen Gelenke des Knies, der Hüfte und der Schulter in Mitleidenschaft gezogen, es kommt zu einer allgemeinen Schwächung und Atrophie der Muskulatur und damit zu schwersten körperlichen Behinderungen. Oft zeigt sich eine vorübergehende Besserung, in manchen Fällen gelingt auch ein Aufhalten des Krankheitsprozesses unter Zurückbleiben relativ geringer Behinderungen.

Akute Rheumaanfälle werden von Steifheit und starken Schmerzen begleitet, die durch die Gabe von Salizylsäurepräparaten, Butazolidin und Kortison gelindert werden können, ohne daß diese Medikamente jedoch auf den Verlauf der Krankheit Einfluß hätten. Daneben spielt eine Behandlung mit heißen Schlammpackungen, Schwefelbädern und Kurzwellenbestrahlung eine wertvolle Rolle. Diese physikalische Therapie dient dem Patienten zur Erhaltung oder Wiedergewinnung der Beweglichkeit seiner Gelenke und zum Training seiner Muskulatur. Orthopädische Operationen, wie z. B. die Korrektur einer Deformierung der Füße, verbessern ebenfalls die Gelenkfunktion und tragen so zu einer Heilung des Patienten bei.

Mit der rheumatischen Arthritis nahe verwandt sind verschiedene Krankheiten, die sich durch typische Veränderungen im kollagenen Bindegewebe auszeichnen; man faßt sie unter der Bezeichnung *Kollagenosen* zusammen. Als erste ist der *Lupus erythematodes disseminatus* zu nennen, eine Krankheit von unterschiedlichem, der Polyarthritis ähnlichem Verlauf. Oft werden dabei das Lungenfell, der Herzmuskel und die Nieren betroffen; auf den Wangen erscheinen charakteristische Hautveränderungen mit Schmetterlingsflügelform. Die zweite Erkrankung, die *Periarthritis nodosa (Polyarthritis nodosa)*, befällt nicht nur das Bindegewebe, sondern auch die mittelgroßen Arterien, an denen sie charakteristische Entzündungsprozesse hervorruft. Diese können als Folge einer Behandlung mit bestimmten Medikamenten auftreten. Die *Dermatomyositis* als dritte dieser Erkrankungen ist selten und ernsthaft; sie verursacht genau wie eine vierte Krankheit, die ebenfalls sehr schwer verlaufende *Sklerodermie*, Veränderungen an der Haut und der quergestreiften Muskulatur.

Kollagenosen mit einem eher akuten Verlauf werden mit Kortisonpräparaten oder ACTH (adrenokortikotropes Hormon) behandelt; bei chronischen Verläufen wird versucht, mit Hilfe einer entsprechenden Diät, Vitaminen und Schonung einen guten Allgemeinzustand des Patienten herzustellen.
Vergleiche auch: Arthritis, Gicht.

Riesenwuchs, durch verschiedene Ursachen ausgelöste Längen- und Gewichtszunahme des Körpers. Es gibt einen erblich bedingten *physiologischen Riesenwuchs*, daneben einen krankhaften *hypophysären* sowie einen *eunuchoidalen Riesenwuchs*. Der durch eine Überproduktion des Wachstumshormons der Hypophyse verursachte Riesenwuchs oder *Gigantismus* ist gewöhnlich Folge eines gutartigen Hypophysentumors. Wenn der Tumor sich vor der Pubertät entwickelt, wächst der Mensch schnell und wird zu einem *Riesen*. Nach der Pubertät tritt kein so starkes Wachstum an Größe mehr auf, da die Wachstumszonen der langen Röhrenknochen der Extremitäten verknöchert sind; statt dessen vergrößern sich nur gewisse Teile des Körpers, besonders die Hände und Füße, die Nase, die Kinn- und Mundpartie. Diese Form der Krankheit wird als *Akromegalie* bezeichnet. Die körperlichen Veränderungen bei der Akromegalie sind so charakteristisch, daß die Diagnose gewöhnlich leicht gestellt werden kann. Manchmal wächst der Tumor so stark, daß er auf den Sehnerven drückt und das Sehvermögen beeinflußt. Der Tumor kann auch die Produktion der anderen Hypophysenhormone stören und so Stoffwechselkrankheiten und Störungen der Sexualfunktion verursachen. Die Behandlung besteht gewöhnlich in einer Bestrahlung des Tumors, um die Hormonproduktion zu vermindern; in schweren Fällen kann die Hypophyse auch chirurgisch entfernt werden, was jedoch einen komplizierten operativen Eingriff darstellt.
Vergleiche auch: Endokrine Drüsen, Hormone, Zwergwuchs.

Ringelröteln, *Fünfte Krankheit, Erythema infectiosum acutum*, relativ seltene Infektionskrankheit mit mildem Verlauf, deren Erreger vermutlich ein Virus ist. Sie wird vorwiegend bei Kindern *(Kinderrotlauf)* im schulpflichtigen Alter beobachtet. Nach einer Inkubationszeit von etwa 6 Tagen tritt — zunächst nur im Gesicht, später auch an den Extremitäten und gelegentlich auch am Rumpf — ein Hautausschlag in Form großer, unregelmäßiger, zusammenfließender roter Flecken *(Großfleckenkrankheit)* auf. Beim Zusammenfließen verblassen die Flecken im Zentrum. Die Krankheit ist häufig mit Fieber verbunden, das jedoch gewöhnlich nach wenigen Tagen wieder verschwindet. Außer Bettruhe ist keine weitere Therapie erforderlich.

Röntgendiagnostik. *Röntgenstrahlen* sind wie das sichtbare Licht elektromagnetische Wellen, jedoch von wesentlich kürzerer Wellenlänge (10^{-6}–10^{-10} cm Wellenlänge). Die Strahlen werden in einer speziellen Vakuumröhre, der *Röntgenröhre*, gebildet, wo eine hohe Spannung zwischen einem Gittersystem — der Kathode — und einer Wolframplatte — der Anode — erzeugt wird. Wenn die aus der Glühkathode austretenden und durch hohe Spannung beschleunigten Elektronen auf die Anode treffen, prallen sie mit großer Geschwindigkeit auf die Atome des Wolframs auf, wobei *X-Strahlen* erzeugt werden. Diese Art von Strahlen wird als *Röntgenstrahlen* nach dem deutschen Physiker *Wilhelm Conrad Röntgen* (1845–1923) bezeichnet, der sie 1895 bei Experimenten mit Entladungsröhren entdeckte.

Die charakteristischste Eigenschaft der Röntgenstrahlen ist, daß sie Materie durchdringen können, die das sichtbare Licht nicht durchdringen kann — so z. B. die Gewebe des Körpers. Das Durchdringungsvermögen der Strahlen ist jedoch je nach der Dichte der Materie unterschiedlich. Deshalb sind die Knochen mit ihrem Gehalt an Substanzen mit relativ hoher Dichte, wie z. B. die Mineralsalze, weniger strahlendurchlässig als die weichen Gewebe, d. h., die Knochen absorbieren die Strahlen stärker als Muskeln oder Fette.

Bei der *Röntgenuntersuchung* erhält man ein Schattenbild, welches an den Stellen am dunkelsten ist, wo die meisten Strahlen durch den Körper hindurch auf die Filmplatte gelangt sind. Mit einem solchen Röntgenbild können verschiedene krankhafte Veränderungen festgestellt werden. Manchmal kann das gewünschte Bild nur mit der Hilfe eines Kontrastmittels erhalten werden, nämlich bei der Darstellung von Hohlorganen. Bei der *Röntgendurchleuchtung* entsteht das Bild auf einem mit einer fluoreszierenden Substanz präparierten Leuchtschirm. Knochen erscheinen auf dem Schirm als dunkle Schatten, während die verschiedenen weichen Gewebe in verschiedenen Abstufungen heller erscheinen. Bei der *Röntgenaufnahme* wird der Leuchtschirm durch einen photographischen Film in einer Kassette ersetzt, wobei der entwickelte Film das negative Bild zeigt; deshalb ist das Skelett hell, während die Weichteile dunkler sind.

Um bei der Röntgenaufnahme ein besseres Bild zu erhalten, verwendet man oft sog. *Verstärkerfolien*.

RÖNTGENDIAGNOSTIK I

Röntgenstrahlen sind kurzwellige elektromagnetische Wellen, welche in einer Vakuumröhre entstehen, wenn schnellbewegte Elektronen aus einem Glühdrahtsystem (Kathode) auf eine Wolframplatte (Anode) aufprallen. Die dabei entstehende Wärme wird meist durch die rotierende Anode gleichmäßig abgeführt. Die Röntgenstrahlen sind in der Diagnostik von Bedeutung (Röntgendiagnostik), da sie von manchen Körpergeweben und Substanzen (Kontrastmittel) stärker absorbiert werden als von anderen. Die durchstrahlte Materie bildet also ein Schattenbild, welches entweder auf einen speziellen Schirm mit fluoreszierendem Belag (Durchleuchtung) oder auf photographischem Film sichtbar gemacht werden kann (Röntgenaufnahme). Mit Hilfe der Radiotherapie oder Röntgenbestrahlung können bestimmte Körperteile oder Gewebe bestrahlt werden (↗ Strahlentherapie).

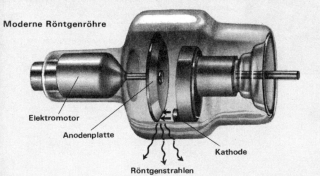

Moderne Röntgenröhre
- Elektromotor
- Anodenplatte
- Kathode
- Röntgenstrahlen

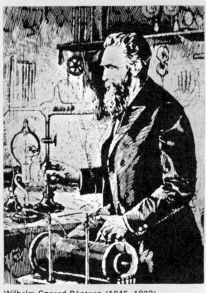

Wilhelm Conrad Röntgen (1845–1923) in seinem Laboratorium.

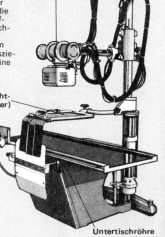

Röntgenapparat mit zwei Röhren. Die obere Röhre wird ausschließlich für Röntgenaufnahmen, die untere für Röntgenaufnahme und Durchleuchtung benutzt. Bei der Röntgenaufnahme von unten wird der fluoreszierende Schirm durch eine Filmkassette ersetzt.

- verstellbare Röhre
- fluoreszierender Leuchtschirm (Kassettenhalter)

Bei der Röntgenaufnahme von oben wird die Kassette unterhalb des Tisches, der die Röntgenstrahlen nicht absorbiert, angebracht.

- Untertischröhre

Röntgendiagnostik. *Durchleuchtung.* Wenn die unsichtbaren Röntgenstrahlen auf die fluoreszierende Substanz treffen, die den Leuchtschirm bedeckt, werden sie in sichtbares Licht umgewandelt und erzeugen das Röntgenbild. Kontrastmittel oder Gewebe mit einer hohen Dichte, wie z. B. Knochen, erscheinen als dunkle Schatten, während weiche Gewebe, wie z. B. Muskeln, heller sind. Bei der *Röntgenaufnahme* erhält man im Prinzip dasselbe Bild, allerdings als Negativ auf einer photographischen Platte. Rechts: ein Röntgenapparat für die Untersuchung der Lungen, des Magens, der Luftröhre usw.

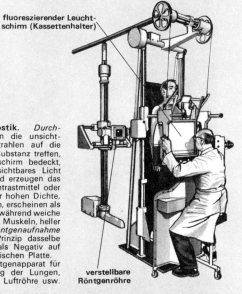

- fluoreszierender Leuchtschirm (Kassettenhalter)
- verstellbare Röntgenröhre

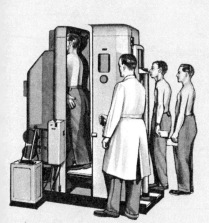

Schirmbilduntersuchung
Eine Kamera nimmt stark verkleinerte Bilder, jedoch mit hoher Auflösung, des fluoreszierenden Schirms auf (rechts). Eine Bleiverkleidung um den Patienten schützt das Personal vor der Strahlung (links). Die Methode wird hauptsächlich zu Reihenuntersuchungen auf Lungentuberkulose verwandt.

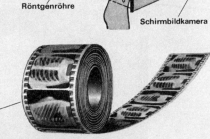

- fluoreszierender Leuchtschirm
- Röntgenröhre
- Schirmbildkamera
- Filmrolle mit Schirmbildaufnahmen

RÖNTGENDIAGNOSTIK II–III

Der Mensch auf dem Röntgenbild. Die Röntgenstrahlen sind eine wertvolle Hilfe für die direkte Betrachtung des Körperinnern. Bestimmte Gewebe und Organe, besonders die Knochen, werden auf dem Röntgenbild sichtbar, da die Röntgenstrahlen infolge des hohen Mineralsalzgehaltes absorbiert werden (A, D, J, L). Weichere Gewebe, z. B. Muskeln und Fettgewebe, absorbieren die Strahlung unterschiedlich, wodurch man sie voneinander unterscheiden kann. Luft absorbiert praktisch überhaupt keine Röntgenstrahlen, so daß ein Röntgenbild vom Brustraum außer den Rippen auch das Lungengewebe erkennen läßt (B). Bestimmte Organe können durch die Verwendung von stark absorbierenden Substanzen, sog. *Kontrastmitteln*, sichtbar gemacht werden. So können die Speiseröhre (E) und der Magen (G) mit einem Bariumsulfatbrei, welchen der Patient einnimmt, gefüllt werden. Bei einer Röntgenuntersuchung des Dickdarms wird das Kontrastmittel auch als Einlauf verabreicht (C); solch ein Röntgenbild kann z. B. Geschwüre und Geschwülste sichtbar machen. Zur Darstellung der Gallenblase nimmt der Patient ein Kontrastmittel ein, das in den Blutstrom, von dort zur Leber und über diese in die Gallenblase (H) gelangt. Wenn sich Steine in der Gallenblase befinden, werden sie auf dem Röntgenschirm als negative Aussparungen sichtbar. Die Harnwege (F) werden durch Injektion eines Kontrastmittels in die Blutbahn, welches dann durch die Nieren ausgeschieden wird, untersucht. Das Herz und die Gefäße werden durch direkte Injektion eines Kontrastmittels sichtbar gemacht (K).

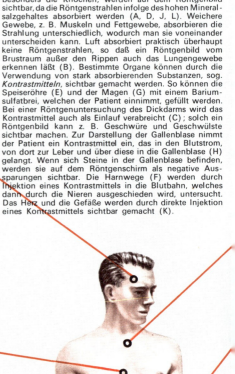

A

B

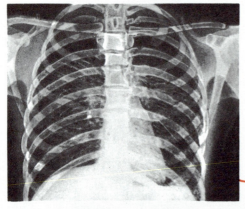

Auf dem Röntgenbild links erscheinen die Lungen dunkel. Die Rippen, das Schlüsselbein, die Schulterblätter und auch das Herz sind dagegen heller als ihre Umgebung.

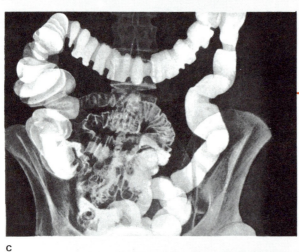

Dickdarm und unterer Dünndarm (Abb. links).

C

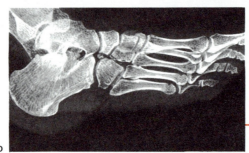

Abb. links zeigt das Fußskelett.

D

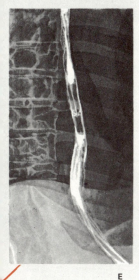

Der mit Kontrastmittel gefüllte untere Teil der Speiseröhre (Abb. links).

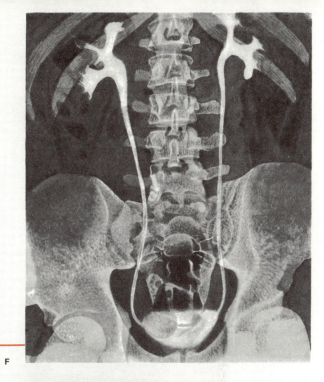

Urographie (rechts). Das Nierenbecken, die Harnleiter und die Harnblase sind mit einem Kontrastmittel gefüllt, das in die Blutbahn injiziert und dann über die Nieren ausgeschieden wurde. Man erhält die besten Bilder gewöhnlich etwa 20 Minuten nach der Injektion.

E

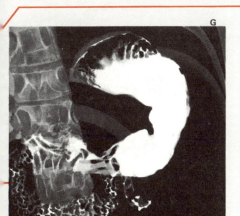

G   F

Mit einem jodhaltigen Kontrastmittel gefüllte Gallenblase (Abb. links).

Magen und Zwölffingerdarm

H

L

Skelett der Hand (Abb. rechts).

J   Schenkelarterie   K

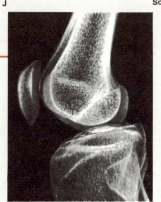

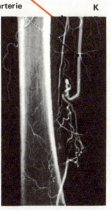
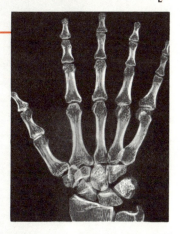

Knie mit Kniescheibe

Angiographie. Hier ist die Schenkelarterie infolge einer Arteriosklerose verengt; das Blut fließt jetzt durch neugebildete, kleinere Gefäße (links).

RÖNTGENDIAGNOSTIK IV

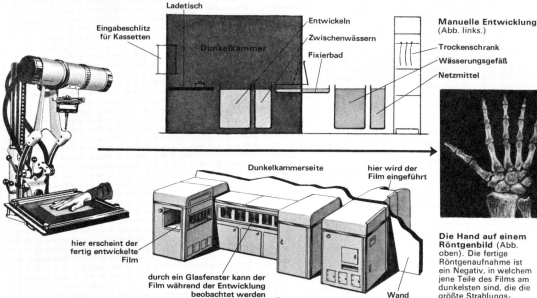

Manuelle Entwicklung (Abb. links.)

Die Hand auf einem Röntgenbild (Abb. oben). Die fertige Röntgenaufnahme ist ein Negativ, in welchem jene Teile des Films am dunkelsten sind, die die größte Strahlungsmenge empfangen haben. Deshalb ist das Skelett, das die Strahlen stark absorbiert, hell abgebildet.

Der Röntgenfilm wird auf dieselbe Art entwickelt, gewässert und getrocknet wie auch der normale photographische Film, entweder manuell oder in einer automatischen Entwicklermaschine. Eine solche *Entwicklermaschine* (oben rechts) braucht zur Fertigstellung eines Films 10–15 Minuten, manuell sind dagegen 1 bis 2 Stunden erforderlich.

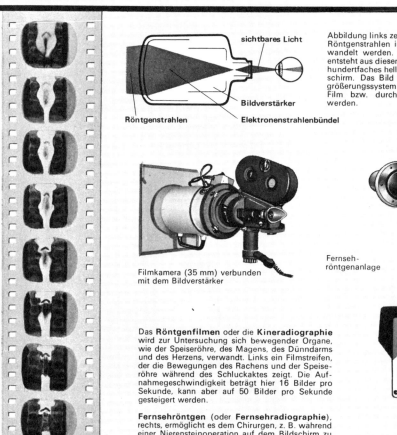

Abbildung links zeigt einen *Bildverstärker*, in welchem die Röntgenstrahlen in ein Elektronenstrahlenbündel umgewandelt werden. Über ein elektronenoptisches System entsteht aus diesen Strahlen ein Bild, welches um ein Vielhundertfaches heller leuchtet als das Bild auf dem Leuchtschirm. Das Bild kann entweder direkt mit einem Vergrößerungssystem betrachtet werden oder aber auf einen Film bzw. durch eine Fernsehkamera aufgenommen werden.

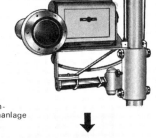

Fernsehröntgenanlage

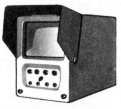

Das **Röntgenfilmen** oder die **Kineradiographie** wird zur Untersuchung sich bewegender Organe, wie der Speiseröhre, des Magens, des Dünndarms und des Herzens, verwandt. Links ein Filmstreifen, der die Bewegungen des Rachens und der Speiseröhre während des Schluckaktes zeigt. Die Aufnahmegeschwindigkeit beträgt hier 16 Bilder pro Sekunde, kann aber auf 50 Bilder pro Sekunde gesteigert werden.

Fernsehröntgen (oder **Fernsehradiographie**), rechts, ermöglicht es dem Chirurgen, z. B. während einer Nierensteinoperation auf dem Bildschirm zu kontrollieren, ob alle Steine entfernt wurden.

Diese bestehen aus Scheiben, die mit einer feinkörnigen fluoreszierenden Substanz überzogen sind; die Verstärkerfolien wandeln die auftreffenden Röntgenstrahlen in sichtbares Licht um, dessen Wellenlängen im Bereich der maximalen Lichtempfindlichkeit des Films liegen. Die Folie liegt bei der Belichtung auf dem Film auf.

Ein *Kontrastmittel* wird bei Aufnahme bestimmter innerer Organe verwandt und besteht aus einer strahlenundurchlässigen Substanz, wie z. B. Bariumsulfat oder bestimmten Jodverbindungen. Diese werden auf verschiedene Weise in die darzustellenden Organe eingeführt. Wenn die Speiseröhre, der Magen oder der Dünndarm untersucht werden sollen, muß der Patient einen Bariumsulfatbrei schlucken. Wird der Patient dann zwischen die Röntgenröhre und einen Leuchtschirm gestellt, erscheinen die Organe mit dem Kontrastmittel als dunkle Silhouetten. Dabei kann die Lage bestimmter Organe, z. B. durch Pressen auf den Bauch, so verändert werden, daß sie auf dem Röntgenbild besser in Erscheinung treten. Aufnahmen werden gewöhnlich im Stehen und im Liegen gemacht. Der Röntgenologe betrachtet das Bild auf dem Leuchtschirm und später die entwickelten Röntgenbilder und kann sich so weitgehend über den anatomischen Zustand z. B. des Magens oder Zwölffingerdarms informieren. Bei der weiteren Passage des Bariumsulfatbreis durch den Dünn- und Dickdarm kann auch deren Zustand Abschnitt für Abschnitt kontrolliert werden. Auf ähnliche Weise können Dickdarm und Mastdarm untersucht werden, nachdem eine Bariumsulfatlösung durch einen Einlauf verabreicht wurde.

Bei der *Cholezystographie* wird die Gallenblase mit Hilfe eines Kontrastmittels untersucht; der Patient nimmt eine jodhaltige Substanz ein, die durch die Dünndarmwand hindurch vom Blut aufgenommen, in der Leber ausgeschieden und in der Gallenblase gesammelt wird. Diese wird dann deutlich abgebildet, vorausgesetzt, daß die Leber normal funktioniert und die Gallengänge frei sind. Bei der *Urographie* werden das Nierenbecken, die Harnleiter und die Harnblase untersucht; hierzu wird dem Patienten ebenfalls ein jodhaltiges Kontrastmittel direkt ins Blut eingespritzt. Die Substanz wird dann über die Nieren ausgeschieden und füllt so die Harnwege. Durch Pressen gegen den Unterbauch kann man verhindern, daß das Kontrastmittel sofort durch die Harnleiter abfließt. Das Nierenbecken wird hierdurch etwas erweitert, so daß es zusammen mit den Ureteren genauer betrachtet werden kann. Das Kontrastmittel kann auch über einen Katheter durch die Harnröhre und den Harnleiter in die Harnwege eingeführt werden; hierfür stehen noch eine Reihe anderer Spezialinstrumente zur Verfügung. Die Untersuchung des Nierenbeckens wird als *Pyelographie*, die der Harnblase als *Zystographie* und die der Harnröhre als *Urethrographie* bezeichnet. Die Gebärmutter und die Eileiter können ebenfalls nach einer direkten Injektion eines Kontrastmittels untersucht werden *(Hysterosalpingographie)*.

Auch die Blutgefäße in verschiedenen Teilen des Körpers können auf ähnliche Weise röntgenologisch untersucht werden, nachdem sie gewöhnlich über Spezialkatheter mit Kontrastmittel gefüllt wurden. Diese Methode, die *Angiographie*, wird bei der Untersuchung der Arterien als *Arteriographie* und bei der Untersuchung der Venen als *Phlebographie* bezeichnet. Die *Angiokardiographie* ist die Untersuchung des Herzens und der großen, zentralen Gefäße, wobei die Kontrastmittelinjektion mittels eines Herzkatheters erfolgt (↗ Herzkrankheiten), während die *Angiographie der Gehirngefäße* durch eine direkte Injektion eines Kontrastmittels in die Halsschlagader erfolgt.

Zu den anderen inneren Organen, welche mit einem Kontrastmittel gefüllt werden können, gehören die Gelenkhöhlen. So ist die *Arthrographie* die Röntgenuntersuchung eines Gelenkes entweder nach der Injektion eines reizlosen Kontrastmittels oder von Luft in die Gelenkhöhle. Durch die *Bronchographie* kann man den Bronchialbaum röntgenologisch darstellen, wobei unter lokaler Betäubung ein Kontrastmittel durch einen engen Schlauch (Tubus) in die Luftröhre eingeführt wird.

Da die Luft Röntgenstrahlen kaum absorbiert, kann man sie als sogenanntes *negatives Kontrastmittel* verwenden. Deshalb erscheint die lufthaltige Lunge auf dem Leuchtschirm heller als das darumliegende Gewebe. Mitunter wird bei einer Röntgenuntersuchung Luft in den Körper eingeführt. So wird bei einer Untersuchung der inneren Hohlräume des Gehirns, der Ventrikel, gewöhnlich mit Hilfe einer Lumbalpunktion der Liquor abgelassen und durch Luft ersetzt. Das Ventrikelsystem ist auf den Bildern klar zu erkennen *(Enzephalographie)*. Auch das Rückenmark kann nach Luftfüllung untersucht werden *(Myelographie)*. Für diesen Zweck kann man auch ein positives Kontrastmittel benutzen. Nach der Aufnahme wird der Röntgenfilm in einem Verfahren ähnlich wie beim gewöhnlichen photographischen Film entwickelt. Das eigentliche Röntgenbild ist ein Negativ, von dem keine Abzüge gemacht werden. Die Filme werden entweder manuell oder innerhalb von Minuten in speziellen *Entwicklermaschinen* behandelt.

Beim *Schirmbildverfahren* wird das auf den Leuchtschirm projizierte Bild mit einer Kamera photographiert. Diese Miniaturröntgenbilder sind leicht aufzubewahren und verhältnismäßig billig in der Anfertigung. Die Methode wird hauptsächlich für Röntgenreihenuntersuchungen mit Brustaufnahmen angewandt. Der *Bildverstärker* wandelt die Röntgenstrahlen in ein Bündel von Elektronenstrahlen um, die durch ein elektronenoptisches System geleitet werden und ein sichtbares Bild erzeugen, das um ein Vielhundertfaches heller leuchtet als das Bild auf dem Leuchtschirm. Dieses Bild kann entweder direkt betrachtet oder auf einen Film beziehungsweise mit einer Fernsehkamera aufgenommen werden. Die *Röntgenkinematographie* wird immer mehr für die direkte Untersuchung von Organen in Bewegung, wie z. B. der Speiseröhre, der Verdauungsorgane und des Herzens, verwandt; die Röntgendurchleuchtung mit Verstärkung über ein Fernsehsystem erlaubt eine Röntgenuntersuchung bei hellem Licht während einer Operation.

Mit einem *Video-Magnetbandgerät* kann man mit Fernsehen übertragene Röntgenbilder elektromagnetisch für den späteren Gebrauch speichern. Dieses auf Band gespeicherte Fernsehbild kann dann wiederum entweder kinematographisch oder als Einzelbild sichtbar gemacht werden. Das Bild, welches man auf einer Vergrößerungsleinwand oder auf dem Fernsehschirm erhält, ist in den Details weniger ergiebig als die normalen Röntgenplatten, deren Bilder zur Größe der Aufnahmeplatte im Verhältnis 1 : 1 stehen; dennoch sind die genannten Methoden unter bestimmten Bedingungen von großem Wert.

Bei zu hohen Dosen kann die Röntgenbestrahlung das Körpergewebe zerstören. Es werden deshalb alle Vorkehrungen getroffen, Patienten und Ärzte vor vermeidbaren Strahleneinwirkungen zu schützen (↗ Strahlenschäden). Die Röntgenabteilung eines Krankenhauses ist so durchgeplant, daß sie größtmöglichen Schutz vor Strahlenschäden bietet; der Röntgenapparat ist mit außergewöhnlichen Schutzvorrichtungen gegen alle entstehenden Streustrahlungen versehen, und die gesamte Einrichtung wird regelmäßig auf absolute Sicherheit geprüft.
Vergleiche auch: Strahlentherapie.

Röteln, *Rubeola,* eine akute, infektiöse, gutartig verlaufende Viruskrankheit des Kindesalters. Die Inkubationszeit beträgt 14–23 Tage. Symptome sind Schnupfen, Augen- und Halsentzündung, mäßiges Fieber, Schwellung der Milz und der Lymphknoten sowie ein roter, masernähnlicher Hautausschlag, der hinter den Ohren beginnt und sich schnell über den ganzen Körper ausbreitet. Die Flecken sind zuerst stecknadelkopfgroß, flach und schwach rot gefärbt. Sie können sich bis zu Linsengröße ausdehnen. Nach wenigen Tagen ist das Exanthem verschwunden. Außer Bettruhe ist gewöhnlich keine spezielle Therapie notwendig. Komplikationen sind selten. Wenn allerdings eine Frau in den ersten drei Schwangerschaftsmonaten an Röteln erkrankt, kann dies schwere Mißbildungen, wie angeborener grauer Star, Hörfehler und Herzfehler, beim Kind zur Folge haben. Bei Gefahr einer Infektion durch Röteln sollten daher den werdenden Müttern prophylaktisch Injektionen von Gammaglobulin verabreicht werden.

Rückenleiden sind ein häufiges Krankheitssymptom, meist sind sie eine Folge der Belastung, welcher der Rücken durch die aufrechte Haltung des Menschen ausgesetzt ist. Das Symptom tritt meist bei solchen Menschen auf, die schwere körperliche Arbeit zu leisten haben; es erscheint aber auch bei Personen, die besonders sitzende Tätigkeit ausüben. Verstärkt wird das Risiko, wenn schon irgendwelche Rückenanomalien, wie z. B. ein Sattelrücken, ein schiefes Becken oder verschobene Wirbel, vorliegen. Rückenleiden treten auch in Verbindung mit Plattfüßen auf.

Eine andauernde Belastung wirkt sich in erster Linie auf die *Zwischenwirbelscheiben* aus, die durch die Belastung dünner werden und einen Teil ihrer Elastizität einbüßen *(Bandscheibendegeneration).* Der Zustand verursacht oft Rückenschmerzen und eine Neigung zur Müdigkeit. Wenn der Verschleiß andauert, können sich kleine knochenartige Auswüchse, *Osteophyten,* an den Rändern der Wirbel ausbilden. Die Krankheit wird dann als *Spondylitis deformans* bezeichnet.

Eine Degeneration der Bandscheiben kann auch bei *Bandscheibenhernien* auftreten, wenn sich die feste Oberfläche der Scheiben unter dem Druck ihres elastischen Zentrums vorbeult. Wenn dieser *Bandscheibenvorfall* auf die Wurzel eines Nerven drückt, wird der Schmerz in das von diesem Nerven versorgte Gebiet ausgestrahlt, z. B. in ein Bein, wenn der Druck den Ischiasnerven betrifft.

Eine seltene Erkrankung ist die *Tuberkulose der Wirbelsäule,* bei der eine Nekrose eines ganzen Wirbels mit dessen Zusammenbruch und einer buckeligen Verformung des Rückens eintreten kann. Die Behandlung ist heute weitaus erfolgreicher als früher. Eine weitere relativ seltene Krankheit der Wirbelsäule mit Versteifung der Wirbelgelenke ist die *Bechterewsche Krankheit.* Viele bösartige Geschwülste entwickeln Metastasen in der Wirbelsäule und verursachen dann Rückenschmerzen.

Die degenerativen Rückenleiden stellen ein erhebliches sozialmedizinisches Problem dar; es werden viele Versuche unternommen, die Überanstrengung, z. B. durch die Umgestaltung von Arbeitsvorgängen in der Industrie, zu verhüten.
Vergleiche auch: Ischias; 🄱 Wirbelsäule I.

Rückfallfieber, *Rekurrensfieber, Zeckenfieber,* eine in allen Erdteilen vorkommende, durch Insekten übertragene Infektionskrankheit. Sie beginnt aus voller Gesundheit heraus mit Schüttelfrost und einem mehrere Tage anhaltenden Fieber. Mit Intervallen von jeweils mehreren fieberfreien Tagen folgen regelmäßig wiederkehrende Fieberanfälle, die mit Leber- und Milzschwellung sowie Gliederschmerzen einhergehen. Das Fieber erstreckt sich über 3–7 Tage, fällt dann ab und tritt nach 5–10 Tagen mit demselben Verlauf nochmals auf.

Erreger sind eine Gruppe von Spirochäten, die unter den Nagern vorkommen; die Übertragung auf den Menschen erfolgt vorwiegend durch Kopf- und Kleiderläuse, beim afrikanischen Rückfallfieber durch verschiedene Zeckenarten; außerdem kommen Milben sowie einige tropische Spinnen in Betracht. Die Inkubationszeit beträgt 4–8 Tage. Die Krankheit kann durch verschiedene Antibiotika wirkungsvoll bekämpft werden.

Ruhr, *Dysenterie,* akute Darminfektion, bedingt durch verschiedene Typen von Dysenteriebakterien oder Amöben. Dementsprechend unterscheidet man die „Bazillen"- oder *Bakterienruhr* und die *Amöbenruhr.* Der Schweregrad der Bakterienruhr hängt ab von der Giftbildung des verantwortlichen Bakterientyps: so verursachen die *Shiga-Kruse-Bakterien* wesentlich schwerere Symptome (sog. *Giftruhr)* als die giftarmen *Paradysenterie-* und *Metadysenterie-Typen.* Ganz allgemein gilt die Feststellung, daß der Verlauf der Krankheit in tropischen und subtropischen Ländern besonders ernst ist. Die Übertragung erfolgt über den Stuhl des Patienten, entweder durch direkte Kontaktinfektion oder durch infizierte Nahrungsmittel, Fliegen oder andere Insekten. Die Ruhr tritt besonders häufig im Sommer auf. Die Bakterienruhr beginnt nach einer Inkubationszeit von 2–7 Tagen abrupt mit leichtem Fieber, flockigen, wäßrigen Durchfällen mit Schleim- und Blutbeimengungen aus der entzündeten Dickdarmschleimhaut. Typisch sind weiterhin schmerzhafter Stuhldrang und kolikartige Bauchschmerzen. Der durch die Diarrhöe bedingte Wasserverlust kann ernste Ausmaße annehmen. Bei den leichteren Verlaufsformen können sich die Symptome innerhalb weniger Tage oder Wochen zurückbilden. Die wichtigsten therapeutischen Maßnahmen sind Bettruhe, Einhaltung einer bestimmten Diät und Erhöhung der Flüssigkeitszufuhr. Bei starkem Flüssigkeitsverlust wird in vielen Fällen Flüssigkeit mittels Tropfinfusion direkt in die Blutbahn zugeführt. Bei besonders heftigen Verlaufsformen der Bakterienruhr ist die Gabe von Sulfonamiden und Antibiotika erforderlich.

Die *Amöben-* oder *Tropenruhr* ist eine der wichtigsten Tropenkrankheiten; ihr Erreger ist *Entamoeba histolytica,* ein einzelliger Parasit, der in stillen Gewässern und feuchter Erde lebt. Bei Übertragung auf den Menschen (durch infiziertes Trinkwasser, Salate, Gemüse usw.) befinden sich diese Parasiten im Entwicklungsstadium resistenter, inaktiver Zysten. Sie wandern durch den Magen in den unteren Dünndarmbereich, wo sie sich in bewegliche Amöben verwandeln; dann greifen sie die Dickdarmschleimhaut an und rufen dort alle Formen der Entzündung bis zur Geschwürbildung hervor. Das Krankheitsbild der Amöbenruhr ist dem der einfachen Bakterienruhr sehr ähnlich. Der Krankheitsverlauf ist jedoch langwieriger und geht relativ häufig in ein chronisches Stadium über. Die gefährlichste und häufigste Komplikation der Amöbenruhr ist die Entwicklung eines eitrigen *Leberabszesses.* Auch andere Organe können in die Metastasierung einbezogen werden. Die Amöbenruhr ist eine schwere Krankheit, die heute jedoch u. a. mit dem Antimalariamittel Chloroquin wirksam bekämpft werden kann.

Salpingitis, *Eileiter-* oder *Tubenentzündung,* die nach der Entzündung der Scheide häufigste Infektionskrankheit der weiblichen Geschlechtsorgane; *Gebärmutter-* oder *Eierstockentzündungen* sind im Vergleich hierzu seltener. Die Bakterien können entweder von außen her durch die Scheide und die Gebärmutter eindringen, z. B. bei Gonorrhöe, oder sie gelangen von einer Infektion anderer Körperorgane über den Blutweg in den Eileiter. Im letzteren Falle kann es sich um Eiter- oder Tuberkulosebakterien handeln. Die Tubenentzündung zeigt oft einen akuten Verlauf mit Fieber und Schmerzen im Unterleib. Bei einem chronischen Verlauf können diese Symptome weniger ausgeprägt sein. Manchmal kann die Entzündung auch auf die Eierstöcke oder das Bauchfell übergreifen. Eine weitere Komplikation sind Verwachsungen der Tuben und eine dadurch bedingte Sterilität. Die Behandlung besteht normalerweise aus Bettruhe und Antibiotika; eine operative Therapie bleibt gewöhnlich den chronischen Fällen vorbehalten.
Vergleiche auch: Geschlechtsorgane; ▣ Sterilität.

Sarkoidose, *Besnier-Boeck-Schaumannsche Krankheit, Boecksches Sarkoid, benigne Lymphogranulomatose;* das Krankheitsbild ist vielgestaltig, gewöhnlich tritt die Erkrankung mit entzündlichen Veränderungen der Haut, der Lymphdrüsen und der Lungen auf. Bisher konnte weder ein Erreger noch eine andere direkte Ursache der Krankheit gefunden werden. Man betrachtet sie als eine Art Überempfindlichkeitsreaktion des Körpergewebes. Früher hielt man die Krankheit für eine Sonderform der Tuberkulose; nach einer neueren, jedoch bisher noch unbestätigten Theorie ist sie einer Überempfindlichkeit gegen Pollen zuzuschreiben.

Die Sarkoidose befällt hauptsächlich Personen mittleren Alters und zeigt gewöhnlich einen gutartigen Verlauf. Die Hauptsymptome werden zuerst im Gesicht sichtbar, insbesondere an der Nase, wo die betroffene Haut leicht gerötet, verdickt und z. T. etwas knotig erscheint. Wenn die Krankheit auf die Lungen übergreift, erkennt man auf dem Röntgenbild eine Schwellung der Lymphknoten im Hilusbereich sowie flächenhafte, optisch dichtere Verschattungen im Lungengewebe.

Die Erkrankung kann praktisch jedes Organ befallen, so auch die Augen, Speicheldrüsen, Leber, Skelett, Herz und Milz. Die krankhaften Veränderungen heilen spontan ab, so daß keine weitere Therapie notwendig ist. Heute werden, besonders während der aktiven Phase der Erkrankung, Kortisonpräparate verordnet.

Säuglingssterblichkeit, die Sterblichkeit zwischen dem ersten Atemzug nach der Geburt und der Vollendung des ersten Lebensjahres, meist angegeben in Sterbefällen je 1000 Neugeborene. Innerhalb dieser bedeutet die *Frühsterblichkeit* oder *Neonatalsterblichkeit* in der Regel die Sterblichkeit innerhalb der ersten vier Lebenswochen. Man unterscheidet nach der Ursache in solche mit *endogener* Verursachung (Ursachen in der Konstitution des Neugeborenen, wie Lebensschwäche oder Mißbildungen) und solche mit *exogener* Verursachung (z. B. Schädigungen während des Geburtsaktes oder Infektion). Die Säuglingssterblichkeit ist in der Bundesrepublik Deutschland seit vielen Jahren rückläufig. Im Jahre 1970 starben 19 165 Säuglinge während des ersten Lebensjahres bzw. 2670 auf 100 000 Lebendgeborene. Davon starben mehr als drei Viertel während des ersten Lebensmonats. Eine weitere Senkung der Säuglingssterblichkeit ist vor allem noch durch eine Verbesserung der *Schwangerenfürsorge* möglich.

Scharlach, *Scarlatina,* eine hochinfektiöse, akute, fieberhafte, exanthematische Krankheit, von der vorwiegend Kinder befallen werden. Erreger sind hämolytische Streptokokken. Die Übertragung geschieht durch Tröpfcheninfektion, jedoch auch durch direkten Kontakt oder infizierte Gegenstände. *Scharlachepidemien* treten meist in der kalten Jahreszeit auf. Jeder Erkrankungs- und Sterbefall an Scharlach ist meldepflichtig.

Nach einer Inkubationszeit von 2–5 Tagen, die symptomlos verläuft, beginnt die Krankheit mit plötzlich einsetzendem hohem Fieber von 39–41° C, Kopf- und Halsschmerzen, Übelkeit und Erbrechen. Bereits am ersten Tag läßt sich ein stark geröteter Rachen und eine Schwellung der Gaumenmandeln, auf denen sich stippchenförmige Beläge bilden, feststellen. Die Zunge stößt nach einigen Tagen einen Belag ab und verfärbt sich hochrot *(Himbeer-* oder *Erdbeerzunge).* An Nacken und Hals beginnend, breitet sich nach etwa 12–24 Stunden ein feuerrotes, kleinfleckiges Exanthem aus, das den ganzen Rumpf überzieht. Eine deutliche Aussparung der Umgebung von Mund und Kinn ist sichtbar. Nach etwa 4–5 Tagen beginnt die Abschuppung. Heute kann durch Gaben von Penicillin eine rasche und wirkungsvolle Heilung erzielt werden. Gefürchtete Komplikationen und Nachkrankheiten sind Mittelohrentzündung, Nephritis und Endokarditis.

Schielen, *Strabismus,* Abweichung der Augenachsen aus der Parallelstellung beim Blick in die Ferne. Wenn beide Augen verschiedene Brennweiten haben, wenn z. B. ein Auge normal, das andere dagegen weitsichtig ist, wird es schwierig, beide Augen gleichzeitig zu benutzen. Durch eine spontane Korrektur des Sehzentrums im Gehirn wird dann der Seheindruck eines Auges unterdrückt, welches dann, anstatt direkt auf das zu beobachtende Objekt gerichtet zu werden, in eine abweichende Position gedreht wird, gewöhnlich nach innen. Schielen fällt meist schon bei Kindern im Alter von einem bis vier Jahren auf. Ein schielendes Kind, das keine rechtzeitige Behandlung erhält, kann einen großen Verlust an Sehvermögen des schielenden Auges erleiden. Nach einem Alter von sieben Jahren sind die Chancen einer erfolgreichen Behandlung nur noch gering.

Die Behandlung setzt gewöhnlich gleich nach der Feststellung des Schielens ein. Das Ziel ist daher, das Sehvermögen des sehschwachen Auges durch Übung wieder zu bessern; man erreicht dies dadurch, daß man das normalsichtige Auge abdeckt und dadurch das Kind zwingt, das schielende Auge zu gebrauchen und zu üben. Die Behandlung muß mit großer Sorgfalt erfolgen, wobei die Sehschärfe regelmäßig vom einem Augenarzt überprüft werden muß. Die Heilübungen müssen über einen langen Zeitraum — oft über Jahre — durchgeführt werden. Die abweichende Stellung des Auges wird durch diese Behandlung nicht beeinflußt, weshalb in der Regel eine chirurgische Korrektur erforderlich wird, wobei die Augenmuskeln je nach der Abweichung entweder verkürzt oder ihre Ansatzstelle geändert wird. In einigen Fällen wird dieser Eingriff im frühen Kindesalter, in anderen zur Zeit der Pubertät unternommen.

Eine andere Form des Schielens wird durch die Lähmung eines oder mehrerer Augenmuskeln verursacht, gewöhnlich als Folge einer Verletzung oder Erkrankung des Zentralnervensystems. Bei dieser Form vergrößert sich die relative Abweichung der Augen (der Schielwinkel), wenn die Augenbewegung einen der gelähmten Muskeln einschließt *(Lähmungsschielen).*
Vergleiche auch: Auge, Sehen.

Schilddrüsenerkrankungen verursachen oft Stoffwechselstörungen, da es sich bei der Schilddrüse um ein endokrines Organ handelt. *Hyperthyreose, Hyperthyreoidismus* oder Überaktivität der Drüse, führt zur *Thyreotoxikose,* während die Unterfunktion, *Hypothyreose* oder *Hypothyreoidismus,* beim *Myxödem* und *Kretinismus* vorhanden ist.

Eine Vergrößerung der Drüse wird als *Kropf* bezeichnet, und zwar unabhängig davon, ob dabei eine endokrine Störung vorliegt oder nicht. Die Vergrößerung kann diffus über das gesamte Organ verteilt sein oder aber nur Teile der Drüse betreffen. In manchen Fällen werden diese Veränderungen

durch eine Vermehrung des Schilddrüsengewebes, in anderen durch einen Tumor in der Drüse verursacht, manchmal sind sie auch Folge einer Entzündung. Der letztere Zustand, die *Thyreoiditis*, ist verhältnismäßig selten.
Vergleiche auch: Endokrine Drüsen, Hypothyreoidismus, Kropf, Thyreotoxikose.

Schizophrenie, *Spaltungsirresein,* eine Gruppe von Psychosen mit bestimmten gemeinsamen Merkmalen. Die Störung beginnt häufig schon beim Jugendlichen oder beim jungen Erwachsenen. Sie wurde früher als *Dementia praecox* (frühzeitige Verblödung) bezeichnet, da sie meist zu Veränderungen in der Persönlichkeit des Kranken und nicht selten zum völligen geistigen Abbau führt. Die schizophrenen Erkrankungen bilden die zahlenmäßig größte Gruppe unter den endogenen Psychosen. Über ihre Ursachen ist erst wenig bekannt; so scheinen Erbfaktoren eine Rolle zu spielen, anderseits aber auch Umweltfaktoren nicht ohne Bedeutung zu sein. Möglicherweise handelt es sich bei den schizophrenen Erkrankungen lediglich um eine besondere Reaktionsform des Gehirns, die aber ganz verschiedene Ursachen hat.

Die Schizophrenie entwickelt sich gewöhnlich langsam und schleichend, seltener auch als eine akute Erkrankung. Nach dem Auftreten der Krankheit kommt es meist zu weitgehenden Besserungen *(Defektheilungen),* bis die nächste Krankheitsepisode beginnt; da gewöhnlich jede dieser Episoden einen vermehrten Abbau der Persönlichkeit hinterläßt, spricht man von *Krankheitsschüben.* Die ersten Anzeichen sind gewöhnlich zunehmende Störungen in den Denkvorgängen und im Gefühlsleben. Der Kranke hat das Gefühl, durch unsichtbare Kräfte von außen beeinflußt zu werden, z. B. durch Elektrizität oder durch „Atomstrahlen". Häufig wird der Patient auch mißtrauisch selbst gegen nächste Angehörige, ängstigt sich vor eingebildeten Bedrohungen und zieht sich mehr und mehr von der Umgebung zurück.

Die Denkvorgänge des Schizophrenen sind unzusammenhängend und unlogisch, er spricht und schreibt weitschweifend und verschroben und springt von einem nicht zu Ende geführten Gedanken zum anderen; dabei bildet er neue Wörter, deren Sinn dunkel bleibt. Alltägliche Vorgänge deutet er in wahnhaftem Sinne *um,* indem sie eine auf ihn bezogene besondere Bedeutung bekommen; die Nachbarin, die ihre Fenster putzt, will ihm damit z. B. bedeuten, er habe einen schmutzigen Charakter usw. In späteren Stadien kommt es häufig zu Halluzinationen, fast immer akustischer Art in der Form von Stimmen, die das eigene Tun mit Bemerkungen begleiten, die ihm drohen oder schmeicheln oder aber ihn zur Vollbringung bestimmter Taten zwingen wollen. Neben Hörhalluzinationen treten eine ganze Anzahl bizarrer Wahnvorstellungen auf. So sind z. B. viele Patienten davon überzeugt, daß andere ihre Gedanken lesen können oder sie telepathisch beeinflussen. Das Gefühlsleben des Kranken ist sichtlich verändert. Der Schizophrene verhält sich gegenüber den Gefühlsäußerungen anderer indifferent, und seine eigenen Gefühlsregungen gegenüber seiner Umwelt sind fremdartig oder furchterregend. Er zieht sich allmählich von allen andern zurück und beginnt in seiner eigenen Welt zu leben *(Autismus).* Er verliert das Interesse an äußeren Vorgängen und reagiert manchmal nicht einmal mehr auf Hunger und Kälte.

Die schizophrenen Psychosen können nach ihren Hauptsymptomen in vier Gruppen eingeteilt werden. Die *Hebephrenie* tritt bereits in sehr jugendlichem Alter auf, ohne daß dieser Ausdruck etwas über die Symptomatik aussagt; meist fällt ein besonderes Läppischsein auf.

Die *einfache Schizophrenie (Schizophrenia simplex)* zeichnet sich durch zunehmende Apathie und Inaktivität ohne eindrucksvolle psychopathologische Erscheinungen aus. Die *Katatonie (Spannungsirresein)* macht sich durch eine gespannte oder schlaffe Geistesabwesenheit und gänzliche Unansprechbarkeit, durch wiederholte stereotype Bewegungen oder völlige Unbeweglichkeit bemerkbar; auch kann der Patient selbst in unbequemsten Stellungen über lange Zeit verharren. Die *paranoiden Schizophrenien* zeichnen sich durch eine besonders reichhaltige Symptomatik aus, u. a. durch Halluzinationen, Verfolgungswahn mit Vergiftungsangst usw.; von differenzierteren Personen werden dabei ganze Wahnsysteme entwickelt („Verrücktheit").

Die Möglichkeiten der Behandlung Schizophrener haben sich in den letzten Jahren bedeutend erweitert. Vor allem die Schockbehandlung und insbesondere die Insulin-Koma-Therapie zeigen relativ günstige Resultate. Die größte Bedeutung hat jedoch die medikamentöse Behandlung; mit Drogen wie Chlorpromazin ist es gelungen, die Halluzinationen und Wahnideen erheblich zu vermindern.
Vergleiche auch: Psychische Erkrankungen.

Schlaf, periodischer Zustand der Ruhe und Entspannung, bei welchem zu einem großen Teil die Verbindung zwischen Bewußtsein und Außenwelt unterbrochen ist. Während des Schlafes haben die Gewebe und Organe des Körpers Gelegenheit, sich zu regenerieren. Der Schlaf ist daher ebenso wichtig wie die Nahrungsaufnahme. Der Mensch verbringt etwa ein Drittel seines Lebens im Schlaf. Ein spezielles *Schlafzentrum* im Hypothalamus hemmt aktiv die Tätigkeit einzelner Hirnzentren, während andere Abschnitte des Zentralnervensystems ihre Tätigkeit nicht unterbrechen. Während der *Traumphase* ist die Tätigkeit des Zentralnervensystems sogar gesteigert, was sich u. a. durch schnelle Augenbewegungen bei geschlossenen Lidern bemerkbar macht; diese *REM-Phasen* (rapid eye movement) scheinen bei Kindern die strukturelle und funktionelle Reifung der Hirnrinde anzuregen.

Der Schlaf kommt allmählich zustande. Ein Stadium des schläfrigen Wachseins wechselt mit vorübergehenden Augenblicken des Schlafes ab, die so kurz sind, daß wir sie im allgemeinen nicht bemerken. Bei einigen Menschen dauert dieses Übergangsstadium nur einige Minuten, bei anderen eine Stunde und mehr. Die *Tiefe des Schlafes* unterscheidet sich auch während der Nacht, wobei Perioden des Wachseins, des Dahindämmerns und des tiefen Schlafes mit größerer oder geringerer Regelmäßigkeit aufeinander folgen. Während des Schlafes wechselt der Schläfer normalerweise häufig seine Schlafstellung, und die Körperfunktionen sind weitgehend vermindert. Der Puls und die Drüsenaktivität sind erniedrigt, die Verdauungsvorgänge ruhen, und die Muskeln des Körpers sind entspannt; die bewußte Wahrnehmung der Umwelt ist aufgehoben. Meist wirken regelmäßige Geräusche oder Bewegungen, wie z. B. das Schaukeln einer Kinderwiege, schlaffördernd, während plötzliche oder ungewohnte Veränderungen den Schlafenden aufwecken können.

Beim Menschen folgt der Schlaf mehr oder weniger einem Tagesrhythmus, jedoch sind die Grenzen außerordentlich beweglich.

Unser Schlafbedürfnis ist während der Kindheit am größten; ein Neugeborenes schläft mit den wenigen Unterbrechungen der Stillzeiten fast die gesamte Zeit des Tages. Im Alter von einem Monat schläft der Säugling etwa 18 Stunden, mit einem Jahr etwa 14 Stunden täglich. Ein dreijähriges Kind braucht wenigstens 12 Stunden, ein zehnjähriges Kind 10 Stunden Schlaf pro Tag. Ein Junge oder ein Mädchen von 14–15 Jahren sollte 8 oder 9 Stunden schlafen, und dieser Schlafbedarf bleibt in der Regel auch während des Erwachsenenalters der gleiche. Manche Menschen, besonders ältere, scheinen jedoch weniger Schlaf zu benötigen.

Viele Menschen, jüngere wie ältere, schlafen zu wenig. Manche nehmen sich nicht die Zeit dazu; andere leiden unter Schlafstörungen verschiedenster Art. *Schlaflosigkeit* ist ein Zustand, bei welchem entweder das Einschlafen schwerfällt oder bei dem der Schlaf ungewöhnlich kurz ist. Bestimmte Krankheiten, vor allem von Schmerzen begleitete, halten viele Menschen wach, weit häufiger jedoch ist die Schlaflosigkeit eine Folge psychischer Störungen. Angst und Kummer, geistige Überanstrengung und ungelöste Probleme verhindern die notwendige Entspannung. Auf längere Zeit wirkt sich Schlaflosigkeit gesundheitsschädlich aus.

Es gibt eine Vielzahl von verschiedenen Medikamenten gegen die Schlaflosigkeit; die meisten von ihnen haben nur eine kurzdauernde Wirkung. Schlaftabletten sind mitunter unvermeidlich, jedoch werden sie leicht zur Gewohnheit und zu oft im Übermaß genommen. Oft kann eine Schlaflosigkeit geheilt werden, indem die zugrunde liegenden psychischen Konflikte gelöst werden.

Schlafkrankheit ist ein Überbegriff für zwei vollkommen verschiedene Krankheiten: 1. die heute seltene *Europäische Schlafkrankheit* oder *Encephalitis lethargica* (↗ Enzephalitis) und 2. die *Afrikanische Schlafkrankheit (Trypanosomiasis)*, die in Zentral- und Westafrika, aber auch in anderen Gegenden vorkommt, heute jedoch als Folge der Insektenbekämpfung im Rückgang begriffen ist. Diese schwere Krankheit wird durch zwei Einzeller, *Trypanosoma gambiense* und *Trypanosoma rhodesiense*, verursacht. Die Wirte des letztgenannten Erregers sind Antilopen, andere Tiere sowie der Mensch, während der erste nur den Menschen befällt. Die Parasiten werden durch den Biß der Stechfliege *Glossina palpalis* und der *Tsetsefliege (Glossina morsitans)* übertragen. Nach einer Inkubationszeit von 10 bis 15 Tagen treten beim Patienten Fieber, Schüttelfrost und Kopfschmerzen, Schwellungen der Lymphdrüsen, Schmerzen in den Extremitäten und eine Anämie auf. Die Augenmuskeln werden oft mehr oder weniger gelähmt, und übermäßige Schläfrigkeit wechselt mit Schlaflosigkeit ab. Häufig treten auch Krämpfe auf. Die durch Trypanosoma rhodesiense verursachte Krankheit zeigt einen besonders schweren Verlauf. Im kritischen Stadium der Krankheit werden das Gehirn und andere Nervengewebe betroffen, wobei es zu immer stärker werdenden Lähmungen kommt, welche zum Tod führen können. Die wirksamste Behandlung besteht in der Gabe von *Germanin (Bayer 205)*, einer organischen Arsenverbindung.

Schlangenbiß. Der Schlangenbiß ist in mittel- und nordeuropäischen Ländern ein äußerst seltenes Ereignis; in Deutschland kommt praktisch nur die *Kreuzotter (Vipera berus)* in Frage, deren Biß fast niemals zum Tode führt. Die Bißstelle liegt fast immer am Fuß oder Knöchel und ist an zwei kleinen, nebeneinanderliegenden punktförmigen Stichen zu erkennen. Man bedeckt die Bißstelle mit einem sterilen Verband oder sauberen Taschentuch, bindet den Fuß oberhalb der Bißstelle nur mittelfest ab, so daß der Puls noch tastbar ist, und stellt das Bein mittels einer provisorischen Schiene ruhig. Sofortiger Transport ins Krankenhaus ist erforderlich, wo eine Behandlung sowie eine Injektion von *Schlangenserum* erfolgen kann. Das Serum wird in Schlangenfarmen aus dem Blut z. B. von Pferden gewonnen, denen zuvor das Schlangengift in steigender Dosis injiziert worden war.

Schleimbeutel, *Bursa synovialis* oder *Bursa mucosa*, ist ein mit Flüssigkeit gefüllter und mit Schleimhaut ausgekleideter Hohlraum, der von Bindegewebe umgeben wird und meist in direkter Verbindung mit den benachbarten Körpergelenken steht. Die großen Gelenke, wie das Knie- und das Schultergelenk, haben mehrere solcher Bursae in ihrer Umgebung. Diese Taschen schützen das Gelenk und begünstigen die Beweglichkeit. Übermäßige Gelenktorsionen oder -belastungen führen häufig zu einer *Schleimbeutelentzündung (Bursitis)*, in deren Gefolge es nicht selten zu Kalkeinlagerungen *(Bursolith)* kommt. Diese Entzündungen können durch Wärmebehandlung und Ruhigstellung der Gelenke, auch durch Injektionen und Röntgenbestrahlung sowie durch operative Entfernung von Kalkablagerung beeinflußt werden.

Schleimhaut, *Tunica mucosa*, eine dünne, in der Hauptsache aus Epithelzellen und Bindegewebe bestehende Schicht. Sie dient zur Auskleidung des Magen-Darm-Kanals, der Lungen, der Harn- und Geschlechtswege und der Augenlider. Im Prinzip haben alle Schleimhäute dieselbe Struktur: Epithel- oder Deckzellen liegen auf der Oberfläche, entweder vielschichtig wie im Mund oder einschichtig wie in den Lungen. *Schleimdrüsen* produzieren ein Sekret, das die Schleimhaut ständig feucht hält. In manchen Schleimhäuten befinden sich zwischen den Epithelzellen einzelne schleimproduzierende Zellen, die sogenannten *Becherzellen*. Das Bindegewebe unter dem eigentlichen Epithel enthält zahlreiche Blut- und Lymphgefäße, welche die gesamte Schleimhaut versorgen; einige Schleimhautbezirke enthalten auch zahlreiche Nervenendigungen. Die meisten Schleimhäute besitzen außer einer innersten Bindegewebsschicht auch eine Lage glatter Muskeln.
Vergleiche auch: Atmungsorgane, Drüsen, Epithel, Verdauung; 🅱 Atmungsorgane I, III, Verdauung III–IV.

Schluckauf, *Singultus*, besteht aus einer Folge wiederholter, unfreiwilliger, schneller Kontraktionen des Zwerchfells, welche von spastischen Verschlüssen der Stimmritze gefolgt sind. Hierdurch wird der Luftstrom durch den Kehlkopf plötzlich gestoppt, und es kommt zu dem charakteristischen Geräusch des Schluckaufs. Der Schluckauf wird durch einen Reflex ausgelöst und hat seine Ursache oft in einer Reizung des Zwerchfells durch allzu schnelles Trinken kalter oder alkoholischer Getränke. Der Schluckauf verschwindet in diesen Fällen meist von selbst wieder. Gewisse Volksheilmittel werden benutzt, um den Spasmus des Zwerchfells zu lösen, indem die Aufmerksamkeit von dem Phänomen selbst abgelenkt wird. Nur in seltenen Fällen halten Schluckaufanfälle länger an, so daß sie schlafstörend wirken oder bei der Aufnahme von Nahrung Schwierigkeiten bereiten. Der Zustand wird dann gewöhnlich durch örtlich wirkende Betäubungsmittel oder Medikamente behandelt, welche die Sensibilität der Nerven dämpfen.

Schock. Der Schock ist ein von vielfältigen Faktoren bestimmtes akutes Krankheitsbild mit zahlreichen Ursachen (s. 1–3). Der Verlauf des Schocks ist durch die verschiedenen körpereigenen Versuche einer Kompensation der verminderten Blutversorgung der lebenswichtigen Organe gekennzeichnet. Wie das Schema zeigt, bewirkt der Kompensationsmechanismus schädliche Nebeneffekte und setzt weitere Regelsysteme in Gang, die die Blutversorgung zunehmend ungünstig beeinflussen. Dieses Funktionsbild des Schocks erklärt seine typischen Zeichen: a. blaßfahle Hautfarbe und kühle Haut; b. Blutadern (Venen) liegen unter Hautniveau; c. Der Puls ist nur schwach tastbar und liegt über 100/min.; d. kalter Schweiß; e. Ruhelosigkeit; f. Erbrechen; g. ungleiche Atemtätigkeit; h. getrübtes Bewußtsein.

Die Ursachen für den Schock können sehr verschieden sein: 1.1 Blutverlust infolge Verletzungen mit Blutungen nach außen und „innen" (z. B. in den Bauchraum bei Milz- und Leberquetschung,

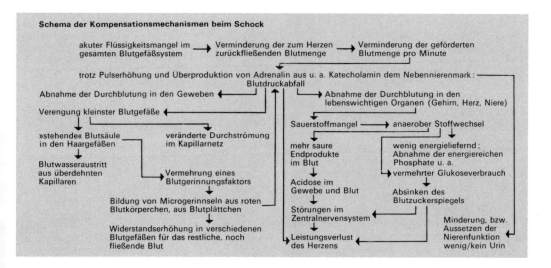

in die Blase bei Nierenblutung). 1.2 Blutverlust bei schweren Magen-, Speiseröhre-, Darm- oder Eileiterblutungen. 1.3 Plasmaverlust bei ausgedehnten thermischen Verbrennungen, Verbrühungen oder Verätzungen. 2. Extreme Veränderungen der Mikrozirkulation des Blutes im Gewebe, teilweise mit Mikrogerinnselbildung bei: 2.1 schweren Weichteil- und Knochenverletzungen mit heftigen Schmerzen. 2.2 anaphylaktischem Schock als schwere Allergiereaktion auf fremdes Eiweiß (z. B. bei Bluttransfusionen und bestimmten Seruminjektionen) oder auf verschiedene, meist wiederholt gegebene Medikamente. 2.3 Sepsis, wobei Bakteriengiftstoffe im Blut den Schockablauf auslösen und bestimmen. 2.4 Vergiftungen, z. B. Schlafmittel. 2.5 schweren Stoffwechselstörungen (z. B. Nebennierenkrise, Koma der Zuckerkrankheit, Schilddrüsenfunktionsstörungen). 3. Versagen der Herzförderleistung bei schweren Formen des Herzinfarktes.

Je früher die Behandlung einsetzt, um so sicherer kann ein irreversibler refraktärer Schock vermieden werden. Bei jedem Verdacht, daß ein Schock (s. Ursachen 1.1 bis 1.3) entstehen könnte, muß der Rückfluß des Blutes aus den Beinen und dem Becken durch Schocklagerung gefördert werden. Vor Eintritt der Schockzeichen sollte der *nichtbewußtlose* Patient eine nicht alkoholische Flüssigkeit (evtl. mit antiacidotischen Zusätzen) langsam zu sich nehmen und beruhigenden Zuspruch erhalten. Ärztlicherseits werden Infusionen mit niedermolekularen Plasmaexpandern, Blutplasma oder Blut sowie Nebennierenrindenpräparate, Corticosteroide, schmerzstillende Injektionen gegeben und der schockgefährdete Patient auf der Intensivstation sehr genau überwacht.

Schocktherapie, *Schockbehandlung, Heilkrampfbehandlung,* Bezeichnungen für drei Arten einer psychiatrischen Behandlung: *Insulinschock, Cardiazolkrampf* und *Elektroschock.* In diesem Zusammenhang hat das Wort „Schock" nichts zu tun mit dem medizinisch-pathologischen Zustand eines Schocks.

Die Schocktherapie mit Insulin wurde 1933 eingeführt. Die Injektion von Insulin verringert den Zuckergehalt des Bluts bis auf eine Stufe, wo Bewußtlosigkeit *(Koma)* auftritt: der Patient wird dann durch die Gabe von Traubenzucker wiedererweckt, der entweder auch injiziert oder über einen Magenschlauch eingeführt wird. Die Insulinmenge wird täglich vergrößert, bis die nötige Tiefe der Bewußtlosigkeit erreicht ist. Danach wird die Dauer der „Ohnmacht" bis auf 15–30 Minuten verlängert. Diese Behandlung erfordert genaueste ärztliche Kontrolle und wird nur in psychiatrischen Kliniken angewandt. Die Schockbehandlung mit Insulin erzielt gute Behandlungsergebnisse bei Schizophrenie, insbesondere bei Fällen mit starker Antriebshemmung (Katalepsie).

Der *Cardiazolkrampf* hat seinen Namen von dem Kreislaufmittel Cardiazol (Pentamethylentetrazol), das nach einer Injektion in die Blutbahn Bewußtlosigkeit und Krämpfe erzeugt, die denen bei epileptischen Anfällen gleichen. Der Bewußtlosigkeit gehen für wenige Sekunden eine deutliche Furcht und Unruhe voraus. Diese Behandlungsmethode, die 1935 eingeführt wurde, erweist sich als äußerst wirksam gegen Depressionszustände.

Die *Elektroschocktherapie* wurde im Jahre 1938 in erster Linie als Behandlung gegen Depressionen eingeführt. Der elektrische Strom, der an sich keine Heilkraft besitzt, erzeugt im Gehirn eine Aktivität, die sich nach außen hin in Bewußtlosigkeit und Krämpfen manifestiert. Eine solche Aktivität ist die Voraussetzung für günstige Resultate. Bei der ursprünglich angewandten Technik wurde ein schwacher Wechselstrom von zwei Elektroden an den Schläfen des Patienten durch das Gehirn geschickt, was eine sofortige Bewußtlosigkeit und Krämpfe verursachte. Diese Technik wurde inzwischen verbessert; der Strom wird jetzt unter Narkose angewandt, nach der Gabe eines Muskelentspannungsmittels, welches die Heftigkeit der Muskelkrämpfe stark herabsetzt und die früher bei dieser Behandlung häufigen Knochenbrüche verhütet, während die Wirkung der Behandlung jedoch in keiner Weise beeinträchtigt wird. Die Behandlung dauert 5 Minuten, der Patient selbst erwacht 15–20 Minuten später; anschließend schläft er gewöhnlich für etwa 2 Stunden. Es treten keine unliebsamen Nachwirkungen auf, außer gelegentlichen Kopfschmerzen direkt nach der Behandlung.

Patienten mit Depressionen werden zwei- bis dreimal in der Woche behandelt, und in 80–90% der Fälle haben die Depressionen nach 4–8 Behandlungen einer z. T. kaum glaublichen vitalen Umstimmung und Erleichterung Platz gemacht. Wenn die Depression periodisch auftritt, kann jeder Schub mit einem gleich guten Resultat behandelt werden. Der Elektroschock ist auch, insbesondere in der Form einer *Stoßbehandlung* (2–3 Behandlungen in unmittelbarer Folge), sehr wirkungsvoll gegen Schizophrenie, in der manischen Phase des manisch-depressiven Irreseins sowie bei Verwirrungszuständen mit schweren Angstgefühlen. Die Behandlung wird auch ambulant ausgeführt, und der Patient kann nach einer Ruhezeit von etwa 2 Stunden wieder die Klinik verlassen.

Moderne Drogen, insbesondere *Psychopharmaka* vom Typ der *Tranquillizer,* haben die Schocktherapie heute weitgehend zurückgedrängt.

Schorf ist die Bezeichnung für verschiedene Phänomene. Der *Wundschorf* ist der aus geronnenem Sekret und Blutbestandteilen bestehende getrocknete Wundabschluß. Als *Schorf* wird auch der Ausschlag bei der seborrhoischen Dermatitis des Kleinkindes bezeichnet, ein Ausschlag, der vor allem durch Hautabschuppung und Eryth eme im Gesicht charakterisiert ist (↗ Ekzem). Der Ausdruck Schorf wird auch im Sinne von *Favus* (oder Grind) gebraucht, einer Pilzerkrankung der Kopfhaut (↗ Pilzerkrankungen).

Schreibkrampf, *Graphospasmus,* ein pathologischer Zustand mit Verkrampfung, Tremor, Schwäche oder verminderter Kontrolle der beim Schreiben benutzten Handmuskeln. Der Schreibkrampf kommt durch Überanstrengung der beim Schreiben beanspruchten Handmuskeln zustande und ist eine Beschäftigungsneurose, die hauptsächlich bei Personen mit einer Neigung zu psychischen Spannungszuständen auftritt. Er kann dann durch fehlende Anpassung an die Arbeitsbedingungen oder durch rein persönliche Probleme ausgelöst werden. Schlechte Schreibgewohnheiten oder schlechte Schreibbedingungen werden nicht als Ursache für einen Schreibkrampf angesehen, obwohl sie zu seiner Auslösung beitragen können. Statt dessen sollte die zugrunde liegende neurotische Fehlhaltung behandelt werden.

Schuppenbildung, *Hautschälen, Desquamation,* eine Krankheitserscheinung, bei der die Hornschicht der Haut in kleinen weißen Schuppen abgeschält wird. Die Hornschicht stößt normalerweise für das unbewaffnete Auge unsichtbare Teilchen ab. Die sichtbaren Schuppen, die nach verbreiteter Meinung auftreten, wenn die Haut ungewöhnlich trocken wird, ist ein Symptom vieler Hautkrankheiten, wie etwa Psoriasis, Schuppen und Ekzeme. Es tritt auch bei Scharlach und als Folge einer äußeren Reizung der Haut auf, z. B. durch starke Sonnenbestrahlung.

Schwachsinn, *geistige Behinderung, Retardierung, Oligophrenie,* verschiedene Zustände bei Kindern oder Erwachsenen, bei welchen ein von Geburt oder früher Kindheit an bestehender *Intelligenzdefekt* die Eingliederung in die Gesellschaft erschwert.

Die schwersten Formen der geistigen Behinderung machen sich bereits im frühesten Lebensalter bemerkbar, während die leichteren Formen als allmähliches Zurückbleiben des Kindes in der geistigen Entwicklung erscheinen, allerdings stets noch vor dem schulpflichtigen Alter. Eine Grenze zwischen geistiger Retardierung und normaler Intelligenzentwicklung ist nicht klar zu ziehen, da diese Beurteilung u. a. von den intellektuellen Ansprüchen der jeweiligen Umgebung abhängig ist. Die Zahl der geistig retardierten Kinder ist deshalb während der Schuljahre stets am größten, wenn nämlich das pädagogische Kriterium entscheidend ist, ob ein Kind noch fähig ist, in einer *Sonderklasse* für langsam lernende Kinder dem Unterricht zu folgen. Ein Mittel zur Feststellung der geistigen Behinderung ist der *Intelligenztest* (↗ Intelligenz).

Bei den stark retardierten Kindern finden sich gewöhnlich Symptome einer Erkrankung oder Schädigung des Gehirns, während bei leichteren Fällen die Retardierung selbst das einzige Symptom ist. Spezielle krankhafte Zustände lassen sich bei etwa einem Drittel der geistig Behinderten finden, und Anzeichen von Hirnschädigungen aus unbekannter Ursache finden sich bei weiteren 25%. Man nimmt an, daß etwa 200 verschiedene Ursachen diesen Störungen zugrunde liegen können.

Bei etwa 3–4% der geistigen Behinderungen liegt eine genetische Ursache zugrunde, die u. a. Stoffwechselstörungen zur Folge haben kann. Bei einigen dieser Formen, z. B. der *Phenylketonurie,* kann die Hirnschädigung verhütet werden, wenn das Kind frühzeitig genug eine spezielle Diät erhält. *Mongolismus* tritt bei etwa 15% der geistig Behinderten auf und steht mit einer Chromosomenanomalie (Trisomie des Chromosoms 21) in Zusammenhang.

Eine relativ große Zahl geistig Behinderter hat während der Geburt oder direkt im Anschluß an die Geburt eine Hirnschädigung erlitten. Am häufigsten kommt hierfür eine ungenügende *Sauerstoffversorgung* des Gehirns in Frage, ebenso aber können auch eine Infektion oder eine toxische Schädigung zugrunde liegen. Frühgeburten reagieren besonders empfindlich auf einen Sauerstoffmangel. Auch der Embryo ist während der ersten 3 Monate besonders durch Infektionen gefährdet; so kann beispielsweise der Erreger der Toxoplasmose die Diaplazentarschranke passieren und in das Gehirn des Fetus eindringen und dieses schädigen. Im Säuglingsalter können Enzephalitis und Meningitis zu Hirnschädigungen führen. Solche Schädigungen können in den verschiedensten Hirnabschnitten stattfinden und außer Intelligenzstörungen auch andere Schäden hervorrufen. Wenn diese Hirnschädigung Lähmungen zur Folge hat, wird sie als *zerebrale Kinderlähmung* bezeichnet. Etwa die Hälfte aller Hirnschädigungen zieht jedoch geistige Schäden nach sich. Symptome, die oft gemeinsam mit geistiger Behinderung auftreten, sind Sprachstörungen, Unruhe und Muskelkrämpfe. Schädelverletzungen führen zwar häufig nur zu vorübergehenden Störungen, in einem kleineren Prozentsatz aber auch zu dauernden Intelligenzdefekten.

Die Entwicklung des Intellekts ist von zahlreichen Genen (Erbfaktoren) abhängig und insofern zu einem wesentlichen Teil bereits im Augenblick der Vereinigung von Ei- und Samenzelle festgelegt. Man schätzt, daß etwa ein Drittel aller geistigen Behinderungen auf solchen spezifischen erblichen Faktoren der Begabung beruhen. Im Gegensatz zu den schweren Intelligenzdefekten leiden diese Behinderten nur an leichteren Hemmungen der Intelligenzentwicklung.

Leichter Schwachsinn wird als *Debilität,* mittelgradiger Schwachsinn als *Imbezillität* und hochgradiger Schwachsinn als *Idiotie* bezeichnet. Die leicht Retardierten können sich gewöhnlich, eine angemessene Erziehung und Ausbildung vorausgesetzt, selbständig in der Gesellschaft behaupten. Die in mittleren Graden Retardierten können unter

Aufsicht einfachere Arbeiten ausführen; sie können sprechen, oft aber weder lesen noch schreiben. Die Mehrzahl der geistig stark behinderten Menschen ist trotzdem in der Lage, in beschränktem Umfange als Erwachsene für sich selbst zu sorgen. Sie können sich meist auch noch zu einem gewissen Grade sprachlich verständigen.

Die Behandlung der geistigen Minderentwicklung muß in erster Linie bei den Gesundheitsstörungen und Defekten einsetzen. Besonders wichtig ist, daß die Sinnesfunktionen von Auge und Ohr zufriedenstellend sind und daß bei Lähmungen, Sprachdefekten usw. zweckentsprechend geholfen wird. Psychologisch besteht eine Gefahr darin, daß die Nächststehenden von einem geistig behinderten Kind zuviel verlangen, weil sie sich der Grenzen seiner intellektuellen Fähigkeiten nicht bewußt sind. In anderen Fällen kann das Kind aber auch übermäßig behütet und unselbständig gehalten werden. Beide Extreme können zu einer neurotischen Entwicklung führen, welche die Fähigkeiten des Kindes zusätzlich einschränkt. Im Prinzip kann allen geistig retardierten Kindern eine heilpädagogische Behandlung gegeben werden, die dem jeweiligen Entwicklungsstadium des Kindes angepaßt ist. Für die am stärksten Behinderten wird vor allem eine Übung der motorischen Funktionen zur Bewältigung der Anforderungen des täglichen Lebens erforderlich sein. Arbeitstherapie hat sich als eine besonders wichtige Methode der Rehabilitation solcher Menschen erwiesen, die nicht in der Lage sind, Sonderschulen zu besuchen, und auf Dauer bei ihrer Familie oder in einer Anstalt leben.

Vergleiche auch: Entwicklungsstörungen, Psychische Erkrankungen.

Schwangerschaft und Geburt. *Schwangerschaft, Gravidität,* die Zeit von der Befruchtung des Eies bis zur Geburt (meist 263–270 Tage). Der Zeitpunkt der Empfängnis liegt zwischen dem 10. und 20. Tag nach der letzten Menstruation. Die Frucht wächst während der *Embryonalentwicklung* bis zum Ende des 1. Schwangerschaftsmonats auf 1 cm, bis zum Ende des 2. auf 4 cm und bis zum Ende des 3. auf ca. 9 cm. Die *Kindsbewegungen* sind vom 5. Monat an zu spüren. Die Feststellung der Schwangerschaft ist durch Schwangerschaftsreaktionen möglich. *Schwangerschaftsreaktionen* oder *Schwangerschaftstests* sind *biologische* Proben, die auf der starken Vermehrung des *Choriongonadotropins* im Urin der Schwangeren beruhen *(Aschheim-Zondek-* und *Galli-Mainini-Reaktion),* und eine *chemische* Schnellreaktion, die das vermehrte Vorkommen von Fermenten im Blutserum nachweist; die *körperlichen Schwangerschaftszeichen* sind erst 6–8 Wochen nach Schwangerschaftsbeginn feststellbar. Um diese Zeit der Schwangerschaft schwellen die Brüste an und zeigen eine deutliche Gefäßzeichnung. Es stellt sich oft eine morgendliche Übelkeit, meist mit Erbrechen ein: *Schwangerschaftserbrechen (Hyperemesis gravidarum);* in schweren Fällen (unstillbares Erbrechen) ist klinische Behandlung nötig. Da das Herz der Mutter während der Schwangerschaft eine hohe Mehrleistung vollbringen muß, kommt es leicht zu Ödemen im Gewebe, zu Krampfadern und Hämorrhoiden. *Schwangerschaftsstreifen (Striae gravidarum)* sind rötlichbraune, später weißglänzende Narbenstreifen, die infolge starker Überdehnung der Bauchhaut in der Schwangerschaft entstehen. *Schwangerschaftspsychosen* sind Geistesstörungen während der Schwangerschaft, die sich oft nicht von Schizophrenie und Hysterie unterscheiden lassen, am häufigsten sind jedoch depressive Verstimmungszustände.

Die *Geburt, Partus,* ist der Vorgang der Ausstoßung *(Entbindung)* der meist reifen Leibesfrucht aus dem mütterlichen Körper mit den *Wehen* als der treibenden Kraft *(Abort* ist dagegen eine Fehlgeburt, bei der die Frucht *nicht* lebt). Die Entbindung ist wegen des großen Hinterhauptes nur durch Drehung und Haltungsänderung (schraubenförmige Drehung durch den knöchernen Geburtskanal) des Kopfes und des Kindeskörpers unter der Geburt möglich. Ist bei zu engem Becken ein abnormer Geburtsverlauf zu erwarten, so wird eine Schnittentbindung (↗ *Kaiserschnitt*) durchgeführt. Bei Wehenschwäche oder nicht normaler Geburtslage wird die *Geburtszange (Forceps)* angewandt; sie wird vorsichtig an den kindlichen Kopf angelegt, wenn er im Geburtskanal steckenbleibt und dadurch das Leben der Mutter oder des Kindes gefährdet ist. Oft wird auch der *Vakuumextraktor* benützt, der mittels eines durch eine pumpenähnliche Vorrichtung erzeugten Vakuums am Kopf des Kindes festhaftet und eine schonende Extraktion des Kindes ermöglicht.

Als *Geburtsgeschwulst* bezeichnet man eine weiche Anschwellung meist am Kopf des Kindes *(Kopfgeschwulst).* Sie entsteht dadurch, daß der kindliche Kopf nach dem Blasensprung unter besonderem Druck steht. Aus gleichen Gründen entsteht die seltenere *Kopfblutgeschwulst.* Die *Geburtshilfe* ist ein Teilgebiet der Frauenheilkunde, die Lehre und Praxis vom normalen und krankhaften Geburtsverlauf, ferner die Versorgung der Wöchnerin und des Neugeborenen. Die *Hebamme* untersucht bei jeder Geburt die Schwangere und zieht bei zu erwartendem abnormalem Geburtsverlauf den Geburtshelfer oder Frauenarzt zu.

Schwangerschaftstoxikosen, Komplikationen, die gewöhnlich gegen Ende der Schwangerschaft auftreten. Über die Ursache der Krankheit besteht noch keine einhellige Meinung, jedoch wird teilweise die Ansicht vertreten, daß es sich um eine Reaktion gegen die Anwesenheit des Embryos handelt. Diese Annahme wird durch die Tatsache erhärtet, daß die Symptome nach der Geburt oder nach einer Schwangerschaftsunterbrechung verschwinden. Die Symptome beginnen schleichend und lassen sich

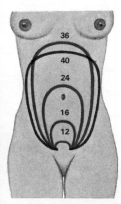

SCHWANGERSCHAFT UND GEBURT I

Eine *Schwangerschaft* umfaßt die Zeit von der Befruchtung bis zur Geburt und dauert etwa 263–270 Tage; von der letzten Menstruation an gerechnet, dauert eine Schwangerschaft durchschnittlich 280 Tage (40 Wochen). Die *Gebärmutter*, die normalerweise die Größe eines Hühnereies hat, vergrößert sich dabei erheblich. Links: die Gebärmuttergröße in verschiedenen Wochen der Schwangerschaft (↗ Embryonalentwicklung).

Innerhalb der Gebärmutter ist der Fetus von Fruchtwasser umgeben. Über die *Nabelschnur* erhält er Sauerstoff und Nährstoffe aus dem Plazentarkreislauf.

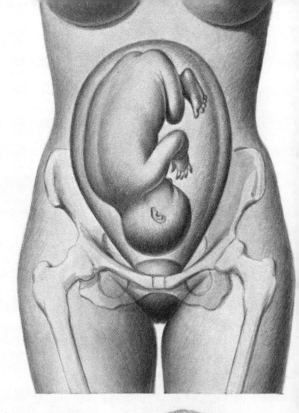

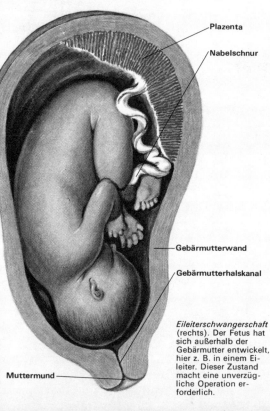

- Plazenta
- Nabelschnur
- Gebärmutterwand
- Gebärmutterhalskanal
- Muttermund

Eileiterschwangerschaft (rechts). Der Fetus hat sich außerhalb der Gebärmutter entwickelt, hier z. B. in einem Eileiter. Dieser Zustand macht eine unverzügliche Operation erforderlich.

Manchmal entwickelt sich die *Plazenta* im unteren Teil der Gebärmutter. Als Folge hiervon treten oft Blutungen auf (rechts). Es kann dann eine Schnittentbindung *(Kaiserschnitt)* notwendig werden. Hierbei wird durch Eröffnung der Bauch- und Gebärmutterwand das Kind operativ entbunden.

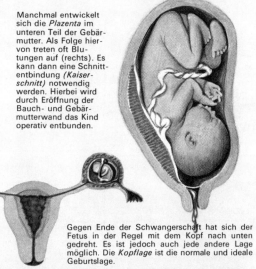

Gegen Ende der Schwangerschaft hat sich der Fetus in der Regel mit dem Kopf nach unten gedreht. Es ist jedoch auch jede andere Lage möglich. Die *Kopflage* ist die normale und ideale Geburtslage.

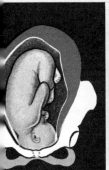
Kopflage

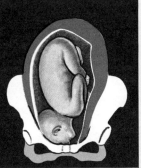
Gesichtslage

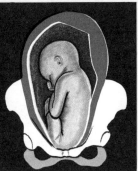
Steißlage

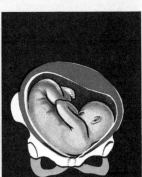
Querlage

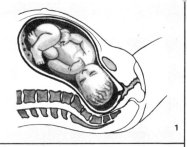
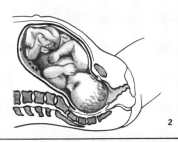
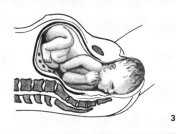
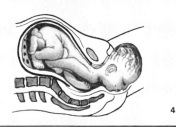
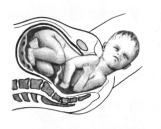
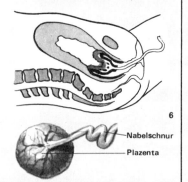

Nabelschnur
Plazenta

Geburt. Wenn der Fetus in der Gebärmutter die volle Reife erlangt hat, beginnt die Gebärmutter sich zu kontrahieren und die Frucht auszutreiben. Diese Kontraktionen oder *Geburtswehen* treten zuerst in Abständen von 10–30 Minuten und später in zunehmend kürzeren Abständen auf. Bei diesen Anzeichen sollte die werdende Mutter sich in die Klinik begeben.

Abb. rechts zeigt ein Entbindungsbett mit verstellbarem Fußende. Der Lachgasapparat kann während des Geburtsvorgangs von der Gebärenden selbst zur Schmerzlinderung benutzt werden.

Geburt bei einer Kopflage (Hinterhauptslage), bei welcher der Hinterkopf vorangeht (Abb. links).

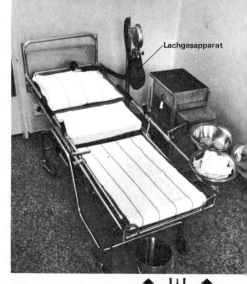

Lachgasapparat

SCHWANGERSCHAFT UND GEBURT II

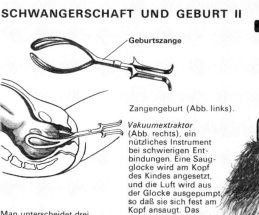

Geburtszange

Zangengeburt (Abb. links).

Vakuumextraktor (Abb. rechts), ein nützliches Instrument bei schwierigen Entbindungen. Eine Saugglocke wird am Kopf des Kindes angesetzt, und die Luft wird aus der Glocke ausgepumpt, so daß sie sich fest am Kopf ansaugt. Das Kind kann dann mittels eines Griffes herausgezogen werden.

Griff
Kette
Saugglocke

Man unterscheidet drei *Geburtsstadien*:

Die Eröffnungsperiode (1 und 2). Der Fetus wird abwärts gegen den Gebärmutterhals gepreßt, der sich allmählich erweitert. Wenn er sich vollständig geöffnet hat, reißen meist die Eihäute, und das Fruchtwasser fließt ab.

Die Austreibungsperiode (3, 4 und 5). Der Fetus macht eine Viertelwendung, während er durch den Beckenring tritt. Der Kopf erscheint in der Scheidenöffnung. Die Gebärende unterstützt die Geburt durch Zusammenpressen der Bauchmuskulatur.

Sobald das Kind geboren ist, werden Nase und Mund von Schleim gereinigt, und der erste Schrei zeigt, daß es mit der Atmung begonnen hat. Die Nabelschnur kann nunmehr abgebunden und durchtrennt werden.

Die Nachgeburtsperiode (6). Nach einer Ruhepause beginnt die Gebärmutter sich erneut zu kontrahieren, bis schließlich die Plazenta, die Eihäute und die restliche Nabelschnur ausgetrieben werden.

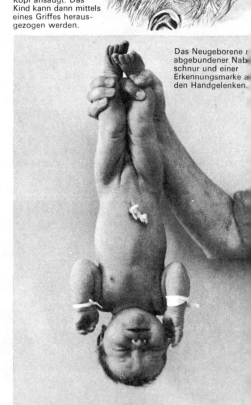

Das Neugeborene mit abgebundener Nabelschnur und einer Erkennungsmarke an den Handgelenken.

gewöhnlich bei den Kontrolluntersuchungen während der Schwangerschaft frühzeitig feststellen. Eines der ersten Anzeichen für eine beginnende Schwangerschaftstoxikose sind Ödeme, Ansammlungen von Flüssigkeit im Körpergewebe, besonders deutlich im Gesicht und an den Beinen. Der Blutdruck ist gewöhnlich erhöht, durch die Niere wird mit dem Urin Eiweiß ausgeschieden. Dieser Zustand wird als *Präeklampsie* bezeichnet; häufig bleibt die Krankheit in diesem Stadium stehen. In bestimmten Fällen jedoch, besonders wenn keine entsprechende Behandlung eingeleitet wird, können sich die Krankheitssymptome weiter verschlimmern; es treten dann Kopfschmerzen besonders in der Stirngegend und im Nacken, Sehstörungen und Schwindelanfälle sowie Leibschmerzen auf. Die Krankheit kann noch weiter fortschreiten und zu Krampfzuständen führen — *Schwangerschaftskrämpfe* oder *Schwangerschaftseklampsie*. Die Krampfzustände setzen plötzlich ein und können zu Bewußtlosigkeit führen. In diesem Zustand ist die Krankheit lebensbedrohlich, so daß oft eine sofortige Entbindung durch einen Kaiserschnitt notwendig wird. Die Schwangerschaftstoxikose erfordert eine gute medizinische Überwachung, oft die stationäre Aufnahme in einem Krankenhaus, jedoch gehen die Symptome gewöhnlich zurück, wenn eine entsprechende Behandlung rechtzeitig eingeleitet wird. Ruhe ist dringend notwendig, daneben eine salzarme Diät und eine Therapie mit Medikamenten, welche dem Körper Flüssigkeit entziehen und den Blutdruck senken.
Vergleiche auch: Urinuntersuchungen.

Schweißdrüsenabszeß tritt hauptsächlich in der Achselhöhle durch Einschmelzung entzündeter Schweißdrüsen auf. In diesem feucht-warmen Bereich befinden sich zahlreiche Bakterien, die durch Eindringen in die Drüsen eitrige Entzündungen mit Nekrosen verursachen können. Die Entzündung ist oft sehr schmerzhaft und hat die Tendenz, erneut aufzutreten. Die Behandlung besteht gewöhnlich im Eröffnen der Haut über dem Herd des Abszesses oder der Gabe von Antibiotika. Zur Vermeidung erneuter Infektionen ist die Einhaltung einer strikten Körperhygiene erforderlich.
Die Drüsen der Achselhöhle gehören zu den größeren *apokrinen Schweißdrüsen*. Die kleineren *ekkrinen Schweißdrüsen* entzünden sich in den gemäßigten Klimaten nur selten, während sich in den Tropen oft auch diese Drüsen entzünden. Es entsteht dann das Krankheitsbild der *Miliaria*, eines Hautausschlags mit hochroten Papeln oder Bläschen, der oft mit starkem Juckreiz verbunden ist. In solchen Fällen besteht die wichtigste Maßnahme darin, jegliches Schwitzen zu vermeiden. Der Kranke sollte daher in eine kühlere Umgebung gebracht werden und körperliche Anstrengungen meiden.
Vergleiche auch: Haut, Schwitzen.

Schwindel, *Vertigo*, Gefühl des gestörten Gleichgewichts, oft gekoppelt mit Übelkeit und Erbrechen, ein Symptom verschiedener Krankheiten und Reizzustände des Gehirns und der Gleichgewichtsorgane sowie eines Über- oder Unterdrucks im Blutkreislauf. Ältere Menschen erleiden oft Schwindel infolge von altersbedingten Veränderungen der Hirnarterien; flüchtiger Schwindel ist häufig bei Schädelverletzungen. Andere Ursachen sind toxische Schädigungen durch Streptomyzin, Salizylate, Blei oder Arsen oder Geschwülste des Nervus statoacusticus. Ein Schwindelgefühl kann auch rein psychisch bedingt sein, wie z. B. beim Blick in größere Tiefe (Höhenschwindel). Beim Schwindel kann der Kranke den Eindruck haben, als seien seine Beinbewegungen unregelmäßig oder als drehe sich seine Umgebung um ihn (Drehschwindel). Diese Form wird oft von ruckartigen Augenbewegungen *(Nystagmus)* sowie von Nasenbluten und Erbrechen begleitet.
Bei dem *Menièreschen Symptomenkomplex* sind als Charakteristikum Anfälle von kurzzeitigem Drehschwindel zu verzeichnen, die sich in Intervallen wiederholen und von Ohrensausen sowie gestörtem Hörvermögen begleitet werden. Die Krankheit tritt vor allem im Alter zwischen 30 und 60 Jahren auf und nimmt einen chronischen Verlauf nehmen. Ihre Ursache ist nicht einheitlich. Es besteht die Auffassung, daß sie auf einen zu hohen Flüssigkeitsdruck im Labyrinth des Ohres zurückzuführen ist. Man hat deshalb die Behandlung mit drucksenkenden Mitteln versucht; in schweren Fällen kann eine Operation am Labyrinth oder des Nervus statoacusticus (Hörnerv) notwendig werden. Eine häufige Ursache von Schwindel sind die Bewegungskrankheiten (↗ Kinetosen), die erfolgreich mit Medikamenten aus der Gruppe der Antihistamine behandelt werden.

Schwitzen, *Transpiration, Schweiß*, die Absonderung der Schweißdrüsen des Körpers, von denen zwei Typen bekannt sind — ekkrine und apokrine Drüsen. *Ekkrine Schweißdrüsen* befinden sich überall im Körper; auf der Stirn, den Handflächen und an den Fußsohlen können bis zu 500 von ihnen auf 1 cm^2 angeordnet sein. Ein Nervenimpuls löst die Ausscheidung eines kleines Tropfens auf die Hautoberfläche aus. Die *apokrinen Schweißdrüsen* sind bedeutend größer, ihre gewundenen Drüsengänge liegen verhältnismäßig tief in der Haut. Die Drüsen entlassen ihr Sekret in einen Haarfollikel über der Stelle, wo die Talgdrüsen einmünden. Sie arbeiten fortwährend, wobei ihre Ausscheidung über Impulse vom Nervensystem gesteuert wird. Die apokrinen Drüsen treten in den Achselhöhlen, in der Leistengegend, um die Brustwarzen, im äußeren Ohr sowie im Bereich von Genitalien und Darmausgang auf. Man schätzt, daß eine erwachsene Person etwa 2 Millionen Schweißdrüsen besitzt. Eine Person von 70 kg Körpergewicht verliert normalerweise ½ l Schweiß am Tag. Während anstrengender Arbeit bei hohen Temperaturen kann die Schweißproduktion bis auf nahezu einen Liter pro Stunde ansteigen. Die Sekretion der ekkrinen Drüsen besteht hauptsächlich aus Wasser mit bestimmten Salzen, meist Kochsalz, Milchsäure und Ammoniak. Der Schweiß der apokrinen Drüsen enthält Eiweiß und Kohlenhydrate sowie Salze. Die Sekretion der Schweißdrüsen ist steril und geruchlos. Der charakteristische Schweißgeruch wird erst durch bakterielle Zersetzung an der Hautoberfläche verursacht. Solche Bakterien sind in den Achselhöhlen besonders zahlreich.

Die ekkrinen Drüsen regulieren die Körpertemperatur und schützen so den Körper vor Überhitzung. Während körperlicher Anstrengung steigt auch die Körpertemperatur an, und die Schweißdrüsen beginnen auf Reize des autonomen Nervensystems hin zu sezernieren. Durch den von der Haut verdunstenden Schweiß verliert der Körper Wärme und kühlt ab. Aus demselben Grund schwitzt der Körper, wenn die Außentemperatur ansteigt. Der Körper verliert beim Schwitzen eine große Menge Salz; deshalb sollte man beim Schwitzen (z. B. in den Tropen) mehr Salz als sonst zu sich nehmen. Weil die Schweißdrüsen unter der Kontrolle des autonomen Nervensystems stehen, hängt ihre Funktion auch von psychischen Faktoren ab. Ängstlichkeit und Nervosität lösen eine erhöhte Drüsensekretion aus, insbesondere auf der Stirn, in den Achselhöhlen, an den Handflächen und Fußsohlen. Schwitzen bei kalter Haut wird als *kalter Schweiß* bezeichnet. Bei dem durch Furcht veranlaßten kalten Schweißausbruch ziehen sich ebenfalls durch autonome Nervenreize die oberflächlichen Blutgefäße zusammen, was wiederum zu einer Abkühlung der Haut führt. Auch fieberhafte Erkrankungen sind oft mit Schwitzen verbunden. Die Schweißausbrüche gehen mit einem Temperaturabfall einher.

Übermäßiges Schwitzen wird als *Hyperhidrosis* bezeichnet. Eine spezielle Form, die nur das Gesicht betrifft, wird durch stark gewürzte Speisen hervorgerufen; dieser Zustand tritt bei gesunden Personen auf, kann ebenso aber auch mit bestimmten Nervenkrankheiten verbunden sein. Die häufigeren Formen von Hyperhidrosis betreffen die Arme, Hände und Füße, sie sind größtenteils psychisch bedingt und nur schwer zu beeinflussen. Bestimmte Medikamente, wie z. B. Atropinpräparate, unterdrücken die Sekretion, können aber wegen ihrer Nebenwirkungen nur mit Vorsicht angewandt werden.

Schweißhemmende Medikamente enthalten in der Regel Aluminiumchlorid, welches die Haut reizt, so daß die Ausführungsgänge der Drüsen geschlossen werden. Sie haben jedoch nur einen begrenzten Effekt. *Fußschweiß* sollte mit regelmäßigen Bädern sowie mit adstringierenden Mitteln, wie Gerbsäurepräparate, behandelt werden. Fußpuder enthalten Talkum und Borsäure.

Vermindertes Schwitzen, *Hyphidrosis*, ist bei älteren Menschen eine normale Erscheinung, kommt jedoch auch bei jüngeren Personen vor und ist dann durch eine angeborene Entwicklungsstörung der Drüsen verursacht. Hyphidrosis vermindert die Widerstandskraft des Patienten gegen Hitze und stellt in den Tropen ein ernstes Gesundheitsproblem dar.

Vergleiche auch: Fieber, Haut; ▣ Haut I–II.

Seborrhöe, eine Hautkrankheit, welche sich durch eine gestörte Talgdrüsenfunktion und Schuppenbildung der Haut auszeichnet. Die Seborrhöe befällt hauptsächlich Gebiete mit zahlreichen Talgdrüsen, wie z. B. die Kopfhaut, die Stirn, die Nasengegend, die Augenbrauen, die Haut hinter den Ohren, über die Brust und zwischen den Schulterblättern. Die Seborrhöe beginnt oft während der Pubertät, wenn die Talgdrüsen wachsen und eine vermehrte Drüsentätigkeit stattfindet. Die Ursachen der Seborrhöe sind unbekannt, jedoch scheinen hormonale Faktoren mitzuwirken. In ihrer leichtesten Form befällt die Krankheit nur die Kopfhaut, wo sie die sog. *Schuppen* bildet.

Die Überproduktion der Talgdrüsen macht die Schuppen fettig. Sie können nicht leicht entfernt werden und bilden daher einen günstigen Nährboden für Bakterien der Kopfhaut. Eine Behandlung soll die Schuppen ablösen, die Kopfhaut austrocknen und die zugrunde liegende Krankheit bekämpfen. Bei der Austrocknung helfen gewöhnlich alkoholische Haarwässer. Schwefel- und Teerpräparate wirken gegen starke Schuppung. In schweren Fällen kann sich diese Hautkrankheit bis zu einem seborrhoischen ↗ Ekzem entwickeln.

Sehen. Beim Sehen vermag das menschliche Auge Lichtreize mit Wellenlängen von etwa 3900 bis 7700 Ångström (eine Å-Einheit ist gleich 10^{-8} cm = 0,0000001 mm) wahrzunehmen. Die Lichtstrahlen werden in einem optischen System gesammelt, in dem die Hornhaut, das Kammerwasser, die Linse und der Glaskörper die brechenden Substanzen darstellen. Nach dem Durchlaufen dieser Medien werden beim gesunden Auge die von einem betrachteten Punkt ausgehenden Strahlen in einem Brennpunkt auf der Netzhaut gesammelt. Die gesamte Brechkraft des Auges beträgt 60 Dioptrien. Die *Dioptrie* als Maßeinheit der Brechkraft einer Linse ist der reziproke Wert der in Metern gemessenen Brennweite, d. h., eine Linse mit der Brechkraft von 1 Dioptrie hat die Brennweite von 1 m, und eine Linse von 10 Dioptrien hat eine Brennweite von 0,1 m.

Ein Objekt muß, scharf eingestellt, direkt auf die Netzhaut projiziert werden, um als klares Bild wahrgenommen zu werden. Bei der entspannten *Normalsichtigkeit (Emmetropie)* treffen von einem weitentfernten Objekt kommende Strahlen direkt auf der

SEHEN

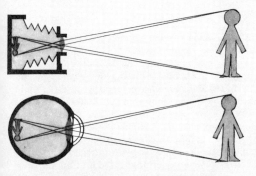

Im optischen Aufbau gleichen sich Photoapparat und Auge: beide entwerfen ein umgekehrtes und verkleinertes Bild der Umgebung; das Sehzentrum im Gehirn jedoch nimmt ein aufrechtes Bild wahr.

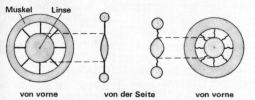

von vorne — von der Seite — von vorne

Die Akkommodation des Auges. Die Linse hängt an zarten Fasern in einem Ringmuskel (oben). Wenn sich der Muskel kontrahiert (oben rechts), erschlaffen die Fasern; die Linse zieht sich durch ihre natürliche Elastizität zusammen, wodurch die »Brennweite« der Linse dem Nahsehen angepaßt wird. Diese automatische Anpassung der Brennweite heißt *Akkommodation* des Auges.

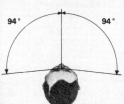

Das Gesichtsfeld der Augen beträgt insgesamt 188 Grad, aber Farben werden nur im mittleren Ausschnitt dieses Feldes wahrgenommen, ebenso ist nur hier eine scharfe Abbildung möglich. In den äußeren Gebieten erkennt man gerade noch Bewegungen *(indirektes Sehen)*.

Die Existenz des *blinden Flecks* (↗ Auge) soll durch diese Figur gezeigt werden. Wenn man das Bild in etwa 15 cm Abstand vom Auge hält und dann mit dem rechten Auge das Kreuz betrachtet (man muß dabei das linke Auge mit der Hand abdecken), verschwindet der Kreis.

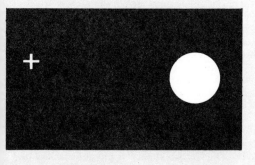

Um die richtige Entfernung zu finden, muß man das Buch vom Auge wegführen bzw. näher heranbringen.

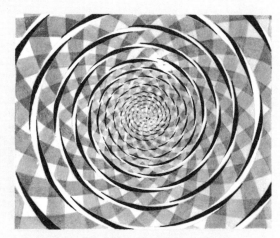

Optische Täuschungen. Unter bestimmten Umständen erscheinen parallele Linien nichtparallel, gleiche Abstände als ungleich usw. Die oben dargestellten konzentrischen Kreise werden leicht als Spiralen angesehen.

Sehfehler. Bei der *Kurzsichtigkeit* liegt der Brennpunkt vor der Netzhaut, bei der *Weitsichtigkeit* dahinter. Der Fehler wird durch *konkave* bzw. *konvexe* Linsen behoben.

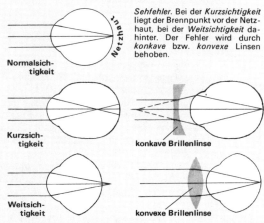

Astigmatismus, ein dritter Augenfehler, hat zur Folge, daß der Brennpunkt der Linse für waagerechte Linien mit dem Brennpunkt für senkrechte Linien nicht übereinstimmt. Dieser Fehler wird durch eine *zylindrische Linse* korrigiert.

Strahlengang in einer konvexen zylindrischen Linse.

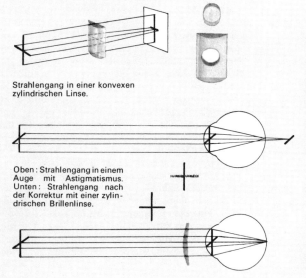

Oben: Strahlengang in einem Auge mit Astigmatismus. Unten: Strahlengang nach der Korrektur mit einer zylindrischen Brillenlinse.

Netzhaut zusammen, während näherliegende Objekte unklare Bilder ergeben; man sagt dann, daß der *Fernpunkt* des normalen Auges im Unendlichen liegt. Bei der *Kurzsichtigkeit* oder *Myopie* wird das Objekt nicht *auf*, sondern *vor* der Netzhaut abgebildet, während die Strahlen bei der *Weitsichtigkeit* oder *Hypermetropie* ihren Brennpunkt *hinter* der Retina haben. Ein dritter Brechungsdefekt ist der *Astigmatismus*, bei dem eine nicht-punktförmige Abbildung dadurch zustande kommt, daß die Krümmungsradien der brechenden Medien des Auges nicht in allen Richtungen gleich sind.

Um ein scharfes Bild eines nahen Gegenstands auf der Netzhaut zu entwerfen, muß die Augenlinse ihre Brennweite verändern, was durch die Veränderung der Linsenkrümmung erreicht wird. Im entspannten Zustand wird die Linse durch ihre Aufhängefasern abgeflacht gehalten, während sich beim Nahsehen der ringförmige *Ziliarmuskel* spannt und so diese Aufhängefasern entspannt. Dadurch nimmt die Linse eine stärker konvexe Form an, ihre Brechkraft wird größer, die Brennweite kleiner. Diese sog. *Akkommodation* wird durch den dritten Gehirnnerven veranlaßt.

Der *Nahpunkt* des Sehens ist der dem Auge am nächsten gelegene Punkt, von dem bei stärkster Akkommodation noch ein scharfes, deutlich erkennbares Bild erzeugt werden kann. Die Elastizität der Linse nimmt jedoch mit steigendem Alter ab, so daß hierdurch die Akkommodationsfähigkeit vermindert wird. Dies macht sich gewöhnlich bemerkbar, wenn der Nahpunkt mehr als 25 cm von der Netzhaut entfernt liegt. Man bezeichnet diesen Sehfehler als *Altersweitsichtigkeit* oder *Presbyopie*; er tritt in den meisten Fällen im Alter zwischen 40 und 50 Jahren auf.

Das auf die Netzhaut projizierte Bild wird über unzählig viele kleine lichtempfindliche Einheiten, die als *Stäbchen* und *Zapfen* (oder *Zäpfchen*) bekannten *Sehzellen*, weitergeleitet. Die Stelle der schärfsten Wahrnehmung von Einzelheiten und Farbe ist der *gelbe Fleck* der Netzhaut, auch *Macula lutea* genannt. In diesem Gebiet gibt es keine Stäbchen, sondern nur eine große Anhäufung von Zapfen. Jeder der Zapfen ist eigens mit einem Nerven verbunden, was die große Klarheit des Sehens an dieser Stelle bedingt. In den peripheren Teilen der Netzhaut sind die Stäbchen viel zahlreicher als die Zapfen; da jedoch die Stäbchen in Gruppen angeordnet sind, die dann jeweils eine gemeinsame Nervenverbindung besitzen, ist das Sehen hier bei weitem nicht so klar wie im gelben Fleck. Anderseits sind es die Stäbchen, die das *Dämmerungs-* und *Bewegungssehen* ermöglichen. Ein Autofahrer erkennt ein aus einer Seitenstraße kommendes Fahrzeug zunächst mit den Stäbchen in der Peripherie seiner Netzhaut. Wenn er seinen Blick dann dem Fahrzeug zuwendet, sieht er Einzelheiten mit den Zäpfchen des gelben Flecks. Die sog. *Sehschärfe* ist das Auflösungsvermögen, mit dem zwei nahe beieinanderliegende Punkte noch getrennt gesehen werden können (bei normaler Sehschärfe eine Bogenminute).

Die in das Auge eintretende Lichtmenge hängt von der Größe oder Öffnung der *Pupille* ab, die durch den *Pupillenreflex* geregelt wird. Die Pupille wird bei geringer Lichtintensität weiter, bei starker jedoch sowie bei der Beobachtung naher Gegenstände weniger weit geöffnet. Im letzteren Fall, bei *abgeblendeter* Pupille, werden durch die enggestellte Pupille Randstrahlen abgeschnitten, wodurch ein scharfes Nahsehen ermöglicht wird. Im Dunkeln kann die Pupillenöffnung 7–8 mm betragen. Bei plötzlichem Lichteinfall läßt der Pupillenreflex die Pupille auf 3–4 mm zusammenziehen; dies geschieht gleichzeitig in beiden Augen, auch wenn Licht nur in ein Auge fällt. Die lichtempfindlichen Elemente des Auges, also Stäbchen und Zapfen, reagieren auch bei einem Wechsel in der Lichtstärke — ein Vorgang, der als *Adaptation* bezeichnet wird. Die Stäbchen enthalten einen Stoff, den *Sehpurpur*, der bei diesem Prozeß beteiligt ist. Bei Lichteinfall verblaßt der Sehpurpur; im Dunkeln erfolgt eine Wiederherstellung, die allerdings eine relativ lange Zeit benötigt — es können 30–40 Minuten bis zur Wiedererlangung der maximalen Lichtempfindlichkeit vergehen. Nach der *Duplizitätstheorie des Sehens* sind nur die Stäbchen die Träger des *Dämmerungssehens*, während die Zapfen die Träger des *Tagessehens* sind. Ein Verlust des Adaptationsvermögens, verursacht durch Unterproduktion oder Ausfall der Produktion des Sehpurpurs, wird als *Nachtblindheit (Hemeralopie)* bezeichnet. Vitamin A ist für die Bildung des Sehpurpurs notwendig; fehlt Vitamin A, so spricht man von einer *Mangelhemeralopie*.

Das *Gesichtsfeld* ist für weißes Licht und für verschiedene Farben verschieden groß. Seine Form und Ausdehnung können mit dem *Perimeter* untersucht werden. An der Eintrittspforte des Sehnerven in den Augenhintergrund liegt ein Dunkelfeld, da sich dort keine lichtempfindlichen Zellen befinden, also auch keine Sinnesreizung stattfinden kann. Die Projektion dieses Gebietes auf das Gesichtsfeld heißt *blinder Fleck (physiologisches Skotom)*. Bestimmte Augenkrankheiten verkleinern das Gesichtsfeld in charakteristischer Weise, was für die Diagnose von erheblicher Bedeutung ist.

Für das *Farbensehen* sind die Zapfen verantwortlich, während die Stäbchen nur auf Hell-Dunkel-Reize reagieren. Es gibt 3 Arten von Zäpfchen, ihre maximale Empfindlichkeit im blauen, grünen und gelbroten Spektralbereich haben. Bei einem einzelnen Zäpfchen wird verschiedenfarbiges Licht beim Durchgang verschieden stark geschwächt. Die in den Zapfen ausgelösten primären *Farbreize* werden dann zu *Farbempfindungen* verarbeitet, wobei neben den Spektralreizungen auch der Kontrast zwischen In- und Umfeld eine entscheidende Rolle spielt. Die Verquickung von physiologischen und psychologischen Gegebenheiten machen die Theorie des Farbensehens zu einem immer noch nicht gelösten Problem, wobei die *Young-Helmholtzsche-3-Komponenten-Theorie* mit den modernen Forschungsergebnissen noch immer am verträglichsten ist.

Das Auge wird durch sechs Muskeln bewegt. Diese Augenbewegungen werden durch ein Zentrum in der Vierhügelplatte des Mittelhirns koordiniert, so daß die Objektabbildungen auf korrespondierende Punkte der Netzhaut fallen. Diese Bildeindrücke treffen dann wahrscheinlich in der Großhirnrinde im Sehzentrum zusammen und formen dort die Wahrnehmung eines Bildes.

Das *binokulare Sehen* wird durch den Gebrauch beider Augen erreicht. Wenn ein nahes Objekt abwechselnd mit dem rechten und dann mit dem linken Auge betrachtet wird, entstehen zwei etwas unterschiedliche Bilder. Im Bewußtsein verschmelzen diese beiden Eindrücke und erzeugen eine Tiefenwahrnehmung — das *stereoskopische Sehen. Doppelsehen* oder *Diplopie* kann beim Schielen, der Blicklähmung, bei bestimmten Krankheiten oder Kopfverletzungen entstehen. In diesem Zustand verschmelzen die Seheindrücke beider Augen nicht, da sich die korrespondierenden Punkte der Netzhäute nicht überdecken.
Vergleiche auch: Auge, Brille, Farbenblindheit, Glaukom, Katarakt.

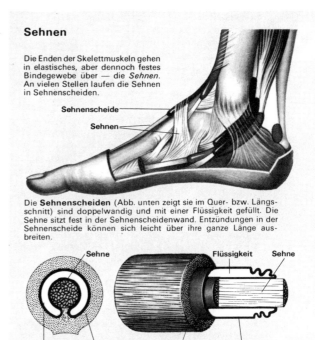

Sehnen

Die Enden der Skelettmuskeln gehen in elastisches, aber dennoch festes Bindegewebe über — die *Sehnen*. An vielen Stellen laufen die Sehnen in Sehnenscheiden.

Die **Sehnenscheiden** (Abb. unten zeigt sie im Quer- bzw. Längsschnitt) sind doppelwandig und mit einer Flüssigkeit gefüllt. Die Sehne sitzt fest in der Sehnenscheidenwand. Entzündungen in der Sehnenscheide können sich leicht über ihre ganze Länge ausbreiten.

Sehnen, weiche Bänder aus Bindegewebe, die sich nicht dehnen lassen; sie befestigen die Muskeln am Skelett. Eine Sehne besteht aus dicht gepackten, parallelen Fasern und stellt oft eine direkte Fortsetzung der bindegewebigen Hülle, des *Perimysiums*, dar, welche als Kapsel den Muskel umhüllt. Wo die Sehne am Skelettknochen ansetzt, sind ihre Fasern in die Knochenhaut eingeflochten. Einige der langen Sehnen, wie z. B. die über das Handgelenk, die Handfläche oder um den Fußknöchel ziehenden, gleiten in einer flüssigkeitsgefüllten Hülle. Diese Hüllen werden als *Sehnenscheiden* oder *Synovialscheiden* bezeichnet und ermöglichen eine glatte und reibungsfreie Funktion der Sehnen.
Vergleiche auch: Muskel; ▣ Fuß, Hand, Muskel II.

Sehnenerkrankungen. Eine Entzündung der Sehnen tritt gewöhnlich in Form einer *Peritendinitis* auf, wobei sich die Entzündung innerhalb der Gleithüllen abspielt, welche die Sehnen bestimmter Extremitätenmuskeln umhüllen. Die Entzündung ist oft eine Folge ungewohnter oder zu schneller Bewegungen. *Sehnenknarren* oder *Krepitationen* sind Geräusche, welche bei der Bewegung der erkrankten Sehne im Zusammenhang mit einer „trockenen" Entzündung auftreten. Diese Art der Peritendinitis verschwindet gewöhnlich, wenn der überanstrengte Körperteil durch einen Pflasterverband oder eine elastische Binde einige Zeit ruhiggestellt wurde. Ein weiteres Mittel gegen die Entzündung ist die Injektion von Nebennierenrindenhormonen um die entzündete Sehne. Mitunter wird auch ein chirurgischer Eingriff erforderlich. Daneben treten auch Entzündungen der Sehnenscheiden selbst auf, insbesondere an der Handinnenfläche. Über eine verletzte Fingerspitze können mitunter eine ganze Sehnenscheide, manchmal sogar anliegende Sehnenscheiden infiziert werden (↗ Hand). Infektionen dieser Art sprechen oft auf antibiotische Behandlung an, jedoch kann die Beweglichkeit der betroffenen Teile auf Dauer eingeschränkt bleiben, wenn durch die Entzündung die Sehnenscheiden zerstört wurden.

Sehnenrisse treten vor allem bei Sportlern auf; oftmals geht diesem Zustand eine Sehnenentzündung voraus, durch welche die Sehne geschwächt wurde. Besonders häufig ist der Riß der *Achillessehne*, wobei dann die gespannten Wadenmuskeln zur Kniekehle hochgezogen werden. Bei der Operation dieser Verletzung werden die beiden Sehnenstücke wieder miteinander vernäht.

Ein *Ganglion (Überbein)* ist ein gutartiger Tumor einer Sehne oder eines Gelenks, der eine gelatinöse Substanz enthalten kann; da es sich hierbei um einen entzündlichen Vorgang handelt, werden auch Kortisonpräparate zur Behandlung verwandt. Das Ganglion kann ebenfalls chirurgisch entfernt werden. Eine *Sehnenzerrung* ist in Wirklichkeit ein schmerzhafter Spasmus des zu der Sehne gehörigen Muskels nach einer Überzerrung (↗ Krämpfe).
Vergleiche auch: Sehnen.

Sehnerventzündung, *Neuritis optica*, kann als Krankheitssymptom bei der ⌕ multiplen Sklerose und bei der Syphilis auftreten; in anderen Fällen kann sie als allergische Reaktion auf eine allgemeine oder lokalisierte Entzündung angesehen werden. Als weitere Ursachen für eine Entzündung des Sehnervs kommen Vergiftungen in Betracht, z. B. als Folge einer Alkoholvergiftung durch Methylalkohol. Daneben ist die Krankheit auch für den chronischen Alkoholismus bekannt. In vielen Fällen jedoch ist es noch nicht möglich, die wirkliche Ursache anzugeben. Das Hauptzeichen dieser Krankheit ist ein behindertes Sehvermögen, welches oft im besonderen Maße das Rotsehen beeinträchtigt. Gleichzeitig können auch Ausfälle im Gesichtsfeld auftreten. Die Krankheit neigt stark zu Rückfällen und kann zu schwerem Sehverlust und wegen der Schädigung des Sehnervs sogar zur Erblindung führen. Die Therapie richtet sich vor allem gegen die Grunderkrankung.
Vergleiche auch: Auge.

Sensibilität. Ein Oberbegriff für zwei Gruppen von Sinneswahrnehmungen — die *Oberflächensensibilität*, welche die Reize an der Körperoberfläche aufnimmt, und die *Tiefensensibilität* für Reize, welche von den Muskeln und Gelenken kommen. Daneben gibt es noch Sinnesreize von den Eingeweideorganen. Alle genannten Gruppen zusammen werden auch als *Empfindungswahrnehmungssystem* bezeichnet.

Die *oberflächliche* Empfindung wird durch spezielle *Reizempfänger (Rezeptoren)* an den Nervenendigungen in der Haut und Schleimhaut aufgenommen. Diese sprechen jeweils auf Berührung, Druck, Wärme oder Kälte an. Jeder Rezeptor ist dabei *reizspezifisch*, d. h., er spricht nur auf eine ganz bestimmte Art der Reizung an. Der Schmerz wird dagegen durch spezielle Nerven geleitet, die keine solchen Rezeptoren, sondern freie Nervenendigungen besitzen.

Die verschiedenen Arten von Nervenendigungen sind ungleich über die Gesamtoberfläche des Körpers verteilt. *Berührungsrezeptoren* liegen z. B. am dichtesten in der Haut der Fingerspitzen. Eine Nervenendigung kann nur durch das unmittelbar über ihr liegende Hautgebiet gereizt werden; man spricht deshalb auch von *Schmerzpunkten*, *Wärmepunkten*, *Kältepunkten* sowie *Berührungs-* und *Druckpunkten*.

Die durch den Rezeptor aufgenommenen Reize werden als Impulse auf einen *sensiblen Nerven* umgeschaltet, der sie dem Zentralnervensystem zuführt. Im Rückenmark verläuft der Nerv durch die hintere Wurzel, wo seine Nervenzelle im Spinalganglion liegt. Von hier gehen Äste zu den Rückenmarkszellen, wo die Impulse auf andere Nerven umgeschaltet und von dort über den Thalamus zur Großhirnrinde geleitet werden. Erst jetzt wird der Reiz bewußt wahrgenommen.

Die *bewußte* Wahrnehmung, d. h. das Fühlen von Schmerz, Kälte usw., hängt davon ab, welche zuleitenden Nervenfasern gereizt und wie die ankommenden Nervenimpulse im Großhirn durch die Zentrale ausgewertet werden. Der *Reizort* kann genauestens lokalisiert werden, da die verschiedenen Körperteile verschiedenen Gebieten der Großhirnrinde zugeordnet sind. Die Stärke der Empfindung wird von der Geschwindigkeit bestimmt, in welcher sich die Nervenimpulse folgen, außerdem spielt die jeweilige Bereitschaft von Gehirn und Rückenmark eine Rolle. Sensible oder unter Anspannung stehende Menschen haben daher eine größere Schmerzempfindung als andere. Schmerz wird natürlich durch eine direkte Verletzung des Körpers, aber auch durch einen Sauerstoffmangel im Gewebe oder durch eine zu hohe Temperatur, wie bei Verbrennungen, hervorgerufen. Was jedoch tatsächlich die Schmerzempfindung in den freien Nervenendigungen bedingt, ist noch heute unbekannt.

Die Oberflächensensibilität stellt eine Art Alarmsystem dar, welches einen sofortigen Abwehrreflex auslösen und die Aufmerksamkeit auf die schädliche Einwirkung von außen lenken soll. Das Hauptmittel hierzu ist der *Schmerz*. Dieser hat jedoch seinen Zweck erfüllt, wenn die Verletzung lokalisiert werden konnte. Die Schmerzstillung kann an mehreren Orten ansetzen. Wenn möglich, wird die Ursache des Schmerzes beseitigt, z. B. durch die Bekämpfung einer Entzündung. Man kann die Nervenendigungen auch zeitweise ausschalten, indem man die Nerven selbst mit einem lokalen Betäubungsmittel umspritzt und so die Weiterleitung des Schmerzes zum Rückenmark verhindert. Wenn man einen chronischen Schmerz weder auf diese noch eine andere Art wirkungsvoll bekämpfen kann, muß man die Nervenwurzel durchtrennen. Ebenso kann auch die Schmerzleitung zum Gehirn unterbrochen werden, indem man die Nervenstränge der Seitensäule (Vorderseitenstrangbahn) im Rückenmark durchschneidet. Diese Methode, die *Chordotomie*, wird manchmal zur Beseitigung der Schmerzen in schweren, chronischen Zuständen angewandt.

Schmerzstillende Mittel (Analgetika) wirken auf das Zentralnervensystem einschließlich der Kernmassen des Thalamus (Teil des Zwischenhirns), die dadurch für Schmerzimpulse weniger empfindlich werden. Nach der Gabe solcher Medikamente wird der Schmerz nur dann bewußt, wenn die Reize verstärkt werden, d. h., die Medikamente erhöhen die Reizschwelle für die Schmerzempfindung. Die Leitung zwischen Thalamus und Hirnrinde kann durch eine neurochirurgische Operation unterbrochen werden (⌕ Leukotomie). Diese Operation ist nur noch in Ausnahmefällen gerechtfertigt.

Die *Tiefensensibilität* oder *Kinästhesie* führt zur Wahrnehmung von Bewegung und der Stellung der Gliedmaßen im Raum. Die Reize kommen von Muskeln und Gelenken, man spricht daher auch von einer *Muskelsensibilität*. Die Nervenendigun-

SENSIBILITÄT

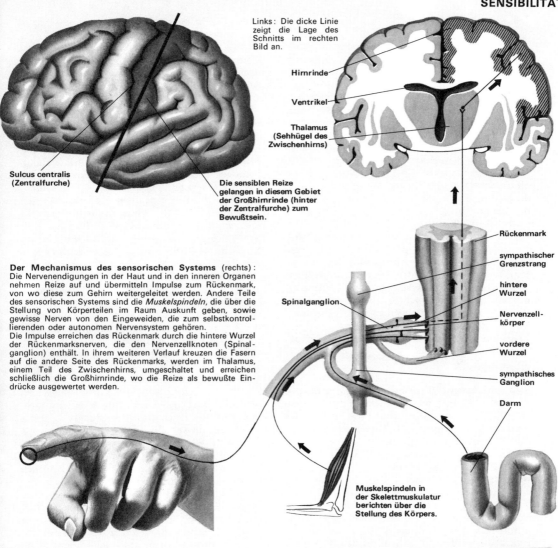

Links: Die dicke Linie zeigt die Lage des Schnitts im rechten Bild an.

- Hirnrinde
- Ventrikel
- Thalamus (Sehhügel des Zwischenhirns)
- Sulcus centralis (Zentralfurche)
- Die sensiblen Reize gelangen in diesem Gebiet der Großhirnrinde (hinter der Zentralfurche) zum Bewußtsein.
- Rückenmark
- sympathischer Grenzstrang
- Spinalganglion
- hintere Wurzel
- Nervenzellkörper
- vordere Wurzel
- sympathisches Ganglion
- Darm
- Muskelspindeln in der Skelettmuskulatur berichten über die Stellung des Körpers.

Der Mechanismus des sensorischen Systems (rechts): Die Nervenendigungen in der Haut und in den inneren Organen nehmen Reize auf und übermitteln Impulse zum Rückenmark, von wo diese zum Gehirn weitergeleitet werden. Andere Teile des sensorischen Systems sind die *Muskelspindeln*, die über die Stellung von Körperteilen im Raum Auskunft geben, sowie gewisse Nerven von den Eingeweiden, die zum selbstkontrollierenden oder autonomen Nervensystem gehören.
Die Impulse erreichen das Rückenmark durch die hintere Wurzel der Rückenmarksnerven, die den Nervenzellknoten (Spinalganglion) enthält. In ihrem weiteren Verlauf kreuzen die Fasern auf die andere Seite des Rückenmarks, werden im Thalamus, einem Teil des Zwischenhirns, umgeschaltet und erreichen schließlich die Großhirnrinde, wo die Reize als bewußte Eindrücke ausgewertet werden.

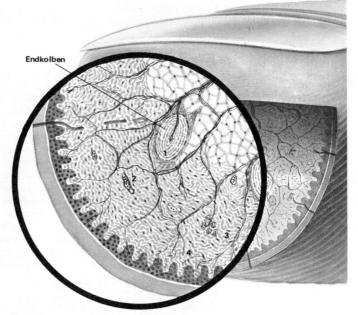

Endkolben

Nervenendigungen, die sensible Reize auslösen, sind über den ganzen Körper verteilt, am dichtesten in den Fingerkuppen. Rechts: Ein vergrößerter Schnitt durch die oben gekennzeichnete Fingerkuppe.

Jeder Reiz wird von einer bestimmten Art von Nervenendigungen registriert. Die einen sprechen auf Druck (1), andere auf Wärme und Kälte (2) an. Wieder andere werden durch leichte Berührung (3) gereizt, während Schmerzreize durch »freie« Nervenendigungen aufgenommen werden, die keinen Endkolben (4) besitzen. Schmerzempfindungen stellen eine Art Warnsignal dar, daß sich der Körper in Gefahr befindet. Wenn man sich den Finger verbrennt, wird die Hand durch einen Reflex zurückgezogen, noch bevor der Schmerz ins Bewußtsein eindringt.

gen liegen im Muskelbauch, in Sehnen und Gelenkkapseln. Der Spannungsmesser des Muskels, die *Muskelspindel*, ist eine besondere Art von Reizrezeptor. Die Spindeln werden durch Streckung des Muskels gereizt und senden dann Impulse zum gemeinsamen Zentrum für die Tiefensensibilität, dem Kleinhirn. Die Spannungsreize werden dann mit den Impulsen aus den Gleichgewichtsorganen koordiniert. Schließlich werden sie als Positionswechsel oder Bewegung wahrgenommen.

Die Empfindlichkeit der Eingeweideorgane ruft oft ein Schmerzgefühl hervor. Man nimmt an, daß die Nervenendigungen durch das Zusammenziehen der glatten Muskulatur dieser Organe und durch einen Sauerstoffmangel gereizt werden. Die so gesetzten Impulse werden über das *autonome* oder *Eingeweidenervensystem* dem Rückenmark zugeführt. Beim Eintritt ins Rückenmark können die Impulse auch mit Zellen der Oberflächensensibilität in Kontakt treten und dadurch den Eindruck erwecken, als ob andere Körperteile betroffen seien. Bei der Angina pectoris werden z. B. sehr häufig Schmerzen im linken Arm empfunden.

Vergleiche auch: Geruch und Geschmack, Nervensystem.

Sinnestäuschungen, *Illusionen* und *Halluzinationen*. Zu einer normalen Sinneswahrnehmung gehört eine reale Erscheinung bzw. ein von außen kommender Reiz der Sinnesorgane. Der *Illusion* liegt ebenfalls eine reale Erscheinung zugrunde, doch wird diese wegen der begrenzten Leistungsfähigkeit der Sinnesorgane oder wegen einer Trübung des Bewußtseins für etwas anderes gehalten; man spricht deswegen auch von *illusionärer Verkennung*. Diese Verkennungen kommen zustande, indem unser Vorstellungsvermögen die unvollständigen Wahrnehmungen blitzschnell zu vollständigen Bildern ergänzt, ohne daß uns diese Synthese bewußt würde; dabei fließen unsere Erwartungen und Befürchtungen mit ein. So gibt es illusionäre Verkennungen bei sehr schwierigen Bewegungsvorgängen, z. B. Zauberkunststücken (daher *Illusionisten*), ebenso bei schlechten Lichtverhältnissen in der Dämmerung und im Nebel, wo z. B. ein verkrüppelter Baum oder ein Schatten als furchterregende lauernde Gestalten erscheinen können. Illusionäre Verkennungen kommen auch aufgrund von Bewußtseinstrübungen verschiedenster Art und Herkunft zustande, so vor allem infolge toxischer, unfallbedingter oder anderer Hirnschädigungen, einer Ermüdung oder eines altersbedingten Hirnabbaus; in Goethes Ballade vom Erlkönig wirken die bizarren Schatten der Weiden in der Dunkelheit und die Bewußtseinstrübung des fiebernden Kindes zusammen. Auch seelische Erwartungshaltungen können zu illusionären Verkennungen Anlaß geben, so daß z. B. abergläubische Menschen je nach Art ihrer mehr ängstlichen oder mehr frohen Erwartungen unter geeigneten Umständen eine Gespenster- oder Teufelserscheinung oder aber eine Heiligenerscheinung haben können. Auch Affekte, wie ein heftiges Erschrecken, können Grundlage für eine illusionäre Verkennung, etwa eines Unfallgeschehens, sein.

Halluzinationen sind dagegen Sinnestäuschungen, welchen kein wahrnehmbares Objekt zugrunde liegt. Es wird vielmehr etwas gehört, gesehen, gerochen, geschmeckt oder auch am eigenen Leib gefühlt, ohne daß eine Reizquelle vorhanden wäre. Halluzinationen sind gewöhnlich Sinnestäuschungen bei gestörter Geistestätigkeit. Alkohol- und Rauschgiftpsychosen sowie organische Hirnerkrankungen können sehr lebhafte optische und akustische Halluzinationen auslösen, ein Meskalinrausch z. B. Farbhalluzinationen. Bei der Schizophrenie sind akustische Halluzinationen, das sog. *Stimmenhören*, besonders häufig; außerdem haben die Kranken Halluzinationen von der Körperfühlsphäre, so daß sie sich „bestrahlt" oder auch körperlich sexuell belästigt fühlen.

Im Dämmerzustand kurz vor dem Einschlafen oder beim Aufwachen treten gelegentlich sogenannte *hypnagoge Sinnestäuschungen* auf, z. B. Gestalten wie in Wunsch- oder Angstträumen, die sich tröstend, mahnend oder drohend zur augenblicklichen Lebenssituation äußern. Sie sind das Produkt besonders lebhafter Vorstellungen bei einer meist bedrängten und kummerbeschwerten, manchmal aber auch einer erwartungsvoll ekstatischen Gemütsverfassung. Sie gehören zu den *Pseudohalluzinationen*, die bei besonders wundergläubigen ekstatischen Gemütern sogar bei vollem Bewußtsein auftreten können. Manche Personen mit pseudohalluzinatorischen Erscheinungen berichten auch über Bilder, die sie in Wolkenbildungen, Flecken an der Wand, Tapetenmustern usw. hineinsehen; bei ihnen läßt sich eine *eidetische* Fähigkeit nachweisen, d. h. ein besonders ausgeprägtes optisches Vorstellungs- und Erinnerungsvermögen, im Extremfall ein „photographisches Gedächtnis".

Sinus, *Nasennebenhöhlen*, *Sinus paranasales*, lufthaltige Räume mit langsamer Lufterneuerung im Knochen, die insbesondere in Oberkiefer und Stirnbein, Siebbein und Keilbein wahrscheinlich für die Herabsetzung des Kopfgewichtes von Bedeutung sind. Jede dieser Höhlen steht über bestimmte Kanäle mit der Nasenhaupthöhle in Verbindung und ist mit Schleimhaut ausgekleidet. Es gibt zwei *Kieferhöhlen (Sinus maxillaris)* und zwei *Stirnhöhlen (Sinus frontalis)*, die miteinander kommunizieren können, eine *Keilbeinhöhle (Sinus sphenoidalis)* und sechs bis zwölf *Siebbeinhöhlen (Sinus ethmoidales)*. Von Keilbein- und Siebbeinhöhle führen Zugänge zum oberen Bereich der Nasenhöhle, während Kiefer- und Stirnhöhle zwischen den Nasenmuscheln münden. Die Nebenhöhlen dienen u. a. der Druckentlastung beim Kauen, als eine Art Warmluftheizung für die Atemwege und als Kühlvorrichtung für den Kopf und seine Sinnesorgane.

In den Nasennebenhöhlen treten leicht Entzündungen auf, die man als *Sinusitis* bezeichnet. Sinusitis ist eine häufige Komplikation allgemeiner Erkältungskrankheiten und anderer krankhafter Prozesse, die eine Entzündung der Nasenschleimhaut mit sich bringen. Erkältungen sind fast ausnahmslos von Entzündungen der Nasennebenhöhlen begleitet, die jedoch meist abklingen, sobald die eigentliche Erkältung sich bessert. Im Rahmen schwerer Infektionen der Atemwege kann eine so starke Entzündung der Nasennebenhöhlen auftreten, daß die Nasenhöhle blockiert und das Sekret der Nasennebenhöhlen gestaut wird. Hierbei handelt es sich um das Krankheitsbild der *akuten Sinusitis*. Auch Allgemeininfektionen oder Zahnerkrankungen können eine Sinusitis auslösen, da die Zähne des Oberkiefers häufig in den Boden der Kieferhöhle hineinragen.

Zur Symptomatik gehören Schweregefühl im Kopf, erhöhte Temperatur, allgemeines Unwohlsein und Schmerzen. Eine Stirnhöhlenentzündung ist insbesondere durch Kopfschmerzen über den Augen gekennzeichnet; für eine Kieferhöhlenentzündung sind Schmerzen in der Wangenregion typisch; bei Beteiligung der Keilbeinhöhle strahlen die Schmerzen oftmals zum Hinterkopf aus; bei Siebbeinhöhlenentzündung klagen die Patienten sowohl über Schmerzen als auch über ein Gefühl der Schwere im oberen Nasen-Stirn-Bereich. Es können gleichzeitig mehrere Nasennebenhöhlen entzündet sein.

Zur Bekämpfung der akuten Sinusitis werden vielfach Nasentropfen verordnet, welche die Schleimhautschwellung zum Abklingen bringen und dadurch die Verbindungswege zwischen Nasennebenhöhlen und Nasenhöhle wieder frei machen. Neben Wärmebehandlung empfiehlt sich oftmals die Gabe von Antibiotika. Obwohl sich diese therapeutischen Maßnahmen meist als wirksam erweisen, kann sich aus einer akuten Sinusitis auch eine chronische Verlaufsform entwickeln.

Chronische Sinusitis ist jedoch nicht in jedem Fall das Ergebnis einer akuten Entzündung. Sie kann sich auch selbständig — und dann eher schleichend — entwickeln; in solchen Fällen äußert sich die Krankheit weniger auffällig: Druckgefühl im Kopf, ständig wiederkehrende Kopfschmerzen und Müdigkeit werden am häufigsten beobachtet. Zur Sicherung der Diagnose ist oftmals eine röntgenologische Zusatzuntersuchung erforderlich. Auch bei der chronischen Sinusitis werden Nasentropfen zur Öffnung der Verbindungsgänge gegeben. Wenn diese Therapie nicht anschlägt, kann unter Umständen ein chirurgischer Eingriff unumgänglich sein: dabei wird unter örtlicher Betäubung über eine Kanüle Flüssigkeit in eine Nebenhöhle injiziert; auf diese Weise werden die Verbindungskanäle gespült, der angesammelte Eiter wird entfernt. Gelegentlich sind auch kompliziertere Eingriffe indiziert.

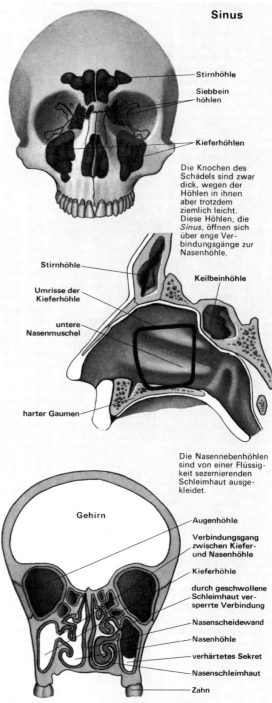

Skelett. Das Skelett besteht aus etwa zweihundert *Knochen*, die das Gerüst des Körpers bilden und etwa 18 % seines Gewichtes ausmachen. Das Skelett stellt das Gerüst des Körpers dar, schafft die Ansatzstellen für die Muskulatur und beschützt viele lebenswichtige Organe, wie das Gehirn, das Herz und die Lungen. Jeder Knochen ist in seiner Form speziell seinem jeweiligen Zweck angepaßt. Die meisten Knochen sind mit ihren Nachbarknochen durch Gelenke verbunden.

Die Knochensubstanz ist ein spezialisiertes Bindegewebe, das entweder kompakt oder spongiös (schwammig) aufgebaut ist. Alle menschlichen Knochen enthalten sowohl kompakte Substanz *(Kompakta)* als auch aus feinen Knochenbälkchen aufgebaute schwammige Substanz *(Spongiosa)*, was dem Skelett bei minimalem Gewicht ein Maximum an Festigkeit verleiht. Bei einem typischen *Röhrenknochen*, wie z. B. dem Oberschenkelknochen, besteht der *Schaft* oder die *Diaphyse*, der die innen liegende *Markhöhle* umschließt, aus Kompakta, während die Enden oder *Epiphysen* bis auf eine dünne Kompaktadecke aus Spongiosa bestehen. *Plattenknochen*, wie z. B. die Schädelknochen, bestehen aus zwei Lagen kompakter Substanz, die eine Lage Spongiosa einschließen.

Die Skelettknochen werden von einer bindegewebigen Knochenhaut, dem sogenannten *Periost*, überzogen. An den Gelenken jedoch sind sie mit Knorpel verwachsen.

Das Periost ist eine Lage von festem Bindegewebe, das von zahlreichen Blutgefäßen und Nerven versorgt wird. Die Neubildung von Knochenmaterial, z. B. nach einem Knochenbruch, geht zuerst vom Periost aus. Das *Endost* kleidet ähnlich dem Periost die *Markhöhle* des Knochens aus. Hier befindet sich das sogenannte *Knochenmark*. Während der Kindheit enthalten alle Knochen *rotes Knochenmark*, eine Zellsubstanz, in welcher die roten und die meisten der weißen Blutkörperchen gebildet werden. Das rote Knochenmark wird später in vielen Knochen durch das *gelbe Knochenmark* ersetzt, das vorwiegend aus Fettgewebe besteht. Die Zwischenräume zwischen den Knochenbälkchen der Spongiosa bleiben jedoch von rotem Knochenmark ausgefüllt.

Der kompakte Knochen ist aus kollagenen Fibrillen aufgebaut, zwischen denen sich Depots von Mineralsalzen befinden, die dem Knochen die Härte verleihen. Die Fibrillen sind in Lagen oder Lamellen angeordnet, welche entweder der Knochenoberfläche folgen oder in konzentrischen Schichten, den *Haversschen Lamellen*, angeordnet sind. Diese Systeme schließen die *Haversschen Kanäle* ein, die normalerweise längs im Knochen verlaufen. Blutgefäße treten vom Periost in den Knochen ein und verteilen sich dann in diese Kanäle. Zwischen den Lamellen befinden sich kleine Aussparungen *(Lakunen)*, die Knochenzellen *(Osteozyten)* enthalten, welche untereinander durch zahlreiche dünne Knochenkanälchen verbunden sind. Die Architektur der Spongiosaknochen ist dem Aufbau der Kompaktaknochen ähnlich, nur daß sie keine Haversschen Kanäle besitzen. Der Stoffwechsel in beiden Knochenarten ist relativ langsam.

Knochen entwickeln sich ursprünglich aus Knorpel oder direkt aus Bindegewebe. Im Fetus besteht der größte Teil des Skeletts aus Knorpel, der später in Knochen umgewandelt wird. Während der Kindheit findet das Wachstum der Röhrenknochen in den *Epiphysenknorpeln* statt, die sich an beiden Enden des Knochens zwischen dem Gelenkknorpel und dem Knochenschaft befinden. Die knochenbildenden Zellen dieser Fugen heißen *Osteoblasten*.
Vergleiche auch: Arm, Becken, Bein, Fontanellen, Fuß, Gelenke, Hand, Knorpel, Kopf, Meniskus, Sinus, Wirbelsäule.

Skorbut, *Scharbock*, eine Krankheit, die durch einen Mangel an *Vitamin C (Avitaminose)*, der *Ascorbinsäure*, hervorgerufen wird. Die kindliche Form wird auch als *Möller-Barlowsche Krankheit* bezeichnet. Die Symptome sind geschwollenes und blutendes Zahnfleisch, Lockerung und Verlust der Zähne, Blutungen unter der Haut und in den inneren Organen. Weiterhin sind Erschöpfung und eine verstärkte Anfälligkeit für Infektionen charakteristisch für diese Krankheit. Eine schnelle Heilung bringt die Gabe massiver Dosen von Vitamin C in Form von Ascorbinsäure oder als Saft von Zitrusfrüchten. Skorbut war früher vor allem bei Seeleuten eine häufige Erkrankung, ist aber heute relativ selten. Ein gewisser Vitamin-C-Mangel kann jedoch bei Personen auftreten, deren Ernährung arm an Gemüse und Zitrusfrüchten ist. Zeichen eines gewissen Vitamin-C-Mangels ist die *Frühjahrsmüdigkeit*.
Vergleiche auch: Vitamine.

Sommersprossen, *Epheliden*, gelblich-braune Pigmentflecken, die sich nach Sonneneinwirkung auf der Haut bilden. Sie entwickeln sich hauptsächlich im Gesicht, im Nacken, auf den Schultern und an den Handrücken und treten häufiger bei Personen mit rotem oder blondem Haar auf. In der Regel haben Kinder unter fünf Jahren keine Sommersprossen. Es handelt sich um einen überwiegend erblichen Zustand, der weder krankhaft ist noch von anderen Veränderungen begleitet wird. Sommersprossen können dadurch vermieden werden, daß man das Gesicht während der heißesten Jahreszeit nicht dem starken Sonnenlicht aussetzt. Lichtschutzsalben und andere Präparate helfen ebenso, während das Bleichen der Haut in seiner Auswirkung unsicher ist und sogar schädlich sein kann. In der Regel bedürfen Sommersprossen keiner besonderen Behandlung und sollten als eine völlig normale Erscheinung angesehen werden.
Vergleiche auch: Haut, Pigmentstörungen.

SKELETT

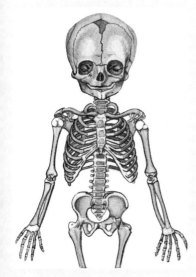
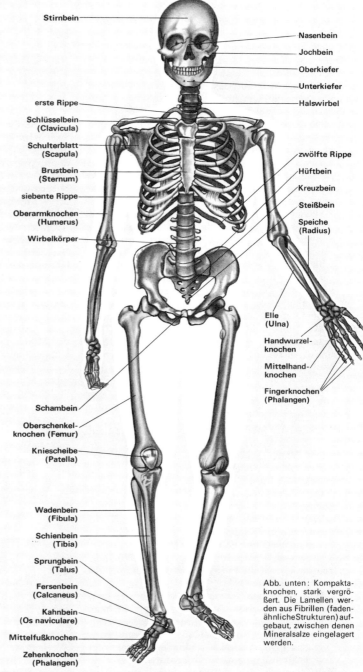

Das Skelett des Kindes (oben) unterscheidet sich in seinen Proportionen wesentlich von dem des Erwachsenen. Viele Teile des Knochengerüstes, z. B. das Brustbein und die Handwurzelknochen, bestehen noch in der Hauptsache aus Knorpel, und die Fontanellen des Schädels sind noch nicht verschlossen.

Das Skelett — das Gerüst für die Muskulatur und ein Schutz für viele innere Organe des Körpers — besteht aus etwa 200 Einzelknochen, von denen etwa 60 den Extremitäten zugehören. Die meisten Knochen sind Einzelstücke, die untereinander durch Gelenke verbunden sind. Das Skelett macht etwa 18 % des Körpergewichts aus, doch kann der Gewichtsanteil bei einer grobknochigen Konstitution wesentlich höher sein.

Knochen sind eine starre Form des Bindegewebes, welches durch die Einlagerung von Calciumsalzen und anderen Mineralien erhärtet wurde. Einige Teile des Skelettes erscheinen zuerst in der Form von Knorpel; ein Beispiel hierfür ist der unten abgebildete Oberschenkelhals eines Fetus (heller Teil). Weiterhin findet auch das Wachstum der langen Röhrenknochen, z. B. des Oberschenkels, in einer Knorpelzone statt, die zwischen dem Ende (Epiphyse) und dem Schaft (Diaphyse) des Knochens liegt.

Die Oberfläche der Knochen besteht aus einer dicken, kompakten Knochenschicht *(Kompakta)*, die Innenschicht dagegen aus einem schwammartigen feinen Gerüstwerk von Knochenbälkchen *(Spongiosa)*, deren Aushöhlungen mit Knochenmark ausgefüllt sind. Der Knochen wird von der bindegewebigen Knochenhaut *(Periost)* überzogen, die von vielen Blutgefäßen und Nerven versorgt wird. Bei einer Knochenfraktur wachsen neue Zellen aus dem Periost aus und bilden in der Bruchzone ein Knochenkeimgewebe *(Kallus)*, in das später Kalk eingelagert wird (↗ Knochenbruch).

Abb. unten: Kompaktaknochen, stark vergrößert. Die Lamellen werden aus Fibrillen (fadenähnliche Strukturen) aufgebaut, zwischen denen Mineralsalze eingelagert werden.

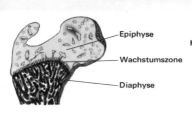

Oberschenkelhals beim Fetus (oben) und beim Erwachsenen (rechts)

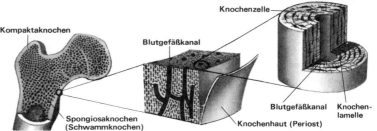

Sonnenbrand, eine Reizung der Haut *(Dermatitis solaris),* die besonders dann auftritt, wenn eine nicht an das Sonnenlicht gewöhnte Haut zu stark den ultravioletten Strahlen des Sonnenlichts ausgesetzt wird. Die Haut wird normalerweise durch die Hornschicht und das Pigment in der Oberhaut vor dem ultravioletten Licht geschützt. Hautbezirke, in welchen die Hornschicht besonders dünn ist, werden besonders leicht von Sonnenbrand betroffen. Menschen mit einem hellen Teint sind besonders gefährdet, da sie weniger Pigment besitzen. Die Haut wird rot und entzündet sich, sie wird schmerzhaft und weist in einigen Fällen Blasen auf. Nach einiger Zeit beginnt sich die Haut dann zu schälen.

Sonnenbrand kann sehr schmerzhaft und quälend sein; man sollte daher das erste Sonnenbad im Sommer mit Vorsicht genießen. Personen mit besonders empfindlicher Haut sollten eine Sonnenschutzcreme verwenden, die chemische Substanzen zur Absorption der ultravioletten Strahlen enthält. Wenn die Haut sehr stark auf die Sonneneinstrahlung reagiert hat, ist eine Behandlung zur Verhinderung weiterer Gewebsschäden angebracht. Fette Salben sollten nicht verwandt werden, dagegen hat sich die kühlende Wirkung von Borsalbe und die entzündungshemmende Wirkung von Kortisonsalben bewährt; Zinksalbe zeigt ebenfalls lindernde Wirkung.

Die Sonneneinwirkung stimuliert die Bildung von Pigment, so daß die Haut allmählich gebräunt wird. Bei erneuter Sonnenbestrahlung werden die ultravioletten Strahlen herausgefiltert und die Haut nicht länger gereizt. Personen mit hellem oder rotem Haar bilden gewöhnlich weniger Pigment als andere, zeigen jedoch oft fleckenartige Pigmentierung in Form von Sommersprossen.

Die Einwirkung von starkem Sonnenlicht über mehrere Jahre verursacht Rückbildung und Elastizitätsverlust des Bindegewebes, wodurch die Haut faltig und dünn wird. Dieser Zustand tritt hauptsächlich bei Personen auf, die besonders viel Zeit im Freien verbringen. Solche Veränderungen können die Entwicklung von *Hauttumoren* zur Folge haben.

Eine allgemeine Überempfindlichkeit gegen Sonnenstrahlung verursacht Krankheiten, die man unter dem gemeinsamen Begriff *Sonnenekzeme (Ekzema solare)* zusammenfaßt. Verstärkte Empfindlichkeit gegen Sonnenstrahlung kann die Folge von lichtsensibilisierenden Präparaten, wie z. B. von Teerpräparaten und Bergamotteöl, sein, die die Haut gegen Licht überempfindlich machen. Manchmal zeigen Medikamente, unter anderem Sulfonamide, dieselbe Wirkung. Pflanzensäfte, die mit der Haut in Berührung kommen, können nach Sonneneinwirkung ebenfalls eine Reizung und sogar Blasen verursachen. Bei allen diesen Hauterkrankungen sollte jede weitere Sonnenbestrahlung vermieden werden. Substanzen, welche ultraviolette Strahlen absorbieren, sind unter anderem Paraaminobenzoesäure und einige Medikamente, die auch gegen Malaria wirken und, in Form von Tabletten eingenommen, einen Schutz für die Haut darstellen.

Vergleiche auch: Pigmentstörungen, Sommersprossen.

Speicheldrüse, alle Drüsen der Mundhöhle, die Speichel produzieren. Außer einer Vielzahl kleinerer, über die gesamte Mundhöhle verteilter Drüsen gibt es drei paarige, echte Speicheldrüsen. Die *Ohrspeicheldrüse (Glandula parotis)* ist unterhalb des Ohrs gelegen und schüttet ihr Sekret an der Innenseite der Wangen aus. Die *Unterzungendrüse (Glandula sublingualis)* befindet sich im Mundboden und sezerniert ihren Speichel an derselben Stelle wie die *Unterkieferdrüse (Glandula submandibularis),* die in einer tieferen Schicht des Mundbodens gelegen ist. Obwohl die Speicheldrüsen dauernd tätig sind, steigert sich ihre Sekretion *(Speichelfluß* oder *Salivatio)* erheblich durch reflektorische Vorgänge vor und während des Essens. Die Reflexe werden durch Reizung des Geschmacks-, Geruchs- und Gesichtssinnes sowie auf mechanischem Wege über die Mundschleimhaut ausgelöst. Es ist eine bekannte Redewendung, daß einem schon beim Anblick der Speise *das Wasser im Munde zusammenläuft.*

Der Speichel dient in der Hauptsache als Hilfsmittel zur Verdauung. Außer Wasser enthält er Schleim und das kohlenhydratspaltende Enzym Amylase. Das Wasser erweicht die aufgenommene Nahrung, der Schleim erleichtert das Schlucken, während das Enzym die Stärke in den Kartoffeln und im Brot aufspaltet. Die Speichelsekretion der drei Drüsen kann sich bis zu einem gewissen Grad der Konsistenz und Art der Nahrung anpassen.

Vergleiche auch: Bauchspeicheldrüse, Verdauung; ⒷKopf, Verdauung III.

Sprache, physiologischer Vorgang des Sprechens. Die den Sprachlauten zugrunde liegenden Tonschwingungen werden von den Stimmbändern im *Kehlkopf* gebildet, einem Organ, das aus fünf Knorpeln besteht. Der größte davon ist der *Schilddrüsenknorpel,* der beim Manne besonders stark vorspringt und als *Adamsapfel* in Erscheinung tritt. Unter dem Schilddrüsenknorpel befindet sich der *Ringknorpel,* der an die Luftröhre oder Trachea angrenzt. Hinter dem Ringknorpel befinden sich die paarigen *Aryknorpel,* und über dem Kehlkopf gleich hinter der Zunge ist der Sitz des *Kehldeckels (Epiglottis)* (Ⓑ Atmungsorgane II). Der Kehlkopf wird von einer Schleimhautmembran ausgekleidet, die zwei Paare von Falten bildet: die *falschen Stimmbänder (Plicae vestibulares)* und die darunterliegenden *echten Stimmbänder (Plicae cocales).* Die letzteren bestehen aus festem, aber elastischem Bindegewebe und sind mit den beiden Aryknorpeln verbunden.

SPRACHE

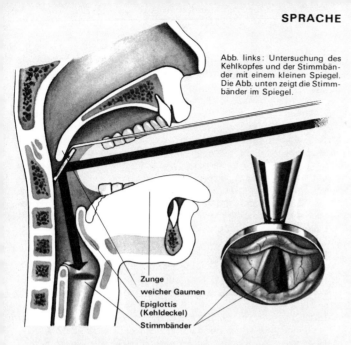

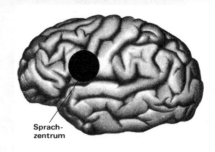

Das Sprachzentrum des Gehirns ist bei Rechtshändern auf der linken, bei Linkshändern auf der rechten Seite.

Abb. links: Untersuchung des Kehlkopfes und der Stimmbänder mit einem kleinen Spiegel. Die Abb. unten zeigt die Stimmbänder im Spiegel.

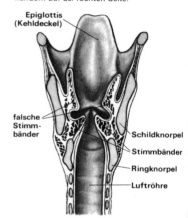

Der Kehlkopf im Schnitt. Er wird von Knorpeln, Bändern und Muskeln gebildet und besitzt eine Schleimhautauskleidung.

Das Sprechen ist ein komplizierter Vorgang, an welchem der Atmungsapparat, die Kehlkopfmuskulatur, der Rachen, die Kiefer und die Zunge beteiligt sind. Sie alle werden vom »Sprachzentrum« des Gehirns (rechts) kontrolliert. Die Laute werden durch zwei Schleimhautfalten, die »Stimmbänder«, gebildet, die elastisches Bindegewebe enthalten. Sie liegen im Kehlkopf. Wenn Luft durch die eng aneinanderliegenden Stimmbänder hindurchgepreßt wird, beginnen diese zu vibrieren; ein Laut entsteht.

Die »Lautstärke« hängt von der Kraft ab, mit welcher der Luftstrom hindurchgepreßt wird, während die »Tonhöhe« durch die Spannung und Stellung der Stimmbänder reguliert wird. Der Rachen, der Mund, die Nasenhöhle und der Brustkorb wirken als Resonanzräume und geben einem Ton seine charakteristische Klangfarbe.

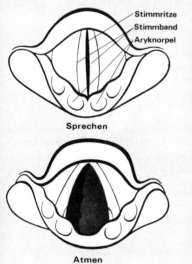

Vokale (a, e, i, o, u und Umlaute ä, ö, ü) sind die Laute, welche entstehen, wenn die von den Lungen kommende Luft unbehindert durch den Sprachapparat hindurchgeht. Die Stimmbänder produzieren einen Ton, während die Stellung von Zunge und Lippen über den eigentlichen Vokallaut entscheidet.

Konsonanten sind diejenigen Laute, welche entstehen, wenn der Luftstrom durch eine Enge hindurchzischt (z. B. die Laute f und s) oder für einen Moment eingeengt wird (z. B. der Laut k).

Die *stimmhaften* Konsonanten, so z. B. b, d, w, werden mit einem Stimmbandlaut gebildet, die *stimmlosen* Konsonanten, wie k und f, ohne Stimmbandlaut.

Die Schemata rechts zeigen die Stellungen von Lippen, Zunge und Mund bei der Bildung verschiedener Laute.

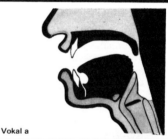

Vokal a

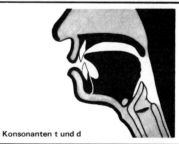

Konsonanten t und d

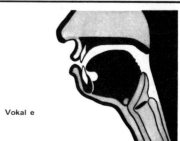

Vokal e

Für Vokale und stimmhafte Konsonanten liegen die Stimmbänder eng aneinander. Während der Atmung ist die Stimmritze V-förmig.

Das Schema rechts veranschaulicht, wie die Stimmbänder durch die Drehung der Aryknorpel eingestellt werden.

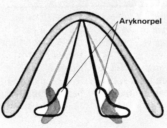

Der Kehlkopf wird von etwa zehn Muskeln und Bändern bewegt. Die außerordentliche Biegsamkeit, insbesondere der Aryknorpel, ermöglicht es, daß die Stimmbänder verkürzt oder verlängert, gedehnt oder entspannt werden. Beim Atmen streicht die Luft durch die *Stimmritze (Rima glottidis)* zwischen den entspannten Stimmbändern hindurch. Beim Sprechen dagegen straffen sich die Stimmbänder und liegen eng beieinander, gleichzeitig wird mit Hilfe der Atemmuskulatur Luft zwischen den angespannten Stimmbändern hindurchgepreßt, die so zur Vibration gebracht werden. Die Tonhöhe wird durch die Frequenz (Schwingungszahl pro Zeiteinheit) bestimmt, mit der die Bänder vibrieren, während die Lautstärke von der Stärke des Luftstroms und dem Ausschlag der Stimmbänder abhängt.

Die Grundtöne werden durch eine Kombination aus der Intensität des Luftstroms, der Weite der Stimmritze und der Spannung der Stimmbänder gebildet. Diese Grundtöne werden dann durch die Lufträume des Rachens, der Mundhöhle und der Nasenhöhle sowie durch die *Sprechwerkzeuge* Zunge, Kiefer und Lippen moduliert, wodurch jeder Ton seine Eigenart erhält. Die Lufträume von Mund, Rachen, Nase und Brusthöhle stellen die Resonanzböden dar, die die Töne verstärken. Sowohl Vokale als auch Konsonanten erhalten ihre Klangfarbe durch diese Räume. In der Sprache steigt die Tonhöhe ständig auf und ab, während beim Singen konstante Tonstufen eingehalten werden.

Die Organe, welche bei der Erzeugung der Sprachlaute zusammenarbeiten, erhalten ihre Nervenimpulse von verschiedenen Nervenzentren, welche wiederum von einem gemeinsamen Zentrum im Gehirn, dem *motorischen Sprachzentrum*, gesteuert werden. Die Muskeln des Kehlkopfs werden von einem Ast des Vagusnerven innerviert, der zusammen mit dem Vagusnerven am Hals nach unten läuft, sich dann wieder umwendet und zum Kehlkopf zurückläuft (der lateinische Name des Kehlkopfnerven ist deshalb: *Nervus recurrens* — der zurücklaufende Nerv).

Sprachstörungen, *Sprachfehler.* Sprachstörungen können organische oder funktionelle Ursachen haben. Die häufigsten organischen Ursachen sind die Hasenscharte und die Gaumenspalte, zerebrale Kinderlähmung und Verletzungen der Hörorgane. Auch nach Erlernen der Sprache können verschiedenste Hirnschädigungen wieder zum Verlust der Sprache oder zu Sprachstörungen führen. *Stottern* ist vorwiegend eine funktionelle Sprachstörung; Stottern, verbunden mit zurückgebliebener Sprachentwicklung oder Fehlern in der Aussprache, ist ein Beispiel für einen kombinierten Sprachdefekt. Unter Sprachfehlern versteht man auch solche, die im Grunde nichts anderes sind als eine unklare Aussprache.

Die häufigste Sprachstörung ist die *fehlerhafte Aussprache* einzelner Konsonanten, insbesondere der Konsonanten „s", „z" und „sch", die nicht zwischen Zunge und hartem Gaumen, sondern zwischen Zunge und oberer Zahnreihe gebildet werden *(Lispeln* oder *Sigmatismus).* Kinder mit einem *Sprachrückstand* können bestimmte Laute nicht hervorbringen, welche sie dann entweder ganz auslassen oder durch andere ersetzen. Ebenso fehlen viele Lautverbindungen, so daß die Worte verstümmelt und verzerrt sind; dieses *Stammeln* kann durch angeborene oder erworbene Hirnschädigungen, Defekte des Gehörs oder der Sprachwerkzeuge, oder auch durch psychologische Faktoren verursacht sein. *Sprachfehler* können durch Erkrankungen der Sprachorgane verursacht werden, oft durch Defekte der Stimmbänder; in vielen Fällen liegt der Grund jedoch in psychischen Störungen, was eine müde Stimme oder eine Sprache mit extrem hohen oder tiefen Tönen zur Folge hat.

Stottern ist meist Symptom psychogener Hemmungen und kommt z. B. bei Einzelkindern älterer, in pädagogischen Berufen stehender Eltern besonders gehäuft vor. Bei dieser Störung werden Sätze und Worte plötzlich abgebrochen, wenn gewisse Laute gebildet werden sollen. Gewöhnlich sind es die Laute „p", „t", „k", „b", „d" und „g", welche solche Schwierigkeiten bereiten. Nach großer Anstrengung gelingt es dem Stotterer, das Hindernis zu überwinden, und der Laut wird „herausgeschossen". Dann geht die Sprache einige Silben unbehindert weiter, um jedoch bald an einem neuen Hindernis zu stocken. Um die Ursache des Stotterns festzustellen, muß man besonders nach psychologischen Ursachen fahnden. Mitunter verschwindet der Defekt von allein. Durch Ermutigung zu einer entspannten und sanften Sprechweise gibt man dem Stotterer ein Mittel zur Selbsthilfe. Dazu gehört auch die Vermeidung des ständigen Ankämpfens gegen das Stottern. Suggestion und Hypnose sind hierbei häufig von Nutzen.

Sprachfehler, insbesondere solche, denen eine Hasenscharte, eine Gehirnlähmung und eine Schädigung der Hörorgane zugrunde liegt, sollten schon während des Vorschulalters durch die Zusammenarbeit verschiedener Spezialisten behandelt werden. Kinder mit einem Sprachfehler können nach einer speziellen medizinischen Untersuchung in den Sprachheilabteilungen großer Hals-Nasen-Ohren-Kliniken ein regelrechtes Sprachtraining erhalten. *Vergleiche auch:* Gehör, Hasenscharte.

Sprue, *Psilosis linguae,* eine Stoffwechselstörung und multiple Vitaminmangelkrankheit, bei welcher der Körper nicht in der Lage ist, Fett zu absorbieren. Sie tritt als spezielle Form in den Tropen auf, ist aber auch in anderen Ländern bekannt. Ihre Symptome sind unter anderem durch starke Gasbeimischung schaumige Fettstühle (↗ Diarrhöe), Gewichtsverlust, Anämie und atrophische Zungenveränderungen mit Zungenbrennen. Es treten charakteristische Perioden der Besserung auf, denen Rückfälle folgen.

Eine ähnliche Krankheit tritt als *Zöliakie* oder *Gee-Heubner-Hertersche Krankheit* bei Kindern auf; hierbei verursachen die fettigen Durchfälle eine Abmagerung und erhebliche Austrocknung des Körpers; der Bauch ist durch die Gärung der Kohlenhydrate stark aufgebläht. Das Kind kann keine fett- oder stärkehaltigen Speisen verdauen; wahrscheinlich liegt eine Unverträglichkeit gegen Kleberproteine vor. Diese Krankheit verläuft ebenfalls in Phasen von Verschlimmerungen und Besserungen. Die Behandlung besteht hauptsächlich in der Verordnung einer glutenfreien Diät, die sich aus Eiweiß, Milch, Fleisch und Gemüse mit einem genügenden Vitamingehalt zusammensetzt.
Vergleiche auch: Stoffwechsel.

Sterilität, *Unfruchtbarkeit*, die Unfähigkeit zur Fortpflanzung. Sterilität kann als möglicher Faktor vorliegen, wenn in einer Ehe während eines Zeitraumes von 2 bis 3 Jahren keine Empfängnis erfolgt ist, obwohl geregelte sexuelle Beziehungen und der Wunsch nach Kindern bestehen. Fast 10 Prozent aller Ehen sind aus diesem Grunde kinderlos; bei einem Drittel bis zur Hälfte der Fälle liegt die Ursache der Sterilität beim Manne.

Die *Fruchtbarkeit (Fertilität) der Frau* ist zwischen dem Ende der Pubertät und dem 25. Lebensjahr am größten. Danach nimmt sie schrittweise bis zur Menopause ab. Während des Menstruationszyklus ist die Fruchtbarkeit an den Tagen unmittelbar vor und nach der Ovulation am größten. Die *Fruchtbarkeit des Mannes* beginnt mit der Pubertät, bleibt nahezu konstant und endet wesentlich später als bei der Frau.

Bei der Untersuchung der Frau auf Empfängnisfähigkeit ist eine sorgfältige allgemeine und gynäkologische Untersuchung erforderlich, um mögliche verdeckte Krankheiten, wie Gebärmutter- oder Gebärmutterhalsentzündungen festzustellen. Abstriche der Gebärmutter- und Scheidenschleimhaut werden mikroskopisch untersucht. Sie geben Auskunft über das hormonelle Gleichgewicht und zeigen, ob die Einnistung einer befruchteten Eizelle in der Gebärmutterschleimhaut überhaupt möglich ist.

Durch eine Röntgenuntersuchung von Gebärmutter und Eileiter, die *Hysterosalpingographie*, kann festgestellt werden, ob die Eileiter infolge früherer Infektionen undurchgängig geworden sind. Wenn die Ursache der Unfruchtbarkeit der Frau auf einer dieser erwähnten Störungen beruht, kann heute meist durch eine entsprechende Behandlung geholfen werden. So kann beispielsweise mit Hilfe einer *Tubendurchblasung* ein durch Infektion undurchgängiger Eileiter geöffnet werden. Durch eine Hormontherapie können Funktionsstörungen der Hypophyse oder der Ovarien ausgeglichen werden.

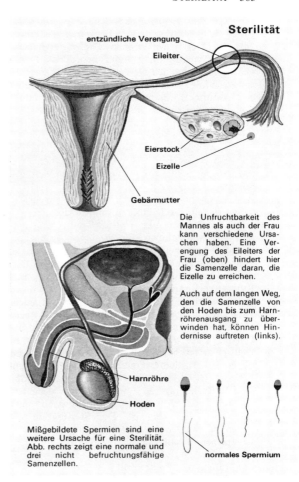

Sterilität

Die Unfruchtbarkeit des Mannes als auch der Frau kann verschiedene Ursachen haben. Eine Verengung des Eileiters der Frau (oben) hindert hier die Samenzelle daran, die Eizelle zu erreichen.

Auch auf dem langen Weg, den die Samenzelle von den Hoden bis zum Harnröhrenausgang zu überwinden hat, können Hindernisse auftreten (links).

Mißgebildete Spermien sind eine weitere Ursache für eine Sterilität. Abb. rechts zeigt eine normale und drei nicht befruchtungsfähige Samenzellen.

Bei einer Fertilitätsuntersuchung des Mannes muß zunächst die Frage der *Potenz* geklärt werden, d. h. ob er die Fähigkeit besitzt, den Geschlechtsakt durchzuführen. In manchen Fällen können die Hoden, die normalerweise außerhalb des Körpers im Hodensack gelegen sind, überhaupt nicht oder nur unvollständig aus der Bauchhöhle deszendiert sein (↗ Kryptorchismus) und daher keine befruchtungsfähigen Spermien bilden. Eine Untersuchung der Spermien wird ebenfalls zur Beurteilung der Befruchtungsfähigkeit vorgenommen. Das Volumen des Ejakulats, welches normalerweise $2^1/_2$–4 cm^3 beträgt, wird gemessen und die Anzahl der darin enthaltenen Spermien bestimmt. Durch die Zählmethode kann festgestellt werden, ob genügend Spermien, d. h. über 100 Millionen pro cm^3 im Durchschnitt, darin enthalten sind. Die Spermien werden außerdem auf ihre Beweglichkeit, Form und Lebensdauer untersucht.

Wenn das Ejakulat überhaupt keine Spermien enthält, wird dieser Zustand als *Aspermie* bezeichnet. Durch Entzündung der Hoden, oft als Folge von *Mumps* im Erwachsenenalter, oder der Nebenhoden als Folge einer Gonorrhöe können die Ausführungsgänge verlegt sein, so daß die Spermien die Samenleiter nicht erreichen können. Die gonorrhoische Nebenhodenentzündung kann heute mit Erfolg chirurgisch behandelt werden. Durch größere Störungen infolge örtlicher Entzündungen oder durch eine gestörte Hormontätigkeit kann eine Produktion von Samenzellen überhaupt unmöglich sein. Hormonbehandlungen haben hierbei keine nennenswerten Erfolge gebracht.

In allen Fällen, in denen als Ursache für die Sterilität weder beim Mann noch bei der Frau körperliche Schädigungen oder gesundheitliche Störungen festgestellt werden konnten, wird der Arzt im Gespräch versuchen, mögliche psychische Schwierigkeiten aufzudecken und abzubauen.

Die *Sterilisation* oder *Unfruchtbarmachung* umfaßt alle Maßnahmen, die zu einer dauernden, künstlich herbeigeführten Sterilität führen. Manche Gesetzgebungen sehen die zwangsweise oder freiwillige Sterilisation vor, um die Übertragung von Erbkrankheiten auf die Nachkommenschaft zu vermeiden. Eine solche Maßnahme stellt in jedem Falle ein ethisches Problem dar; sie gilt mit Recht als Eingriff in die Würde und Unverletzlichkeit der Person. Eine zwangsweise Sterilisation ist in Deutschland nicht mehr statthaft. Eine Sterilisation ist nur bei ernsthafter Gefahr für Gesundheit und Leben der Betroffenen ausdrücklich gestattet, während die Rechtsfrage bei *sozialer Indikation* (Kinderreichtum und wirtschaftliche Bedrängnis) nicht eindeutig entschieden ist. Die Sterilisation geschieht durch operative Durchtrennung der Samenstränge beim Mann oder der Eileiter bei der Frau. Hierbei bleiben die Keimdrüsen und deren Funktion, Libido und Potenz voll erhalten.

Vergleiche auch: Geschlechtsorgane, Impotenz, Klimakterium, Menstruation, Salpingitis.

Stoffwechsel, *Metabolismus*, alle Auf-, Ab- und Umbauvorgänge in pflanzlichen und tierischen Organismen, bei denen aufgenommene Nahrung in ihre Bestandteile zerlegt und zur Energiegewinnung verbrannt oder zum Aufbau von Körperzellen wieder als körpereigene Materie aufgebaut werden. Die eigentlichen Nahrungsbestandteile, die Kohlenhydrate, Eiweiße (Proteine) und Fette, werden in Magen und Dünndarm mit Hilfe von Enzymen freigesetzt und in ihre Elemente zerlegt: Kohlenhydrate in Einfachzucker, Proteine in Aminosäuren und Fette in Fettsäuren und Glycerin. Vom Magen und Dünndarm werden diese Substanzen über den Blutstrom zur Leber geführt, in der viele Stoffwechselvorgänge stattfinden. Die *Einfachzucker*, insbesondere der Traubenzucker, werden zur Energiegewinnung, die *Aminosäuren* hauptsächlich zum Ersatz des Körpereiweißes verwandt. Die *Fette* dienen zur Energiegewinnung sowie auch zur Auffüllung der Energiedepots, welche der Körper abbaut, wenn nicht genug Glukose vorhanden ist. Während einer Hungerperiode versorgen daher die Fettdepots den Körper mit Energie.

Die energiegewinnende Umwandlung der Nahrungsmittel ist mit dem Zellaufbau koordiniert; beide Vorgänge werden durch ein kompliziertes System von Enzymen kontrolliert, wobei auch die Vitamine mitwirken. Die Umwandlung oder Verbrennung (Oxydation) findet im Zellinnern statt und erfordert Sauerstoff, der vom Blut in der Lunge aufgenommen und dann zu den Körperzellen transportiert wird. Die Endprodukte der Oxydation sind *Kohlendioxid*, *Wasser* und *stickstoffhaltige Stoffwechselprodukte*. Das Kohlendioxid wird mit der Ausatmungsluft abgeatmet, während der größte Teil der stickstoffhaltigen Stoffwechselschlacken den Körper durch die Nieren verläßt.

Die Geschwindigkeit, mit welcher der Körper die Nahrungsstoffe umsetzt, ist ein Maß für den *Grundumsatz* (B Diagnosestellung II). Die Bestimmung des Grundumsatzes erfolgt, indem der Patient in einem geschlossenen System atmet und der Sauerstoffverbrauch des Körpers pro Zeiteinheit gemessen wird. Der Sauerstoffverbrauch wird dann in Beziehung zur Körperoberfläche gesetzt — welche einen besseren Maßstab als die Größe oder das Gewicht des Organismus darstellt —, und der resultierende Wert wird in Prozent des normalen Sauerstoffverbrauchs einer Person mit gleicher Körperoberfläche angegeben. Der Normalwert des Grundumsatzes würde 100 % betragen, doch sind in dieser Methode gewisse Fehlerquellen enthalten, weshalb Werte zwischen 85–115 % als normal anzusehen sind. Diese Methode ermöglicht jedoch nicht, detaillierte Rückschlüsse auf die komplizierten Vorgänge des Stoffwechsels zu ziehen.

Hormone und Vitamine spielen eine große Rolle im Stoffwechsel des Körpers. Deshalb werden durch verschiedenste Erkrankungen der Hormondrüsen (der endokrinen Organe) sowie durch Vitaminmangelzustände erhebliche *Stoffwechselstörungen* hervorgerufen. So ist z. B. bei der Zuckerkrankheit (↗ Diabetes mellitus) eine verminderte Aktivität des Hormons Insulin für Störungen besonders in der Umwandlung von Kohlenhydraten, aber auch von Fetten und Eiweißen verantwortlich. Störungen in der hormonproduzierenden Schilddrüse können einen Anstieg oder Abfall des Grundumsatzes nach sich ziehen (↗ Schilddrüsenerkrankungen). Erkrankungen der Hypophyse (Hirnanhangsdrüse) und der Nebennierenrinde beeinflussen die Produktion des Wachstumshormons, des ACTH, und der Kortikosteroide, was zu verschiedensten komplizierten Störungen des Stoffwechsels führt. Auch die Sexualhormone haben insbesondere auf den Eiweißstoffwechsel Auswirkungen. Eine ganze Anzahl von Vitaminen, hauptsächlich solche des Vitamin-B-Komplexes und die Ascorbinsäure (Vitamin C), sind für die Wirkung bestimmter Enzyme von außerordentlicher Wichtigkeit.

Vergleiche auch: Fermente, Leber, Nahrungsstoffe, Verdauung, Zelle.

Stomatitis, Entzündung der Schleimhaut des Mundes *(Mundentzündung).* Es handelt sich dabei um eine häufige Erkrankung, die durch reizende Substanzen ausgelöst werden kann, die in den Mund gelangen. Die Entzündung kann z. B. Ausdruck einer Überempfindlichkeitsreaktion gegen eine bestimmte Zahnpasta sein. Einige Hautkrankheiten, wie z. B. der *Lichen ruber planus* (rote, flache Flechte), sind ebenfalls von entzündlichen Veränderungen im Mund begleitet. Pilzkrankheiten können *Mundfäule (Stomatitis necroticans)* verursachen. Eine spezielle Form der Stomatitis ist die *Stomatitis ulcerosa,* bei der kleine Geschwüre, hauptsächlich auf der Zunge und an der Innenseite der Wangen, auftreten. Die Krankheit ist oft latent und tritt wiederholt in kurzen Intervallen auf. Man vermutet ein Virus als Erreger. Zu den Symptomen einer Stomatitis gehören Zahnfleischbluten und Schluckbeschwerden. Die Behandlung richtet sich gegen die Grunderkrankung.

Strahlenschäden, durch ionisierende Strahlung, wie beispielsweise radioaktive oder Röntgenstrahlung, verursachte Zell- und Keimschädigung des Organismus. Eine äußere Bestrahlung liegt vor, wenn die Strahlungsquelle — wie im Fall einer Kernwaffenexplosion, einschließlich einer Kontamination der Haut durch radioaktiven Niederschlag nach der eigentlichen Explosion — außerhalb des Körpers liegt. Man spricht von innerer Bestrahlung, wenn die Strahlungsquelle nach Inhalation radioaktiven Staubes oder nach Aufnahme radioaktiver Substanzen mit der Nahrung oder dem Trinkwasser innerhalb des Körpers lokalisiert ist *(innere Kontamination).* Ein Teil dieser radioaktiven Stoffe wird vom Körper wieder ausgeschieden, während andere sich in verschiedenen Organen ablagern, welche auf diese Weise bestrahlt werden.

Ausmaß und Schwere von Strahlenschäden hängen in erster Linie von der Menge der aufgenommenen (absorbierten) Strahlungsenergie ab, d. h. von der *Strahlendosis* (die Strahlendosis wird in Einheiten von Rad [Kurzzeichen rad] gemessen; 1 *rad* entspricht einer Energieabsorption von 100 erg/g Materie), ferner von der Dosisrate, d. h. der Dosis pro Zeiteinheit, vom Durchdringungsvermögen (Energie) der Strahlung und von der Bestrahlungsdauer. Außerdem spielt eine Rolle, ob der Organismus ganz oder nur teilweise der Strahlung ausgesetzt war.

Eine während einiger Minuten auftretende Gesamtbestrahlung des Körpers mit 600 rad oder mehr bewirkt eine so schwere Schädigung, daß gewöhnlich innerhalb von zwei Wochen der Tod eintritt. Wenn dieselbe Strahlendosis z. B. nur auf einen Arm oder eine Hand einwirkt, treten hingegen nur örtliche Symptome auf. Die Wirkung von in den Körper gelangten radioaktiven Substanzen hängt wesentlich davon ab, wie sie im Organismus verteilt sind und wie lange sie in diesem verbleiben.

Die unmittelbare Folge einer Bestrahlung besteht in einer Schädigung der Zellen. Bestimmte Zellen werden sofort abgetötet, während andere mehr oder weniger stark in Mitleidenschaft gezogen und in ihrer Funktion und Entwicklung gehemmt werden. Die verschiedenen Körpergewebe und -organe zeigen eine unterschiedliche Strahlenempfindlichkeit. Zu den strahlenempfindlichsten Geweben gehören die blutbildenden Gewebe (rotes Knochenmark), die Schleimhäute des Magen-Darm-Trakts und die Keimzellen. Knochen, Muskeln und Nerven sind hingegen weniger strahlenempfindlich.

Eine Schädigung des blutbildenden Gewebes im roten Knochenmark greift die eigentlichen blutbildenden Zellen an, so daß die Bildung von Blutkörperchen behindert oder sogar völlig zum Stillstand gebracht wird. Eine Verminderung der für die Blutgerinnung wichtigen Blutplättchen hat Blutungen zur Folge; außerdem leidet der Patient an Blutarmut, da auch weniger rote Blutkörperchen vorhanden sind. Ein Verlust an weißen Blutkörperchen führt zu einer erhöhten Infektionsanfälligkeit.

Wenn die Schleimhäute des Magen-Darm-Traktes angegriffen sind, können die dort normalerweise vorhandenen Bakterien in andere Körperbereiche gelangen. Bei verminderter Widerstandskraft gegen Infektionen kann eine allgemeine, zum Tode führende Sepsis die Folge sein.

Die ersten Anzeichen einer akuten *Strahlenkrankheit* — z. B. bei Atombombenopfern und Opfern von Reaktorunfällen, bei denen eine Strahlendosis von etwa 400 rad wirksam wurde — sind Übelkeit und Erbrechen, die etwa innerhalb einer Stunde nach der Strahleneinwirkung auftreten und bis zu zwei Tagen andauern. Diese ersten Symptome gehen dann zurück, und in der unmittelbar folgenden Zeit, der gewöhnlich eine Woche andauernden *Latenzperiode,* fühlt sich der Betroffene oft völlig gesund. Die Symptome kehren dann wieder und erreichen mit der *Hauptphase* einen Höhepunkt, gekennzeichnet durch hohes Fieber, starken Gewichtsverlust, Appetitlosigkeit und Abgeschlagenheit, blutige Durchfälle, Blutungen in der Haut und Zahnfleischbluten. Im Mund und im ganzen Magen-Darm-Trakt treten infizierte offene Stellen auf. Zwei bis drei Wochen nach der Bestrahlung kommt es zu Haarausfall; etwas später wachsen die Haare wieder nach. Menschen, die das Hauptstadium überleben, haben gute Heilungsaussichten, selbst wenn die Abgeschlagenheit und allgemeine Schwäche für längere Zeit anhalten.

Die Behandlung der akuten Strahlenkrankheit richtet sich besonders darauf, den Blutverlust durch Bluttransfusionen zu ersetzen und Infektionen durch Anwendung von Antibiotika zu verhüten. Nach der akuten Strahlenerkrankung können gewisse chronische Veränderungen zurückbleiben, oder es können andere Spätveränderungen nach verschieden langen Zeitabschnitten auftreten. Die bekanntesten Spätfolgen sind die Leukämie und bösartige Tumoren. Ein Beispiel für Spätfolgen

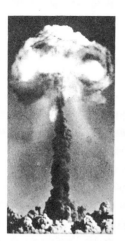

STRAHLENSCHÄDEN

Schwere Schäden können insbesondere durch die direkt freigesetzte Strahlung und den radioaktiven Ausfall bei Kernwaffenexplosionen verursacht werden (links). Das Ausmaß der Schädigung hängt von der Größe der Dosis, d. h. von der durch den Geschädigten aufgenommenen Strahlungsmenge ab, außerdem von der Wirksamkeit der Strahlung und davon, ob der ganze Körper oder nur Teile der Strahlung ausgesetzt waren.

Das Diagramm unten zeigt in Prozenten die annähernden Wirkungen einer relativ kurzen Bestrahlung bis zu 600 rad (rad ist die Einheit der Strahlendosis). Symptome der Strahlenschädigung sind unter anderem Oberflächenblutungen und Haarausfall (rechts). Die gefährlichsten Schäden betreffen jedoch die blutbildenden Gewebe des Körpers, besonders das Knochenmark. Das erste der beiden rechten Bilder zeigt ein Stück normalen Knochenmarks einer Maus. Das zweite Bild zeigt, wie die radioaktive Bestrahlung die blutbildenden Zellen im Gewebe zerstört hat.

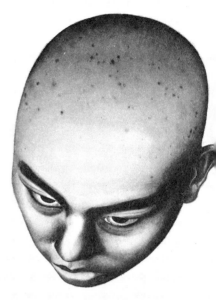

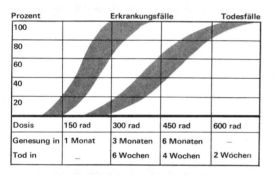

Prozent	Erkrankungsfälle			Todesfälle
100				
80				
60				
40				
20				
Dosis	150 rad	300 rad	450 rad	600 rad
Genesung in	1 Monat	3 Monaten	6 Monaten	—
Tod in	—	6 Wochen	4 Wochen	2 Wochen

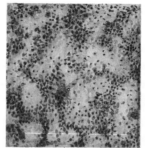
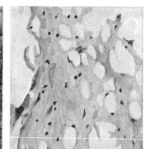

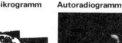

Photomikrogramm   Autoradiogramm

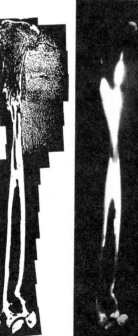

Die durch Strahlung des Radioisotops Strontium 90 hervorgerufene Schädigung kann experimentell nachgewiesen werden. Die radioaktive Substanz wird einer Maus eingespritzt. Nach einer gewissen Zeit werden dünne Schnitte (10–20 Tausendstel mm) angefertigt und auf einen photographischen Film gelegt. Die radioaktive Substanz schwärzt den Film, und man erhält ein sog. *Autoradiogramm*. Der Positivfilm (unten) zeigt, daß das Strontium 90 vom Skelett aufgenommen worden ist. Abb. links zeigt ein Photomikrogramm von einem Mäuseschienbein, das im oberen Teil Krebs zeigt, und ein Autoradiogramm, welches die Verteilung von Strontium im selben Bereich sichtbar werden läßt.

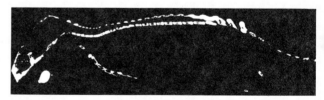

Das Autoradiogramm (unten) wurde vier Tage, nachdem der Maus Caesium 137 eingespritzt worden war, aufgenommen. Man sieht, daß sich das Radioisotop im gesamten Körper verteilt hat und insbesondere durch die Muskeln aufgenommen wurde.

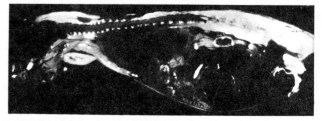

einer langdauernden inneren Bestrahlung stellte man bei einigen Arbeitern fest, die geringe Mengen radiumhaltiger Leuchtfarbe aufgenommen hatten und nach 20 oder mehr Jahren an Knochenkrebs erkrankten. Eine äußere Strahlenschädigung der Haut kann sich zu Hautkrebs weiterentwickeln, eine Strahlenschädigung des Auges zu grauem Star. Sind die Keimdrüsen betroffen, so ist Unfruchtbarkeit die Folge, die im allgemeinen aber nur vorübergehend ist. Zu den chronischen Strahlenschäden zählen auch bestimmte Mißbildungen und bösartige Neubildungen bei Neugeborenen.

Eine Bestrahlung kann schließlich auch Erbschäden *(genetische Schäden)* hervorrufen. Die Schäden führen zu einer erhöhten Mutationsrate (Mutationen sind sprunghafte Veränderungen des Erbcodes), was die Häufigkeit von Erbkrankheiten ansteigen läßt. Im Zusammenhang mit Kernwaffenexplosionen auftretende genetische Schäden sind seit Ende des Zweiten Weltkriegs Gegenstand wissenschaftlichen Interesses. Bei der Explosion nuklearer Sprengkörper wird eine große Anzahl verschiedener radioaktiver Spaltprodukte (Isotope) freigesetzt, von denen die meisten in kurzer Zeit wieder zu stabilen Elementen weiterzerfallen. Einige Isotope mit starker Strahlung und längeren Halbwertszeiten bleiben jedoch lange Zeit für lebende Organismen gefährlich. Die gefährlichsten Isotope sind das radioaktive Jod 131 (Halbwertszeit 8,05 Tage), Strontium 90 (Halbwertszeit 28 Jahre) und Caesium 137 mit einer Halbwertszeit von etwa 30 Jahren.

Das Jod sammelt sich in der Schilddrüse an und kann sie schädigen, besonders bei Kindern. Ernste Schädigungen sind jedoch wegen der kurzen Halbwertszeit dieses Radioisotops nicht sehr häufig. Die gefährlichsten Auswirkungen hat Strontium 90, das ein Langzeitstrahler ist. Chemisch verhält sich Strontium wie Calcium, so daß es sich im Knochengewebe ansammelt und dort lange Zeit verweilt. Hohe Strahlendosen können Knochentumoren und Leukämie hervorrufen. Beide Krankheiten sind bei Tieren, denen große Mengen Strontium 90 eingegeben wurden, bereits nachgewiesen worden. Das relativ langlebige radioaktive Isotop Caesium 137 ähnelt in chemischer Hinsicht dem Kalium, das sich in allen Körperzellen findet, so daß auch Caesium eine weite Verbreitung im Körper erfährt.

Eine spezielle Art von Strahlenschäden wurde in den ersten Jahren der Röntgendiagnostik verhältnismäßig häufig beobachtet. Sie entstanden vor allem durch unvorsichtigen Umgang mit den Geräten. Gewöhnlich traten Verbrennungen an den Händen auf. Heute sind solche Schädigungen aufgrund des sorgfältig gehandhabten Strahlenschutzes äußerst selten geworden.

Strahlentherapie, *Strahlenbehandlung, Radiotherapie,* die Behandlung verschiedener Krankheiten durch meist energiereiche, biologisch wirksame Strahlen, wobei es sich entweder um *Teilchenstrahlung* (Korpuskularstrahlung) oder um *Wellenstrahlung* (elektromagnetische Strahlung) handeln kann.

Die *Korpuskularstrahlung* besteht aus atomaren Teilchen, die entweder bei radioaktiven Zerfallsprozessen von Atomkernen ausgesandt oder auf künstlichem Wege mit speziellen kernphysikalischen Apparaturen, den Teilchenbeschleunigern, erzeugt werden. Beispiele für radioaktive Strahlen sind die von Radium und radioaktivem Kobalt emittierten Strahlen. Bei der radioaktiven Korpuskularstrahlung unterscheidet man zwischen Alpha- und Betastrahlung. Die *Alphastrahlung (α-Strahlung)* besteht aus zweifach positiv geladenen Heliumkernen (^{4}He) und ist in der Strahlentherapie von geringer Bedeutung, da sie nur ein schwaches Durchdringungsvermögen (kleine Reichweite) aufweist. Strahlentherapeutisch bedeutungsvoller ist die *Betastrahlung (β-Strahlung)*, die aus schnell bewegten Elektronen besteht und ein weit größeres Durchdringungsvermögen als die Alphastrahlung hat. Für therapeutische Zwecke sind auch Apparaturen entwickelt worden, bei denen künstlich beschleunigte Betateilchen für die Behandlung bestimmter Krebserkrankungen eingesetzt werden.

Bei der *elektromagnetischen Strahlung* handelt es sich um elektromagnetische Wellen, miteinander gekoppelte und zeitlich veränderliche elektrische und magnetische Felder, die sich mit Lichtgeschwindigkeit ausbreiten. Der Charakter, die biologische Wirksamkeit und damit die medizinische Anwendung dieses Strahlungstyps wird durch die Wellenlänge der elektromagnetischen Wellen bestimmt. Das breite Spektrum der elektromagnetischen Strahlung umfaßt – nach abnehmender Frequenz geordnet – die Gamma-, Röntgen- und Ultraviolettstrahlung, das sichtbare Licht, die Infrarot- oder Wärmestrahlung und die Radiostrahlung. *Röntgenstrahlen* werden gewöhnlich in einer Röntgenröhre erzeugt, in der zwischen einer Glühkathode und einer Wolframanode eine sehr hohe Spannung angelegt wird (↗ Röntgendiagnostik). *Gammastrahlen (γ-Strahlen)* werden bei Energiezustandsänderungen von Atomkernen emittiert und zeichnen sich wie die Röntgenstrahlen durch ein hohes Durchdringungsvermögen aus. Ihre Reichweite ist um so größer, je kleiner ihre Wellenlänge und je geringer die Dichte der durchstrahlten Materie ist.

Während die älteren Geräte für Röntgenbehandlung mit Spannungen zwischen 150 und 250 kV (1 kV = 1000 Volt) betrieben wurden, arbeiten moderne Röntgenapparaturen mit Spannungen bis zu mehreren zehn Millionen Volt. Aufgrund der großen Härte (Energie) der mit diesen Geräten erzeugten Röntgenstrahlen können tiefliegende Krankheitsherde, z. B. Tumoren, mit wesentlich höheren Strahlendosen behandelt werden, als es früher der Fall war; außerdem wird die Strahlung beim Durchgang durch die Gewebe in (relativ) geringerem Maße absorbiert. Zu den modernen Supervoltanlagen gehören u. a. die *Kobaltkanonen* (für γ-Strahlung), *Linearbeschleuniger* (für Röntgenstrahlung) und *Betatrons*, die Röntgen- und Betastrahlung liefern. Die Kobaltkanonen, auch *Kobaltbomben* genannt, werden mit Kobaltmengen bis zu einer Aktivität von 10 000 Curie geladen (1 Curie, die Maßeinheit für die Aktivität einer Strahlungsquelle, entspricht etwa einer Aktivität von 1 g Radium).

Bei der *Kurzwellenbehandlung* oder *Diathermie* werden hochfrequente Wechselströme durch die Körpergewebe geleitet, welche dadurch erwärmt werden. Die Behandlung mit *Wärmestrahlung* wird mit Lampen durchgeführt, welche eine hohe Strahlungsintensität im infraroten Spektralbereich aufweisen. Die *Lichtbehandlung* mit Strahlen des sichtbaren Spektrums und des Ultraviolettbereichs erfolgt mittels Sonnenbädern oder künstlichen Lichtquellen (Finsenlicht, Solluxlampe, Quarzlampe usw.).

Früher wurde die Strahlenbehandlung nur als sog. *Stehfeldbestrahlung* durchgeführt, d. h., die Strahlung wurde ständig aus derselben Richtung auf den behandelten Körperteil konzentriert. Dieses Verfahren hat den Nachteil, daß die Haut durch die Strahlung geschädigt werden kann. Modernere Apparaturen ermöglichen eine *Pendelbestrahlung (Pendel-Konvergenzbestrahlung)*, die darin besteht, daß das Strahlenbündel aus verschiedenen Richtungen auf die zu behandelnde Stelle, z. B. einen inneren Tumor, geleitet wird. Dazu läßt man die Strahlungsquelle einen Bogen oder einen Kreis *(Rotationsbestrahlung)* über dem bestrahlten Körperteil beschreiben, oder man bewegt den Patienten mit seinem Behandlungstisch in entsprechender Weise. Auf diese Weise kann man den Tumor mit wesentlich höheren Strahlendosen bekämpfen, ohne daß die Haut geschädigt wird.

Im Prinzip haben alle Strahlen dieselbe biologische Wirkung; sie greifen in erster Linie die Zellkerne der verschiedenen Körperzellen an. Bei ausreichend hohen Strahlendosen werden die Zellen (z. B. eines bösartigen Tumors) zerstört. Die erzielbare Wirkung hängt ab von der gesamten Strahlendosis, der Art der Strahlung, der Bestrahlungsdauer und von der Strahlenempfindlichkeit der Zellen. Alle zerstörten Zellen werden gewöhnlich durch Bindegewebe ersetzt.

Die verschiedenen Körpergewebe haben eine weitgehend unterschiedliche Strahlensensibilität. Am empfindlichsten sind die lymphatischen Gewebe, die Blutkörperchen und die Keimzellen. Tumoren, die von diesen Zellarten ausgehen, sprechen daher am besten auf die Strahlenbehandlung an. Zu den Geweben mit geringer Strahlensensibilität gehören die Binde- und Stützgewebe, Muskel- und Nervengewebe sowie die von diesen Zellen ausgehenden Tumoren. Diese Einordnung gilt jedoch nicht generell, da z. B. strahlenresistente Tumoren sehr wohl in gegen Strahlen hochempfindlichem Gewebe auftreten können. Die heilende Wirkung der Strahlenbehandlung scheint bei verschiedenen Krankheiten nicht nur auf die Zerstörung der Zellen, sondern auch auf eine Folge von sekundären Auswirkungen zurückzuführen zu sein.

Die verschiedenen Formen der Strahlenbehandlung finden in der Medizin einen weiten Anwendungsbereich. Beta-, Gamma- und harte (kurzwellige) Röntgenstrahlen werden hauptsächlich zur Behandlung bösartiger Tumoren, besonders Karzinome, eingesetzt, während andere Arten vorwiegend gegen chronische Gelenkleiden und zur Unterstützung antibiotischer Behandlung bei Infektionen angewandt werden. Bei der Bestrahlung von Tumoren wird die Apparatur im allgemeinen nach Lage und Art der Krebsgeschwulst ausgewählt. Mehr oder weniger bösartige Tumoren können oft nach Behandlung mit einem 50- bis 60-kV-Gerät entfernt werden. Die Strahlung dieses Geräts nimmt mit der Eindringtiefe in der Intensität rasch ab und kann nach der Seite leicht abgeschirmt werden, so daß sie scharf auf den Tumor konzentriert werden kann. Zwei bis vier Wochen nach der Behandlung tritt eine offene Stelle auf, die aber nach vier bis sechs Wochen verschwindet, ohne eine Narbe zu hinterlassen. Tiefliegende Krebsgeschwülste werden am wirkungsvollsten mit MV-Apparaturen behandelt. Die Erfolge einer solchen Behandlung, z. B. bei Blasenkrebs, sind vielversprechend. Äußerst gute Ergebnisse sind auch bei der Bestrahlung von Tumoren der Mundhöhle, des Rachens und der Stimmbänder erzielt worden. Hierbei hängt der Erfolg wie bei jeder Behandlung von Tumoren wesentlich davon ab, daß die Behandlung so früh wie möglich vorgenommen wird. Eine ständig wachsende Bedeutung für die Diagnose und Behandlung bösartiger Tumoren kommt bestimmten radioaktiven Isotopen zu, die in fester oder flüssiger Form angewandt werden. Drei häufig benutzte *feste Radioisotope* sind Kobalt 60, Strontium 90 — besonders für die Behandlung bestimmter oberflächlicher Tumoren an den Augen und auf der Haut — und Caesium 137, das etwa dieselben Anwendungsmöglichkeiten wie das Kobaltisotop hat. Feste Radioisotope werden insbesondere für die Behandlung von Gebärmutterkrebs eingesetzt, vor allem Radium, das in Nadeln oder Patronen in die Gebärmutter oder den Tumor selbst eingeführt wird.

Von den *flüssigen Radioisotopen* wird Jod 131 am häufigsten benutzt; es dient u. a. zur Behandlung verschiedener Schilddrüsenerkrankungen. Das radioaktive Jod wird leicht vom Schilddrüsengewebe aufgenommen. Wenn dem Patienten eine Lösung des Radioisotops verabreicht wird, konzentriert es sich auf diese Weise in der Schilddrüse und wirkt durch seine Strahlung auf das Schilddrüsengewebe. Jod 131 kann bei einer Überfunktion der Schilddrüse (Hyperthyreose, Basedowsche Krankheit) und bei bestimmten Formen von Schilddrüsenkrebs erfolgreich angewandt wer-

STRAHLENTHERAPIE

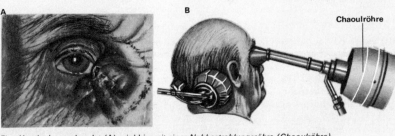
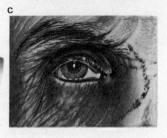

Eine Hautkrebsgeschwulst (A) wird hier mit einer *Nahbestrahlungsröhre (Chaoulröhre)* behandelt (B), die mit 60 000 Volt arbeitet. Die in nur etwa 5 cm Abstand erzeugte und auf kleinen Raum konzentrierte weiche Röntgenstrahlung nimmt mit der Tiefe rasch ab. Die besten Ergebnisse erzielt man mit einer wenige Minuten dauernden Behandlung, die an mehreren aufeinanderfolgenden Tagen durchgeführt wird. Nach 4–8 Wochen verschwindet der Tumor, ohne eine Narbe zu hinterlassen (C).

Bestimmte Krankheiten können mit energiereicher Strahlung bekämpft werden. Die wichtigsten Anwendungsformen sind die gegen Krebsgeschwülste, in erster Linie radioaktive Bestrahlung und Röntgenstrahlen. Die Strahlen führen zum Absterben des Tumorgewebes. Bei der Behandlung werden Strahlungsenergien von zehntausend bis zu mehreren Millionen eV (Elektronenvolt) benutzt.

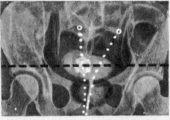
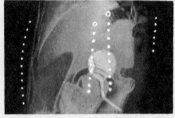

Ehe man einen tiefergelegenen, etwa in der Harnblase wachsenden Tumor bestrahlt, ist es notwendig, die Lage des Tumors mit großer Genauigkeit zu bestimmen. Der Tumor zeigt sich auf den von vorne (A) und seitlich (B) aufgenommenen Röntgenaufnahmen. Zur genauen Ortsbestimmung in Beziehung zum Skelett und den äußeren Körperumrissen hat man *Strahlenkontrastnadeln* auf die Haut gesetzt. Diese erscheinen auf den Röntgenaufnahmen als punktierte Linien.

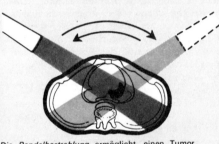

Die *Pendelbestrahlung* ermöglicht, einen Tumor mit einer hohen Strahlendosis zu behandeln, ohne daß diese im selben Maß auf die Haut und die umliegenden Gewebe einwirken würde.

Die Lage des Tumors ist ausschlaggebend dafür, welches Bestrahlungsgerät benutzt wird. Bei dem 250 000-Volt-Gerät oben rechts bewegt sich die Röntgenröhre in einem Bogen vor- und rückwärts über den Patienten: *Pendelbestrahlung*. Links ein Gerät für 1 Million Volt Strahlenenergie *(Kobaltbombe)*, das mit einem radioaktiven Kobaltisotop geladen wird. Die Kobaltbombe arbeitet mit Strahlen hoher Durchdringungskraft und kann ebenfalls für die Pendelbestrahlung Verwendung finden.

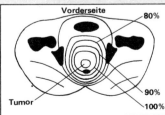

Zwei *Isodosisdiagramme* zeigen die Verteilung der Strahlendosis bei der Behandlung mit einem 250 000-Volt-Gerät (oben) und der Kobaltkanone (unten). Bei der letzteren nimmt der Tumor 100 Prozent der Dosis auf.

den. Bei dem häufiger auftretenden Kropf besteht die Behandlung jedoch meistens in der operativen Entfernung eines Teils der Schilddrüse.

Ein weiteres lösliches Radioisotop ist Gold 198, das zur Verminderung des Gewebswasserverlustes verwendet wird, der im Brust- oder Bauchraum als Brust- oder Bauchwassersucht (Aszites) auftritt, wenn ein Organ dieses Bereichs von einem Tumor befallen wird. Bestimmte Erkrankungen des Bluts und des Knochenmarks, wie z. B. die Polycythaemia vera, eine krankhafte Vermehrung der roten Blutkörperchen, werden durch das Radioisotop Phosphor 32 günstig beeinflußt. Dieses Isotop, das dem Patienten intravenös oder in einem Trank verabreicht wird, wird am stärksten im roten Knochenmark gespeichert, welches die roten Blutkörperchen bildet. Durch die radioaktive Wirkung wird die Blutbildung gehemmt.

Die Radiotherapie wird auch bei rheumatischen und verwandten Erkrankungen, wie Arthritis, Arthrose und Neuralgien, angewandt. Die Behandlung zielt vor allem auf eine Linderung der Schmerzen ab, die bei diesen Alters- und Abnutzungserscheinungen in den Knie- und Ellbogengelenken, in den Hüften, dem Rücken und den Schultern empfunden werden. Schwache Röntgenbestrahlungen können die Schmerzen vorübergehend lindern.

Strahlenbehandlungen sind auch in Verbindung mit Antibiotika bei chronischen oder Rückfallinfektionen, beispielsweise der Schweißdrüsen in der Achselhöhle, üblich. Die hartnäckige akute Mastitis, die Entzündung der weiblichen Brustdrüse, kann oft durch eine Bestrahlung in kleinen Dosen, die mit einer antibiotischen Behandlung gekoppelt ist, zur Heilung gebracht werden.

Vergleiche auch: Krebs, Strahlenschäden, Tumor; B Krebs II.

Streß, wörtlich Schlag oder Stoß bzw. Anstrengung, Belastung, Anspannung. Dieser Begriff wurde von dem österreichisch-kanadischen Physiologen *Hans Selye* in die Medizin eingeführt, um damit die Anpassungsbelastungen und -leistungen zu bezeichnen, die als Reaktion des menschlichen Körpers auf Belastungen verschiedenster Art auftreten — so z. B. als Folge einer Verletzung, einer Infektionskrankheit oder einer psychischen Konfliktsituation. Solche Belastungen stören die normalen Vorgänge im Organismus, welcher sich beim gesunden Menschen in einem ständigen Fließgleichgewicht befindet. Wenn dieses Gleichgewicht gestört wird, bemüht sich der Körper, es wiederherzustellen, und beide Vorgänge zusammen — also nicht allein die eigentliche Belastung selbst — werden als *Streß* bezeichnet. Faktoren, welche einen Streß verursachen, werden von Selye als *Stressoren* bezeichnet.

Von den physischen Faktoren wurden bereits die Infektionen (durch Bakterien oder durch Viren) und Verletzungen erwähnt. Aber auch Einflüsse wie Hitze und Kälte, Hunger, Gifte sowie alle Formen körperlicher Anstrengung und Gefährdung können als Streßfaktoren betrachtet werden.

Eine besondere Bedeutung besitzen auch psychische Belastungen, denen viele Menschen im täglichen Leben ausgesetzt sind: hierzu gehören unter anderem Hetze, wirtschaftliche Unsicherheit, Unzufriedenheit in einem langweiligen oder ungeeigneten Beruf, Kontaktarmut sowie Angst und Sorge in ihren vielen Erscheinungsformen. Unglückliche Ehen schaffen die gleichen Belastungen. Wenn der Ehrgeiz eines Menschen oder die von anderen an ihn gestellten Erwartungen ihn dazu verleiten, ein unerreichbares oder unrealistisches Ziel anzustreben, setzt er seinen ganzen Organismus einer beträchtlichen Streßsituation aus. Dies kann auch Personen betreffen, die zu pedantisch oder gegenüber Kritik zu empfindlich sind oder die glauben, daß man sie nicht würdigt oder vernachlässigt.

Der gesamte Verlauf der körperlichen Reaktion auf die Einwirkung eines Streßfaktors wird von Selye als *allgemeines Adaptationssyndrom* bezeichnet. Hierbei werden in dem Wort *Syndrom* sämtliche Körperreaktionen als Gesamtbegriff zusammengefaßt. Das *Adaptations-* oder *Anpassungssyndrom* bedeutet nichts anderes als die Art und Weise, wie sich der Körper an irgendeine Belastung oder einen schädigenden Einfluß anpaßt. Das Charakteristische dieses Verteidigungsmechanismus ist, daß er immer einen mehr oder weniger gleichen Verlauf zeigt, dessen Stadien die *Alarmreaktion*, die *Resistenz* und die *Erschöpfung* sind, unabhängig davon, ob der auslösende Streßfaktor physischer oder psychischer Natur ist.

Die wichtigsten Abwehrmechanismen des Körpers gegen Stressoren werden durch das autonome (vegetative) Nervensystem und durch die endokrinen Drüsen eingeleitet. Die beiden Untereinheiten des vegetativen Nervensystems — der Sympathikus und der Parasympathikus — versuchen zuerst, die Körperfunktionen an die durch die Streßfaktoren ausgelösten Störungen anzupassen und das ursprüngliche Gleichgewicht wiederherzustellen. Die nächste Phase ist eine verstärkte Ausscheidung von *Adrenalin* durch die Nebennieren. Das Adrenalin und Impulse des Hypothalamus, dem Zentrum des vegetativen Nervensystems im Gehirn, stimulieren dann gemeinsam die Hypophyse (Hirnanhangsdrüse) zur verstärkten Hormonausscheidung. Das wichtigste dieser Hypophysenhormone ist das *ACTH*, welches die Hormonausscheidung der Nebennierenrinde kontrolliert, von der etwa 30 wichtige Hormone, die Kortikosteroide, in das Blut sezerniert werden. Die Störung der Balance zwischen den nervösen und hormonalen Funktionen bleibt nicht ohne Einfluß auf die inneren Organe: die Herzschlag und die Atmung werden beschleunigt, der Muskeltonus wird erhöht, und das Blut wird von den Blutspeichern Haut, Leber, Milz und Verdauungsorganen zur Skelettmuskulatur und dem zentralen Kreislauf umdirigiert.

Im Hinblick auf viele Streßfaktoren, insbesondere solcher körperlicher Art, sind diese Reaktionen in hervorragender Weise geeignet, den Körper für einen Kampf oder für die Flucht vor einer Gefahr vorzubereiten. In anderen Fällen ist die Reaktion jedoch weniger zweckmäßig; dies gilt insbesondere bei psychischen Belastungen. Ein Abwehrmechanismus wie der oben beschriebene kann kaum einer Situation Rechnung tragen, die durch Unzufriedenheit mit der beruflichen Arbeit oder durch eine unglückliche Ehe ausgelöst wurde. Mit anderen Worten: eine zu heftige, fehlgerichtete Reaktion kann auf die Dauer für den Körper erheblich schädlicher sein als die Belastung, welche den ganzen Abwehrvorgang ausgelöst hat.

Vor einer Prüfung oder einer öffentlichen Rede kommt es bei den meisten Menschen zu Herzklopfen, beschleunigter Atmung, kalten Schweißausbrüchen und ähnlichen Symptomen. Solche Reaktionen auf Streßsituationen sind völlig normal. Auch wenn sie über Stunden anhalten, können sie zwar sehr lästig, jedoch kaum gefährlich werden. Sollten sie jedoch über Wochen oder Monate gehäuft auftreten, können sie zu ernsteren Schwierigkeiten und schließlich auch zu körperlichen Schädigungen führen. Menschen, die einer Streßsituation über längere Zeit ausgesetzt sind, laufen Gefahr, allmählich an nervösen Störungen zu erkranken, welche häufig funktionelle Störungen und schließlich organische Erkrankungen nach sich ziehen.

Solche Störungen sind z. B. erhöhter Blutdruck und Anstieg des Blutzucker- und Blutspiegels, die auf längere Sicht zu Erkrankungen der Arterien (Arteriosklerose) und des Herzens führen; andere Störungen sind Spasmen der Magenwandarterien und vermehrte Sekretion von Magensalzsäure, die zu Magen- und Zwölffingerdarmgeschwüren führen usw.

Selye gebraucht einen einzigen Ausdruck für diese Krankheiten, welche auf Fehlanpassungen des Körpers infolge einer unzweckmäßigen Abwehrreaktion auf äußere Belastungen zurückgehen: er nennt sie *Adaptationskrankheiten*. Seine Theorie beruht vorwiegend auf der Tatsache, daß sowohl die körperlichen als auch die geistigen Funktionen zwei verschiedene Ausdrucksarten gleicher Körpervorgänge sind — entsprechend dem Gesamtverständnis des menschlichen Organismus, welches von der psychosomatischen Medizin entwickelt wurde (↗ Psychosomatik). Hierbei wird den psychischen Aspekten bei der Diagnose und Behandlung dieselbe Aufmerksamkeit geschenkt wie den rein physischen Faktoren.

Es muß aber betont werden, daß die Reaktion auf Streßsituationen individuelle Verschiedenheiten aufweist. Manche Personen besitzen gegenüber derartigen Einflüssen eine starke Resistenz, während andere für verschiedenste Störungen besonders anfällig sind. Anderseits gibt es auch sehr nützliche Formen von Streß. So schließt das Training eines Athleten einen körperlichen Streß ein, wobei die körperliche Leistungssteigerung Ausdruck der erfolgreichen Anpassung ist. Ein scheuer und unentschlossener Verkäufer beispielsweise setzt sich ebenfalls einer Streßsituation aus, wenn er durch den täglichen Kontakt mit Kunden immer mehr an Selbstvertrauen gewinnt; auch in diesem Fall lösen die Stressoren zweckmäßige Antwortreaktionen des Körpers aus, die das Gleichgewicht wiederherstellen. Anders ausgedrückt, könnte man sagen, sowohl der Sportler wie auch der Verkäufer beobachten ihre Leistungsgrenzen sorgfältig und setzen sich den Streßfaktoren im angemessenen Maße aus. So angewandt, ist der Streß eine wertvolle Hilfe, die Leistungsfähigkeit eines Menschen zu steigern.

Zur Regulierung überschießender Streßreaktionen und zur Heilung der Adaptationskrankheiten werden drei prinzipiell verschiedene Wege begangen. Die erste Methode ist die *medikamentöse Therapie*, die Gabe zweier Arten von Medikamenten: durch die Gabe von *Psychopharmaka* (Sedativa, Tranquillizer usw.) werden die Nervenzentren derart beeinflußt, daß der Patient seine Umwelt in einem freundlicheren und weniger aggressiven Licht sieht; durch die Verordnung anderer Medikamente werden die Impulse gedämpft, welche vom Gehirn zu jenen Organen ziehen, die vom Streß am meisten betroffen sind. In beiden Fällen werden die Reaktionen des Körpers auf Streßeinwirkungen reduziert. Die zweite Methode ist die *Psychotherapie*, die dem Patienten beizubringen versucht, unerfreuliche Situationen selbst positiver zu beeinflussen oder solche Situationen in einer reiferen und realistischeren Art zu beurteilen und sie vielleicht sogar zu akzeptieren. Die dritte Methode ist der Versuch, die allgemeine Widerstandskraft des Körpers zu erhöhen. Sie beruht auf der Annahme, daß ein gewisses Maß an Belastung *(physisches Training)* in einem speziellen Gebiet — z. B. durch Gymnastik — eine allgemeine Vergrößerung der körperlichen Widerstandskraft gegen solche Stressoren, wie Infektionen oder psychische Belastungen, zur Folge hat.

Stuhluntersuchungen umfassen chemische, bakteriologische und mikroskopische Analysen des Stuhls (*Kot* oder *Faeces*). Die Untersuchung von Stuhlproben hat große praktische Bedeutung für die Diagnose von Krankheiten im Magen- und Darm-Kanal. Oft gewinnt der Arzt bereits aus dem Aussehen, der Konsistenz und dem Säuregrad (pH-Wert) der Probe wichtige Hinweise auf die Art einer eventuell vorliegenden Krankheit. So können die Fäkalstoffe bei behindertem Gallenabfluß in den Darm grau, bei Magenblutungen schwarz gefärbt sein. Eine dunkle Farbe des Stuhls wird ferner z. B. durch eisen- und wismuthaltige Medikamente und durch Heidelbeeren hervorgerufen. Die Farbe des Stuhls wechselt mit der Zusammensetzung der aufgenommenen Nahrung, während die Konsistenz vom Wassergehalt abhängt, der seinerseits durch die Geschwindigkeit bestimmt ist, mit der die verdauten Stoffe den Darmkanal passieren. Eine abnorme Bakterienflora kann im Dickdarm starke Gärungsprozesse mit Gasbildung *(Blähungen)* hervorrufen, eine sog. *Gärungsdyspepsie*, besonders wenn es sich um kohlenhydratreiche und zellulosehaltige Nahrungsstoffe handelt. Die Anwesenheit von organischen Säuren im Stuhl ergibt in diesem Fall eine ausgeprägt saure Reaktion. Eine *Dyspepsie* kann auch durch mikroskopische Untersuchungen der Bakterien oder mit einer *Gärungsprobe* diagnostiziert werden.

Bei Anwesenheit von Fäulnisbakterien im Darm weisen die Fäkalstoffe einen verwesungsähnlichen Geruch auf, und die Eiweißfäulnisprodukte der aufgenommenen Nahrung ergeben eine stark alkalische Reaktion. Bei verschiedenen Arten von Dickdarmentzündungen zeigt der Stuhl Schleimbeimischungen. Bei schweren Entzündungszuständen können in der Probe oft Bakterienkulturen nachgewiesen werden. Die Stuhluntersuchung ist u. a. ein wichtiges Hilfsmittel zur Diagnose von Typhus und Paratyphus. Auch lassen sich im Stuhl selbst geringe Blutspuren nachweisen, z. B. mit der *Weber-van-Deenschen Blutprobe (Guajakprobe)*. Ein positiver Befund kann auf eine Blutung im Magen-Darm-Kanal hinweisen, kann aber auch z. B. durch eine Zahnfleischblutung bedingt sein. Mit Hilfe mikroskopischer Untersuchungen speziell angefärbter Kotaufschwemmungen oder mittels direkter chemischer Analyse lassen sich Aufschlüsse über die Menge verschiedener Fettstoffe gewinnen, die wertvolle Hinweise auf Erkrankungen der Bauchspeicheldrüse und des Dünndarms geben können. Wurmkrankheiten können u. a. durch den Nachweis von Wurmeiern diagnostiziert werden.
Vergleiche auch: Verdauung.

Tabakmißbrauch liegt vor, wenn ein Mensch sein Bedürfnis zu rauchen nicht mehr unter Kontrolle hat. Die Grenze kann allerdings nicht streng bei einem bestimmten täglichen Verbrauch an Rauchtabak oder Zigaretten gezogen werden. *Rauchen* über einen längeren Zeitraum, besonders das Rauchen von Zigaretten, kann die Entstehung von Bronchialkrebs begünstigen. Je höher der Verbrauch an Zigaretten, um so größer ist das Risiko, hieran zu erkranken. Auch chronische Erkrankungen der Luftröhre und der Bronchien können die Folge sein. Eine andere Schädigung durch das Rauchen ist besonders die schlechtere Durchblutung des peripheren Kreislaufs; Personen mit Gefäßschädigungen, hauptsächlich der Zehen und Finger *(Buerger-Winiwartersche Krankheit)*, sollten daher das Rauchen unbedingt sofort aufgeben. Ebenso hat das *Nikotin* Anteil an der Zunahme der arteriosklerotischen Veränderungen an den Herzkranzgefäßen und der Herzinfarkte im mittleren und selbst im jüngeren Erwachsenenalter. Ein zeitweiliger Mißbrauch durch sog. „Kettenrauchen" kann Übelkeit, Kopfschmerzen usw. hervorrufen. Im Gegensatz zur Rauschgiftsucht treten beim exzessiven Rauchen keine psychischen Störungen auf, die die soziale Anpassung beeinträchtigen und zum sozialen Abstieg führen könnten. Auch sind keine besonders schweren Entziehungserscheinungen zu befürchten. Eine Person, die das Rauchen aufgibt, leidet kaum unter besonderen körperlichen Beschwerden. Lediglich ein gewisses Maß an Nervosität kann in der ersten Zeit beobachtet werden. Der Entschluß, das Rauchen aufzugeben, kann durch den Arzt mit verschiedenen Medikamenten erleichtert werden. Ein recht wirksames Mittel sind in Apotheken erhältliche Kaugummi und Mundwässer mit Silbernitratzusatz, der dem Tabakrauch einen unangenehmen Geschmack verleiht. Medikamente mit einem anderen Wirkungsprinzip sind in Tablettenform erhältlich. Auch Gruppenpsychotherapie kann den Erfolg einer Raucherentziehungskur verbessern. Die anfänglich auftretende Nervosität als Zeichen des plötzlichen Nikotinentzugs kann gewöhnlich durch Sedativa überwunden werden. Letztlich ist jedoch der Erfolg jeder Entziehungsbehandlung vom Willen des Patienten abhängig, das Rauchen aufzugeben.

Taucherkrankheit, *Caissonkrankheit, Druckluftkrankheit,* Druckentlastungserscheinungen, die bei raschem Wechsel von Zonen höheren Drucks in Zonen niedrigeren Drucks auftreten, besonders bei Tauchern und Menschen, die in Taucherglocken unter Wasser arbeiten, ebenso aber auch bei Fliegern, die sehr schnell in großen Höhen den dort herrschenden Druckverhältnissen ausgesetzt werden. Wenn der Übergang in Zonen geringeren Drucks zu schnell erfolgt, sinkt die Fähigkeit von Gewebe und Blut, Stickstoff in physikalischer Lösung zu halten. Die Gase werden zunächst in Form kleinster Bläschen frei, um später in der Blutbahn zu größeren Gasblasen zusammenzufließen. Das Freiwerden von Gasblasen ähnelt dem Vorgang, den man beim raschen Öffnen einer Mineralwasserflasche beobachtet. Diese frei werdenden Gasblasen können zu *Gasembolien* in Arterien oder zu lokalen Gewebsschädigungen führen.

Die Erscheinungsform der Taucherkrankheit hängt von der durch die Gasembolie betroffenen Körperpartie sowie von Anzahl und Größe der Gasbläschen ab. Die leichtesten Symptome sind

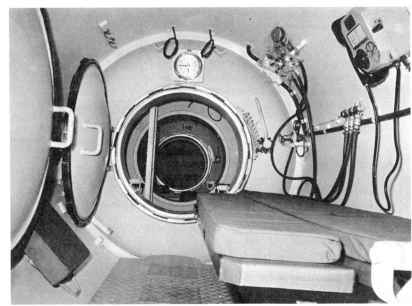

Druckkammer zur Behandlung der Taucherkrankheit. Der Patient wird in die Kammer geführt, und die beiden links im Bild befindlichen runden Türen werden geschlossen. Dann wird der Druck in der Kammer erhöht, bis sich die Gasblasen im Körpergewebe des Patienten aufgelöst haben, wonach der Druck wieder langsam auf ein normales Maß reduziert wird. In diesem Fall sind zwei Rekompressionskammern miteinander kombiniert; die Verbindungstür ist im Hintergrund zu sehen.

Hautreizungen in Form sog. *Taucherflöhe*, die an sich harmlos sind, aber das Vorhandensein von Gasembolien in anderen Körperteilen anzeigen. Personen mit solchen Symptomen sollten während 12 Stunden nach Auftreten der Hautreizungen ständig stationär beobachtet werden.

In bestimmten Fällen können die Gasembolien Lähmungserscheinungen oder Kreislaufstörungen verursachen. Häufiger setzen sich jedoch Gasblasen in einem oder mehreren Gelenken fest und führen zu charakteristischen Schmerzreaktionen. Um die Entwicklung von Dauerschäden zu vermeiden, muß unverzüglich nach Auftreten dieser Symptome ärztliche Behandlung erfolgen. Die schwerste, aber auch seltenste Form der Taucherkrankheit ähnelt Schockzuständen. Die Atmung ist dabei beschleunigt und oberflächlich, die Haut verfärbt sich grau oder bläulich, der Puls wird frequent und flach. Wenn nicht sofort ärztliche Behandlung erfolgt, kann in kurzer Zeit Bewußtlosigkeit eintreten. Es besteht akute Todesgefahr.

Um *Dekompressionsunfälle* zu vermeiden, muß das Auftauchen aus großen Tiefen so langsam erfolgen, daß die im Körper gelösten Gase „still" abgeatmet werden können. Als Richtlinie dafür dienen spezielle Auftauchtabellen, aus denen für jede Tauchtiefe die jeweilige Auftauchzeit ersehen werden kann. Aus praktischen Gründen erfolgt das Auftauchen in Etappen, gewöhnlich 3 m pro Etappe, dazwischen werden Pausen von jeweils mehreren Minuten eingelegt. Die Erfahrung hat gelehrt, daß der Umgebungsdruck um die Hälfte gesenkt werden kann, ohne daß es zur Bildung von Gasbläschen in Gewebe und Blutgefäßen kommt. Das bedeutet in der Praxis, daß ein Taucher aus einer Tauchtiefe von etwa 10 m ohne Risiko schnell an die Wasseroberfläche zurückkehren kann, da der Druck an der Wasseroberfläche 1 atm beträgt, und in 10 m Tiefe unter der Wasseroberfläche 2 atm.

Bei Tauchern mit Symptomen der Taucherkrankheit ist eine *Rekompression* in besonderen Druckkammern erforderlich. In diesen Kammern wird der Druck so lange erhöht, bis die Gasbläschen in Gewebe und Blut des Patienten sich auflösen, dann wird der Druck anhand einer Behandlungstabelle stufenweise gesenkt. Diese Tabellen zeigen die genauen Druck- und Zeitwerte für die jeweiligen Erkrankungsformen an. Steht keine Druckkammer zur Verfügung, kann man sich in weniger schweren Fällen damit helfen, den Patienten wieder in eine Wassertiefe zurückzubringen, in der die Symptome der Taucherkrankheit verschwinden. Im Anschluß daran wird der Taucher entsprechend den Vorschriften der Auftauchtabelle wieder an die Oberfläche zurückgebracht.

Alle reaktionsträgen Gase, die beim Tauchen verwendet werden, besonders Stickstoff und Helium, können die Symptome der Taucherkrankheit herbeiführen. In großangelegter Forschungsarbeit wird in mehreren Teilen der Welt versucht, Gasmischungen herzustellen, die eine Verkürzung der Auftauchzeit ohne jegliches Risiko für den Taucher ermöglichen.

Tennisellenbogen, *Epikondylitis radialis*, eine Entzündung der Muskelansatzstellen am Ellenbogen. Wenn die Entzündung die Schleimbeutel befällt, spricht man von einer *Bursitis* (↗ Schleimbeutel). Die Erkrankung wird durch häufige kräftige Drehbewegungen verursacht und tritt bei Tennisspielern, aber auch als Berufskrankheit auf. Der Zustand macht sich durch Schmerzen an der Außenseite des Ellenbogens bemerkbar, die bis in den Unterarm einstrahlen können. Die konservative Methode der Behandlung besteht in der Ruhigstellung des Armes durch einen festen Verband, wobei die Entzündung spontan abklingen kann. Daneben hat die lokale Einspritzung von Kortisonen und ähnlichen Medikamenten lindernde Wirkung. Von der früher praktizierten operativen Entfernung entzündeter Schleimbeutel ist man heute abgegangen.

Tetanus, *Wundstarrkrampf*, eine akute Infektionskrankheit, die durch *Tetanusbazillen (Clostridium tetani)* verursacht wird. Der Bazillus ist in der Natur weit verbreitet, besonders im Tierdung, in kultivierten Böden, in Straßenstaub und an Holz und kann sich durch Sporenbildung über lange Zeit lebensfähig halten. Er tritt in den Körper durch eine Wunde ein. Tetanus kann daher als Komplikation einer offenen Wunde entstehen, insbesondere dann, wenn bei der Verletzung eine Verschmutzung eintrat. Selbst ein eingedrungener kleiner Holzsplitter kann eine Tetanusinfektion verursachen. Die Inkubationszeit beträgt in der Regel zwischen einer und drei Wochen, so daß beim Auftreten der *Tetanussymptome* die eigentliche Verletzung bereits abgeheilt sein kann. Die Symptome werden durch die von den Bakterien produzierten Gifte (Toxine) hervorgerufen. Das Toxin, eines der stärksten bekannten Gifte, wird über das Blut zum Nervensystem geleitet und löst Muskelzuckungen und Krämpfe aus. Die ersten Symptome sind gewöhnlich Steifheit der Kaumuskulatur *(Trismus)* und Schwierigkeiten beim Öffnen des Mundes. Die Steifheit geht dann auf die Nacken-, Rücken- und Bauchmuskulatur über. Das Gesicht verzieht sich unwillkürlich zu einem maskenhaften Grinsen, dem *Risus sardonicus*. In schweren Fällen kann der Körper durch einen heftigen Krampf bogenförmig nach hinten gekrümmt werden. Infolge erhöhter Reflexerregbarkeit werden mitunter heftige und schmerzhafte Krämpfe durch jeden Sinnesreiz, besonders durch Berührung, Licht und Geräusche, ausgelöst.

Tetanus kann auch einen leichteren Verlauf nehmen, ist aber in jedem Fall eine lebensgefährliche Krankheit, deren Ausgang ungewiß ist; die Sterblichkeit des manifest gewordenen Tetanus beträgt auch bei der Intensivbehandlung in der Klinik noch fast 50%. Die Behandlung richtet sich in erster Linie gegen das Bakterientoxin, wobei man durch die Gabe von Antikörpern als *Tetanusantitoxin* versucht, das Toxin zu neutralisieren. Dieses Serum stammt von Pferden oder Rindern, welche zuvor mit Tetanusbakterien infiziert wurden. Die Krämpfe können oft durch Muskelrelaxantien beherrscht werden, doch werden meist auch Anästhetika und künstliche Beatmung erforderlich.

Tetanusserum wird häufig bei Verletzungen gegeben, um der Gefahr eines Wundstarrkrampfes vorzubeugen. Wiederholte Gaben können jedoch einen *anaphylaktischen* ↗ *Schock* auslösen, wenn der Körper bereits gegen das Fremdeiweiß des Tieres sensibilisiert ist, von dem das Serum stammt. *Tetanusimpfstoff* besteht aus dem inaktivierten Tetanustoxin *(Tetanustoxoid* oder *Tetanol)*, das diesen Nachteil nicht besitzt; es wird auch für Massenimpfungen gegen Wundstarrkrampf angewandt. Diese Impfung hat auch eine Langzeitwirkung, während eine Serumbehandlung nur für kurze Zeit wirksam ist. Tetanusimpfstoff wird heute auch in einem *Dreifachimpfstoff* verabreicht, der gegen Diphtherie, Keuchhusten (Pertussis) und Tetanus Schutz bietet (DPT-Impfstoff).

Thrombus, *Blutpfropf*, ein Blutgerinnsel innerhalb eines Blutgefäßes oder im Herzen. Der dadurch bedingte pathologische Zustand wird als *Thrombose* bezeichnet. Ein Blutpfropf, der sich von der Gefäßwand loslöst und in den Kreislauf verschleppt wird, heißt *Embolus*, das dadurch hervorgerufene Krankheitsbild ist unter der Bezeichnung *Embolie* bekannt.

Es gibt eine Anzahl von Faktoren, die die Bildung von Thromben fördern: Gerinnungsstörungen, Verlangsamung der venösen Blutströmung (z. B. im Anschluß an lange Bettruhe nach Entbindung oder Operation), Verletzungen oder Fehlbildungen an Gefäßwänden, z. B. bei Arteriosklerose. Der letztgenannte Faktor ist die Hauptursache für die Bildung von Thromben in den Herzkranzgefäßen mit anschließendem Herzinfarkt.

Becken- und Unterschenkelvenen neigen am meisten zur Entwicklung von Thrombosen. Die sog. *oberflächliche Thrombose*, eine Blutgerinnselbildung in oberflächlichen Hautvenen der Beine, tritt besonders häufig in varikösen Venen auf; die Folge ist dann eine *Venenentzündung* oder *Thrombophlebitis*. Thrombosen in oberflächlichen Venen sind wesentlich ungefährlicher als solche in tiefer gelegenen Venen. Die sog. *tiefen Thrombosen* machen sich durch heftige Schmerzen bemerkbar; in diesen Fällen führt die Stauung des Blutstroms zur Schwellung der betroffenen Körperregion. Bei Verschluß des Gefäßquerschnitts durch den Thrombus tritt eine dauernde Durchblutungsstörung des betroffenen Körperglieds ein. Es kann sich zwar mit der Zeit ein *Kollateralkreislauf* entwickeln, jedoch wird damit die normale Durchblutungskapazität nicht erreicht. Deshalb treten in diesen Fällen später sehr häufig Schwellungszustände, Geschwürsbildungen und Ekzeme an den betroffenen Gliedmaßen auf.

Wenn ein losgerissener Thrombus durch den Blutstrom über das rechte Herz in die Lunge verschleppt wird und sich dabei in der Lungenarterie festsetzt, spricht man von einer *Lungenembolie*. Wenn eines der von der Lungenarterie abzweigenden Gefäße verstopft wird, unterbleibt die Blutzufuhr für die abhängige Lungenzone, und das betroffene Gewebe stirbt ab. Es kommt zum sog. *Lungeninfarkt*. Je größer der Thrombus ist, desto

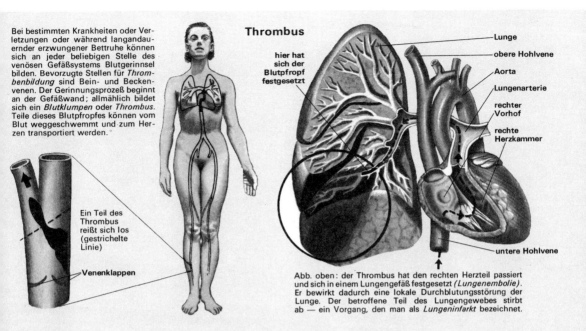

Bei bestimmten Krankheiten oder Verletzungen oder während langandauernder erzwungener Bettruhe können sich an jeder beliebigen Stelle des venösen Gefäßsystems Blutgerinnsel bilden. Bevorzugte Stellen für *Thrombenbildung* sind Bein- und Beckenvenen. Der Gerinnungsprozeß beginnt an der Gefäßwand; allmählich bildet sich ein *Blutklumpen* oder *Thrombus*. Teile dieses Blutpfropfes können vom Blut weggeschwemmt und zum Herzen transportiert werden.

Ein Teil des Thrombus reißt sich los (gestrichelte Linie)

Venenklappen

Thrombus

hier hat sich der Blutpfropf festgesetzt

Lunge
obere Hohlvene
Aorta
Lungenarterie
rechter Vorhof
rechte Herzkammer
untere Hohlvene

Abb. oben: der Thrombus hat den rechten Herzteil passiert und sich in einem Lungengefäß festgesetzt *(Lungenembolie)*. Er bewirkt dadurch eine lokale Durchblutungsstörung der Lunge. Der betroffene Teil des Lungengewebes stirbt ab — ein Vorgang, den man als *Lungeninfarkt* bezeichnet.

schwerer können die Folgen der Embolie sein. Zu den Symptomen des Lungeninfarkts gehören stechende Schmerzen in der Brust, Atemnot, Angstzustände, hellrotes Sputum.

In seltenen Fällen kann sich der Embolus auch in anderen Organen festsetzen. Wenn in der Wand zwischen den beiden Vorhöfen des Herzens eine Öffnung besteht (z. B. der Rest des beim Fetus angelegten Foramen ovale, ▣ Embryonalentwicklung II), kann der Blutpfropf vom rechten in den linken Vorhof und von dort aus in die Aorta gelangen. Von hier aus kann der Embolus in sämtliche Organe, einschließlich des Gehirns, verschleppt werden. Das gleiche gilt für Blutgerinnsel, die sich in den Herzkammern bilden.

Die Entstehung eines Blutgerinnsels im Gehirn, die sog. *Zerebralthrombose*, ist meist Folgeerscheinung einer Arteriosklerose der Gehirnarterien. Der Embolus kann die Blutzufuhr zu einer bestimmten Hirnzone behindern, die betroffenen Zellen sterben ab, das Gewebe zerfällt. Dieser als *Gehirnerweichung* oder *Enzephalomalazie* bezeichnete pathologische Prozeß führt häufig zu schweren Funktionsstörungen, die sich in Form von Kopfschmerzen, Desorientierung, Lähmungserscheinungen und gestörter Geistestätigkeit äußern.

Da Thrombenbildung außerordentlich ernste Folgen haben kann, sind sowohl Prophylaxe als auch sorgfältige Behandlung von größter Wichtigkeit. Nach Operationen und Geburten sollten die Patienten so bald wie möglich wieder aufstehen, längere Bettruhe ist, besonders bei älteren Menschen, nicht ratsam. Bei schon eingetretener Thrombose müssen unverzüglich *Antikoagulantien* (gerinnungshemmende bzw. die Gerinnungszeit herabsetzende Mittel) verabreicht werden, um ein Anwachsen des Thrombus zu vermeiden. Gewöhnlich wird *Heparin* intravenös injiziert, oder man verabreicht *Antiprothrombin-Präparate*. Bei Lungenembolie werden auch *Spasmolytica*, d. h. spasmenlösende Medikamente, gegeben. Auch *Psychosedativa* und schmerzlindernde Mittel haben eine günstige Wirkung. In manchen Fällen ist zusätzlich Sauerstoffgabe notwendig.

Zwei Sonderformen der Embolie sind die Luft- und die Fettembolie. *Luftembolien* treten auf, wenn Luftbläschen in den Blutstrom gelangen, vor allem bei Verletzungen in Körperregionen mit niedrigem oder negativem venösem Druck (z. B. am Hals). Eine Luftblase kann dieselben Folgen auslösen wie ein Blutpfropf. *Fettembolien* treten meist infolge von Frakturen auf, und zwar dann, wenn das fettreiche Knochenmark (Fettmark der Röhrenknochen) über ein verletztes Blutgefäß in den Blutstrom tritt. Da Fett in Blut nicht löslich ist, bilden sich Koagula, die einen Lungeninfarkt herbeiführen können.

Vergleiche auch: Arteriosklerose, Herz, Herzinfarkt, Krampfadern.

Thyreotoxikose, *Hyperthyreose, Basedowsche Krankheit*, das Krankheitsbild bei einer *Überproduktion* des Schilddrüsenhormons. Die Schilddrüse ist dabei oft vergrößert. Diese Vergrößerung ist in den meisten Fällen gleichmäßig über die Drüse verteilt; in

Todesursachen · Sterbefälle auf 100000 Einwohner

Todesursache	BRD 1967	Australien 1966	Belgien 1965	Dänemark 1965	Frankreich 1965	Großbrit. und Nordirland 1966	Israel 1966	Italien 1965	Japan 1965	Kanada 1966	Niederlande 1966	Norwegen 1965	Österreich 1966	Portugal 1966	Schweden 1966	Schweiz 1965	Ungarn 1966	USA 1966
Tuberkulose der Atmungsorgane	10,0	2,6	10,0	1,8	13,2	4,4	2,9	11,9	21,4	3,0	1,2	3,3	15,4	26,7	3,8	7,3	21,3	3,•
Tuberkulose, sonstige Formen	0,7	0,2	0,6	0,2	1,4	0,6	0,2	1,0	1,4	0,3	0,3	0,6	1,7	2,7	0,5	1,2	1,1	0,:
Syphilis, mit Spätfolgen	0,8	0,6	0,8	0,8	1,8	1,6	0,4	1,2	1,6	0,4	0,9	0,7	1,4	1,8	0,3	0,8	0,9	1,•
Typhus abdominalis	0,0	0,0	0,0	—	0,1	—	0,2	0,1	0,0	0,0	—	—	0,1	0,3	0,0	0,0	0,1	0,•
Ruhr (übertragbare)	0,0	0,1	—	—	0,0	0,0	0,3	0,0	0,3	0,1	0,0	—	0,0	0,0	—	0,0	0,2	0,•
Scharlach und durch Streptokokken hervorgerufene Rachenkrankheiten	0,0	0,0	0,0	—	0,0	0,0	—	0,1	0,0	0,0	0,0	—	—	0,2	—	—	—	0,•
Diphtherie	0,0	—	0,0	—	0,0	0,0	—	0,2	—	—	—	—	0,0	0,8	—	0,0	0,0	0,•
Keuchhusten	0,1	0,0	0,1	0,1	0,1	0,1	0,0	0,2	0,0	0,0	—	—	0,1	0,8	0,0	0,1	0,0	0,•
Meningokokken-Infektion	0,2	0,3	0,1	0,1	0,2	0,2	0,3	0,4	0,1	0,2	0,4	0,2	0,3	1,0	0,3	0,4	0,1	0,•
Poliomyelitis, ausgenommen Spätfolgen	0,0	—	0,0	—	0,1	0,0	—	0,0	0,0	—	—	—	0,0	0,0	—	—	—	0,•
Masern	0,1	0,1	0,2	0,2	0,1	0,2	1,4	0,3	0,6	0,2	0,1	0,0	0,2	2,2	0,0	—	0,5	0,•
Fleckfieber und sonstige Rickettsiosen	—	0,0	—	—	0,0	0,0	—	0,0	0,0	—	—	—	—	0,0	—	—	—	0,•
Sonstige infektiöse und parasitäre Krankheiten	1,7	2,1	2,9	2,8	4,0	2,0	4,2	4,3	3,0	1,6	1,9	2,7	2,8	5,3	2,6	3,6	2,7	3,•
Bösartige Neubildungen einschl. der Neubildungen der lymphatischen und blutbildenden Organe	230,3	136,8	235,1	225,6	203,6	224,0	105,9	162,0	108,4	133,9	186,8	172,0	261,3	113,5	189,8	187,7	197,2	155,•
Gutartige Neubildungen und Neubildungen unbekannten Charakters	9,7	1,7	2,7	6,8	8,8	2,8	5,1	6,5	5,4	1,5	7,5	3,6	6,1	1,2	6,5	3,0	3,9	2,•
Diabetes mellitus	18,1	14,2	32,0	14,2	17,0	9,4	4,5	17,8	5,2	12,8	17,1	8,3	18,5	8,7	17,4	17,7	10,0	17,•
Anämien	2,1	2,6	2,3	1,6	1,3	3,5	1,0	1,8	1,5	1,8	1,2	2,2	3,1	1,0	2,3	2,2	1,4	1,8
Gehirnblutung und sonstige Gefäßstörungen des Zentralnervensystems	175,2	120,6	101,4	120,1	132,2	166,7	75,0	136,3	175,8	78,1	98,9	153,7	178,4	169,2	117,9	118,5	156,7	104,•
Meningitis, ausgenommen Meningokokken- und tuberkulöse Meningitis	1,1	0,8	0,7	0,7	1,5	0,8	1,5	1,3	0,9	0,8	1,2	0,8	2,0	2,3	0,8	1,2	1,5	1,•
Fieberhafte rheumatische Erkrankungen	0,2	0,1	0,1	0,1	0,2	0,2	0,2	0,3	0,7	0,1	0,1	0,1	0,2	0,4	0,0	0,1	0,1	0,:
Chronische rheumatische Herzerkrankungen	1,1	6,9	2,7	6,8	2,6	12,6	9,4	11,2	4,8	6,4	5,5	11,5	14,6	14,1	4,0	1,7	5,3	7,•
Arteriosklerotische und degenerative Herzerkrankungen	226,1	290,3	148,9	290,5	82,0	321,6	161,8	204,8	57,8	240,8	184,5	248,4	237,6	120,8	310,8	225,1	232,0	320,•

Ausnahmefällen tritt sie in der Form von Knoten auf. Die Hyperthyreose ist bei Frauen erheblich häufiger als bei Männern. Das Übermaß an Schilddrüsenhormon steigert den Stoffwechsel des Körpers und macht sich durch Zittern, Nervosität, Unruhe, Gewichtsverlust, Durchfälle, Herzklopfen und Hitzeausbrüche bemerkbar.

Die Augäpfel treten oft vor *(Exophthalmus)*. Der gesteigerte Stoffwechsel wird von einem erhöhten Sauerstoffverbrauch begleitet und kann mit Hilfe eines *Spirometers* (B Diagnosestellung II) gemessen werden. Daneben spielt die Bestimmung des proteingebundenen Jods im Blutserum diagnostisch eine Rolle; es gibt ein Maß für die Ausscheidung des Schilddrüsenhormons. Die gesteigerte Jodaufnahme der Schilddrüse kann durch eine Messung mit radioaktiv markiertem Jod bestimmt werden *(Radiojodtest)*.

Todesursachen · Sterbefälle auf 100 000 Einwohner

Todesursache	BRD	Australien	Belgien	Dänemark	Frankreich	Großbrit. und Nordirland	Israel	Italien	Japan	Kanada	Niederlande	Norwegen	Österreich	Portugal	Schweden	Schweiz	Ungarn	USA
	1967	1966	1965	1965	1965	1966	1966	1965	1965	1966	1966	1965	1966	1966	1966	1965	1966	1966
sonstige Herzerkrankungen	24,3	29,8	125,5	37,5	117,4	30,7	13,1	37,3	14,3	10,9	29,4	14,8	47,0	4,4	25,5	30,5	19,7	15,8
Bluthochdruck mit Herzbeteiligung	17,2	11,8	3,5	11,8	5,2	17,2	6,4	27,0	10,9	11,5	8,3	14,8	17,4	14,6	19,0	22,6	20,2	27,7
Bluthochdruck ohne Herzbeteiligung	8,7	6,8	23,4	2,3	4,8	8,4	4,0	6,5	8,4	3,4	4,8	3,2	7,4	5,0	3,6	2,9	3,3	5,8
Grippe	2,8	2,2	4,5	5,4	19,0	8,3	1,0	4,6	5,1	3,0	6,4	3,3	4,1	5,6	2,0	7,9	3,5	1,4
Lungenentzündung	24,3	34,2	23,9	17,1	23,3	71,4	15,1	36,9	28,0	26,8	14,2	55,0	31,9	87,0	50,3	19,1	13,7	31,0
Bronchitis	16,9	22,4	17,7	13,7	4,7	65,2	3,6	32,5	6,9	6,8	13,8	4,8	20,1	30,0	6,2	7,5	6,4	3,1
Magen- und Zwölffingerdarmgeschwür	7,4	5,0	5,4	6,7	3,1	8,4	4,5	7,1	9,3	4,9	4,4	4,3	11,4	8,8	8,7	6,0	6,9	5,3
Blinddarmentzündung	3,1	0,6	0,9	1,7	0,9	0,9	0,5	1,5	0,7	0,6	0,9	0,8	3,8	0,8	0,7	1,7	1,9	0,8
Eingeweidebruch und Darmverschluß	11,5	4,4	7,6	7,2	9,1	6,5	4,7	7,6	3,8	4,7	6,0	6,9	11,9	4,3	7,8	5,8	9,2	5,1
Schleimhautentzündung des Magens u. Zwölffingerdarms sowie entzündliche Darmkrankheiten	3,6	3,8	3,1	3,4	0,9	5,6	8,4	8,6	12,7	3,6	3,1	3,6	7,4	49,8	4,1	4,3	4,3	3,9
Leberzirrhose	22,6	5,2	10,6	7,5	34,2	3,0	5,4	22,9	10,0	6,7	3,7	4,0	27,7	33,2	6,8	14,8	9,5	13,6
Nephritis und Nephrose	5,9	7,8	9,6	2,7	6,9	5,6	4,9	7,7	11,7	5,6	6,3	6,4	7,6	20,3	6,7	6,3	7,8	5,9
Prostatahypertrophie	75,2	...	31,2	63,5	31,3	30,6	24,8	...	7,6	19,9	56,3	50,5	57,0	24,1	40,8	55,2	37,1	15,0
Komplikationen in der Schwangerschaft, bei Entbindung und im Wochenbett*	58,2	29,6	23,2	14,0	32,2	25,8	47,7	77,1	86,4	34,8	20,4	18,1	40,8	83,1	11,3	37,6	48,4	29,1
Angeborene Mißbildungen	8,3	9,0	9,5	10,4	7,7	10,3	13,9	8,7	5,2	11,5	10,6	8,9	9,8	7,3	7,3	9,6	9,8	9,3
Geburtsverletzungen und Asphyxie der Neugeborenen*	546,2	450,1	320,6	660,9	319,6	489,6	607,6	642,7	179,0	479,5	398,1	445,1	533,5	520,0	403,7	475,7	1346,0	583,7
Infektionen der Neugeborenen*	66,1	62,0	91,6	37,3	39,8	82,6	135,5	321,7	146,2	82,3	62,6	48,3	125,2	565,9	35,7	38,4	303,3	97,7
sonstige Krankheiten der frühesten Kindheit*	973,5	566,9	982,5	491,9	613,9	436,3	460,2	1174,3	694,6	764,5	373,1	460,2	1099,7	1154,0	350,2	552,6	751,0	750,1
Altersschwäche ohne Geistesstörung und sonstige mangelhaft bezeichnete Todesursachen	58,4	4,8	55,1	12,8	151,9	9,5	36,3	38,7	63,6	4,7	27,3	60,1	28,4	167,3	9,6	15,4	8,5	12,2
sonstige Krankheiten und Todesursachen	133,9	79,1	271,9	91,4	138,0	100,3	62,1	77,1	54,7	65,3	83,2	68,4	140,8	52,2	103,1	104,2	132,8	87,5
Kraftfahrzeugunfälle	28,3	28,3	24,4	21,9	25,2	15,5	10,5	20,8	16,5	27,0	21,0	12,2	28,0	15,7	17,6	21,2	8,8	27,1
sonstige Unfälle einschließlich Vergiftungen	33,4	25,7	35,8	30,3	44,2	24,9	17,5	22,4	24,4	30,2	25,9	35,9	42,4	28,5	28,6	37,2	30,6	30,9
Selbstmord und Selbstbeschädigung	21,3	14,1	15,0	19,3	15,0	10,0	6,0	5,4	4,7	8,6	7,1	7,7	23,1	9,4	20,1	18,1	29,6	10,9
Mord und Totschlag sowie Kriegsschäden	1,3	1,5	0,8	0,6	0,8	0,8	1,4	0,9	1,5	1,3	0,4	0,5	1,1	0,9	0,8	0,6	1,9	6,0

* Bezogen auf 100 000 Lebendgeborene.

Die medikamentöse Behandlung erfolgt mit *Thiouracil*, das die Aktivität der Schilddrüse hemmt. Die Produktion von Schilddrüsenhormon kann auch durch die Gabe von radioaktivem Jod herabgesetzt werden, das sich dann in der Drüse ansammelt. Eine häufige Behandlungsmethode ist die operative Entfernung eines Teils der erkrankten Drüse.
Vergleiche auch: Endokrine Drüsen, Kropf, Schilddrüsenerkrankungen.

Todesursachen. Trotz der Vielfalt der Todesursachen können in den alljährlichen Krankheits- und Todesursachenstatistiken der einzelnen Länder nur wenige Ursachen dominieren; auch können in verschiedenen Landesteilen unterschiedliche Todesursachen statistisch führend sein. Die Häufigkeit mancher Krankheiten kann radikal zurückgehen, selbst wenn praktisch keine Maßnahmen zu ihrer Bekämpfung getroffen wurden. Natürlich haben verbesserte Hygiene- und Lebensverhältnisse, vernünftigere Ernährung, neue Medikamente und Fortschritte auf dem Gebiet der Medizin eine Verringerung der Mortalität bei einigen Krankheiten bewirkt. Allein die Entdeckung der Sulfonamide und der Antibiotika hat während des vergangenen Jahrzehnts Millionen von Menschen das Leben gerettet.

Die schwerste aller Epidemien, die je Europa und Asien heimsuchten, war der *schwarze Tod*, eine Form der *Pest*, der im 14. Jahrhundert ein Drittel der Bevölkerung zum Opfer fiel. Ein paar Jahrhunderte später sollten die Pocken zu einer ähnlichen Menschheitsplage werden: Im 18. Jahrhundert starben wahrscheinlich annähernd ein Fünftel aller Menschen im Kindesalter an den Pocken; noch 1950 entfielen in Indien, wo die Pocken bis heute endemisch auftreten, 25% aller Sterbefälle auf diese Krankheit. In den meisten zivilisierten Ländern ist diese hochansteckende Infektionskrankheit heute dank des nahezu vollkommenen Impfschutzes durch die obligatorische Pockenschutzimpfung fast ganz verschwunden. Im Jahr 1918 brachte eine weltweite Grippeepidemie *(Spanische Grippe)* 20 Millionen Menschen den Tod.

Die *Lungentuberkulose*, die sog. *weiße Pest*, verursachte noch zu Beginn des Jahrhunderts jährlich Hunderttausende von Todesfällen. Allein im Deutschen Reich starben 1906 noch 98000 Menschen bzw. auf 100000 Einwohner jeweils 165 an Lungentuberkulose. In erster Linie ist es der Verbesserung der Wohnverhältnisse und Ernährung, daneben auch der Isolierung der Offentuberkulösen in Lungenheilstätten zu verdanken, daß die Sterbeziffer bis 1952 auf 23 pro 100000 Einwohner sank.

Seit der Entdeckung der Tuberkulostatika (des Streptomyzins, der Paraaminosalizylsäure [PAS] und des Isoniazids [INH]) und deren praktischer Anwendung (in größerem Umfang ab 1953) sank die Zahl der Sterbefälle durch Lungentuberkulose in der Bundesrepublik weiter auf 12, in England, Schweden und den USA auf unter 5 pro 100000 Menschen.

An der Spitze der Todesursachen stehen in den wirtschaftlich entwickelten Ländern heute die Herz- und Gefäßerkrankungen, die bösartigen Tumoren und schon an dritter Stelle die tödlichen Unfälle.

Todeszeichen. Als medizinisches Kriterium des *Todes* gilt der *irreversible Hirntod*, der nach etwa fünfminütiger Unterbrechung der Sauerstoffzufuhr zum Gehirn eintritt, jedoch erst bei Nachweis einer 30 Minuten unterbrochenen Hirndurchblutung oder einer zwölf Stunden fehlenden Hirnstromkurve erwiesen ist (wichtig bei geplanten Organentnahmen vor Transplantation).

Das erste äußerliche Anzeichen des *Todes* ist eine allgemeine Blässe der Haut, die darauf zurückzuführen ist, daß die Kapillaren an der Hautoberfläche nicht mehr durchblutet werden. Die Körpertemperatur sinkt langsam ab, und zwar um etwa 0,8° C pro Stunde bei Zimmertemperatur, bis zum Eintritt der *Totenkälte*. Die Pupillen weiten sich, die Augen verlieren ihren Glanz, weil die Hornhaut austrocknet und matt und undurchsichtig wird. Die Augen treten in ihre Höhlen zurück. Der Unterkiefer fällt meist herab. Einige Stunden nach Beendigung der Herz-, Atem- und Gehirntätigkeit erstarrt die Körpermuskulatur allmählich; nach etwa 8 Stunden tritt die *Totenstarre (Leichenstarre, Rigor mortis)* ein, die sich aber nach einigen Tagen wieder löst. Schließlich bilden sich auf der Haut der tiefer liegenden, jedoch nicht aufliegenden Körperpartien die *Totenflecke (Livores)*, weil sich an diesen Stellen aufgrund der Schwerkraft das Blut ansammelt. Zu den erst später sichtbaren Zeichen des Todes gehören in erster Linie Verwesungserscheinungen; sie werden bedingt durch die *Autolyse*, d. h. die Selbstauflösung der Körperzellen durch freiwerdende körpereigene Fermente und Bakterien. Dieser Verwesungsprozeß wird meist erst nach mehreren Tagen äußerlich wahrnehmbar.

Tollwut, *Lyssa, Rabies*, eine akute infektiöse Viruserkrankung, die vor allem bei Hunden, Füchsen, Wölfen, Fledermäusen, Katzen, Ratten und anderen Fleischfressern vorkommt, aber auch durch Biß auf andere Säugetiere und den Menschen übertragen werden kann *(Zoonose)*. Die Inkubationszeit beträgt zwei bis sechs Wochen, kann aber auch bis sechs Monate dauern. Ein mit der Tollwut infizierter Hund wird wesensverändert, er ist unruhig und gereizt, leidet unter reichlichem Speichelfluß sowie Zuckungen und Lähmungen. Das *Tollwutvirus*, das sich im Speichel der erkrankten Tieres in Überfluß findet, kann durch den Biß des Tieres auf den Menschen übertragen werden, es befällt dann das Nervensystem. Erste unbestimmte Anzeichen der Erkrankung sind Abgeschlagenheit, Nervosität, Kopfschmerzen, Schlaflosigkeit und Angstgefühl. Die typischen Symptome sind dann wie beim Tier eine gesteigerte Speichelabsonderung, Muskelzucken und Krämpfe, die in der Schlundmuskulatur besonders schmerzhaft sein können. Diese Krämpfe werden schon beim Schlucken von Flüssigkeiten oder bei deren bloßem Anblick ausgelöst. Der Patient bzw. auch das erkrankte Tier scheuen deshalb schon beim Anblick von Wasser zurück, was der Grund dafür ist, daß die Krankheit auch *Hydrophobie* (Wasserscheu) genannt wird. Der Patient leidet an Wahnvorstellungen, hat Wutanfälle und ist meist aggressiv. Wenn die Tollwut den Menschen einmal befallen hat, endet sie gewöhnlich tödlich, die lange Inkubationszeit bietet aber beim Verdacht einer Tollwutinfektion eine gute Möglichkeit, dem Ausbruch der Erkrankung durch eine Schutzimpfung zuvorzukommen, die verhältnismäßig erfolgreich ist. Es gibt keine andere wirksame Behandlung, wenn die Symptome auch mit entsprechenden Medikamenten gelindert werden können.

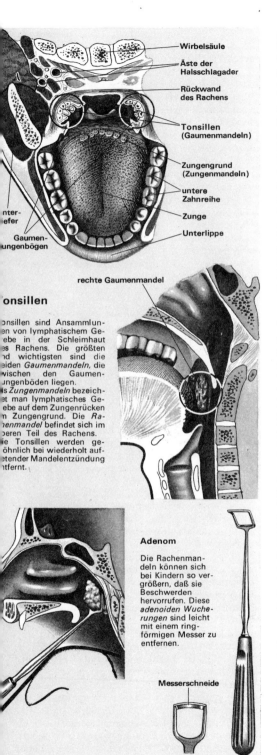

Tonsillen, *Gaumenmandeln*, Anhäufung von lymphatischem Gewebe, die beiderseits in Nischen der Gaumenbögen liegen; ihre Entzündung ist die *Tonsillitis*. Die Gaumenmandeln und ebenso das Drüsengewebe der Rachenmandel an der Rückwand des Rachens können sich krankhaft vergrößern; stark vergrößerte Gaumenmandeln werden durch eine *Tonsillektomie* entfernt. Bei einer Vergrößerung der Rachenmandel spricht man von einer *adenoiden Wucherung*. Eine solche Wucherung ist bei Kindern relativ häufig; sie kann sich bis in die Ohrtrompete erstrecken und sogar zu einer Behinderung der Atmung führen. Dieser Zustand beeinträchtigt die Leistungsfähigkeit und das Lernvermögen des Kindes; da es gezwungen ist, durch den Mund zu atmen, wird seine Sprache undeutlich, und es beginnt zu schnarchen. Vergrößerungen der Gaumenmandeln und der Rachenmandel können auch im besonderen Maße für Infektionskrankheiten anfällig machen. Wenn die Beeinträchtigung zu stark wird, werden die Mandeln gewöhnlich entfernt. Die leichten Operationen, die in der Regel komplikationslos verlaufen, werden in Lokalanästhesie oder kurzer Vollnarkose vorgenommen.

Tonsillitis. Die *akute Tonsillitis* oder *Angina* ist die akute Entzündung der *Gaumenmandeln (Mandelentzündung)* (B Tonsillen); sie wird durch verschiedene Bakterien — oft durch Streptokokken — verursacht. Die Inkubationszeit beträgt gewöhnlich wenige Tage. Oft treten hohes Fieber, Schüttelfrost, Halsschmerzen und Schluckbeschwerden auf. Daneben finden sich auch Allgemeinsymptome, wie Kopfschmerz, Nasenbluten und Erbrechen. Die Mandeln sind stark geschwollen und entzündet, dabei oft mit gelblich-weißen Eiterflecken belegt.

Eine akute Mandelentzündung dauert 4–5 Tage, sofern keine Komplikationen auftreten. Die Entzündung kann sich über die Mandeln hinaus weiter verbreiten und eine eitrige Erkrankung verursachen, die als *Peritonsillarabszeß* bezeichnet wird. Hierbei können die Arterien des Halses mitbetroffen sein. Dieser Zustand ist außerordentlich schmerzhaft und macht es oft nahezu unmöglich, den Mund zu öffnen. Die durch hämolysierende Streptokokken verursachten akuten Tonsillitiden können auch zu rheumatischen Erkrankungen, einer Nierenentzündung und zu einer Endokarditis mit der Folge eines Herzklappenfehlers führen.

Die einfache Form einer Mandelentzündung erfordert selten eine Behandlung, die über Bettruhe und schmerzstillende Medikamente hinausgeht. Wegen der Gefahr folgender Komplikationen sollte der Patient jedoch auch nach dem Absinken des Fiebers noch für ein bis zwei Tage das Bett hüten. Schwere Fälle können mit Antibiotika behandelt werden. Bildet sich ein Abszeß aus, ist es oft notwendig, durch einen operativen Einschnitt den Eiter abfließen zu lassen. In einigen Fällen, z. B. bei Gefahr einer Mitbeteiligung der Nieren oder bei häufigen Rückfällen, kann die operative Entfernung der Mandeln notwendig werden.

Vergleiche auch: Tonsillen.

Toxoplasmose, eine durch einen Einzeller verursachte Infektionskrankheit. Der als Parasit in vielen Tieren, insbesondere Nagern, lebende Erreger *(Toxoplasma gondii)* ist mit dem Erreger der Malaria nahe verwandt. Er wird durch direkten Kontakt mit Tieren auf den Menschen übertragen. Die Krankheit wird auch von der schwangeren Mutter auf den Embryo übertragen, wobei es zu Mißbildungen *(toxoplasmogene Defektzustände)* des Gehirns oder der Augen des Kindes kommen kann. Die Toxoplasmose hat sehr verschiedene, oft nur recht vage Symptome. Die häufigsten Krankheitszeichen sind Fieber, Lymphknotenschwellungen, Ausschlag, Augenentzündungen mit Sehstörungen, Lungenentzündung und Enzephalitis. Die Diagnose kann durch einen serologischen Test gestellt werden. Die Krankheit ist in der Regel langwierig, aber nicht gefährlich. Gegen den Parasiten selbst gibt es noch kein wirkungsvolles Mittel; Sulfonamide schaffen jedoch oft Besserung.

Trachom, eine durch ein Virus hervorgerufene Infektionskrankheit, welche die Bindehaut des Auges befällt, oft zu einer Zerstörung der Hornhaut und zur Erblindung führt. Die Krankheit ist schon seit der Zeit der Pharaonen bekannt und tritt vornehmlich in Nordafrika, dem Mittleren Osten und in Südasien auf. Die Infektion wird durch den direkten Kontakt oder durch Fliegen übertragen; die Inkubationszeit liegt zwischen 5 und 10 Tagen. Die Krankheit beginnt schleichend; zu Beginn erscheinen kleine graue Höcker und Blutungen an der Innenfläche des Oberlids, während der Rest des Auges noch frei von Krankheitserscheinungen ist. Die Körnchen oder Granulationen beginnen zu wachsen, und es treten Spannungsgefühle, Lichtempfindlichkeit und Tränenfluß auf. Die Trachomkörner platzen leicht und hinterlassen Narben, welche die Augenlider deformieren können, so daß das Auge selbst austrocknet und die Hornhaut verletzt werden kann und schließlich Blindheit eintritt. Die Behandlung erfolgt mit Antibiotika und in fortgeschrittenen Fällen durch operative Korrekturen. Daneben wurden in den letzten Jahren auch Versuche mit Impfstoffen durchgeführt. Obwohl Antibiotika und Sulfonamide die Erkrankung schnell zur Heilung bringen, ist die Krankheit in Ländern wie Ägypten, wo viele Menschen ohne ärztliche Versorgung in entlegenen Gebieten leben, noch heute eines der größten Gesundheitsprobleme.

Tropenkrankheiten, Infektionskrankheiten, deren Erreger im tropischen Klima besonders günstige Lebensbedingungen vorfinden, und nichtinfektiöse Erkrankungen, die durch die besonderen klimatischen Verhältnisse und die Lebensgewohnheiten der Bevölkerung in den Tropen begünstigt werden. Von den alten tropischen Seuchen hat die Lepra nur noch geringe Bedeutung, statt dessen spielen noch folgende Infektionskrankheiten eine große Rolle: die Malaria tropica, die Bilharziose, die Leishmaniosen, die Hakenwurmkrankheit, die Amöbenruhr, die Schlafkrankheit (in Zentralafrika), die Chagaskrankheit (in Südamerika), die Cholera, das Gelbfieber, die Pocken sowie alle infektiösen Darmkrankheiten, letztere wegen der Belastung des Herzens und Kreislaufsystems.

Die meisten Tropenkrankheiten sind heute auf die Gebiete in Nähe des Äquators beschränkt. Einige von ihnen waren früher auch in den gemäßigten Zonen verbreitet und wurden hier inzwischen ausgerottet. Viele tropische Infektionskrankheiten treten jedoch auch heute noch als einzelne eingeschleppte Fälle in unseren Breiten auf, insbesondere als Folge des zunehmenden Flugverkehrs. Die tropischen Infektionskrankheiten werden durch Viren, Bakterien und Parasiten verursacht, die in den Tropen ebenso wie in Insekten als häufige Überträger günstige Entwicklungsbedingungen haben. Eine weitere Gefahr stellen die relativ häufigen Giftschlangen dar.

Vor einer Reise in die Tropen sind verschiedene Impfungen erforderlich. Man muß im Besitz eines internationalen Impfpasses sein, die letzte Pockenschutzimpfung darf nicht länger als drei Jahre und die letzte Impfung gegen Cholera nicht mehr als sechs Monate zurückliegen. Von verschiedenen Ländern ist auch die Gelbfieberimpfung vorgeschrieben. Außerdem werden gewöhnlich Impfungen gegen Typhus und Paratyphus sowie gegen Tetanus empfohlen. Bei der Reise in einige Länder ist auch eine Impfung gegen Fleckfieber und gegen Pest erforderlich. Ein solches umfangreiches Impfprogramm erfordert eine gewisse Zeit, weshalb schon mehrere Monate vor einer geplanten Reise ein Arzt konsultiert werden sollte (in der Regel der Amtsarzt des zuständigen Gesundheitsamtes). Gegen Malaria sollte man sich durch eine strikt eingehaltene Malariaprophylaxe schützen, indem man vorsorglich *Resochin* einnimmt (8 Tage vor Reiseantritt bis 14 Tage nach der Rückkehr). Bei harmlosen Durchfällen sollte man die Malariaprophylaxe verdoppeln, da die Medikamente unvollständig resorbiert werden. Desgleichen kann man sich durch Tabletten gegen Amöbenruhr und Darminfektionen schützen. Man beachte außerdem dringend die Regel, keine Salate, kein ungeschältes Obst und kein ungekochtes Trinkwasser zu genießen, da z. B. in den meisten Ländern Asiens die Felder mit menschlichen Exkrementen gedüngt werden. In Afrika sollte man unter keinen Umständen in Binnenseen und Flüssen baden, da nahezu alle mit den Erregern der Bilharziose verseucht sind.

Die klimatischen Bedingungen in den Tropen erfordern die strikte Einhaltung einer Reihe von weiteren hygienischen Vorschriften. Bei heißem Wetter werden große Mengen von Flüssigkeit durch Schwitzen verloren. Bei trockenem Wüstenklima geht dies unmerklich vor sich, da der ausgeschiedene Schweiß sofort verdunstet. Beim Schwitzen gehen auch große

Mengen Salz verloren. Da es nicht ungewöhnlich ist, daß man pro Tag bis zu 5 Liter Flüssigkeit verliert, soll man nicht nur den Flüssigkeitsverlust ausgleichen, sondern zusätzlich etwa 20 Gramm Kochsalz in Form von Tabletten einnehmen. Wenn dies versäumt wird, besteht die Gefahr eines *Hitzekrampfes* mit Mattigkeit, Übelkeit und Muskelkrämpfen. Der *Hitzschlag* ist ein gefährlicher Zustand mit Fieber und Benommenheit, der schließlich bis zur Bewußtlosigkeit führen kann.

Während heißer Tage sollten größere körperliche Anstrengungen vermieden werden; während der heißesten Tageszeit sollte eine Ruhepause, die „Siesta", eingehalten werden. Es sollte leichte Kleidung getragen und direkte Sonnenbestrahlung vermieden werden. Alkohol sollte man nur in kleinen Mengen und nur nach Sonnenuntergang zu sich nehmen. Am Morgen sollte man reichlich frühstücken, aber dann erst wieder am Abend eine größere Mahlzeit einnehmen.

Ältere Menschen mit Bluthochdruck sollten sich vor einer Reise in die Tropen ärztlich beraten lassen, ob sie die Reise wagen können. Bei Herzinsuffizienz, hochgradiger Arteriosklerose oder Herzfehlern ist von einer Reise in die Tropen dringend abzuraten.

Ein hoher Prozentsatz der Bevölkerung in den tropischen Ländern leidet an tropischen Infektionskrankheiten. So schätzt man, daß etwa 100 Millionen Menschen an Malaria und fast ebenso viele Menschen an Bilharziose leiden. Außerdem sind chronische Unterernährung und Vitaminmangelerkrankungen weitverbreitet. Dies macht noch große Anstrengungen in der Besserung der Lebensbedingungen, in der Durchführung von Impfprogrammen und der Ausrottung der Krankheitsüberträger notwendig (Moskitobekämpfung, Ausrottung der Wasserschnecken als Zwischenwirte der Bilharziose usw.).

Vergleiche auch: Infektionskrankheiten.

Tuberkulose, Tbc, durch den *Tuberkelbazillus (Mycobacterium tuberculosis)* verursachte Infektionskrankheit. Der Erreger ist ein stabförmiger Bazillus, der 1882 von R. Koch entdeckt wurde. Die Tuberkulose war im 19. und zu Beginn des 20. Jahrhunderts in Europa und Nordamerika eine der am weitesten verbreiteten Krankheiten mit einer hohen Sterblichkeit. Sie kann heute weitgehend kontrolliert werden, wobei jedoch auch gewisse epidemiologische Veränderungen eintreten. Während die Krankheit früher weit überwiegend eine Krankheit der in schlechten sozialen Verhältnissen lebenden niederen Stände *(Armeleutekrankheit)* war, ist diese Klassenspezifität heute verschwunden. Fälle von chronischer Tuberkulose treten heute in größerer Häufigkeit noch bei Menschen älterer Jahrgänge auf, während die Krankheit im Kindesalter fast verschwunden ist.

Der Erreger tritt beim Menschen *(Typus humanus)* und beim Rind *(Typus bovinus)* auf.

Die auch für den Menschen pathogene *Rindertuberkulose* hat in vielen entwickelten Staaten kaum noch Bedeutung, wo die Rinderbestände durch Abschlachtung aller infizierten Tiere tuberkulosefrei werden. Der Bazillus kann fast jedes Organ befallen, die Übertragung des Erregers erfolgt meist durch Tröpfcheninfektion. Er gelangt mit der Einatmungsluft in die Lunge, wo dann kleine Knötchen von charakteristischem Entzündungsgewebe entstehen. Diese Knötchen oder *Tuberkeln* können als eine Art allergische Reaktion des Körpers gegen den Tuberkelbazillus angesehen werden. Über die Blut- und Lymphgefäße kann sich die Infektion auf andere Organe des Körpers ausbreiten.

Diese Erstinfektion oder *Primärtuberkulose* heilt oft ohne oder mit nur unbedeutenden Symptomen ab. Ein begrenzter Erkrankungsherd entwickelt sich in der Lunge oft nahe dem Lungenfell. Von dort dringen die Bazillen über die Lymphgefäße in die Hilusdrüsen der Lunge ein und infizieren diese. Diese Infektion wird als *Primärkomplex* bezeichnet. Der eigentliche Infektionsherd ist oft zu klein, um noch auf dem Röntgenbild zu erscheinen, so daß nur die mitbetroffenen und verkalkten Drüsen an der Lungenwurzel sichtbar sind *(Hilustuberkulose)*. In den meisten Fällen erfolgt hier eine spontane völlige Ausheilung.

In bestimmten Fällen werden die Lymphdrüsen des Halses von den Tuberkelbazillen befallen; sie entzünden sich und brechen auf, wodurch Halsfisteln entstehen. Diese heute sehr seltene Krankheit wird als *Skrofulose* oder *Skrofeln* bezeichnet. Die primäre Tuberkulose kann auch den Darmtrakt befallen. Sie kann ebenfalls eine allergische Reaktion der Haut mit Bildung blauroter derber Knoten, vorzugsweise an den Unterschenkeln, hervorrufen. Im frühen Stadium kann es gelegentlich zu den sehr schweren Verläufen der *tuberkulösen Hirnhautentzündung*, der *tuberkulösen Lungenfellentzündung* und der *Miliartuberkulose* kommen. Bei der Miliartuberkulose verbreitet sich die Krankheit in Form kleiner Herde in der Lunge und in zahlreichen anderen Organen des Körpers. Die Verbreitung erfolgt über die Blut- oder Lymphgefäße. Auch diese drei Formen der Tuberkulose können heute erfolgreich bekämpft werden.

Der Patient, der eine Primärtuberkulose überstanden hat, besitzt in der Regel eine lebenslange Immunität; gelegentlich tritt die Krankheit jedoch erneut auf, und man bezeichnet diesen *Reinfekt* auch als *chronische Tuberkulose*. Warum es dem Bazillus in solchen Fällen gelingt, die Immunitätsbarriere zu überwinden, ist unbekannt. Charakteristisch für die chronische Tuberkulose ist das Verschmelzen der einzelnen Tuberkeln zu größeren Herden, die sich entzünden. Es kommt so zu einer lokalen Störung in der Blutversorgung, das Gewebe *verkäst* und hinterläßt oft Hohlräume, welche als *Kavernen* bezeichnet werden. Auch in ihrer chronischen Form befällt die Krankheit gewöhnlich zuerst die Lunge.

TUBERKULOSE

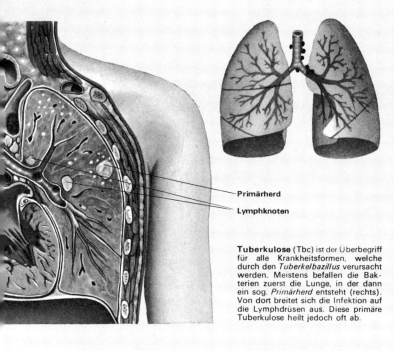
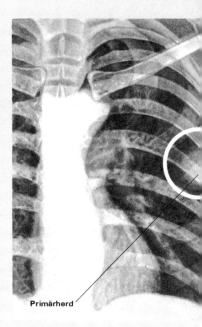

Primärherd
Lymphknoten

Tuberkulose (Tbc) ist der Überbegriff für alle Krankheitsformen, welche durch den *Tuberkelbazillus* verursacht werden. Meistens befallen die Bakterien zuerst die Lunge, in der dann ein sog. *Primärherd* entsteht (rechts). Von dort breitet sich die Infektion auf die Lymphdrüsen aus. Diese primäre Tuberkulose heilt jedoch oft ab.

Primärherd

Der Körper schützt sich, indem er die Bakterien in Knoten von entzündlichem Gewebe einschließt, den sog. *Tuberkeln*. Die kleinen Stäbchen in der Abbildung rechts sind Tuberkelbazillen; die ovalen Körper sind die Zellen, von denen die Bazillen eingeschlossen werden.

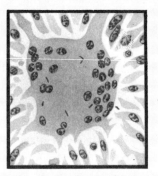

Abb. rechts: einer der Wege, wie sich die chronische Tuberkulose ausbreitet. Die Bazillen werden von einem Herd in der Lunge »heraufgehustet« und dann verschluckt. Auf diese Weise kann eine *Darmtuberkulose* entstehen, eine heute in Europa seltene Form der Tuberkulose. Die Krankheit kann auch direkt über die Lymph- und Blutgefäße in andere Organe verschleppt werden.

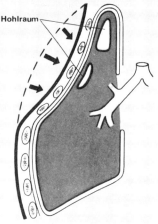

Hohlraum

Bei der chronischen Tbc zerfallen die Tuberkeln oft, wobei Hohlräume in der Lunge zurückbleiben. Diese Hohlräume heilen wesentlich besser, wenn sie zum Kollabieren gebracht werden, z. B. durch die Entfernung von 4–6 cm langen Rippenstücken, so daß der Brustkorb über der erkrankten Stelle eingedrückt wird (Thorakoplastik).

Primärherd
Lunge
Magen
Dünndarm
Tuberkel

Eine weitere Form der Therapie ist der *künstliche Pneumothorax*. Dabei wird Stickstoff oder Luft in die Pleurahöhle eingelassen, worauf die Lungen zusammenfallen (A und B, rechts). B zeigt die Lunge von oben.
Häufiger wird heute jedoch die Entfernung eines oder mehrerer Lungensegmente, eines Lungenlappens oder einer ganzen Lungenseite vorgenommen. Nach der Entfernung eines erkrankten Segmentes (C) füllen die restlichen Lungensegmente den entstandenen Hohlraum aus (D).

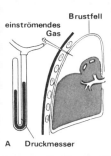
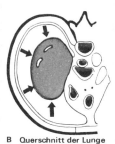
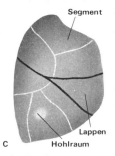
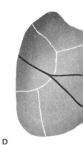

Brustfell
einströmendes Gas

Segment
Lappen

A Druckmesser   B Querschnitt der Lunge   C Hohlraum   D

Die *chronische Lungentuberkulose* zeigt einen individuell sehr verschiedenen Verlauf. Besonders typische Symptome sind ein trockener Reizhusten und später auch eitriges Sputum; daneben treten Müdigkeit, Gewichtsverlust (*„Schwindsucht"*) und Nachtschweiß auf. Die Blutkörperchensenkungsgeschwindigkeit ist oft stark erhöht. Das Abhusten von Blut oder blutgefärbter Flüssigkeit (*Hämoptysis*) ist ein Zeichen dafür, daß bereits Blutgefäße angegriffen sind. Die Lungentuberkulose entwickelt sich meist in den Oberlappen, wobei oft beide Lungenseiten befallen werden.

Die chronische Tuberkulose kann sich auch auf andere Organe ausbreiten. So können durch Verschleppung der Tuberkelbazillen auf dem Blutweg die Wirbelkörper befallen werden, was früher oft zum Zusammenbruch des Wirbels und zur Ausprägung eines *Buckels (Pottsche Krankheit)* führte; bei den heutigen wirkungsvollen Behandlungsmethoden ist diese Komplikation selten geworden. Die Nieren können durch Tuberkulose schwer geschädigt werden; der Befall der Nebennieren mit Tuberkulose kann zur *Addisonschen Krankheit* führen. Daneben wird auch die Haut von der chronischen Tbc betroffen. So ist die *Lupus vulgaris* eine Form der *Hauttuberkulose*, die unbehandelt zu tiefen Geschwüren vor allem im Gesicht führen kann. Die früher geübte Bestrahlung mit Licht ist heute ganz durch die Behandlung mit *Tuberkulostatika* ersetzt worden. Die chronische Tuberkulose wird heute hauptsächlich durch vorbeugende Maßnahmen bekämpft. Dazu gehören regelmäßige Kontrolluntersuchungen und die Tuberkuloseschutzimpfung, der heute die meisten Neugeborenen unterzogen werden. Der von den französischen Tuberkuloseforschern *Calmette* und *Guérin* entwickelte Impfstoff (BCG-Impfstoff) besteht aus abgeschwächten Tuberkelbazillen (*Bacterium Calmette-Guérin*) und gibt eine gute, wenngleich nicht völlige Immunität für eine relativ lange Zeit.

Bei der Untersuchung ist die erste Maßnahme der *Tuberkulintest*. *Tuberkulin* ist ein Extrakt aus abgetöteten Bazillen, der dem Patienten entweder in die Oberhaut injiziert wird (*Mantoux-Test*) oder mit Zellstoff in Form einer Salbe auf die Brust aufgetragen wird (*Moro-Probe*). Das Tuberkulin kann auch durch ein leichtes Einritzen in die Haut eingebracht werden (*Pirquet-Test*). Das Tuberkulin verursacht nun eine allergische Reaktion, die *positive Tuberkulinreaktion*, wenn der Patient schon einmal an Tuberkulose in irgendeiner Form erkrankt war oder erkrankt ist oder auch wenn er zuvor gegen Tbc geimpft wurde. Diese Reaktion besteht aus einer zarten roten Schwellung am Ort der Einwirkung. Wenn der Test den ersten Kontakt des Patienten mit Tuberkelbazillen darstellt, hat dies eine *negative Tuberkulinreaktion* zur Folge.

Der Tuberkulintest wird durch die Röntgenkontrolle ergänzt, die meist als *Röntgenreihenuntersuchung* durchgeführt wird. Bei einem Verdacht auf eine aktive Tuberkulose kann die Diagnose durch den Nachweis von Tuberkelbazillen im Sputum gesichert werden. In anderen Fällen gelingt der Nachweis von Bakterien im Magensaft bzw. im in den Magen verschluckten Sputum.

Die Isolierung der Patienten in Sanatorien und Lungenheilstätten verhütet weitere Infektionen (ein nicht isolierter offen Tuberkulöser infiziert durchschnittlich fünf weitere Personen). Die Behandlung schließt medikamentöse wie auch häufiger noch chirurgische Maßnahmen ein. Durch Ruhigstellung des erkrankten Organs wird versucht, die eigenen Abwehrkräfte des Körpers zu stärken. Daneben erhält der Patient eine kräftigende Nahrung und gute Pflege. Das erste gegen die Tuberkulose wirksame Antibiotikum war Streptomyzin. Das Medikament wird gewöhnlich in Kombination mit der Paraaminosalizylsäure (*PAS*) verabreicht. In den letzten Jahren wurde auch Isonikotinhydrazid oder Isoniazid (*INH*) sowie Cycloserin verwandt. Diese Tuberkulostatika besitzen z. T. Nebenwirkungen, insbesondere das Streptomyzin, weshalb sie abwechselnd gegeben werden müssen.

Auch die chirurgische Behandlung hat einige Bedeutung. Es wurde schon am Ende des 19. Jahrhunderts festgestellt, daß die Kavernen schneller ausheilen, wenn das erkrankte Organ ruhiggestellt wird. Bei der Behandlung nach *Forlanini*, dem *künstlichen Pneumothorax*, wird Luft in den Pleuraspalt eingelassen, worauf die entsprechende Lungenseite kollabiert. Durch die Entwicklung der medikamentösen Tuberkulosebehandlung und die großen Fortschritte in der Lungenchirurgie wird diese Methode heute jedoch kaum noch angewandt. Verschiedentlich werden Teile der Lunge durch die Entfernung einiger Rippen ruhiggestellt, eine Operation, die als Thorakoplastik bezeichnet wird. Daneben werden auch Teile der Lunge operativ entfernt (*Segmentresektion*) oder im Falle einer weitausgebreiteten Zerstörung werden einzelne Lungenlappen (*Lobektomie*), oft sogar ein ganzer Lungenflügel (*Pneumektomie*) entfernt. Der stärkste Rückgang der Tuberkulose fand bereits vor Einführung der Tuberkulostatika statt; die Lungenchirurgie hat zahlenmäßig nur einen relativ geringen Anteil an diesem Rückgang. Anderseits tritt die Tuberkulose bei schlechten Ernährungs- und Wohnverhältnissen besonders häufig auf und nahm ich während beider Weltkriege wieder ganz erheblich zu. Diese Umstände sprechen dafür, daß bei der Bekämpfung der Krankheit die Besserung der sozialen Lebensverhältnisse noch größere Bedeutung hatte als die medizinische Therapie.

Tularämie, *Hasenpest,* eine Erkrankung bestimmter Nagetiere, hauptsächlich der Kaninchen, Hasen und Eichhörnchen. Sie wird von einem stabförmigen Bazillus (*Pasteurella tularensis*) verursacht, der eng mit dem Pestbazillus verwandt ist. Mitunter kann die Krankheit (meist durch Insektenstich) auch auf den Menschen übertragen werden. Die Inkubationszeit beträgt 3-4 Tage. Es entsteht eine Wundfläche um den Stich, die entsprechenden Lymphdrüsen schwellen an, daneben tritt plötzliches Fieber mit Schüttelfrost und allgemeines Krankheitsgefühl auf. Die Lymphdrüsen können eitrig einschmelzen, worauf sich der Eiter in Hautfisteln ausbreitet. Die Krankheit dauert gewöhnlich mehrere Wochen, die Genesung erfolgt nur langsam. Tularämie hinterläßt gewöhnlich eine lebenslange Immunität und wird in der Hauptsache durch Antibiotika bekämpft.

Tumor, *Neoplasma,* ein krankhaftes Zellgewebe, das unkontrolliert wächst *(Geschwulst),* ohne dabei eine normale Funktion zu erfüllen. Tumoren können gutartig oder bösartig sein. *Gutartige Tumoren* sind langsam wachsende, von der Umgebung deutlich abgrenzbare Gebilde. *Bösartige Tumoren* wachsen meist schnell, dringen mit Ausläufern infiltrierend in die Nachbargewebe ein und bilden *Tochtergeschwülste (Metastasen)* in anderen Organen. Bösartige Tumoren werden als *Krebs* bezeichnet, wobei zwischen den *Karzinomen,* die aus Geweben des äußeren Keimblattes hervorgehen, und *Sarkomen* aus Geweben des mittleren Keimblatts unterschieden wird.
Vergleiche auch: Angiom, Augentumoren, Brustkrebs, Gebärmutterkrebs, Hauttumoren, Hirntumor, Krebs, Lungenkrebs, Magenkrebs, Ovarialtumoren, Prostata-Erkrankungen, Röntgendiagnostik; B Geschlechts- und Harnorgane I, Krebs I.

Typhus, *Typhus abdominalis,* eine akute Infektionskrankheit, die durch den stabförmigen *Typhusbazillus (Salmonella typhi)* verursacht wird. Typhus ist noch eine häufige Krankheit der Tropen und Subtropen, während er früher auch in Europa und Nordamerika, wo er heute relativ selten ist, in großen Epidemien mit hoher Sterblichkeit auftrat.

Typhus wird hauptsächlich durch Wasser und Nahrungsmittel übertragen, die durch Kot eines Krankheitsträgers mit den Bakterien verunreinigt wurden. Nach einer Inkubationszeit von 10 bis 14 Tagen beginnt die Krankheit plötzlich mit akutem Fieber, Kopfschmerzen, einem allgemeinen Krankheitsgefühl und Durchfällen. Der Patient wird schließlich bewußtseinsgetrübt; nach einer Woche erscheint dann am Rumpf ein Ausschlag von hellroten Flecken, und oft stellt sich eine Milzvergrößerung ein. Obwohl die Temperatur bis zu 40° C und mehr ansteigt, ist der Puls erstaunlich langsam *(Bradykardie).* Während der dritten Krankheitswoche nehmen die Durchfälle und die Bewußtseinstrübung zu. Bei unbehandelter Krankheit tritt während der vierten Woche eine allmähliche Besserung ein, der jedoch noch eine längerdauernde Rekonvaleszenz folgt. Der eigentliche Krankheitsprozeß spielt sich im Darm ab, wo sich zahlreiche Geschwüre bilden; die allgemeinen Krankheitserscheinungen werden durch Bakterientoxine verursacht, die in der Blutbahn kreisen und so das Nervensystem befallen. Die häufigste Komplikation der Krankheit sind Darmblutungen, verschiedentlich kommt es zu Entzündungen der Nieren, der Gallenblase und zu Lungenentzündungen. Der Typhus kann heute durch Impfungen erfolgreich verhütet und mit Chloromycetin erfolgreich behandelt werden, so daß die Sterblichkeit beträchtlich gesunken ist. Wie bei allen ansteckenden Krankheiten ist die Vorbeugung besonders wichtig. Sie besteht in Körperhygiene, einer lückenlosen Trinkwasser- und Nahrungsmittelhygiene, der vollkommenen Isolierung der Überträger sowie der Schutzimpfung. Der *Typhusimpfstoff* enthält abgetötete Typhusbazillen und wird gewöhnlich dreimal in immer stärker werdenden Dosen verabreicht; er gewährleistet eine etwa ein Jahr anhaltende Immunität. Die Impfung ist für Personen erforderlich, die in tropische oder subtropische Länder reisen.
Vergleiche auch: Epidemische Krankheiten, Infektionskrankheiten.

Urin, *Harn,* gelbliche Flüssigkeit, welche von den Nieren ausgeschieden wird und den Körper durch die *Harnwege* verläßt. Der Urin, der zur Hauptsache aus Wasser besteht und normalerweise klar ist, enthält außerdem stickstoffhaltige Stoffwechselschlacken, andere Endprodukte des Stoffwechsels und Salze.

Jeden Tag scheiden die Nieren etwa 1,5 Liter Urin aus; die Farbe wird durch den Harnfarbstoff *Urochrom,* einen veränderten Gallenfarbstoff, verursacht. Das spezifische Gewicht des Urins liegt normalerweise zwischen 1,015 und 1,020 und verändert sich je nach der Konzentration des Urins. Der Urin weist gewöhnlich eine saure Reaktion auf, doch unterliegt der Säuregehalt starken Schwankungen, in Ausnahmefällen kann es auch zu einer alkalischen Reaktion kommen. Den Hauptteil der organischen Substanzen bildet der *Harnstoff* (20-30 Gramm pro Tag); daneben kommen noch kleine Mengen von *Kreatin, Harnsäure* und *Hippursäure* vor. Bei den anorganischen Substanzen herrschen Ammoniak sowie Natrium-, Calcium- und Magnesiumsalze der Salzsäure, Phosphorsäure und Schwefelsäure vor. Weiterhin treten auch Hormone und Abbauprodukte von Hormonen im Urin auf. Die Zusammensetzung des Urins wird durch verschiedene Krankheiten beeinflußt, so daß die ↗ *Urinuntersuchungen* wichtige diagnostische Rückschlüsse ermöglichen. *Vergleiche auch:* Harnorgane, Nieren; B Geschlechts- und Harnorgane III–IV.

Urinuntersuchungen, Untersuchungen von Veränderungen des Urins durch verschiedene Krankheiten. Sowohl die mikroskopischen als auch die chemischen Untersuchungsmethoden sind von großem diagnostischem Wert. Bei der mikroskopischen Untersuchung wird der Urin zuerst zentrifugiert, so daß die schwereren festen Bestandteile, wie Blutzellen, Bakterien, Kristalle und Zylinder (feste Ausgüsse der Harnkanälchen), auf dem Boden des Reagenzglases einen Niederschlag bilden. Dieser als *Urinsediment* bezeichnete Niederschlag wird dann mikroskopisch untersucht.

Von den zahlreichen chemischen Untersuchungsmethoden sind die Methoden zum Nachweis von *Zucker* und von *Eiweiß* am bekanntesten. Der Normalharn enthält keinen oder nur Spuren von Zucker. Beim Diabetiker (↗ Diabetes mellitus) ist die Konzentration des Zuckers im Blut dagegen so hoch, daß ein großer Teil davon trotz Nierenfiltration in den Harn gelangt; dieser Zustand wird als *Glykosurie* oder *Glukosurie* bezeichnet. Das Auftreten von Eiweiß (Protein) im Sediment *(Proteinurie* oder *Albuminurie)* ist ein Hinweis auf verschiedene Krankheiten, u. a. auf Nierenentzündung, Schwangerschaftstoxikose, auf Herzleiden und Fieber. Eiweiß findet sich gelegentlich aber auch im Urin völlig gesunder Menschen, so nach starken körperlichen Anstrengungen und bei großen, schlanken jungen Menschen, bei denen dieser Zustand als *orthostatische Albuminurie* bezeichnet wird.

Bei Urinuntersuchungen werden routinemäßig die Urinmenge, das spezifische Gewicht und die Farbe bestimmt. Eine zu geringe Urinmenge und niedriges spezifisches Gewicht können z. B. Zeichen einer Niereninsuffizienz sein. Bei der Schwangerschaft treten Schwangerschaftshormone in größerer Konzentration im Urin auf, was bei den Methoden zum Schwangerschaftsnachweis praktisch ausgewertet wird.

Ein besonders wichtiger Hinweis bei der mikroskopischen Untersuchung ist das Auftreten von Blutkörperchen im Sediment. Rote Blutkörperchen treten zusammen mit Eiweiß bei einer Nierenentzündung auf, sie können aber auch Anzeichen einer Nierentuberkulose, eines Nierensteins oder eines Tumors in den Harnwegen sein. Weiße Blutkörperchen sind meist bei einer Nierenbecken- oder Blasenentzündung vorhanden, wobei sich meist in dem gewöhnlich trüben Urin auch noch Bakterien finden. Bei einer Nierenentzündung finden sich im Sediment auch noch die sog. *Zylinder,* mikroskopisch kleine Ausgüsse aus Eiweiß oder zusammengeballten weißen Blutkörperchen, die sich in den Nierenkanälchen gebildet haben.

Vergleiche auch: Blutuntersuchungen, Diagnosestellung, Harnorgane, Urin.

V

Vaginitis, *Kolpitis,* zusammenfassender Begriff für verschiedenste Entzündungszustände der Scheidenschleimhaut. Symptome des relativ häufigen Leidens sind Ausfluß, Juckreiz und Brennen. Die Entzündung breitet sich oft auf die äußeren Geschlechtsteile aus; dieses Leiden, *Vulvitis,* ist von lästigem Juckreiz begleitet. Ebenso kann die Entzündung auf die umliegenden Hautgegenden übergreifen und als Ekzem erscheinen. Die Ursachen der Vaginitis können eine bakterielle Infektion sowie Befall mit Protozoen, wie z. B. *Trichomonas vaginalis,* sein. Auch durch intravaginale Anwendung von Tampons oder chemischen und mechanischen Empfängnisverhütungsmitteln können manchmal Entzündungen hervorgerufen werden. Ein Leiden älterer Frauen ist die *senile Kolpitis,* die durch eine Atrophie der Schleimhaut hervorgerufen wird und einen quälenden Juckreiz zur Folge hat. Die entzündete Scheidenschleimhaut ist dünn und kann leicht geschädigt werden, so daß der Ausfluß blutig erscheint.

Zur Behandlung der Vaginitis werden Salben und Vaginalsuppositorien mit bakteriziden oder fungiziden Mitteln angewandt.

Vaterschaftsnachweis, Untersuchung von körperlichen Eigenschaften eines Kindes, um die mögliche Vaterschaft eines Mannes zu sichern bzw. auszuschließen. Solche Nachweise sind bei unehelichen Kindern üblich, da sie zur Sicherstellung eines Unterhaltsanspruchs von Gerichten angefordert werden, können aber auch für innerhalb einer Ehe geborene Kinder angestellt werden, wenn die väterliche Herkunft des Kindes in Zweifel gestellt wurde oder auch wenn der Verdacht einer Kindsvertauschung vorliegt — etwa in einem Säuglingszimmer eines Krankenhauses, was heute nur noch äußerst selten vorkommt. Die Tests beruhen auf der Untersuchung erblicher Merkmale beim Kind, bei der Mutter und beim vermutlichen Vater. Theoretisch kann jede erbliche Eigenschaft benutzt werden; die Untersuchung von äußeren Merkmalen, wie Haar- und Augenfarbe, Form von Nase und Ohren, Fingerabdrücken usw., wird als *anthropologischer Vaterschaftsnachweis* bezeichnet. Da der genaue Vererbungsvorgang aber nur für sehr wenige dieser äußeren Merkmale bekannt ist und außerdem das Urteil über die Übereinstimmung zwischen Elternteil und Kind oft eine gewisse Subjektivität beinhaltet, haben solche anthropologischen Untersuchungen als Beweismittel nur bedingten Wert.

Serologische Vaterschaftstests, die spezifische Eigenschaften des Blutes, wie Blutgruppe (AB0) und MN- und Rh-Hr-Faktoren, benutzen, ergeben meist exaktere Resultate. Der Modus der Vererbung der serologischen Merkmale ist in den meisten Fällen genau bekannt und nur durch die Anwendung serologischer Untersuchungsmethoden kann ein Mann bindend als der Vater festgestellt werden. Ein Gericht kann formell die Möglichkeit der Vaterschaft ausschließen, wenn die Eigenschaften des Blutes von Kind und vermutlichem Vater mit den Gesetzen der Vererbung unvereinbar sind, wenn das Kind z. B. eine Eigenschaft des Blutes besitzt, die sowohl beim vermuteten Vater wie auch bei der Mutter fehlt. In Fällen, in denen die Möglichkeit einer Vaterschaft nicht direkt ausgeschlossen werden kann, wenn z. B. das Kind und der vermutliche Vater eine sehr seltene Eigenschaft gemeinsam haben, wird das als eindeutiger Beweis der Vaterschaft angesehen. Deutsche Gerichte erkennen heutzutage die Blutuntersuchung als Standardverfahren bei Verhandlungen über die Vaterschaft an; eine Reihe von Staaten haben Gesetze erlassen, die ihre Gerichte befugen, solche Tests anzuordnen. In Staaten ohne solche Gesetze können diese Tests durchgeführt und nach stiller Vereinbarung als Beweismittel verwandt werden.

Vergleiche auch: Blutgruppen, Vererbung.

Verbände sollen in erster Linie verhüten, daß äußerliche Verletzungen oder Wunden der Haut infiziert werden. Sie sollen außerdem den Heilungsprozeß beschleunigen helfen. *Bandagen* dienen der Fixierung von Verbänden sowie als Stützvorrichtung bei Frakturen und Sehnen- oder Bänderzerrungen. Neuerdings verwendet man auch schnelltrocknende *Wundsprays* als Schnellverbände.

Geringfügige Wunden verbindet man meist mit steriler Gaze; neben diversen Pflasterarten findet heute auch eine spezielle Röhrengaze Verwendung bei der Behandlung lädierter Extremitäten (z. B. bei Fingerverletzungen). Über die Gaze kann zur Polsterung noch eine Zellstoffschicht gelegt werden; nach dem Wickeln wird der Verband mit zusätzlichen Verbands- oder Pflasterstreifen fixiert.

Starke Blutungen, z. B. bei Arterienverletzung, können mittels eines sog. *Kompressionsverbands (Druckverband)* gestillt werden; dabei wird ein dickes, fest gefaltetes Gazestück direkt auf die Wunde gelegt und darüber ein äußerer Verband fest zusammengezogen. Im Falle einer besonders starken Blutung kann der betroffene Körperteil höher als der übrige Körper gelagert werden oder das blutende Gefäß wird mit der Hand abgedrückt oder, was das beste ist, mit einer Arterienklemme abgeklemmt — und zwar vorzugsweise an einer Stelle, an der die Arterie in der Nähe eines Knochens verläuft, d. h. an einem sog. *Druckpunkt*. Dieses Verfahren kann jedoch nur kurzfristig im Notfall angewandt werden.

Stützverbände dienen als versteifendes, stützendes Element bei Frakturen und Mißbildungen oder als Korrekturhilfe bei Verrenkungen. Mit Hilfe selbstklebender, elastischer Bandagen können z. B. verletzte Gelenke in eine bestimmte Position gebracht werden. Eine Sonderstellung unter den Festverbänden nimmt der *Gipsverband* ein; er besteht aus Gipsbinden, d. h. mit gebranntem Gips (Calciumsulfat) getränkten Gazestreifen. Diese Binden werden im Bedarfsfall angefeuchtet und um den zu stützenden Körperteil modelliert, bevor sie trocknen und erstarren. Bei einer Beinfraktur z. B. wird die untere Extremität zunächst zum Schutze der Haut mit einer Gaze umwickelt; anschließend werden die befeuchteten Gipsbinden um die Bruchstelle gelegt. Dabei muß beachtet werden, daß der Bruch „richtig steht" (Röntgenaufnahme); in manchen Fällen muß die Fraktur in Narkose „gerichtet" werden, bevor der Gipsverband angebracht werden kann. Da Brüche meist von einer starken Schwellung der Weichteile begleitet sind, muß nach Abschwellen der nicht mehr festsitzende Verband ausgewechselt werden. Gelegentlich hemmen Gipsverbände die Blutzirkulation des betreffenden Körperbereichs und können deshalb im Extremfall sogar schädigend wirken. Aus diesem Grunde müssen Patienten darauf aufmerksam gemacht werden, daß sie zum Arzt gehen müssen, sobald sie starke Schmerzen oder ein Pochen unter dem Gipsverband spüren bzw. wenn die Haut in der Umgebung des Verbandes blaurot anläuft oder sich im schlimmsten Fall weiß verfärbt. Bei der sog. *Knochennagelung* wird ein frakturierter Knochen mit Hilfe eines in den Knochen eingeschlagenen und den Bruchspalt überbrückenden Nagels innerlich geschient.

Feuchte Verbände dienen hauptsächlich der Behandlung exsudativer Ekzeme. Sie werden mit Hilfe der Burowschen Lösung feucht gehalten und üben so eine kühlende und trocknende Wirkung aus, die den Heilungsprozeß sehr positiv beeinflußt. Kompressen aus verschiedenen chemischen Stoffen werden heute kaum noch gebraucht, ebensowenig wie feuchte, heiße Umschläge, die die Haut leicht schädigen können.

Vergleiche auch: Haut, Infektion; ⊞ Knochenbruch I, II.

Verbrennung, *Combustio*, Hautläsion aufgrund örtlicher Einwirkung von Hitze (Feuer, elektrischer Strom, heißes Wasser usw.) auf einen Teil der Körperoberfläche. Verbrennungen werden nach dem jeweiligen Schweregrad eingeteilt. Bei einer Verbrennung *1. Grades* ist die Haut gerötet und u. U. angeschwollen. Für eine Verbrennung *2. Grades* ist Blasenbildung typisch. Von einer Verbrennung *3. Grades* spricht man, wenn Gewebsverschorfungen *(Nekrose)* vorliegen, und von einer Ver-

VERBÄNDE

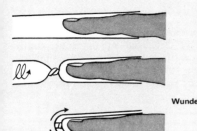

Ein Verband dient entweder zum Abdecken einer Wunde, weil dadurch der Heilungsprozeß beschleunigt wird, oder zur Ruhigstellung verletzter Körperteile während des Heilungsprozesses.

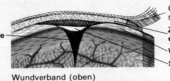

Wundverband (oben)

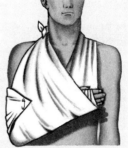

Röhrengaze ist ein leicht anwendbarer Verbandstyp, z. B. bei Fingerverletzungen. Der Finger wird in das eine Röhrenende gesteckt; dann wird die Röhre in der Mitte gedreht und der restliche Teil als zweite Verbandsschicht über den Finger gestülpt. Die Anbringung der früher üblichen Fingerverbände (rechts) mit Gazebandagen erfordert dagegen viel Zeit und Übung.

Die *Armschlinge* fixiert einen verletzten Arm in der gewünschten Position. *Schienen* dienen als zeitweiliger Stützapparat zur Ruhigstellung erkrankter oder gebrochener Gliedmaßen (unten).

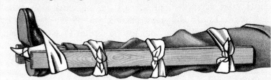

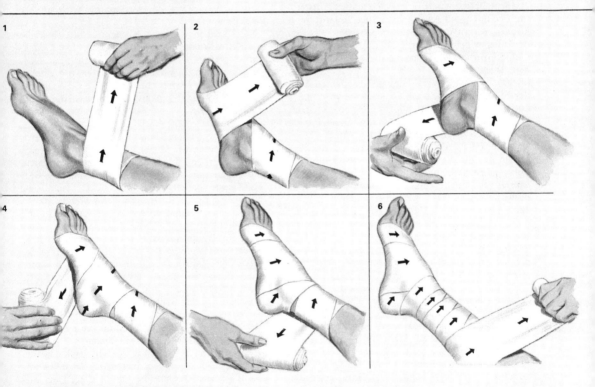

Bandagieren variköser Beine

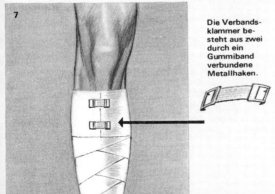

Die Verbandsklammer besteht aus zwei durch ein Gummiband verbundene Metallhaken.

Gewöhnlich werden zur Krampfaderbehandlung an den Beinen elastische Binden verwendet. Der Patient leidet im Falle einer sog. Varicosis unter Druckgefühlen in den Beinen, weil der Rückfluß des venösen Blutes zum Herzen behindert ist. Infolge der Druckbelastung neigt die Haut zu Schwellungen, Ekzem- und Geschwürbildung. Die oberflächlichen Venen sind sichtbar erweitert.
Elastische Binden können diesen Druck abschwächen. Sie werden morgens vor dem Aufstehen angebracht und abends wieder entfernt. Korrektes Bandagieren ist sehr wichtig für den Erfolg der Behandlung: die Binde wird mit leichtem Zug zunächst zweimal um das Fußgelenk gelegt (1), dann in der Zehengegend um den Fuß gewickelt (2) und anschließend so geführt, daß sie die Ferse bedeckt (3–4). Nun wird sie kreuzweise fest um den Unterschenkel gewickelt (5–6) und zum Schluß zweimal unterhalb des Knies zweifach um das Bein gebunden und mit zwei Klammern befestigt (7).

brennung *4. Grades*, wenn bereits Teile der Körperoberfläche verkohlt sind.

Bei Verbrennungen 1. und 2. Grades kann man sich gewöhnlich damit begnügen, die betroffenen Hautpartien mit einem trockenen, sterilen Verband zu behandeln. Auch wirkt manchmal eine sofortige Spülung der betroffenen Hautzone mit kaltem Wasser wohltuend. Hausmittel, wie Bestreichen der Verbrennungen mit Eiweiß oder Butter, können den Zustand nur verschlimmern. Die Schmerzen lassen sich am schnellsten lindern, wenn die betroffene Körperpartie ruhig gelagert wird. Die sich häufig bei Verbrennungen bildenden *Blasen* enthalten Blutplasma oder Lymphe; diese Flüssigkeit wird allmählich im Laufe der Hautneubildung unter der verbrannten Oberfläche vom umgebenden Gewebe resorbiert. *Offene Blasen* sind sehr empfänglich für Infektionen, deshalb ist es keineswegs ratsam, Blasen zu durchstechen.

Bei Verbrennungen 3. und 4. Grades ist sorgfältige ärztliche Betreuung erforderlich. Da die Hautstruktur bei hochgradiger Verbrennung zerstört wird, können Serum und Plasma ungehindert aus dem betroffenen Teil der Körperoberfläche ausströmen, dadurch verliert der Körper große Mengen Flüssigkeit. Wenn mehr als 15–20% der gesamten Hautoberfläche von der Verbrennung betroffen ist, kann der Flüssigkeitsverlust zum Schock (*Verbrennungskollaps*) führen. Damit entsteht eine lebensbedrohliche Situation, die sofortiges ärztliches Handeln erfordert. Verbrennungen 3. und 4. Grades heilen langsam, da die Zellen nur langsam von der Peripherie her die Verbrennungszone neu epithelialisieren können. Unter Umständen sind *Hauttransplantationen* notwendig. Dabei wird die Verbrennungsstelle mit Haut von einer anderen Körperzone bedeckt. Die Heilung bei Verbrennungen dieses Ausmaßes ist immer mit Narbenbildung verbunden. Dies führt zu einer Straffung der Haut, da das subkutane Gewebe meist schrumpft. Manchmal bekommt die neugebildete Haut eine glänzende, gelegentlich auch pigmentierte Oberfläche.

Für schwere Verbrennungen gibt es drei Formen der klinischen Behandlung: Bei der *offenen Methode* wird der Patient ohne Verbände in ein Spezialzelt gelegt, das so präpariert ist, daß eine Verdunstung der aus den verletzten Hautzonen austretenden Flüssigkeit verhindert wird. Bei der *geschlossenen Methode* wird ein steriler Verband, häufig aus weitmaschiger, besonders behandelter Gaze verwendet. Dadurch wird die Neuepithelialisierung der Verbrennungswunde gefördert. Ausgedehnte Verbrennungen werden, besonders wenn die Wundflächen stärker verunreinigt sind, durch *Lagerung im Wasserbett* behandelt. Der Körper ruht dabei fast gewichtslos auf einem Laken, das in einer mit temperierter physiologischer Kochsalzlösung gefüllten Wanne ausgespannt ist. Besonders wichtig ist die Infektionsprophylaxe, da Infektionen zu den besonders gefürchteten Komplikationen der Verbrennungswunden gehören.

Mit Hilfe der modernen Schockbehandlung können heute selbst diejenigen Patienten, bei denen ein Großteil der Körperoberfläche verbrannt ist, gerettet werden.
Vergleiche auch: Haut, Plastische Chirurgie, Wunden.

Verdauung, Vorgänge chemischer, physikalischer und enzymatischer Art, welche die aufgenommene Nahrung so umformen, daß sie als Bau- und Brennstoff in den Körperzellen verwendet werden kann. Die in der Nahrung enthaltenen komplexen Substanzen werden durch die Verdauungsvorgänge zu einfacheren Stoffen abgebaut. Der *Verdauungskanal* besteht nicht nur aus Magen und Darm, sondern schließt alle Organe von der Mundhöhle bis zum Mastdarm ein, die am Verdauungsprozeß beteiligt sind, einschließlich Speicheldrüsen, Leber und Bauchspeicheldrüse (Pankreas). Leber und Pankreas haben neben der Verdauung noch andere Funktionen.

Die Nahrung enthält Kohlenhydrate, Eiweiße und Fette, Wasser, Salze und Vitamine. Die *Kohlenhydrate*, Hauptbestandteile z. B. von Brot und Kartoffeln, werden in verschiedene Arten von Zucker abgebaut; die letzte Abbaustufe ist *Glukose*, dem Körper als Brennstoff dient. Die *Eiweiße*, die zu *Aminosäuren* — u. a. Grundbausteine des Zytoplasmas jeder Körperzelle — abgebaut werden, kommen in großen Mengen in Fleisch und Fisch vor. Die *Fette*, die in den *Fettdepots* des Körpers gelagert werden und als Brennstoffreservoir dienen, sind ein Bestandteil von Nahrungsmitteln wie Butter, Margarine, Schweinefleisch usw. Der chemische Umformungsprozeß wird von Fermenten beschleunigt, d. h. verschiedenen aktiven Eiweißen, die hauptsächlich im Pankreas- und Gallensaft in gelöster Form vorhanden sind.

Der *Verdauungsprozeß* verläuft in drei Phasen: *Abbau* der Nahrungsstoffe in ihre Grundbestandteile; *Resorption* dieser grob gespaltenen Stoffe durch die Darmwand in das Blut und die Lymphe; *Ausscheidung* der Schlackenstoffe über Dickdarm und Niere.

Beim *Kauen* wird die aufgenommene Nahrung in Stückchen zerkleinert und mit Speichel vermengt, der von mehreren Drüsen in der Mundschleimhaut und von drei paarig angeordneten *Speicheldrüsen* abgesondert wird. Speichel besteht in erster Linie aus Wasser, enthält aber auch Schleim und *Ptyalin*, ein Verdauungsferment, welches Stärke in einfachere Kohlenhydrate, vornehmlich Maltose, umwandelt. Auf Eiweiße oder Fette hat Ptyalin keinen Einfluß. Die Nahrungsaufnahme regt einerseits auf psychischem Wege das Zwischenhirn, anderseits auch das vegetative Nervensystem an; durch beide Impulse wird eine vermehrte Speichelabsonderung bewirkt. Deshalb ist es wichtig, Speisen schmackhaft zuzubereiten und ansprechend anzurichten (*psychogene Reizwirkung*).

VERDAUUNG I

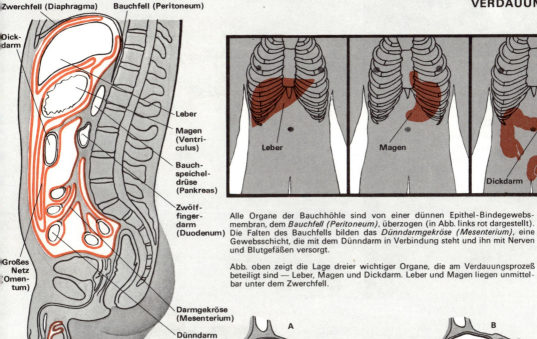

Alle Organe der Bauchhöhle sind von einer dünnen Epithel-Bindegewebsmembran, dem *Bauchfell (Peritoneum)*, überzogen (in Abb. links rot dargestellt). Die Falten des Bauchfells bilden das *Dünndarmgekröse (Mesenterium)*, eine Gewebsschicht, die mit dem Dünndarm in Verbindung steht und ihn mit Nerven und Blutgefäßen versorgt.

Abb. oben zeigt die Lage dreier wichtiger Organe, die am Verdauungsprozeß beteiligt sind — Leber, Magen und Dickdarm. Leber und Magen liegen unmittelbar unter dem Zwerchfell.

Schluckvorgang (rechts). Beim Einatmen (A) gelangt Luft durch Nase oder Mund in die Luftröhre. Beim Schlucken (B) werden *Kehlkopf (Larynx)* und *Zungenbein (Os hyoideum)* angehoben, dadurch verschließt der *Kehldeckel (Epiglottis)* den Kehlkopf, und die Nahrungsbestandteile können durch die Speiseröhre befördert werden.

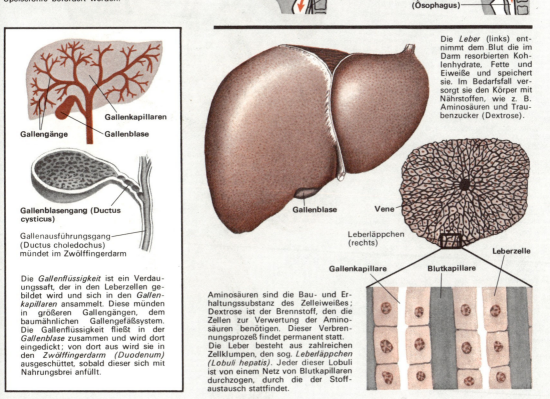

Die *Leber* (links) entnimmt dem Blut die im Darm resorbierten Kohlenhydrate, Fette und Eiweiße und speichert sie. Im Bedarfsfall versorgt sie den Körper mit Nährstoffen, wie z. B. Aminosäuren und Traubenzucker (Dextrose).

Die *Gallenflüssigkeit* ist ein Verdauungssaft, der in den Leberzellen gebildet wird und sich in den *Gallenkapillaren* ansammelt. Diese münden in größeren Gallengängen, dem baumähnlichen Gallengefäßsystem. Die Gallenflüssigkeit fließt in der *Gallenblase* zusammen und wird dort eingedickt; von dort aus wird sie in den *Zwölffingerdarm (Duodenum)* ausgeschüttet, sobald dieser sich mit Nahrungsbrei anfüllt.

Aminosäuren sind die Bau- und Erhaltungssubstanz des Zelleiweißes; Dextrose ist der Brennstoff, den die Zellen zur Verwertung der Aminosäuren benötigen. Dieser Verbrennungsprozeß findet permanent statt.
Die Leber besteht aus zahlreichen Zellklumpen, den sog. *Leberläppchen (Lobuli hepatis)*. Jeder dieser Lobuli ist von einem Netz von Blutkapillaren durchzogen, durch die der Stoffaustausch stattfindet.

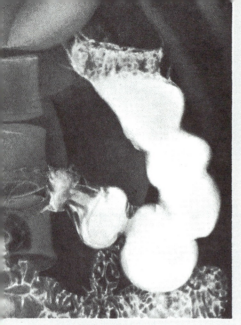

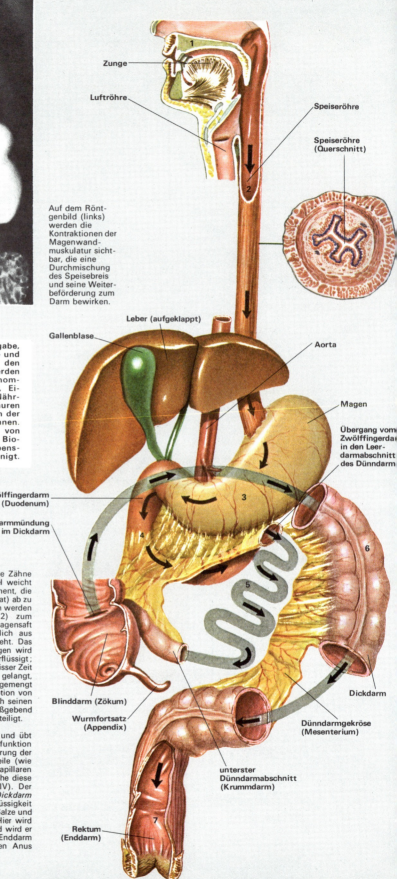

Auf dem Röntgenbild (links) werden die Kontraktionen der Magenwandmuskulatur sichtbar, die eine Durchmischung des Speisebreis und seine Weiterbeförderung zum Darm bewirken.

Der Verdauungskanal hat die Aufgabe, die Körperzellen ständig mit Nähr- und Aufbaustoffen zu versorgen. In den einzelnen Verdauungsorganen werden die Hauptbestandteile der aufgenommenen Nahrung (Kohlenhydrate, Eiweiße, Fette) zu den einfachsten Nährstoffen, Einfachzuckern, Aminosäuren und Fettsäuren, abgebaut, die von der Darmwand resorbiert werden können. Der Umwandlungsprozeß wird von Fermenten (Enzymen), d. h. von Biokatalysatoren, die an allen Lebensvorgängen beteiligt sind, beschleunigt.

Der Verdauungsweg

Die Verdauung beginnt im *Mund* (1). Die Zähne zerkleinern die Nahrung, und der Speichel weicht sie auf. Ein im Speichel enthaltenes Ferment, die sog. Amylase, baut Stärke (ein Kohlenhydrat) ab zu Maltose. Die zerkleinerten Speisestückchen werden durch die *Speiseröhre* (Ösophagus) (2) zum *Magen* (3) befördert, wo sie vom Magensaft weiterbearbeitet werden, der hauptsächlich aus Salzsäure und dem Ferment Pepsin besteht. Das Pepsin baut die Eiweißstoffe ab. Im Magen wird die Nahrung durchgeknetet und weiterverflüssigt; es entsteht ein »Speisebrei«, der nach gewisser Zeit in den *Zwölffingerdarm* (Duodenum) (4) gelangt, wo ihm Gallen- und Bauchspeichelsaft beigemengt werden. Der Gallensaft fördert die Resorption von Fetten im Darm, der Pankreassaft ist durch seinen hohen Gehalt an Verdauungsfermenten maßgebend an den Verdauungsvorgängen im Darm beteiligt.

Die Darmwand ist ständig in Bewegung und übt dadurch eine mechanische Verdauungsfunktion aus. Im *Dünndarm* (5) erfolgt die Überführung der Nahrungsstoffe in resorbierbare Bestandteile (wie Traubenzucker und Fettsäuren). Über die Kapillaren in der Darmwand nehmen Blut und Lymphe diese Grundnahrungsstoffe auf (vgl. Bildseite IV). Der Speisebrei gelangt anschließend in den *Dickdarm* (6), wo einerseits der größte Teil der Flüssigkeit ins Blut zurück resorbiert wird, anderseits Salze und Schlackenstoffe ausgeschieden werden. Hier wird der Kot (Faeces) eingedickt; anschließend wird er ins *Rektum* (7) — auch Mast- oder Enddarm genannt — weiterbefördert und über den Anus ausgeschieden.

VERDAUUNG II–III

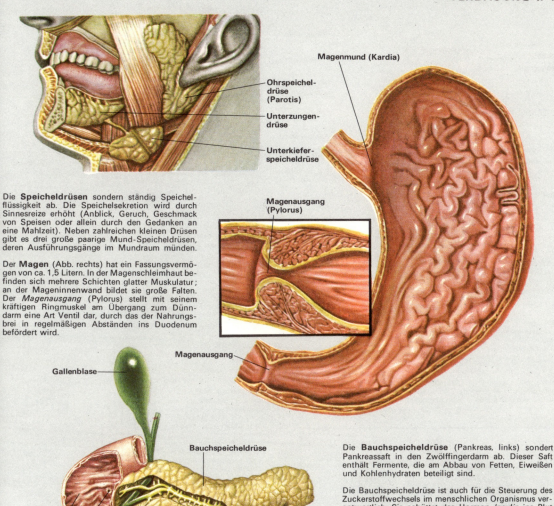

Die **Speicheldrüsen** sondern ständig Speichelflüssigkeit ab. Die Speichelsekretion wird durch Sinnesreize erhöht (Anblick, Geruch, Geschmack von Speisen oder allein durch den Gedanken an eine Mahlzeit). Neben zahlreichen kleinen Drüsen gibt es drei große paarige Mund-Speicheldrüsen, deren Ausführungsgänge im Mundraum münden.

Der **Magen** (Abb. rechts) hat ein Fassungsvermögen von ca. 1,5 Litern. In der Magenschleimhaut befinden sich mehrere Schichten glatter Muskulatur; an der Mageninnenwand bildet sie große Falten. Der *Magenausgang* (Pylorus) stellt mit seinem kräftigen Ringmuskel am Übergang zum Dünndarm eine Art Ventil dar, durch das der Nahrungsbrei in regelmäßigen Abständen ins Duodenum befördert wird.

Die **Bauchspeicheldrüse** (Pankreas, links) sondert Pankreassaft in den Zwölffingerdarm ab. Dieser Saft enthält Fermente, die am Abbau von Fetten, Eiweißen und Kohlenhydraten beteiligt sind.

Die Bauchspeicheldrüse ist auch für die Steuerung des Zuckerstoffwechsels im menschlichen Organismus verantwortlich. Sie schüttet das Hormon *Insulin* ins Blut aus. Dieses Hormon gelangt auf dem Blutweg in die Leber und regt diese zur Umbildung etwa vorhandenen überschüssigen Zuckers (Glykogen-Depot) an. Dem Diabetes mellitus liegt ein Mangel an körpereigenem Insulin zugrunde.

Die zahlreichen Schleimhautfalten, welche die Gesamtoberfläche des Verdauungstraktes enorm vergrößern, geben Millionen winziger Drüsen Raum. Allein in der Magenschleimhaut befinden sich etwa 35 Millionen Drüsen.

Abb. rechts: Querschnittsdarstellung der Magenschleimhaut. Kleine Furchen verleihen ihrer Innenfläche das Aussehen einer Steppdecke und teilen sie in viele Felder von jeweils einigen Millimetern Durchmesser auf. In diese Felder münden die Magensaft produzierenden Drüsen. Unterhalb des Drüsengewebes liegt eine Bindegewebsschicht mit Blutgefäßen; weiter nach außen folgen eine Muskelwand und schließlich das Bauchfell.

Abb. rechts außen: Querschnittsdarstellung der Dünndarmschleimhaut. Auch sie weist große Falten auf sowie sog. *Villi* (Zotten), d. h. zahllose, etwa millimeterlange Fortsätze, die der Resorption von Nahrungsbestandteilen dienen (vgl. Bildseite IV).

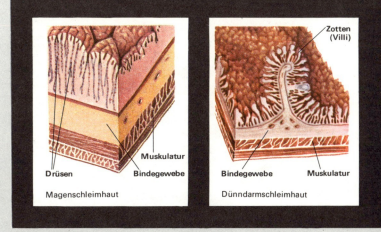

VERDAUUNG IV

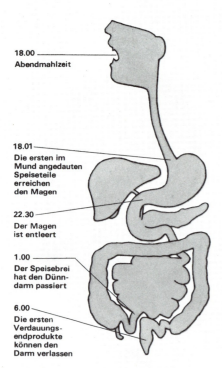

18.00 Abendmahlzeit

18.01 Die ersten im Mund angedauten Speiseteile erreichen den Magen

22.30 Der Magen ist entleert

1.00 Der Speisebrei hat den Dünndarm passiert

6.00 Die ersten Verdauungsendprodukte können den Darm verlassen

Abb. oben: Verdauungs-»Fahrplan«. Es handelt sich dabei um annähernde Zeitangaben, da die Verdauungszeit nicht bei allen Speisen dieselbe ist. Fisch z. B. ist viel schneller verdaut als fette Speisen.

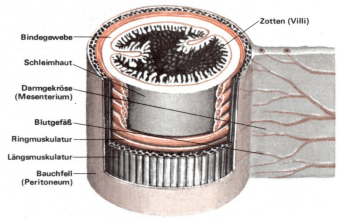

Bindegewebe – Schleimhaut – Darmgekröse (Mesenterium) – Blutgefäß – Ringmuskulatur – Längsmuskulatur – Bauchfell (Peritoneum) – Zotten (Villi)

Darmkanal im Querschnitt

Sämtliche Abschnitte des Darmkanals haben im Prinzip dieselbe Struktur. Außen befindet sich eine *seröse Hautschicht* (das Bauchfell oder Peritoneum) mit Blut- und Lymphgefäßen und Nerven. Darunter folgt eine *Muskelhaut*, bestehend aus einer Schicht Längs- und einer Schicht Ringmuskulatur, die durch ihre Kontraktionen die Weiterbeförderung des Speisebreis durch den Darm ermöglicht. Eine *Schleimhautschicht* aus Bindegewebe und Drüsen bildet die Innenwand. Das *Darmgekröse* (Mesenterium) ist ein Teil des Bauchfells und verbindet die Abschnitte des Dünndarms mit der hinteren Bauchwand (deshalb auch »Darmwurzel« genannt). Die Abb. oben zeigt ein Stück des Dünndarmkanals.

Der direkte Abstand vom Mund bis zum Anus beträgt nur etwa 80 cm, der gesamte Verdauungstrakt mißt dagegen etwa 5–6 m. Die schematisierten Schleifen unten entsprechen der Länge des *Dünndarms* im Verhältnis zum gesamten Verdauungstrakt (rechts).

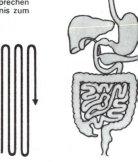

Wenn ein Arzt die Magensaftsekretion, z. B. bei Verdacht auf Gastritis oder Magengeschwür, prüft, wird mit Hilfe eines dünnen Schlauches eine *Magensaftprobe* entnommen (Abb. unten rechts). Diese Untersuchung wird als *Magenaushebung* bezeichnet und erfolgte früher entweder nach einem leichten Probefrühstück oder nach Verabreichung eines Probetrunks (Coffein) zur Stimulierung der Magensaftabsonderung (neuerdings werden dem Patienten nur noch die Magensaftproduktion anregende Stoffe, z. B. Betazol, injiziert).

Nahrungsresorption im Darm

Im Dünndarm erfolgt ein nahezu vollständiger Abbau der eingenommenen Nahrungsbestandteile zu Grundsubstanzen, die von den Körperzellen verwertet werden können. Die abschließende Umbauphase findet in der Leber statt.

In den Dünndarmzotten befinden sich Blutkapillaren (in der unteren Abb. rot dargestellt), die bestimmte gelöste Nährstoffe aus dem Darm übernehmen und sie über die Pfortader zur Leber transportieren, wo sie weiter gespalten und gespeichert werden.

Die Zotten enthalten außerdem *Lymphkapillaren* (grau dargestellt), die ebenfalls Nährstoffe aus dem Darm übernehmen und diese über das größte Lymphgefäß des menschlichen Organismus, den sog. *Milchbrustgang* (Ductus thoracicus), zur oberen Hohlvene befördern und dort ins Blut abgeben.

Die gespaltenen, gelösten Nährstoffe erreichen die Körperzellen über die Gewebsflüssigkeit, die aus den Wänden der Blutkapillaren sickert.

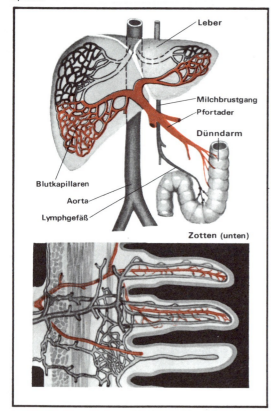

Leber – Milchbrustgang – Pfortader – Dünndarm – Blutkapillaren – Aorta – Lymphgefäß

Zotten (unten)

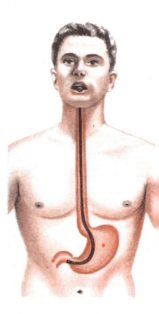

Vom Speichel wird die Nahrung aufgeweicht und mit Schleim vermischt, so daß sie geschluckt werden kann. Die Bewegungen der Zunge zum Gaumenbereich hin können bewußt gesteuert werden; danach löst jedoch ein besonderes Nervenzentrum unbewußte Schluckbewegungen *(Schluckreflex)* aus, wodurch der Nahrungsbrei in die Speiseröhre herabgedrückt wird. Der *Ösophagus (Speiseröhre)* ist ein etwa 25 cm langer Schlauch von Daumenstärke. Die Schleimhautfalten der Ösophaguswand sind von Muskeln umgeben, welche die Nahrungsstücke automatisch abwärts befördern. Ein Bissen *(Bolus)* passiert die Speiseröhre in ca. 5–6 Sekunden.

Unmittelbar unterhalb des Zwerchfells mündet die Speiseröhre in den *Magen (Ventriculus)*, der in der Mitte des Bauchraums gelegen ist. Der Mageneingang, die sog. *Kardia*, ist nichts anderes als ein besonders stark ausgebildeter Ringmuskel an der Grenze zwischen Ösophagus und Magen. Der Magen kann bis zu $1^1/_2$ Liter aufnehmen, normalerweise wird sein Fassungsvermögen jedoch der eingenommenen Nahrungsmenge angepaßt (das *Hungergefühl* wird u. a. durch den Füllungsgrad des Magens gesteuert, d. h., wenn bereits eine größere Nahrungsmenge darin enthalten ist, reduziert sich der Appetit automatisch in entsprechendem Maße). Die innerste Schicht der *Magenwand* besteht aus Schleimhautfalten; es folgen nach außen zwei weitere Schichten: die *Submukosa* und eine Muskelschicht. Außen ist der Magen umgeben von einer schleimbedeckten dünnen Haut, der sog. *Serosa*, einem Teil des *Bauchfells (Peritoneum)*. Auch das *Darmgekröse (Mesenterium)*, das den Magen-Darm-Trakt mit Arterien, Venen und Lymphgefäßen versorgt, ist beiderseits vom Bauchfell überzogen. Von der *Curvatura major* (linker Magenrand) nimmt der als *Omentum majus (großes Netz)* bezeichnete Teil des Bauchfells, welches das gesamte Darmkonvolut wie eine Schürze bedeckt, seinen Ausgang.

Im Magen wird die Nahrung reichlich mit *Magensaft* vermengt, einer Flüssigkeit, die von den Drüsen der Magenschleimhaut gebildet wird und Wasser, Salze, Salzsäure und Fermente enthält. Die Salzsäure wirkt bakterizid und schafft die Voraussetzungen für die Wirkung des *Pepsins:* wenn das Magensaftferment Pepsin seine eiweißspaltende Tätigkeit beginnt, sind die Proteine bereits durch die Wirkung der Salzsäure vorverdaut, welche durch ihren hohen Säurewert (pH-Wert etwa 2) ein Wirkungsoptimum für das Pepsin schafft. Neben dem Pepsin werden beim Säugling vermutlich im Magensaft auch kleine Mengen von Labferment — einem Enzym, das Eiweiß aus Milch ausfällt —, gebildet. Beim Erwachsenen scheint dieses Ferment jedoch nicht vorhanden zu sein. Die Magensaftproduktion wird auf dreifache Weise angeregt: 1. rein psychogen durch den Anblick appetitlicher Speisen; 2. vegetativ-reflektorisch bei Kontakt der Nahrungsmittel mit der Mundschleimhaut und 3. durch direkte Berührung mit der Magenschleimhaut. Gegen die selbstverdauende Wirkung der hochprozentigen Salzsäure ist der Magen normalerweise durch eine resistente Schleimschicht auf seiner Schleimhautinnenfläche geschützt. Bei bestimmten Erkrankungen kann jedoch die Magensaftabsonderung abnorm erhöht sein; dadurch besteht die Möglichkeit einer Schädigung der Magenschleimhaut mit anschließender Bildung eines sog. *peptischen Magenulkus*. Während der Verdauungsvorgänge im Magen wird der Mageninhalt durch wellenartige Kontraktionen der Muskulatur in der Magenwand immer wieder gründlich vermischt. Diese Kontraktionen finden auch statt, wenn der Magen leer ist; auf diese Weise entsteht u. a. das Hungergefühl.

Der flüssige Nahrungsbrei wird langsam zum Magenausgang, dem sog. *Pylorus*, und von dort aus in kleinen Portionen in den Zwölffingerdarm *(Duodenum)* befördert. Normalerweise ist die Entleerung des Magens 2–4 Stunden nach einer Mahlzeit beendet. Der Zwölffingerdarm (so benannt, weil er eine Länge von 12 Querfingern hat) ist hufeisenförmig gebogen und liegt an der Rückwand der Bauchhöhle. Hier wird der Verdauungsprozeß noch intensiviert, weil im Duodenum die Verdauungssäfte von Leber und Pankreas zur Wirkung kommen. Die von der Leber abgesonderte *Galle* emulgiert die wasserunlöslichen Fette und unterstützt damit das vom Pankreas gebildete Ferment Steapsin (eine Lipase) in seiner fettspaltenden Wirkung. Die Galle ist auch bei der Resorption der bei der Fettverdauung entstehenden Fettsäuren beteiligt. Der Pankreassaft enthält drei Arten von Enzymen: 1. *Trypsinogen* und *Chymotrypsinogen*, welche im Zwölffingerdarm zu *Trypsin* und *Chymotrypsin* aktiviert werden und Eiweiße spalten; 2. *Amylase*, welche Stärke zu Maltose abbaut; 3. eine *Lipase* mit fettspaltender Wirkung.

Sowohl Galle als auch Pankreassaft werden unter hormonellem Einfluß abgesondert. Sobald die teilweise bereits vorverdaute Nahrung das Duodenum erreicht, wird in dessen Wand ein Hormon, das *Cholezystokinin*, gebildet, welches auf dem Blutweg zur Gallenblase transportiert wird. Dieses Hormon bewirkt dort die Zusammenziehung der Gallenblase und die Entleerung des Gallensafts. Durch den Kontakt der Nahrung mit der Duodenumschleimhaut wird die Ausschüttung eines weiteren Hormons, des *Sekretins*, bewirkt, welches vom Blut zum Pankreas befördert wird und dessen Verdauungstätigkeit stimuliert.

Die Bauchspeicheldrüse entleert ihren Saft durch einen Hauptausführungsgang in den Zwölffingerdarm. Der Pankreassaft ist alkalisch und neutralisiert die aus dem Magensaft stammende, im Duodenum noch vorhandene Säure im Nahrungsbrei. Durch diesen Säuregehalt des Zwölffingerdarminhalts werden die Voraussetzungen für die Wirkung der Pankreasenzyme geschaffen.

Wenn die Nahrung den *Dünndarm* erreicht, ist der größte Teil bereits in seine Grundbestandteile gespalten. Hier wird der Abbauprozeß zwar durch die

Fermente der vom Dünndarm gebildeten Darmsäfte fortgesetzt, die Hauptaufgabe dieses Darmabschnittes ist jedoch die Resorption der abgebauten Nahrungsstoffe in das Blut und die Lymphe. Man nimmt an, daß die Darmsaftenzyme in den sog. *Brunnerschen Drüsen* gebildet werden.

Der Dünndarm ist 3–5 m lang und stark gewunden. Er nimmt seinen Ausgang am Zwölffingerdarm im mittleren Teil des Oberbauchs und endet im Bereich des rechten Unterbauchs mit der Mündung in das sog. *Zökum (Blinddarm).* Etwa 30–50 cm vor dieser Einmündung befindet sich manchmal ein dem Wurmfortsatz des Blinddarms ähnliches, rudimentäres Darmanhängsel, das sog. *Meckelsche Divertikel,* welches sich ebenso wie der Wurmfortsatz leicht entzünden und dann ähnliche Symptome wie die Appendicitis verursachen kann.

Der breiartige Inhalt des Dünndarms, der in dieser Phase von der Gallenflüssigkeit dunkelgrün gefärbt ist, wird mit den Darmsäften vermengt und durch die von den Muskeln in der Dünndarmwand ausgehenden *peristaltischen Bewegungen* weiterbefördert. Ähnlich wie in Speiseröhre und Magen besteht die Dünndarmperistaltik in einem wiederholten Zusammenziehen und Entspannen der Dünndarmmuskulatur. Sie verläuft rhythmisch und pflanzt sich wellenförmig alle 2–3 Minuten einmal über den Dünndarm fort. Diese Bewegungen sind z. B. bei chirurgischer Eröffnung des Bauchraums deutlich sichtbar.

Im Dünndarm, dessen Wand dünn ist und durch starke Fältelung eine sehr große Oberfläche besitzt, herrschen besonders günstige Bedingungen für die Resorption, d. h. die Aufnahme der abgebauten Nahrungsstoffe, in Blut und Lymphe. Auch die *Dünndarmzotten (Villi intestinales),* die fingerförmig in den Darminnenraum hineinragen, begünstigen die Resorption der verdauten Nahrungsstoffe. Durch die Dünndarmwand nimmt das Blut die Grundbestandteile der Nahrung — vornehmlich Glukose und Aminosäuren — auf und befördert sie über die *Pfortader* zur Leber; die Lymphe übernimmt hauptsächlich die resorbierten Fette. Der Inhalt der Lymphgefäße hat ein milchig-trübes Aussehen durch die darin emulgierten Fette und wird als *Lymphe* bezeichnet. Die Lymphkapillaren bilden ein feines Geflecht und vereinigen sich zentral zum *Ductus thoracicus (Milchbrustgang),* einem größeren Lymphgefäß, welches von der Bauchhöhle aufwärts durch den Brustraum führt und seinen Inhalt in eine große Vene im Bereich der linken Halsgegend entleert. Diese wiederum mündet in die *Vena cava cranialis (obere Hohlvene),* welche zum rechten Vorhof des Herzens führt; auf diesem Wege erreichen die von der Lymphe resorbierten Nahrungsbestandteile über den großen Kreislauf die Leber.

Die *Leber,* die größte Drüse des menschlichen Körpers, steuert die Verwertung der vom Blut aufgenommenen Nahrungsstoffe. Als „chemische Fabrik" sorgt sie dafür, daß nur vollständig abgebaute, nicht mehr behandlungsbedürftige Stoffe in die Körperzellen gelangen. Die Leber ist außerdem ein Speicherorgan mit enormem Fassungsvermögen: sämtliche Nahrungsstoffe können in großen Mengen in ihr eingelagert werden. Bei Bedarf kann der Körper auf dieses Depot zurückgreifen. Der gesamte in der Leber gespeicherte Zucker wird zu *Glykogen (Leberstärke)* umgeformt, einem Stoff, der als Energiereserve dient. Ähnliches gilt für die Aminosäuren, die in Form von komplexen Eiweißkörpern in der Leber gespeichert werden; sobald sie aber die Leber wieder verlassen, werden sie in Aminosäuren zurückverwandelt. Die Leberzellen haben also sowohl eine Aufbau- als auch eine Abbaufunktion. Eine dritte wichtige Aufgabe der Leber ist ihre Entgiftungstätigkeit: sie kann Gifte durch Koppelung mit anderen Substanzen oder durch weitere Spaltung unschädlich machen.

Da die meisten Nährstoffe nach der Dünndarmpassage vom Körper resorbiert worden sind, besteht der Darminhalt, wenn er in den ca. 1 m langen *Dickdarm* gelangt, zu 80% nur noch aus Wasser. Dieses Wasser entstammt einerseits den mit der Nahrung aufgenommenen Flüssigkeiten und setzt sich außerdem zusammen aus Speichel, Magen-, Darm- und Pankreassaft sowie Galle. Eine vollständige Ausscheidung dieser Säfte hätte einen erheblichen Flüssigkeitsverlust zur Folge. Deshalb werden auch vom Dickdarm 98% wieder rückresorbiert. Neben der Flüssigkeitsresorption hat der Dickdarm die Aufgabe, lebensnotwendige Elemente, wie beispielsweise Calcium, Magnesium und Eisen, ins Blut überzuführen. Im Dickdarm befinden sich außerdem große Mengen von Bakterien, vorwiegend Kolibakterien, die bei der Synthese von Vitaminen eine wichtige Rolle spielen. Die Verdauungsendprodukte enthalten fast keine für den Körper verwertbaren Stoffe mehr; das Verdauungssystem erlaubt eine nahezu vollkommene Nutzung der Nahrungsbestandteile. Die Rückstände, die in Form von *Faeces (Kot)* ausgeschieden werden, bestehen aus unverdaulichen Nahrungsbestandteilen, abgeschilferten Zellen aus dem Verdauungskanal, abgestorbenen und lebenden Bakterien, Schleimresten, Verdauungssäften und umgewandelten Gallenfarbstoffen, die dem Kot seine charakteristische Braunfärbung geben. Die Ausscheidung der für den Menschen unverdaulichen Zellulose (Hauptbestandteil der Pflanzen) beweist: der Mensch ist kein „Pflanzenfresser". Die Zusammensetzung des Magensaftes reiner Pflanzenfresser, wie z. B. der Kühe und Pferde, ermöglicht dagegen den Abbau dieses Stoffes. Im Laufe der Dickdarmpassage werden die Faeces eingedickt und geformt und gelangen dann ins *Rektum (Mastdarm),* welches nach kurzer gerader Strecke in den *Anus* mündet. Die Rektumentleerung geschieht willkürlich, nachdem ein bestimmter Füllungsgrad reflektorisch das Gefühl des Stuhldrangs ausgelöst hat.

Vergleiche auch: Fermente, Leber, Lymphe, Nahrungsstoffe, Speicheldrüsen, Stoffwechsel; B Röntgendiagnostik II–III.

Verdauungsstörungen, *Dyspepsie,* unspezifische Symptome bei einer Vielzahl von Störungen im Magen-Darm-Kanal, u. a. auch bei Magen- und Zwölffingerdarmgeschwüren, chronischer Gastritis, Gallensteinen und Erkrankungen der Bauchspeicheldrüse mit beeinträchtigter Sekretion der Verdauungsfermente. Ein weiteres häufiges Beispiel einer Verdauungsstörung ist die *Enteritis* (Dünndarmentzündung), bei welcher die normale Bakterienflora, d. h. die normalerweise vorhandene Besiedlung des Darmes mit Kolibakterien, gestört ist. Die Behandlung entspricht der jeweiligen Ursache, die der Störung zugrunde liegt.
Vergleiche auch: Bauchspeicheldrüse, Cholezystitis, Darmentzündung, Gallensteine, Gastritis, Magen- und Zwölffingerdarmgeschwür, Verdauung.

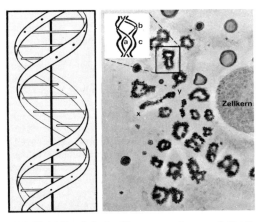

DNS-Moleküle, die in den Chromosomen liegen, enthalten in der Form von „chemischer Information" exakte Instruktionen für die biochemischen Vorgänge, die die Entwicklung des Individuums kontrollieren. Oben links: Modell eines DNS-Moleküls. Die Spiralbänder stellen die beiden Desoxyribophosphatketten dar; die horizontalen Stränge bezeichnen die Paare der Basenelemente, welche die Kette zusammenhalten.
Die **Reduktionsteilung** oder *Meiose* ist die doppelte Zellteilung, die stattfindet, wenn sich eine Geschlechtsmutterzelle in vier Geschlechtszellen, entweder Eizellen oder Spermien, mit je 23 Chromosomen teilt. Oben rechts: Ein Schnitt aus einem menschlichen Hoden, entnommen während eines der Stadien der ersten Zellteilung. Die ursprünglich 46 Chromosomen haben sich in 23 Paare gruppiert, von denen eines aus einem X- und einem Y-Chromosom besteht, die letztlich über das Geschlecht des Nachkommen entscheiden. Die Vergrößerung zeigt Chromosomenkreuzungen (a), Zentromere (b) und Chromatide (c).

Vererbung. Die Eigenschaften eines Organismus entwickeln sich aus dem Zusammenwirken der Umweltfaktoren mit den Erbanlagen *(Genen),* welche über die Geschlechtszellen beider Eltern weitergegeben wurden. Die Wissenschaft, die sich mit dem Mechanismus der Vererbung beschäftigt, heißt *Vererbungslehre* oder *Genetik.*

Die *Gene* liegen in den fadenförmigen *Chromosomen* in den Zellkernen (↗ Zelle). Jeder Organismus hat eine bestimmte Anzahl von Chromosomen, die in allen Zellen mit Ausnahme der Geschlechtszellen als Paare auftreten. So hat der Mensch 46 Chromosomen oder 23 Chromosomenpaare. Wenn sich die Geschlechtszellen bilden, erhält jede Eizelle wie auch jede Samenzelle infolge einer Reduktionsteilung nur jeweils ein Chromosom von jedem Chromosomenpaar, also insgesamt 23 Chromosomen. Wenn sich nun bei der Befruchtung eine Eizelle und ein Spermium vereinigen, ist die ursprüngliche Chromosomenzahl von 46 wiederhergestellt. Ein Kind erhält somit die Hälfte seiner Chromosomen mit deren Genen vom Vater, die andere Hälfte von der Mutter.

Der Mann besitzt ein X- und ein Y-*Geschlechtschromosom,* während die Frau zwei X-Chromosomen besitzt. Folglich enthält jede Eizelle ein X-Chromosom, während die Hälfte aller Spermien ein X- und die andere Hälfte ein Y-Chromosom besitzt. Das Geschlecht des Kindes hängt davon ab, welcher der beiden Spermientypen die Eizelle befruchtet.

Die Gene sind in den Chromosomen in Reihen angeordnet. Wie die Chromosomen treten auch die Gene in Paaren auf. Also kommt auch eines der beiden Gene jedes Genpaares vom Vater, das andere von der Mutter. Ein Gen kann nur aufgrund seiner beim Individuum beobachteten Wirkung definiert werden. Der vollständige Verlust der Pigmentbildung *(Albinismus),* eine bestimmte Anomalie bei gewissen Stoffwechselvorgängen, eine bestimmte Blutgruppe im AB0-System sind Beispiele von individuellen und genau definierten Genvariationen, welche erwiesenermaßen den Mendelschen Gesetzen folgen und von denen man annehmen kann, daß sie alle in jeweils einem bestimmten Gen lokalisiert sind.

Die sog. *genetische Information* wird in speziellen Proteinmolekülen in den Chromosomen aufbewahrt; in der Regel bestehen diese Proteine aus *Desoxyribonukleinsäure,* gewöhnlich abgekürzt als DNS. Diese *DNS-Moleküle* sind im Vergleich zu den meisten anderen Molekülen sehr groß und besitzen eine charakteristische Struktur. Ihr Rahmen besteht aus zwei ineinander gewundenen Spiralfäden, wobei jeder Faden aus vier *Purin-* oder *Pyrimidinbasen* (beim Menschen: *Adenin, Guanin, Cytosin* und *Thymin*) besteht, welche in einer bestimmten Ordnung wiederkehren und durch den Zucker *Desoxyribose* und durch *Phosphate* verbunden sind. Die Doppelspirale *(Helixstruktur)* wird durch Bindungen zwischen den Basen zusammengehalten. Diese Brücken zwischen den Fäden der Doppelspirale können nur zwischen Adenin und Thymin oder zwischen Guanin und Cytosin auftreten.

Nach einer Trennung kann jeder der beiden Fäden einen neuen Partner synthetisieren; auf diese Weise werden zwei neue, identische DNS-Moleküle gebildet. Diese Synthese, *Reduplikation* genannt, ist der eigentliche Vorgang, wenn sich die Chromosomen „spalten".

Fermente und andere wichtige Substanzen für Wachstum und Entwicklung setzen sich aus Eiweißmolekülen zusammen. Die Grundeinheiten dieser Moleküle sind gerade Ketten von Aminosäuren, ihre spezifischen Eigenschaften werden durch die Art, Anzahl und Anordnung der Aminosäuren in der Kette bestimmt. Es sind über 20 solche Aminosäuren bekannt; die bei einer solchen Anzahl möglichen Kombinationen führen theoretisch zu einer fast unbegrenzten Variationsmöglichkeit von Proteinmolekülen. In voller Übereinstimmung hierzu stehen die fast unbegrenzten genetischen Variationen, die bei Tieren und Pflanzen beobachtet werden. Man kann deshalb sagen, daß Individuen von gleicher genetischer Struktur (und somit auch von gleicher Proteinstruktur) unmöglich existieren können — mit der Ausnahme der eineiigen Zwillinge sowie solcher Organismen von gleichem Erbgut, die durch ungeschlechtliche Vermehrung aus einem einzigen Individuum entstanden sind.

Die DNS steuert die Synthese der Proteinmoleküle. Dieser Vorgang spielt sich aller Wahrscheinlichkeit nach wie folgt ab: während einer ersten Phase wird im Zellkern eine neue Kette mit derselben Anordnung der vier Basenpaare gebildet. In diesem Molekül ist jedoch die Desoxyribose der alten Kette durch die *Ribose* ersetzt, und das Molekül wird jetzt als *Ribonukleinsäure* oder *RNS* bezeichnet, deren Funktion es ist, die genetische Information weiterzuleiten. Man nimmt an, daß die Informationen in den Molekülen mittels eines „Alphabets" von vier Buchstaben (Adenin, Guanin, Cytosin und Thymin) „gespeichert" werden. Jedes Wort hat drei Buchstaben und stimmt mit jeder der individuellen Aminosäuren in der Eiweißmolekülkette überein. Beispiel: drei *Adenine* in einer bestimmten Position der RNS-Kette können die Lage einer bestimmten Aminosäure, in diesem Falle des Phenylalanins, an einem bestimmten Platz in dem zu synthetisierenden Eiweißmolekül anzeigen.

Die Regeln der Vererbungslehre (die *Mendelschen Gesetze*) werden durch die folgenden Beispiele veranschaulicht: die Blutgruppen des AB0-Systems werden durch drei Gene bestimmt, IA, IB, I0, von denen jedes an einem Ort eines bestimmten Chromosoms gefunden werden kann. Jedes Individuum hat zwei Chromosomen dieser Art, welche also (I) die Gene IA und IA enthalten können — die Blutgruppe wäre dann A und das Individuum in bezug auf das Gen IA *homozygot*. (II) Die Gene IA und IB — Blutgruppe AB; das Individuum ist *heterozygot* — das heißt, beide Gene sind vorhanden, und die Wirkung wird als *intermediär* bezeichnet. (III) Gene IA und I0 — Blutgruppe A — das Individuum ist *heterozygot;* das Gen I0, das keine Wirkung zeigt, wird als *rezessiv*, das Gen IA als *dominant* bezeichnet. (IV) Gene IB und IB — Blutgruppe B — das Individuum ist *homozygot*. (V) Gene IB und I0 — Blutgruppe B —, aber das Individuum ist heterozygot. (VI) Gene I0 und I0 — beides rezessive Gene — ergeben zusammen die Blutgruppe 0, und das Individuum ist in Hinsicht auf dieses Gen homozygot.

Die Vererbungsgesetze beruhen auf der Verteilung der Chromosomen in der Eizelle und in den Spermien (wo die Chromosomen von 46 auf 23 reduziert sind) und auf der Rekombination der Chromosomen bei jeder Befruchtung. Zu Beginn dieser Teilung nähern sich die Chromosomen eines jeden Paares in enger Verbindung. In einem etwas späteren Stadium differenziert sich jedes Chromosom in zwei entsprechende Fäden oder *Chromatiden* (die zu den Tochterchromosomen werden), welche durch eine spezielle Verbindung, das *Zentralkörperchen* oder *Zentromer*, zusammengehalten werden. An gewissen Stellen kann ein Chromatid sich mit einem Chromatid der anderen Hälfte des Chromosomenpaares überkreuzen. Darauf folgt ein Abbruch und eine Wiedervereinigung am Kontaktpunkt, woraus ein Austausch von Chromatidteilchen entsteht. Diese *Chromosomenkreuzung (Crossing over*, auch *Chiasma* oder *Translokation)* stellt einen weiteren Mechanismus dar, durch welchen das genetische Material der Chromosomen der Geschlechtszellen kombiniert werden kann; dies hat eine noch größere genetische Variation in der folgenden Generation zur Folge.

Im letzten Stadium der Zellteilung bewegen sich die Zentromeren zu den entgegengesetzten Zellpolen und nehmen die Chromatiden mit sich. An den Chromosomenkreuzungen besteht ein größerer Trennungswiderstand, wodurch verschiedene charakteristische Kombinationen auftreten. Es ist möglich, dies nicht nur im Experiment an Tieren zu studieren, sondern auch bei Menschen durch die Analyse von (in der Hauptsache aus den Hoden entnommenen) Zellproben. Anomalien wurden in Verbindung mit Sterilität und verminderter Fruchtbarkeit gefunden.

Die *Reduktionsteilung* oder *Meiose*, die Bildung der neuen Geschlechtszellen, besteht in zwei aufeinanderfolgenden Zellteilungen der Chromosomen, nicht aber der Zentromeren. Bei der zweiten Teilung sind es die Zentromeren, die sich teilen; die ursprüngliche Geschlechtsmutterzelle teilt sich so in vier Zellen mit je 23 Chromosomen. Beim Manne entwickeln sich alle diese Zellen in Spermien, während bei der Frau nur eine der vier zur Eizelle wird — die anderen drei, *Polkörperchen* genannt, bestehen fast ausschließlich aus Chromosomenmaterial und gehen zugrunde. Ansonsten ist der Mechanismus der Reduktionsteilung bei beiden Geschlechtern derselbe. Die Entscheidung, welche der vier Tochterzellen zur Eizelle wird, scheint nicht von der Chromosomenkombination abhängig zu sein. Allein der Zufall bestimmt, in welcher Weise die Einheiten der Chromosomenpaare auf die Tochterzellen während der Reduktionsteilung verteilt werden und in welcher Weise sie sich bei der Befruchtung wieder vereinigen. Die Gene, die sich in den verschiedenen Chromosomen befinden, sind unabhängig voneinander vererbt. Die Gene in demselben Chromosom bleiben in der Regel zusammen, vorausgesetzt, daß keine Chromosomenkreuzung aufgetreten ist.

VERERBUNG I

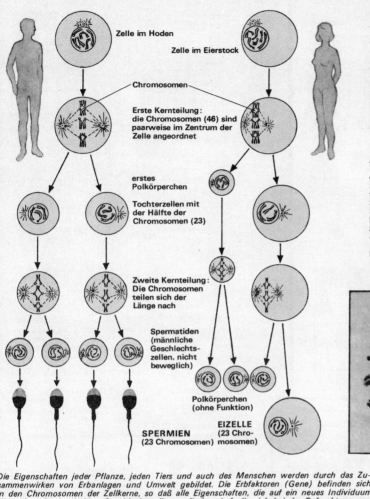

Die Bildung der Geschlechtszellen (links). Die Geschlechtszellen werden beim Mann durch besondere Zellen im Hoden gebildet. Jede dieser Zellen teilt sich in vier Spermien. In den Eierstöcken der Frau dagegen entsteht aus jeder Geschlechtsmutterzelle nur eine Eizelle.

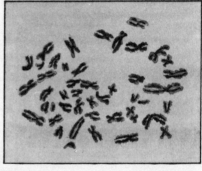

Blutgruppen. Bestimmte Eigenschaften des Blutes sind *geschlechtsgebunden* und können dazu benutzt werden, die Verwandtschaft zwischen Individuen festzustellen. Eine Methode der Blutgruppeneinteilung ist das ABO-System, das auf dem Auftreten bestimmter Substanzen beruht, welche die roten Blutkörperchen zur Zusammenballung *(Agglutination)* bringen. Jeder Mensch gehört zu einer der vier Gruppen, A, B, AB, oder 0 (Null). Diese Tatsache spielt auch eine entscheidende Rolle bei der Verträglichkeit von Spender- und Empfängerblut bei Bluttransfusionen.

Mikrophotographie der menschlichen Chromosomen, in diesem Falle einer Gewebszelle (oben).

Die Eigenschaften jeder Pflanze, jeden Tiers und auch des Menschen werden durch das Zusammenwirken von Erbanlagen und Umwelt gebildet. Die Erbfaktoren (Gene) befinden sich in den Chromosomen der Zellkerne, so daß alle Eigenschaften, die auf ein neues Individuum übergehen, in den beiden Geschlechtszellen zu finden sind, die sich bei der Befruchtung vereinigen. Der Mensch besitzt in jeder Körperzelle 23 Chromosomenpaare. Wenn die Geschlechtszellen gebildet werden, trennen sich die Chromosomen eines jeden Paares in charakteristischer Weise voneinander (oben), so daß eine Eizelle (weibliche Geschlechtszelle) oder eine Samenzelle (männliche Geschlechtszelle) nur jeweils 23 Chromosomen enthält.

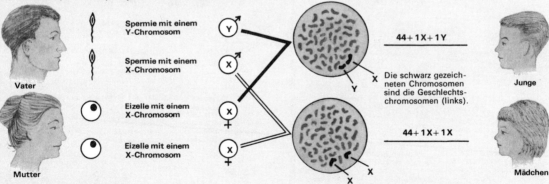

Bei der Befruchtung vereinigen sich Eizelle (Ovum) und Samenzelle (Spermium), so daß eine Zelle mit 46 Chromosomen gebildet wird. Sie beginnt sich sofort zu teilen, und ein neues Leben entsteht, das die Hälfte seiner Gene von der Mutter, die andere Hälfte vom Vater erhält. **Mädchen oder Junge?** (oben.) Jede Samenzelle und jede Eizelle enthält ein spezielles Chromosom das *Geschlechtschromosom.* In den Samenzellen kommen zwei Typen (entweder X oder Y), in den Eizellen nur ein Typ (ein X) vor. Wenn sich nun die Eizelle mit einer Samenzelle verbindet, welche ein Y-Chromosom enthält, entsteht ein Junge, enthält die Samenzelle ein X-Chromosom, entsteht ein Mädchen. Das Geschlecht eines Kindes ist somit vom Augenblick der Befruchtung an festgelegt.

VERERBUNG II

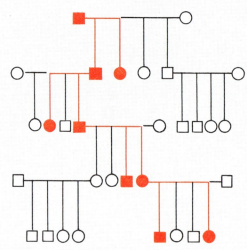

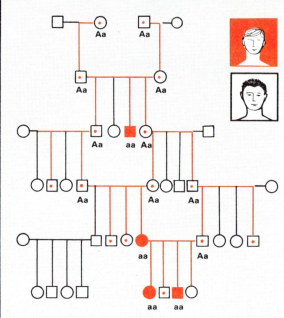

Die Gene treten wie die Chromosomen in Paaren auf. Wenn ein Individuum dieselben Gene in beiden Chromosomen besitzt, wird sich die betreffende Eigenschaft (oder Krankheit) entwickeln. Wenn das Gen nur in einem Chromosom vorkommt und sich die Eigenschaft dennoch entwickelt, bezeichnet man das Gen (Erbfaktor) als *dominant*. Ein Erbfaktor, der sich nicht durchsetzt, wird als *rezessiv* bezeichnet.

Einfacher dominanter Erbgang

Im Falle eines dominanten Gens entwickelt sich die Eigenschaft sowohl bei der Genkombination Aa wie auch bei der Genkombination AA (siehe Schlüssel). Aa-Individuen sind die häufigsten, und das Erbdiagramm sieht dann wie oben aus, wenn der Vater die dominante Eigenschaft besitzt. Die Chance, daß sich der Erbfaktor ausbildet, beträgt für jedes Kind 50%, unabhängig vom Geschlecht desselben. Dies ist zum Beispiel auch der Erbgang eines bestimmten Typs der Kurzfingrigkeit.

- ☐ Mann
- ○ Frau
- 🟥 Eigenschaftsträger
- 🔴
- ☐ Anlagenträger, Genträger
- ⊙
- A dominantes Gen
- a rezessives Gen

Einfacher rezessiver Erbgang

Beim rezessiven Erbgang entwickeln sich die Eigenschaften (bzw. Krankheiten) nur in denjenigen Individuen, die von jedem der Eltern ein Gen mit gleicher Eigenschaft bzw. gleichem Defekt erhalten haben. In den Genträgern Aa entwickeln sich die Eigenschaften dagegen nicht. Wenn das Gen a selten ist, wie bei bestimmten Krankheiten, entwickelt sich die Eigenschaft nur bei einem Kind zweier Träger des gleichen Gens, welche oft miteinander verwandt sind. Die Chance, die Eigenschaft zu vererben, beträgt dann 25%, unabhängig vom Geschlecht. Der Albinismus, der angeborene Pigmentmangel, wird in der Art dieses Schemas vererbt.

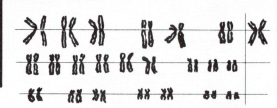

Normale und abnorme Chromosomensätze

Von den 23 Chromosomenpaaren der Körperzelle können 9 individuell identifiziert werden. Die anderen Paare können nur speziellen Gruppen zugeordnet werden. Der obige Chromosomensatz ist derjenige der Hautzelle einer normalen Frau. Das Paar ganz oben rechts besteht aus den beiden Geschlechtschromosomen. Unten die Chromosomen eines Jungen mit Mongolismus, einer Krankheit, die durch ein überzähliges Chromosom (Trisomie 21) verursacht wird.

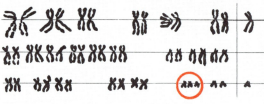

Das überzählige Chromosom (3mal das Chromosom 21, durch roten Kreis markiert) ist die Ursache des Mongolismus.

Geschlechtsgebundenes, rezessives Gen

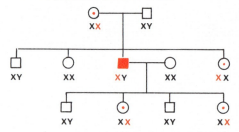

Bestimmte Erbfaktoren sind in den Geschlechtschromosomen (X und Y) lokalisiert. So sind zum Beispiel die Rot-Grün-Blindheit und die gewöhnliche Bluterkrankheit an ein X-Chromosom gebunden, von denen die Frau zwei und der Mann nur eines besitzt. Das krankhafte Gen ist sehr selten, so daß das Risiko für eine Frau sehr klein ist, zwei solche Erbfaktoren zu erhalten. Die Eigenschaft kann sich jedoch beim Mann mit nur einem Gen auswirken. Mit einer Mutter, welche das Gen besitzt, und einem genfreien Vater beträgt die Chance für eine Tochter, Trägerin zu werden, und die Chance für einen Sohn, an dem Erbleiden zu erkranken, jeweils 50%. In der nächsten Generation werden die Töchter Trägerin sein, die Söhne dagegen sind gesund, da sie ihr X-Chromosom von der gesunden Mutter erhalten, während die Töchter jeweils eines ihrer X-Chromosomen vom kranken Vater haben.

Im Falle einer Heirat zwischen zwei heterozygoten Erbträgern mit den Genen IA und I0, das heißt, wenn beide Blutgruppe A besitzen, treten sowohl die Eizellen als auch die Spermien in den Typen IA und I0 auf. Bei der Befruchtung entsteht eine zufällige Verbindung mit gleichen Chancen, so daß sich folgende mögliche Kombinationen für das Kind ergeben: IA–IA, IA–I0 und I0–I0 im Verhältnis 1:2:1; oder da IA–IA und IA–I0 beide die Blutgruppe A ergeben, drei Kinder mit der Gruppe A und ein Kind mit der Gruppe 0. Bei einer solchen Kombination ist also die Chance jedes Kindes, die Blutgruppe A zu erhalten, gleich 75% und die Chance, die Gruppe 0 zu erhalten, gleich 25%.

Die Gene bleiben in der Regel unverändert, jedoch treten auch Veränderungen oder *Mutationen* auf. Für jedes individuelle Gen ist die Mutationsrate niedrig — beim Menschen schätzt man 1:50000 bis 1:1000000 pro Eizelle oder Spermium. Die Gesamtzahl der Gene ist jedoch so groß, daß die gesamte Mutationsrate immer noch beachtlich ist. Es ist wahrscheinlich, daß jede zweite oder dritte Geschlechtszelle zumindest eine neue Mutation enthält. Die überwiegende Mehrheit der Mutationen ist jedoch rezessiv und bedeutet deshalb nur beim Homozygoten eine Gefahr für den Organismus. Diese *genetischen Fehler* führen zu verschiedenen Manifestationen vom frühen Tod eines Embryos bis zu leichten Störungen oder unbedeutenden Defekten. Nur die wenigen positiven Mutationen, die im Verlauf von Tausenden von Jahren eintreten, liegen der biologischen Entwicklung der Arten (Evolution) zugrunde. Mutationen können durch Strahlen und verschiedene chemische Substanzen verursacht werden. Da diese Mutationen bei Menschen gewöhnlich zu Krankheiten oder Defekten führen, stellen die Faktoren, die Mutationen auslösen, ein ernsthaftes Problem dar. Dies erklärt das gegenwärtige Interesse an diesen Problemen, insbesondere im Zusammenhang mit der Atomforschung und ihrer Anwendung.

In den vergangenen Jahren wurde die genetische Forschung durch biochemische Methoden und Fortschritte in der Zellbiologie unterstützt. Es ist heute möglich, nicht nur die Verteilung der Gene, wie sie innerhalb von Familien weitergegeben werden, über ganze Bevölkerungsgruppen zu verfolgen, sondern auch ihre Auswirkungen im Individuellen zu beobachten. Damit läßt sich die Art und Weise ermitteln, in welcher sich solche durch Gene bestimmte normale oder krankhafte Eigenschaften entwickeln.

Heute sind beim Menschen rund 1100 verschiedene genabhängige Krankheiten oder Defekte, das heißt ungünstige Mutationen von unterschiedlichem Schweregrad, bekannt. Viele von ihnen sind selten, jedoch stellen sie zusammen ein ernsthaftes Problem der Volksgesundheit dar. Die Genetik wird damit zu einem immer wichtigeren Gebiet der modernen Medizin. Erbkrankheiten können nicht, wie man früher annahm, durch Sterilisation aus der Welt geschafft werden, anderseits sind sie wahrscheinlich auch nicht alle unheilbar. Eine wirkungsvolle Behandlung oder Korrektur ist bereits für viele von ihnen vorhanden.

Eine spezielle Art von Erbkrankheiten mit besonderem medizinischem Interesse stellen die *Chromosomenaberrationen* dar — d. h. das Fehlen oder das Vorhandensein überzähliger Chromosomen oder Teile von Chromosomen. Beim ↗ Mongolismus besitzt der Patient 47 anstatt der normalerweise 46 Chromosomen. Diese Abweichung kommt durch eine Störung bei der Bildung der Eizelle in der Mutter zustande, wobei die Eizelle ein Chromosom zuviel erhält.

In seltenen Fällen treten bei normalen Individuen sogenannte *Translokationen*, Übertragungen eines Teils eines Chromosoms auf ein anderes Chromosom, auf. Das Risiko eines Chromosomenverlustes oder -gewinns für das Kind beträgt dann ungefähr 50%. Dies tritt in manchen Fällen von Mongolismus auf, wobei die genetischen Eigenschaften der Mutter, ihr *Karyotyp*, für die Abschätzung der Chancen von Bedeutung sind, inwieweit man bei einem nächsten Kind wieder mit einem Defekt rechnen muß.

Die moderne Vererbungslehre beruht auf der Untersuchung von Familien und großen *Bevölkerungsgruppen*. Es wird versucht, nachzuweisen, welche Eigenschaften auf welchen speziellen Genen beruhen und wie diese Gene in Familien und in Bevölkerungen weitervererbt werden. Verschiedene Faktoren beeinflussen die Häufigkeit eines Gens in einer Bevölkerung, so daß sich die Genstruktur ständig ändert. Die Erforschung dieser Faktoren ermöglicht der anthropologischen Forschung und der Medizin, den Ursprung und die Verbreitung von Erbstörungen zu verstehen *(genetische Epidemiologie).*

Vergleiche auch: Zelle.

Vergiftung, Erkrankung oder Tod eines Organismus durch Einführung von Giften; es gibt keine angemessene Definition, was ein Gift ist, da die Zahl der Stoffe, die Giftwirkung haben können, beinahe unbegrenzt ist; mehr oder weniger jede Substanz einschließlich aller gebräuchlichen Medikamente kann sich schädigend auswirken, wenn sie in entsprechend großer Menge eingenommen wird. In der Praxis werden als Gifte jedoch nur solche Substanzen bezeichnet, die schon in geringer Menge und durch chemische Wirkungen eindeutige Krankheitserscheinungen hervorrufen können. Folglich sind z. B. Glasstaub und radioaktive Stoffe keine Gifte, da sie zwar schon in geringen Mengen gesundheitsschädlich wirken, ihre Wirkungen aber physikalischer Art sind. Zahlreiche öffentliche und private Institutionen treffen Vorsichtsmaßnahmen, um die Gefahr von Vergiftungen herabzusetzen. Berufskrankheiten, wie Blei-, Phosphor- und Quecksilbervergiftungen, werden durch Kontrolle der Arbeitsbedingungen bekämpft. Zum Schutze unserer Nahrung vor der Beimengung giftiger Konservierungsmittel und Farbstoffe wurde eine umfangreiche Lebensmittelgesetzgebung geschaffen. Der Verkauf von Giften in Apotheken und Drogerien unterliegt strengen Vorschriften. Anderseits hat die chemische Industrie auch eine Vielfalt von Erzeugnissen hergestellt, wie etwa die Detergentien und Insektizide, die schwere Vergiftungen verursachen können oder deren gesundheitliche Auswirkungen noch keineswegs zu übersehen sind. Der Ausschuß für Toxikologie der „American Medical Association" schätzt z. B. die u. U. giftigen Substanzen auf dem amerikanischen Verbrauchermarkt auf mehr als 250 000. Medikamente sind für etwas mehr als die Hälfte aller Vergiftungsunfälle verantwortlich. Laut Gesetz dürfen Gifte nur in festen, dicht schließenden Behältnissen mit der deutlichen Beschriftung „Gift" aufbewahrt und abgegeben werden. Die Abgabe giftiger Substanzen darf nur an zuverlässige Personen erfolgen. Bei stärkerem Gift darf die Abgabe nur gegen *Giftschein* erfolgen und muß vom Apotheker in einem besonderen *Giftbuch* eingetragen werden. Jeder einzelne trägt beim Umgang mit Giften eine große Verantwortung. Gifte sollten nicht in Gefäßen aufbewahrt werden, die im Haushalt benutzt werden — z. B. in Limonadeflaschen oder Schalen, da dies zu Verwechslung führen könnte; auch sollten sie nicht zusammen mit Lebensmitteln oder Getränken gelagert werden. Das Etikett sollte nicht vom Gefäß entfernt oder der Text unleserlich gemacht werden. Die Erwachsenen tragen in erster Linie die Verantwortung dafür, daß Kinder keinen Zugang zu Giften haben, was u. a. auch bedeutet, daß alle Arzneimittel in verschlossenen Schränkchen aufbewahrt werden sollten. Medikamente und andere giftige Substanzen, die nicht verbraucht worden sind, sollte man dadurch entfernen, daß man sie in den Ausguß schüttet oder auf andere Weise unschädlich macht.

In der Statistik stehen Schlaftablettenvergiftungen und der Mißbrauch von Betäubungs- und Anregungsmitteln an erster Stelle. Große Mengen an Schlaftabletten werden oft von Menschen eingenommen, die versuchen, Selbstmord zu begehen. Die Zahl der Vergiftungen bei Kindern unter fünf Jahren ist ebenfalls sehr hoch. Häufig sind auch Vergiftungen durch Medikamente, die als „harmlos" angesehen werden, wie etwa Eisenpräparate und Aspirin. Für Kinder sind auch Zigarettenstummel und die giftigen Teile mancher Pflanzen wie Goldregensamen, Dolden des Maiglöckchens und der Gewöhnliche Farn gefährlich. Relativ viele Vergiftungen kommen auch durch giftige Pilze und durch verdorbene Lebensmittel zustande (↗ Pilzvergiftung, ↗ Lebensmittelvergiftung).

Zwischen den verschiedenen Arten der Vergiftung wird gewöhnlich danach unterschieden, auf welchem Wege das Gift in den Körper gelangt ist. Bei einer Vergiftung durch Einnehmen gelangt das Gift durch die Wände von Magen und Darm in die Blutbahn. Vergiftungen dieser Art können durch viele Stoffe verursacht werden. Ein Kind, das z. B. einen Zigarettenstummel verschluckt, kann eine schwere Nikotinvergiftung bekommen. Ätzende Mittel, wie Säuren und Laugen, führen oft zu gefährlichem geschwürigem Zerfall in Mund, Rachen und Magen. Eine Vergiftung durch Einatmen wird durch eine große Zahl gasförmiger Stoffe verursacht, die die Atemwege schädigen und durch die Lungen direkt ins Blut aufgenommen werden; ein Beispiel dafür ist die Kohlenmonoxidvergiftung (↗ Kohlenoxidvergiftung). Giftige Gase entstehen auch bei bestimmten industriellen Fertigungsprozessen, bei denen sich die Arbeiter deshalb durch Tragen von Gasmasken schützen müssen. Viele der verbreitetsten Narkosemittel, wie Äther und Chloroform, und eine Anzahl anderer Gase wirken als *Atemgifte*. Eine Vergiftung durch die Haut wird vor allem durch Phosphorsäureester hervorgerufen, die heute als Insektizide eine große Bedeutung haben; die bekannteste dieser Verbindungen ist das Nitrostigmin (Handelsnamen E 605 und Parathion). Phosphorsäureester wurden ursprünglich als militärische Kampfstoffe *(Nervengas)* entwickelt, die über ein heftiges Erregungsstadium zum Tode führen. Diese Gifte werden durch die Poren der Haut sehr rasch in die Blutbahn aufgenommen.

Eine Vergiftung durch Injektion kann gelegentlich beabsichtigt, wie im Fall der Rauschgiftsucht, oder sehr selten auch unbeabsichtigt durch eine Verwechslung von Medikamenten vorkommen. Vergiftungen können auch durch Schlangenbisse und den Stich gewisser Insekten verursacht werden (↗ Insektenstich, ↗ Schlangenbiß).

Es ist üblich, zwischen *akuter* und *chronischer Vergiftung* zu unterscheiden. Die chronische Vergiftung tritt bei langdauernder Einwirkung eines Giftes auf. Bei schwachen Formen der chronischen Vergiftung kann der Körper oft die schädigenden Wirkungen ausgleichen; die Leber spielt dabei durch ihre entgiftende Funktion eine wichtige Rolle. Der Grad der Empfindlichkeit gegenüber einem bestimmten Gift ist von Person zu Person sehr unterschiedlich, abhängig vom Körpergewicht (die Dosis wird oft pro Kilogramm Körpergewicht berechnet) und von möglichem früherem Kontakt mit dem Gift.

Kinder sind weit giftempfindlicher als Erwachsene. Da bei Vergiftungen wegen der großen Vielzahl der Gifte die Diagnose und Therapie sehr schwierig sein können, sollte man bei jedem Verdacht einer Vergiftung sofort einen Arzt, ein Krankenhaus oder ein Giftkontrollzentrum anrufen. Man soll den Vergifteten, wenn dieser bei Bewußtsein ist, zum Erbrechen bringen; eine allgemeine Regel ist, ihn eine große Menge Wasser trinken zu lassen, um das Gift zu verdünnen. Ist der Betroffene bewußtlos, kann es notwendig sein, künstliche Beatmung durchzuführen. Im Falle einer Gasvergiftung ist der Patient zuerst an die frische Luft zu

bringen, dann kann eine künstliche Beatmung durchgeführt werden. Sogar ein Arzt wird oft Schwierigkeiten haben, eine Vergiftung richtig zu diagnostizieren, weshalb in vielen Großstädten Giftkontrollzentren eingerichtet wurden, die den Ärzten und allen anderen Personen sofort Rat geben können; so geben diese Zentren Auskunft darüber, welche Gifte in einem bestimmten Industrieerzeugnis enthalten sind und welche Gegenmittel für ihre Bekämpfung angewandt werden können. In allen Vergiftungsfällen ist es wichtig, das Gift so schnell wie möglich zu identifizieren. Man sollte möglichst eine Probe davon zum Arzt mitnehmen, wenn vorhanden zusammen mit dem Etikett oder dem Gefäß. Der Arzt sollte möglichst auch wissen, wann und in welcher Menge das Gift eingenommen worden ist. Krankenhäuser behandeln Vergiftungsfälle oft dadurch, daß sie den Mageninhalt auspumpen. Manchmal wird der Flüssigkeit zum Ausspülen des Magens Aktivkohle beigefügt, die viele Gifte bindet. In vielen Fällen sind wirksame *Gegengifte* bekannt. Flüssigkeiten werden, vielfach sogar direkt ins Blut, verabreicht, um dem Körper die Ausscheidung des Gifts zu erleichtern. Oft ist auch eine Behandlung des Schocks und anderer Erscheinungen, die durch die Vergiftung auftreten können, erforderlich.
Vergleiche auch: Arsenvergiftung, Arzneimittelvergiftung, Blausäurevergiftung, Bleivergiftung, Kohlenoxidvergiftung, Nikotinvergiftung, Phosphorvergiftung, Quecksilbervergiftung.

Verkehrsmedizin

Tote und Verletzte im Straßenverkehr in der BRD (1953–1971)

Jahr	Getötete	Verletzte	insgesamt
1953	11 449	315 157	326 606
1954	12 071	334 961	347 032
1955	12 791	371 160	383 951
1956	13 427	383 145	396 572
1957	13 004	376 141	339 145
1958	12 169	372 524	384 693
1959	13 822	419 827	433 649
1960	14 406	454 960	469 366
1961	14 543	447 927	462 470
1962	14 445	428 488	442 933
1963	14 513	424 298	438 811
1964	16 494	446 172	462 666
1965	15 753	433 490	449 243
1966	16 868	456 832	473 700
1967	17 084	462 048	479 132
1968	16 636	468 718	485 354
1969	16 646	472 387	489 033
1970	19 193	531 795	550 988
1971[1]	18 727	517 953	536 680

[1] Vorläufiges Ergebnis.

Verkehrsmedizin, die Lehre von den Wechselbeziehungen zwischen der menschlichen Gesundheit und dem Verkehr. Sie erforscht die psychische und physische Leistungsfähigkeit des Menschen als Teilnehmer am Straßenverkehr, sein Reaktions-, Auffassungs- und Urteilsvermögen, seine Aufmerksamkeit und die Leistung seiner Sinnesorgane. Weiterhin richtet sie ihre Forschung auf die Anforderungen des Verkehrs, besonders in Hinblick auf vermeidbare körperliche und psychische Überforderungen, auf den Ablauf der Unfallhergänge, die zu Verletzungen führten, auf die dabei auftretenden physikalischen Belastungen des menschlichen Körpers sowie auf die Todesursachen bei Verkehrsunfällen.

Der ständig steigende Straßenverkehr in nahezu allen Teilen der Welt hat auch zu einem erheblichen Anstieg der Verletzungen bei Verkehrsunfällen geführt. In Westeuropa und den Vereinigten Staaten werden jährlich mehr als 100 000 Menschen auf den Straßen getötet. Die Anzahl der Schwerverletzten liegt dabei etwa zehnmal höher. In der Bundesrepublik Deutschland sterben jährlich bei Straßenverkehrsunfällen etwa 17 000 Personen, während rund 460 000 Personen verletzt werden.

Am meisten in Verkehrsunfälle verwickelt sind junge Menschen im erwerbsfähigen Alter. Bei Verkehrsteilnehmern, wie z. B. Fußgängern, Fahrrad-, Motorrad- oder Motorrollerfahrern treten die schwersten Unfallschädigungen auf, da sie im Gegensatz zu den Autofahrern relativ ungeschützt sind. Die schwersten Unfallverletzungen sind Kopf- und Brustkorbverletzungen. Wenn bei einem Verkehrsunfall das Kraftfahrzeug zu einem plötzlichen Stillstand kommt, bewegen sich die Körper der Kraftfahrzeuginsassen mit unverminderter Geschwindigkeit weiter vorwärts. Sie werden dann mit großer Gewalt gegen das Innere des Fahrzeugs, z. B. gegen die Windschutzscheibe oder das Armaturenbrett, geschleudert. Dieser zweite Zusammenprall — zwischen Mensch und Fahrzeug — kann zu schweren Verletzungen führen, wenn plötzlich voll gebremst werden mußte oder wenn der Wagen gegen ein Hindernis fährt. Schnittverletzungen im Gesicht beim Anprall des Körpers gegen die Windschutzscheibe, Gehirnerschütterung und Rippenbrüche beim Aufprall gegen das Lenkrad sind die häufigsten Unfallverletzungen.

Das sicherste Mittel, Unfallverletzungen dieser Art zu verhindern bzw. die Folgen gering zu halten, ist das Anlegen von *Sicherheitsgurten*. Diese sollten bei jeder Fahrt im Kraftfahrzeug angelegt werden, selbst bei Stadtfahrten und niedrigen Geschwindigkeiten. Der Sicherheitsgurt verhindert, daß eine angeschnallte Person bei einem plötzlichen scharfen Bremsen oder einem Zusammenstoß nach vorne geschleudert wird, denn er verteilt die beim Bremsvorgang entstehenden Kräfte gleichmäßig auf den Körper. Schätzungen haben ergeben, daß durch das Tragen eines Sicherheitsgurtes etwa 70 Prozent aller schweren Verletzungen und sämtliche Verletzungen bei niedrigen Geschwindigkeiten hätten verhindert werden können. Es ist trotzdem schwierig, die Öffentlichkeit zu überzeugen, daß das Tragen der Gurte bei allen Fahrten erforderlich ist.

Kinder als Fahrzeuginsassen sind noch weitaus gefährdeter. Sie sollten niemals während der Fahrt

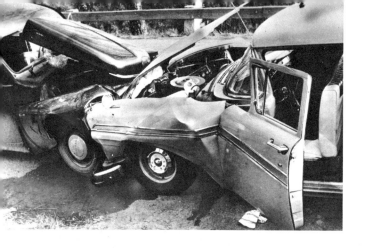
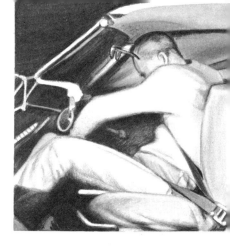

Verkehrsmedizin

Die Folgen bei einem Verkehrsunfall können tragisch sein, selbst bei niedrigen Geschwindigkeiten. Besonders schwer sind die Folgen bei einem Frontalzusammenstoß, wie oben links abgebildet.
Beim Zusammenprall wird der Fahrer mit der gleichen Geschwindigkeit, die das Fahrzeug vor dem Aufprall hatte, nach vorne geschleudert. Wenn der Fahrer durch keinen Sicherheitsgurt gehalten wird, so wird die Bewegung seines Körpers statt dessen durch die Windschutzscheibe, die Steuersäule und das Armaturenbrett gebremst. Schwere Schnittverletzungen im Gesicht, Kopf- und Halsverletzungen sowie Knochenbrüche verschiedenster Art sind die Folge.
Links Brüche mehrerer Rippen sowie u. a. Bruch der Unterschenkelknochen bei einem plötzlichen Aufprall des Körpers, während gleichzeitig die Füße fest auf den Boden gestemmt wurden.
Oben. Die Funktion des Sicherheitsgurtes wurde mit Hilfe von Puppen untersucht, die man während der einzelnen Phasen eines Zusammenpralls photographierte.

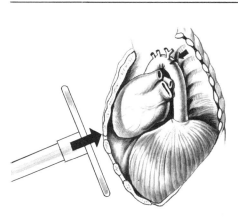
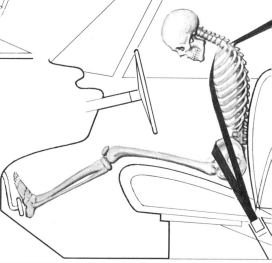

Wenn der Fahrer heftig gegen Steuerrad oder Armaturenbrett geschleudert wird, erleidet er oft schwere Verletzungen der Brustorgane, vor allem kann es zur Ruptur des Herzens, der Lungen und der großen herznahen Gefäße kommen.

Ein gut angepaßter Sicherheitsgurt wird bei einem Zusammenstoß die Vorwärtsbewegung des Fahrers abfangen. Die im Augenblick des Zusammenstoßes wirksamen Bremskräfte werden am besten beim kombinierten Schrägschulter-Beckengurt *(Dreipunktgurt)* verteilt.
Die Regel, daß der Sicherheitsgurt bei jeder Fahrt angelegt wird, sollte sich nicht nur auf den Fahrer, sondern auf alle Insassen des Fahrzeugs beziehen.

neben dem Fahrer sitzen, da das Unfallrisiko für sie auch schon bei leichtem Bremsen oder Fahren in den Kurven hoch ist. Kinder gehören im Auto stets auf die Hintersitze, und sie sollten nach Möglichkeit mit einem Sicherheitsgurt angeschnallt sein. Die speziellen Kindersitze für Kleinkinder haben sich bei Zusammenstößen als nicht ausreichend erwiesen. Inzwischen sind neuartige Schalensitze mit Gurt für Kleinkinder auf dem Markt.

Für Fahrrad-, Motorrad- und Motorrollerfahrer sind *Sturzhelme* dringend zu empfehlen, denn hier überwiegen die schweren Schädelverletzungen.

Verrenkungen und Verstauchungen. Verstauchungen *(Distorsionen)* sind Verletzungen, bei welchen die beiden an der Bildung eines Gelenks beteiligten Knochen auseinandergezogen werden, aber sofort wieder in ihre normale Position zurückkehren. Hierbei werden die Gelenkkapsel und die verschiedenen Gelenkbänder gezerrt. Die Hauptsymptome sind Schmerzen, Empfindlichkeit der Verletzungsstelle und Schwellungen. Bei einem stärkeren Trauma kann es vorkommen, daß die Knochen nicht mehr in ihre normale Position zurückkehren, was als *Verrenkung (Dislokation* oder *Luxation)* bezeichnet wird. Hierbei entstehen Blutungen im Gelenk und in dessen Umgebung. Die erste Maßnahme in solchen Fällen ist die Wiedereinrenkung, die *Reposition*, des Gelenks in seine normale Lage. Diese sollte sobald als möglich vorgenommen werden.

Bei manchen Menschen treten häufig wiederholte Verrenkungen eines Gelenks auf; dieser als *habituelle Luxation* bezeichnete Zustand macht oft einen chirurgischen Eingriff zur Korrektur bzw. Verstärkung des Gelenks notwendig. Weitere Behandlungsmethoden bei Verstauchungen und wiedereingerichteten Verrenkungen sind die Ruhigstellung des Gelenks durch elastische Binden, Pflasterverbände oder Schienen. Der Verband wird gewöhnlich nur für kurze Zeit getragen, wonach das Gelenk durch entsprechende physiotherapeutische Maßnahmen bis zur Wiederherstellung seiner normalen Beweglichkeit geübt wird.
Vergleiche auch: Gelenke.

Vitamine, lebenswichtige Substanzen, die vom menschlichen Körper mit zwei Ausnahmen nicht selbst produziert werden können, sondern in ihrer aktiven Form oder in einer Vorform *(Provitamin)* mit der Nahrung zugeführt werden müssen. Die Ausnahmen sind das *Vitamin K_2*, das normalerweise von den Kolibakterien des Darms produziert wird, und das *Vitamin D_3*, das in der Haut bei Bestrahlung mit Sonnenlicht entsteht. Alle Vitamine sind relativ einfach aufgebaute organische Substanzen, die im Stoffwechsel als *Coenzyme* wichtige Funktionen haben.

Die Vitamine werden gewöhnlich in zwei Gruppen eingeteilt: die *fettlöslichen* Vitamine A, D, E und K sowie die *wasserlöslichen* Vitamine des B-Komplexes zusammen mit dem ebenfalls wasserlöslichen Vitamin C. Die Menge eines Vitamins wird oft in *Internationalen Einheiten* (I. E.) ausgedrückt, welche mit einer bestimmten biologischen Wirkung, z. B. dem wachstumsstimulierenden Effekt, auf eine bestimmte Bakterienart definiert wird.

Bei Mangel eines bestimmten Vitamins in der Nahrung treten charakteristische Vitaminmangelsymptome *(Avitaminose, Hypovitaminose)* auf. Abnorm hohe Mengen der fettlöslichen Vitamine A und D können ebenfalls Krankheitserscheinungen auslösen *(Hypervitaminose)*. Vitaminmangelkrankheiten waren früher weit verbreitet, so der Skorbut bei Seeleuten auf langen Schiffsreisen infolge Vitamin-C-Mangels und die Rachitis bei Kindern in den Arbeitervierteln der Städte infolge von Sonnenmangel und ungenügender Vitamin-D-Synthese. Im Laufe der Zeit lernte man jedoch durch Erfahrung, daß sich der Skorbut durch Genuß von frischem Obst, besonders von Zitrusfrüchten, verhüten läßt. Der erste eindeutige Beweis für das Vorhandensein von Vitaminen in der Nahrung und für deren Bedeutung wurde jedoch erst im Jahre 1897 erbracht, als der Holländer *Eijkman* entdeckte, daß bei der Ernährung mit poliertem Reis bestimmte Krankheitssymptome auftreten, vor allem eine Polyneuritis. Eijkman konnte ebenfalls beobachten, daß diese *Beriberi* genannte Krankheit bei Ernährung mit unpoliertem Reis verschwand. Er schloß daraus, daß in der Reishülle eine lebenswichtige Substanz sein müsse, von der man heute weiß, daß sie das Vitamin B_1 ist.

Ein Vitaminmangel ist bei gesunden Erwachsenen, die sich mit einer normalen gemischten Kost ernähren, heute extrem selten. Ernährungswissenschaftler warnen allerdings vor der Gefahr eines relativen Vitamin-B_1-Mangels, dem Personen ausgesetzt sind, die anstelle von Graubrot, Vollkornbrot und Knäckebrot vorwiegend Weißbrot und Brötchen verzehren. Außerdem kann es im Frühjahr bei einem unzureichenden Angebot an Frischobst und Frischgemüse (einschließlich des vollwertigen Tiefkühlgemüses) häufiger zu einem relativen Vitamin-C-Mangel kommen. Auch bei fieberhaften Erkrankungen und verschiedenen Erkrankungen der Magen- und Darmwand kann es zu unterschiedlichen Vitaminmangelerscheinungen kommen. In den genannten Fällen sowie in der Rekonvaleszenz werden darum eine vollwertigere Diät bzw. Vitaminpräparate erforderlich werden. Kinder sollten während der Wintermonate Vitamin A und D erhalten, z. B. als Lebertran-Emulsion.

Von bestimmten als Vitamine bezeichneten Wirkstoffen ist lediglich bekannt, daß ihr Fehlen in der Nahrung bei verschiedenen Tieren Mangelerscheinungen auslöst, während beim Menschen diese Symptome nicht ausgelöst werden können; es ist daher bisher nicht sicher, ob diese Wirkstoffe für den Menschen notwendig sind.
Vergleiche auch: Pellagra, Skorbut.

Vitamine

Vitamin	Vorkommen	Physiologische Funktion	Mangelerscheinungen	Tagesbedarf
FETTLÖSLICH				
Vitamin A *(Axerophthol)* Mindestens 3 Formen im tierischen Körper, in Pflanzen als Vorstufe *(Carotin)*.	Lebertran, Leber, Niere, Milch, Butter, Eigelb. Als Carotin in Möhren, Spinat, Tomaten.	Erforderlich für die Funktionen der Haut, Augen und Schleimhäute.	Nachtblindheit, in gravierenden Fällen *Xerophthalmie*. Haut- und Schleimhautinfektionen.	2000–5000 I. E., entsprechend 1,5–3 mg reines Carotin.
Vitamin D [Vitamin D_2 = bestrahltes Ergosterin *(Ergocalciferol)*, Vitamin D_3 = bestrahltes 7-Dehydrocholesterin *(Cholecalciferol)*]	Lebertran, Leber, Milch, Eigelb, Butter, Pilze. Bildet sich in der Haut bei Sonnenbestrahlung.	Regelt das Calcium- und Phosphorgleichgewicht im Körper, bildet Calciumphosphat für Knochenaufbau.	Knochenerweichung (Englische Krankheit, *Rachitis*), Spasmophilie.	500 I. E., entsprechend 0,0125 mg.
Vitamin E *(Tocopherol)*, mehrere Formen, wichtigste: α-Tocopherol.	Weizenkeim- und Baumwollsamenöl, Gemüse, Eigelb, Fleisch.	Bedeutsam u. a. für Eiweißstoffwechsel, Antisterilitätsvitamin.	Sterilität bei bestimmten Tieren. Mangelerscheinungen beim Menschen werden kaum beobachtet.	~ 5 mg
Vitamin K (Vitamin K_1: *Phyllochinon*, K_2: *Farnochinon*, K_3: *Menadion*).	Vitamin K_1 in Kohl, Spinat, Tomaten und einigen Bakterien, Vitamin K_2 wird u. a. von Kolibakterien gebildet.	Erforderlich für normale Gerinnungsfähigkeit des Blutes (Koagulationsvitamin), reguliert die Prothrombinbildung.	Erhöhte Blutungstendenz, besonders bei Leber- und Gallenerkrankungen, da die Fettresorption gestört.	~ 0,001 mg
WASSERLÖSLICH				
Vitamin-B-Komplex: Vitamin B_1 *(Aneurin, Thiamin)*	Hefe, Getreidekeimlinge, Leber, Niere, Ei, Früchte, Gemüse, Kartoffeln.	Reguliert die Funktionen der Enzyme des Kohlenhydratstoffwechsel, beeinflußt die Nerventätigkeit (antineuritisches Vitamin).	Störungen im Kohlenhydratstoffwechsel, Beri-beri, Polyneuritis, Herzschäden, Verdauungsstörungen, Appetitlosigkeit, Müdigkeit.	700 I. E., entsprechend ca. 2 mg.
Vitamin B_2 *(Riboflavin, Lactoflavin)*	Hefe, Leber, Niere, Ei, Milch, Fleisch, Getreidekeimlinge.	Bedeutsam für Kohlenhydrat- und Eiweißstoffwechsel.	Haut- und Schleimhautschäden, Augenermüdung, Haarausfall.	2–4 mg
Nikotinsäure *(Niacin, PP-Faktor, Nikotinsäureamid)*	Hefe, Getreidekeimlinge, Leber, Niere, Ei, Fleisch, Milch, Käse, Fisch.	Erforderlich für Kohlenhydrat- und Eiweißstoffwechsel. Nikotinsäureamid ist Baustein wichtiger Cofermente. Pellagraschutzstoff.	Pellagra.	10–20 mg
Vitamin B_6 *(Pyridoxin, Adermin)*	Hefe, Leber, Gemüse, Eigelb, Milch, Eingeweide.	Bedeutsam für Eiweiß- und Fettstoffwechsel und für die normale Bildung von roten Blutkörperchen.	Haut- und Schleimhautveränderungen, nervöse Störungen und Blutarmut.	2–4 mg
Vitamin B_{12} *(Cobalamin, Extrinsic Factor)*	Hefe, Leber, Milch, Eigelb, bestimmte Pilze und Bakterien.	Wichtig für Stoffwechsel der Zellen und für Wachstum, unentbehrlich für Bildung der roten Blutkörperchen.	Sprue, Anämie, Nervenschäden.	~ 0,001 mg
Pantothensäure	Hefe, Leber, Niere, Gemüse, Milch.	Bedeutsam für Kohlenhydrat-, Eiweiß- und Fettstoffwechsel.	Keine Mangelsymptome beim Menschen bekannt.	~ 3–5 mg
Biotin *(Vitamin H)*	Hefe, Leber, Niere, Milch, Eigelb.	Wichtig für Fett- und Eiweißstoffwechsel, Hautvitamin.	Hautschäden (Dermatitis, schuppige und ausgetrocknete Haut).	~ 0,25 mg
Folsäure *(Pteroylmonoglutaminsäure, Vitamin $B_{C'}$ Vitamin M)*	Hefe, Leber, Niere, Milch, grüne Pflanzenteile.	Wichtig für Stoffwechselfunktionen, für Wachstum und Blutbildung.	Perniziöse Anämie.	~ 1–2 mg
Cholin	Hefe, Leber, Niere, Eigelb.	Von Bedeutung zur Bildung von Acetylcholin. Bei Tieren wichtig für Fettstoffwechsel.	Bei Tieren Störung des Fettstoffwechsels, dadurch Entstehung von Fettniere und Fettleber.	ca. 1 g
Inosit *(myo-Inosit)*	Leber, Niere, Gehirn, Muskelgewebe, Früchte.	Bedeutsam für Stoffwechsel.	Wachstumshemmungen, Haarausfall, Leberentartungen.	ca. 1 g
Vitamin C *(Ascorbinsäure)*	Hagebutten, Beeren, Zitrusfrüchte, Paprika, Tomaten u. a. Gemüse.	Reguliert Sauerstoffaustausch in Zellen. Bedeutsam für Bindegewebe, Knochen, Zähne und Blutgefäße.	Skorbut, Moeller-Barlowsche Krankheit, Anfälligkeit gegen Infektionen, Zahnfleischblutungen, Müdigkeit.	50–150 mg

Warzen, *Verrucae,* erhabene, harte Knötchen, die durch ein Virus verursacht werden. Sie sind nur wenig ansteckend. Warzen erscheinen hauptsächlich auf den Handrücken, besonders an den Nagelwurzeln, sowie an den Fußsohlen. Sie haben unterschiedliches Aussehen und können einzeln oder in größerer Zahl auftreten. Eine spezielle Form, die *Feigwarzen (Condyloma acuminata),* tritt nur auf der Schleimhaut der Geschlechtsorgane auf.

Warzen machen gewöhnlich keine Beschwerden, sondern stellen lediglich Schönheitsfehler dar. Warzen an den Fußsohlen können aber auch durch das auf ihnen lastende Körpergewicht Schmerzen verursachen. Sie können mehrere Jahre lang bestehen, besitzen jedoch die Tendenz zur spontanen Abheilung. Dies gilt insbesondere für *Flachwarzen,* die im Gesicht auftreten.

Als Behandlung der meisten Warzen kommt eine Vereisung mit Kohlensäureschnee oder Chloräthylspray mit anschließender Entfernung mit einem scharfen Löffel in Frage. Auch suggestive Behandlungsmethoden und verschiedene Volksmittel haben häufig Erfolg.

Windpocken, *Wasserpocken, Varizellen, Schafblattern,* eine hochinfektiöse, hauptsächlich Kinder bis zum 10. Lebensjahr befallende, gutartige Erkrankung. Erreger ist ein dem Erreger der Gürtelrose verwandtes Virus. Die Inkubationszeit beträgt 14–21 Tage. Die ersten Symptome sind leichtes Fieber, geringes Krankheitsgefühl und ein typischer Hautausschlag. Zuerst treten am Rumpf, dann an den Gliedmaßen zahlreiche kleine rote Flecken auf, die sich in kurzer Zeit in stecknadelkopf- bis linsengroße Bläschen mit seröser Flüssigkeit umwandeln, deren Inhalt sich jedoch langsam trübt. Die Ränder der Bläschen sind von einem roten Saum umgeben. Nach einigen Tagen verkrusten sie, trocknen aus und heilen in der Regel ohne Narben ab. Nebeneinander sind alle Stadien des Exanthems zu beobachten (sog. *Sternkarte*). Nach etwa zwei Wochen ist die Erkrankung überstanden. Sie erfordert außer Bettruhe keine Behandlung. Eine wirksame Prophylaxe gibt es nicht. In der Regel verläuft die Erkrankung bei Kindern leichter als bei Erwachsenen.

Wirbelsäule, *Rückgrat, Columna vertebralis,* dient als Stütze des Körpers und schützende Hülle für das Rückenmark. Die Wirbelsäule des Menschen hat etwa dieselbe Anzahl von Wirbeln wie andere Vertebraten, jedoch zeichnet sie sich durch einen dem aufrechten Gang des Menschen angepaßten besonderen Aufbau aus. Die 33 oder 34 *Wirbelkörper* setzen sich aus 7 *Hals-* oder *Cervikalwirbeln,* 12 *Brust-* oder *Thorakalwirbeln,* 5 *Lenden-* oder *Lumbalwirbeln,* 5 *Becken-* oder *Sakralwirbeln* und 3 oder 4 *Schwanz-* oder *Coccygealwirbeln* zusammen. Die 5 Sakralwirbel sind zum *Kreuzbein* verwachsen, dem größten Knochen des Beckens. Die Schwanzwirbel sind mit dem Kreuzbein verbunden und zu einer Einheit, dem *Steißbein,* verwachsen.

Die restlichen Wirbel des Rückgrats sind alle zur getrennten Bewegung befähigt. Der vordere Teil eines Wirbels besteht aus einem ziemlich festen *Wirbelkörper,* von dem aus zwei Bögen nach hinten ziehen und sich dort mit dem *Dornfortsatz* vereinigen. Die beiden *Seitenfortsätze* entspringen von den Wirbelbögen nach den Seiten. Die Halswirbel sind dazu bestimmt, an den Bewegungen des Kopfes mitzuwirken. Der Schädel selbst ruht direkt auf dem obersten Halswirbel, dem *Atlas,* der durch ein kräftiges Band gehalten wird.

Die beweglichen Wirbel sind durch die *Zwischenwirbel-* oder *Bandscheiben* getrennt, welche aus festem Faserknorpel bestehen und einen zentralen, gelatinösen Kern besitzen. Die Wirbel werden untereinander durch starke, elastische Bänder zusammengehalten, welche vorne und hinten an der Wirbelkörperoberfläche sowie an den Dornfortsätzen angebracht sind. Die Bewegungsmöglichkeiten zwischen angrenzenden Wirbeln sind beschränkt; aber durch die große Gesamtzahl der Wirbel ist das Rückgrat äußerst biegsam und auch zur Drehung um die eigene Achse befähigt.

Hals- und Lendenwirbelsäule krümmen sich beide leicht nach vorne, während sich die Brustwirbelsäule in entsprechendem Maße nach hinten biegt. Wenn die *Lendenkrümmung* zu stark ausgeprägt ist, entsteht ein sog. *Sattelrücken (Lordose);* ein *Buckel (Kyphose)* wird dagegen durch eine zu starke Biegung der Brustwirbelsäule hervorgerufen. Bei der *Skoliose* ist das Rückgrat zur Seite verbogen, was gewöhnlich durch ungleich lange Beine hervorgerufen wird, deren Unterschiedlichkeit durch den Körper auf diese Art ausgeglichen wird, um das Gleichgewicht halten zu können.

Das Rückgrat und seine Muskeln halten den Körper aufrecht. Dies erfordert einen größeren Kraftaufwand. Die aufrechte Haltung des Menschen ist zudem eine so extreme Haltung, daß oft ein frühzeitiger Verschleiß der Wirbelsäule auftritt (↗ Rückenleiden). Auch die schweren Baucheingeweide werden durch die mächtigen Rückenmuskeln gestützt.

Die Wirbelbögen formen den *Rückenmarks-* oder *Wirbelkanal,* in welchem das Rückenmark liegt.
Vergleiche auch: Becken, Ischias, Lumbago, Lumbalpunktion, Nervensystem, Rückenleiden, Skelett; Ⓑ Röntgendiagnostik III.

WIRBELSÄULE I

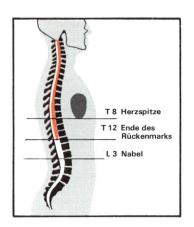

Das Rückgrat ist ständig hohem Druck ausgesetzt. Es stützt den Körper und spielt eine wesentliche Rolle bei unserer Arbeit. So finden sich hier oft früher als an anderen Körperteilen Zeichen eines Verschleißes, auch wenn der Patient kein Schwerarbeiter ist.

Die Wirbelsäule besteht aus 7 *Halswirbeln* (C), 12 *Brustwirbeln* (mit Ansatzstellen für die Rippen, T), 5 *Lendenwirbeln* (L), dem *Kreuzbein* und 3–4 *Schwanzwirbeln*, dem *Steißbein*. Die relative Beweglichkeit eines Wirbels ist ziemlich begrenzt, jedoch sind die Wirbel so zahlreich, daß die Wirbelsäule als Ganzes außerordentlich flexibel ist.

Das Rückgrat schließt auch schützend das Rückenmark ein, welches bis etwa in Höhe des 12. Brustwirbels nach unten hinabreicht (links).

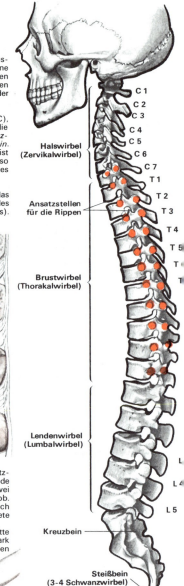

Die Wirbel sind untereinander durch Bänder aus extrem starkem Bindegewebe verbunden. Zwischen den Wirbeln befinden sich Platten aus Faserknorpel, die *Bandscheiben*. In der Abb. rechts haben sich oben als Folge des Verschleißes des Bindegewebes an zwei benachbarten Wirbeln Knochenzacken gebildet.

Direkt darunter zeigt sich eine sehr ernsthafte pathologische Veränderung — die Metastase einer bösartigen Geschwulst.

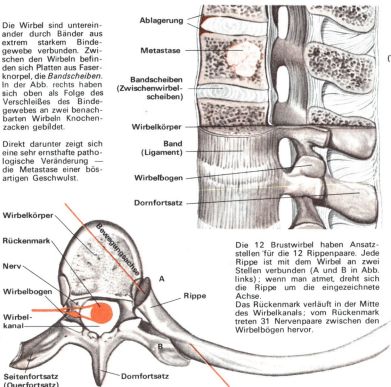

Die 12 Brustwirbel haben Ansatzstellen für die 12 Rippenpaare. Jede Rippe ist mit dem Wirbel an zwei Stellen verbunden (A und B in Abb. links); wenn man atmet, dreht sich die Rippe um die eingezeichnete Achse.
Das Rückenmark verläuft in der Mitte des Wirbelkanals; vom Rückenmark treten 31 Nervenpaare zwischen den Wirbelbögen hervor.

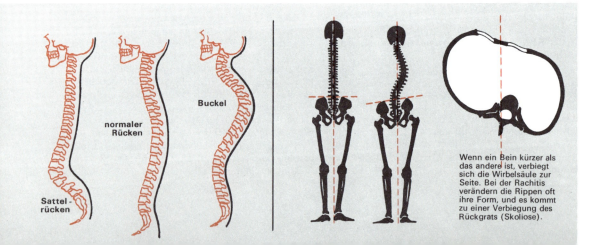

Wenn ein Bein kürzer als das andere ist, verbiegt sich die Wirbelsäule zur Seite. Bei der Rachitis verändern die Rippen oft ihre Form, und es kommt zu einer Verbiegung des Rückgrats (Skoliose).

WIRBELSÄULE II

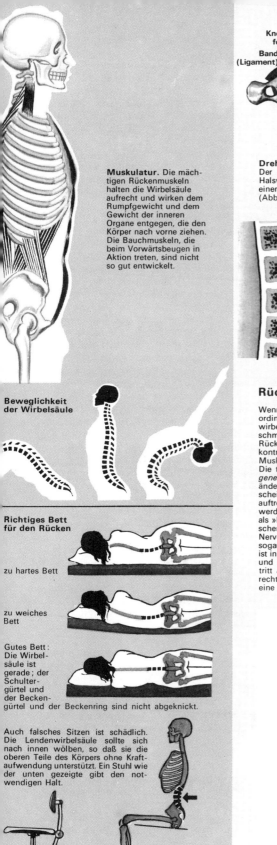

Muskulatur. Die mächtigen Rückenmuskeln halten die Wirbelsäule aufrecht und wirken dem Rumpfgewicht und dem Gewicht der inneren Organe entgegen, die den Körper nach vorne ziehen. Die Bauchmuskeln, die beim Vorwärtsbeugen in Aktion treten, sind nicht so gut entwickelt.

Beweglichkeit der Wirbelsäule

Richtiges Bett für den Rücken

zu hartes Bett

zu weiches Bett

Gutes Bett: Die Wirbelsäule ist gerade; der Schultergürtel und der Beckengürtel und der Beckenring sind nicht abgeknickt.

Auch falsches Sitzen ist schädlich. Die Lendenwirbelsäule sollte sich nach innen wölben, so daß sie die oberen Teile des Körpers ohne Kraftaufwendung unterstützt. Ein Stuhl wie der unten gezeigte gibt den notwendigen Halt.

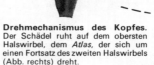

Knochenfortsatz
Band (Ligament)

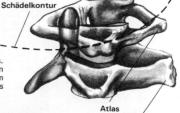

Abb. links: der Atlas(wirbel), der durch ein kräftiges Band gehalten wird.

untere Schädelkontur

Drehmechanismus des Kopfes. Der Schädel ruht auf dem obersten Halswirbel, dem *Atlas*, der sich um einen Fortsatz des zweiten Halswirbels (Abb. rechts) dreht.

Atlas

zweiter Halswirbel (Epistropheus)

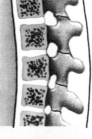

zusammengebrochener Wirbelkörper

Wenn ein Wirbelkörper durch eine Krankheit, wie z. B. Tuberkulose, zerstört wird, kann er zusammenbrechen und eine Verkrümmung des Rückgrats hervorrufen, ein heute recht seltener Schaden.

Rückenschmerzen

Wenn die Muskeln überanstrengt sind oder die Koordination zwischen Muskeln, Wirbeln und Zwischenwirbelscheiben gestört ist, können sich Rückenschmerzen, Kreuzschmerzen (»Hexenschuß«) und Rückenschwäche einstellen. Beim »Hexenschuß« kontrahieren sich die Muskeln und verursachen einen Muskelkrampf (↗ Lumbago).
Die tiefere Ursache vieler Rückenleiden ist die *Degeneration der Bandscheiben*, pathologische Veränderungen in dem Knorpel der Zwischenwirbelscheiben, wie sie praktisch bei allen Erwachsenen auftreten. Die Scheibe kann dabei derart geschädigt werden, daß sich ihr zähflüssiger Kern verbeult, was als »Bandscheibenhernie« bezeichnet wird. Die Zwischenwirbelscheibe drückt auf den anliegenden Nerven und verursacht dadurch Schmerzen oder sogar Lähmungserscheinungen. Eine derartige Hernie ist innerhalb der Lendenwirbelsäule besonders häufig und kann von Ischiasschmerz begleitet werden; sie tritt aber auch im Bereich der Halswirbel auf. Abb. rechts: eine Scheibe in der normalen Position (A) und eine Scheibenhernie (B).

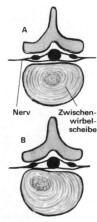

Nerv — Zwischenwirbelscheibe

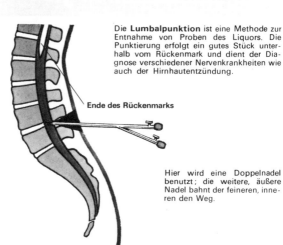

Die **Lumbalpunktion** ist eine Methode zur Entnahme von Proben des Liquors. Die Punktierung erfolgt ein gutes Stück unterhalb vom Rückenmark und dient der Diagnose verschiedener Nervenkrankheiten wie auch der Hirnhautentzündung.

Ende des Rückenmarks

Hier wird eine Doppelnadel benutzt; die weitere, äußere Nadel bahnt der feineren, inneren den Weg.

Wolhynisches Fieber, *Fünftagefieber, Febris quintana,* eine durch den Erreger *Rickettsia quintana* verursachte fieberhafte Infektionskrankheit. Die in den beiden Weltkriegen beobachtete Krankheit wird durch Läuse übertragen und verursacht ein 2–3 Tage andauerndes Fieber, welches in Intervallen von ungefähr fünf Tagen wiederkehrt. Die Krankheit hat einen relativ langwierigen Verlauf, die Prognose ist jedoch gut. Die Hauptsymptome sind Schüttelfrost, Kopfschmerzen und Muskelschmerzen. Die Behandlung besteht in der Gabe von Antibiotika.

Wunden sind Defekte der Haut in ihrer gesamten Dicke, meist infolge von Verletzungen, bei denen auch tiefere Gewebe, wie Bindegewebe, Muskulatur, Knochen und die inneren Organe, in Mitleidenschaft gezogen sein können. Eine Hautverletzung, welche so flach ist, daß sie nur die Epithelzellen betrifft, blutet nicht, während bei einer *Hautabschürfung* oder Schürfwunde *(Abrasio)* kleinere Blutungen stattfinden, da hier die Kapillaren der Unterhaut in Mitleidenschaft gezogen sind. Bei solchen Verletzungen ist die Schädigung des Bindegewebes jedoch so leicht, daß gewöhnlich keine Narben zurückbleiben; die Oberfläche ist bald wieder mit neuen Epithelzellen bedeckt, die aus den Wundrändern und aus den in der Wunde selbst erhalten gebliebenen Zellen gebildet werden. Bei tieferen Wunden, die man je nach Verletzungshergang in *Schnitt-, Stich-, Quetsch-* und *Rißwunden* unterscheidet, kann es zur Verletzung größerer Blutgefäße kommen, wodurch auch ernsthaftere Blutungen entstehen. Weil hierbei die Schädigung des Bindegewebes stärker ist, ist auch die Heilung solcher Wunden erschwert, und es bleibt stets eine Narbe zurück.

Die Blutgerinnsel in tieferen Wunden werden allmählich durch *Granulationsgewebe* ersetzt, welches reich an Blutgefäßen ist, aber frei von Nervenendigungen und daher schmerzunempfindlich bleibt. Epithelzellen wachsen ebenfalls von den Wundrändern her ein und bedecken das zerstörte Gebiet. Bei größeren Verletzungen sind die Deckzellen nicht mehr in der Lage, das gesamte Gebiet zu überlagern. In solchen Fällen muß ein Hautstück überpflanzt werden (↗ *Plastische Chirurgie*). Nach einiger Zeit schrumpft das Granulationsgewebe, und die Blutversorgung wird in dem betreffenden Gebiet eingeschränkt. Es bildet sich eine *Narbe* aus, die dann oft als Folge des geschrumpften Gewebes einsinkt. Der Schaden, welcher den Epithelzellen zugefügt wurde, verhindert oft die Bildung von Pigmenten, weshalb eine Narbe oft heller als das umgebende Gewebe erscheint. Mitunter kommt es zu einer überschießenden Bildung von Narbengewebe, und die Narbe wölbt sich vor. Einige Menschengruppen, besonders Neger, zeigen eine größere Tendenz als andere, solche *Keloide* oder *Wulstnarben* zu bilden. Eine spezielle Art von Wunde, das *Wundliegen* oder der *Dekubitus,* entsteht nach längerer Bettlägrigkeit.

Entscheidend wichtig bei der Behandlung von Wunden ist die Vermeidung einer Infektion. In der Regel benötigen kleinere Wunden nur die Säuberung mit einer antiseptischen Lösung vor dem Anlegen eines Verbands. In Fällen von größeren, verschmutzten Wunden kann es notwendig sein, daß ein Chirurg die Wundränder wegschneidet, um die infizierte und rauhe Oberfläche zu entfernen. Dies unterstützt die Heilung, nachdem die Wunde mit Nylon, Seide oder Stahldraht vernäht wurde.
Vergleiche auch: Dekubitus, Haut, Operation, Verbände; Ⓑ Infektion und Entzündung, Operation III.

Wurmkrankheiten. In der Zoologie sind in den meisten Fällen, wenn von *Würmern* die Rede ist, die segmentierten *Ringelwürmer* oder *Anneliden* gemeint. Ihre Bedeutung als *Parasiten* des Menschen ist jedoch gering, verglichen mit der zweier anderer, den segmentierten Würmern völlig fernstehender Gattungen, nämlich der *Plattwürmer (Plathelminthen)* und der *Rund-* oder *Fadenwürmer (Nematoden).* Plattwürmer als auch Rundwürmer sind gliederlose, parasitäre Weichtiere mit einer Körperhöhle.

Eine wichtige Unterordnung der parasitären Plattwürmer sind die *Bandwürmer,* von denen einige Arten mehrere Meter lang werden können. Sie haften an der Darmwand mit Hilfe von Saugnäpfen, einzelne Arten auch mit Hilfe von Haken, die sie am Kopf tragen. Der Bandteil dieser Tiere wird durch eine Vielzahl einzelner Abschnitte gebildet, welche alle vollständige zwittrige Geschlechtsorgane besitzen. Im menschlichen Darm entstehen diese Abschnitte vom Kopfteil aus und wachsen während des Tiefrückens heran; die hinteren Segmente, welche befruchtete Eier enthalten, lösen sich ab und werden mit dem Stuhl ausgeschieden. Die Bandwürmer absorbieren ihre Nahrung direkt durch die Oberhaut. Eine weitere Ordnung der Plattwürmer sind die *Saugwürmer (Trematoden),* die nicht in Abschnitte gegliedert sind und einen Mund, einen Darm sowie zwei Saugnäpfe besitzen.

Vor allem vier den Menschen befallende Bandwurmarten sind von Bedeutung: der in Deutschland relativ seltene *Schweinebandwurm (Taenia solium),* der *Rinderfinnenbandwurm (Taenia saginata)* — in Deutschland der häufigste Bandwurm des Menschen —, der *Fischbandwurm (Dibothriocephalus latus)* sowie der *Hundebandwurm (Echinococcus granulosus).* Der Schweinebandwurm wird auch als *bewaffneter Bandwurm* bezeichnet, da sein Kopf neben Saugnäpfen auch Haken besitzt. Im Gegensatz dazu fehlen dem Rinderbandwurm solche Haken, weshalb er auch *unbewaffneter Bandwurm* genannt wird. Die Larven dieser Würmer treten in der Muskulatur des Schweins bzw. des Rinds in Form von *Zysten*

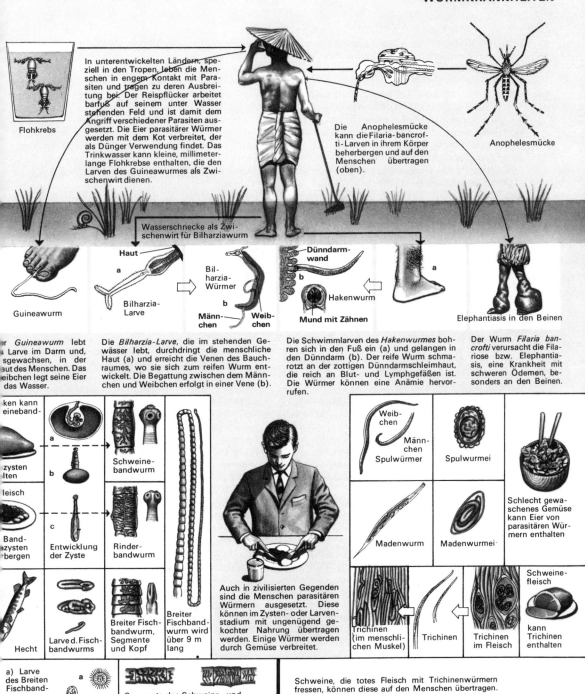

(eine Art Blase, welche einen Bandwurmkopf enthält) auf. Wenn solches zystenhaltiges Fleisch, roh oder ungenügend gekocht, gegessen wird, entwickeln sich die Zysten im menschlichen Darm zu reifen Bandwürmern. Sie produzieren eine ungeheure Anzahl von Eiern, welche mit dem Kot ausgeschieden und in der Folge wieder auf das Schwein oder Rind übertragen werden. Im Darm des Tieres entwickeln sich die Eier in Larven, die sich durch die Darmwand hindurchbohren und dann im Muskelfleisch des Tieres wieder zu Zysten werden.

Der *Fischbandwurm* stößt ebenfalls mit Eiern gefüllte Abschnitte ab; diese müssen jedoch zunächst im Wasser abgelagert werden, um sich weiterentwickeln zu können. Jedes Ei enthält dann eine Flimmerlarve, welche sich nach Abwerfen ihres Flimmerkleids als Hakenlarve in einen kleinen *Flohkrebs (Cyclops)* hineinbohrt. Wenn dieser Kleinkrebs von einem Fisch, z. B. einem Lachs, gefressen wird, kann die Larve in dessen Muskulatur wandern, wo sie sich zur Finne entwickelt und dann auf jede Person übertragen werden kann, die den rohen Fischrogen oder roh eingepökelten Fisch ißt. Der *Hundebandwurm* oder *Blasenwurm (Echinococcus granulosus)* tritt beim Menschen nur als Larve auf, welche von der Darmschleimhaut zum Gehirn, der Leber und der Lunge wandert. Hier kann die wasserhaltige Zyste zu einer enormen Blase anwachsen, die mehrere Liter Flüssigkeit enthält. Der reife Wurm ist ein Darmparasit des Hundes.

Patienten mit einem Bandwurm sind oft trotz großen Appetits abgezehrt. Daneben leiden sie an Verdauungsstörungen und unbestimmten Leibschmerzen. Der Breite Fischbandwurm kann zu einer Anämie führen, da er den Vitamin-B_{12}-Stoffwechsel stört.

Die als Parasiten des Menschen wichtigsten Rundwürmer sind der Madenwurm, der Spulwurm, der Peitschenwurm und die Trichine. Am häufigsten ist der *Madenwurm (Oxyuris vermicularis)*, ein weißer, fadenähnlicher Wurm. Das weibliche Tier ist etwa 9–12 mm lang, das männliche Tier etwas kürzer. Sie werden als Eier auf den Menschen übertragen, so z. B. durch Gemüse, das durch Kopfdüngung infiziert wurde. Im Darm entwickeln sich die Eier dann zu reifen Würmern. Nach der Begattung sterben die Männchen, während die befruchteten Weibchen durch den Enddarm zum Darmausgang gelangen und dort ihre Eier ablegen. Die Würmer verursachen einen starken Juckreiz am After; durch Kratzen gelangen die Eier dann an die Fingernägel und können eine Weiterinfektion (Kontaktinfektion) verursachen.

Der *Spulwurm (Ascaris lumbricoides)* ist überwiegend ein Darmparasit, dessen weibliche Exemplare bis zu 25 cm lang werden. Auch dieser Wurm befällt den Menschen als Ei, welches sich im Dünndarm zu einer Larve entwickelt. Die Larven gelangen durch die Darmwand in die Blutgefäße und über diese zu ihrer weiteren Entwicklung in die Lungen. Beim Aushusten geraten die noch sehr kleinen Parasiten in den Mund, werden anschließend erneut verschluckt und entwickeln sich, wieder im Dünndarm angelangt, bis zur völligen Reife. Trotz seiner Größe verursacht der Spulwurm nur leichte klinische Beschwerden, wie Durchfall und geringfügige Verdauungsstörungen.

Der *Peitschenwurm (Trichuris trichiura)* wird etwa 45 mm lang; die vorderen zwei Drittel des Wurms sind dünn und fadenförmig. Der Wurm bohrt sich mit dem schmalen Kopfende in die Dickdarmwand ein und entnimmt der Schleimhaut seine Nahrung.

Die *Trichine (Trichinella spiralis)* ist einer der gefährlichsten Parasiten. Die erwachsenen Würmer, welche nur wenige Millimeter lang sind, leben im Dünndarm. Die befruchteten Weibchen durchdringen die Schleimhaut und gebären dort ihre Jungen, wodurch es zu einer Entzündung des Gewebes kommt. Die Larven gelangen dann in den Blutstrom und mit diesem zu den verschiedensten Muskeln, wo sie sich einkapseln und auf Jahre überleben. Eine *Trichinose* macht sich mit Durchfällen, Fieber sowie Magen- und Muskelschmerzen bemerkbar.

Filariosen ist der medizinische Name für eine Gruppe von Krankheiten, welche durch Fadenwürmer verursacht werden. Die bekannteste Erkrankung dieser Art ist die *Elephantiasis*, deren Erreger ein *Haarwurm (Wuchereria* oder *Filaria bancrofti)* ist. Die Übertragung erfolgt durch Stechmücken; die Larven entwickeln sich in den Lymphgefäßen und treten nachts auch in den Blutgefäßen auf. Durch das Heranwachsen der Würmer in den Lymphbahnen bis zu 10 cm Länge wird der Lymphabfluß blockiert. In der ersten Zeit nach der Infektion zeigt der Patient oft keine klinischen Symptome, im fortgeschrittenen Stadium und nach wiederholter Infektion entwickeln sich Schwellungen und Bindegewebswucherungen in der Lederschicht der Haut, insbesondere an den unteren Extremitäten sowie an den äußeren Geschlechtsorganen. Die betroffenen Körperteile können schließlich bis zu einer grotesken Unförmigkeit anschwellen, was der Krankheit in ihrem Endstadium den Namen *Elephantiasis* eintrug. Die Krankheit tritt vor allem in den Tropen auf; eine sehr ähnliche Erkrankung wird durch die Filarie *Wuchereria malayi* in Indochina verursacht.

Ein weiterer tropischer Parasit ist der *Guineawurm (Dracunculus medinensis)*. Das voll ausgewachsene Weibchen ist zwischen 30 und 100 cm lang, 1–1,5 mm im Durchmesser und lebt in den Lymphgefäßen unter der Haut des Menschen, meist von Bein und Fuß. Das geschlechtsreife Weibchen durchbohrt die Haut ihres menschlichen Wirts und entleert zahlreiche Larven bei der Berührung der Haut mit Wasser. Einmal im Wasser angelangt, suchen die Larven kleine Flohkrebse auf, in welchen sie sich vermehren; sie können dann mit Trinkwasser wieder in den Menschen gelangen. Um den ausgewachsenen Wurm aus der Haut zu entfernen, wird dieser mit einem gespaltenen Stäbchen erfaßt und dann langsam und vorsichtig aufgewickelt.

Der *Leberegel (Fasciola hepatica)* ist ein in den Gallengängen von Säugetieren und Mensch lebender, bis 3,5 cm langer Egel, dessen Eier mit dem Kot des Wirtsorganismus ausgeschieden werden. Aus dem Ei schlüpft eine *Wimperlarve (Miracidium)*, die sich in eine Wasserschnecke einbohrt, dort zur *Sporozyste* und weiter zur 2. Larvengeneration *(Redie)* entwickelt. Aus der Redie entstehen als 3. Larvengeneration mehrere *Zerkarien*, die, mit einem Ruderschwanz ausgerüstet, die Haut der Schnecke durchbohren und eine Wasserpflanze aufsuchen. Mit den Pflanzen werden sie von Tieren gefressen, oder sie geraten z. B. mit Brunnenkresse in den Darm des Menschen, durchbohren die Darmwand und werden in den Gallengängen wieder fortpflanzungsfähig.

Die *Hakenwurmkrankheit (Ankylostomiasis)* tritt in den gesamten Tropen und im Süden der Vereinigten Staaten auf. Sie wird durch zwei Arten von Fadenwürmern verursacht, dem *Ancylostoma duodenale* und dem *Necator americanus*. Die Hakenwürmer erhielten ihren Namen wegen der zahnähnlichen Mundteile, mit deren Hilfe diese etwa 1 cm großen Parasiten die Zotten des Dünndarms befallen. Sie leben von Blut und Lymphe. Die Symptome der Krankheit sind unter anderem Anämie und allgemeine Schwäche. Die Hakenwurmkrankheit ist eines der größten Probleme in der Tropenmedizin.

Die *Schistosomiasis* oder *Bilharziose* ist eine der meistverbreiteten Krankheiten Ägyptens und anderer Teile Afrikas, des tropischen Amerika, der ostindischen Inseln, Chinas und Japans. Sie wird durch *Pärchenegel (Schistosomen)* verursacht, bei denen das größere Weibchen das Männchen in einer Bauchfalte mit sich führt. Drei Arten dieser Spezies sind Parasiten des Menschen, *Schistosoma haematobium, Schistosoma mansoni* und *Schistosoma japonicum*. Die Würmer leben in den Venen des Bauches und Beckens, wo die Weibchen ihre Eier ablegen. Diese scharfkantigen Eier gelangen in die Blase oder den Darm und befallen nach Verlassen des Körpers Süßwasserschnecken. Hier vermehren sich die Larven und entwickeln sich zu einer zweiten Larvengeneration, den *Zerkarien*, die in der Lage sind, die Haut von Badenden oder durch das Gewässer watenden Personen zu durchbohren. Wenn die Larven in die Venen gelangt sind, reifen sie zu erwachsenen Männchen und Weibchen heran. Eine spezielle Art befällt besonders die Beckenorgane und führt zu Blutabgängen im Urin und einem übermäßig gesteigerten Harndrang. Andere wieder befallen den Dickdarm, wo sie ständige Durchfälle verursachen, oder aber auch die Leber, wodurch es zu einer Zirrhose kommen kann. Mitunter werden die Eier auch in andere Organe, wie z. B. die Lunge, das Gehirn oder Rückenmark, abgelegt. Bevor sich diese fortgeschrittenen Stadien der Krankheit entwickeln, können oft Jahre vergehen. Während dieser Zeitspanne kann sich der Patient vollkommen gesund fühlen oder gelegentliche Fieber- und Hautallergieschübe durchmachen, die als ein Zeichen der Reaktion des Körpers auf den Parasiten zu deuten sind.

Die einzig sichere Möglichkeit, der Krankheit zu entgehen, ist, in warmen Ländern mit Vorkommen von Bilharziose die Gewässer mit Süßwasser zu meiden (Salzwasser ist harmlos). Bei den großen Anstrengungen, die Krankheit zu eliminieren, versucht man heute vor allem den Zwischenwirt — die Schnecken — auszumerzen.
Vergleiche auch: Parasiten.

Zahnersatz, *Zahnprothesen,* künstliche Vorrichtungen als Ersatz für einen Zahnteil, einen ganzen Zahn oder mehrere Zähne zur Verbesserung der Kau- oder Sprechfähigkeit oder aus kosmetischen Gründen. Solche Ersatzgebilde müssen individuell angepaßt werden und sind entsprechend verschiedenartig in Form und Funktion. Der wichtigste Gesichtspunkt ist ein guter Sitz. Es gibt zwei Formen *herausnehmbarer Zahnprothesen* (in der Umgangssprache als „falsche Zähne" bezeichnet): *Vollprothesen* für Patienten, denen sämtliche Zähne fehlen, und *Teilprothesen,* die an noch verbleibenden Zähnen verankert werden. Angenehmer für den Patienten sind *nichtherausnehmbare Prothesen,* die als Ersatz für einen oder wenige fehlende Zähne verwendet werden. Wenn ein oder auch mehrere Zähne ganz oder teilweise zerstört sind, z. B. durch große Karieshöhlen oder Kanten- und Eckenverluste (Karies oder Trauma) oder bei Zahnmißbildungen, werden *Kronen* aus Porzellan, Gold oder Kunststoff angefertigt. Es gibt Kronen, die den Zahnstumpf wie eine Hülse umfassen (insbesondere die *Jacketkronen*) oder mit einem Stift im Zahnbett verankert werden *(Stiftkronen)*. Lückenhafte Gebisse werden mit Hilfe von *Brücken* repariert. Dabei handelt es sich um einen oder mehrere künstliche Zähne, die an angrenzenden Zähnen befestigt werden.

Der Begriff Zahnersatz umfaßt weiter Vorrichtungen, die Teile des Ober- oder Unterkiefers ersetzen. Derartige *Resektions-* oder *Maxillofacialprothesen (Kieferprothesen)* sind hauptsächlich zur Wiederherstellung der Gesichtsform erforderlich. Bei Gaumendefekten wie z. B. Wolfsrachen werden *Obturatoren* verwendet, d. h. spezielle Prothesen zum Verschluß angeborener Spalten zwischen Mund- und Nasenhöhle. Dadurch wird

die Funktion des Gaumens verbessert und eine natürliche Sprache ermöglicht.
Vergleiche auch: Gebiß, Karies; B Karies.

Zelle. Die Zelle ist der Grundbaustein lebenden Gewebes. Viele niedere Lebewesen bestehen aus einer einzigen oder einigen wenigen, ähnlich gearteten Zellen, während höherentwickelte (differenzierte) Pflanzen und Tiere sich aus einer großen Anzahl von Zellen zusammensetzen, die sich voneinander in Aussehen und Funktion unterscheiden. In höherentwickelten Organismen sind jeweils gleichartige Zellen zusammen mit Binde- und Stützsubstanzen zu verschiedenen Arten von *Zellverbänden (Geweben)* organisiert. Die Gewebe wiederum bilden die verschiedenen *Organe.* Die vielen verschiedenartigen Zellen des menschlichen Organismus entwickeln sich alle aus einer einzigen befruchteten Zelle. Die lebende Zelle ist in der Lage, auf Reizeinwirkungen zu reagieren, sich zusammenzuziehen, zu wachsen, sich fortzupflanzen; außerdem hat sie einen eigenen Stoffwechsel.

Die Zellen des menschlichen Organismus weisen beträchtliche Unterschiede in Größe und Gestalt auf. Es gibt kugelförmige, längliche, scheibenförmige und andersgeformte Zellen. Die Mehrheit der Zellen hat 0,02–0,08 mm Durchmesser.

Jede Zelle besteht aus zwei Teilen, dem *Zellkern (Nukleus)* und dem *Zellkörper (Zytoplasma).* Das „Baumaterial" beider Anteile wird als *Protoplasma* bezeichnet; es besteht zu 75–95% aus Wasser. Die wichtigsten übrigen Substanzen sind die Eiweiße, Nukleinsäuren, Fette und Kohlenhydrate.

Die Zelle wird von einer Membran, der sog. *Zellmembran,* umgeben. Obwohl diese Membran nur 0,00001 mm dick ist, erfüllt sie außerordentlich wichtige Funktionen. Da sie für unterschiedliche Stoffe verschieden durchlässig (d. h. semipermeabel) ist, ermöglicht sie einen gezielten Stoffaustausch zwischen Zelle und Umgebung. Die Zellmembran kann auch auf Fremdkörper reagieren, da sie Träger von Immunkörpern ist (↗ Immunität). Schließlich besteht an der Zellmembran ein elektrisches Potentialgefälle. Veränderungen an diesem Gefälle bilden u. a. die Grundlage des Erregungsmechanismus der Nervenzellen.

Der Zellkern ist vom Zytoplasma durch eine 0,00004 mm dicke Membran, die *Zellkernmembran,* getrennt. Wie die Zellmembran ist diese Haut semipermeabel, d. h. unterschiedlich durchlässig für verschiedene Stoffe. Durch sie findet ein lebhafter Stoff- und Nachrichtenaustausch zwischen Kern und Zelleib statt. Im Zellkern selbst befinden sich ein oder auch mehrere *Kernkörperchen (Nukleoli).* Im Nukleolus wird die *Ribonukleinsäure (RNS)* gebildet, die bei der Eiweißproduktion der Zelle eine wichtige Rolle spielt. Außerdem enthält der Zellkern eine als *Chromatin* bezeichnete Körnchensubstanz, deren Hauptbestandteil die *Desoxyribonukleinsäure (DNS)* ist (↗ Vererbung).

Im Zytoplasma befindet sich eine Anzahl unterschiedlicher *Organoide* oder *Organellen,* die jeweils auf eine oder mehrere Aufgaben spezialisiert sind. Zu ihnen gehören die *Mitochondrien,* das sind Fermentträger, die oxydativ gewonnene Energie speichern können. Die Mitochondrien sind am Sauerstoffaustausch der Zelle *(Atmungskette)* beteiligt und zusätzlich für viele chemische Aufbauvorgänge verantwortlich. Das *endoplasmatische Retikulum* und der *Golgi-Apparat* sind weitere Bestandteile des Zytoplasmas. Das endoplasmatische Retikulum bildet gewissermaßen das Kanalsystem der Zelle, das in engem Kontakt mit der Zellmembran steht. Es dient wahrscheinlich zum Teil dem Transport verschiedenster gelöster Produkte des Zellstoffwechsels. Unmittelbar an der Membran des endoplasmatischen Retikulums liegen oft kleine RNS-haltige Körnchen, die sog. *Ribosomen,* die Hauptbildungsstätten des Eiweißes. Der Golgi-Apparat stellt dichte Stapel von flachen Säckchen dar, in denen die in der Zelle hergestellten Eiweißstoffe gespeichert und „verpackt" werden. Wenn diese dann irgendwo innerhalb und außerhalb der Zelle gebraucht werden, brechen Teile des Golgi-Apparates ab; das Protein kommt säuberlich verpackt an die Bedarfsstelle. Mit Hilfe dieses „Verpackungsmechanismus" schützt sich die Zelle auch vor Sekretwirkstoffen, die sie im Dienste des Organismus bilden muß, die ihr selbst jedoch Gefahr bringen könnten. In der Nähe des Zellkerns, häufig in der Mitte der Zelle gelegen, findet man das *Zentralkörperchen (Zentrosom* oder *Zentriol),* ein selbstteilungsfähiges Körperchen, das sich zu Beginn der Kernteilung teilt.

Jede Zelle geht durch *Zellteilung* aus einer anderen, sog. *Mutterzelle* hervor. Je nach der Anordnung der Chromosomen beim Teilungsvorgang wird zwischen zwei Formen der Zellteilung, der *Mitose (indirekte Kernteilung)* und der *Meiose (Reduktionsteilung),* unterschieden.

Bei der *Mitose* formiert sich das Chromatin zunächst zu einzelnen Chromosomen. In diesem Stadium besteht jedes Chromosom aus zwei parallel angeordneten, übereinstimmenden Längshälften, den sog. *Chromatiden.* Die beiden Chromatiden spalten sich *(Metaphase)* und bilden zwei Tochterchromosomen. Nachdem auch das Zentralkörperchen sich geteilt und die Kernmembran sich aufgelöst hat, bewegen sich die beiden Zentriolen im Zytoplasma zu entgegengesetzten Polen *(Anaphase).* Zwischen ihnen bilden sich Fäden, mit denen sich die Tochterchromosomen verbinden. Diese Formation wird im allgemeinen als *Kernspindel* bezeichnet. Mit Hilfe der Kernspindelfäden wird von den beiden Chromatiden eines jeden Chromosoms jeweils eines zu einem der entgegengesetzten Pole gezogen. Um jeden dieser beiden neuen Chromosomensätze bildet sich eine neue Kernmembran. Zwei neue Tochterkerne sind entstanden. Anschließend schnürt sich die Mutterzelle in der Mitte ein und bildet zwei Tochterzellen *(Telophase).* Jede

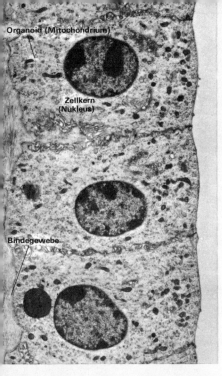

Organoid (Mitochondrium)
Zellkern (Nukleus)
Bindegewebe

ELLE

ie Zelle, der Grundbaustein lebender Gewebe, beteht hauptsächlich aus Zytoplasma und einem ellkern. Im Zytoplasma befinden sich verschiedene rganähnliche Gebilde, sog. Organoide; Hauptestandteile des Kerns sind ein oder mehrere Kernörperchen (Nukleoli) und das Chromatin. Bauaterial der Zelle ist das Protoplasma. Die Zellen ermehren sich durch Zellteilung.

bb. oben zeigt eine Querschnittsdarstellung von Schleimautzellen unter dem Mikroskop. Die drei dargestellten ellen sind von dem darunterliegenden Bindegewebe urch ihre Zellmembran getrennt.

Körperzelle

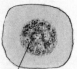
Zellkern

Spindelfäden
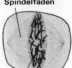
Chromosomen

Mitose, indirekte Kernteilung der Körperzellen (links). Zu Beginn der Mitose ordnet sich die Chromatinmasse des Zellkerns zu einzelnen *Chromosomen* an (46 beim Menschen), welche Träger der Erbanlagen, der sog. *Gene*, sind. Die Chromosomen, von denen jedes aus zwei parallel angeordneten *Chromatiden* besteht, sammeln sich im Zentrum der Zelle an und teilen sich durch Längsspaltung in zwei Hälften; jedes Chromatid wird zu einem selbständigen Tochterchromosom. Die beiden Gruppen aus je 46 Chromosomen bewegen sich, gezogen von Spindelfasern, zu entgegengesetzten Polen und bilden die sog. *Kernspindel*. Die einzelnen Chromosomen der beiden Tochtergruppen verschmelzen jeweils zu einem neuen Zellkern.

Schließlich schnürt sich die Mutterzelle ein, die Chromatinmasse der beiden Tochterzellen vermehrt sich, so daß jedes Tochterchromosom wiederum zwei Chromatiden bilden kann usw.

Meiose (Reduktionsteilung), Reifeteilung der Keimzellen (Ei- und Samenzellen) (rechts). Die 46 Chromosomen ordnen sich im Zentrum der Zelle zu Paaren an, ohne sich zu teilen. Dann wird je eines der beiden Partner-Chromosomen von den Spindelfäden zu den gegenüberliegenden Polen der Zelle geführt. Dort bilden sie Tochterkerne mit jeweils einem halben Chromosomensatz.

Diese Kernteilung wird gefolgt von einer mitotischen Teilung, bei der vier Tochterzellen mit je 23 Chromosomen entstehen.

Bei der Befruchtung vereinen sich eine Eizelle und eine Samenzelle zu einer einzigen Zelle, die dann wieder 46 Chromosomen besitzt.

Keimzelle

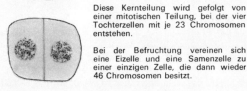

Mitochondrium
Golgi-Apparat
Zellkern
Kernkörperchen (Nukleolus)
Sekretgranulum (Sekretkörnchen)
granuläres-endoplasmatisches tikulum (System von Zytomembranen)

Die Hauptbestandteile der Zelle (schematische Darstellung links). Die Mitochondrien, der Golgi-Apparat, die Ribosomen und das endoplasmatische Retikulum sind typische Organoide.

Die Mitochondrien (rechts) sind die Energiespeicher der Zelle. Sie bauen verschiedene Nährstoffe ab und bilden dabei energiereiche Verbindungen. Viele der bei diesem Stoffwechselvorgang beteiligten Fermente sitzen an den Membranen der Mitochondrien.

Mitochondrium (halb »geöffnet«)

Lamellenstruktur

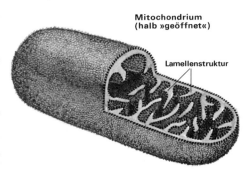

iner der Gründe, warum gerade die Fruchtfliege zu einem der beliebtesten tudienobjekte der Erbforschung geworden ist, liegt in der Tatsache, daß sie otz ihrer geringen Körpergröße (ca. 2 mm) in bestimmten Zellen ungewöhnlich roße Chromosomen besitzt. Die mikroskopische Untersuchung präparierter ruchtfliegenchromosomen zeigt, daß jedes Chromosom eine charakteristische truktur aus hellen und dunklen Streifen aufweist, die der Genanordnung entprechen.

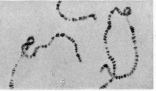

Chromosomen Fruchtfliege

der beiden neuen Zellen besitzt die gleiche Chromosomenzahl wie die Ursprungszelle.

Im Gegensatz zur Mitose wird bei der zweiten Form der Zellteilung, der *Meiose* oder *Reduktionsteilung* (auch *Reifeteilung*), die Chromosomenzahl auf die Hälfte herabgesetzt. Dieser Kernteilungsmodus ist charakteristisch für die Keimzellenbildung (Ei- und Samenzellen). Die Chromosomen der Mutterzelle ordnen sich nach dem Verschwinden der Zellkernmembran in Paaren an, ohne sich dabei wie bei der Mitose in gleiche Hälften zu spalten. Die Spindelfäden trennen die Partner-Chromosomen voneinander; deshalb enthalten die neuen Tochterzellen nur halb so viele Chromosomen wie die Mutterzelle (23 beim Menschen). Bei der Befruchtung wird die Chromosomenzahl durch die Verschmelzung eines Samen- und eines Eizellkerns zu einer Zelle wieder normalisiert (↗ Vererbung).

Nach der Befruchtung macht die Eizelle mehrfache mitotische Teilungen durch. Die dabei entstehenden Tochterzellen differenzieren sich unter der Leitung der Gene. Im Laufe dieses Spezialisierungsprozesses entwickeln einige Zellen die charakteristischen Eigenschaften der Muskelzellen (Kontraktionsfähigkeit), andere entwickeln sich zu Nervenzellen mit der Fähigkeit, elektrische Impulse zu bilden, aufzunehmen, zu verarbeiten und weiterzuleiten, andere wiederum zu Epithelzellen der Haut oder der Schleimhäute mit spezifischen Schutz-, Sekretions- oder Resorptionsfunktionen, während andere Zellen die Charakteristika von Drüsen- oder Speicherzellen erwerben.

Während die Mehrzahl der Protozoen (tierische Einzeller) sich uneingeschränkt vermehrt, d. h. so lange teilungsfähig ist, wie Nahrungsstoffe zur Verfügung stehen, ist für die Zellen höherentwickelter Tiere und Pflanzen ein kontrolliertes Wachstum typisch. Verschiedene Regulationsmechanismen unterbinden uneingeschränktes Zellwachstum und unbegrenzte Zellteilung, sobald eine ausreichende Anzahl von Zellen vorhanden ist. Wenn die Tätigkeit dieser Regulationsvorrichtungen infolge mechanischer Reize, Vergiftung oder Straleneinwirkung gestört wird, kann es zu ungeregelten Wachstums- und Teilungsvorgängen mit anschließender Tumorbildung kommen (↗ Krebs).

Die Zellen im menschlichen Organismus haben eine relativ kurze Lebensdauer. Die Zellen der Haut z. B. sterben nach 4–5 Tagen ab und werden dann langsam abgeschilfert. Rote Blutkörperchen werden nach etwa 120 Tagen Lebensdauer abgebaut und durch neue ersetzt. So findet während des ganzen Lebens in nahezu allen Körpergeweben ein beständiger Zellerneuerungsprozeß statt. Eine Ausnahme bilden die Nervenzellen und die Zellen des Herzmuskelgewebes; sie behalten, ohne sich zu vermehren, ihre ursprüngliche Form bei.

Zunge, *Lingua*, ein Organ, das zum größten Teil aus quergestreifter Muskulatur besteht, welche mit einer Schleimhaut bedeckt ist. Sie ist mit dem Mundboden und dem Zungenbein *(Os hyoideum)* verwachsen. Ihre Muskeln sind so ineinander verflochten, daß die Muskelfasern sich in allen drei Dimensionen rechtwinklig miteinander kreuzen; hierdurch kommt die große Beweglichkeit der Zunge zustande. Die Hauptbedeutung des Organs ist in der Modulation der Grundtöne, die im Kehlkopf erzeugt werden, zu sehen, daneben hilft sie bei der Nahrungszerkleinerung und beim Schluckvorgang mit. Außerdem enthält die Zunge in besonderen Schleimhautknospen, den *Papillen*, die Geschmacksknospen. Diese Papillen finden sich besonders an der Zungenspitze und an den Zungenrändern. Auf der Oberfläche der Zunge befindet sich eine V-förmige Furche mit den besonders großen *Papillae vallatae*, die den Zungenkörper vom Zungengrund abgrenzt, auf dem sich gehäuft lymphatisches Gewebe befindet. Der Zungengrund stellt eine erste Abwehrbarriere des Körpers gegen Infektionen dar. Eine Schleimhautfalte, das *Frenulum*, verbindet die Unterseite der Zunge mit dem Mundboden.
Vergleiche auch: Geruch und Geschmack, Sprache, Tonsillen; ▣ Geruch und Geschmack.

Zwergwuchs, *Nanismus*, *Nanosomie*, Bezeichnungen für zurückgebliebenes Längenwachstum bei Erwachsenen (Körpergröße unter 130–150 cm). Die Grenze zwischen Zwergwuchs und Normalwuchs ist nicht eindeutig festgelegt. Entscheidend bei Zwergwuchs ist gehemmtes Längenwachstum des Skeletts. Die Ursache kann in einer schweren Rachitis zu suchen sein; häufiger jedoch sind Störungen endokriner Organe für dieses an sich seltene Phänomen verantwortlich, da das Körperwachstum in erster Linie von dem in der *Hypophyse* gebildeten Wachstumshormon gesteuert wird. Wenn die Produktion dieses Hormons aus irgendeinem Grund herabgesetzt ist, kommt es zu *hypophysärem Zwergwuchs*. Körperproportionen und Intelligenz entwickeln sich dabei meist normal (Liliputaner). Gelegentlich wird die Geschlechtsreife nicht erreicht. Bei dieser Form des Zwergwuchses hilft manchmal eine Therapie mit dem heute noch sehr schwierig künstlich zu gewinnenden Wachstumshormon. Ein anderer Typ ist der *thyreogene Zwergwuchs*, der auf einer verminderten Bildung des Schilddrüsenhormons beruht *(Kretinismus)*. Bei der *Chondrodystrophie* (auch *Achondroplasie* genannt) handelt es sich um angeborenen unproportionierten Zwergwuchs mit normaler Entwicklung von Kopf und Brust bei gleichzeitiger Unterentwicklung der Extremitäten. Die Intelligenz ist normal. Die Hofzwerge im Mittelalter waren meist Chondrodystrophiker. Das Wesen dieser Wachstumsanomalie liegt in einer Störung der normalerweise während der Wachstumsperiode stattfindenden Verknöcherung des Knorpels im Bereich der langen Röhrenknochen.
Vergleiche auch: Endokrine Drüsen.

Zwillinge, *Gemini, Gemelli,* kurz hintereinander von einer Mutter geborene Kinder. Sie entwickeln sich meist aus zwei verschiedenen Eizellen, können sich jedoch auch aus einer gemeinsamen Eizelle entwickeln. *Zweieiige Zwillinge* können verschiedenen Geschlechts sein und ähneln sich nicht mehr als gewöhnliche Geschwister. Die Zwillinge entwickeln sich aus zwei verschiedenen Eizellen, die entweder gleichzeitig oder in kurzer Folge nacheinander in die Gebärmutter ausgestoßen wurden und einzeln befruchtet wurden. Jeder Zwilling hat seine eigene Plazenta und seine eigenen Eihäute.
Eineiige Zwillinge entwickeln sich dagegen aus einer einzigen Eizelle und besitzen infolgedessen den gleichen Erbanlagenbestand. Sie haben immer das gleiche Geschlecht und größte Ähnlichkeit. In 70 bis 75% der Fälle liegt die Ursache darin, daß der bläschenförmige Embryo *(Blastula)* zwei innere Zellmassen anstelle von einer ausbildet. In diesen Fällen haben die beiden Feten eine gemeinsame Plazenta sowie eine gemeinsame äußere Eihaut; jeder Fetus besitzt dagegen eine eigene innere Eihaut. Durch die gemeinsame Plazenta fließt durch die beiden Feten gemeinsames Blut. In 25–30% der Fälle entstehen eineiige Zwillinge *aus der Teilung der befruchteten Eizelle in zwei Zellen,* aus denen sich jeweils ein Fetus entwickelt; jeder hat demzufolge seine eigene Plazenta und seine eigenen Eihäute.
Zwillingsgeburten sind mit etwa einer von hundert Geburten relativ häufig. Etwa ein Viertel aller Zwillinge sind eineiig. *Drillinge* kommen nur etwa einmal auf 10000 Geburten vor; *Vier-* und *Fünflinge* sind dagegen ausgesprochen selten. Drillinge, Vierlinge und Fünflinge können eineiig sein, doch kommen hierbei auch Kombinationen von eineiigen und zweieiigen Zwillingen vor.
Bei Zwillingsgeburten sind Schwangerschafts- und Geburtskomplikationen häufiger als bei Normalgeburten. Es kommt vermehrt zu Frühgeburten, die Anzahl der Totgeburten ist größer, und die Sterblichkeit während der ersten Lebenswochen ist erhöht. Die Entbindung muß nicht notwendigerweise ein größeres Risiko für die Mutter darstellen, kann jedoch mit mehr Komplikationen verbunden sein. Oft werden die Zwillinge dicht hintereinander geboren, in anderen Fällen können mehrere Tage zwischen beiden Geburten liegen.

Zyste, sack- oder geschwulstartiger, von einer mit Epithel ausgekleideten Membran umgebener Hohlraum, der mit flüssigem oder breiigem Inhalt angefüllt ist. Es gibt die verschiedensten Arten von Zysten, z. B. die *Retentionszysten,* die durch Verstopfung eines Drüsenausführungsgangs entstehen. Weiter kennt man Zysten, die klinisch als Tumoren erscheinen, wie z. B. die *Ovarialzysten,* bei denen es sich in Wirklichkeit jedoch nur um Flüssigkeitsansammlungen in einem präformierten Hohlraum handelt. Zysten sind meistens gutartig. Es gibt allerdings auch semimaligne und maligne Formen. Auch die gutartigen Zysten können durch verdrängendes Wachstum die Funktion wichtiger, benachbarter Organe beeinträchtigen. In solchen Fällen empfiehlt sich eine operative Entfernung der Zyste.
Vergleiche auch: Ovarialtumoren.

Zystenniere, angeborene und vererbbare *polyzystische Degeneration* der Niere. Die Niere ist ein- oder beidseitig mit kleinen oder großen, blasigen Hohlräumen *(Vesikeln)* durchsetzt, die mit einer manchmal klaren, manchmal trüben oder blutigen Flüssigkeit angefüllt sind. Die Zysten nehmen allmählich an Umfang zu und verdrängen in zunehmendem Maße das normale Nierengewebe. Dadurch kann die Nierenfunktion mehr oder weniger stark eingeschränkt werden, d. h., die Ausscheidung der harnpflichtigen Substanzen wird gestört. Aus dieser Funktionsstörung kann sich eine *Urämie* (Harnvergiftung) entwickeln. Die Zystenniere ist zwar angeboren, aber trotz des fortschreitenden pathologischen Prozesses bleibt die Nierenfunktion relativ lange intakt. Die ersten Symptome treten erst zwischen dem 20. und 30. Lebensjahr auf; Anzeichen einer schweren Niereninsuffizienz werden meistens erst um das 40. bis 50. Lebensjahr beobachtet.
In manchen Fällen ist eine chirurgische Behandlung möglich, die Prognose ist jedoch ungewiß.
Vergleiche auch: Harnvergiftung, Nieren.

Zystitis, *Cystitis, Blasenentzündung, Blasenkatarrh,* Entzündung der Blasenschleimhaut; die häufigste Form der Harnweginfektion. Eine Zystitis entwickelt sich meist im Rahmen einer allgemeinen Resistenzminderung gegenüber Erregern oder aufgrund einer lokalen Reizung der Schleimhaut (Erkältungszustand usw.). Die unmittelbare Ursache der Entzündung sind bakterielle Erreger, die auf verschiedenen Wegen in die Blasenschleimhaut eindringen, meist über den *Ureter (Harnleiter).* Bedingt durch die Kürze der Harnröhre, ist die Zystitis bei der Frau häufiger als beim Mann. Beim Mann kann sich eine Zystitis z. B. als Komplikation bei Prostatahypertrophie (infolge Abflußverzögerung des Urins aus der Blase) einstellen. In den wenigsten Fällen kommt die Zystitis isoliert vor; sie entwickelt sich meist zusammen mit einer *Nierenbeckenentzündung.* Oftmals handelt es sich also eigentlich um eine *Zystopyelonephritis.* Eine Zystitis sollte deshalb nie bagatellisiert werden, denn bei mangelhafter Behandlung kann es zur Ausbildung einer chronischen Nierenbeckenentzündung und in deren Gefolge letztlich zu Schrumpfnierenbildung mit Urämie (Harnvergiftung) kommen. Zum klinischen Bild der Zystitis gehören häufiger Harndrang, Brennen beim Wasserlassen, Fortbestehen des Harndrangs nach Blasenentleerung; der Urin ist oft trübe. Bei Behandlung mit Antibiotika und Sulfonamiden stellt sich meist sehr rasch eine Besserung ein.

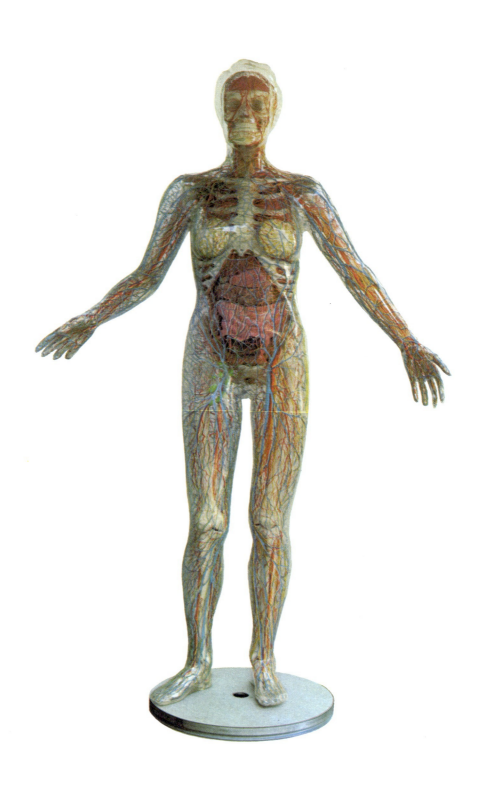

TABELLARISCHER ANHANG

In dem folgenden tabellarischen Anhang sollen für den Benutzer einige praktische Hinweise sowie oft gewünschte Zahlenwerte und Auskünfte gegeben werden. Besonders bei den Angaben über Leistungswerte des Körpers (z. B. Blutdruck) darf nicht übersehen werden, daß es sich um Mittelwerte handelt; es wurden deshalb gelegentlich auch die Schwankungsbereiche mit angegeben. Die Telefonnummern in der Tabelle über Vergiftung sind auf dem Stand vom 15. 2. 1972.

Übliche Maßeinheiten für Arzneigaben

Flüssigkeitsmengen:

5 ml = 5 cm^3	1 Teelöffel
10 ml = 10 cm^3	1 Kinderlöffel
15 ml = 15 cm^3	1 Eßlöffel
5 cl = 50 cm^3	1 Schnapsglas
0,1; 0,2; 0,25; 0,5 l	sonstige Hohlgefäße (Gläser)

1 ml bzw. 1 cm^3 Wasser entspricht 1 g Wasser. Tinkturen sind etwa 10 % spezifisch leichter, Sirupe und starke Salzlösungen etwa 10—25 % spezifisch schwerer als Wasser.

Für pulverförmige Substanzen gilt, daß „1 Messerspitze" etwa 0,5—1 g entspricht.

Aufgrund der Zähigkeit liefert ein Normaltropfenzähler bei 15° C eine Flüssigkeitsmenge, die 1 g entspricht, mittels:

weniger als 20 Tropfen	dünne Sirupe
20 Tropfen	Wasser und wäßrige Flüssigkeiten
40 Tropfen	Fluidextrakte
40—50 Tropfen	ätherische und fette Öle
50—60 Tropfen	Spiritus und dessen Präparate, Tinkturen
80 Tropfen	Äther

Mengengehalte einer Substanz an der Gesamtmenge

1. Nach dem Gewicht:

   Gewichtsprozent (Gew.-%);
   Gewichtspromille (Gew.-$^o/_{oo}$)

2. Nach dem Volumen:

   Volumenprozent (Vol.-%); Volumenpromille (Vol.-$^o/_{oo}$);
   Kubikzentimeter (Substanz) je Kubikmeter (gesamt): cm^3/m^3; auch als „part(s) per million" (ppm) bezeichnet.

Vergiftungen

Der Zeitfaktor spielt bei Vergiftungen eine bedeutende Rolle. Bei Vergiftungen sofort handeln; folgendes klären: Was wurde geschluckt?

Falsche Medikamente? Nikotin oder Alkohol? Putz- und Waschmittel? Pilze, verdorbene Nahrung? Schädlingsbekämpfungsmittel? Lösungsmittel, Farben, Kosmetika?

Sofort Hausarzt anrufen oder die Gegengift-Zentralen, die Tag und Nacht erreichbar sind. Klar Auskunft geben über: Was wurde geschluckt? (Probe, Giftrückstände bzw. Verpackung gegebenenfalls mitgeben!)

Wieviel? Wann?

Welche Symptome:

Patient schläft, kann aber erweckt werden (Schweregrad 0)

Patient nicht ansprechbar, reagiert aber auf Schmerzreize (Schweregrad I)

Patient bewußtlos, Atmung und Kreislauf intakt (Schweregrad II)

Patient bewußtlos, Kreislauf intakt, unzureichende Spontanatmung, fast alle Reflexe fehlen (Schweregrad III)

Patient bewußtlos, Kreislaufschock, Atemlähmung, keine Reflexe (Schweregrad IV)

Unabhängig von Art und Schweregrad der Vergiftung gelten folgende Grundregeln in der angegebenen Reihenfolge:

1) **Atmung und Kreislauf stabilisieren** (bzw. wieder in Gang bringen)

2) **Gift aus dem Körper entfernen**
   Finger in den Hals!
   Heißes Kochsalzwasser trinken lassen bis zum Erbrechen (aber nicht bei Bewußtlosen!)
   Hautgifte (z. B. Lösungsmittel) mit warmem Seifenwasser abwaschen, Augen auswaschen

3) **Aufgenommene Giftmenge neutralisieren oder in ihrer Wirkung hemmen**
   Bei Säuren und Laugen: Milch mit rohen Eiern trinken.
   Bei Laugen auch verdünnte Essigsäure oder Zitronensaft

Verzeichnis von Informations- und Behandlungszentren für Vergiftungsfälle in der Bundesrepublik Deutschland

Zentren mit durchgehendem 24-Stundendienst

Kinderkliniken:

Städtische Kinderklinik Charlottenburg
Beratungsstelle für Vergiftungserscheinungen im Kindesalter
1 Berlin 19, Platanenallee 23–25
Tel.: (0311) 304 03 11/12/13; 304 87 97

Universitäts-Kinderklinik Freiburg
Informationszentrale für Vergiftungen
78 Freiburg, Mathildenstr. 1
Tel.: (07 61) Durchwahl   20 14 361
              Pforte   20 14 301
              Klinikzentrale 2011

Universitäts-Kinderklinik Bonn
Informationszentrale gegen Vergiftungen
53 Bonn, Adenauerallee 119
Tel.: (02221) Durchwahl   22 01 08
               Klinikzentrale 22 70 61
Fernschreiber: 886 146

Universitäts-Kinderklinik
Homburg-Saar
Informationszentrale für Vergiftungen
665 Homburg/Saar
Tel.: (06841) Durchwahl 16 22 57/16 28 46

Medizinische Kliniken:

I. Medizinische Klinik der Freien Universität
im Klinikum Westend
Reanimationszentrum
1 Berlin 19, Spandauer Damm 130
Tel: (0311)   Durchwahl   3035466/215
              Klinikzentrale 30351

Toxikologische Abteilung der
II. Medizinischen Klinik rechts der Isar
der Technischen Universität
8 München 80, Ismaninger Str. 22
Tel.: (0811) Durchwahl   41402211
              falls besetzt 41401
Fernschreiber: 05-24 404 klire d

II. Medizinische Abteilung des Krankenhauses
Barmbek
Giftinformationszentrale
2 Hamburg 33, Rübenkamp 148
Tel.: (0411) Durchwahl   6385346/345

II. Medizinische Universitätsklinik
65 Mainz, Langenbeckstr. 1
Tel.: (06131) Durchwahl 192741 / 192418 /
                        192416

II. Medizinische Klinik der
Städtischen Krankenanstalten
Toxikologische Abteilung
85 Nürnberg 5, Flurstr. 17, Abholfach
Tel.: (0911) Durchwahl   3982451

Städtische Krankenanstalten Ludwigshafen
Entgiftungszentrale
67 Ludwigshafen, Bremserstr. 79
Tel.: (0621) Durchwahl   503431
              Klinikzentrale 5031

I. Medizinische Universitätsklinik Kiel
Zentralstelle zur Beratung bei Vergiftungsfällen
23 Kiel, Schittenhelmstr. 12
Tel.: (0431) Durchwahl   5973268
              Klinikzentrale 5971

Städtische Krankenanstalten Kemperhof
Medizinische Abteilung
54 Koblenz, Koblenzer Str. 115-155
Tel.: (0261) 44081, App. 311

Medizinische Klinik des Städtischen Krankenhauses
33 Braunschweig, Salzdahlumer Str. 90
Tel.: (0531) Durchwahl   62290
              Klinikzentrale 61071

Zentren mit noch nicht durchgehendem 24-Stundendienst:

Kinderkliniken:

Marien-Hospital
Kinderabteilung
449 Papenburg
Tel.: (04961) Klinikzentrale 2044
              (Vermittlung an den diensthabenden
              Arzt der Kinderabteilung)

Universitäts-Kinderklinik und Poliklinik
34 Göttingen, Humboldtallee 38
Tel.: (0551) Klinikzentrale 5262210/11
              (Vermittlung an den dienst-
              habenden Arzt)

Medizinische Kliniken u. andere Abteilungen:

Medizinische Klinik und Poliklinik
44 Münster, Westring 3
Tel.: (0251) Durchwahl   498667 oder
                            4982201/2202
              nachts Klinikzentrale 4981 (Vermitt-
              lung an den diensthabenden Arzt)

Zentralkrankenhaus
Allg. Anästhesie-Abteilung
28 Bremen, St.-Jürgen-Str.
Tel.: (0421) Durchwahl   4492 34 12
                            (Informationszentrum)
                            4492 54 46
                            (diensthabender Arzt)

Nur Montag bis Freitag in der Zeit von 8.00 bis 16.00 Uhr

Typische Wunden und Maßnahmen zur Ersten Hilfe

Art der Wunde	Charakteristik	Versorgung
Schnittwunde	stark blutend, glatte Wundränder, geringe Infektionsgefahr, rasche Heilung	Druckverband, Wundverband
Quetschwunde	meist gering blutend, Bluterguß und verminderte Durchblutung, unregelmäßige Wundränder, große Infektionsgefahr, verzögerte Heilung	Wundverband
Schürfwunde	gering blutend, Wunde der Oberhaut, meist geringe Infektionsgefahr (Ausnahme: Tetanus-Gefahr!)	Wundverband
Platzwunde	oft stark blutend, unregelmäßige Wundränder, erhöhte Infektionsgefahr, sollte chirurgisch versorgt werden	Druckverband, Wundverband
Stichwunde	nach außen wenig blutend, im Stichkanal oft heftig, große Infektionsgefahr	Abdrücken, Abbinden, Druckverband, Wundverband
Rißwunde	meist gering blutend, unregelmäßige Wundränder, große Infektionsgefahr	Druckverband, Wundverband
Schußwunde	Blutung und Verletzung von Art und Lage des Schußkanals abhängig (Einschußwunde klein, Ausschußwunde groß); innere Blutungsgefahr! Infektionsgefahr	Abdrücken, Abbinden, Druckverband, Wundverband

Heilpflanzen

Auswurf:

reizmildernd: Alant, Andorn, Anis, Eibisch, Huflattich, Irländisch und Isländisch Moos, Fenchel

leicht reizend: Betonie, Bibernell, Lungenkraut, Wegerich, Wegwarte

Blutreinigung:

Andorn, Benediktenkraut, Brunnenkresse, Bitterklee, Löwenzahn, Schafgarbe, Brennessel, Schlehdornblüte u. a.

Blutstillung:

Arnika, Eiche, Hamamelis, Mistel, Odermennig, Weidenrinde, Zinnkraut

Stimulans:

beruhigend: Baldrian, Angelika, Hopfen, Kamille

anregend: Beifuß, Eberwurz, Lavendel, Minze, Melisse, Raute, Rosmarin

Verdauungsförderung:

Alant, Benediktenkraut, Bibernell, Fenchel, Enzianwurzel, Kümmel, Kreuzblume, Quendel, Wegerich, Tausendgüldenkraut, Geißbart

Abführung:

Andorn, Brunnenkresse, Schlehdornblüte, Enzian, Feige, Faulbaumrinde, Rizinus, Ringelblume, Rhabarber, Waldmeister, Wermut

Durchfallstillung:

Schlehdornrinde, Hafer, Heidelbeeren, Johanniskraut, Frauenmantel, Tormentille, Sauerampfer, Knöterich, Kamille, Hopfen, Wegerich

Harntreibung:

Bärentraube, Birkenblätter, Gauchheil, Hagebutte, Ginster, Löffelkraut, Sellerie, Spargel, Waldmeister

Fieber:

Basilienkraut, Bitterklee, Eichenrinde, Enzianwurzel, Tausendgüldenkraut, Zitrone, Eukalyptus

Schweißtreibung:

Eberwurz, Guajakholz, Holunderblüte, Kletterwurz, Ringelblume, Schlüsselblume

Fäulnishemmung:

Arnika, Eichenrinde, Salbei, Thymian, Melisse

Verbandkasten, Mittel für Erste Hilfe
(Wandschrank)

Zweck:

Erste-Hilfe-Leistung in Sanitätsräumen, Heimen, Geschäftsräumen usw.

Verpackung:

Wandschrank aus Stahlblech verschließbar, weiß lackiert. Größe: 45 x 40 x 11 cm

Inhalt:

Verbandmittel und Geräte:

1 Heftpflaster 5 m x 1¼ cm, DIN
1 Wundschnellverband 1 m x 6 cm, DIN
3 Verbandpäckchen klein, DIN
3 Verbandpäckchen mittel, DIN
5 Mullbinden 6 cm, DIN
5 Mullbinden 8 cm, DIN
5 Mullbinden 10 cm, DIN
3 Verbandmull à ½ m
1 Verbandwatte 25 g
1 Zellstoffwatte 100 g
1 Polsterwatte 100 g
1 Brandwundenverbandpäckchen 35 x 45 cm, DIN
5 Lederfingerlinge
2 Dreiecktücher, DIN

2 Augenklappen, beidseitig verwendbar
1 Arterienabbinder, DIN
1 Schere
1 Pinzette, anat.   } in Plastik-
1 Fieberthermometer   } täschchen
12 Sicherheitsnadeln
1 Cramerschiene 80 x 80 cm, einteilig
3 Cramerschienen 25 x 8 cm, mehrteilig
2 Pappschienen, klein
1 Einnehmeglas, grad.

Arzneimittel:

1 Fl. Hoffmannstropfen in Tropfflasche 20 gr.
1 Fl. Baldriantropfen in Tropfflasche 20 gr.
20 Antineuralgicum-Tabl. (bei Schmerzen 1 Tabl. nehmen)
10 Cardiazol-Tabl. (gegen Kreislaufschwäche)
16 Natron-Tabl. 1,0
1 Fl. Isopropylalkohol 60 % (Hautrein.-Mittel) 100 g
20 Kohle-Compretten
1 Tb. Borsalbe
1 Tb. Augenborsalbe
1 Schachtel Riechampullen, 5 Stück
2 Streichflaschen Sepsotinktur zum Bestreichen der Wundränder
1 Dose mit 6 Stück Würfelzucker

Der **Verbandkasten**, den jeder Kraftfahrer im Wagen bei sich führen muß, ist unter dem Gesichtspunkt zusammengestellt, daß der Erfolg der Ersten Hilfe meist davon abhängt, ob *ausreichend* Verbandmaterial zur Verfügung steht. Nach der DIN-Empfehlung DIN 13164 muß der Verbandkasten enthalten:

Für oberflächliche Wunden:

1 Spule Heftpflaster, 2½ cm x 5 m, DIN 13019
1 Wundschnellverband, elast., 6 cm x ½ m DIN 13019
3 Wundschnellverbände, elast., 6 cm x 10 cm DIN 13019

Für tiefere Wunden:
3 Verbandpäckchen M DIN 13151
1 Verbandpäckchen G DIN 13151

Für Verbrennungen:
3 Brandwunden-Verbandpäckchen BR DIN 13153
1 Brandwunden-Verbandtuch A DIN 13152, 60 x 80 cm

Für sonstige Verletzungen:
3 Mullbinden, 6 cm x 4 m, MB 20 DIN 61631 ZW/Bw

6 Mullbinden, 8 cm x 4 m, MB 20 DIN 61631 ZW/Bw
1 Packung mit 5 Zellstoff-Mullkompressen, mit beidseitigem Mullbelag, 10 x 10 cm, einzeln verpackt, sterilisiert
5 Dreiecktücher, 90 x 90 x 127 cm, nach DIN 13168, einzeln verpackt
1 Verbandschere, abgeknickt, mit Knopf, 14 cm lang
12 Sicherheitsnadeln B 50 DIN 7404
1 Stück Kreide

Ferner:
1 „Anleitung zur ERSTEN HILFE bei Unfällen"
1 Inhaltsverzeichnis

Systematische Vorsorgeuntersuchungen bei Kleinkindern

Untersuchung I:
Atmung, Herztätigkeit, Reflexverhalten beim Absaugen des Mund- und Racheninhalts, Muskelspannung und Hautdurchblutung.

Untersuchung II:
Während der ersten drei Lebenstage sollten Geburtsschäden und Fehlbildungen erkannt werden; besonders in Frage kommen Fehlbildungen des Herzens, des Knochensystems und der Verdauungsorgane, wie z. B. Fehlen eines Teils der Speiseröhre (*Ösophagusatresie*) oder der Mastdarmöffnung *(Analatresie)*, die beide umgehend operativ behoben werden können.

Untersuchung III:
Bis zur vierten Woche sollten die Untersuchungen auf angeborene Stoffwechselstörungen, wie besonders die *Phenylketonurie*, erfolgt sein. Es wird erneut auf angeborene Herzfehler untersucht, die bei der ersten Untersuchung nicht erkannt wurden. Weiter erfolgt die erste Untersuchung auf angeborene Hüftgelenkluxation. Bei dieser Untersuchung sollte spätestens die *Tuberkulose-Schutzimpfung* (*BCG-Impfung*) und die *Vitamin-D-Verordnung* zur *Rachitisvorbeugung* erfolgen.

Untersuchung IV:
Nach drei Monaten folgt wieder eine Kontrolle des Herzens, des Hüftgelenks und der Entwicklung des Skelettsystems. Es wird geprüft, ob die Rachitisvorbeugung regelrecht erfolgte und die Ernährungsweise des Kindes altersentsprechend ist. Jetzt kann auch die *erste Mehrfachimpfung* durchgeführt werden.

Untersuchung V:
Gegen Ende des 4. Lebensmonats erfolgt eine erneute Kontrolle des Erfolges der Rachitisvorbeugung und der Funktion des Hüftgelenks. Es kann schon nach ersten Hinweiszeichen geforscht werden, die eine Früherkennung der durch Hirnschädigung bedingten Bewegungsstörung (*Cerebralparese*) ermöglichen. Jetzt kann die *zweite Mehrfachimpfung* durchgeführt werden.

Untersuchung VI:
Im Alter von fünf Monaten werden die körperliche Entwicklung und erneut die Hüftgelenkfunktion geprüft sowie nach Zeichen der Rachitis oder einer Cerebralparese geforscht. Der Zeitpunkt der *dritten Mehrfachimpfung* ist gekommen.

Untersuchung VII:
Im 9. Lebensmonat werden die Funktionen des Sehens und Hörens geprüft und wird nach Symptomen der Rachitis, eines Hüftgelenkleidens oder einer Cerebralparese geforscht. Das körperliche Gedeihen und die psychisch-intellektuelle Entwicklung des Kindes wird kontrolliert.

Untersuchung VIII:
Im 15. Lebensmonat werden erneut die Sinnesorgane untersucht und die Funktion des Bewegungsapparates kontrolliert; weiterhin wird nach Krankheiten der Harnorgane, Bauch- oder Leistenhoden und einer Vorhautverengung (*Phimose*) gefahndet.

Untersuchung IX:
Mit einem Jahr und neun Monaten soll eine umfassende Untersuchung des Kindes erfolgen. Das Hör- und Sehvermögen läßt sich jetzt besonders exakt untersuchen; diese Untersuchung ist besonders wichtig, da das gestörte Hören und Sehen die geistige und soziale Entwicklung des Kindes erheblich hemmen können. Der erworbene Impfschutz kann durch eine Nachimpfung aufgefrischt werden.

Untersuchung X:
Spätestens mit 4½ Jahren sollte die nächste umfassende Untersuchung erfolgen (besser werden die Kinder auch schon jeweils mit etwa 2½ und 3½ Jahren zu einer Kontrolle der körperlichen und psychisch-intellektuellen Entwicklung vorgestellt). Die Untersuchung zwischen vier und fünf Jahren soll feststellen, ob bestimmte gesundheitsfürsorgerische Maßnahmen notwendig sind, für die dann bis zur Einschulung noch genügend Zeit zur Verfügung stehen würde. Durch diese Untersuchung sollen auch die Kinder ermittelt werden, die körperlich oder geistig behindert sind, an Seh- oder Hörstörungen, an Stottern oder anderen psychogenen Störungen leiden oder die wegen gehäufter Infektionen für eine Mandeloperation oder eine heilklimatische Behandlung in Frage kommen. Das letzte Jahr bis zur Einschulung kann dann dazu genutzt werden, das Kind körperlich und geistig für einen guten Schulstart zu kräftigen. Durch die Untersuchung des Schularztes bei der Einschulung (zusammen mit dem Schulreife-Test) können körperlich oder geistig behinderte Kinder rechtzeitig zur besonderen Förderung in Sonderklassen aufgenommen werden.

Das Ziel spezieller ärztlicher Vorsorgeuntersuchungen ist die rechtzeitige Erkennung und Behandlung von Schäden, die damit zu einem hohen Prozentsatz völlig ausgeheilt bzw. voll korrigiert werden können. Das oben angegebene Programm der 10 Vorsorgeuntersuchungen wurde von der deutschen Bundesärztekammer ausgearbeitet.

Geburten- und Sterbeziffern und die Lebenserwartung in der BRD

Geburtenziffer, Sterbeziffer, Geburtenüberschuß und Säuglingssterblichkeit in der BRD*

Jahr	Geburtenziffer (Lebendgeborene auf 1000 Einwohner)	Sterbeziffer (Gestorbene auf 1000 Einwohner, ohne Totgeborene)	Geburtenüberschuß	Säuglingssterblichkeit (im 1. Lebensjahr gestorbene Lebendgeborene auf 1000 Lebendgeborene)
1935	18,9	11,8	7,1	68,0
1939	20,4	12,3	8,1	61,0
1946	16,1	13,0	3,2	97,1
1947	16,4	12,1	4,3	86,3
1948	16,5	10,5	6,0	68,9
1949	16,8	10,4	6,4	59,6
1950	16,2	10,5	5,7	55,3
1951	15,7	10,8	5,0	53,0
1952	15,7	10,7	5,0	48,4
1953	15,5	11,3	4,2	46,5
1954	15,7	10,7	5,0	43,5
1955	15,7	11,1	4,5	41,9
1956	16,1	11,3	4,8	38,9
1957	16,6	11,5	5,2	36,6
1959	17,3	11,0	6,3	34,4
1960	17,4	11,6	5,9	33,8
1961	18,0	11,2	6,9	32,0
1962	17,9	11,3	6,6	29,3
1963	18,3	11,7	6,6	27,1
1964	18,2	11,0	7,2	25,3
1966	17,6	11,5	6,1	23,6
1967	17,0	11,5	5,5	22,8
1968	16,1	12,2	3,9	22,6
1969	14,8	12,2	2,6	23,2
1970	13,4	12,1	1,3	23,4
1971[1]	12,6	11,8	0,8	23,2

* 1938 Deutsches Reich.
[1] Vorläufiges Ergebnis.

Lebenserwartung in Jahren in der BRD* (männlich, *weiblich*)

Alter	1901 bis 1910	1924 bis 1926	1932 bis 1934	1949 bis 1951	1960 bis 1962	1967 bis 1969
0	44,82	55,97	59,86	64,56	66,86	67,39
	48,33	*58,82*	*62,81*	*68,48*	*72,39*	*73.51*
1	55,12	62,24	64,43	67,80	68,31	68,17
	57,20	*63,89*	*66,41*	*71,01*	*73,46*	*73,99*
2	56,39	62,26	64,03	67,08	67,46	67,29
	58,47	*63,85*	*65,96*	*70,26*	*72,60*	*73,10*
5	55,15	60,09	61,70	64,47	64,68	64,47
	57,27	*61,62*	*63,56*	*67,61*	*69,78*	*70,25*
10	51,16	55,63	57,28	59,76	59,88	59,67
	53,35	*57,11*	*59,09*	*62,84*	*64,93*	*65,39*
15	46,71	51,00	52,62	54,98	55,02	54,80
	49,00	*52,47*	*54,39*	*57,99*	*60,02*	*60,48*
20	42,56	46,70	48,16	50,34	50,34	50,16
	44,84	*48,09*	*49,84*	*53,24*	*55,17*	*55,64*
30	34,55	38,56	39,47	41,32	41,14	40,87
	36,94	*39,76*	*41,05*	*43,89*	*45,53*	*45,89*
40	26,64	30,05	30,83	32,32	31,91	31,61
	29,16	*31,37*	*32,33*	*34,67*	*36,09*	*36,44*
50	19,43	21,89	22,54	23,75	23,10	22,85
	21,35	*23,12*	*23,85*	*25,75*	*27,00*	*27,34*
60	13,14	14,60	15,11	16,20	15,49	15,12
	14,17	*15,51*	*16,07*	*17,46*	*18,48*	*18,81*
70	7,99	8,74	9,05	9,84	9,60	9,30
	8,45	*9,27*	*9,58*	*10,42*	*11,12*	*11,42*
80	4,38	4,77	4,84	5,24	5,24	5,25
	4,65	*5,06*	*5,15*	*5,57*	*5,85*	*6,04*
90	2,35	2,68	2,63	2,66	2,69	2,72
	2,59	*2,92*	*2,72*	*2,89*	*3,03*	*3,15*

* Bis 1932/34 Reichsgebiet jeweiliger Gebietsstand; 1949 bis 1951 Bundesgebiet ohne Berlin.

Altersgliederung 1967* und *1970**

Alter	männlich	*weiblich*	Alter	männlich	*weiblich*
0 — 5	9,1 *10,2*	7,9 *8,8*	50 — 55	4,7	5,9
5 — 10	8,4	7,2	55 — 60	5,9	7,1
10 — 15	7,3 *6 — 15 14,8*	6,2 *6 — 15 12,8*	60 — 65	5,6 *5,4*	6,5 *6,7*
15 — 20	7,1 *15 — 18 4,2*	6,1 *15 — 18 3,7*	65 — 70	4,4	5,5
20 — 25	6,7 *18 — 21 4,3*	5,7 *18 — 21 4,7*	70 — 75	2,7	4,1
25 — 30	9,2	7,6	75 — 80	1,7 *65 u. mehr 10,7*	2,7 *65 u. mehr 15,4*
30 — 35	7,8 *21 — 45 35,7*	6,5 *21 — 45 30,5*	80 — 85	0,9	1,4
35 — 40	7,1	6,1	85 — 90	0,4	0,5
40 — 45	6,0	6,7	90 und mehr	0,1	0,1
45 — 50	4,9 *45 — 60 14,7*	6,1 *45 — 60 18,4*			

* Angaben in Prozent der Bevölkerung

Schwangerschaftskalender

Man sucht den ersten Tag der letzten Menstruation und findet gleich darunter den Tag der Geburt. Nach der Formel: Vom Tage des Eintritts der letzten Periode werden 3 Monate abgezogen und dazu 7 Tage hinzugezählt (z. B. erster Tag der Periode ist der 3. Januar, dann ist der 10. Oktober der Tag der Geburt)

Januar	1	3	5	7	9	11	13	15	17	19	21	23	25	27	29	31	Januar
Oktober	8	10	12	14	16	18	20	22	24	26	28	30	1	3	5	7	November
Februar	1	3	5	7	9	11	13	15	17	19	21	23	25	27			Februar
November	8	10	12	14	16	18	20	22	24	26	28	30	2	4			Dezember
März	1	3	5	7	9	11	13	15	17	19	21	23	25	27	29	31	März
Dezember	6	8	10	12	14	16	18	20	22	24	26	28	30	1	3	5	Januar
April	1	3	5	7	9	11	13	15	17	19	21	23	25	27	29		April
Januar	6	8	10	12	14	16	18	20	22	24	26	28	30	1	3		Februar
Mai	1	3	5	7	9	11	13	15	17	19	21	23	25	27	29	31	Mai
Februar	5	7	9	11	13	15	17	19	21	23	25	27	1	3	5	7	März
Juni	1	3	5	7	9	11	13	15	17	19	21	23	25	27	29		Juni
März	8	10	12	14	16	18	20	22	24	26	28	30	1	3	5		April
Juli	1	3	5	7	9	11	13	15	17	19	21	23	25	27	29	31	Juli
April	7	9	11	13	15	17	19	21	23	25	27	29	1	3	5	7	Mai
August	1	3	5	7	9	11	13	15	17	19	21	23	25	27	29	31	August
Mai	8	10	12	14	16	18	20	22	24	26	28	30	1	3	5	7	Juni
September	1	3	5	7	9	11	13	15	17	19	21	23	25	27	29		September
Juni	8	10	12	14	16	18	20	22	24	26	28	30	2	4	6		Juli
Oktober	1	3	5	7	9	11	13	15	17	19	21	23	25	27	29	31	Oktober
Juli	8	10	12	14	16	18	20	22	24	26	28	30	1	3	5	7	August
November	1	3	5	7	9	11	13	15	17	19	21	23	25	27	29		November
August	8	10	12	14	16	18	20	22	24	26	28	30	1	3	5		September
Dezember	1	3	5	7	9	11	13	15	17	19	21	23	25	27	29	31	Dezember
September	7	9	11	13	15	17	19	21	23	25	27	29	1	3	5	7	Oktober

Durchschnittliches Längenwachstum der Frucht während der Schwangerschaft

Ende des 1. Monats = $1 \cdot 1 = 1$ cm
Ende des 2. Monats = $2 \cdot 2 = 4$ cm
Ende des 3. Monats = $3 \cdot 3 = 9$ cm
Ende des 4. Monats = $4 \cdot 4 = 16$ cm
Ende des 5. Monats = $5 \cdot 5 = 25$ cm
Ende des 6. Monats = $6 \cdot 5 = 30$ cm
Ende des 7. Monats = $7 \cdot 5 = 35$ cm
Ende des 8. Monats = $8 \cdot 5 = 40$ cm
Ende des 9. Monats = $9 \cdot 5 = 45$ cm
Ende des 10. Monats = $10 \cdot 5 = 50$ cm

Wünschenswerte Gewichtszunahme während der Schwangerschaft

Schwangerschaftswochen	wünschenswerte Zunahme in kg pro 4 Wochen
12 – 16	1,1
17 – 20	1,3
21 – 24	1,5
25 – 28	1,9
29 – 32	2,0
33 – 36	2,0
37 – 40	1,2

Durchbruch der Milchzähne (normale Dentition)

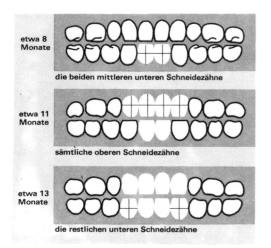
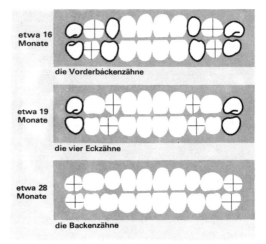

etwa 8 Monate — die beiden mittleren unteren Schneidezähne
etwa 11 Monate — sämtliche oberen Schneidezähne
etwa 13 Monate — die restlichen unteren Schneidezähne
etwa 16 Monate — die Vorderbackenzähne
etwa 19 Monate — die vier Eckzähne
etwa 28 Monate — die Backenzähne

Normalwerte von Blutdruck, Atem- und Pulsfrequenz bei Kindern

	Atemfrequenz	Pulsfrequenz	Blutdruck
Neugeborene	50 – 40	140 – 120	75/45
Säuglinge	40 – 25	120 – 100	85/60 ± 15
Kleinkinder	30 – 20	110 – 90	95/60
Schulkinder	25 – 15	100 – 70	105/65

Durchschnittliche Größe, Gewicht und Brustumfang bei Kindern

Alter in Jahren	Knaben Länge (cm)	Knaben Gewicht (kg)	Knaben Brustumfang (cm)	Alter in Jahren	Mädchen Länge (cm)	Mädchen Gewicht (kg)	Mädchen Brustumfang (cm)
0	50,6	3,4	33,2	0	50,2	3,36	32,9
¼	60,4	5,72	40,6	¼	59,5	5,62	39,8
½	66,4	7,58	43,7	½	65,2	7,26	43
¾	71,2	9,07	46	¾	70,1	8,71	45,4
1	75	9,8	47	1	74	9,2	44–45
2	85	12,0	50	2	84	11,5	48
3	93	14,1	51	3	92	13,6	49–50
4	101	16,5	52	4	100	15,8	51–52
5	107	18,4	54	5	106	17,6	52–53
6	113	20,2	55	6	111	19,1	54
7	118	22,0	56	7	116	20,9	55–56
8	123	24,4	58	8	121	23,2	56–57
9	128	26,8	59,6	9	126	25,6	59
10	132	29,0	61	10	131	28,4	60–61
11	137	32,0	64	11	137	32	63–64
12	142	35,5	67	12	143	36,5	67
13	148	40,0	70	13	150	42,0	70–71
14	154	45,0	73	14	155	46,5	73

Durchschnittsgewicht in Kilogramm (in leichter Kleidung)

MÄNNER

Größe in cm	15–16 Jahre	17–19 Jahre	20–24 Jahre	25–29 Jahre	30–39 Jahre	40–49 Jahre	50–59 Jahre	60–69 Jahre
158	49,0	54,3	58,4	61,2	62,5	63,9	64,7	63,3
160	50,8	55,8	59,9	62,6	63,9	65,3	65,8	64,4
162	52,6	57,2	61,3	63,7	65,4	66,7	67,2	65,8
164	54,4	58,7	62,5	64,8	66,8	68,2	68,6	67,3
166	56,1	60,1	63,5	66,0	68,2	69,6	70,0	68,7
168	57,9	61,6	64,6	67,3	69,7	71,1	71,5	70,2
170	59,7	62,9	65,7	68,4	71,1	72,9	73,3	72,0
172	61,5	64,3	67,1	69,8	72,5	74,3	74,8	73,4
174	63,3	65,8	68,5	71,2	73,9	75,8	76,2	75,1
176	64,9	67,2	69,9	72,6	75,5	77,3	77,8	76,9
178	66,4	68,6	71,4	74,1	77,3	79,1	79,6	78,7
180	67,8	70,1	72,8	75,5	78,7	80,5	81,3	80,4
182	69,2	71,8	74,5	77,2	80,4	82,2	83,1	82,2
184	70,9	73,4	76,1	79,0	82,0	83,8	84,7	84,0
186	72,6	74,8	77,5	80,8	83,5	85,3	86,2	85,8
188	74,4	76,2	79,0	82,6	85,3	87,1	88,0	87,6
190	76,2	77,7	80,4	84,0	87,1	88,9	89,8	89,4
192	78,0	79,1	81,5	85,4	89,2	91,0	91,9	91,4
194	–	80,5	82,6	86,9	91,3	93,1	94,0	93,6

Durchschnittsgewicht in Kilogramm (in leichter Kleidung)

FRAUEN

Größe in cm	15–16 Jahre	17–19 Jahre	20–24 Jahre	25–29 Jahre	30–39 Jahre	40–49 Jahre	50–59 Jahre	60–69 Jahre
148	44,4	45,3	46,6	48,9	52,4	55,6	56,9	57,8
150	45,4	46,3	47,7	50,0	53,1	56,3	57,7	58,6
152	46,5	47,4	48,8	51,0	54,2	57,4	58,8	59,3
154	47,9	48,8	50,1	52,1	55,3	58,5	59,8	60,3
156	49,3	50,2	51,3	53,2	56,3	59,5	60,9	61,3
158	50,6	51,5	52,4	54,3	57,4	60,6	62,1	62,5
160	51,7	52,6	53,5	55,3	58,5	61,7	63,5	63,9
162	52,8	54,0	54,6	56,5	59,6	63,1	64,9	65,4
164	54,1	55,5	55,9	57,7	60,7	64,3	66,4	66,8
166	55,5	56,7	57,3	59,2	61,9	65,5	67,8	68,2
168	56,9	57,8	58,7	60,5	63,2	66,9	69,2	69,7
170	58,0	58,9	59,8	61,6	64,3	68,4	70,6	71,1
172	59,4	60,3	61,2	63,0	65,7	69,8	72,1	72,5
174	60,8	61,7	62,6	64,4	67,1	71,2	73,5	73,9
176	62,2	63,1	64,0	65,8	68,6	72,8	75,1	75,4
178	63,6	64,6	65,5	67,3	70,0	74,6	76,8	76,8
180	–	66,4	67,3	69,1	71,8	76,4	78,6	–
182	–	68,2	69,1	70,9	73,6	78,1	80,7	–
184	–	70,0	70,9	72,7	75,4	79,9	82,9	–

Idealgewicht in Kilogramm (in leichter Kleidung)

Idealgewicht in Kilogramm (in leichter Kleidung) für Erwachsene über 25 Jahre in Abhängigkeit von der Körpergröße (in Schuhen) und vom Körperbau.
Unter Idealgewicht versteht man das Gewicht mit der höchsten Lebenserwartung.

Größe in cm	MÄNNER leichter Körperbau	mittelschwerer Körperbau	schwerer Körperbau
158	51,1 – 54,7	53,8 – 58,9	57,4 – 64,2
160	52,2 – 55,8	54,9 – 60,3	58,5 – 65,3
162	53,2 – 56,9	55,9 – 61,4	59,6 – 66,7
164	54,3 – 57,9	57,0 – 62,5	60,7 – 68,2
166	55,4 – 59,2	58,1 – 63,7	61,7 – 69,6
168	56,5 – 60,6	59,2 – 65,1	62,9 – 71,1
170	57,9 – 62,0	60,7 – 66,6	64,3 – 72,9
172	59,4 – 63,4	62,1 – 68,3	66,0 – 74,7
174	60,8 – 64,9	63,5 – 69,9	67,6 – 76,2
176	62,2 – 66,4	64,9 – 71,3	69,0 – 77,6
178	63,6 – 68,2	66,4 – 72,8	70,4 – 79,1
180	65,1 – 69,6	67,8 – 74,5	71,9 – 80,9
182	66,5 – 71,0	69,2 – 76,3	73,6 – 82,7
184	67,9 – 72,5	70,7 – 78,1	75,2 – 84,5
186	69,4 – 74,0	72,1 – 79,9	76,7 – 86,2
188	70,8 – 75,8	73,5 – 81,7	78,5 – 88,0
190	72,2 – 77,2	75,3 – 83,5	80,3 – 89,8
192	73,6 – 78,6	77,1 – 85,3	81,8 – 91,6
194	75,1 – 80,1	78,9 – 87,0	83,2 – 93,4

Idealgewicht in Kilogramm (in leichter Kleidung)

Größe in cm	FRAUEN leichter Körperbau	mittelschwerer Körperbau	schwerer Körperbau
148	42,0 – 44,8	43,8 – 48,9	47,4 – 54,3
150	42,7 – 45,9	44,5 – 50,0	48,2 – 55,4
152	43,4 – 47,0	45,6 – 51,0	49,2 – 56,5
154	44,4 – 48,0	46,7 – 52,1	50,3 – 57,6
156	45,4 – 49,1	47,7 – 53,2	51,3 – 58,6
158	46,5 – 50,2	48,8 – 54,3	52,4 – 59,7
160	47,6 – 51,2	49,9 – 55,3	53,5 – 60,8
162	48,7 – 52,3	51,0 – 56,8	54,6 – 62,2
164	49,8 – 53,4	52,0 – 58,2	55,9 – 63,7
166	50,8 – 54,6	53,3 – 59,8	57,3 – 65,1
168	52,0 – 56,0	54,7 – 61,5	58,8 – 66,5
170	53,4 – 57,5	56,1 – 62,9	60,2 – 67,9
172	54,8 – 58,9	57,5 – 64,3	61,6 – 69,3
174	56,3 – 60,0	59,0 – 65,8	63,1 – 70,8
176	57,7 – 61,9	60,4 – 67,2	64,5 – 72,3
178	59,1 – 63,6	61,8 – 68,6	65,9 – 74,1
180	60,5 – 65,1	63,3 – 70,1	67,3 – 75,9
182	62,0 – 66,5	64,7 – 71,5	68,8 – 77,7
184	63,4 – 67,9	66,1 – 72,9	70,2 – 79,5

Blutdruck in verschiedenen Lebensaltern

	Systolisch				Diastolisch			
	Männer		Frauen		Männer		Frauen	
Alter in Jahren	Mittelwert	s	Mittelwert	s	Mittelwert	s	Mittelwert	s
20 – 24	123	13,8	116	11,8	76	9,9	72	9,7
25 – 29	125	12,6	117	11,4	78	9,0	74	9,1
30 – 34	126	13,6	120	14,0	79	9,7	75	10,8
35 – 39	127	14,2	124	13,9	80	10,4	78	10,0
40 – 44	129	15,1	127	17,1	81	9,5	80	10,6
45 – 49	130	16,9	131	19,5	82	10,8	82	11,6
50 – 54	135	19,2	137	21,3	83	11,3	84	12,4
55 – 59	138	18,8	139	21,4	84	11,4	84	11,7
60 – 64	142	21,1	144	22,3	85	12,4	85	13,0
65 – 69	143	26,0	154	29,0	83	9,9	85	13,8
70 – 74	145	26,3	159	25,8	82	15,3	85	15,3
75 – 79	146	21,6	158	26,3	81	12,9	84	13,1
80 – 84	145	25,6	157	28,0	82	9,9	83	13,1
85 – 89	145	24,2	154	27,9	79	14,9	82	17,3
90 – 94	145	23,4	150	23,6	78	12,1	79	12,1

„Klinischer Normalbereich": Mittelwert ±1,28 · s
„Untere Hochdruckgrenze": Mittelwert +2 s
(Hypertonie)

Energieverbrauch

2,5—4,9 kcal/min leichte Tätigkeit	5,0—7,4 kcal/min mittelschwere Tätigkeit	7,5—9,9 kcal/min schwere Tätigkeit	über 10 kcal/min sehr schwere Tätigkeit
Fahren im Lastwagen landwirtschaftliche Arbeit mit Maschinen Golf Kegeln	Arbeit mit Schaufel und Hacke landwirtschaftliche, gärtnerische Arbeit Tennisspielen Radfahren	Arbeit in Kohlengruben Fußballspielen	Holzfäller Stahlarbeiter Schwimmen Klettern
Normalwerte	bei ruhigem Sitzen:	Männer: 1,35 Frauen: 1,10	(Schwankungen zwischen 0,9 und 1,9) (Schwankungen zwischen 0,8 und 1,7)

Atemfrequenz (Zahl der Atemzüge pro Minute)

Alter	Mittelwert	Streuung im 95 %-Bereich
5 Tage	49,7	28,0 – 69,0
3 Monate	62,8	40,0 – 87,0
2,5 Jahre	23,7	18,9 – 30,3
4,5 Jahre	23,2	11,3 – 30,2
6,5 Jahre	21,1	17,4 – 24,0
12 Jahre	16,2	8,8 – 23,6
16 Jahre	15,4	9,1 – 21,7
Männer (ruhend)	11,7	10,1 – 13,1
Männer (leichte Arbeit)	17,1	15,7 – 18,2
Männer (Schwerarbeit)	21,2	18,6 – 23,3
Frauen (ruhend)	11,7	—
Frauen (leichte Arbeit)	19,0	—

Körperoberfläche

Alter in Jahren	Gesamtoberfläche in m²	Kopf %	Rumpf %	Arme %	Beine %
0	0,25	19	34	19	28
1	0,40	17	34	19	30
5	0,75	13	34	19	34
10	1,10	11	34	19	36
15	1,50	9	34	19	38

Beim Erwachsenen gilt die

Neunerregel:

Kopf	9 %	Rumpf hinten	18 %
Arm links	9 %	Bein links	18 %
Arm rechts	9 %	Bein rechts	18 %
Rumpf vorn	18 %	Genitale	1 %

Täglicher Wasserbedarf

Alter	Körpergewicht in kg	Wasserbedarf in Milliliter pro kg Körpergewicht
3 Tage	3,0	80 – 100
10 Tage	3,2	125 – 130
3 Monate	5,4	140 – 160
6 Monate	7,3	130 – 155
9 Monate	8,6	125 – 145
1 Jahr	9,5	120 – 135
2 Jahre	11,8	115 – 125
4 Jahre	16,2	100 – 110
6 Jahre	20,0	90 – 100
10 Jahre	28,7	70 – 85
14 Jahre	45,0	50 – 60
18 Jahre	54,0	40 – 50
Erwachsene	70,0	21 – 43

Abgegebene Harnmenge

Alter	Menge in ml/24 h Mittelwert	Streuung im 95 %-Bereich
1 Tag	17	0 – 68
2 Tage	34	0 – 84
60 – 365 Tage	–	400 – 500
2 Jahre	–	500 – 600
4 Jahre	–	600 – 700
7 Jahre	–	650 – 1000
11 Jahre	–	800 – 1400
Männer	1015	510 – 2000
Frauen	989	500 – 1875
Greise	853	273 – 2400

Chemische Zusammensetzung des menschlichen Körpers

Alle Zahlenwerte pro Kilogramm fettfreies Gewebe, mit Ausnahme von Wasser und Fett, die pro Kilogramm Gesamtkörpermasse angegeben sind

	ALTER					
	Fötus	Fötus	Fötus	Fötus	Termingerecht Neugeborene	Erwachsene
Körpergewicht kg	0,02	0,20	1,0	2,0	3,5	70
Wasser g	898	876	851	790	689	605
Fett g	2	5	10	60	160	160
Wasser g	900	880	860	840	820	720
Stickstoff g	10,5	13,0	18,4	21,0	22,6	34,0
Natrium mval	110	102	94	88	82	80
Kalium mval	48	42	42	45	53	69
Chlor mval	80	76	68	62	55	50
Magnesium mval	0,10	0,14	0,20	0,24	0,26	0,47
Calcium g	2,1	3,5	6,3	7,8	9,6	22,4
Phosphor g	2,1	2,5	3,9	4,8	5,6	12,0
Eisen mg	–	54	65	84	94	74
Kupfer mg	–	3,3	3,4	4,0	4,7	1,7
Zink mg	–	20	20	20	20	28
Bor mg	–	–	–	–	–	0,37
Kobalt mg	–	–	–	–	–	0,02

Am Körper gemessene Temperatur

Meßstelle	Temperatur in °C
bekleidete Hautstellen	32 –35,4
nackte Hautstellen	29 –36
Nasenspitze, Ohrläppchen	22 –24
in Körperhöhlen	36,5–37,5
im Magen	36,6–37,6
in Lunge	38,5–36,5
in Lebervene	39,7–41,3
in oberer Halsvene	36,8
in unterer Halsvene	38,1

Menge der täglich produzierten Körperflüssigkeit

	ml/24h
Speichel	500–1500
Magensaft	2000–3000
Pankreassaft	300–1500
Galle	250–1100
Darmsekrete	3000
Schweiß (makroskopisch nicht sichtbar)	300– 500
Hirn- und Rückenmarksflüssigkeit	100– 160

Normalwerte des Blutvolumens in % des Körpergewichts

Körperbau	Männer	Frauen
Fettleibig	6,0	5,5
Mager	6,5	6,0
Normal	7,0	6,5
Athletisch	7,5	7,0

Anteile der Organe an der Gesamtkörpermasse

	Erwachsene %	Neugeborene %
Muskulatur	28,8	25,0
Herz (einschl. Untergewebe)	17,4	19,5
Skelett	11,5	14,0
Blutserum	2,7	6,5
Blutkörperchen	1,8	6,5
Gehirn	1,4	12,3

Unfallstatistik

Tödliche Unfälle im Säuglingsalter
Bundesrepublik Deutschland 1966

	insges.	Knaben	Mädchen
alle Unfälle u. Vergiftungen	614	369	245
davon Unfälle durch:			
1. Ersticken	485	302	183
2. Kfz-Unfälle	29	13	16
3. Sturz	21	13	8
4. Verbrennen, Verbrühen	19	10	9
5. Ertrinken	14	9	5
6. Vergiftungen	6	4	2
sonstige Unfälle	40	18	22

Tödliche Unfälle von Kleinkindern
(1 bis unter 5 Jahre)
Bundesrepublik Deutschland 1966

	insges.	Knaben	Mädchen
alle Unfälle u. Vergiftungen	1389	863	526
davon Unfälle durch:			
1. Kfz-Unfälle	536	309	227
2. Ertrinken	279	197	82
3. Verbrennen, Verbrühen	126	75	51
4. Ersticken	122	74	48
5. Sturz	81	57	24
6. Vergiftungen	49	27	22
7. elektr. Strom	5	4	1
sonstige Unfälle	191	120	71

Tödliche Unfälle der 5- bis 10jährigen Kinder
Bundesrepublik Deutschland 1966

	insges.	Knaben	Mädchen
alle Unfälle u. Vergiftungen	1144	787	357
davon Unfälle durch:			
1. Kfz-Unfälle	796	528	268
2. Ertrinken	143	118	25
3. Sturz	47	27	20
4. Maschinen	19	17	2
5. Feuer u. Explosion	18	11	7
6. Ersticken	10	5	5
7. Vergiftungen	9	7	2
8. Verbrennen, Verbrühen	8	5	3
9. elektr. Strom	8	7	1
sonstige Unfälle	86	62	24

Altersgruppen von tödlich Verunglückten bei Verkehrsunfällen (BRD 1970)

innerhalb von Ortschaften:

Alter in Jahren	insgesamt	als Fußgänger	in Kraftwagen
unter 6	474	418	38
6 — 15	832	502	32
15 — 18	322	47	78
18 — 25	942	119	621
25 — 65	3321	1227	1393
über 65	2593	2023	222

außerhalb von Ortschaften:

unter 6	258	123	124
6 — 15	603	247	162
15 — 18	562	67	260
18 — 25	2461	127	2111
25 — 65	5381	663	4060
über 65	1423	486	546

Tödliche Unfälle und Verkehrsunfälle
(auf 100 000 Einwohner)

	Unfälle inkl. Vergiftungen, ohne Verkehrsunfälle		Verkehrsunfälle	
	männlich	weiblich	männlich	weiblich
1957	10 760 (44,5)	6 918 (25,3)	9 772 (40,4)	2 254 (8,3)
1958	9 965 (40,6)	6 921 (25,0)	9 068 (37,0)	2 250 (8,1)
1959	10 036 (40,4)	6 593 (23,6)	10 445 (42,1)	2 622 (9,4)
1960	9 717 (37,1)	7 496 (25,4)	11 087 (42,3)	2 874 (9,7)
1961	10 284 (38,9)	7 973 (26,8)	10 947 (41,4)	3 215 (10,8)
1962	10 723 (39,9)	8 472 (28,2)	11 010 (41,0)	3 237 (10,8)
1963	10 301 (37,8)	8 840 (29,1)	11 006 (40,4)	3 278 (10,8)
1964	10 303 (37,2)	8 733 (28,4)	12 330 (44,6)	3 927 (12,8)
1965	10 027 (35,8)	9 453 (30,5)	11 583 (41,5)	3 981 (12,9)
1966	9 995 (35,2)	9 443 (30,2)	12 245 (43,2)	4 373 (14,0)
1967	9 884 (34,8)	10 096 (32,1)	12 471 (43,9)	4 480 (14,2)

Kuren

Es gibt 6 Grundtypen von Kuren, die „richtige" Kur kann nur der Arzt verordnen

Badekur	Trinkkur	Kneippkur	Moor-Schlick-Kur	Klimakur	Terrainkur
mineralische und andere Wirkstoffe enthaltende Quellen, deren heilsame Wirkung in Heilbädern, Trinkkuren oder Inhalationen ausgenutzt werden	Temperaturtraining mit Kneippschen Güssen und Bädern (warm — kalt), Gymnastik, fett- und zuckerarme Diät	Voll- und Teilbäder, wirksame Bestandteile sind organische und anorganische Substanzen, die u. a. gute Wärmeeigenschaften haben		Ausnutzung von Temperatur, Luftfeuchte, Niederschlägen, Windverhältnissen	System von Spaziergängen mit stetig wachsender Leistungsanforderung
		Indikationen			
(siehe Tabelle Heilquellen)	Erschöpfung, Herz- und Kreislauf	Rheumatische Erkrankungen, Frauenleiden, allgemeine Schwächezustände		Herz- und Kreislauf, Hautkrankheiten, Atmungsorgane, Schwächezustände	Herz- und Kreislauf

Heilquellen

einfache kalte Quellen
(unter 20° C)
gg. Rheumatismus, Blutarmut, Nierenleiden

einfache warme Quellen
(über 20° C)
bei Frauen- und Nervenleiden

einfache Säuerlinge
(mindestens 50 Vol.-% Kohlensäure)
bei katarrhal. Erkrankungen und Nierensteinen

alkalische Quellen
bei chron. Katarrhen u. Stoffwechselleiden

Bitterquellen
bei Magen-, Darm-, Gallen- u. Leberleiden

radioaktive Quellen
bei rheumat. Erkrankungen

Kochsalzquellen
(geringer Kochsalzgehalt)
bei Herz- u. Kreislauferkrankungen, Rheumatismus, Magen-Darm-Leiden u. a.

Solequellen
(hoher Kochsalzgehalt)
bei Herz- u. Kreislauferkrankungen, Rheumatismus, Magen-Darm-Leiden u. a.

Eisenquellen
bei Blutarmut u. a.

Arsenquellen
bei Blutarmut u. Schilddrüsenerkrankungen

Schwefelquellen
bei Hautkrankheiten

Jodquellen
bei Arteriosklerose

Bäder

Kalte Bäder (unter 15° C)
anregende Wirkung auf Nervensystem und Stoffwechsel; bei Zuckerkrankheit, Rheumatismus, Fettsucht

Warme Bäder (33—37° C)
Entspannung der Muskulatur und Erweiterung der Blutgefäße, beruhigende Wirkung auf Nervensystem; bei Hautentzündungen, chronischen Nierenerkrankungen, Einschlafbeschwerden, bei Versteifungen, Lähmungen und Entzündungen der Muskulatur und der Gelenke

Heiße Bäder (über 38° C)
zur allgemeinen Anregung und Leistungssteigerung des Körpers

Wechselbäder
wechselweise Anwendung von heißem und kaltem Wasser; zur Anregung des Atemzentrums und Steigerung der peripheren Durchblutung

Ansteigende Bäder
durch langsame Erhöhung der Wassertemperatur binnen ca. 10 Minuten von 36° C auf ca. 40° C wird u. a. Steigerung der Körpertemperatur erreicht; zur leichten Anregung des Kreislaufs, bei erhöhtem Blutdruck, Durchblutungsstörungen, kalten Füßen u. a.

Die deutschen Heilbäder und Kurorte

1 Herz- und Gefäßerkrankungen
2 Erkrankungen der Atmungsorgane
3 Rheumatische Erkrankungen
4 Frauenleiden
5 Magen-, Darm-, Leber- und Gallenwegserkrankungen
6 Stoffwechselerkrankung
7 Nieren- und Blasenerkrankungen
8 Erkrankungen im Kindesalter
9 Hautkrankheiten
10 Nervenleiden
11 Augenleiden
12 Allgemeine Schwächezustände, Rekonvaleszenz

Aachen   1 3 9
Abbach   3 4 9 10
Aibling   3 4 7 10
Baden-Baden   2 3 4 10
Badenweiler   1 2 3 6
Belecke   2 3 8
Bellingen   3 4
Bentheim   1 2 3 4 8
Berchtesgaden   1 2 3 10
Bertrich   5 6
Blenhorst   3 4
Bocklet   1 3 4 10 12
Bodendorf   1 5 6
Bodenwerder   1 2 3 8
Boll   1 3 9
Bramstedt   3 4
Brückenau, Staatsbad   1 3 4 7
Brückenau, Stadt   3 5 6
Buchau   3 4
Dankersen   3
Daun   1 6
Ditzenbach   1 6 7
Driburg   1 3 4 5
Dürkheim   2 3 5 8 9 10 12
Dürrheim   1 2 3 8 11
Eberbach   1 3 5
Eilsen   3 4 10
Ems   1 2 3 4
Essen   3 8
Fallersleben   3 4 9
Friedrichshall   9
Füssen-Faulenbach   3 4
Füssing   3 10
Gandersheim   2 3 4 8
Godesberg   1 5 7
Gögging   1 3 4 10
Griesbach   1 3 4 10 12
Grund   3 4 5 6 10
Hamm   3
Harzburg   1 2 3 4 5 8
Heilbrunn   1
Hermannsborn   1 3 4 12
Hersfeld   5 6
Hindelang   2 3 4
Hönningen   1 3
Holthausen   3
Holzhausen   3 4 5

Homburg   1 5 6
Honnef   5 6
Hopfenberg   3 4
Hüllhorst-Lusmühle   3 9
Hüsede   3 5
Imnau   1 6
Ingelfingen   5 6
Isenstedt   3 4
Karlshafen   2 3 8
Kissingen   1 3 4 5 6 12
König   6 12
Königshofen   5
Kohlgrub   3 4
Kreuth   5 10
Kreuznach   1 2 3 4 6 8 9
Krozingen   1 3
Krumbad   4
Laer   1 3 4 8
Landstuhl   3 4
Langenbrücken   3
Liebenzell   3 4 6
Lippspringe   2 5
Lüneburg   1 2 3 4 8
Meinberg   1 3 4 10
Melle   3 5 6 8
Mergentheim   5 6
Minden   3 4 8
Mingolsheim   3 9
Mülheim a. d. Ruhr   1 3 4
Münder   2 3 4 5 8 9 10 12
Münster am Stein   1 2 3 4 8
Murnau   3 4
Nauheim   1 2 3
Nenndorf   2 3 4 9
Neuenahr   1 5 6 7
Neustadt/Saale   1 3 4 5 6 10
Niederbreisig   1 3 6 7
Oeynhausen   1 3 4 8 10
Orb   1 3
Peterstal   1 3 4 12
Pyrmont   1 2 3 4 5 6 8 10 12
Randringhausen   3 4
Rappenau   2 3 4 8
Ravensberg   2 3 4 10
Reichenhall   2 3 4 8
Rietenau   3 5 7
Rippoldsau   1 2 3 6

Rotenfels   2 5
Rothenfelde   1 2 3 4 8 11
Rothenuffeln   3 4 9
Säckingen   1 3
Salzdetfurth   2 3 8
Salzgitter-Bad   2 3 8
Salzhausen   1 2 3 10
Salzig   1 5
Salzschlirf   1 3 4
Salzuflen   1 2 3 4 10
St. Peter-Ording   1 2 3 9
Sassendorf   2 3 8
Schlangenbad   3 9 10
Schussenried   3 4
Schwalbach   1 3 4 12
Schwartau   1 2 3 4
Sebastiansweiler   3 9
Seebruck   3 4
Senkelteich   3 4
Soden a. Ts.   1 2 3 4
Soden/Salm.   1 2 3 8
Sooden-Allendorf   2 3 8
Steben   1 3 4 12
Steinbeck   3
Stuttgart-Berg   1 3 10
Stuttgart-Cannstatt   1 2 3 5 6 10
Teinach   1 7
Tölz   1 2
Tönisstein   3 4 7
Überkingen   1 7
Vilbel   1 3
Waldliesborn   1 3 4 10
Waldsee   3 4 7
Wanne-Eickel   2 3 4 8
Westernkotten   1 2 3 4 10
Wiesbaden   2 3
Wiessee   1 2 3 4 9 11
Wildbad   3
Wildungen   1 6 7
Wildungen-Reinhardshausen   1 6 7
Wimpfen   2 3 8
Windsheim   3 4
Wulferdingsen   3 4
Wurzach   3 4
Zwischenahn   3 4

REGISTER

A

Abdomen 38
Abdominalaorta 54
Abdominalatmung ↗ Zwerchfellatmung
Abducens 266; B 267
Abführmittel 68
Ablatio placentae 38
Ablatio retinae/Netzhautablösung 79 272; B 272
Abmagerung 190
Abmagerungskur ↗ Diätfasten
Abort, Fehlgeburt 38 236 346
Abortus Bang 196
Abrasion ↗ Kürettage
Abrißfraktur 218
Absencen 131
Absinth, Wermut B 62
Abstammungsnachweis ↗ Vaterschaftsnachweis
Abstoßungsreaktion 290
Abszeß 128
Abtreibung 39
Abul Kasim T 34
Abwehrmechanismus (Psychoanalyse) 319
Abwehrreaktionen, immunbiologische 291
Acaridae ↗ Krätzmilbe
Acarus scabiei 226
Acarus siro ↗ Sarcoptes scabiei
Accessorius 266; B 267
Acetessigsäure 105
Aceton 105
Acetylcholin 65 188 259 265; B 257
Acetylcholinesterase 260 265
Achillessehne 83 353; B 82 258
Achillessehnenreflex 329
Achondroplasie 414
Achorion B 198
Achromasie 134
Achselhaare 172
Achselhöhle 56
Achsellymphknoten B 244
Achsenzylinder (Nervensystem) 264
Acidose 40 105 168
ACTH, adrenokortikotropes Hormon 67 123 138 188 370; B 125
Acusticusneurinom 186
Adamsapfel 360; B 71
Adamsit T 163
Adams-Stokessches Syndrom 180
Adaptation (Sehen) 352
Adaptationskrankheiten 371
Adaptationssyndrom 370
Addison, Thomas 33; T 34
Addisonsche Krankheit 39 124 383
Adduktormuskel B 258
Adenin 395
Adenohypophyse 124
Adenokarzinom 243
Adenom, adenoide Wucherung 379; B 379
Adenovirus 203 242
Aderhaut, Choroidea 77 208; B 76 272
Aderlaßtafel B 18
Adermin T 404

Aderpresse B 205
ADH-Methode 42
Adipositas, Fettsucht 88 113 136
Adiuretin 105 124
Adler, Alfred 320
Adnexitis 134
Adoleszentenalbuminurie ↗ orthostatische Albuminurie
Adrenalin 65 88 124 189 265 370; T 327
adrenergisches Nervensystem 271
adrenokortikotropes Hormon, ACTH 67 123 138 188 370; B 125
Adrenolutin T 163
Adrian, E. D. T 36
Aëdes aegypti, Gelbfiebermücke 103 152 296; B 297
— albopictus 103
— scutellaris 296
Aerobier 197
Aero-Otitis 281
afebrile Temperatur 137
Affektiertheit B 314
Affenhand 273 323
After, Anus 329 394; B 157
— künstlicher 102
Afterjucken 210
Agglutination 89; B 397
Agglutinine 89
Aggression 319
Aggressionstrieb ↗ Psychoanalyse
Agnosie 140
Agoraphobie 274
Agranulozytose 39 43 87 92
Agraphie 139
Ägyptische Augenkrankheit ↗ Trachom
Aichmophobie 274
Akkommodation 77 352; B 351
Akne rosacea 40
Akne (vulgaris) 39
Akrel, Olof von B 15
Akromegalie 126 187 332
Akrozyanose 149
Aktinomykose 307
Aktionsströme 118; B 118
Aktivatoren 135
Aktivkohle 401
akzessorische Nährstoffe 262
Alarmreaktion 370
Albinismus 306 395; B 398
Albino 306
Albumine 84
Albuminurie 385
Aldosteron 124
Aleppobeule 238
Algennahrung 324; B 325
Alkalireserve 40 105
Alkaloide 66
Alkalose 40
Alkohol 40 253 326 418
Alkoholamnesie 42
Alkoholdelir(ium) 42 103; B 315
Alkoholintoxikation 103
alkoholische Demenz 42 103

Alkoholismus 41 135 318
— akuter 42
— chronischer 42 237
Alkoholpsychose 317 356
Alkoholtest 42
Alkoholvergiftung 41
— chronische 103
Allantiasis 94
Allantois, Allantoistunnel 122
Allergen 43; B 44
Allergentestung 43; B 44
Allergie 32 43 68; B 44
— ↗ angioneurotisches Ödem
— ↗ Heuschnupfen
allergische Konjunktivitis 184 223
allergisches Kontaktekzem 116
Allergosen ↗ Allergie
Allgemeinbetäubung, Narkose 51 66 282; B 49—50
Allgemeine Medizin 5
Allgemeinzustand 111
Alloplastik 308
Aloe B 62
Alopecia, Alopecie 45
Alpha-Wellen 117
Alphastrahlung, α-Strahlung 367
Alraune (Mandragora officinarum) B 17
Altersdemenz, Altersschwachsinn 46
Altersdiabetes 105
Altersflecken, Alterskeratose 172
Altersgliederung 422
Altersherz 211
Alterskatarakt 214
Alterskrankheiten 46
Alterspsychosen 46 295
Alterspsychotherapie 322
Altersschwäche T 377
Alterswarzen 172
Altersweitsichtigkeit 352
Altinsuline 106
Aluminium 262
Aluminose 310
Alveolarpyorrhöe 298
Alveolarsystem 68; B 70—71
Alveolen 73 147; B 70—71
Alzheimersche Hirnatrophie 317
Amalgam (Zahnersatz) B 212
Amanita muscaria 307
— phalloides 307
Amanitin 307
Amblyopie, alkoholische 253
Amboß (Ohr) 149 278; B 151 280
Amenorrhöe 252
Aminosäuren 262 364 388 396; B 390
Amnesie, posttraumatische 186
— retrograde 186
Amnion 122; B 120
Amnionhöhle 122
Amoeba histolytica 296
Amöbenruhr 296 339 380; B 198; T 204
Amphetamine 66; T 327
Ampulla 281
— ductus deferentis 161

Im Register stehen nach dem Stichwort die Verweise auf die Textseiten, nach B die Verweise auf die Bildseiten und nach T die Verweise auf die Tabellen.

Bei C vermißte Stichwörter suche man auch unter K oder Z.

Amputation 26 47; B 27
— kineplastische 47
Amputationsneurom 47
Amylase 80 135 393; B 390
amyostatischer Symptomenkomplex ↗ Parkinsonsche Krankheit
Anaerobier 197
— fakultative 197
Analabszeß 330
anale Phase 318
Analfissuren 330
Analfistel 330; B 330
Analgesie B 49
Analgetika 67 354
Analyse, multifaktorielle 207
Anämie 47 48 87 92 239 249 254; T 376 404
— ↗ Eisenmangelanämie
— ↗ Sichelzellenanämie
Anamnese 111
Anankasmus 274
Anaphase 412
anaphylaktischer Schock 60 193 343 374
Anästhesie 48; B 49–50
Anästhesiologie 51
Anästhesist, Narkosearzt 51 282; B 50 283
Anastomose, arteriovenöse 179; B 175
Anatomie 7
Anazidität 144
Ancylostoma duodenale 411
Androgene 126 161
Aneurin T 404
Aneurysma 52 185; B 185
Aneurysma-Ruptur 185; B 185
Anfälle, epileptische 131
Angina 379
— pectoris 52 58 149 183 211
Angiographie 187 337; B 270 335
Angiokardiographie 182 184 337
Angiom 53 172 186
Angioneurotisches Ödem 53
Angiospasmus 149
Angst
— (Psychoanalyse) 319
Angstneurose 42 274
Angstsyndrom 274
Angstzustände ↗ Depression
Ankylostomiasis 411
Anneliden 408
Anonyme Alkoholiker, Alcoholic Anonymous 328
Anophelesmücke 247 296; B 198 409
Anorexia, Appetitlosigkeit 53; T 404
Anpassungssyndrom 370
Ansteckung ↗ Infektionskrankheiten
Antagonismus (Hormone) 188
Antagonist (Muskel) 256
Anthrakose 310
Anthrax, Milzbrand 53 60 200
Anthrax-Pneumonie 53
Antibiogramm 93
Antibiotika 32 60 200; B 61
Anticholinergicum B 61
Antigene 43 194 200; B 44
Antigen-Antikörper-Reaktion 32 43 193
Antihistamine 67 188
Antikoagulantien 183 375
Antikonzeption ↗ Geburtenkontrolle
Antikörper 43 89 93 192 194; B 44
Antimetaboliten 232
Antineuritisches Vitamin T 404
Antiprothrombin-Präparate 375
antipyretische Mittel 67
Antisepsis 28; B 29
Antisterilitätsvitamin T 404
Antithrombin 88
Antitoxine, Gegengifte 200 401
Antriebshemmung 344

Antriebsschwäche ↗ Depression
Anus, After 329 394; B 157
— praeternaturalis 102
Aorta 54 88 174; B 54 69 176–178
Aortenaneurysma 52 156
Aortenbogen 88; B 54 86
Aortenisthmusstenose 54 180; B 54
Aortenklappe 174
— Schrumpfung der 180
Aortenstenose 54
apathogene Bakterien 197
Aphasie 139
— motorische 139
— sensorische 139
aplastische Anämie 48
Apoferment 135
apokrine Schweißdrüsen 349; B 170
Apoplexia, Apoplexie 54 89 185; B 185
Apotheke 59
Apparatnarkose 51
Appendektomie B 55
Appendicitis, Blinddarmentzündung 56 102; B 55; T 377
Appendix 56 394; B 55 170 390
Appendixperforation 56
Appetitlosigkeit 53; T 404
Appetitzügler 66 136 326
Aquapendente, G. F. d' T 34
Arachnoidea 185 266
Arboviren 203
Arm 56; B 57
Armgeflecht 58
Armschlinge B 387
Arrector pili 171; B 169
Arrhenoblastom 293
Arrhythmie, respiratorische 179
— ↗ Herz-Arrhythmie
Arsen 262
Arsenblüte 58
Arsenik, Arsentrioxid 58
Arsenvergiftung 58
Arsenwasserstoff T 163
Arteria carotis 74 88 166 187; B 69
— femoralis 83
— iliaca communis 54; B 54
— pulmonalis 73; B 121
— radialis 88
arterielle Blutungen 92
Arterien 98 174; B 175–178
Arterienklammern B 284–286
Arterienruptur 54
Arterienverkalkung 58; B 182
Arterienwandausweitung 52
Arteriographie 337
Arteriosklerose, Atherosklerose 46 47 52 54 58 89 106 137 142 371; B 182
arteriosklerotische Demenz 47 103
arteriosklerotische Herzerkrankungen T 376
arteriovenöse Anastomose 179; B 175
arteriovenöses Aneurysma 52
Arthritis 59 156 193
— gonorrhoica 59
— (Radiotherapie) 370
— rheumatische 331
— rheumatoide 331
— tuberculosa 59
Arthrographie 337
Arthrolith 59
Arthrose 59
— (Radiotherapie) 370
Arthrosis deformans 46 59
Articulatio subtalaris 140
— talocruralis 140
— ↗ Gelenke
Aryknorpel 360; B 361
Arzneigaben 417
Arzneimittel 59; B 61–64

Arzneimittelallergen 43
Arzneimitteldermatitis, Arzneimittelexanthem 68 117
Arzneimittelformen B 64
Arzneimittelherstellung B 64
Arzneimittelpflanzen, giftige B 62
— ungiftige B 62–63
Arzneimittelvergiftung 68
Asbestose 310
Ascaris lumbricoides 410
Ascheim-Zondek-Reaktion 346
Ascomycetes B 198
Ascorbinsäure 358; T 404
Asepsis 30
Asiatische Grippe 164
asoziales Verhalten 321
Aspermie 363
Asphyxie (Neugeborene) T 377
Aspirationspneumonie 243
Assoziation, freie 320 322
Asthenopie ↗ Farbenasthenopie
Asthma 43 65 68 134
— bronchiale 73; B 234
— cardiale 183
Astigmatismus 95 189 352; B 351
Astrozytom 186
Aszites 238 277 370
Ataxie 216
Atemfrequenz 424 428
Atemgeräusche 111; B 107
Atemgifte 400
Atemhemmung 233
Atemlähmung 311
Atemmuskulatur 68 73; B 70
Atemnot 52 68
Atemstillstand 233
Atemvolumen 74; B 72
Atemwege 68 132 200 203; B 70
— Erkrankung der 133
Atemzentrum 68 74; B 69–70
Äthanol 253
Äther 51 417
ätherische Öle 417
Äthernarkose ↗ Narkose
Atherosklerose, Arterisklerose 46 47 52 54 58 89 106 137 142 371; B 182
Athetose 216
Äthylalkohol, Alkohol 40 253 326
Atlas 166 405; B 268 407
Atmung 233
— assistierte 233
— kontrollierte 233
— künstliche 233; B 234
— Kußmaulsche 105
— Regulation der B 69
— ↗ Blut
Atmungsapparat 68
Atmungskette 412
Atmungsorgane 68; B 69–72
Atombombe ↗ Strahlenschäden
Atrioventrikularblock 179
Atrioventrikularknoten 174; B 178
Atrium, Vorhof (Herz) 174; B 176–178 181
Atriumseptumdefekt 180
Atropin 65 307
Audiogramm 74; B 151
Audiometer 150; B 151
Audiometrie 74 150; B 151
Auenbrugger, J. L. 29; T 34
Aufputschmittel 326
Augapfel 74 77
— Vergrößerung des 164
Auge 74; B 75–76
Augenbindehaut, Konjunktiva 74 223
Augenbindehautentzündung, Konjunktivitis 184 203 223
Augenbraue 172; B 75

Augenentwicklung, fetale 122
Augenentzündung ↗ Iritis
Augenermüdung ⊞ 404
Augenhaut, innere 77
Augenheilkunde 8
Augenhintergrund ⊞ 76
Augenhöhle 74; ⊞ 357
Augenkammern 77; ⊞ 76
Augenklappe 420
Augenkrankheit, ägyptische ↗ Trachom
Augenlid 74; ⊞ 75
Augenmelanosarkom 78
Augenmuskeln 74 77; ⊞ 76 267
Augenspiegel 29; ⊞ 30 109
Augentransplantation 78
Augentripper 156
Augentropfen ⊞ 64
Augentumoren 78
Augenuntersuchungen 112
Augenverletzungen 79
Augenwimpern 74 172; ⊞ 75
Augenzahn ⊞ 145
Aura 131
Aureomycin 60
Auricula 278; ⊞ 280
Ausfluß, Fluor 138 147 155 213 262
Auskratzung, Ausschabung 236
— ↗ Kürettage
Auskultation 111 180
Aussatz, Lepra 200 238 380
Außenohr 278; ⊞ 280
Ausspiegelung, Endoskopie 112; ⊞ 108
Austauschtransfusion 90
Austreibungsperiode *423*; ⊞ 348
Autismus 341
Autoaggressionskrankheiten 46 193 256
Autohypnose 191
Autoimmunität 193
Autoklav 104 282; ⊞ 283
Autokrankheit 216
Autolyse 378
autonomes (vegetatives) Nervensystem 65 245 271 356 370; ⊞ 268 270 355
Autopsie 79
Autoradiogramm ⊞ 366
Autotransplantation 289 308
Auxiliaratmung 73
Avicenna 19; ⊡ 34
Avitaminose 249 358 403
Axerophthol ⊡ 404
Axilla 56
Axillartemperatur 137
Axon 264
Azetylcholin 65 188 259 265; ⊞ 257
Azetylcholinesterase 260 265
Azetylsalizylsäure 67
Azetylsäure 265
Azidose 40 105 168

B

Bacillus anthracis 53 200
— botulinus 94
— Calmette-Guérin 195 383
— roseus fluorescens ⊞ 199
Backenzähne ⊞ 145
Bacterium pestis 299
Bad, medizinisches 300
bakterielle Embolie 123
bakterielle Endokarditis 180
bakterielle Lebensmittelvergiftung 94
Bakterien 197; ⊞ 198 201 297
— eiterbildende 93
— gramnegative 60
— grampositive 60
— ↗ Infektion
Bakterieneiweiß (Pyrifer) 156

Bakterieninfektionen, sekundäre ↗ Grippe
Bakterienkultur 197
Bakterienruhr 339
Bakteriologie 197; ⊡ 110
Bakteriophagen 200; ⊞ 201
bakteriostatische Wirkung 60
bakterizide Wirkung 60
Balanitis 300
Balantidienruhr, Balantidiose ⊞ 198
Balantidium coli ⊞ 198
Baldrian 66 420; ⊞ 63
Balken (Gehirn) 265; ⊞ 268
Ballistokardiographie 184
Balneotherapie 300
Band, Ligament 82; ⊞ 82 406
— (Gelenk) 153
— (Hand) ⊞ 167
Bandage 386; ⊞ 387
Bänderzerrung 403
Bandscheibe 222 405; ⊞ 406–407
Bandscheibendegeneration 338
Bandscheibenhernie, Bandscheibenvorfall 209 338; ⊞ 209 407
Bandwurm 296 408; ⊞ 297 409
Bandwurmzyste ⊞ 297
Bangsche Krankheit 96
Banting, F. G. 33; ⊡ 36
Baer, K. E. von ⊡ 34
Bárány, R. ⊡ 36
Barbierchirurg, Dissector 21
Barbiturate 51 65
Bärentraubenblättertee 420
Bariumsulfat 337
Bärlapp ⊞ 63
Barnard, Christiaan 290
Bartfinne 79
Bartflechte 79
Bartholin, T. ⊡ 34
Bartholinsche Drüsen 162
Bartisch, G. ⊡ 34
Bartwuchs 161
Basalganglion ⊞ 268
Basalzellenkarzinom 172
Basedow, Karl 33
Basedowsche Krankheit, Hyperthyreose 33 127 179 340 368 375
Basisnarkose ⊞ 49
Bauch 38
Bauchfell 38 393; ⊞ 55 389
Bauchfellentzündung, Peritonitis 56 79 102 200 245; ⊞ 246
— gallige 100
Bauchhöhle 38 79
Bauchhöhlenschwangerschaft, Extrauteringravidität 134
Bauchmuskeln ⊞ 258 407
Bauchmuskeltraining ⊞ 302–303
Bauchspeichel 80
Bauchspeicheldrüse, Pankreas 80 105 126; ⊞ 125 246 389 391
Bauchspeicheldrüsenentzündung, Pankreatitis 80 293 294
Bauchspeicheldrüsen-Transplantation 291
Bauchwassersucht 370
Bazillen 197 200 202; ⊞ 201
Bazillenruhr 339
BCG-Impfstoff 195 383; ⊡
Beadle, G. W. ⊡ 36
Beatmung, künstliche 311
Beatmungsgerät 235; ⊞ 234
Becherzellen 343
Bechterewsche Krankheit 338
Becken 81; ⊞ 80
Beckenboden 81
Beckenbodenmuskulatur ⊞ 157
Beckenbruch 218
Beckengürtel ⊞ 80
Beckenhöhle 81; ⊞ 80

Beckenknochen 81; ⊞ 80
Beckenmaße 81
Beckenwirbel 405
Beckenzirkel 81
Befähigungs-Profil 216
Befruchtung 119; ⊞ 120
— künstliche 206
Befruchtungsfähigkeit 363
Begattung ↗ Koitus
Begehrungsneurose 274
Behinderung, geistige ↗ Schwachsinn
Behring, E. A. von 32; ⊡ 36
Bein 81; ⊞ 82
Beinmuskeltraining ⊞ 302–303
Beischlaf ↗ Koitus
Békésy, G. ⊡ 36
Beklopfen ↗ Perkussion
Belastungsangina 52
Belladonna ⊞ 62
Belladonnapräparate 65
Benediktenkraut ⊞ 63
Benzedrin ⊡ 327
Benzpyren 231 243
Beriberi 249 273 403; ⊡ 404
Berloquesche Dermatitis 306
Bernard, Claude 32; ⊡ 34
Berstungsbruch 221
Berthold, Arnold Adolph 33
Berufsekzem 116
Berufsneurose 273
Beruhigungsmittel 65
Berührungspunkte (Haut) 354; ⊞ 170
Besamung 206
Beschäftigungsneurose 273
Beschleunigungsbelastung 324; ⊞ 325
Beschneidung 162 300
Besessenheit, religiöse 295
Besnier-Boeck-Schaumannsche Krankheit 339
Besniersche Flecke 117
Best, Charles 33
Besteck, ärztliches 282; ⊞ 282 286
β-Östradiol 127
β-Oxybuttersäure 105
Betastrahlung, β-Strahlung 367
Betatron 368
Betäubung 48; ⊞ 49–50
Betäubungsmittel 205 326
Beta-Wellen 117
Bett ⊞ 407
Bettnässen, Enuresis 129 206
Bettwanze 296
Beulenpest 299
Bewegungskrankheiten 94 133 216 349
Bewegungsübungen, physiotherapeutische 301
Bewußtlosigkeit 83 131
Bewußtseinsstörung, Black out 180 186 241
Bewußtseinstrübung 103 131
Bewußtseinsverlust ↗ Hirnschädigungen, traumatische
Bichat, Xavier 32; ⊡ 34
Bienenstich 206
Bier, A. ⊡ 35
Bifokalgläser 95; ⊞ 94
Bilharzia-Wurm ⊞ 297 409
Bilharziose 380 411
Bilirubin 152
Biliverdin 152
Billroth, Theodor 31; ⊡ 35
Bilsenkraut ⊞ 62
Bindegewebe 128 135 171 353; ⊞ 169
Bindehaut ↗ Augenbindehaut
Bindehautentzündung 184 203 223
— ↗ Gonokokken-Bindehautentzündung
— ↗ Hornhaut-Erkrankungen
Bindehautverletzungen 79

Binet, Alfred 207
Binet-Test 207
binokulares Sehen 353
Biokatalysatoren 135
— ↗ Fermente
— ↗ Hormone
— ↗ Vitamine
Biopsie 112 232
Biotin ⊓ 404
Bisexualität 188
Bißanomalien ▣ 215
Bitterklee ▣ 63
Bizeps 58 256 ; ▣ 57 257–258
Blackley, C. H. 32
Black out, Bewußtseinsstörung 180 186 241
Blähungen 101 372
Bläschenausschlag ↗ Gürtelrose
Blase ↗ Harnblase
Blasen 388
Blasenentzündung, Zystitis 129 168 200 275 415
Blaseninsuffizienz ↗ Prostata-Erkrankungen
Blasenkrebs 368
Blasenmole 84
Blasenspalte, angeborene 255
Blasenspiegel, Zystoskop 29 112 276 313 ; ▣ 108 160 276
Blasensteine 276
Blasenwand ▣ 159–160
Blasenwurm 410
Blastomykose 307
Blastozyste 119 ; ▣ 120
Blastula 119 ; ▣ 120
Blattern ↗ Pocken
Blaufärbung der Haut 183
Blau-Gelb-Blindheit 135
Blaukreuz 163
Blausäure 84 ; ⊓ 163
Blausäurevergiftung 84 135
Bleichsucht 116
Bleietraäthyl 84 ; ⊓ 163
Bleivergiftung 84 399
Blinddarm, Zökum 56 394 ; ▣ 55 170 390
Blinddarmentzündung, Appendicitis 56 102 ; ▣ 55 ; ⊓ 377
Blinddarmoperation 31
blinder Fleck 77 352 ; ▣ 75–76 351
Blindheit 79
— angeborene 255
Blitzschlag 119
Bloch, K. ⊓ 36
Blut 84 ; ▣ 85–86
Blutalkoholgehalt 42
Blutalkoholspiegel ⊓ 42
Blutanalyse 92
Blutarmut 74 ; ⊓ 404
Blutbank 90
Blutdruck 30 88 180 424 428 ; ▣ 86
— diastolischer 88 428 ; ▣ 86
— hoher 88 137
— niedriger 89
— systolischer 88 428 ; ▣ 86
Blutdruckmessung 88 ; ▣ 86 107
Blutdruckregulationszentrum 88 ; ▣ 86
blutdrucksenkende Mittel 66
Blutdrucksenkung, künstliche 51
Blutdruckzügler 88 ; ▣ 86
Bluteiweiße 92
Bluteiweißveränderungen 278
Bluterkrankheit 166 ; ▣ 398
Blutfarbstoff ↗ Hämoglobin
Blutgefäß ▣ 86 175
Blutgefäßsystem, fetales 122 ; ▣ 121
Blutgerinnung 87 183
Blutgerinnungsfaktoren 166

Blutgeschwulst 92
Blutgruppen 89 91 ; ▣ 397
Bluthochdruck, Hypertonie 66 67 88 278 349 ; ▣ 185 ; ⊓ 377
Bluthusten ↗ Hämoptysis
Blutkampfstoffe 163 ; ⊓ 163
Blutkapillaren 171
Blutkörperchen 84 ; ▣ 85
— rote 30 47 87 89 90 92 116 152 239 ; ▣ 85 175 ; ⊓ 404
— weiße 39 87 92 128 239 ; ▣ 86 175 196 201
Blutkörperchensenkungsgeschwindigkeit 90 92 ; ▣ 110
Blutkreislauf 30 84 174 ; ▣ 175–177
— großer ▣ 175
— kleiner ▣ 175
Blutkuchen 87
Blutparasiten 247 296 ; ▣ 198 297
Blutpfropf, Thrombus 182 374 ; ▣ 375
Blutplasma 84 92 128 275 ; ▣ 85
— ↗ Lymphe
Blutplättchen 87 92 ; ▣ 85
Blutplättchenmangel 87
Blutsauger ▣ 297
Blutsenkung 90 92 ; ▣ 110
Blutserum 84
Blutspendezentrale 90
Blutstauungen, Stasen 191 278
blutstillende Mittel 92
Blutsturz ↗ Hämorrhagie
Bluttransfusion 30 89 290 ; ▣ 31 91
Blutüberfüllung, Hyperämie 191
Blutung 91
— äußere 91
— chronische 116
— innere 91
— interzerebrale 92
— intrakranielle 185 ; ▣ 185
— (Menstruation) ↗ Gebärmutterkrebs
— subarachnoidale 185
Blutungsanämie 48
Blutuntersuchung 92 111 ; ▣ 85
Blutvergiftung 60 93 129 134 200 244 ; ▣ 196
Blutvolumen 430
Blutwurz ▣ 63
Blutzucker 105 126 190
Blutzuckerspiegel 105
Blutzuckeruntersuchung 93
Boecksches Sarkoid 339
Bogengänge, häutige 281 ; ▣ 280
— knöcherne 281
Bolus 393
Bordet, J. ⊓ 36
Bornholmer Krankheit 93 203
Borrelien 202
Botulismus 94
Bovet, D. ⊓ 36
Bowmansche Kapsel 275
Bozzini, Philipp 29
Bradykardie 179 384
Brand, Gangrän 47 58 98 102 142 144
Brandsalbe 420
Brechen ↗ Erbrechen
Brechmittel ↗ Emetika
Brechreiz 94
Brechwurz ▣ 62
Brechzentrum 132
Bremsen, Pferdebremsen 296
Brenztraubensäure-Schwachsinn
↗ Phenylketonurie
Breuer, Josef 318
Bries ↗ Brustdrüse
Brille 95 ; ▣ 94
Broca, P. ⊓ 34
Brombenzylzyanid ⊓ 163
Bromverbindungen 66

Bronchialasthma 68
Bronchialbaum 68 ; ▣ 70
Bronchialkarzinom 190 243
Bronchialkatarrh, Bronchitis 95 96 190 ; ⊓ 377
Bronchialkrebs 243 372
Bronchialsystem 73 133 ; ▣ 70
Bronchiektasie 95 190
Bronchien 31 68 73 ; ▣ 70–71
Bronchiolitis 95 250
Bronchitis 95 96 190 ; ⊓ 377
Bronchographie 337
Bronchopneumonie 242 250
Bronchoskop 112 ; ▣ 108
Bronchoskopie 31 243 ; ▣ 229
Bronzehautkrankheit 39
Brucellabakterien 96 200
Brucellosen 96 200
Bruch ↗ Fraktur
Bruch, Hernie 114 115 ; ▣ 115
Bruchband 115
Bruchpforte 114
Brücke 155 266 411 ; ▣ 154 212 268
Brunnersche Drüsen 394
Brust 96 161 ; ▣ 97
Brustbein 56 98 ; ▣ 359
Brustdrüse 96 161 ; ▣ 97
Brustdrüsenabszeß 250
Brustdrüsenentzündung 250
— (Strahlenbehandlung) 370
Brustfell, Pleura 73 97 ; ▣ 70
Brustfellentzündung 73 97
Brusthöhle 98
Brusthöhlenoperation ▣ 284
Brustkorb, Thorax 68 98 ; ▣ 70
Brustkorbaorta 54
Brustkrebs, Mammakarzinom 97 98 213 232 ; ▣ 97
Brustkrebs-Operation ▣ 287
Brustmark ▣ 169
Brustmuskel, großer ▣ 258
Brustschmerzen 95
Brustwarze 96 250 ; ▣ 97 176
Brustwassersucht 370
Brustwirbel 98 405 ; ▣ 406
Brutkasten, Inkubator 206 *426* ; ▣ 206
Bubonen 299
Buckel, Kyphose 323 338 383 405 ; ▣ 406
Bueger-Winiwartersche Krankheit 98 372
Bulbus oculi 77
Buphthalmus 164
Burnet, F. M. ⊓ 36
Bursa ▣ 82
— mucosa 342
— synovialis 153 342
Bursitis 343 373
Bursolith 343

C

Caesium 137 367 368 ; ▣ 366
Caissonkrankheit 241 372
cal ↗ Kalorie
Calcaneus 140 ; ▣ 359
Calciferol ⊓ 404
Calcium 126
Calciumsalze 262
Calciumstoffwechsel 323
Calmette, Albert 383
Calvities 45
Canales semicirculares 281
Cannabinol ⊓ 327
Cannabis indica ⊓ 327
Caput medusae 237
— succedaneum ↗ Kopfgeschwulst
Carbacholin 65
Cardiazolkrampf 344
Carotin ⊓ 404

Carrel, A. 36
Cartilago 222; B 222
— circoidea B 70–71
— thyreoidea B 70–71
Cataracta diabetica 214
— lamellaris 214
— senilis 214
— traumatica 214
Catgut B 284
Celsussche Kardinalsymptome 128
Centriol ↗ Zentriol
Centromer ↗ Zentromer
Cerebellum, Kleinhirn 216 266; B 267–269
Cerebrum, Großhirn 265; B 267–269
Cerumen 278 282
Cervikalwirbel, Halswirbel 166 405; B 359 406
Cervix uteri, Gebärmutterhals 162; B 347
Chagaskrankheit 99 342
Chain, E. B. 36
Chalazion 153
Chang Ch'i 34
Chaoulröhre 369
Charaka 34
Charakterneurose, Psychopathie 273 316 317 320
Charcot, Jean-Martin 33
Chauliac, Guy de 34
Cheiloschisis, Hasenscharte 128 168 254; B 309
chemische Blutanalyse 92
chemische Kampfstoffe 163
chemische Kontrazeptiva 149; B 148
chemische Zusammensetzung 430
Chemotherapeutika 60 65
Cheselden, William 26
Chiasma 396
— opticum 78; B 75
Chinabaum B 62
Chinin 16
Chirurg 282; B 283
Chirurgie 8
— kosmetische 308
— plastische 53 168 308; B 309
— ↗ Operation
Chloasma 306
Chlor 197
Chloramphenicol 60; B 199
Chloräthyl 51
Chlorazetophenon 163
Chloroform 51; B 49
Chloromycetin 384
Chlorose 116
Chlorothiacid 67
Chlorpikrin 163
Chlorpromazin 66 341
Chlortetracyclin 60
Chlortrifluorid 163
Chlorzyan 163
Choane 323
Cholecalciferol 404
Cholelithe, Gallensteine 100 137 142 237; B 143 170
Cholelithiasis 142
Cholera 99 380; 99
— asiatica 99
— epidemica 99
— orientalis 99
Cholerabakterien 32 99 194; B 297
Choleraimpfstoff 194
Cholerine 100
Cholesterin 58 142 237
Cholezystitis, Gallenblasenentzündung 100 200 237
Cholezystographie 337
Cholezystokinin 142 189 237 393
Cholin 265; 404
Cholinergisches Nervensystem 271

Cholinesterase 189 265
Cholsäure 237
Chondrodystrophie 414
Chorda dorsalis 122
Chordotomie 354
Chorea 100
— Huntingtonsche 317
— minor 100 331
Chorion 122; B 120
Chorionepitheliom 84
Choriongonadotropin 346
Choroidea, Aderhaut 77 208; B 76 272
Christmas-Faktor 166
Chromatiden 396 412; B 413
Chromatin 412; B 413
Chromosomen 161 255 395 412; B 397–398 413
Chromosomenaberrationen 399; B 398
Chromosomenanomalien 345
Chromosomenbrüche ↗ Mutation
Chromosomenkreuzung 396
Chromosomenstückaustausch ↗ Crossing over
Chylus 243
Chylusgefäße 243
Chymotrypsin 80 393
Chymotrypsinogen 393
Cimex lectularius 296
Clark I, Clark II 163
Clavicula, Schlüsselbein 56; B 57 359
Clavus pedis, Hühnerauge 141 190
Clostridium botulinum 94 200
— perfringens 200
— tetani 200 374
— welchii 144
Cobalamin 404
Coca 327
Cocastrauch B 62
Coccygealwirbel 405
Cochlea 149 281; B 151 280
Codein 67
Coecum ↗ Blinddarm
Coenzyme, Cofermente 135 403
Coffein 66
Cohnheim, Julius 32
Coitus, Kohabitation ↗ Koitus
Coitus interruptus 149; B 148
Colitis 101
— spastische 101
— ulcerosa 101
Collum 166
Collumbruch 218; B 219
Colon 56 329 394 389–390
— Röntgenbild B 334
Columna vertebralis, Rückgrat 405; B 406–407
Coma diabeticum 105
— hepaticum 238
Combustio ↗ Verbrennung
Common-Cold-Viren 133
Commotio cerebri 186
Conchae nasales 68 263; B 70
Condyloma acuminata 405
Congelatio 133
Conjunctivitis gonorrhoica 156 223
Contergan 255
Contergan-Mißbildungen 150
Contusio cerebri 186
Cooley, Denton A. 290
Cor, Herz 88 174 393; B 86 175–178 391
Cori, C. F. 36
Cori, G. T. 36
Cornu posterius ↗ Hinterhorn
Corpus callosum ↗ Balken
— luteum 162 217 252; B 253
— pineale, Epiphyse 126 358; B 125 268 359

— uteri 162
— vitreum 77; B 76
Corti-Organ 149 281; B 280
Corynebacterium diphtheriae 144 200
Costa, Rippe 98; B 359
Cournand, A. F. 36
Coxsackieviren 93 203
Credé, C. S. F. 35
Credésche Prophylaxe 156 223
Crick, F. H. C. 36
Crossing over 396
Croup, Krupp 114 233
Cruzio, C. 34
CS-Stoff 163
Culicidae 296
Cupula 281; B 279–280
Curare 295
Curie 368
Curvatura major 393
Cushing, Harvey 31
Cushing-Syndrom, Cushingsche Krankheit 101 124
Cutis, Haut 168; B 169–170
Cyanide, Zyanide 84
Cyanvergiftung ↗ Blausäurevergiftung
Cyclops 410
Cykloserin 383
Czermak, Johann Nepomuk 31

D

Dale, H. H. 36
Dalton, J. 34
Dam, H. C. P. 36
Dämmerungssehen 352
Dampfbäder 301
Dampfdesinfektionsapparat 104
Dandy-Fieber 103
Darm 132
Darmbakterien 197
Darmbein 81; B 80
Darmbeschwerden, neurotische 274
Darmbewegung, Darmperistaltik 112 277
— (Dünndarm) 277 394
Darmentzündung 101
— akute 101
— chronische 101
Darmerkrankungen 113
Darmfistel 102
Darmgangrän 115
Darmgekröse, Mesenterium 102 393; B 389–390 392
Darmgrippe, sommerliche 236
Darminfektion, akute 65 339
Darminvagination 102
Darmkanal B 392
Darmkatarrh ↗ Dünndarmkatarrh
Darmklammer B 286
Darmkrankheiten, entzündliche 377
— infektiöse 380
— ↗ Cholera
Darmparasiten ↗ Wurmkrankheiten
Darmperistaltik 112 277
Darmprolaps 330
Darmsaftenzyme 394
Darmträgheit 277
Darmtuberkulose 381; B 382
Darmtumor 102; B 102
Darmverschlingung 102; B 102
Darmverschluß 102 133; B 102; 377
Dauertropfinfusion 91
Daumen 166; B 167
Daviel, Jacques 26; 34
Davy, H. 34
DDT 249 296
Debilität 317 345
Dedifferenzierung ↗ Regression

Defäkation 277
Defektheilung (Schizophrenie) 341
Defektzustände, toxoplasmogene 380
Defloration 162
Deformierung der Knochen 323
degenerative Altersveränderungen 46
degenerative Herzerkrankungen ▯ 376
Dekompressionskrankheit 241 372
Dekompressionsunfälle 373
Dekubitus, Wundliegen 103 408
Delbrück, M. ▯ 36
Delirium 103
— tremens, Alkoholdelir(ium) 42 103; 🄱 315
Deltamuskel 56; 🄱 258
Delta-Wellen 117
Demenz, Dementia 103
— alkoholische 103
— arteriosklerotische 47 103
— paralytische 103 156
— schizophrene 103
— senile 46 103
— traumatische 103
Dendriten 264; 🄱 269
Dengue-Exanthem 104
Dengue-Fieber 103
Denis, Jean B. 31; ▯ 34
Denkstörungen 317
Dentin 147 211; 🄱 145–146 212
Dentition 424; 🄱 145
Depilatio 165
Depotinsuline 106
Depotpenicillin 60
Depottablette 🄱 64
Depressionen 66 104 249 273
— ängstliche 104
— endogene 104
— gehemmte 172
— gereizte 104
— klimakterische 217
— reaktive 104
— symptomatische 104
Depressionszustände 344
Depressive (Psychopathen) 321
depressive Phase 249
depressive Psychose 🄱 315
depressives Syndrom 104
Dermatitis 43; ▯ 404
— seborrhoische 344
— solaris (Sonnenbrand) 171 360
— toxica, Arzneimittelexanthem 68 117
Dermatom 308
Dermatomykosen 306
Dermatomyositis 332
Dermatosen 172
Descensus testis 233
Desensibilisierung 32 45
Desinfektion 104
Desoxyribonukleinsäure (DNS) 395 412
Desoxyribose 395
Desquamation 345
Detergentien 400
Deuteranopie 135
Dezibel 150; 🄱 151
DFP, Di-isopropyl-fluoro-phosphat ▯ 363
Diabetes (mellitus) 46 58 93 105 126 214 364; 🄱 391; ▯ 376
— jugendlicher 105
Diabetes insipidus 105 126
Diabetikerdiät 113
diabetisches Koma 83
diabetogenes Hormon 124 188
Diacetylmorphin ▯ 327
Diagnose 6 111; 🄱 107–110
Diagnostik 29 90
— ↗ Röntgendiagnostik
diagnostische Blutuntersuchung 🄱 85
Dialyse, extrakorporale ↗ künstliche Niere

Dialysebad 236; 🄱 235
Dialysezentrum 290
Diaphragma, Zwerchfell 73 98; 🄱 54 69 72 176 389
Diaphyse 358; 🄱 359
Diarrhöe, Durchfall 101 112 203 339
Diastase 293
Diastole 88 174; 🄱 86
Diät 106 113
Diätfasten 136
Diathermie 272 301 368; 🄱 272
Diathesen, hämorrhagische 48 166
Diätzettel 113
Dibenzyläthylendiamin 60
Dibothriocephalus latus 408
Dichromasie 134
Dick ▯ 163
Dickdarm 56 329 394; 🄱 55 389–390
— (Röntgenbild) 🄱 334
Dickdarmentzündung, geschwürige 101 330
Dickdarmreizung 112
Differentialblutbild 92; 🄱 85
Digitalis 16 67; 🄱 61–62
Digitalisüberdosierung 68
Dihydrostreptomycin 60
Dilatation 180
Dimethylchlortetracyclin 60
Dioptrie 350
Diphterie 32 114 129 193; ▯ 204 376
Diphteriebakterien 200; 🄱 297
Diphterieimpfstoff 194
Diphterie-Schutzimpfung 114
Diphtherietoxin 194
diphtherischer Krupp 233
Diphyllobothrium latum 296
Diplokokken 200
Diplopie 214 353
Diptera 296
Disaccharide 260
Dislokation 403
Dissector, Barbierchirurg 21
Distorsion, Verstauchung 403
Ditran ▯ 163
Diuretika 67 278
Divinyläther 51
DNS ↗ Desoxyribonukleinsäure
Doisy, E. A. ▯ 36
Domagk, Gerhard 65; ▯ 36
dominant (Gen) 396; 🄱 398
Donders, Franz Cornelius 31
Doppelfokusgläser 🄱 94
Doppel-Helix, Doppel-Spirale 395
Doppelsehen 214 353
Dornfortsatz 405; 🄱 406
Dottersack 122
DPT-Impfstoff 374
Dracunculus medinensis 410
Dragée 🄱 64
Drahtleiterschienen 420
Drainageschlauch 289
Drehgelenk 153; 🄱 153
Drehschwindel 349
Dreiecktücher 420
Dreifachimpfstoff 194 374
Dreipunkt-Sicherheitsgurt 🄱 402
Dreitagefieber 294
Drilling 415
Drinker-Respirator 235
Drosophila ↗ Fruchtfliege
Druckanzug 241
Druckbelüftung 241
Druckbrand, Dekubitus 103 408
Druckgeschwüre, Dekubitus 103 408
Druckkammer (Taucher-Krankheit) 🄱 373
Druckluftkrankheit, Caissonkrankheit 241 372
Druckpunkte 354 386; 🄱 170
Druckverband 386 419

Drüsen 114; 🄱 114
— apokrine 349
— ekkrine 349
— endokrine 33 114 123 188 370; 🄱 114 125
— exkretorische 114 123; 🄱 114
— sekretierende 114; 🄱 114
— suprarenale 124
Drüsenpest 299
Dschungelfieber 152
Duchenne, Guillaume 33
Ductus arteriosus Botalli 179 180; 🄱 121 181
— choledochus 🄱 389
— cochlearis 🄱 280
— cysticus 237; 🄱 389
— semicircularis 281; 🄱 280
— thoracicus, Milchbrustgang 244 394; 🄱 244 392
Dünndarm 56 393; 🄱 55 175 389–392
— (Röntgenbild) 🄱 334
Dünndarmentzündung 395
Dünndarmgekröse 102 393; 🄱 389–390 392
Dünndarminfektionen 202
Dünndarmkatarrh 127
Dünndarmreizung 112
Dünndarmschleimhaut 🄱 391
Dünndarmschlinge 247
Dünndarmulkus 245
Dünndarmzotten 394; 🄱 244 391–392
Duodenum, Zwölffingerdarm 393; 🄱 246 389–391
— (Röntgenbild) 🄱 335
Duplizitätstheorie des Sehens 352
Dura Mater 186 266; 🄱 185
Durchfall, Diarrhöe 101 112 203 339
Durchschnittsgewicht 426 427
Dysenterie, Ruhr 101 339; ▯ 376
Dysmenorrhöe 252
Dyspepsie 372 395
Dystonie, vegetative 274
Dystrophia adiposogenitalis 134

E

Ebullismus 241
Eccles, J. C. ▯ 36
Echinocactus Lewinii ▯ 327
— Williamsii ▯ 327
Echinococcus granulosus 408
Echo-Viren 203 251
Eckzahn 145
Economosche Krankheit 129
EEG ↗ Elektroenzephalogramm
Egel 411
Ehrlich, Paul 32 65; ▯ 36
Eibisch 🄱 62
Eichel 161 168 300; 🄱 157
Eidetik 356
Eierstock 126 161 162 252; 🄱 120 125 158 173 253
Eierstockentzündung 339
Eierstockgeschwülste 293
Eifersucht 42
Eifersuchtswahn 295
Eihäute 122; 🄱 120
Eijkman, Christiaan 33 403; ▯ 35 36
Eileiter 161 168 162; 🄱 120 158
Eileiterentzündung 134 339
Eileiterschwangerschaft 🄱 347
Eileiterverengung 363; 🄱 363
Einfachzucker 364
Eingeweidebruch 102 114; 🄱 102 115 157; ▯ 377
Eingeweidehaken 🄱 286
Eingeweidenervensystem 245 356

Eingeweidewürmer B 297
Einlauf 217
Einrenkung, Einrichtung 221
Einspritzung ↗ Injektion
Einthoven, W. T 36
Einwegspritzen, sterile 104
Eisen 262
Eisenmangel 116
Eisenmangelanämie 48 116
Eisenmenger-Syndrom 180
eiserne Lunge 235 311
Eisprung ↗ Ovulation
Eiter 128 138 140
Eiterbakterien 93 200
— ↗ Staphylokokken
— ↗ Streptokokken
Eiterbildung B 196
Eiterflechte, Eitergrind 193; B 196
Eiweiße, Proteine 135 188 260 364 385 388; B 390; T 261
Eiweißmoleküle, Eiweißstoffe 202 260 395
Eizelle 119 162 395 415; B 120 159 253 397 413
Ejakulat 363
Ejakulation 162
— vorzeitige 195
EKG ↗ Elektrokardiogramm
ekkrine Schweißdrüsen 349
Eklampsie ↗ Präeklampsie
Ektoderm 122; B 120
Ektoparasiten 295
Ektotoxin 114
Ekzem 43 117 210 360
— akutes 116
— endogenes 116
— exogenes 116
— hypostatisches 116
— infektiöses 116
— seborrhoisches 116 350
— ↗ Haut
elastische Binde 420
elastischer Knorpel 222; B 222
Elektrakomplex 319
Elektroenzephalogramm, EEG 30 112 117 131 187 337; B 117
Elektroenzephalograph 117; B 117
Elektrokardiogramm, EKG 52 112 118 180 183 184 211; B 108 118 178 182
Elektrokardiograph 118; B 118
Elektrokauter 165
Elektrokoagulation 282
elektromagnetische Strahlung 367
Elektromyogramm, EMG 119
Elektromyograph 119
Elektrophorese 92
Elektroresektion 313
Elektroschock 344
Elektroschocktherapie 344
Elektrotherapie 228
Elektrotrauma 119
Elephantiasis 278 296 410; B 409
Eliminationsdiät 113
Elle 56 166; B 57 167 359
Ellenbogengelenk 56; B 57
Ellennerv 58 323; B 57
— (Lähmung) 323
Elsholz, J. T 34
Embolie 374; B 375
— bakterielle 123
Embolus 374
Embryo 122; B 120
Embryoblast 119
Embryonalanlage 119; B 120
Embryonalentwicklung 119 346; B 120–121 347–348
— Störung der 128 254
Embryonalknoten 119
Embryopathie ↗ Mißbildungen

Emesis, Erbrechen 132 329
Emetika 133
EMG ↗ Elektromyogramm
Emmetropie, Normalsichtigkeit 350; B 351
Emotionaler Konflikt ↗ Psychoanalyse
emotionelles Schwitzen B 170
Empfängnisfähigkeit 363
Empfängnisverhütungsmittel 149 337; B 148
Empfindsame (Psychopathen) 321
Empfindungswahrnehmungssystem 354
Emulsion B 64
Encephalitis, Enzephalitis, Gehirnentzündung 103 129 203 250; T 204
— epidemica 129
— lethargica 129 342
— purulenta 129
Encephalomyelitis disseminata, multiple Sklerose 33 193 255 295
Endangiitis obliterans, Buerger-Winiwartersche Krankheit 98 372
Enddarm B 390
Enders, J. F. T 36
Endocarditis, Herzinnenhautentzündung 123 174 340
— bakterielle 180
— lenta 93 123
— rheumatische 180
endogene Depression 104
endogene Psychosen 317
endogenes Ekzem 116
Endokard, Herzinnenhaut 174
endokrine Drüsen 33 114 123 188 370; B 114 125
Endolymphe 281; B 280
Endometrium 162
endomorpher Typus ↗ Pykniker
Endoparasiten 295; B 297
endoplasmatisches Retikulum 412; B 413
Endoskopie 29 112; B 108
Endost 358
Endothelzellen B 175
Endotoxine 197
Endotrachealtubus B 49
Endplatten, motorische 259; B 257
Enema 217
Energieverbrauch 428
Englische Krankheit T 404
Engström-Respirator B 234
Enkopresis 206
Entamoeba histolytica 339; B 198
Entbindung 346 422; B 347–348
Enteritiden 202
Enteritis, Dünndarmentzündung 101 127 236 395
— infectiosa T 204
Enteritisbakterien 128
Enterocolitis 101
Enteroviren 203
Entkeimung 104
Entoderm 122; B 120
Entseuchung 104
Entwicklungshemmungen 128
Entwicklungsphasen ↗ Gestaltwandel
Entwicklungsstörungen 128
— fetale 254 318
— ↗ Embryonalentwicklung
Entwicklungstheorien ↗ Gestaltwandel
Entwöhnung (Sucht) 328
Entziehungskuren 191
Entziehungssymptome 326
Entzündung 128 197; B 196
— chronische 128
— eitrige 128
— furunkulöse 140
— lymphatische 129
Enukleation 78
Enuresis, Bettnässen 129 206

Enzephalitis ↗ Encephalitis
Enzephalomalazie, Gehirnerweichung 103 156 375
Enzephalopathie, posttraumatische 186
Enzephalorrhagie, Hirnblutung 185; B 185
— ↗ Apoplexie
Enzian, gelber B 63
Enzyme, Fermente 80 135 364 388 395; B 390
Ephedrin 65
Epheliden 306 358
Epidemie 129; B 130
Epidemiologie, genetische 399
Epidemische Krankheiten 129; B 130
Epidermis 132 168 308; B 169 196
Epididymis, Nebenhoden 161; B 157
Epididymitis 155 289
— gonorrhoische 364
Epigastrium 38
Epiglottis, Kehldeckel 155 360; B 70–71 154 361 389
Epikanthus 255
Epikondylitis radialis 373
Epilatio 165
Epilepsie, Fallsucht 83 131 295
— essentielle 131
— symptomatische 131
epileptiforme Konvulsionen 131
Epimysium 256
Epiphyse 126 358; B 125 268 359
Epiphysenknorpel 358
Epistaxis, Nasenbluten 263; B 263
Epistropheus B 407
Epithel, Epithelgewebe 132
epitheliale Hauttumoren 172
Epithelkörperchen (Nebenschilddrüse) 126 166; B 125
Epithelzellen 171; B 169
Eponychium B 169
Erasistratos T 34
Erbanlagen, Erbgut 395
Erbanlagenänderung, Erbgutveränderung 255
— ↗ Mutation
erbbedingte Keimschädigung 255
Erbfaktoren 345; T
— dominante 396; B 398
— rezessive 396; B 398
— ↗ Gene
Erbkrankheiten 399
Erbrechen 132 329
Erbschäden ↗ Strahlenschäden
Erbsenbein B 167
Erdbeerzunge 340
Erdbeschleunigung 241
Erektion 162
Erfrierung 133
Ergocalciferol T 404
Ergometerfahrrad 305; B 302
Ergotamin 65
Erinnerungslücken ↗ Amnesie
Erkältungskrankheiten 133 203
Erlanger, J. T 36
Erlebnisreaktionen, abnorme 273
Ernährung
— mangelhafte 249
— ↗ Diät
Eröffnungsperiode B 348
Eros 319
Erregbare (Psychopathen) 321
Erreger ↗ Infektion
Erregungsrückbildungsstörung 119
Erschöpfung 370
— nervöse ↗ Neurasthenie
Erschöpfungsgefühl 273
Erste Hilfe 419 420
Erstickung 133
— innere 84
Erstickungsgefahr ↗ künstliche Atmung

Erwachsenenpsychotherapie 322
Erysipel, Erysipelas 134
Erysipeloid 134
Erythema, Erythem 344
— infectiosum acutum 332
— nodosum 331
Erythroblastose, fetale 90
Erythrophobie 274
Erythroxylon coca ⊓ 327
Erythrozyten, rote Blutkörperchen 30 47 87 89 90 92 116 152 239; 𝔹 85 175; ⊓ 404
Es (Psychoanalyse) 319
Escherichia coli 200
Espundia 238
Essen, übermäßiges 136
ethische Indikation 38
eugenische Indikation 38
Eunuch 134 213
eunuchoidaler Riesenwuchs 332
eunuchoider Typus 127
Eunuchoidismus 134
Eustachische Röhre 278 323; 𝔹 70 279–280
Evolution 399
Exanthem, Hautausschlag 68 165; 𝔹 130
— (Masern) 250
Exartikulation 47
Exazerbation 228
Exhibitionismus 319
Exkretdrüsen 114 123; 𝔹 114
exogene Psychosen 317
Exophthalmus 376
Exotoxine 197
Expektorantium 190
Expektoration 73
Explosible ↗ Psychopath
Exspiration 233; 𝔹 234
Extensionszug 𝔹 220
extrakorporale Dialyse 235
extrakorporaler Kreislauf 184
Extrasystole 179
Extrauteringravidität, Bauchhöhlenschwangerschaft 134
Extrinsic Factor ⊓ 404
Exzision 𝔹 196

F

Facialis ↗ Nervus facialis
Faeces 277 371 394; 𝔹 390
Facies leontina 238
Faktorenanalyse 207
Fallfuß 273
Fallhand 273 323
Fallotsche Tetralogie 180; 𝔹 181
Fallsucht ↗ Epilepsie
Familienanamnese 111
Familienplanung, Geburtenkontrolle 149; 𝔹 148
— ↗ Empfängnisverhütung
Fanatiker (Psychopath) 321
Färbeindex 47
Farbempfindungen 352
Farben 418
Farbenasthenopie 135
Farbenblindheit 78 134; 𝔹 75
— partielle 135
Farbenschwächling 135
Farbensehen, Farbensinn 78 134 352; 𝔹 75
Farbhalluzination 356
Farbreize 352
Farbstoffe 400
Farnochinon ⊓ 404
Fasciola hepatica 411
Faserknorpel 222; 𝔹 222
Fasten 136

Faulbaum 𝔹 63
Fäulnis 197
Fäulnisdyspepsie 101
Favus 345
Fazialisparese 273
Febris, Fieber 137 171 203
— continua 137
— quintana 408
Fehlentwicklungen, frühkindliche 273
Fehlleistung, Freudsche 318
Feigwarzen 405
Femur 81; 𝔹 82 153 359
Fenchel 𝔹 63
Fensterungsoperation 293
Fermente ↗ Enzyme
Fernpumpel 352
Fernsehröntgen, Fernsehradiographie 𝔹 336
Fersenbein 140; 𝔹 359
Fertilität 363
Fetalentwicklung 123
fetaler Kreislauf 𝔹 121
Fetalskelett 𝔹 222
fettarme Kost 113
Fettdepot 190
Fette 135 211 260 262 364 388; 𝔹 390; ⊓ 261
Fettembolie 218 375
fette Öle 417
Fettgewebe 135 171; 𝔹 169
Fettinfiltration 135
Fettsäuren 364
— ungesättigte 262
Fettstoffwechsel 105 237; ⊓ 404
Fettsucht, Fettleibigkeit 88 113 136
Fettumor 172
Fettzellen 135
Fetus 123; 𝔹 121 347–348
Feuermal 53
Feuerstar 214
Fibiger, J. A. G. ⊓ 36
Fibrin 87 242
Fibrinogen 84 87 90
Fibrom 172
Fibula 81; 𝔹 82 359
Fieber 137 171 203
— intermittierendes 137
— rheumatisches 123 193 200 331
Fieberkrämpfe 226
fiebersenkende Mittel 67
Fiebertherapie 138 156
Fieberthermometer 420
Fila olfactoria 155
Filaria bancrofti 410; 𝔹 409
Filarien 𝔹 410
Filariosen 410; 𝔹 409
Filzlaus 296
Finger 166; 𝔹 167
Fingerabdrücke 171; 𝔹 170
Fingerbeere 𝔹 170
Fingerhut, Digitalis 16 67; 𝔹 61–62
Fingerknochen 166; 𝔹 359
Finne 410
Finsen, N. R. 31; ⊓ 35–36
Fischbandwurm 296 408; 𝔹 409
Fischvergiftung 236
Fissura cerebri lateralis 265
Fistel, Fistula 138
— angeborene 166
Fitz, R. H. ⊓ 35
Fixation 320
fixe Idee 274
Flachwarzen 405
Fleckfieber, Flecktyphus 138 202 296 298; ⊓ 376
Fleckfieberimpfstoff 194
Fleischgewulst ↗ Sarkom
Fleming, Alexander 60; ⊓ 36

Fliederblütentee 420
Fliegende Hitze 138
Fliegenpilz 307
Flimmerskotom 254
Flöhe 296; 𝔹 297
Flohkrebs 410; 𝔹 409
Florey, H. W. ⊓ 36
Flugtauglichkeitstest, Flugverträglichkeitstest 241
— ↗ Luftfahrtmedizin
Flugzeugkrankheit 216
Fluidextrakte 417
Fluor, Ausfluß 138 147 155 213 262
Foetor ex ore 256
Folliculitis barbae 79
Follikel 252; 𝔹 253
Follikelreifungshormon 252; 𝔹 253
Follikelsprung 252
— ↗ Ovulation
follikelstimulierendes Hormon, FSH 124
Föllingsche Krankheit, Phenylketonurie 300 318 345
Folsäure ⊓ 404
Fontanellen 138; 𝔹 139
Foramen magnum 224
— ovale 123 179; 𝔹 121
Forceps, Geburtszange 346; 𝔹 348
Forlanini, C. 383; ⊓ 35
Formalin 194 197
Forssmann, W. ⊓ 36
Fortpflanzungsorgane 161; 𝔹 157–160
Fötus ↗ Fetus
Fracastoro, Girolamo 32; ⊓ 34
Fraktur, Knochenbruch 81 217 221; 𝔹 219–220
Frambösie 139
Französische Krankheit ↗ Syphilis
Frauenheilkunde 8
Frenulum linguae 414
Freud, Sigmund 33 191 318
Freudsche Fehlleistung 318
Fries, L. 𝔹 22
Frigidität 139 274
Fröhlichsche Krankheit 134
Frostbeulen 133
Fruchtbarkeit 363
Fruchtfliege 𝔹 413
Fruchtwasser 123; 𝔹 120 347–348
Fruchtzucker, Fructose 260
Frühgeburt 206; 𝔹 206
Frünjahrsmüdigkeit 358; ⊓ 404
Frühsterblichkeit 340
FSH ↗ follikelstimulierendes Hormon
Füllung (Zahn) 211; 𝔹 212
Fundus oculi 𝔹 76
Fünflinge 415
Fünftagefieber 408
Fünfte Krankheit 332
Funiculi 𝔹 269
Funktionsausfälle 139
— zerebrale 186
Furchen 265
Furunkel 128 140 200; 𝔹 196
Furunkelinzision 48
Furunkulose 140
Fuß 81 140; 𝔹 141
Fußgewölbe 140
Fußmißbildungen 140
Fußpilz 306
Fußschweiß 307 350
Fußskelett 140; 𝔹 141
— (Röntgenbild) 𝔹 334
Fußsohle 171
Fußwurzel 140

G

Galaktose 260
Galea aponeurotica 45
Galen, Claudius Galenos 19; B 23; T 34
Galle 152 236 393; B 389
Gallenausführungsgang B 389
Gallenblase 142 237 393; B 389–391
— (Röntgenbild) B 335
Gallenblasenentzündung, Cholezystitis 100 200 237
Gallenblasengang B 389
Gallenfarbstoff 87
Gallenflüssigkeit 393; B 389
Gallengang 237
Gallenkapillare 236; B 389
Gallenkolik 223
Gallenpigmente 152 237
Gallensaft B 390
Gallensteine 100 137 142 237; B 143 170
Gallensteinkolik 142
Galli-Mainini-Reaktion 346
Galvanometer 118; B 118
Gammaglobulinfraktion 84
Gammastrahlen, γ-Strahlen 367
Gamma-Wellen 118
Ganglien 264 353; B 269–270
Ganglienblocker 67
Ganglienzelle, Nervenzelle 264; B 268–269
Gangrän 47 58 98 102 142 144
Gänsehaut 171
Ganzfermente 135
García, Manuel 29
Gärung 197
Gärungsdyspepsie 101 372
Gärungstest 200
Gasembolie 372
Gasgangrän, Gasbrand 144 200
Gasser, H. S. ⊓ 36
Gaster ↗ Magen
Gastritis, Magenschleimhautentzündung 46 144; ⊓ 377
Gastroenteritis 101 144 204
gastroiliakaler Reflex 277
Gastroskop 112 245; B 108 246
Gasvergiftung 400
Gaumen 144 224; B 70
— harter 144
— weicher 144; B 389
Gaumenbein 224
Gaumenknochen 144
Gaumenmandeln 114 323 379
Gaumensegel B 70 389
Gaumenspalte ↗ Wolfsrachen
Gaumentonsillen 114
Gaumenzäpfchen 323
Gaze 386; B 387
Gebärmutter, Uterus 119 132 162; B 120 157–158 173 347
Gebärmutterblutung 84
Gebärmutterentzündung 339
Gebärmutterhals 162; B 347
Gebärmutterhalskrebs 144 162
Gebärmutterkörper 162
Gebärmutterkörperkrebs 144
Gebärmutterkrebs, Uteruskarzinom 144 213 232
Gebärmutterschleimhaut 119 252; B 120 253
— Auskratzung der 236
— ↗ Kürettage
Gebärmuttervorfall 147; B 157
Gebärmutterwand B 347
Gebiß 137 411; B 145–146 212
Geburt 346; B 347–348
— (Zwillinge) 415
— ↗ Becken

Geburtenkontrolle, Geburtenregelung 149; B 148
Geburtenüberschuß 422
Geburtenziffer 422
Geburtsfleck 53
Geburtsgeschwulst 346
Geburtshelferzange B 286
Geburtshilfe 346
Geburtsschäden 318
Geburtsstadien B 348
Geburtstrauma 131
Geburtsverletzungen ⊓ 377
Geburtswehen 346; B 348
Geburtszange 346; B 348
Gedächtnisfaktor, allgemeiner 207
Gedächtnisschwund 42
Gee-Heubner-Hertersche Krankheit 363
Gefäßbett 88
Gefäßgeschwulst 53
— ↗ Hirntumor
Gefäßkrampf 149
Gefäßstörungen (Zentralnervensystem) ⊓ 376
Gefäßverkalkung 52
Gefühlskälte, Frigidität 139 274
Gegengifte, Antitoxine 200 401
Gegengift-Zentrale 418
Gehirn 265; B 267
— ↗ Intelligenz
Gehirnanhangsdrüse ↗ Hypophyse
Gehirnblutung ⊓ 376
Gehirnchirurgie B 284
Gehirnentzündung, Enzephalitis 103 129 203 250; ⊓ 204
Gehirnerkrankungen 118
Gehirnerschütterung 186
Gehirnerweichung 103 156 375
Gehirngeschwulst ↗ Hirntumor
Gehirnhautentzündung, infektiöse 298
— ↗ Meningitis
Gehirnnerv, neunter (Nervus glossopharyngeus) 155 266; B 154 267
— siebter (Nervus facialis) 155 224 266; B 154 267
— zehnter (Nervus vagus) 155 266; B 154 267
Gehirnödem 186
Gehirnquetschung 186
Gehirnschädigungen 318
Gehirnschlag ↗ Hirnblutung
Gehirntumor ↗ Hirntumor
Gehirnverletzungen, offene 186
— ↗ Funktionsausfälle
Gehirnzentren 271; B 270
Gehör 74 149; B 151
— ↗ Nervus statoacusticus
Gehörgang 112 149 278; B 280
Gehörknöchelchen 149 278; B 280
— ↗ Amboß
— ↗ Hammer
— ↗ Steigbügel
Gehörorgan 278; B 278–279
Gehörschnecke 149 281; B 151 280
Gehörzentrum 149; B 151
Geißeltierchen B 198
Geisteskrankenmalerei B 314–315
Geisteskrankheiten 33 103 316
geistige Behinderung 345
gelber Fleck 77 352; B 75–76
Gelbfieber 152 203 380
Gelbfieberimpfstoff 194
Gelbfiebermücke 296; B 297
Gelbfieberviren 194
Gelbkörper 127 162 217 252; B 253
Gelbkörperhormon, Progesteron 96 124 127 162 252
Gelbsucht 48 142 152 237 238; B 143
— hämolytische 152

— infektiöse 173 202
— (Neugeborene) 152
Gelenkbänderzerrung 403
Gelenke 152; B 153
— falsche 153 222
Gelenkhöhle 153; B 153
Gelenkkapsel 152; B 82 153
— falsche 222
Gelenkkapselverletzung 59
Gelenkknorpel 152; B 153
Gelenkknorpelentzündung 292
Gelenkkopf 153
Gelenkkörper 59
Gelenkleiden, entzündliche 59
Gelenkmaus 59
Gelenkpfanne 153
Gelenkprothesen 308
Gelenkrheumatismus, chronischer 331
Gelenkschmerzen 137
— ↗ Rheumatische Erkrankungen
Gelenkzwischenscheibe 222
Geltungssüchtige (Psychopathen) 321
Gemini, Gemelli ↗ Zwillinge
Gemütlose ↗ Psychopath
Gen 345 *560*
— dominantes 396; B 398
— rezessives 396; B 398
Gene 395; B 397–398 413
Genetik 395
genetische Epidemiologie 399
genetische Strahlenschäden 367
Genitalbehaarung 161; B 161
genitale Phase 319
Genitalien ↗ Geschlechtsorgane
Gerichtliche Medizin 8
Gerichtspsychiater 316
Gerinnung des Blutes 87
— ↗ Thrombus
Gerinnungsfaktoren 166
Germanin 342
Gerontologie 46
Gerstenkorn 153
Geruch 153; B 154
Geruchssinn 153; B 154
Gesäßmuskel 83; B 82
— großer B 258
Geschlechtschromosomen 395
B 397–398
Geschlechtsdrüsen, Keimdrüsen 126 134 161; B 125
Geschlechtshormone, männliche 126 161
— weibliche 127
Geschlechtskrankheiten 9 155 161
Geschlechtsmerkmale, primäre 161; B 157
— sekundäre 161
Geschlechtsorgane 161; B 157–160
Geschlechtsumwandlung 173
Geschlechtsverkehr 162
— ↗ Geschlechtskrankheiten
— ↗ Impotenz
Geschlechtszellen 395; B 397
Geschmack 153; B 154
Geschmacksknospen 155 414; B 154
Geschmacksnerv 155; B 155
— ↗ Nervus glossopharyngeus
Geschmacksorgan B 154
Geschmackssinn 155
Geschmackszentrum 155; B 154
Geschwulst 384; B 229
— intrakranielle ↗ Hirntumor
Geschwür, fressendes ↗ Gangrän
Gesichtsausdruck ↗ Nervus facialis
Gesichtsfeld 352; B 75
Gesichtslage B 347
Gesichtsnerv ↗ Nervus facialis
Gesichtsnerven-Neuritis 273
Gesichtsrose 134
Gesichtsschädel 223; B 225

Gesichtssinn 155
Gesichtsskelett B 225
Gesichtsverbrennungen B 309
Gestagene 127
Gewebe 135 412; B 413
— bradytrophes
— lymphatisches 244
Gewebebank 308
Gewebsanoxie 84
Gewebsflüssigkeit 243; B 244
Gewebshormone 188
Gewebswassersucht ↗ Ödem
Gewebszerfall ↗ Gangrän
Gewicht 136
— übermäßiges 304
— ↗ Nahrungsstoffe
Gewichtszunahme 423
Gewöhnung (Rauschgift) 326
Gicht 163
Gichtknoten 163
Gift 399
— ↗ Toxine
Giftbuch 400
Giftgase 163; T 163
G-Kampfstoffe 163
Giftpilze 307
Giftruhr 339
Giftschein 400
Gigantismus 126 332
Gingiva, Zahnfleisch 147 298; B 145–146
Gingivitis 298
Gipsbett 221 226
Gipsverband 386; B 220
glandotrope Hormone 124
Glandula 114; B 114
— bulbourethralis 162
— parathyreoidea (Nebenschilddrüse) 126 166; B 125
— parotis, Ohrspeicheldrüse 360; B 225 391
— pituitaria, Hirnhangsdrüse 105 124 224 252 266 364 414; B 125 253
— sublingualis, Unterzungendrüse 360; B 391
— submandibularis 360
— suprarenalis 123 124; B 125
— thyreoidea 127; B 125
Glans penis, Eichel 161 300; B 157
Glaskörper 77 350; B 76 109
Glatze 45
Glaukom 164 189; B 213
Gleichgewichtsorgan 216 281; B 267 280
Gleichgewichtsstörung 216 349
Gliazellen 186 265
Glied, männliches 161 300; B 157–158
Gliedmaßen, künstliche 47
Glioblastom 186
Gliom 186; B 230
Glioma retinae 78
Globuline 84 193
Glockenbilsenkraut B 62
Glomerulonephritis 200 264
Glomerulus 275; B 159–160
Glossina morsitans 342
Glossina palpalis, Tsetsefliege 296 342; B 297
Glossopharyngeus 266; B 267
Glottisödem 53
Glukagon 80 105 126
Glukokortikoide 105
Glukose, Traubenzucker 190 237 260 364 388
Glukosurie 385
Glutaeus maximus, Gesäßmuskel 83; B 82 258
Glutethimid 66
Glycerin 364
Glykogen 190 237 394; B 391

Glykosurie 385
Godlee, R. J. T 35
Gold 198 370
— (Zahnersatz) B 212
Golgi, C. T 36
Golgi-Apparat 412; B 413
Gonaden 126 134 161; B 125
Gonoblennorrhöe, Conjunctivitis gonorrhoica 156 223
Gonokokken 65 155 200; B 201
Gonokokken-Bindehautentzündung 156 223
Gonorrhöe 59 60 155 168 200 289
Graafscher Follikel 162
Graefes, Albrecht von 31
Grabenfieber 202
Gram-Färbung 60 197
gramnegative Bakterien 60 197 200
grampositive Bakterien 60 197 200
Grand Mal 131
Granit, R. T 36
Granulation 271; B 267
Granulationsgeschwulst ↗ Gumma
Granulationsgewebe 408
Granulom (Zahn) 211; B 212
Granulosazelltumoren 293
Granulozyten 39 87; B 85
— basophile 87; B 85
— eosinophile 87; B 85
— neutrophile 87; B 85
Granulozytopenie, Agranulozytose 39 43 87 92
Graphospasmus ↗ Schreibkrampf
grauer Star, Katarakt 189 213; B 213
graue Substanz 265; B 268
Gravidität, Schwangerschaft 252 346; B 347–348
— ↗ Extrauteringravidität
Grenzstrang 271
— sympathischer B 270
Griesinger, Wilhelm 33
Grimmdarm 217
Grind 345
Grippe, Influenza 32 129 164 193 378; T 377
Grippeimpfstoff 194
Grippepneumonie 165 242
Grippeviren 165
Größenwahn 295
Großfleckenkrankheit 332
Großhirn 265; B 267–269
Großhirnhemisphären B 267
Großhirnrinde 208 265 354; B 267–268 355
Grünblindheit 135
Grundumsatz 211 364
Grundumsatzbestimmung B 108
grüner Star, Glaukom 164 189; B 213
Grünholzfraktur 218
Grünkreuz T 163
Gruppenpsychotherapie 322
Gruppentherapie 320
Grützbeutel 172
Guajakprobe 372
Guanethidinverbindungen 67
Guanidin 106
Guanin 395
Guineawurm 410; B 409
Gullstrand, Allvar 31; T 36
Gumma 156
Gürtelrose 165 203
Guttempler 328
Gymnastik 304 371
Gynäkologie ↗ Frauenheilkunde

H

Haar 171; B 169–170
Haarausfall T 404

— ↗ Alopecia
Haarbalgzyste 172
Haarbulbus 171
Haarentfernung 165
Haarfollikel 171; B 170
Haarmuskel 171; B 169
Haarpapille 171
Haarschwund 45
Haarwurm 410
Haarwurzel 171; B 169
Hadernkrankheit 53
Haemophilus Ducreyi 161
— influenzae 200
— pertussis 200 214
Haftschalen, Sklerallinsen 95; B 94
Hagelkorn 153
Hahnemann, S. F. C. 31; T 34
Haima 84
— ↗ Blut
Hakenwurm 411; B 410
Hakenwurmkrankheit 380 411; B 410
Halbsehnenmuskel B 258
Halbseitenlähmung, Hemiplegie 185 294; B 185
Haller, A. von T 34
Hallux rigidus 141
— valgus 141
Halluzination 317 341 356
Halothan 51
Hals 166
Halsfistel 166
Halsmark B 169
Halsmuskel, schräger 166
Hals-Nasen-Ohren-Heilkunde 8
Halsrippen 98
Halsschlagader, Arteria carotis 74 88 166 187; B 69
Halsschmerzen 133
— ↗ Tonsillitis
Halswirbel 166 405; B 359 406
— zweiter B 407
Halsted, W. S. T 35
Haltlose (Psychopathen) 321
Hämangiom 53
Hämatin 87
Hämatokritwert 84
Hämatom 92
— subdurales 185; B 185
Hämatozoon B 198
Hamburg-Wechsler-Intelligenztest
— (für Kinder, HAWIK) 207
— (für Erwachsene, HAWIE) 207
Hämin 87
Hammer (Ohr) 149 278; B 151 280
Hämmerchen (Knöchel) 218
Hammerzehe 141
Hämoglobin 73 87 152; B 85
— ↗ Kohlenoxid-Hämoglobin
Hämoglobingehalt 47 92
Hämoglobinindex 111
hämolytische Anämie 48 254
hämolytische Gelbsucht 152
hämolytische Streptokokken 200
Hämophilie, Bluterkrankheit 166; B 398
Hämophilusbakterien 200
Hämoptysis 383
Hämorrhagie, Blutung 91 92 116 185; B 185
hämorrhagische Diathesen 48 166
Hämorrhoiden 227 278 329; B 330
— ↗ Juckreiz
Hämosiderin 87
Hämostase ↗ Blutgerinnung
Hämostatika 92
Hämostyptika 92
Hand 56 166; B 167
Handgelenk 166; B 167
Handskelett B 359

REGISTER

— (Röntgenbild) B 335
Handwurzelknochen B 359
Hanf, indischer 326; T 327
Harmalin T 163
Harn 167 275 384; B 159
— ↗ Diabetes insipidus
Harnblase 167; B 157–159 173 312
— (Röntgenbild) B 335
Harnflut 105
Harnleiter, Ureter 167 415; B 157–159
— (Röntgenbild) B 335
Harnmenge 429
Harnorgane 167; B 157–160
Harnröhre 167; B 157–159 312
Harnröhrenentzündung 168
— ↗ Gonorrhöe
Harnsäure 384
Harnschau 19; B 18
Harnsperre 168
Harnstoff 384
harntreibende Mittel 67
Harnvergiftung, Urämie 168 264 313 415
— (Koma) 83
Harnverhaltung, akute 313
Harnwege 384
— ableitende 167
— Infektionen der 65 200
— Tuberkulose der 289
Hartline, H. K. T 36
Hartspann 330
Harvey, William 30; B 23; T 34
Haschisch 326; T 327
Hasenpest, Tularämie 202 298 383
Hasenscharte 128 168 254; B 309
Hauptbronchus 70
Hauptschlagader, Aorta 54 88 174; B 54 69 176–178
Hausapotheken 420
Haut 168; B 169–170
Hautabschuppung 344
Hautabschürfung 408
Hautausschlag 68 165; B 130
Hautentzündung, Dermatitis 43 68 117 344 360; T 404
Hautflecken ↗ Muttermal
Hautfurchen 171; B 170
Hautgifte 418
Hauthämangiom 53
Hauthobel 308
Hautinfektionen B 196
Hautjucken 46
Hautkampfstoffe 163; T 163
Hautkrankheiten 9 172
Hautkrebs 231; B 369
Hautleishmaniose 238
Hautpilzerkrankungen 306
Hautreflex 329
Hautschäden T 404
Hautschale 345
Hauttransplantate 290
Hauttransplantation 308 388; B 309
Hauttuberkulose 383
Hauttumoren 172 360; B 285
— epitheliale 172
Hautverfärbung, abnorme 126
Hautwulst ↗ Keloid
Haverssche Kanäle 358
Haverssche Lamellen 358
HAWIE, Hamburg-Wechsler-Intelligenztest für Erwachsene 207
HAWIK, Hamburg-Wechsler-Intelligenztest für Kinder 207
Hebamme 346
Hebephrenie 103 341
Heftpflaster 420
Heilbäder 432
Heilfieber 138

Heilgymnastik 228
Heilkrampfbehandlung ↗ Schocktherapie
Heilkräuter, Heilpflanzen 59
Heilmagnetismus ↗ tierischer Magnetismus
Heilquellen 431
Heilsalbe 420
Heine-Medinsche Krankheit ↗ Poliomyelitis
Heister, Lorenz B 27; T 34
Helix 395
Helmholtz, H. von 29; T 34
Hemeralopie, Nachtblindheit 352; T 404
Hemikranie, Migräne 65 226 253
Hemiplegie, Halbseitenlähmung 185 294; B 185
Hemisphäre 265; B 267
Hemmung 172
Hench, P. S. T 36
Hepar ↗ Leber
Heparin 88 375
Hepatisation 242
Hepatitis 152 173 237
— epidemische 173
— infectiosa 104; T 204
Hepatitisviren 203
Hermaphroditismus 173; B 173
Hernie, Eingeweidebruch 102 114; B 102 115 157; T 377
Heroin 326; T 327
Herophilos T 34
Herpes 173
Herpes zoster, Gürtelrose 165 203
Herpesviren 203
Hershey, A. D. T 36
Herz 88 174 393; B 86 175–178 391
— künstliches 290
— sklerosegeschädigtes 52
Herzanfälle 137
Herz-Arrhythmie 179
Herzasthma 68
Herzbeutel, Perikard 52 174 299; B 177 181
Herzbeutelentzündung 299
Herzbeutelverwachsung ↗ Perikarditis
Herzblock, intraventrikulärer 180
— partieller 180
— totaler 180
Herzchirurgie 182; B 288
Herzfehler 128 180 183; B 181
— angeborene 92; T
Herzgeräusche 183
Herzglykoside 67
Herzinfarkt 58 182 211; B 182
Herzinnenhaut, Entzündung der, Endokarditis 123 174 340
Herzinsuffizienz 67 89 183
Herzkatheter 182
Herzkatheterisierung 184; B 108
Herzklappen 174; B 177–178
— Entzündung der 123
Herzklappenfehler 180 331
Herzklappengeräusche 111; B 107
Herzklappenprothesen 182
Herzklopfen 179
Herzkontraktion 322
Herzkrankheiten 88 119; T 376
Herzkranzgefäße 174; B 176 182
— Sklerose der 52 58
— Verkalkung der 211
Herzkranzgefäß-Thrombose 374
Herz-Lungen-Maschine 52 182 184; B 288
Herzmittel 67
Herzmuskel 259
Herzmuskelentzündung 99
Herzmuskulatur 256; B 257
Herzneurose 184 274
Herzohr 174; B 176
Herzoperation B 283

Herzruptur 183
Herzschäden T 404
Herzscheidewand B 176 178
Herzschlag 183
Herzschmerzen ↗ Angina pectoris
Herzschrittmacher 180
Herzspitzenstoß 183
Herzstillstand B 234
Herztransplantation 182 290
Herzvergrößerung 180; B 181
Herzversagen, akutes 183
Herzvitien ↗ Herzfehler
Hess, W. R. T 36
heterologe Insemination 206
Heterosexualität 187
Heterotransplantation 289
heterozygot (Vererbung) 396
Heuschnupfen, Heufieber 43 184
Hexenschuß 241; B 407
Hill, A. V. T 36
Hilustuberkulose 381
Himbeerzunge 340
Hinterhauptsbein 224; B 139 225
Hinterhauptsfontanelle, kleine 139; B 139
Hinterhauptslage, Kopflage B 347–348
Hinterhauptslappen 265
Hinterhirn 265; B 267
Hinterhorn 266
Hippokrates B 19; T 34
Hippursäure 384
Hirnabszeß 129
Hirnanhangsdrüse, Hypophyse 105 124 224 252 266 364 414; B 125 253
Hirnarterienverkalkung 103
Hirnatrophie 317
Hirnbläschen 265; B 267
Hirnblutung, Apoplexie 54 89 185; B 185
— ↗ Enzephalorrhagie
Hirnflüssigkeit 281
hirngeschädigte Kinder 216
Hirngeschwulst 186
Hirnhaut, harte 266; B 185 267–269
— weiche 266; B 185 269
Hirnhautblutung 284
Hirnhautentzündung, Meningitis 93 129 200 250 381; B 297; T 204 376
Hirnmetastasen 186
Hirnnerven ↗ Gehirnnerv
Hirnödem 278
Hirnrinde B 185
Hirn-Rückenmarksflüssigkeit 266; B 267
Hirnschädel 223
Hirnschädigungen 215 345
— frühkindliche 318
— traumatische 131 186
Hirnstamm 266
Hirnstammschädigung 216
Hirnströme 117; B 117
Hirntod, irreversibler 291 378
Hirntumor 186; B 270
— bösartiger (infiltrierender) B 230
— gutartiger (eingekapselter) B 230
Hirnvenen ↗ Granulation
Hirnventrikel 265; B 267
Hirnzellschädigung 131
Hissches Bündel 174; B 178
Histamin 43 67 188 206; B 44
Histamininjektion 43; B 44
Histoplasmose 307
Hitze, fliegende 138
Hitzekrampf 137 381
Hitzewallungen 217
Hitzschlag 137 381
Hochleistungskrankenhäuser
Hoden 126 134 161; B 125 158
Hodenabstieg 233
Hodenatrophie 289
Hodenbruch 115; B 115

Hodenentzündung 256 289 363
Hodenresektion 213
Hodensack 161 233; B 157
Hodenschwund 289
Hodentumor 289
Hodgkin, A. L. T 36
Höhenschwindel 349
Hohlfuß 140
Hohlvene B 176–178
— obere 394
— untere 236
Holley, R. W. T 36
Holofermente 135
Holzgeist 253
Holzspaltel 420
homologe Insemination 206
Homöopathie 32
Homosexualität 155 187
Homotransplantation 289 308
homozygot (Vererbung) 396
Hongkong-Grippe 165
Hopkins, F. G. T 36
Hörapparat 150; B 151
Hordeolum 153
Hörfähigkeitsmessung, Audiometrie 74 150; B 151
Hörfehler 238
Hormon, adrenokortikotropes 123 138 188 364; B 125
— antidiuretisches, ADH, Adiuretin 105
— diabetogenes 124 188
— follikelstimulierendes 124
— glandotropes 124
— luteinisierendes 124
— luteotropes 252; B 253
— melanozytenstimulierendes 124
— pankreotropes 80
— schilddrüsenstimulierendes 124
— somatotropes 124
Hormonbehandlung ↗ Substitutionsbehandlung
Hormondrüsen 33
— ↗ Endokrine Drüsen
Hormondrüsenerkrankungen 364
Hormonstörung 321
Hörnerv 149 349
— ↗ Nervus statoacusticus
Horney, Karen 320
Hornhaut 77 189 350; B 75–76
Hornhautentzündung 189
Hornhaut-Erkrankungen (Auge) 189
Hornhautgeschwür, kriechendes 189
Hornhauttransplantation 189
Hornhautverletzungen 79
Hornhautwucherung ↗ Hühnerauge
Hornschicht 171; B 169
Hörprüfung ↗ Audiometrie
Hörrehabilitation 150
Hörschwelle 74 150
Horsley, Victor 33; T 35
Hörtraining 150
Hörvermögen 150; B 151
Hörzellen 281
Hörzentrum 271; B 270
Hospitalismus B 283
Hospitalismusinfektionen 104 200
Houssay, B. A. T 36
Hua T'o T 34
Hufeisenniere B 160
Hüftbein 81; B 359
Hüftgelenk 81 153; B 153
Hüftgelenkluxation 81 189
Hüftgelenkspfanne, angeborene flache 189
Hüftgelenksverrenkung ↗ Hüftgelenkluxation
Huggins, C. B. T 36
Hühnerauge 141 190

Hühnerbrust 323
Humerus, Oberarmknochen 56; B 57 359
humorale Regulation 123
Humoralpathologie 17
Hundebandwurm 408
Hundebiß 205
Hundskrankheit 294
Hunger 190 393
Hungerdystrophie 190
Hungergefühl 393
Hungerkrankheit 190
Hungerödeme 190
Hungerschmerz 245
Hungertod 190
Hungertyphus 138
Hunter, J. 290
Hunter, W. T 35
Huntingtonsche Chorea 100 317
Husten 95 133 190
— ↗ Keuchhusten
Huxley, A. F. T 36
HVL, Hypophysenvorderlappen 124
Hwang Ti T 34
hyaliner Knorpel 222; B 222
Hydrocephalus, Wasserkopf 190 271
Hydronephrose 276
Hydrophobie 378
Hydrops 278
hydrotherapeutische Krankengymnastik 228
Hydrotherapie 32 300 311
Hydroxylapatit 147
Hydrozele 115; B 115
Hygiene 6
Hymen 162; B 157
Hypazidität 144
Hyperämie, arterielle (aktive) 191
— venöse (passive) 191
Hyperazidität 144
hyperchrome Anämie 48
Hyperemesis gravidarum ↗ Schwangerschaftserbrechen
Hyperglykämie 105
Hyperhidrosis 350
Hypermetropie, Weitsichtigkeit 78 95 352; B 351
Hyperparathyreoidismus 126 276
Hyperthermie, Fieber 137 171 203
Hyperthymiker ↗ Psychopath
Hyperthyreose, Basedowsche Krankheit 33 127 179 340 368 375
Hypertonie, Bluthochdruck 66 67 88 278 349 426; B 185; T 377
Hypertrophie 180
Hypervitaminose 403
Hyphidrosis 350
hypnagoge Sinnestäuschungen 356
Hypnose 191 322
Hypnotherapie 320
Hypnotika 65
Hypochondrium 38
hypochrome Anämie 48
Hypoglossus 266; B 267
Hypoglykämie 126
hypoglykämischer Schock 106
Hypogonadismus 134
Hypomenorrhöe 252
hypophysärer Riesenwuchs 332
hypophysärer Zwergwuchs 414
Hypophyse 105 124 224 252 266 364 414; B 125 253
Hypophysenhormone 101 188 370
Hypophysentumor 88 134 186 332
Hypophysenvorderlappen 80
Hypophysenvorderlappenhormon (ACTH) 67
Hypophysenvorderlappeninsuffizienz 126
Hypostase 191 278
hypostatisches Ekzem 116

Hyposthenurie 264
Hypotension, kontrollierte 51
Hypothalamus 124 134 266 341; B 268 270
Hypothermie 51 182; B 49
Hypothyreose, Hypothyreoidismus 127 192 340
Hypotonie 89
Hypovitaminose 189 403
Hypoxietest 184
Hysterie 192 319; B 314
hysterisches Konversionssymptom 192
Hysterosalpingographie 337 363

I

Ich (Psychologie) 319
Ich-Instinkt 319
ICSH, interstitial cell stimulating hormone ↗ LH, luteinisierendes Hormon
Icterus, Gelbsucht 48 142 152 237 238; B 143
— catarrhalis 152
— gravis neonatorum 152 427
Idealgewicht 427 428
Idiotie 318 345
— mongoloide 255
Ileitis regionalis 101
— terminalis 101
Ileus, Darmverschluß 102 133; B 102; T 377
Iliakalgefäße 54
Illusion ↗ Sinnestäuschung
Illusionist 356
Imbezillität 317 345
Imipramin 66
Imkerasthma 68
immunbiologische Abwehrreaktion 291
Immunglobulin 193
Immunisierung 193
— aktive 194
— passive 193
Immunität 192
— angeborene 193
— spezifische 193
Immunserum 193
Impetigo 193; B 196
Impfpaß, internationaler 380
Impfstoff 193 194 374
— kombinierter 194
— monovalenter 194
— polyvalenter 194
Impfung 194 557
— aktive 193
Implantation 119
Impotentia, Impotenz 195 274
— coeundi 195 207
— generandi 195 207
Impressionsbruch 221
Inaktivitätsatrophie 324
Incus, Amboß 149 278; B 151 280
Indikation, ethische 38
— eugenische 38
— kindliche 38
— medizinische 38
— soziale 38 364
Individualpsychologie 320
Infektion, Infekt 197 321; B 196
— bakterielle 48
— katarrhalische 133
Infektionsbekämpfung 60
Infektionserreger 192 197; B 201
Infektionskrankheiten 6 32 92 197 204; T 204 376
— tropische 380
Infektions-Nierensteine 276
Infektionsschutz 194
infektiöses Ekzem 116

Infiltrationsanästhesie 48; B 50
Inflammatio 128 197; B 196
— ⌐ Entzündung
Influenza, Grippe 32 129 164 193 378; T 377
Influenzaviren 203
Information, genetische 395
Infraschall B 151
Infundibulum 124
INH ⌐ Isonikotinhydrazid
Inhalationsnarkose 51
Inhibitoren 135
Injektion 205; B 205
— intraarterielle 206
— intraartikuläre 206; B 205
— intrakardiale 206
— intrakutane 206; B 205
— intramuskuläre 205; B 205
— intravenöse 205; B 205
— subkutane 205; B 205
Injektionslösung B 64
Inkontinenz 206
Inkretion 123
inkretorische Organe 123
— ⌐ endokrine Drüsen
Inkubator, Brutkasten 206; B 206
Innenohr 278; B 280
Innenohrschwerhörigkeit 150
Innere Medizin 9 31
innersekretorische Störungen 32
Inokulationshepatitis 104
Inosit T 404
Insektenstich 206 400
Insektizide 65 400
— ⌐ Parasiten
Insemination 206
— heterologe 206
— homologe 206
— künstliche 206
Inspiration 233; B 234
Insulae pancreatis, Langerhanssche Inseln 80 105 123 126; B 125
Insulin 33 80 105 126 188 364; B 391
Insulinkoma 83
Insulinkoma-Therapie 341
Insulinpräparate 106
Insulinschock 344
Insulom 80 126
Integument ⌐ Haut
Intelligenz 207 271; B 270
Intelligenzalter 207
Intelligenzdefekt 103 316 345
— allgemeine 207
— primäre 207
— spezielle 207
Intelligenzgrad 207
Intelligenzprofil 208
Intelligenzquotient, IQ 207 317
Intelligenzrückstand 208
Intelligenzstörungen 316
Intelligenztest 207 316 317 345
Interkostalarterien 54
Interkostalmuskulatur 73; B 72
Interkostalraum 98
intermediäre Vererbung 396
Intervalltraining 305
Interzellularsubstanz 132
intrakranielle Blutung, Hirnblutung 54 89 185; B 185
— ⌐ Enzephalorrhagie
intrakranielle Geschwulst ⌐ Hirntumor
Intrakutantestung 43; B 44
intramedulläre Tumoren 187
intrathorakaler Kropf 233
Intratrachealröhre B 234
Intrauterinpessar 149; B 148
Intrauterinspirale B 148
Intubationsnarkose 51

Invertseifen 197
Inzision 140
Ipecacuanha B 62
Ipomoea T 327
Iproniacid 66
IQ ⌐ Intelligenzquotient
Iris 77 208; B 75
Iritis 208
Irresein, manisch-depressives 295
irreversibler Hirntod 291
Ischias 209 419; B 82 209 407
Ischiasnerv 83 209; B 82 209 269
Ischurie 168
isochromatische Tafeln ⌐ pseudoisochromatische Tafeln
Isodosisdiagramm B 369
isometrisches Muskeltraining 304; B 303
Isonikotinhydrazid, Isoniazid, INH 63 383
Isotope, radioaktive B 109
Isotopenbestrahlung 53
Ixodides 296

J

Jacketkrone 411; B 212
Jacob, F. T 36
Jacobsonsches Organ 144
Jalapenwinde B 63
Jenner, Edward 32 310; T 34
Jochbein, Wangenbein 224; B 225 359
Jochbogen 224
Jod 16 131 197 262 367 368
— ⌐ Schilddrüse
Jodbestimmung 376
Jodmangel 192
Jodopsin 78
Jodtinktur 420
Juckreiz 209 210
— chronischer 116
Jugendirresein, Hebephrenie 103 341
Jugendpsychotherapie 322
Jung, Carl Gustav 320
Jungfernhäutchen 162; B 157

K

Kachexie 231
Kahnbein 166; B 167 359
Kaiserschnitt 210 346; B 210 347
Kala-Azar 238
Kalabarbohne B 62
Kaliumsalze 262
Kaliumzyanid 84
Kallus 222; B 219 359
Kalorie (cal) 136 210 260; T 261 262
kalorienarme Diät 113
Kalorienbedarf 136; T 262
kalorischer Wert 210
Kalotte 223; B 225
Kältebehandlung 228
Kältepunkte (Haut) 354; B 170
Kamille B 63
Kamillentee 420
Kammer, Ventrikel 174; B 176–178
Kammerwasser 77 164 350
Kammuskel 258
Kampfgase 65
Kampfneurose 273
Kampfstoffe, chemische 163
Kanüle 205
Kapillaren 179; B 175–177
— ⌐ Blutkapillaren
Kappenmuskel 258
Kapsel B 64
Karbunkel 140 200; B 196
Kardia, Herz 88 174 393; B 86 175–178 391

Kardialasthma 68 183
Kardinalsäfte 16
Kardiosklerose 211
Karies 147 211 411; B 146 212
Karlsbader Salz 420
Karotissinus 74 88; B 69 86
Karyotypus 399
karzinogene Stoffe 231
Karzinom 228 384
— der Haut 172
— (Strahlenbehandlung) 368; B 369
— ⌐ Hirntumor
Kastrat 134
Kastration 127 213
Kastrationskomplex 319
Katalepsie 191 344
Katarakt 189 213; B 213
Kataraktlinse 214; B 213
Katarrh 250
Katatonie 341
Katheter 184; B 108 160 286
Katheterisierung B 160
kauen 388
Kaverne 381
Kavernom 53
Kehldeckel 155 360; B 70–71 154 361 389
Kehlkopf 68 73 360; B 70–71 361 389
Kehlkopfdiphtherie 233
Kehlkopfentzündung, Laryngitis 95 133
Kehlkopfnerv 362
Kehlkopfschleimhaut, Schwellung der 95
Kehlkopfspiegel 31
Kehlkopftubus B 49
Keilbein 224; B 225
Keilbeinhöhle 356; B 268 357
Keimblase 119; B 120
Keimblätter 122; B 120
Keimdrüsen, Gonaden 126 134 161; B 125
Keime, gramnegative 197
— grampositive 197
— penicillinresistente 104
— ⌐ Desinfektion
keimfrei 104
Keimzellen 414; B 120 413
Keloid 408
Kendall, E. C. T 36
Keratin, hartes 171
Keratitis 189
— dendritica 189
— marginalis 189
— parenchymatosa 189
Keratoconjunctivitis scrophulosa 223
Keratokonus 189
Keratomalazie 189
Keratoplastik 189
Keratose 172
Kernkörperchen 412; B 413
Kernspindel 412; B 413
Kernteilung, indirekte 412; B 413
Kernwaffenexplosion 365; B 366
Ketonkörper 105
Kettenrauchen 372
Keuchhusten 68 129 193 214; T 376
— ⌐ Lungenentzündung
Keuchhustenimpfstoff 194 214
Khorana, H. G. T 36
Kiefer B 146–147
Kieferanästhesie B 145
Kieferhöhle 356; B 357
Kieferhöhlenentzündung 357
Kiefermißbildungen 214
Kieferorthopädie 214; B 215
Kieferprothesen 411
Kienböcksche Krankheit 166
Kilian, Gustav 31

Killian, C. 󰂏 35
Kinästhesie 354
Kindbett ⤴ Wochenbett
Kindbettfieber 215
Kinderbrustumfang 424
Kinderekzem 117
Kindergewicht 424
Kindergröße 424
Kinderheilkunde 11
Kinderkrankheiten 󰂏 377
Kinderlähmung 32 195 203
— epidemische 294
— spinale 311
— zerebrale 215 294 345
— ⤴ Poliomyelitis
Kinderpsychotherapie 322
Kinderrotlauf 332
kindliche Indikation 38
Kindslage 󰂐 347
kineplastische Amputation 47
Kineradiographie 󰂐 336
Kinetosen, Bewegungskrankheiten 94 133 216 349
Kitzler, Klitoris 161 173; 󰂐 157 173
Klappen, Herzklappen 174; 󰂐 177–178
Klappenfehler 180; 󰂐 181
Klappeninsuffizienz 180; 󰂐 181
Klappenstenose 180; 󰂐 181
Klauenhand 273
Klaustrophobie 274
Klebeverband, elastischer 󰂐 219
Klebs-Löffler-Bazillus 114
Kleiderlaus 296; 󰂐 297
Kleinhirn, Cerebellum 216 266; 󰂐 267–269
Kleinhirnschädigung 216
Kleinhirnzelt 󰂐 268
klimakterische Beschwerden 217
Klimakterium, Wechseljahre 45 138 162 217 252
— männliches 217
klinischer Normalbereich 426
Klistier 217
Klitoris, Kitzler 161 173; 󰂐 157 173
klonische Krämpfe 226
Klumpfuß 128 141
— angeborener 255
Klysma 217
Knaus-Ogino-Regel 149; 󰂐 148
Knickfuß 󰂐 141
Knie, Kniegelenk 81; 󰂐 82
— (Röntgenbild) 󰂐 335
— ⤴ Meniskus
Kniegelenkserguß 81
Kniehöcker 78
Kniescheibe 81; 󰂐 82 359
Kniesehnenreflex 111 329; 󰂐 107 328
Knöchel, Knöchelgelenk 81 140
Knöchelfraktur 218; 󰂐 220
Knochen 358; 󰂐 359
Knochenbruch 81 217 221; 󰂐 219–220
Knochenbrüchigkeit 101
Knochendeformierung 323
Knochenentzündung 291
Knochenerweichung, Osteomalazie 323; 󰂏 404
Knochengerüst ⤴ Skelett
Knochenhaut 󰂐 219
Knochenkeimgewebe 222; 󰂐 219 359
Knochenmark 87 239 358; 󰂐 85
— gelbes 358
— rotes 358
— ⤴ Mark
Knochenmarkentzündung 59 291
Knochenmarkpunktion 88; 󰂐 109
Knochennagelung 221 386; 󰂐 219
Knochennaht 221 224
Knochenschwund 101

Knochentumor 218
Knochenzellen 358; 󰂐 359
Knollenblätterpilz, grüner 307
Knollennase 40
Knorpel 222; 󰂐 222
— elastischer 222; 󰂐 222
— hyaliner 222; 󰂐 222
Knorpelhaut 222
Knotenbildung 98
Knotenlepra 238
Koagulationsvitamin 󰂏 404
Koagulum 87 375
Kobalt 60 262 368
Kobaltbombe, Kobaltkanone 368; 󰂐 230 369
Koch, Robert 32 99 381; 󰂏 35 36
Kocher, E. T. 󰂏 36
Kochsalz 262
Kochsalzwasser 419
Kohabitation ⤴ Koitus
Kohlendioxid 364
Kohlenhydrate 211 260 364 388; 󰂐 390; 󰂏 261
Kohlenhydratmast 136
Kohlenhydratstoffwechsel 105; 󰂏 404
Kohlenmonoxid 223; 󰂏 163
Kohlenmonoxidvergiftung 223 235 400
Kohlenoxid-Hämoglobin 87 223
Kohlensäurebad 301
Kohlenstaublunge 310
Kohletabletten 420
Koitus 162
Kokain 48 67 326; 󰂐 50; 󰂏 327
Kokaintierchen 327
Kokken 60 197; 󰂐 201
— gramnegative 200
— grampositive 200
Kokkeninfektionen 65
Kolbe, H. 󰂏 35
Kolibakterien 65 394 395
Kolik 223
Kolitis 330
Kollagenose 331
Kollaps 89 343
Kollateralkreislauf 54 374
kollektives Unbewußtes ⤴ Archetypus
kolloid-osmotischer Druck 278
Kollum ⤴ Collum
Kollumkarzinom 144
Kolon 217
Koloquinte 󰂐 63
Kolostomie 102
Kolostrum 97
Kolpitis ⤴ Vaginitis
Koma 83 131 *520*
— diabetisches ⤴ Coma diabeticum
Kombinationsnarkose 51; 󰂐 49 51
Komedo 39
Kommabazillus 99 202
Kommotion (Gehirn) 186
Kompakta 358; 󰂐 359
Komplex ⤴ Psychoanalyse
Kompressionsverband 386
Kondition 305
Kondom 149; 󰂐 148
Konjunktiva 74 223
Konjunktivitis 223 *463*
— allergische 184 223
— ⤴ Gonokokken-Bindehautentzündung
— ⤴ Hornhaut-Erkrankungen
Konkavlinse 95
Konservenblut 90
Konservierungsmittel 400
Konstitutionstypen 273
Kontaktekzem 116
Kontaktinfektion 204
Kontaktlinsen 95; 󰂐 94
Kontamination 365

Kontraktion, isometrische 259
— isotonische 259
— (Muskel) 256
Kontrastmittel 337; 󰂐 333–335
Kontrazeptionsmittel 149 337; 󰂐 148
Kontrollzwang 274
Kontusion (Gehirn) 186
Konversion 320
Konversionshysterie 192
Konvexlinse 95
Konvulsionen 226
— epileptiforme 131
Konzentrationsstörungen 273
Konzeption ⤴ Befruchtung
Kopf 138 223; 󰂐 139 225
Kopfbewegungen ⤴ Nervus accessorius
Kopfblutgeschwulst 346
Kopfgrippe 129
Kopfhaar 172
Kopflage, Hinterhauptslage 󰂐 347–348
Kopflaus 296
Kopfnerven 󰂐 268
Kopfschmerz 224
— psychogener 226
— vaskulärer 226
Kopfschmerzmittel 67
Kopfspiegel 󰂐 109
Kopfverletzungen ⤴ Hirnschädigungen, traumatische
Kopfwender 󰂐 258
Kopliksche Flecken 250
Korallensteine 276; 󰂐 276
Korium ⤴ Lederhaut
Kornberg, A. 󰂏 36
Kornea 77 189; 󰂐 76
Korneallinse 95; 󰂐 94
Kornealreflex 329
Körnerkrankheit ⤴ Trachom
Koronararterien, Herzkranzgefäße 174; 󰂐 176 182
— Sklerose der 52 58
— Verkalkung der 211
Koronarsklerose 52 58 211
Koronarthrombose 182
Körpereiweiß 364
Körperflüssigkeit 430
Körperkreislauf 󰂐 175
Körperoberfläche 429
Körperschlagader ⤴ Aorta
Körpertemperatur 350
— erhöhte 137
— ⤴ Erfrierung
— ⤴ Fieber
Körpertraining ⤴ physisches Training
Körperzelle 󰂐 413
Korpuskarzinom 144
Korpuskularstrahlung 367
Korsettbehandlung 226 241
Kortikoide 39 93
Kortikosteroide 124 370
Kortikotropin ⤴ ACTH
Kortison 124 188
Kortisonpräparate 67
Kosmetika 418
Kossel, A. 󰂏 36
Kost, fettarme 113
— purinarme 113
— salzfreie 113
— ⤴ Nahrungsstoffe
Kostalatmung ⤴ Rippenatmung
Kot 277 371 394; 󰂐 390
Krallenhand 323
Krampfader-Bandagen 󰂐 387
Krampfaderbruch 227
Krampfadern, Varizen 83 137 227 278; 󰂐 227

Krampfaderverödung 227; B 227
Krämpfe 226
— klonische 226
— tonische 226
— ↗ Epilepsie
— ↗ Gefäßkrampf
Krampfpotentiale 131
Krampus 226
Kraniopharyngeom 126
Kranium, Kopf 138 223; B 139 225
Krankengymnastik 228
Krankheiten im Alter
— infektiöse 197
— übertragbare 197
Krankheitserreger ↗ Infektionserreger
Krankheitsgeschichte 111
Krankheitsverlauf, akuter 228
— chronischer 228
— progredienter 228
— progressiver 228
— stationärer 228
Kranzarterien ↗ Herzkranzgefäße
Kranznaht 224; B 139 225
Krätze 210 226 296
Krätzmilbe 226 296; B 297
Kreatin 384
Krebs, H. A. T 36
Krebs 48 228 239 384; B 229–230
— (Strahlenbehandlung) 368; B 369
Krebsgewebe 231
Krebshäufigkeit B 230
Krebstherapie 232
Krebsvorkommen B 229–230
Krebszellen B 230
Kreislauf, extrakorporaler 184; B 228
— fetaler B 121
— pränataler 179
Kreislaufbeschwerden ↗ Physisches Training
Kreislaufversagen (bei Masern) 250
Kremasterreflex 329
Krepitation 353
Kretinismus 127 192 318 340 414
Kreuzbänder 81
Kreuzbein 81 405; B 80 359 406
Kreuzotter 342
Kreuzprobe 89
— serologische 91
Kreuzschmerzen B 407
Kriegschirurgie 24
Kriegstyphus 198
Krogh, S. A. S. T 36
Krone (Zahn) 147 411; B 145
Kronennaht B 139
Kropf 16 233 340; B 125 170
— intrathorakaler 233
Kropfgegend, endemische 192
Krummdarm B 390
Krupp 114 233
— diphtherischer 233
— echter 233
Kryptorchismus 161 233 363
Kugelbakterien 197; B 201
Kugelgelenk 153; B 153
Kugelsonde B 286
Kuhpocken 310
künstliche Atmung 233; B 234
künstliche Befruchtung 206
künstliche Niere 168 235 290; B 235
künstliches Herz 290
Kunsttherapie 322
Kupfer 262
Kuren 431
Kürettage, Ausschabung 236 408
Kürette B 286
Kurorte 432
Kurzatmigkeit 183
Kurznarkose 51

Kurzsichtigkeit 78 95 352; B 351
Kurzwellenbehandlung, Diathermie 272 301 368; B 272
Kußmaulsche Atmung 105
Kyphose, Buckel 323 338 383 405; B 406
Kystom 293

L

Labferment 393
Labia majora, große Schamlippen 161; B 157
Labia minora, kleine Schamlippen 161; B 157
Laboratorium B 110
Labores uteri, Geburtswehen 346; B 348
Labyrinth (Ohr) 349
— knöchernes 281; B 280
Labyrinthitis 292
Lachgas 51; B 49
Lachmuskeln B 225
Lactoflavin T 404
Lactose 260
Laënnec, René Théophile 29; B 30; T 34
Lähmungen, allseitige 294
— halbseitige ↗ Hemiplegie
— schlaffe 294
— spastische 294
— ↗ multiple Sklerose
— ↗ Poliomyelitis
Lähmungsschielen 340
Laktation 97; B 97
Laktationshormon, LTH 97 124
Lakune 358
Lambdanaht 224; B 139
Landsteiner, Karl 31 89; T 36
Langenbeck, B. v. T 35
Langerhans, Paul 33
Langerhanssche Inseln 80 105 123 126; B 125
Lanugohaar 172
Läppchenprobe 45 116
Lärmschädigung 150
Larrey, Dominique Jean 26
Laryngitis 95 133
Laryngoskop B 49
Larynx, Kehlkopf 68 73 360; B 70–71 361 389
Laséguesches Zeichen 209
Latenzperiode (Entwicklungsphase) 319
Laufen B 83
Laugen 418
Läuse 296; B 297
Laveran, C. L. A. T 36
Laxantia 68
Lebensbaum (Kleinhirn) B 268
Lebenserwartung 422
Lebensinstinkt 319
Lebensknick ↗ Klimakterium
Lebensmitteltabelle T 261
Lebensmittelvergiftung 94 101 236 400
Leber 84 236 364 394; B 175 389–390
Leberabszeß 339
Leberarterie 236
Leberatrophie, akute gelbe 173
Leberegel 411
— chinesischer B 297
Leberentzündung 152 173 237
— epidemische 173
— infektiöse 104; T 204
Lebererkrankungen 237
Leberfleck 259 306
Leberkoma 238
Leberlappen 236; B 389
Lebernekrose 173
Leberpunktion B 110
Leberschwellung 237

Leberstärke 394
Lebertran 403
Lebertransplantation 291
Lebertumor, primärer 237
Lebervene 236
Leberzirrhose 42 92 152 173 237; B 110; T 377
Lederberg, J. T 36
Lederberufsasthma 68
Lederhaut 77 168 171 308; B 76 169 196
Leeuwenhoek, A. van 32; T 34
Legasthenie 238
Leibesübungen, physisches Training 301 371; B 302–303
Leichennieren 290
Leichenschau, innere 79
Leichenstarre 378
Leishmania Donovani 238
— tropica 238
Leishmaniosen 238 380
Leistenbruch 115; B 115 157 170
Leistenlymphknoten B 244
Leistungsfähigkeit, körperliche 305; B 302
Leitungsanästhesie 48; B 50
Leitungsbahn 264 328
Lendenkrümmung 405
Lendenwirbel 405; B 406
Lendenwirbelsäule 241; B 407
Leonardo da Vinci 22; B 21; T 34
Lepra 200 238 380
Lepraspitäler 239
Leprom 238
Leprosorien 239
Leptospiren 202
Lernstörung, partielle 238
Lese-Fördergruppen 238
Leseprobetafel ↗ Sehschärfetafel
Leseschwäche 238
Leukämie 92 239 254
Leukopenie 87
Leukotomie 239 354; B 240
Leukozyten, weiße Blutkörperchen 39 87 92 128 239; B 85–86 175 196 201
Leukozytose 87
Leuzin T
Lewisit T 163
Leydigsche Zwischenzellen 124 127
LH ↗ luteinisierendes Hormon
Libido 127 320 364
Lichen ruber planus 365
Lichtbehandlung 301 368
Lichtscheu 164 189 214 300
Lid ↗ Augenlid
Lidkrampf 300
Lidokain 48; B 50 61
Liebe, lesbische 187
Lien ↗ Milz
Ligament, Band 82; B 82 406
— (Gelenk) 153
— (Hand) B 167
Ligatur (Krampfadern) 227
Liliputaner 414
Linearbeschleuniger 368
Lingua 414
Linkshändigkeit 240
Linolsäure 58 262
Linsen 95 350; B 75–76 351
Linsentrübung (Auge) 214
Lipase 80 393
Lipide 202
Lipmann, F. A. T 36
Lipom 172
Lipoplasten 135
Lippenspalte ↗ Hasenscharte
Liquor 187 190 241 266; B 267
— cerebrospinalis 281
Liquordruck 30

Lispeln 362
Lister, Joseph 28; B 29; T 34
Littlesche Krankheit 215
Livores 378
Lobektomie 383
Lobelie B 62
Lobotomie 239 354; B 240
Lobuli hepatis B 389
Lockerungsübungen B 302
Loewi, O. T 36
Löffler, Friedrich 32
Lokalanästhesie 48; B 49–50
Lokalanästhetika 48 67
Long, C. W. T 34
Lordose, Sattelrücken 338 405; B 406
Lost T 163
Lösungsmittel 418
Löwengesicht 238
LSD, Lysergsäurediäthylamid 327; T 163 327
— ↗ Halluzination
LTH ↗ Laktationshormon
Ludwig, C. F. 30
Lues, Syphilis 16 52 103 156 202; T 376
Luftembolie 375
Luftfahrtmedizin 240
Luftmyelographie B 270
Luftröhre, Trachea 68 73 166 190; B 69–71 361
Luftröhrenäste ↗ Bronchien
Luftröhrenschleimhaut B 71
Luftröhrenschnitt, Tracheotomie 53 68 235 311; B 234
Lumbago 241; B 407
Lumbalanästhesie 48 242
Lumbalmark B 169
Lumbalpunktion 30 187 241; B 407
Lumbalwirbel 405; B 406
Lunatum-Malazie 166
Lunge 73 174; B 70–71 176
— eiserne 235
— (Röntgenbild) B 334
Lungenabszeß 242
Lungenalveolen 73; B 71
Lungenarterie, Pulmonalarterie 174 179 242; B 176–178
Lungenbläschen 73; B 71
Lungenbronchus B 229
Lungenchirurgie 383
Lungenembolie 242 374; B 375
Lungenemphysem, Lungenblähung 68 96
Lungenentzündung 60 68 111 165 200 235 242; T 377
Lungenentzündungsbakterien B 297
Lungenfell 68 73; B 70
Lungenfellentzündung, tuberkulöse 381
Lungenflügel 73; B 69–71
Lungenhilus B 70
Lungeninfarkt 242 374; B 375
Lungenkampfstoffe 163; T 163
Lungenkollaps B 72
Lungenkrebs 231 232 243; B 229
Lungenkreislauf B 175
Lungenlappen 73; B 70
Lungen-Milzbrand 53
Lungenödem 133
Lungenpest 299
Lungenspitzen 73
Lungentransplantation 291
Lungentuberkulose 190 378 381; B 382
— (Reihenuntersuchung) B 333
Lungenvenen B 177 178
Lupus erythematodes disseminatus 264 331
— vulgaris 383
Luria, S. E. T 36
Lust 318
luteinisierendes Hormon, LH 124

luteotropes Hormon 252; B 253
Luxation 403
Lwoff, A. T 36
Lymphadenitis 93 244
Lymphangiektasie ↗ Lymphangitis
Lymphangiom 53
Lymphangitis 93 244
lymphatische Entzündung 128
lymphatische Leukämie 239
lymphatisches Gewebe 244
lymphatisches System 244; B 244
Lymphe 243 394; B 244
Lymphfollikel 244
Lymphgefäße 97 243; B 97 244
Lymphgefäßentzündung, Lymphangitis 93 244
Lymphgefäßsystem 243; B 244
Lymphgefäßwucherung 53
Lymphkapillaren 243 394; B 392
Lymphknoten, Lymphdrüsen 54 111 166 239 244; B 107 244
— mesenteriale B 244
Lymphknotenentzündung ↗ Lymphadenitis
Lymphoglandula ↗ Lymphknoten
Lymphogranuloma inguinale, vierte Geschlechtskrankheit 161
Lymphogranulomatose 339
Lymphozyten 87 129 244; B 85
Lynen, F. T 36
Lysergsäurediäthylamid ↗ LSD
Lyssa, Tollwut 205 378

M

Macula lutea 77 352; B 76
— sacculi 281; B 280
— utriculi 281; B 280
Madenwurm B 297
Magen 132 393; B 389–392
— (Röntgenbild) B 335
Magenausgang, Pylorus 245 393; B 391
Magenaushebung B 392
Magen-Darm-Kanal 42 245; B 246
Magendie, F. T 34
Magenerkrankungen 113
— ↗ Erbrechen
Magengeschwür 65 245; B 61 170 246; T 377
Magengeschwürkonstitution 245
Magenkrebs, Magenkarzinom 247
Magenpförtner, Pylorus 245 393; B 391
Magensaft 245 329 393; B 246 390
Magensaftprobe B 392
Magenschleimhaut 245 393; B 246 391
Magenschleimhautentzündung, Gastritis 46 144; T 377
Magensonde 30 247
Magenulkus, peptischer 393
Magenwand 393
Magersucht 53
Magnetismus, tierischer 191
Mahlzähne B 145
Makrozephalie 224
makrozytäre Anämie
Malaria 16 48 205 247 296 559 582
— hämolytische 249
— perniziöse 249
— quartana 248
— tertiana 138 248
— tropica 247 380
Malariaerreger 296; B 198
Malariaimpfstoff 156
Malariamücke B 198
Malariaprophylaxe 380
Malazie ↗ Lunatum-Malazie
maligne Tumoren 228

malignes Melanom 259
Malleolarfraktur 218
Malleoli 218
Malleus 278
Malpighi, M. B 23; T 34
Maltafieber 96
Maltose, Malzzucker 260 388 393
Mamilla, Brustwarze 96 250; B 97 176
Mammaamputation 98
Mammae 86; B 97
Mammahypertrophie 97
Mammakarzinom, Brustkrebs 97 98 213 232; B 97
Mammaplastik 97
Mammographie 98
Mandelentzündung 200 379
Mandelgrube 323
Mandeln 111 114 323 379; B 107 379
Mandibula, Unterkiefer 224; B 146–147 225 359
Mangan 262
Mangelhemeralopie 352
Mangelkrankheiten 32 249
Manie 249
Manieriertheit B 314
manisch-depressive Psychose 66 249 317
manisch-depressives Irresein 295
manische Phase 249
Mannesschwäche ↗ Impotenz
Mantoux-Test 383
Manus, Hand 56 166; B 167
Marihuana 326; T 327
Mark, verlängertes 265; B 268–270
Markhöhle 358
Markmantel 266
Masern 129 203 250; B 130; T 376
Masern-Bronchiolitis 250
Masernimpfstoff 194
Masernvirus 194
Maskengesicht 298
Masochismus 319
Massage 228 301
Mastdarm 111 217 277 329 394; B 107 157–158 173 390
Mastdarmentzündung 330
Mastitis 250
— (Strahlenbehandlung) 370
Mastoidektomie 281
Mastoiditis 292
Masturbation 250
Mathijsen, A. T 34
Maul- und Klauenseuche 32 203
Mauricean, François 26
Maxillofacialprothesen 411
McBurneyscher Punkt 56
Meatus acusticus, Gehörgang 112 149 278; B 280
Mechnikow, Ilja 32
Meckelsches Divertikel 394
Medawar, P. B. 290; T 36
Medianus, Mittelhandnerv 323
Medianuslähmung 323
Medikamente ↗ Arzneimittel
medizinische Indikation 38
medizinische Schulen T 34
Medulla oblongata 74 88 132 155 265; B 86 154
Medullarwülste 122
Medulloblastom 186
Meerzwiebel B 63
Megakaryozyten 87
Mehlberufsasthma 68
Meibom-Drüsen 74
Melanin 305
Melanom, malignes 259
Melanosarkom ↗ Augenmelanosarkom
Melanozyten 171 306
melanozytenstimulierendes Hormon, MSH 124

Membrana tympani, Trommelfell 149 278 282; 🅱 109 151
Menadion 🔲 404
Menarche 252
Mendelsche Gesetze 396
Ménièrescher Symptomen-Komplex 349
Meningen 186 266
Meningiom 186; 🅱 230
Meningitis, Hirnhautentzündung 93 129 200 250 381; 🅱 297; 🔲 204 376
— aseptische 203
— epidemische 131 251
Meningokokken 200 251; 🅱 297
Meningokokken-Infektion 🔲 376
Meningokokken-Meningitis 200
Meniskus 81 152 222 251; 🅱 153 251
Meniskusoperation 252
Meniskusriß 252
Menopause 162 217 252
Menorrhagie 252
Menschenfloh 296
Menstruation, Menses 127 174 217 252; 🅱 253
Menstruationsbeschwerden 252
Menstruationsblutung 162; 🅱 158
— unregelmäßige 293
Menstruationszyklus 149 252; 🅱 148 253
Meprobamat 66
Merkurialismus 322
Merozoiten 248
Merrill, M. 207
mesenteriale Lymphknoten 🅱 244
Mesenterialvenenthrombose 102
Mesenterium 102 393; 🅱 389–390 392
Meskalin 🔲 163 327
Meskalinrausch 356
Mesmer, F. 31 191
Mesmerismus ↗ tierischer Magnetismus
Mesoderm 122; 🅱 120
Messer, chirurgisches ↗ Skalpell
metabolische Nierensteine 276
Metabolismus 364
Metacarpalia, Mittelhandknochen 166; 🅱 167 359
Metadysenterie 339
Metallkarbonyle 🔲 163
Metaphase 412
Metastasen 93 98 231 384; 🅱 229–230
Metastasenbildung (Hirn) 186
Metencephalon 265
Methadon 326
Methanol 253
Methylalkoholvergiftung 253
Methylphenidat 66
Methyprylon 66
Metschnikoff, I. 🔲 36
Meyerhof, O. 🔲 36
Michelangelo 21
Migräne 65 226 253
Mikrobiologische Arzneimittel 🅱 61
Mikro-BSG, Mikro-Blutsenkungsgeschwindigkeit 90
Mikroorganismen 202
— ↗ Infektionserreger
mikroskopische Blutanalyse 92
mikroskopische Brille 95
Mikrosporon 306
Mikrotom 112
Mikrozephalie 224
mikrozytäre Anämie 48
Milben 226 296; 🅱 297
Milchbrustgang 244 394; 🅱 244 392
Milchgebiß 147; 🅱 146 435
Milchleisten 96; 🅱 97
Milchverwertung 104
Milchzähne 147 424; 🅱 146
Milchzucker 260
Miliaria 349

Miliartuberkulose 381
Milieueinflüsse, kindliche 321
Milieuschaden ↗ Intelligenz
Milz 48 54 87 254; 🅱 86
— Entzündung der 204
Milzbrand 53 60 200
Milzbranderreger 53; 🅱 297
Milzsinus 254
Minderwertigkeitskomplex 320
— ↗ Charakterneurose
Mineralstoffe 260 262
Minot, G. R. 🔲 36
Miracidium 411
Mischgeschwulst 293
Mischinsuline 106
Mißbildungen 254
— angeborene 254; 🔲 377
— ↗ Plastische Chirurgie
Mißtrauische (Psychopathen) 321
Mitesser 39
Mitochondrien 412; 🅱 413
Mitose 412; 🅱 413
Mitral(is)klappe 174 180
Mitralstenose 180; 🅱 181
Mittelarmnerv 58; 🅱 57
Mittelfußknochen 140
Mittelhandknochen, Metacarpalia 166; 🅱 167 359
Mittelhandnerv, Medianus 323
Mittelhirn 265; 🅱 267
Mittelmeer-Zeckenfieber 202
Mittelohr 278; 🅱 279–280
Mittelohrentzündung 60 129 150 200 250 292 340; 🅱 279
Mittelohrerkrankungen 🅱 109
Mittelohrschwerhörigkeit 150 293; 🅱 279
Mixtur 🔲 64
Möbius, Paul Julius 33
Mola hydatidosa 84
Molarzähne 🅱 145
Möller-Barlowsche Krankheit 358
Monatsblutung 127 162 174 217 252; 🅱 158 253
Mondbein, Os lunatum 166; 🅱 167
Möndchen (Nagel) 172
Mondeville, Henri de 🔲 34
Mondino 19; 🔲 34
Mongolenfalte 255
Mongolismus, mongoloide Idiotie 255 318 345 399; 🅱 398
Moniliasis 307
Moniz, A. E. 239; 🔲 36
Monoaminooxydase 66
Monoaminooxydasehemmer (MAO-Hemmer) 66
Monochromasie 135
Monod, J. 🔲 36
Mononukleose, infektiöse 204 300
Monosaccharide 260
monovalenter Impfstoff 194
Monozyten 87 300; 🅱 85
Mons veneris 163
Monte, Giov. Battista da 🔲 34
Morbilli ↗ Masern
Morbus Cushing, iatrogener 101
Morgagni, G. B. 32; 🔲 34
Morgagni-Syndrom 180
Morgan, T. H. 🔲 36
Moro-Probe 383
Morphinderivate 326
Morphium, Morphin 67 326; 🔲 327
Morula 119
Moskito 🅱 297
motorische Endplatten 259; 🅱 257
motorische Nerven 🅱 270
MSH, melanozytenstimulierendes Hormon 124
Mücken ↗ Parasiten

Müdigkeit 🔲 404
Mullbinden 420
Muller, H. J. 🔲 36
Müller, J. 🔲 34
Müller, Otto Frederick 32
Müller, P. H. 🔲 36
multifaktorielle Analyse 207
multiple Sklerose 33 193 255 295
Mumifikation 144
Mumps 129 203 251 256 289 363
Mund 323; 🅱 390
Mundatmung 74
Mundausschlag 203
Mundentzündung 365
Mundfäule 365
Mundgeruch, übler 256
Mundhygiene 298
Mund-zu-Mund-Beatmung 235; 🅱 234
Mundschleimhaut 132
Mund-Speicheldrüsen 388; 🅱 391
Murphy, W. P. 🔲 36
Muschelvergiftung 236
Musculus, Muskel 256; 🅱 257–258
— adductor longus 🅱 258
— biceps femoralis 🅱 258
— brachialis 🅱 258
— brachioradialis 🅱 258
— deltoideus 56; 🅱 258
— gastrocnemius 🅱 258
— gluteus maximus 🅱 258
— gracilis 🅱 258
— latissimus dorsi 🅱 258
— obliquus externus 🅱 258
— pectineus 🅱 258
— pectoralis major 🅱 258
— peroneus longus 🅱 258
— quadriceps femoris 81
— rectus femoris 🅱 258
— sartorius 🅱 258
— semitendinosus 83; 🅱 258
— serratus anterior 🅱 258
— sternocleidomastoideus 🅱 258
— tibialis anterior 🅱 258
— trapezius 🅱 258
— vastus lateralis 🅱 258
— vastus medialis 🅱 258
Musikantenknochen 🅱 57
Musiktherapie 322
Muskarin 307
Muskelbündel 🅱 257
Muskelfaser 256; 🅱 257
Muskelglykogen 259
Muskelhaken 🅱 286
Muskelkontraktion 259 328; 🅱 258 328
Muskelkrampf ↗ Tetanus
Muskellähmung 294 311
Muskeln 256; 🅱 257–258
Muskelreflex 329
Muskelrelaxantien 226
Muskelrheumatismus 330
Muskelschwäche 260
Muskelschwund 42 295
Muskelsensibilität 354
Muskelspindel 356; 🅱 355
Muskeltraining, isometrisches 304; 🅱 303
Muskelverhärtung 330
Muskulatur, glatte 256; 🅱 257
— quergestreifte 256
Mutation 399
Mutter-Kind-Unverträglichkeit ↗ Rhesussystem
Mutterkorn 🅱 62
Mutterkornalkaloid 65
Mutterkuchen, Plazenta 38 84 122 307; 🅱 120–121 210 347–348
Muttermal 172 306
Muttermilch 97; 🅱 97
Muttermund 162; 🅱 120 347

Müttersterblichkeit 259
Mutterzelle 412
Myalgia acuta epidemica 93
Myasthenie 260
Mycobakterium leprae 200 238
— tuberculosis 200 381
Mycoplasmen 202
Myelinscheide 264
Myelographie 187 209 242 337
Myelose 239
Mykosen 306
Myocarditis diphtherica 114
Myodegeneratio cordis 211
Myofibrille 256; B 257
myo-Inosit T 404
Myokardinfarkt, Herzinfarkt 58 182 211; B 182
Myokarditis 203
Mykosen ↗ Pilzerkrankungen
Myoma uteri B 157
Myometrium 162
Myopie 78 95 352; B 351
Myxödem 192 340
Myxoviren 203
Myzelien 306

N

Nabelarterien 123
Nabelbruch 115 255; B 115
Nabelschnur 122 123; B 120 121 347–348
Nabelvene 123
Nachgeburt 38 122
Nachgeburtsperiode B 348
Nachhirn 265; B 268
Nachtblindheit, Hemeralopie 352; T 404
Nadelhalter B 286
Nagel 172; B 169
Nagelbett 172; B 169
Nagelfalz 172; B 169
Nagelwurzel B 169
Nahbestrahlungsröhre B 369
Nahpunkt 352
Nährstoffe, akzessorische 262
Nahrungsaufnahme 393; B 390
Nahrungsbestandteile 364
Nahrungsmittelallergen 43
Nahrungsmittelvergiftung 200
— ↗ Erbrechen
Nahrungsresorption B 392
Nahrungsstoffe 113 136 260; T 261–262
Nährwert 260; T 261
Nanismus, Nanosomie, Zwergwuchs 192 414
Narbe 408
Narbenbruch 115
Narkoanalyse 66 263 322
Narkomanie, Rauschgiftsucht 318 326
Narkose 51 66 282; B 49–50
— intravenöse 51
— rektale 51
Narkoseapparat 51 282; B 234 283
Narkosearzt 282; B 283
Narkosemaske 51
Narkotika 51 65 93; B 49
Narzismus 320
Nase 68; B 70
Nasenbein 224 264; B 225 359
Nasenbeinfraktur 221
Nasenbluten 263; B 263
Nasenhöhle 155 263; B 154 357
Nasenmuscheln 68 224 263; B 70
Nasennebenhöhlen 133 356; B 357
Nasennebenhöhlenentzündung 357; B 357
Nasen-Rachen-Raum 323

Nasenraum 68; B 70
Nasenscheidewand 323
Nasenscheidewandverbiegung 74
Nasenschleimhaut B 357
Nasenschleimhautentzündung 133
Nasenseptum 263; B 225
Nasensinus 263
Natriumchlorid 262
Natriumfluorazetat T 163
Nausea 94
Nävus, Muttermal 172 306
Naevus flammeus 53
— naevocellularis 259
— pigmentosus 259
— vasculosus 259
Nävuszellnävus 259
Nebenhoden 161; B 157
Nebenhodenentzündung 155 289
— gonorrhoische 364
Nebenhöhlen ↗ Nasennebenhöhlen
Nebennieren, suprarenale Drüsen 123 124; B 125
Nebennierenmark 88 124; B 86
Nebennierenrinde 39 105 124 364
Nebennierenrindenhormone 67 188
Nebennierenrindentumor 101
Nebenschilddrüse 126 166; B 125
Nebenschilddrüsenhormone 188
Necator americanus 411
Nekrose 386
Nekrotisierung 106
Nematoden 408
Neonatalsterblichkeit 340
Neoplasma, Tumor 228 384; B 229–320
Neopsychoanalyse 320
Nephritis, Nierenentzündung 43 200 264 340; T 377
Nephrolithe, Nierensteine 137 275; B 276
Nephron 275; B 159–160
Nephrose 264 275; T 377
Nerven, afferente 265
— (Haut) B 169
— motorische 265
— sensible 265 354
— sympathische B 269–270
— vegetative B 268
— zentrifugale 265
— zentripetale 265
— ↗ Nervus
Nervenbahn 264
— afferente 328
— efferente 328
— motorische 328
— sensible 328
Nervenendigung 265 354; B 269 355
Nervenentzündung 273 354
Nervenfasern ↗ Muskel
Nervengase 65 400
Nervengeflecht, Plexus B 267
Nervenkampfstoffe 163; T 163
Nervenkrankheiten 33
Nervenlepra 238
Nervenreflex B 107
Nervenschäden T 404
Nervenschwäche ↗ Neurasthenie
Nervensystem 264; B 267–270
— adrenergisches 271
— autonomes (vegetatives) 65 174 245 271 356 370; B 268 270 355
— cholinergisches 271
— parasympathisches 271; B 270
— peripheres 265; B 268
— sensorisches B 169
— sympathisches 271; B 270
— zerebrospinales 271; B 268
Nerventumor 271
Nervenzelle 264; B 268–269

Nervenzellkörper B 269
nervöse Erschöpfung ↗ Neurasthenie
Nervosität 350
— ↗ Streß
Nervus abducens 266; B 267
— accessorius 266; B 267
— facialis 155 224 266; B 154 267
— glossopharyngeus 155 266; B 154 267
— hypoglossus 266; B 267
— ischiadicus 209; B 209 269
— medianus 58 273; B 57
— oculomotorius 266; B 267
— olfactorius 266; B 267
— opticus 77 266; B 76 213 267
— phrenicus 74 166; B 69
— radialis 58 273; B 57
— recurrens 362
— statoacusticus 186 266 281; B 267 280
— sympathicus ↗ Sympathikus
— trigeminus 266; B 267
— trochlearis 266; B 267
— ulnaris 58; B 57
— vagus 155 266; B 154 267
— vestibulocochlearis ↗ Nervus statoacusticus
Nesselstoffe T 163
Nesselsucht 43 68 271
Netz, großes 393; B 389
Netzhaut, Retina 77 78 352; B 75–76
Netzhautablösung 79 272; B 272
Netzhautspiegelung 95
Neugeborenen-Erythroblastose 90
Neugeborenen-Infektionen T 377
Neunerregel 429
Neuralgien (Radiotherapie) 370
Neuralrohr 122
Neurasthenie 272
Neurinom 186
Neuriten 264; B 269
Neuritis 273
— multiplex ↗ Polyneuritis
— optica, Sehnerventzündung 354
Neurofibrillen 264
Neurofibromatosis generalisata Recklinghausen 271
Neurohypophyse 124
Neurologie 11
Neurolues 242
Neuron 328
Neurose 273 317 321
— ↗ Herzneurose
Neutralbiß 215
Neutropenie, Agranulozytose 39 43 87 92
Niacin 299; T 404
Nickel 262
Nickhaut 77; B 75
Nicolle, C. J. H. T 36
Nidation 119
Niere 167 275; B 159–160 175
— künstliche 168 235 290
Nierenbecken 167 275
— (Röntgenbild) B 335
Niereneinheit, Nephron 275; B 159–160
Nierenbeckenentzündung, Pyelitis 200 275 415
Nierenentzündung, Nephritis 43 200 264 340; T 377
Nierenerkrankungen 88 168
Nierengrieß 276
Niereninsuffizienz 106 415
Nierenkanälchen 275; B 159–160
Nierenkapsel 275
Nierenkolik 223 276
Nierenmark 275
Nierenrinde 275

Nierenschwelle 105
Nierensteine 137 275; B 276
— metabolische 276
Nierensteinverschluß 168
Nierentransplantation 290
Niesen 133; B 130
Nikotin 243 372 418
Nikotinsäure T 404
Nikotinsäureamid 299
Nikotinsäuremangel 249
Nikotinvergiftung 276 400
Nirenberg, M. W. T 36
Nitrite 84
Nitze, Max 29; T 35
N-Lost T 163
Nocard, Edmond Étienne 32
Nodus lymphaticus ↗ Lymphknoten
Noradrenalin 65 66 88 124 189 265
Normalsichtigkeit 350; B 351
Nosophobie 274
Novokain 48
Nukleinsäure B 201
Nukleolus 412; B 413
Nukleus 412; B 413
Nullinien-Enzephalogramm 291
Nystagmus 349

O

Obduktion 79
O-Beine 83; B 82
Oberarm 56; B 57
Oberarmknochen 56; B 57 359
Oberarmmuskel B 258
Oberarmspeichelmuskel B 258
Oberflächenanästhesie 48
Oberflächensensibilität 354
Oberhaut, Epidermis 132 168 308; B 169 196
Oberkiefer 224; B 145–146 225 359
Oberlippe, gespaltene 168
Oberschenkel 81; B 82
Oberschenkelhals 81; B 80–82
Oberschenkelhalsbruch 218; B 219
Oberschenkelknochen, Femur 81; B 82 153 359
Oberschenkelmuskel B 258
Oberschenkelschlagader 83
Objektlibido 320
Obstipation 46 217 277
Obturatoren 411
Ochoa, S. T 36
Ochropyra, Gelbfieber 152 203 380
Ochsenauge 164
Oculomotorius 266; B 267
Oculus ↗ Auge
Ödem 93 153 191 277
— angioneurotisches 53
— orthostatisches 278
— Quinckesches 53
Oedema laryngis 53
Ödipuskomplex 319
Ohnmacht 83 180 344
Ohr 112 133 278; B 109 279–280
— abstehendes B 309
— ↗ Audiometrie
Ohrausfluß 292
Ohrenklingen 150
Ohrenschmalz 278 282
Ohrenstöpsel 152
Ohrenentzündung, Otitis 129 292; B 279
Ohrknorpel 222; B 222
Ohrmuschel 278; B 280
Ohrspeicheldrüse 360; B 225 391
— Entzündung der 256
Ohrtrompete, Eustachische Röhre 278 323; B 70 279–280

Okklusion B 215
Okklusions-Ikterus 152
Okzipitallappen 78
Olfactorius 266; B 267
Oligodendrogliom 186
Oligomenorrhöe 252
Oligophrenie, Schwachsinn 103 317 345
Ololiuqui T 327
Omentum majus 393; B 389
Onanie 250
Onychomykose 307
Operation 104 282; B 283–288
Operationsinstrumente B 286
Operationssaal (OP) B 284
Operationsteam 282; B 283
Ophthalmia sympathica 79
Ophthalmoskop, Augenspiegel 29; B 30 109
Opiate 326
Opium 67 326; B 62; T 327
Opiumalkaloide 67
Opiumgesetz 326
Opticus 266; B 267
optische Täuschungen B 351
orale Phase 318
Orangenhaut 98
Orbita, Augenhöhle 74; B 357
Orchitis, Hodenentzündung 256 289 363
Oré, P. C. T 35
Organe 412
— inkretorische 123
Organeiweiß 190
Organellen 412
Organhormone 188
organische Psychosen 317
Organneurose 273 317
Organoid 412; B 413
Organtransplantation 289
Orientbeule 238
Ornithodorus moubata 298
Ornithose 294
Orthodontie, Kieferorthopädie 214; B 215
orthostatische Albuminurie 385
orthostatisches Ödem 278
Os hyoideum, Zungenbein 414; B 70–71 389
— lunatum (Mondbein) 166; B 167
— naviculare (Kahnbein) 166; B 359
— pisiforme B 167
— scaphoideum 166; B 167
— temporale 278; B 280
— ↗ Knochen
Ösophagus, Speiseröhre 166 247 322 393; B 389–390
Ösophagusvarizen 227
Ösophagusvarizenblutung 238
Osteoblasten 358
Osteochondritis 292
Osteomalazie, Knochenerweichung 323; T 404
Osteomyelitis 59 291
Osteophyt 338
Osteoporose 101 218
Osteozyten 358
Ostitis 292
Östriol 127
Östrogen 96 127 162 252; B 253
Östron 127
Otitis 129 292
— externa 292
— media 292; B 279
Otosklerose 150 293; B 279
Otoskop 112
ovales Fenster 281 293; B 280
Ovarialtumor 293
Ovarialzyste 415
Ovarium, Eierstock 126 161 162 252; B 120 125 158 173 253

Ovulation 162 252 363; B 148 253
Ovulationshemmer ↗ Geburtenkontrolle
Ovum 162; B 159 397
Oxydation 364
Oxygenator 184; B 288
Oxyhämoglobin 87
Oxytetracyclin 60
Oxytozin 124
Oxyuris vermicularis 410

P

Päderastie 187
Palatoschisis, Wolfsrachen 168 254; B 309
Palfyn, Johannes 28; T 34
Palpation 111; B 107
Paludismus 247
Pandemie 129
Panhypopituitarismus 126
Pankreas, Bauchspeicheldrüse 80 105 126; B 125 246 389 391
Pankreassaft 126 135 189 393; B 390–391
Pankreatitis, Bauchspeicheldrüsenentzündung 80 293 294
pankreotropes Hormon 80
Pantothensäure T 404
Panzerherz 299
Papageienkrankheit 242 294
Papanicolaou-Abstrichtest 232
Papaverin 223
Papaver somniferum T 327
Papillae vallatae 414; B 154
Papillarmuskel 174; B 176–177
Papillen 77 414
Pappatacifieber 294
Pappatacimücke 294
Pappenheim-Test 144
Paraaminobenzolsulfonamid 65
Paraaminosalizylsäure (PAS) 65 383
Paracelsus 16; T 34
Paradontium, Zahnbett 298
Paradysenterie 339
Paraganglien 124
Parainfluenzaviren 203
Paralyse 294
— progressive 138 156
— ↗ Poliomyelitis
Paralysis agitans, Parkinsonsche Krankheit 46 298
paralytische Demenz 103 156
paralytischer Ileus 102
Paranoia 295
paranoide Reaktionen 46
paranoide Schizophrenien 341
Paraplasie ↗ Mißbildungen, angeborene
Paraplegie 294 295
parasitäre Krankheiten T 376
Parasiten 295 408; B 297 409
Parasympatholytika 65
Parasympathomimetika 65
Parasympathisches Nervensystem, Parasympathikus 65 271 370; B 270
Parathormon 126
Paratyphus 60 101 131 193 202 236 298; T 204
— ↗ Typhus-Paratyphus-Impfstoff
Parazentese 292; B 279
parazyklische Ovulationen B 148
Pärchenegel 411
Paré, Ambroise 24; B 25; T 34
Parese 294
Parkinsonismus 298
— postenzephalitischer 129
Parkinsonsche Krankheit 46 298
Parkinsonzittern 298

Parodontitis 298
Parodontium 298
Parodontopathia, Parodontopathie 298
— dystrophica 298
— inflammata profunda 298
— inflammata superficialis 298
Parodontose 298
Parotis ↗ Glandula parotis
Parotitis epidemica ↗ Mumps
paroxysmale Tachykardie 179
Partus, Geburt 346 422; B 347–348
— (Zwillingen) 415
— ↗ Becken
Paschensches Elementar-Körperchen 310
Pasteur, Louis 28 32 378; T 35
Pasteurella pestis 202 299 *582*
— tularensis 202 383
Pasteurellen 202
Pasteurisierung 104
Patella 81; B 82 359
Patellarreflex, Kniesehnenreflex 111 329; B 107 328
Paternitätsgutachten ↗ Vaterschaftsnachweis
pathogene Bakterien 197; B 198
Pathologie B 110
Paukenhöhle 278 323; B 280
Paukentreppe 281; B 280
Paulos von Aigina T 34
Pawlow, Iwan P. 329; T 36
Pawlowsche Theorie 329
Pectus ↗ Brustkorb
Pediculus humanus capitis 296
— humanus corporis 296; B 297
Peitschenwurm 410
Pellagra 249 299; T 404
Pellagraschutzstoff 299
Pelvis, Becken 81; B 80
Pendelbestrahlung 368; B 369
Penicillin 60 200; B 199
penicillinresistente Keime 104
Penicillium chrysogenum B 199
— notatum 60
Penis 161 167; B 157–158
— ↗ Impotenz
— ↗ Phimose
Peniskarzinom 162
Pentamethylentetrazol 344
Pepsin 245 393; B 390
peptische Ulcera 245; B 246
Perforationsperitonitis 245
Periarthritis 330
Perichondrium 222
Perikard, Herzbeutel 52 174 299; B 177 181
Perikardektomie 299
Perikarditis 299
Perilymphe 281
Perimeter 352
Perimysium 256 353
Periode, Menstruation 127 174 217 252; B 253
Periodontium 147
Periost 358; B 219 359
Periostitis 291
peripheres Nervensystem B 268
Peristaltik (Dünndarm) 277 394
— (Darmperistaltik) 112 277
Peritendinitis 353
Peritonealflüssigkeit 38
Peritoneum, Peritonaeum 79 393; B 55 389
Peritonitis, Bauchfellentzündung 56 79 102 200 245; B 246
— gallige 100
Peritonsillarabszeß 379
Perkussion 29 111 183; B 107
Perniziosa 48
Peroneusnerv, Neuritis des 273
Persönlichkeit, abnorme 317

— hysterische 192
Persönlichkeitsentwicklung, abnorme 273
Persönlichkeitstest ↗ Psychiatrische Untersuchung
Persönlichkeitszerfall ↗ Psychose
Perstoff T 163
Pertussis, Keuchhusten 68 129 193 214; T 376
— ↗ Lungenentzündung
Perubalsambaum B 63
Pervitin T 327
Pes, Fuß 81 140; B 141
— planus, Plattfuß 140; B 141
— varus 128 141
Pessar 147 149; B 148
Pest 249 299 378
Pestbazillus 296
Pestimpfstoff 194
Pestsepsis 299
Pethidin 326
Petit, Jean Louis 26
Petit Mal 131
Pfefferminztee 420
Pfeiffersches Drüsenfieber 204 300
Pfeilnaht 224; B 139
Pferdebremsen 296
Pflaster 190
Pflugscharbein 224 263; B 225
Pfortader 236 394
Pförtner (Magen), Pylorus 245 393; B 391
Phagentypisierung 200
Phagozyten 193
Phalangen 140 166; B 359
Phalloidin 307
Phallus ↗ Penis
Phantasie 207
Phantomglied 47
Phantomschmerz 47
Pharynx, Rachenraum 73 322; B 70
Phenazetin 67
Phenazon 67
Phenole 194 197
Phenothiazinverbindungen 66
Phenylalanin 300 396
Phenylalaninhydroxylase 300
Phenylketonurie, Brenztraubensäure-Schwachsinn 300 318 345
Phimose 300
Phlebitis ↗ Venenentzündung
Phlebographie 184
Phlebotomusfieber 294
Phlebotomus papatasii 294
Phobie 274
Phonokardiogramm, PKG B 178
Phonokardiographie 184
Phosgen T 163
Phosgenoxim T 163
Phosphate 262 395
Phosphor 32 370
Phosphor-Kalk-Stoffwechsel 323
Phosphorsäureester 400
Phosphorvergiftung 300 399
Photomikrogramm B 366
Photophobie 164 189 214 300
Phthalazine 67
Phthirus pubis 296
Phyllochinon T 404
Physiologie 7
physiologischer Riesenwuchs 332
Physiotherapie, physikalische Therapie 300
Physisches Training, Leibesübungen 301 371; B 302–303
Physostigmin 65
Pia mater 266; B 185
Pickel 200
Picksche Hirnatrophie 317
Picornaviren 203
Pigmentepithel 78

Pigmenthormon, MSH 124
Pigmentierung 171
Pigmentsteine 142
Pigmentstörungen 305
Pigmentzellennävus 259
Pille B 64
— (Geburtenkontrolle) 149; B 148
Pilocarpin 65
Pilocarpus B 62
Pilze 418
Pilze, niedere B 297
— parasitäre B 198
Pilzerkrankungen 306
— innere 307
Pilzinfektion 210
Pilzsporen B 297
Pilzvergiftung 307 400
Pinel, Philippe 33; B
Pinzette 420; B 286
Pirquet-Test 383
Pityriasis rubra pilaris 117
PKG, Phonokardiogramm B 178
Placenta praevia 307
Plasmodium falciparum 247
— malariae 247
— ovale 247
— vivax 247
Plastische Chirurgie 53 168 308; B 309
Plathelminthen 408
Plattenepithel 132
Plattenknochen 358
Plattfüße 137 140 338; B 141
Plattwürmer 408
Platzangst 274
Platzwunde 419
Plazenta 38 84 122 307; B 120–121 210 347–348
Plazentarkreislauf B 347
Pleura 73 97; B 70
Pleuraempyem 97
Pleurahöhle 73
Pleuritis, Brustfellentzündung 73 97
Plexus B 267
— brachialis 58
— cerebrospinalis 190
Plexusanästhesie 48
Plicae cocales 360
— vestibulares 360
Plombe (Zahn) 211
Pneumektomie 383
Pneumoenzephalographie 132 187
Pneumokokken 65 200
Pneumokoniose 310
Pneumonie ↗ Lungenentzündung
Pneumothorax, künstlicher 383; B 382
Pocken 310 378 380 *559*; B 130
Pockenimpfstoff 194
Pockenschutzimpfung 310
Pockenvirus 193 203
Podagra 163
Polioimpfstoff 195 312
Poliomyelitis 32 294 311; T 204 376
Polioviren 203; B 201
Polkörperchen 396; B 397
Pollenkrankheit ↗ Heuschnupfen
Polyarthritis 331
— nodosa 332
Polycythaemia vera 370
Polymastie 96
Polyneuritis 273 403; T 404
Polypen 74
Polysaccharide 260
Polythelie 96
Polyurie 105
polyvalenter Impfstoff 194
Pons, Brücke 155 266 411; B 154 212 268
Portiokarzinom 144

Portio uteri ↗ Muttermund
posthypnotischer Befehl 191
posthypnotische Suggestion 191
postnatale Entwicklung 128
posttraumatische Amnesie 186
posttraumatische Enzephalopathie 186
Potential 118; B 118
Potenz 127 363
Pottsche Krankheit 383
PP-Faktor ↗ Nikotinsäure
Präeklampsie 349
prägenitale Periode 319
prämenstruelles Syndrom 252
Prämolarzähne B 145
pränataler Kreislauf 179
Praeputium, Vorhaut 162; B 157
Preludin 327; T 327
Presbyopie 352
Pressorrezeptoren 88
Primäraffekt (Syphilis) 156
Primärgeschwulst 231
Primärharn 105 275; B 160
Primärkomplex, Primärherd (Tbc) 381; B 382
Primärtuberkulose 381
Primitivknoten 122
Primitivperson (Psychoanalyse) 318
Primitivstreifen 122
prismatische Linsen 95
Probethorakotomie 243
Processus mastoideus 281 292; B 279
Prodromalerscheinungen 131
Progesteron 96 124 127 162 252
progressive Paralyse, Gehirnerweichung 103 156 375
Projektion (Psychoanalyse) 319
Prokain 48 60; B 50
Proktitis 330
Proktoskop 112
Prolaktin 124
Prolan B 252
Prolapsring 147
Prolapsus uteri, Gebärmuttervorfall 147; B 157
Promazinderivate 66
Prontosil 65
Propandiolderivat 66
Prostata 111 161 312; B 107 157–159 312
Prostataadenom 313
— ↗ Prostatahypertrophie
Prostataentzündung 168
Prostata-Erkrankungen 46 93 168 213 231 313 415; T 377
Prostatahypertrophie 46 313 415; T 377
Prostatakarzinom 93 213 231 313
Prostatitis 313
prosthetische Gruppe 135
Protanopie 135
Proteine, Eiweiße 135 188 260 364 385 388; B 390; T 261
Proteinurie 385
Proteusbakterien 202
Prothese 47
— ↗ Zahnprothese
Prothrombin 87
Protoplasma 412; B 413
Protozoen 296 414; B 198
Provitamin 403
Provokationstest 185
Pruritus 209
— ani 210
— chronischer 116
— vulvae 210
Pseudarthrose 153 222
Pseudohalluzination 356
Pseudohermaphroditismus 173; B 173
pseudoisochromatische Tafeln 135; B 75

Pseudokrupp 233
Pseudomonasbakterien 202
Pseudomyxödem, Trypanosomiasis 99 342 380
Psilocybin T 163 327
Psilosis linguae, Sprue 362; T 404
Psittakose 242 294
Psittakoseviren 203
Psoriasis 210 313
Psychiatrie 11
psychiatrische Untersuchung 316
psychische Belastungen ↗ Streß
psychische Erkrankungen 316
psychische Infektion 328
Psychoanalyse 263 318 322
— klassische 320
Psychodrama 322
psychogene Psychosen 295 317
psychogene Reizwirkung 388
psychogener Kopfschmerz 226
psychogener Rheumatismus 330
Psychokampfstoffe 163
Psychoneurosen 191 273 317
Psychopath 321
Psychopathie 273 316 317 320
Psychopharmaka 65 66 250 344 371
Psychosedativa 375
Psychosen 316
— akute B 315
— depressive B 315
— endogene 317 341
— exogene 317; B 315
— manisch-depressive 249
— organische 317
— psychogene 317
— toxische 317
— ↗ Alterspsychosen
Psychosomatik 191 321 371
psychosomatische Erkrankungen 316
psychosomatische Störungen 274
Psychostimulantien 66
Psychotherapie 192 275 320 321 371
— große 321
— kleine 321
Pteroylmonoglutaminsäure T 404
Ptosisbrille 95
Ptyalin 388
Pubertät 127 161 252
Pubertätsmagersucht 53
Puerperalfieber, Kindbettfieber 215
Puerperium ↗ Wochenbett
Pulex irritans 296
Pulmonalarterie, Lungenarterie 174 179 242; B 176–178
Pulmonal(is)klappe 174 180; B 176
Pulmonal(is)klappenfehler 180
Pulpa 147 211; B 145–146 212
— rote 254; B 86
— weiße 254; B 86
Pulpahöhle 211
Pulpitis 211
Puls 88 174 180 305 322; B 86
— langsamer 179
— schneller 179
Pulsfrequenz 322 424
Pulsfühlen 30
Pulsmessung B 302
Pulsrate 119
Pulsverlangsamung ↗ Bradykardie
Pulszahl 179
Pupille 77 352; B 75–76
Pupillenreflex 328 352
Purinbasen 395
Purkinje, Johannes E. 32
Purpura 92
Putzmittel 418
Pyelitis, Nierenbeckenentzündung 200 275 415

Pyelographie 337
Pyelonephritis 275
Pylorus 245 393; B 391
Pyocyaneus 202
Pyramidenbahn-Schädigung 216
Pyrexie, Fieber 137 171 203
Pyridoxin T 404
Pyrifer 138 156
Pyrimidinbasen 395

Q

Quadriceps femoris 83
Quassiabaum B 63
Quecksilber 16
Quecksilbervergiftung 322 399
Quecksilberzittern 322
Queensland-Fieber 202
Querfortsatz B 406
Querlage B 347
Querschnittslähmung, Paraplegie 294 295
Querulantenparanoia 295
Quetschwunde 408 419
Q-Fieber 202
Quincke, Heinrich 30; T 35
Quinckesches Ödem 53

R

Rabies, Tollwut 205 378
Rachen 111 322; B 107
Rachenkrankheiten T 376
Rachenmandel 323; B 379
Rachenraum, Pharynx 73 322; B 70
Rachitis 33 81 83 249 323 403 414; T 404
Rachitischer Rosenkranz 323
Rachitischer Zwergwuchs 323
rad (Strahlentherapie) 365; B 366
Radfahren 305
Radgelenk 52
Radialislähmung 323
Radioisotope 367; B 109 366
Radiojodtest 192 376
Radiotherapie 367; B 333 369
Radius, Speiche 56 116; B 57 167 359
Radiusfraktur 218; B 219
Raffael 22
Ramazzini, B. T 34
Ramón y Cajal, S. T 36
Rattenbißfieber 324
Rattenfloh 296
Rauchen 231 372
Raucherhusten 190
Raumäquivalenz, medizinische 324; T 324
Raumkrankheit 324
Raummedizin, Raumfahrtmedizin 324; B 325; T 324
Raumsimulator B 325
Rausch 41
Rauschgifte T 327
Rauschgiftpsychose 356
Rauschgiftsucht 318 326
Rauwolfia B 62
— serpentina B 62
Rauwolfiaalkaloide 66
Raynaudsche Krankheit 149
Reaktion (Psychoanalyse) 319
reaktive Depression 104
Rechtshänder 240
Redie 411
Reduktionsteilung, Meiose 396 412 414; B 395
Reduplikation 395
Reed, Walter 32
Reflexe 111 265 328; B 107 328
— bedingte 329

— unbedingte 328
Reflexbogen 328
— direkter (monosynaptischer) 328
— indirekter (multisynaptischer) 328
Reflexzentrum, auditorisches 281
Regel ↗ Menstruation
Regelblutung, Menstruationsblutung 127 162 174 217 252; B 158 253
Regenbogenhaut, Iris 77 208; B 75–76
Regenbogenhautentzündung 208
Regionalperfusion 232
Regression 320
Regulation, humorale 123
— nervale 123
Rehabilitation ↗ isometrisches Muskeltraining
Reichstein, T. T 36
Reifeteilung, Reduktionsteilung 396 414; B 395 413
Reifung
— körperliche 127
— verzögerte 103
Reifungshemmungen 128
Reihenuntersuchung 329 *557*; B 333
Reisekrankheiten 94 133 216 349
Reiten 304
Reitersche Krankheit 331
Reize, sensorische 354; B 355
Reizempfänger 354
Reizhusten 190
Reizkampfstoffe 163; T 163
Reizort 354
Reizwirkung, psychogene 388
Rekompression 373
Rekonvaleszentenserum 193
Rekonvaleszenz 228
rektale Erkrankungen 329; B 330
Rektaltemperatur 137
Rektaluntersuchung (Prostata) 313; B 107 312
Rektoskop B 110
Rektum, Mastdarm 111 217 329 394; B 107 157–158 173 390
Rekurrensfieber 338
REM-Phasen (rapid eye movement) 341
Ren, Renis ↗ Niere
Reposition (Gelenk) 403
— (Knochenbruch) 221
RES, Retikuloendotheliales System 193
Resektionsprothesen 411
Reserpin 66
Resistenz 65 370
Resochin 380
Resorptionsfieber 137
Respirationstrakt 68; B 70
Respirator 235; B 234
respiratorische Arrhythmie 179
Reststickstoff 111
Retardierung ↗ Schwachsinn
Retentionszyste 415
Retikuloendotheliales System (RES) 193
Retikulozyten 87
Retikulum, endoplasmatisches 412; B 413
Retina, Netzhaut 77 78 352; B 76
Retinoblastom 78
Retinopathie, Netzhautablösung 79 272; B 272
Retinoskopie 95
retrograde Amnesie 186
Rezept 60
Rezeptoren 354
Rezeptpflicht 326
rezessiv (Gen) 396; B 398
Rezidiv 228
Rhazes T 34
Rheoviren 203
Rhesusanämie 152

Rhesus-Faktor, Rh-Faktor 89
rheumatoide Arthritis 331
rheumatische Endokarditis 180
rheumatische Erkrankungen 330; T 376
— (Radiotherapie) 370
rheumatische Herzerkrankungen, chronische T 376
rheumatisches Fieber 123 193 200 331
Rheumatismus 330; T 376
— akuter ↗ rheumatisches Fieber
— psychogener 330
Rhinopharyngitis 133
Rhinophym 40
Rhinoviren 203
Rhodopsin 78
Riboflavin T 404
Ribonukleinsäure, RNS 396 412
Ribose 396
Ribosomen 412
Richards, D. W. T 36
Richet, C. R. T 36
Rickettsia quintana 408
— Prowazeki 138 202
Rickettsien 60 138 194 202 408; B 201
Rickettsiosen T 376
Riechen ↗ Geruch
Riechepithel B 154
Riechfäden 155
Riechfeld 155; B 154
Riechnerv 266; B 154 267
Riechnervenfaser B 154
Riechorgan 155; B 154
Riechschleimhaut 263
Riechzellen 155
Riechzentrum 155; B 154
Riesenwuchs, Gigantismus 126 332
Rigor mortis 378
Rima glottidis 362; B 361
Rinderfinnenbandwurm 408; B 409
Rindertuberkulose 381
Ringelflechte 307
Ringelröteln 332
Ringelwürmer 408
Ringknorpel 360; B 70–71 361
Rippe 98; B 359
Rippenatmung 73
Rippenbruch 218; B 219
Rippenfell 68 73; B 70
Rippenfellentzündung 111
— ↗ Brustfellentzündung
Rißwunde 408 419
Risus sardonicus 374
Riva-Rocci 88
RNS, Ribonukleinsäure 396 412
Robbins, F. C. T 36
Rocky Mountain spotted fever 202
Röhrengaze 386; B 387
Röhrenknochen 358; B 359
Rohrzucker 260
Rollgelenk 153; B 153
Röntgen, Wilhelm Conrad 332; B 333; T 35
Röntgenaufnahme 332; B 333–335
Röntgenbestrahlung, Radiotherapie 367; B 333 369
Röntgendiagnostik 30 112 184 232 332; B 108 270 333–336
Röntgendurchleuchtung 332; B 333–335
Röntgenkinematographie 338; B 336
Röntgenreihenuntersuchung 383
Röntgenstar 214
Röntgenstrahlen 332 367; B 333
Rosacea, Akne rosacea 40
Rose 134
Rosenflecken 298
Rosenkranz, rachitischer 323
Ross, R. T 35–36
Rotationsbestrahlung 368

Rotationsbruch 218
Rotblindheit 135
Röteln 203 255 338; B 130
— (Schwangerschaft) 180
Rot-Grün-Blindheit 135; B 398
Rotlauf 134
Rotsehen 354
Rotsucht ↗ Masern
Rous, F. P. T 36
r-RNS ↗ Ribosomen
Rubeola ↗ Röteln
Rubnersche Zahlen 210
Rückbiß B 215
Rückenleiden 338
Rückenmark 74 265 266 354 405; B 69 267–269 355 406–407
— verlängertes 155; B 154
Rückenmarkhäute 266
Rückenmarkschwindsucht 156
Rückenmarkskanal 405
Rückenmarksnerv B 269
Rückenmarksnervenpaare, Spinalnervenpaare 266; B 267
Rückenmarkstumoren 187 295
Rückenmarksyphilis 295
Rückenmuskeln B 258 407
Rückenmuskeltraining B 302–303
Rückenschmerzen *419*; B 407
Rückfall 228
Rückfallfieber 202 338
— tropisches 298
Rückgrat 405; B 406–407
Rudbeck, O. T 34
Rufus von Ephesus T 34
Ruhephase ↗ Diastole
Ruhigstellung (Knochenbruch) 221
Ruhr 101 339; T 376
— bakterielle T 204
Ruhramöbe 296; B 297
Ruhrbazillus 202
Rumpf 38
rundes Fenster 281; B 280
Rundwürmer 408; B 297
Russische Grippe 165

S

Sabadill B 62
Sabin, Albert 32 312
Sabin-Impfstoff 195 312
Saccharose 260
Sacculus 281; B 280
Sadismus 319
Sägemuskel, vorderer B 258
Sagrotan 420
Sakralanästhesie B 50
Sakralmark B 169
Sakralwirbel 405
Salbe B 64
Salivatio 360
Salizylpflaster 190
Salizylsäureverbindungen 67
Salk, Jonas E. T 32
Salk-Impfstoff 195 312
Salmonellen 195 202 298 384
Salmonellose T 204
Salpingitis, Eileiterentzündung 134 339
Salvarsan 65 156
Salze 262
salzfreie Kost 113
Salzlösungen 417
Salzsäure 245
Samen 161
Samenbläschen 111 161; B 107 157–158 312
Samenkanälchen 161
Samenleiter B 157–159

Samenstrang 161
Samenzellbildung 233
Samenzellen 119 161 415 *561*; B 120 158–159 397 413
Sandelholzbaum B 63
Sandfliege 238
Sandfloh 296; B 297
Sandström, I. V. T 35
Sanguis ↗ Blut
Sarcoptes scabiei 296
Sarin T 163
Sarkoidose 339
Sarkolemm 256
Sarkom 228 384
Sarkoplasma 256
Sattelrücken, Lordose 338 405; B 406
Satur (Operationsnaht) 289
Saturnismus, Bleivergiftung 84 399
Sauerbruch, Ernst Ferdinand 31
Sauerstoffmangel 345
Sauerstoffmangelzustände 241
Säufer ↗ Alkoholismus
Säuferwahnsinn 295
Säuglingsaudiometrie 74
Säuglingsinfektionen T 377
Säuglingssterblichkeit 340
Saugreflex 328
Saugwürmer 408
Sauna 136 301
Säure 418
Scabies, Krätze 210 226 296
Scala tympani, Paukentreppe 281; B 280
— vestibuli B 280
Scapula, Schulterblatt 56; B 57 359
Scarlatina 129 200 340; B 130; T 204 376
Schaber ↗ Kürette
Schädel 138 223; B 139 225
Schädelbasis 224; B 225
Schädelbasisfraktur 221
Schädelbohrer 15; B 286
Schädelfraktur, Schädelbruch 186 221
Schädeldachfraktur 221
Schädelhöhenindex 224
Schädelindex 224
Schädeloperation B 284
Schädelverletzungen 103
Schädlingsmittel 418
Schafblattern 405
Schaft (Knochen) 358; B 359
— (Haar) 171
Schall (Gehör) 150; B 151
Schallschutzmuscheln 152
Schambein 81; B 80 157 359
Schambeinfuge B 312
Schamberg 163
Schamhaare 161 172; B 157
Schamlippen, äußere (große) 162; B 157 173
— innere (kleine) 162; B 157
Schanker 155
— harter 156
— weicher 161
Scharbock 358
Scharlach 129 200 340 *461*; B 130; T 204 376
Scharlachepidemien 340
Scharniergelenke 153; B 153
Schaufensterkrankheit 98
Schaumbildung (vor dem Mund) 131
Scheckhaut ↗ Vitiligo
Scheide, Vagina 162; B 157–158 173
Scheidenausfluß
Scheidenentzündung 385
Scheidengewölbe 162
Scheidenpessar 149; B 148
Scheidenvorhof 162 168
Scheingelenk ↗ Pseudarthrose

Scheitelbein 224; B 139 225
Scheitellappen 265
Schenkelarterie (Röntgenbild) B 335
Schenkelbruch 115
Schenkelhalsbruch 81 218; B 219
Schenkelknochen B 153
Schenkelmuskel, äußerer B 258
— mittlerer B 258
Schere 420
Schicktest 194
Schielen 216 340
Schienbein 81; B 82 153 359
Schienbeinmuskel 83
— vorderer B 258
Schienen 221; B 387
Schilddrüse 127 166; B 125
Schilddrüsenbläschen 127
Schilddrüsenerkrankungen 340 364
Schilddrüsenhormon 136 192 375
Schilddrüsenkrebs 368
schilddrüsenstimulierendes Hormon 124
Schilddrüsenüberfunktion ↗ Hyperthyreose
Schilddrüsenunterfunktion 192
Schildknorpel 360; B 70–71 361
Schimmelpilze 90
Schirmbilduntersuchung 329 337; B 333
Schistosomen 411
Schistosomiasis 411
Schizogonie 247
Schizomyzeten 197
Schizophrenie 66 103 295 317 318 341; B 314–315
Schlaf 341
Schläfenbein 224 278; B 225 280
Schläfenlappen 265; B 268
Schläfenlappenepilepsie 132
Schlafkrankheit 342 380; B 198
— afrikanische 99 296 342; B 297
— europäische 129 342
Schlaflosigkeit 42 191 273 342
Schlafmittel 65 326
Schlafmohn, Opium 67 326; B 62; T 327
Schlafstörungen 342
Schlaftablettenvergiftung 400
Schlaftiefe 342
Schlafzentrum 341
Schlaganfall, Hirnblutung 54 89 185; B 185
Schlammbad 301
Schlangenbiß 342 400
Schlangenserum 342
Schlankmuskel B 258
Schlauchpilze B 198
Schleimbeutel 342 373; B 82 153
Schleimbeutelentzündung, Bursitis 343 373
Schleimdrüsen 343
Schleimhaut 343
Schleimhautleishmaniose 238
Schleimhautschäden T 404
Schluckauf 343
Schluckbeschwerden ↗ Tonsillitis
Schlucken 393; B 389
Schluckimpfstoff 195
Schluckimpfung 312
Schluckreflex 328 393
Schlüsselbein 56; B 57 359
Schlüsselbeinfraktur 218
Schlüsselbeinvene 244; B 244
Schlußbiß B 215
Schmarotzer, Parasiten 295 408; B 297 409
Schmecken ↗ Geschmack
Schmelz, Zahnschmelz 147; B 145–146
Schmelzfraß 147
Schmelzhypoplasie 147
Schmelzprismen 147

Schmerz 354; B 355
Schmerzpunkte (Haut) 354; B 170 355
schmerzstillende Mittel 67 354
Schnecke 149 281; B 151 280
Schneckengang 281; B 280
Schneemaske 39
Schneider, K. 207 321
Schneidermuskel B 258
Schneidezähne B 145
Schnittentbindung ↗ Kaiserschnitt
Schnittwunde 408 419
Schnupfen 133
Schock 343; T 343
— anaphylaktischer 193
— ↗ Neurosen
Schockbehandlung, Schocktherapie 250 341 344
Schönheitsoperation ↗ Plastische Chirurgie
Schonkost 113
Schorf 344
Schraubenbruch 218
Schraubenzwinge 221; B 219
Schreibkrampf 345
Schreibschwäche 238
Schrumpfniere 264
Schuldwahn ↗ Psychische Erkrankungen
Schulen, medizinische T 34
Schulter 56; B 57
Schulterbewegungen ↗ Nervus accessorius
Schulterblatt 56; B 57 359
Schultergelenk 56; B 57
Schuppen 39 350
Schuppenbildung 345
Schuppenflechte, Psoriasis 210 313
Schuppenzellenkarzinom 172
Schürfwunde 408 419
Schußkanal 419
Schußwunde 419
Schüttelfrost 137
Schüttelkrämpfe 226
Schüttellähmung ↗ Parkinsonsche Krankheit
Schutzimpfungen 194
Schwachsinn 103 317 345
— (Intelligenztest) 208
— mongoloider 255
Schwammknochen B 359
Schwangerenfürsorge 260 340
Schwangerschaft 252 346; B 347–348
— ↗ Extrauteringravidität
Schwangerschaftsblutungen 38
Schwangerschaftseklampsie 349
Schwangerschaftserbrechen 133 346
— ↗ Brechreiz
Schwangerschaftskalender 423
Schwangerschaftskomplikationen 38; T 377
Schwangerschaftskrämpfe 349
Schwangerschaftspruritus 210
Schwangerschaftspsychose 346
Schwangerschaftsreaktionen 346
Schwangerschaftsstreifen 346
Schwangerschaftstoxikose 38 88 346
Schwangerschaftsunterbrechung 38
Schwangerschaftszeichen 346
Schwann, T. T 34
Schwanzwirbel 405
Schwarzer Tod 299 378
Schwarzwasserfieber 249
Schwefellost T 163
Schweinebandwurm 408; B 409
Schweinerotlauf 134
Schweiß 349
Schweißdrüsen 171; B 169–170
— apokrine 349; B 170
— ekkrine 349

— merokrine B 170
Schweißdrüsenabszeß 349
Schweißfüße 307 350
Schweißproduktion 137
Schwellen-Audiometrie 74
Schwellkörper 161; B 157–158
Schwerelosigkeit 324; B 325; T 324
Schwerhörigkeit 150
Schwermütige (Psychopathen) 321
Schwielen 140
Schwimmen 305
Schwindel 349
Schwindsucht 383
Schwitzbad ⤴ Sauna
Schwitzen 171 349
— emotionelles B 170
Scopolia B 62
Seborrhöe 39 45 350
seborrhoische Dermatitis 344
seborrhoisches Ekzem 116
Sectio caesarea ⤴ Kaiserschnitt
Sedativa 65 371
Seekrankheit 133 216
Seelenheilkunde ⤴ Psychoanalyse
— ⤴ Psychotherapie
Segmentresektion 383
Sehbahn B 75
Sehen 350; B 351
— binokulares 353
— indirektes B 351
— stereoskopisches 353
— ⤴ Auge
Sehfehler 95 238; B 351
Sehgrube 77
Sehkraftverminderung ⤴ Katarakt
Sehnen 167 256 353; B 167 257 353
Sehnenentzündung 353
Sehnenerkrankungen 353
Sehnenknarren 353
Sehnenriß 353
Sehnenscheiden 167 353; B 167 353
Sehnenscheidenentzündung 353
Sehnenscheidewand 353
Sehnenzerrung 353
Sehnerv 266; B 267
Sehnervenkreuzung 78; B 75
Sehnerventzündung, Neuritis optica 354
Sehorgan ⤴ Auge
Sehpigmente 78
Sehpurpur 78 352
Sehschärfe 95 352; B 94
Sehschärfetafel 95; B 94
Sehzapfen 352
Sehzellen 352
Sehzentrum 271; B 75 270
Seifenbaum B 62
Seifenwasser 418
Seitenfortsatz 405; B 406
Seitenstechen 254
Sekretdrüsen 114; B 114
Sekretin 80 189 393
Sekretion, innere 114
Sektion 19 79; B 24
Sekundärglaukom 164
Sekundär-Nierensteine 276
Sekundärerregung 318
Sekundärtumoren, Metastasen 98 231 384; B 229–230
Selbstbefriedigung 250
Selbstbeschädigung T 377
Selbsterhaltungstrieb 319; T
Selbstmord 249; T 377
Selbstmordneigung ⤴ Depression
Selbstunsichere ⤴ Psychopath
Selektivnährboden 200
Selye, Hans 370
Semmelweis, Ignaz Philipp 29 215; T 34
Sender, verschluckbare 112

Senegawurzel B 63
senile Demenz 46 103
senile Kolpitis 385
Senkfuß 140; B 141
Senkungsgeschwindigkeit 90
Sennesblätter B 62
Sensibilisierung 43
Sensibilität 354; B 355
sensible Nerven 354
Sensorisches Nervensystem 354; B 169 355
Sepsis, Blutvergiftung, Septikämie 60 93 129 134 200 244; B 196
Sepsotinktur 420
Septumdeviation 74
serologische Abwehr 192
serologische Blutanalyse 92
serologische Vaterschaftstests 386
Serosa 393
Serotonin 66
Sertürner, F. T 34
Serum 193
Serumeisen 116
Serumglobulin 90
Serumgruppen 89
Serumhepatitis 173 202 203
— homologe 104
Serumkrankheit 43 89 193
Serumschock 193
Serumtherapie 32 193
Servetus, Michael T 34
Seuchen ⤴ Parasiten
Sexualhormone 124 161 364
— männliche 126
— weibliche 127
Sexualität, kindliche 318
Sexualneurosen 274
Sexualtrieb 319
— ⤴ Psychoanalyse
sexuelle Funktionsstörungen 273
sexuelle Kälte 139
Shen Nung T 34
Sherrington, C. S. T 36
Shiga-Kruse-Bakterien 339
Shigellabakterien 202
Shunt 179
Sichelkeime 248
Sichelzell(en)anämie 48
Sicherheitsgurt 401; B 402
Sicherheitsnadeln 420
Sideropenie 116
Siderophilin ⤴ Transferrin
Siderose 310
Siebbein 223; B 225
Siebbeinhöhle 356; B 357
Siebbeinhöhlenentzündung 357
Siebentagefieber 103
Sigmatismus 362
Sigmoidoskop 112
Silberkatheter B 286
Silbernitratlösung 223
Silicatzement (Zahnersatz) B 212
Silikose 310
Simmondsche Kachexie, Simmondsche Krankheit 126
Simon, Th. 207
Simpson, J. Y. T 34
Simulation 274
Singultus 343
Sinnestäuschung, Halluzination 103 356
Sinus 133 224 356; B 357
— ethmoidalis, Siebbeinhöhle 356; B 357
— frontalis, Stirnhöhle 356; B 357
— maxillaris, Kieferhöhle 356; B 357
— paranasalis, Nasennebenhöhle 356
— sphenoidalis, Keilbeinhöhle 356; B 268 357
Sinusitis 60 357; B 357

Sinusknoten 174; B 178
Sirup 417; B 64
Sitzbein 81; B 80
Sitzbeinhöcker 81; B 80
Sitzen B 407
Skabies 210 226 296
Skalpell 282; B 286
skandierende Sprache 256
Skelett 358 414; B 359
Skelettmuskulatur 119 256; B 257–258
Skilauf 305
Sklera 77; B 76
Sklerallinsen 95; B 94
Sklerodermie 332
Sklerose, multiple 33 193 255 295
— ⤴ Arteriosklerose
Skoliose 323 405; B 406
Skorbut 33 249 358 403; T 404
Skotom, physiologisches 352
Skrofulose, Skrofeln 381
Skrotum 161 233; B 157
Smegma 162
Sodoku 324
Soman T 163
Somatotropin, STH 124
Sommerkrankheit 236
Sommersprossen 306 358
Sonnenbrand 171 360
Sonnenbräune 306
Sonnenbrille 95
Sonnenekzem 360
Sonnenstich 137
Soubeiran, E. T 34
soziale Indikation 364
Sozialisation 319
Soziopathie 321
Spaltbruch 218
Spaltpilze (Bakterien) ⤴ Schizomyzeten
Spaltungsirresein ⤴ Schizophrenie
Spanische Grippe 165 378
Spannungsirresein 341
Spasmolytica 65 375
Spasmophilie T 404
Spasmus 226 330
spastische Kinder 216
spastische Lähmungen 294
— ⤴ multiple Sklerose
Spätrachitis 323
Speculum B 109
Speiche 56 166; B 57 167 359
Speichel 135 329
Speicheldrüsen 360 388; B 391
Speicheldrüsenschwellung 256
Speichelfluß 360
Speichennerv 58; B 57
Speiseröhre 166 247 322 393; B 70 177 355 389–390
Spekulum 29
Spemann, H. T 36
Spermatiden B 397
Spermien, Spermatozoen 161 363 395; B 120 158–159 363 397
spermienbildende Zellen 124
Spermiogenese, Spermienentwicklung 233; B 159
Sphenoidalknochen, Keilbein 224; B 225
Spieltherapie 322
Spinalanästhesie 48; B 50
spinale Kinderlähmung, Poliomyelitis 32 294 311; T 204 310
Spinalganglien 266 354; B 355
Spinalnerven, Rückenmarksnerven 266; B 169 267 269
Spinnentiere 296
Spinnwebenhaut 185 266
Spirillen 197; B 201
Spiritus 417
Spirochäten 60 156 202 328; B 201

Spiroergometrie 305
Spirometer 376; B 108
Splen ↗ Milz
Splenomegalie, tropische 238
Splitterbruch 221
Splitterentfernung 48
Spondylitis deformans 338
Spongiosa 358; B 359
Spontanabort 38
Spontanfraktur 218
Spontanremission 228
Sporen 197
Sporogonie 247
Sporozoiten 247
Sporozyste 411
Sprache 360; B 361
— skandierende 256
Sprachfehler 362
Sprachrückstand 362
Sprachstörungen 362
— (bei Kindern) 216
Sprachwerkzeuge 362
Sprachzentrum, Sprechzentrum 271 362; B 270 361
Spreizhose 190
Spritze ↗ Injektion
Sprue 362; T 404
Sprungbein 140; B 359
Sprunggelenk 81 140
Spulwürmer 129 410; B 409
Spurenelemente 262
Sputum 190
Sputumpräparat B 229
Stabbakterien 197; B 201
— gramnegative 200
— grampositive 200
Stäbchen (Auge) 352
Stakkato-Husten 214
Stammeln 362
Standarddiät 113
Stapedektomie 293
Stapes, Steigbügel (Ohr) 149 278 293; B 151 279—280
Staphylokokken 60 65 93 128 193 200
Star, grauer 189 213; B 213
— grüner 189; B 213
Starkstromverletzung 119
Starlinse 95
Starstich 26; B 27
Stasen 191 278
Statoacusticus 266; B 267
Statolith 281; B 280
Statolithenapparat 281; B 280
Status epilepticus 132
Staublungenkrankheit 310
Stauchungsfraktur 218
Stauungsgelbsucht 152
Stauungshyperämie 191
Stauungspapille 186
Stechapfel B 62
Stechfliegen 296
Stechmücken 103 296
Steckkapsel B 64
Stehfeldbehandlung 368
Steigbügel, Stapes (Ohr) 149 278 293; B 151 279—280
Steinschnitt, Blasensteinoperation 26; B 27
Steißbein 405; B 80 359 406
Steißbeinwirbel B 406
Steißlage 423; B 347
Stenose 180
Sterbefallstatistik T 376—377
Sterbeziffer 422
stereochemische Geruchssinn-Theorie 155
stereoskopisches Sehen 78 353; B 75
Sterilisation 104 364
Sterilität 195 207 282 363; B 283 363

Sterilitätsrichtlinien 104
Stern, William 207
Sternalpunktion 88; B 109
Sternkarte 405
Sternocleidomastoideus 166
Sternum 56 98; B 359
Steroide 188
Stethoskop 29 111; B 30 86 107
STH ↗ Somatotropin
Stichkanal 419
Stichwunde 408 419
stickstoffhaltige Stoffwechselprodukte 364
Stickstofflost T 163
Stielverpflanzung 308; B 309
Stiftkrone 411; B 212
stillen 250
Stimmbänder 73; B 70—71
— echte 360; B 361
— falsche 360; B 361
Stimmbruch 161
Stimmenhören 356
Stimmritze 362; B 361
Stimmungslabile (Psychopathen) 321
Stirnbein 223; B 139 225 359
Stirnfontanelle, große 139; B 139
Stirnhöhle 356; B 357
Stirnhöhlenentzündung 357
Stirnlappen 265; B 268
Stoffwechsel 364
— ↗ Fermente
— ↗ Kohlenhydratstoffwechsel
Stoffwechselprodukte, stickstoffhaltige 364
Stoffwechselstörungen 83 136 345 364
Stomachus ↗ Magen
Stomatitis 365
— necroticans 365
— ulcerosa 365
Stomoxys 296
Störungen, innersekretorische 32
Stottern 362
Strabismus 216 340
Strahlenbehandlung 31 367; B 369
Strahlendiagnostik B 108
Strahlendosis 365
Strahlenkontrastnadel B 369
Strahlenkörper ↗ Ziliarkörper
Strahlenkrankheit 365
Strahlenpilz B 297
Strahlenschäden 365; B 366
— genetische 367
Strahlenschutz 324
Strahlentherapie 31 367; B 369
Strahlung, elektromagnetische 367
Stratum corneum, Hornschicht 171; B 169
Streckverband 221; B 220
Streptokokken 65 93 123 128 134 193 200; B 201
Streptomyces 60
Streptomycin 60 65 383
Streß 52 124 245 343 370; B 246
Stressoren 370
Striae gravidarum ↗ Schwangerschaftsstreifen
Striktur 168
Strom, elektrischer (Verletzung) 119
Stromayr, Caspar B 20
Struma, Kropf 16 233 340; B 125 170
Strontium 90 367 368; B 366
Stuhl 277 371 394; B 390
Stuhldrang 394
Stuhlentleerung 277
— unfreiwillige 206
Stuhlgang, harter 277
— ↗ Diarrhöe
Stuhlträgheit ↗ Obstipation
Stuhluntersuchungen 371
Stuhlzäpfchen ↗ Suppositorien

Stumpfdeckung, peritoneale B 55
Stupor 83
Sturzhelm 403
Stützkorsett 209 226; B 209
Stützverbände 386
subarachnoidale Blutung 185
subdurales Hämatom 185; B 185
subfebrile Temperatur 137
subkutane Injektion 205; B 205
Sublimat 197
Sublimierung (Psychoanalyse) 320
Submukosa 393
Substantia compacta ↗ Kompakta
Substitutionstherapie 124 126
Substratspezifität 135
Succinylcholin 295
Sucht 326
— (Entziehung) 191
Suchtkrankheiten 316 318
Suchtmittel 326
Suffokation 133
Suggestion 191 321
Suicid, Selbstmord 249; T 377
Sulcus centralis 265; B 257 355
Sulfonamide 65 106
Sumpffieber ↗ Malaria
Suppositorien B 64
suprarenale Drüsen, Nebennieren 123 124; B 125
Susruta T 34
Süßholz B 63
Suturen 224
Swammerdam, J. T 34
Sycosis 79
Sydenhamsche Chorea 100
Sylvest, E. 93
Sylvest-Syndrom, Bornholmer Krankheit 93 203
Sympathektomie 149
Sympathicus ↗ Sympathikus
Sympathikolytika 65
Sympathikomimetika 65
Sympathikus, sympathisches Nervensystem 65 271 370; B 270; T
Symphyse 81 222; B 80
symptomatische Depression 104
Symptomenkomplex, Syndrom 370
Symptomneurosen 273
Synapse 265 328
Synergist (Muskel) 256
Synkope, Ohnmacht 83 180 344
Synovialflüssigkeit 152; B 153
Synovialscheiden 353
Syphilis, Lues 16 52 103 156 202; T 376
— angeborene 156
Syphiliserreger B 201 297
Systole 88 174; B 86
Szent-Györgyi, A. v. Nagyrapolt T 36
Szintigramm B 109
Szintigraphie 187

T

Tabakbeutelnaht B 55
Tabakmißbrauch 372
— ↗ Nikotinvergiftung
Tabakteer 231 243
Tabanidae 296
Tabes dorsalis 156
Tablette B 64
Tabun T 163
Tachykardie 179 184
— paroxysmale 179
Taenia saginata 408
— solium 408
Tagessehen 352
Tagliacozzi, Gaspare B 28; T 34

Tagträume 273
Talgdrüsen 39 171 350; B 169–170
Talus 140; B 359
Tamponade (Nase) 263; B 263
Tarsus 140
Tatum, E. L. T 36
Taubheit 150
— angeborene 255
— partielle ↗ Otosklerose
Taubstummheit 150
Taucherflöhe 373
Taucherkrankheit, Caissonkrankheit 241 372
Tbc ↗ Tuberkulose
Teilchenbeschleuniger 367
Teilchenstrahlung, Korpuskularstrahlung 367
Teilprothese (Gebiß) 411
Telophase 412
Temperatur 430
— ↗ Körpertemperatur
Temperaturkurve 137
Temperaturregulationszentrum 137
Tennis 304
Tennisellenbogen 373
Teonanacatl T 327
Teratom 293
Terman, L. 207
Terramycin 60
Testes, Hoden 126 134 161; B 125 158
Testmahlzeit 247
Testosteron 124 126
Tetanie 126
Tetanol 374
Tetanus, Wundstarrkrampf 32 193 200 374
Tetanusantitoxin (TAT) 195
Tetanusbazillen 374
Tetanusimpfstoff 374
Tetanustoxin 194 195
Tetanustoxoid 195 374
Tetracyclin 60
Teufelsapfel B 63
Thalamus 266 354; B 268 355
Thalidomidschäden 150
Thanatos 319
Theiler, M. T 36
Theobromin 66
Theophyllin 66
Theorell, A. H. T. T 36
Therapie 6
— physikalische 300
Theriak 15
Thermotherapie 301
Theta-Wellen 117
Thiamin 468; T 404
Thiosulfat 84
Thiouracil 377
Thorakalwirbel 405; B 406
Thorakoplastik 383; B 382
Thorakoskop 112
Thorax 68 98; B 70
Thoraxchirurgie 31 51; B 284
Thrombangiitis obliterans, Buerger-Winiwartersche Krankheit 98 372
Thrombin 87
Thrombokinase 87
Thrombopenie 87
Thrombophlebitis, Venenentzündung 83 227 374 419; B 375
Thrombose 227 374
— oberflächliche 374
— tiefe 374
Thrombozyten, Blutplättchen 87 92; B 85
Thrombus 182 374 426; B 375
Thurstone, L. L. 207
Thymian B 63
Thymin 395

Thymoleptika 66
Thymusdrüse ↗ Brustdrüse
Thyreoiditis 341
thyreogener Zwergwuchs 414
Thyreotoxikose, Basedowsche Krankheit 33 127 179 340 368 375
Thyreotropin, TSH 124
Thyroxin 127
Tibia 81; B 82 153 359
Tiefensensibilität 354
tierischer Magnetismus 191
Tierpassage 195
Tinea capitis 307
Tinkturen 417
Tochtergeschwülste, Metastasen 98 231 384; B 229–230
Tochterzellen B 397
Tocopherol, α-Tocopherol T 404
Todesfurcht 52 274
Todestrieb 319
Todesursachen 377; T 376–377
Todeszeichen 378
Tollkirsche B 62
Tollwut 205 378
Tollwutvirus 378
Tonfrequenz B 151
Tonhöhe 150; B 151
tonische Krämpfe 226
Tonometer B 213
Tonsillektomie 379
Tonsillen 379; B 379
Tonsillitis 379
Tonsillotom B 286
Tonus 224 259; B 225 258
Tophi 163
Torre, Marc Antonio della 22
Torsionsbruch 218
Totalkapazität 74; B 72
Totenflecke 378
Totenkälte 378
Totenstarre 378
Totschlag T 377
Tourniquet B 205
Toxikologie ↗ Vergiftung
Toxikose ↗ Schwangerschaftstoxikose
Toxine 194 197
toxische Psychosen 317
Toxoide 193
Toxoplasma gondii 380
Toxoplasmose 345 380
Trachealkanüle B 234
Trachea, Luftröhre 68 73 166 190; B 69–71 361
Trachealtubus B 49
Tracheotomie, Luftröhrenschnitt 53 68 235 311; B 234
Trachom 189 380
Training, physisches 301; B 302–303
Trancezustand, hypnotischer 191
Tränen 79
Tränenapparat 77; B 76
Tränenbein 224; B 225
Tränendrüse 77; B 76
Tränenkanal 77 263
Tränenorgane 74
Tränenpapillen 77
Tränenpunkt 77
Tränensack 77; B 76
Tränensee 77
Tranqui(l)izer 326 344 371
Transfusion 90
Transfusionsreaktion 91
Translokation 396 399
Transpiration 349
Transplantat 308
Transplantationsantigene 291
Traube, L. T 34
Traubenhaut 208

Traubenmole 84
Traubenzucker, Glukose 190 237 260 364 388
Traum 318
Traumanalyse 322
traumatische Demenz 103
traumatische Hirnschädigungen 186
Traumdeutung 318
Traumphase 341
Trematoden 408
Trepan 15; B 286
Trepanation 14 185; B 14–15 284
Treponema pallidum 156 202
— pertenue 139
Tribadie 187
Trichine 410; B 409
Trichinella spiralis 410
Trichinose 410
Trichloran 51
Trichocephalus trichiura 410
Trichomonas vaginalis 385
Trichophyton 306; B 198
Triebregungen, primitive ↗ Neurosen
Triebverbrecher 213
Trifokalglas 95; B 94
Trigeminus, Nervus trigeminus 224 266; B 267
Trijodthyronin 127
Trikuspidalis B 176
Trikuspidalisklappe 174; B 176
Trinker ↗ Alkoholismus
Trioxypurin ↗ Harnsäure
Tripper, Gonorrhöe 59 60 155 168 200 289
Trismus 374
Trisomie 21 255; B 398
Tritanopie 135
Trizeps (Muskel) 58 256; B 57 258
Trochlearis 266; B 267
Trommelfell 149 278 282; B 109 151
Trommelfellruptur B 279
Trommelfellperforation 292
Trommelschlegelfinger 180
Tropenkrankheiten 380
Tropenruhr, Amöbenruhr 296 339 380; B 198; T 204
Tröpfcheninfektion 133 164 204; B 130
Tropfkugel B 50
Tropfnarkose 51; B 49
Trophoblast 119
Trunksucht 41
Trypanosoma 296; B 297
— Cruzi 99
— gambiense 99 296 342; B 198 297
— rhodesiense 342
Trypanosomiasis, Pseudomyxödem 99 342 380
Trypsin 80 393
Trypsinogen 393
T'sang Kung T 34
Tsetsefliege 296 324; B 297
TSH, Thyreotropin 124
Tsutsugamushi-Fieber 202
Tuba uterina 119 162; B 120 158
Tubendurchblasung 363
Tubenentzündung, Eileiterentzündung 134 339
Tubenmandel 323
Tubenverengung 134
Tuberkel B 382
Tuberkelbazillus 32 195 200 381; B 297 382
Tuberkulinreaktion, positive 383
— negative 383
Tuberkulintest 206 383
Tuberkulose 43 65 128 381; B 382; T 204 376
— chronische 381

— latente 97
Tuberkuloseimpfstoff 195
Tuberkulostatika 383
Tubulus, Nierenkanälchen 275; B 159–160
Tularämie 202 298 383
Tumor 228 384; B 229–230
— bösartiger (maligner) 47 231 384; B 229
— gutartiger (benigner) 228 384; B 229
— (Strahlenbehandlung) 368; B 369
Tumorbildung 414
Tumorerkrankungen 7
Tumor-Neubildungen T 376
Tunga penetrans, Sandfloh B 296–297
Tunica fibrosa bulbi 77
— interna oculi 77
— mucosa 343
— vasculosa bulbi 77
Türkensattel 224
Turnen ↗ physisches Training
Tussis ↗ Husten
Tympanum 278; B 280
Typhus 60 101 131 193 202 384
— abdominalis 384; T 204 376
— exanthematicus ↗ Fleckfieber
Typhusbazillus 384; B 201
Typhusimpfstoff 384
Typhus-Paratyphus-Impfstoff 195 298
Tyrosin 300; T

U

Überbein 353
Überbiß B 215
Überempfindlichkeitsreaktion 43; B 44
Überernährung 113
Überforderung ↗ Neurosen
Übergewicht 46 136 304; T
— ↗ Fettsucht
— ↗ Nahrungsstoffe
Überheblichkeit ↗ Charakterneurose
Über-Ich (Psychoanalyse) 319
Überkompensation 320
übertragbare Krankheiten 197
Überträgerstoffe 265
Übertreibung (Psychoanalyse) 320
Ulcera, peptische 245; B 246
Ulcus corneae serpens 189
— cruris 116
— duodeni (Zwölffingerdarmgeschwür) 245; B 246; T 377
— ex decubitu (Dekubitus) 103 408
— jejuni 245
— molle venerum 161
— perforans B 246
— ventriculi (Magengeschwür) 245; B 246
Ulkustherapie 247
Ulna, Elle 56 166; B 57 167 359
Ulnaris, Ellennerv 58 323; B 57
— (Lähmung) 323
— (Neuritis) 273
Ultraschall B 151
Ultraschallbehandlung 301
ultraviolette Strahlen 360
Umerziehung (Psychotherapie) 322
— persönliches 320
— kollektives 320
Unfälle, tödliche 419 425; T 377
Unfallmedizin B 402
Unfallneurose 273
Unfallstatistik (Kind) 425
Unfallverletzungen 401; B 402; T 401
Unfruchtbarkeit 155 363
Unfruchtbarmachung 364
ungesättigte Fettsäuren 262

Unguis, Nagel 172; B 169
Universalspender 91
Unmündigkeit ↗ Psychiatrische Untersuchung
Unterarm 56; B 57
Unterbewußtes 318
Unterdruckkammer 241
Unterernährung 113 190 551
Unterhaut 168 171; B 169 196
Unterkiefer 224; B 146–147 225 359
Unterkieferdrüse 360; B 391
Unterkieferfraktur 221
Unterkiefergelenk B 153
Unterleib 38
Unterleibschirurgie B 284
Unterschenkel 81; B 82
Untersuchungsmethoden, medizinische 111; B 107–110
Unterwassermassage ↗ Physiotherapie
Unterzungendrüse 360; B 391
Uperisation 104
Urämie 168 264 313 415
— (Koma) 83
Uranismus 188
Ureter, Harnleiter 167 415; B 157–159
— (Röntgenbild) B 335
Urethra, Harnröhre 167; B 157–159 312
Urethritis 168
Urethrographie 337
Urin 167 275 384; B 159
Urinausscheidung 168 206
Urinsediment 385
Urintest 111
Urinuntersuchungen 385
Urochrom 384
Urographie 276 337; B 335
Urregung 318
Ursegmente 122
Urtikaria 43 68 271
Utahgeschwür 238
— ↗ Espundia
Uterus, Gebärmutter 119 132 162; B 120 157–158 173 347
Uteruskarzinom, Gebärmutterkrebs 144 213 232
Uterusprolaps 147; B 157
Utriculus 281; B 280
Uvea 78 208
Uveitis, chronische 208
Uvula palatina ↗ Gaumenzäpfchen

V

Vaccina 193 310
Vagbhata T 34
Vagina, Scheide 162; B 157–158 173
Vaginitis 385
Vagus 266; B 267; T
Vakuumextraktor 346; B 348
Vakzination 193
Vakzine 193 310
van Allen-Strahlungsgürtel B 325
Vaporisator B 234
Varicosis B 137
Variola, Pocken 310 378 380; B 130
— vaccina 310
Variolois 310
Varizellen 405
Varizen, Krampfadern 83 137 227 278; B 227
Vas deferens 161
Vasomotorenzentrum 88
Vaterschaftsnachweis 89 385
— anthropologischer 385
vegetative Dystonie 274
vegetatives (autonomes) Nervensystem 65 245 271 356 370; B 268 270 355

Veitstanz, Chorea 100 317 331
Vektorkardiograph 119
Vena, Vene 179 227; B 175–178 227
— cava cranalis 394
— subclavia 244; B 244
Venenentzündung, Thrombophlebitis 83 227 374 *419*; B 375
Venenklappe 227; B 227
Venenpunktion 92
venerische Krankheiten ↗ Geschlechtskrankheiten
Ventrikel (Herz) 174; B 176–178
— (Hirn) B 185 267–268
— (Magen) 393; B 389–392
Ventrikelseptumdefekt 180
Verätzung (Nase) 263
Verband 386; B 387
— feuchter 386
— steriler B 196
Verbandkasten 420
Verbandmaterial 420
Verbandpäckchen 420
Verblödung, Demenz 42 103 156
Verbrennung 386; B 309
— ↗ Oxydation
Verbrennungskollaps 388
Verdauung 388; B 389–392
Verdauungsfermente 80
Verdauungskanal 388; B 390
Verdauungsprozeß 388
Verdauungsstörung 395; T 404
— ↗ Dyspepsie
Verdauungszeit B 392
Verdrängung 319
verdorbene Nahrung 418
Vereisung 48
Vererbung 395 *500*; B 397–398
— ↗ Mißbildungen, angeborene
Verfettung 135
Verfolgungswahn 295 341
Vergiftung 7 48 93 399 418; T 377
Verhalten, asoziales 321
Verhaltensstörungen 320
Verhütungsmittel 149 337; B 148
— ↗ Geburtenkontrolle
Verkalkung ↗ Arteriosklerose
Verkehrsmedizin 401; B 402; T 401
Verkehrsunfälle 47 401; B 402; T 377 401
Verkehrsunfälle, tödliche 425
— (Altersgruppen) 425
Verkehrsunfallstatistik T 401
Verkennung 317
— illusionäre 356
verlängertes Mark 266
Vermännlichung 127
Verrenkung 403
Verrucae 405
Verschlußkrankheit 98
Verstauchung, Distorsion 403
Verstimmung, reaktive 104
Verstopfung, Obstipation 46 217 277 330
Vertigo 349
Verwirrtheit, geistige 103
Vesal, Andreas 21; B 22 25; T 34
Vesikel 415
Vestibularapparat 281
Vibrio 202
— cholerae 202
— comma 99
— El-Tor 99
Vielfachzucker 260
Vierhügelplatte 266 353; B 268
Vierlinge 415
Vierordt, Karl 30
Viertagefieber 248
Villi intestinales 394; B 391–392
Vipera berus 342
Virchow, Rudolf 32; T 34

Viren 60 202; B 201 297
Virilismus 127
Virus-Hepatitis 152
Virusforschung 32
Virusinfektionen 202
Viruskrankheiten 203
Viruskultur B 199
Viruspneumonie 242
Vitalkapazität 74; B 72
Vitamin-A-Hypovitaminose 189
Vitamine 113 260 262 364 403; T 404
Vitaminmangelzustände 249 358 403
— (Vitamin C) 358
— (Vitamin D) 323
Vitaminproduktion 197
Vitiligo 306
V-Kampfstoffe T 163
Vogelkrankheit 294
Vollmondgesicht 101
Vollprothese (Gebiß) 411
Volvulus 102; B 102
Vomer, Pflugscharbein 224
vomeronasales Organ 144
Vomitus 132
Vorbiß B 215
Vorderhirn 265; B 267
Vorderhörner 266
Vorfall ↗ Eingeweidebruch
— ↗ Uterusprolaps
Vorharn 105
Vorhaut, Praeputium 162; B 157
Vorhautverengung 300
Vorhof, Atrium (Herz) 174; B 176–178 181
Vorhofbogengangapparat 281
Vorhofflattern 179
Vorhofflimmern 179
Vorhofsäckchen 281; B 280
Vorhoftreppe 281; B 280
Vorsorgeuntersuchung 329 421
Vorsteherdrüse, Prostata 111 161 312; B 107 157–159 312
— Vergrößerung der ↗ Prostatahypertrophie
Voyeurismus 319
Vulva 161
Vulvitis 385

W

Wachstation 289
Wachstumsanomalien 414
Wachstumshormon 105 124 188 414
Wadenbein 81; B 82 359
Wadenmuskel 83; B 258
Wagner-Jauregg, J. T 36
Wahn, systematisierter 295
Wahneinfälle 317
Wahnvorstellungen 341
Wahrnehmung bewußte 354
Wahrnehmungsstörungen 317
Waksman, S. A. T 36
Wald, G. T 36
Waldeyerscher Ring 323
Waldlauf 304
Wandern ↗ Physisches Training
Wanderniere B 160
Wangenbein, Jochbein 224; B 225 359
Warburg, O. H. T 36
Wärmebehandlung 228 301
Wärmepunkte 354; B 170
Wärmestrahlung 368
Warzen 203 405
Warzenfortsatz 281; B 279
Warzenhof 96
Waschmittel 418
Wasserbedarf 429

Wasserbehandlung ↗ Hydrotherapie
Wasserbett 388
Wasserbruch 115
Wasserharnruhr, Diabetes insipidus 105 126
Wasserknie 81
Wasserkopf 190 271
Wasserlassen, unfreiwilliges ↗ Enuresis
— ↗ Inkontinenz
Wassermann-Reaktion 156
Wasserpocken 405
Wasserscheu 378
Wassersucht 277
Wassertreten 228
Watson, J. D. T 36
Watte 420
Weber-van-Deensche-Blutprobe 372
Wechselfieber ↗ Malaria
Wechseljahre, Klimakterium 45 138 162 217 252
— männliche 217
Wechsler-Bellevue-Skala ↗ Hamburg-Wechsler-Test
Weckamine 66; T 327
Wehen 346; B 348
Weilsche Krankheit 202
Weingeist, Alkohol 40 253 326
Weisheitszahn B 146
Weißblütigkeit ↗ Leukämie
weiße Blutkörperchen 39 87 92 128 239; B 85–86 175 196 201
weiße Pest 378
weiße Substanz 266; B 268
Weißkreuz 163
Weitsichtigkeit 78 95 352; B 351
Weller, T. H. T 36
Weltgesundheitsorganisation, WHO 194
Wermut, Absinth B 62
Wespenstich 206
Whipple, G. H. T 36
WHO, Weltgesundheitsorganisation 194
Widal, Fernand 32
Widerstand, Übertragungswiderstand (Psychoanalyse) 320
Widmark-Bestimmung 42
Wiederherstellungschirurgie 308; B 287
Wilkins, M. H. F. T 36
Willan, R. T 34
Willenloser ↗ Psychopath
Wimperlarve 411
Wimpern 172
Windpocken 203; B 130
Winiwarter-Buergersche Krankheit 98 372
Winterschlaf, künstlicher 51
Wirbelbogen B 406
Wirbelbruch 218
Wirbelkanal 266 405; B 406
Wirbelkörper 405; B 359 406
Wirbelsäule 405; B 406–407
Wirbelsäulenerkrankungen ↗ Korsettbehandlung
Wirbelsäulentuberkulose 338
Wirbelsäulenverkrümmung 323
Wirkungsspezifität 135
Wismut 156
Withering, W. 16
Wochenbettfieber, Kindbettfieber 215
Wolfsrachen 168 254; B 309
Wortblindheit 139
Wren, Christopher 30
Wuchereria bancrofti 410; B 409
— malayi 410
Wulstnarbe 408
Wunddiphtherie 114
Wunde 84 408 419; B 196
Wundenschließung B 285
Wunderlich, Karl August 30
Wundinfektion 60 202

Wundliegen, Dekubitus 103 408
Wundschorf 344
Wundspray 386
Wundstarrkrampf, Tetanus 32 193 200 374
Wundverband 419
Würmer 408; B 409
Wurmfortsatz 56 394; B 55 390
Wurmkrankheiten 372 408; B 409
Wurstvergiftung 94 236
Wurzel 147; B 145
Wurzelfüllung 211; B 212
Wurzelhaut 147
Wurzelkanal-Therapie 211

X

X-Beine 83; B 82
X-Chromosom 395; B 397
X-Strahlen ↗ Röntgenstrahlen
Xerophthalmie 189; T 404
Xylokain 48 67; B 50 61

Y

Y-Chromosom 395; B 397;
Yellow Fever, Gelbfieber 152 203 380
Young, T. T 34
Young-Helmholtzsche-3-Komponenten-Theorie 134 353

Z

Zählkammer B 85
Zahnanästhesie B 145
Zahnausfall 298
Zahnbein, Dentin 147 211; B 145–146 212
Zahnbett 298
Zahnbettentzündung ↗ Parodontitis
Zähne 147; B 145–146
— ↗ Milchgebiß
Zäneknirschen 299
Zahnersatz 411; B 212
Zahnfäule, Karies 147 211 411; B 146 212
Zahnfleisch 147 298; B 145–146
Zahnfleischbluten 298; T 404
Zahnfleischentzündung 298
Zahnfüllung 211; B 212
Zahngranulom 295
Zahnhals B 145
Zahnheilkunde 11
Zahnklammer 215
Zahnkrone B 145
Zahnmark, Pulpa 147 211; B 145–146 212
Zahnmißbildungen 214
Zahnpflege 298; B 146
Zahnprothesen 411
Zahnregulierung 215
Zahnschmelz 147 211; B 145–146 212
Zahnstein 298
Zangengeburt 131; B 348
Zänkerparanoia 295
Zäpfchen (Gaumen) 323
Zapfen, Sehzapfen 352
Zapfenblindheit 134
Zecken 296; B 297
Zeckenbißfieber 338
— ↗ Mittelmeer-Zeckenfieber
— ↗ Rocky Mountain spotted fever
— ↗ Rückfallfieber
Zehenglieder 140
Zehenknochen 140; B 359

Zeitwahlmethode 149; B 148
Zellabstrichtest 232
Zelle 135 412; B 413
Zellkern 395 412; B 397 413
Zellkernmembran 412
Zellkörper 412
Zellstoffwechsel 135 232
Zellteilung 412; B 413
Zellulose 394
Zellstoff 420
Zellverbände 412
Zellwachstum 232
Zement (Zahn) 147; B 145
Zentralfurche, Sulcus centralis 265; B 257 355
Zentralkanal 266
Zentralkörperchen 396 412
Zentralnervensystem 65 264 265 341 354; B 268
Zentralvene 236
Zentriol 412
Zentromer 396 561; T
Zentrosom 412
Zerebralangiographie 187
zerebrale Funktionsausfälle 186
zerebrale Kinderlähmung 215 294 345
zerebrale Krampfanfälle 131
Zerebralsklerose 58
Zerebralthrombose 375
zerebrospinales Nervensystem 271; B 268
Zerebrospinalflüssigkeit 187
Zerkarien 411
Zervikalkanal 162
Zervixkarzinom, Gebärmutterhalskrebs 144 162
Zeugungsfähigkeit ↗ Potenz
Zeugungsunfähigkeit 195

— ↗ Impotentia
Ziegenpeter ↗ Mumps
Zigarettenrauchen 231 243
Ziliarkörper 77 164 208; B 75
Ziliarmuskel 352
Zilie 74 197
Zink 262
Zirbeldrüse, Epiphyse 126 358; B 125 268 359
Zirkumzision ↗ Beschneidung
Zökum, Blinddarm 56 394; B 55 170 390
Zöliakie 363
Zoonose 378
Zoster, Gürtelrose 165 203
Zotten (Darm) 394; B 391
Zottenhaut, Chorion 122; B 120
Zucker 260 385
Zuckerkrankheit, Zuckerharnruhr ↗ Diabetes (mellitus)
Zuckerstoffwechsel 188
Zuckungen, klonische 226
Zugkrankheit 216
Zugsalbe 420
Zunge 155 414; B 154
Zungenbein, Os hyoideum 414; B 70–71 389
Zungenbiß 131
Zungenmandel 323; B 379
Zungenspatel 111; B 107
Zwangsantrieb 274
Zwangsideen 274
Zwangsneurose 274
Zweiflügler 296
Zwerchfell 73 98; B 54 69 72 176 389
Zwerchfellatmung 73
Zwerchfellbruch 115

Zwerchfellkontraktion 343
Zwergwuchs 192 414
Zwillinge 415
— eineiige 415
— zweieiige 415
Zwillingsgeburten 415
Zwischenhirn 124 265
Zwischenwirbelscheibe 222 338 405; B 406–407
— vorgefallene 209; B 209
Zwischenwirte 295; B 297
Zwischenzehenmykose 306
Zwittrigkeit, Hermaphroditismus 173; B 173
Zwölffingerdarm, Duodenum 393; B 246 389–391
— (Röntgenbild) B 335
Zwölffingerdarmgeschwür 245; B 246; T 377
Zyanide 84
Zyankali(um) 84
Zyanose 180 183
Zyanvergiftung, Blausäurevergiftung 84 135
Zyanwasserstoffsäure 84; T 163
Zyklopropan 51
Zylinderepithel 132
zylindrische Linse 95
Zyste 408 415; B 409
Zystenniere 415; B 160
Zystitis, Blasenentzündung 129 168 200 275 415
Zystographie 337
Zystom, Zystadenom 293
Zystopyelonephritis 415
Zystoskop 29 112 276 313; B 108 160 276
Zytoplasma 388 412
Zytostatika 232